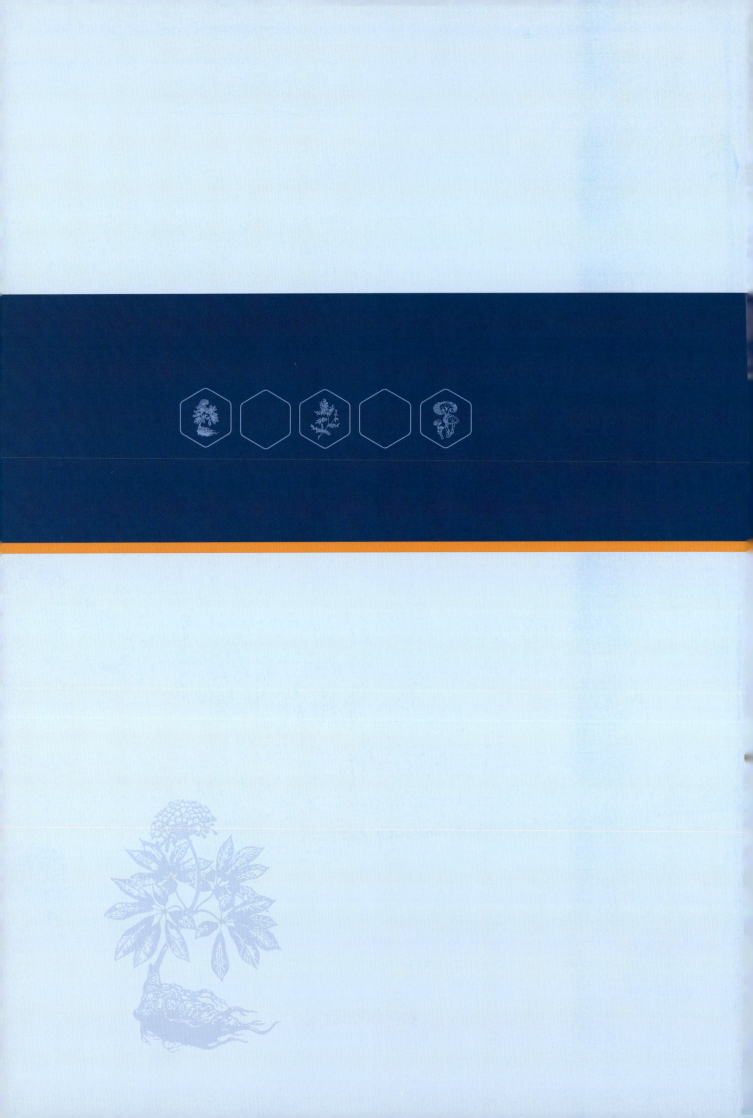

湖北省学术著作出版专项资金资助项目

中医药调控肝再生
基础与临床

李瀚旻 著

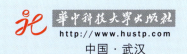

中国·武汉

内 容 简 介

本书是一本全面介绍中医药调控肝再生的理论基础、临床运用、基础研究、新药开发研究和临床研究的专著，分为基础和临床两部分。

本书内容丰富、文字流畅、资料新颖、紧密结合临床，全面反映中医药调控肝再生的新理论、新技术和新进展，具有权威性、科学性和实用性。本书可作为感染科或肝病科临床医师、研究生及从事肝再生研究的医学科研工作者案头必备的一本有价值的参考书。

声 明

未经主编和出版社书面授权，不得以任何方式复制本书内容。

图书在版编目(CIP)数据

中医药调控肝再生基础与临床/李瀚旻著.—武汉:华中科技大学出版社,2016.12
ISBN 978-7-5680-1967-5

Ⅰ.①中… Ⅱ.①李… Ⅲ.①肝(中医)-再生-中医治疗法 Ⅳ.①R256.4

中国版本图书馆 CIP 数据核字(2016)第 144928 号

中医药调控肝再生基础与临床 　　　　　　　　　　　　　　　　　李瀚旻　著
Zhongyiyao Tiaokong Ganzaisheng Jichu yu Linchuang

策划编辑：周　琳　车　巍
责任编辑：周　琳　居　颖
封面设计：原色设计
责任校对：李　琴　祝　菲
责任监印：周治超
出版发行：华中科技大学出版社(中国·武汉)　　　电话：(027)81321913
　　　　　武汉市东湖新技术开发区华工科技园　　　邮编：430223
录　　排：华中科技大学惠友文印中心
印　　刷：湖北新华印务有限公司
开　　本：880mm×1230mm　1/16
印　　张：41
字　　数：1150 千字
版　　次：2016 年 12 月第 1 版第 1 次印刷
定　　价：288.00 元

本书若有印装质量问题，请向出版社营销中心调换
全国免费服务热线：400-6679-118　竭诚为您服务
版权所有　侵权必究

作者简介

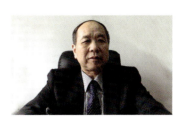

李瀚旻,男,1956年5月出生于湖北省利川市,医学博士,教授、主任医师,专业技术岗位二级,博士生导师,湖北省首届中青年知名中医。国家中医药科研细胞分子生物学实验室(三级)主任,湖北省中医院感染性疾病科副主任、肝病研究所副所长,国家中医药管理局慢性肝病肝肾论治重点研究室副主任(学术带头人),湖北省中医院学术委员会副主任,《世界华人消化杂志》《临床肝胆病杂志》和《中西医结合肝病杂志》编委,全国肝胆病咨询专家。

他长期从事临床、科研、教学工作,因临床工作成绩突出,1982年获湖北省卫生战线先进工作者奖励,1997年获"八五"期间先进科技工作者奖励,2011年获湖北省中医药先进个人奖励。他主持完成国家级课题12项,省部级课题13项,获得国际先进、国内领先科研成果10项,获省部级科技进步二等奖3项、三等奖4项,在国内外发表学术论文100多篇,参编学术专著9部,获发明专利授权4项,转让科研成果2项。

序　　一

中医药基础理论博大精深,中医药临床实践坚实广阔,其先进防治疾病的理念有待深入研究和发扬光大。"髓生肝"是经典中医古籍《黄帝内经》的重要学术思想,长期以来未获足够重视。本书作者李瀚旻教授继承这一重要的学术思想,在全面系统总结相关研究成果的基础上,采用现代科技的先进技术与方法,开展一系列深入的实验与临床研究,极大地推进了中医药学术的创新与发展。其研究揭示了"髓"本质的生物学基础是干细胞及其组织微环境,"生"的科学内涵是发生发育和再生修复的生命机制,"肝"是以肝脏为中心的肝藏象结构功能体系。

李瀚旻教授从研究"髓生肝"的生理机制出发,创新"髓失生肝"的病因病机,"补肾生髓成肝"治疗法则,"肝主生发"的肝藏象理论,继承创新"生机学说",获得中医药调控肝再生防治肝脏病证及其相关病证的研究成果,推动中医再生医学的研究进展,在揭示中医药理论科学内涵和生物学基础的同时,开展 RCT 临床研究,获得一定循证医学证据,在临床应用中提高临床疗效,提升中医/中西医结合防治肝脏病证及其相关病证的能力和水平。

全书理论与临床并重,继承与创新共举,研究与应用同行,普及与提高结合,理念先进新颖,内容翔实丰富,叙述逻辑严密,行文层次清晰,写作规范通顺,是一本重要的学术专著,值得广大科技工作者、临床医生、医学学生和中医爱好者学习参考。

中国工程院院士
中国中西医结合学会常务理事
中华中医药学会络病分会主任委员
国家"973"计划项目首席科学家

序 二

近20多年来,我一直关注本书作者李瀚旻教授的研究工作。1989年至1992年作者于湖北中医学院攻读硕士研究生,受著名肾脏病专家章如虹教授(副院长)的指导,从疏肝补肾法防治慢性肾衰竭的作用及机制研究"肝肾同源"的学术思想,创建中药消痔灵致大鼠慢性肾衰模型,研究成果获湖北省科技进步二等奖。他硕士毕业后留湖北中医学院附属医院(湖北省中医院)藏象肝病研究所,从事临床、科研及教学工作,开始从补肾治疗肝脏病的作用及机制入手研究"肝肾同源"。"肝肾同源"是明代医家李中梓提出的著名医学理论,具有重要的临床指导价值。但一直以来,有关肝肾本质的生物学基础,肝肾相关的中心环节认识不清,严重阻碍中医学术的发展和临床疗效的提高。本书作者1997年至2000年于湖北中医学院攻读博士研究生,受著名中医基础理论专家张六通教授(院长)指导,创建MSG-大鼠-肝再生模型,从左归丸影响MSG-大鼠-肝再生模型的肝再生探讨"肝肾同源"。将"肝肾同源于精血"的认识推进到"肝肾同源于精髓""肝肾同源于脑""肝肾同源于下丘脑-垂体-肝轴""肝肾同源于神经-内分泌-免疫网络"。在多项国家级课题("973"计划项目、国家自然科学基金、国家科技部重大研究专项、教育部博士点基金)和省部级课题的资助下,李瀚旻教授带领科研团队一直坚持的中医药调控肝再生防治肝脏病的基础与临床应用这一稳定研究方向,已成为国家中医药管理局慢性肝病肝肾论治重点研究室和国家中医临床研究基地(湖北)的主要研究内容。李瀚旻教授治学严谨,百折不挠,孜孜不倦,经过长期的艰苦努力,桃李芬芳,硕果累累。2014年7月,我主持鉴定了李瀚旻教授课题组完成的"'补肾生髓成肝'治疗肝脏病的基础与临床应用"的科研成果,来自全国多所三甲医院的中西医专家组成的专家委员会一致认为,该成果达到国际先进水平,获2015年度湖北省人民政府科技进步二等奖。本书全面总结了该成果中有关中医药调控肝再生的基础与临床应用的系统知识。概括起来,李瀚旻教授至少在以下几个方面推进了中医药学术的发展:一是突破中医肝藏象本质和虚证本质研究的哲学误区,解决了肝肾藏象定位和虚证本质的生物学基础等关键科学问题。二是揭示了"肝肾同源"的关键中心环节——"髓"本质的生物学基础,取得了中医药影响肝干细胞及其组织微环境防治肝脏病证及其相关病证发生发展的研究成果。三是研究开发了系列具有调控肝再生防治肝脏病证及其相关病证的有效方药。四是提出了新的防治肝脏病证的理念和方案:从干预肝再生的宿主因素,或结合抗病毒治疗病毒性肝炎,到基于"补肾生髓成肝"的肝癌三级预防方案。五是在获得循证医学证据基础上的临床推广应用,提高了临床疗效。

我衷心祝贺该书的出版!我相信该书的出版发行,将进一步极大地推进中医药学术的创新与发展,提高中医/中西医结合防治肝脏病证及其相关病证的能力和水平。

中华中医药学会肝胆病分会名誉主任委员
国家级名老中医
曾任首都医科大学中医药学院院长
曾任中华中医药学会肝胆病分会主任委员

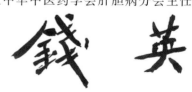

序 三

以病毒性肝炎为主的肝脏疾病仍然是全球重大的健康问题之一,在我国尤为突出。随着慢性肝病的病程进展,肝硬化、肝癌、肝衰竭等严重结局事件的发生居高不下。近些年来,随着多种预防方案的实施和抗病毒药物的广泛使用,病毒性肝炎的防治取得很大成绩,但慢性肝病患者肝纤维化的进展等问题仍未完全解决。以干细胞为核心的再生医学已成为21世纪的重大研究方向之一,这为肝脏病的防治提供了新的视角和新的机遇。学术界已有共识,肝纤维化是多种慢性肝病进展到肝硬化、肝癌及肝衰竭的关键病理环节。延缓、阻止甚或逆转肝纤维化是防治肝硬化、肝癌及肝衰竭发生发展的有效手段。近几十年来的大量实验及临床研究证明,中医药的抗肝纤维化作用有其自身的特点和优势。李瀚旻教授一直致力于中医药调控肝再生的基础与临床应用研究,认为肝纤维化是肝再生异常的一种状态和结局,通过调控肝再生可以有效防治肝纤维化,进而减少、延缓、阻止甚或逆转肝硬化、肝癌、肝衰竭的发生发展。肝再生调控机制的研究进展较快,但全面有效的调控肝再生的具体手段与方法十分有限。本书系统总结了中医药调控肝再生防治肝脏病证及其相关病证的研究成果,提出促进与抑制协调、反向抑制与正向诱导、注重微调与预调和整体动态调控肝再生的先进理念与策略,提供的"补肾生髓成肝"的系列方药对神经-内分泌-免疫-肝再生调控网络具有多途径、多环节和多靶点的整合调节作用,解析了影响下丘脑-垂体-肝轴、骨髓干细胞向肝脏细胞或肝癌干细胞的转化、EMT/MET失衡、Wnt、MAPK、TGF-β、JAK/STAT、Toll样受体等多个信号通路基因表达,改善肝内外微环境等效应机制。总结了临床应用经验,提出了循证医学证据。

该书主题突出,内容翔实,观点新颖,论据充分,具有甚高的学术水平和重要的参考价值。在此向作者表示祝贺!

谨作此序,同时也郑重推荐此书给广大读者。

中国中西医结合学会肝病专业委员会主任委员
国家"973"计划项目首席科学家
曾任上海中医药大学副校长

前　言

从外来的致病因素(如病毒、细菌、寄生虫、酒精、毒素等)出发研究肝脏病的防治取得很大进展，使人类健康受益颇大，但许多关键科学问题仍未完全解决，面临诸多新的临床难题。从人体内在机制(宿主因素)探讨解决肝脏病的防治难题是学术界一直努力的方向之一，近些年来获得更大的关注。肝再生机制一直是学术界高度关注的肝脏病发生发展的重要宿主因素，经过近一个世纪的努力，随着以干细胞为中心的再生医学迅速发展，目前对肝再生调控机制的研究进展迅速，但对调控肝再生的手段与方法的研究进展相对缓慢，具有高级别循证医学证据的调控肝再生的具体技术与方法十分有限。目前已认识到肝再生调控不仅是肝脏局部的作用，而且是人体内动态变化的整体综合效应，故采用调控肝再生的手段与方法防治肝脏病证必须坚持整体动态调控的理念，孤立片面的治疗方法往往无法满足多方面和千变万化调控肝再生的需要，疗效有限。中医药由于其多靶点、多途径、多层次、多系统、多时限整体动态微调早调的作用特点满足了调控肝再生多方面和复杂多变的需要，是中医药治疗肝脏病证及其相关病证的重要疗效机制，有必要系统总结和发扬光大。

笔者及其团队在科技部国家重点基础研究发展计划("973"计划)、科技部国家重大研究专项、国家自然科学基金等多项国家级项目，以及国家中医临床研究基地(湖北)重点病种研究专项、湖北省"九五"攻关项目、湖北省自然科学基金等多项省部级课题的资助下，以中医药调控肝再生防治肝脏病证的基础与临床应用为研究方向，开展一系列较深入的基础与临床研究，通过20多年的努力，取得具有国际先进水平的"补肾生髓成肝"治疗肝脏病的基础与临床应用研究的科研成果。笔者将其中的主要研究成果进行系统总结，编入本书之中。

提出新的概念和新的知识体系是推进中医及中西医结合学术发展的必由之路。中医再生医学是再生医学的新分支，中医药调控肝再生是中医再生医学的重要内容。笔者在系统总结近些年来学术界中医药调控肝再生的基础与临床应用研究成果的基础上，进行哲学反思与理论思考，突破原有的中医理论体系或框架，消除研究误区，运用新的学术概念、理论知识和技术方法，构建"肝藏象肝脏中心说""生机学说""肝主生发""髓本质""髓生肝""髓失生肝""补肾生髓成肝"等新的知识体系，提出若干新的治疗策略和有效的调控肝再生治疗肝脏病证及其相关病证的手段与方法。全书力求实现科学性、创新性、先进性与实用性的统一，以供有关科技和临床工作者参考。

本书中方剂组成尽量与原方保持一致，但需关注国家重点保护野生药材的应用，此类药物在临床应用中应灵活处理，不可照搬照抄原方。

限于本人的能力和水平，书中难免存在错漏之处，敬请同仁批评指正，以便修正完善，万分感谢！

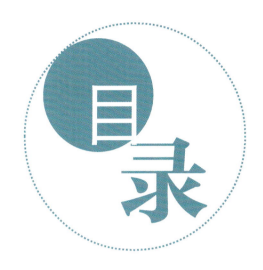

目录

第一章 绪论

第一节 藏象与脏器　　　　　　　　　　　　/1
第二节 藏象概念演变　　　　　　　　　　　/3
第三节 藏象本质研究　　　　　　　　　　　/6
第四节 中医再生医学　　　　　　　　　　　/13

第二章 理论基础

第一节 肝藏象肝脏中心说　　　　　　　　　/21
第二节 生机学说　　　　　　　　　　　　　/29
第三节 肝主生发　　　　　　　　　　　　　/35
第四节 肝肾同源　　　　　　　　　　　　　/47
第五节 再生医学基础　　　　　　　　　　　/56
第六节 肝再生基础　　　　　　　　　　　　/72

第三章 临床运用

第一节 肝主生发的养生观　　　　　　　　　/124
第二节 肝脏病证从肝藏论治　　　　　　　　/131
第三节 肝脏病证与他藏同治　　　　　　　　/143
第四节 他脏病证与肝藏同治　　　　　　　　/160
第五节 肝主生发与肝癌防治　　　　　　　　/164

第四章　基础研究

第一节　现代科技发展中医 /179
第二节　基础理论继承创新 /181
第三节　髓本质研究 /185
第四节　髓生肝的生理机制 /189
第五节　髓失生肝的病因病机 /207
第六节　补肾生髓成肝的疗效机制 /222
第七节　抗肝癌中药有效成分的研究 /401

第五章　新药开发研究

第一节　地五养肝胶囊的研发依据 /418
第二节　地五养肝胶囊的药学研究 /432
第三节　地五养肝胶囊的药效学研究 /433
第四节　地五养肝胶囊的安全性评价 /436

第六章　临床研究

第一节　流行病学 /440
第二节　证候研究 /452
第三节　循证医学评价 /526
第四节　肝病预后监测 /564
第五节　循证医学证据 /579

致谢

第一章 绪论

> **重要观点**
>
> 藏象本质研究必须突破"白马非马"的哲学误区。
> 结构与功能重新组合是藏象概念发展的需要。
> 肝肾本质的研究推进了"肝肾同源"的研究。
> 中医再生医学的创立与发展是提高中医药防治疾病能力和水平的重要途径。
> 中医药调控肝再生防治肝病及其相关病证的研究成果极大地推进了中医再生医学的创立与发展。
> 中医再生医学目前的发展趋势是整合医学,未来的发展趋势是大医学。

中医药调控肝再生是中医再生医学的重要内容,它是在反思藏象本质研究的哲学误区,突破肝藏象本质的研究禁区,创新肝藏象理论体系的基础上,为探讨理论认识的生物学基础,提供调控肝再生的有效方法,提高临床疗效,提升中医/中西医结合防治肝脏病证及其相关病证的能力和水平而取得的创新性成果。

第一节 藏象与脏器

一、藏象与脏器的区别联系

"藏象"一词,《素问·六节藏象论》有专门论述。帝曰:藏象何如?岐伯曰:心者,生之本,神之变也;其华在面,其充在血脉,为阳中之太阳,通于夏气。肺者,气之本,魄之处也;其华在毛,其充在皮,为阳中之太阴,通于秋气。肾者,主蛰,封藏之本,精之处也;其华在发,其充在骨,为阴中之少阴,通于冬气。肝者,罢极之本,魂之居也;其华在爪,其充在筋,以生血气,其味酸,其色苍,此为阳中之少阳,通于春气。张景岳释之:象,形象也;藏居于内,形见于外,故曰藏象。"象"是"藏"的外在反映,"藏"是"象"的内在本质,"藏象"则是人体运动变化着的开放的功能现象与物质本质的"系统状态原型"。这种"系统状态原型"是直接对处于自然界活的人体生理病理现象及治疗反应的综合观察和高度概括。由于认识手段(望、闻、问、切)的局限,这种认识只能是接近但并不完全符合"原型",故中医藏象概念与脏器物质本体相关,但又不能完全定位于局部的组织器官。现代医学脏器概念是建立在解剖学基础上的对实验模型观察结果的归纳,其功能和物质结构是对应统一的。采用从结构研究功能的方法,其结论是"结构决定功能"。对

"模型"的观察结果同样也只能是接近但并不完全符合"原型"。一是因为很多研究结果来自模型动物,并非人体,其差别是显而易见的。二是因为很多结果来自局限的结构和功能,忽视人体整体的相互联系与影响。中医藏象概念与现代医学脏器概念的区别在于:前者以功能为基础,具有动态(以变化着的外在征象把握内在的"藏")、开放(将人体内的变化直接置于自然界的变化之中)、整体联系("藏"并不一定局限于某一特定的局部组织结构)的特点,观察的对象是整个活的人体"原型",并与所处的自然界联系("天人合一")。后者以结构为基础,具有固定(以静态的结构为观察基础)、闭合(尽可能排除影响观察和分析的干扰)、局部割裂(具有界限清楚的解剖部位)的特点,观察的对象是局部界限确定的脏器组织的"模型"(有许多实验结果直接来自实验动物模型)。但中医藏象概念与现代医学脏器概念的联系也是显而易见的,主要体现在:中医藏象概念也有一定的解剖学基础,早在《难经》就有关于藏象的形态、重量、大小、位置等的描述,且与现代医学脏器概念具有相同的居属部位和相近的形态结构(脾藏与脾脏除外,有学者认为是翻译的原因)。长期的临床实践和藏象本质研究亦证明,中医本藏、本经病变大部分与现代医学的相关脏器系统疾病相关,采用相关方药进行治疗,可以获得良好疗效。由此可见,中医藏象概念与现代医学脏器概念虽不等同,但其所反映的大部分主要功能特性和组织结构是重合的。此外,现代医学通过微观还原研究的迅速发展,开始关注从细分到整合的研究,提出整合医学的概念,注重不同学科之间、不同系统之间、不同脏器组织之间、不同诊疗手段之间的沟通与整合。

二、藏象概念的创新

概念是知识体系的基本单位,是构成理论的核心要素。出现新的理论概念是一门学科发展的重要标志,没有新概念便没有理论创新。新的理论概念源于新的科学实践,新的理论概念是与原有的理论概念相对而言的。任何一门学术理论,在新的科学实践的基础上,对原有的概念进行修正、补充、完善,甚至否定,均可形成新的概念。藏象理论是中医学的核心知识体系之一,藏象概念是中医学反映病证特有属性的思维形式。近一个世纪以来,大量新的临床实践、丰富的基础与临床研究,产生了若干新的认识、新的发现、新的技术和新的研究方向,远远超出了原有的藏象概念的内涵和外延,故藏象概念的创新是必然的。

不同学科在不同层次上的交叉点便是学科创新的关键之一,将不同医学体系的概念、原理、理论和临床实践进行相互渗透、融合,寻找学科交叉点就能创造新概念,推动理论创新。现代医学神经-内分泌-免疫网络系统对各脏器的整体联系功能正日益受到重视。通过不断的深入研究,中医藏象概念与现代医学脏器概念的更多相通之处正逐渐被揭示和明确,例如,中医学认为肝应春木,主生发,而现代医学发现肝脏具有独特的惊人的再生能力,两者认识有惊人的相通之处。通过一系列系统、深入的研究发现,肝再生机制是肝脏的重要生物学基础,现代医学肝再生机制研究迅速,但尚缺乏有效的调控肝再生的手段与方法,中医药具有多途径、多层次、多靶点、多通路、多时限地调控肝再生的作用及机制,手段与方法丰富而有效,是中医学术发展的重要内容,但原有的"肝主升发"的藏象概念完全不能反映这一重要的内容。中医药调控肝再生防治肝脏病证正在成为前景广阔的新的研究热点。随着中医/中西医结合研究资料的不断积累,建立在现代医学脏器组织生物学基础之上的新的藏象概念(藏象概念的创新)已成为中医/中西医结合学术发展的必然要求。有鉴于此,笔者提出"肝主生发"新的藏象概念,构建中医药调控肝再生防治肝脏病证及其相关病证的知识体系,有助于中医/中西医结合学术的创新与发展。

参考文献

[1] 杨威,刘寨华,于峥."藏象"概念之探析[J].北京中医药大学学报,2008,31(2):86-90.
[2] 鞠宝兆.《内经》藏象理论体系的建构方法[J].医学与哲学,2005,26(3):51-52.

[3] 吴爱华,易法银,胡方林.藏象学说百年发展概述[J].湖南中医学院学报,2005,25(3):29-30.
[4] 于凌,李其忠.藏象学说研究进展述评[J].上海中医药大学学报,2005,19(3):63-65.
[5] 马英明.藏象本义新考[J].世界中西医结合杂志,2015,10(11):1496-1498.
[6] 李如辉."有诸内,必形诸外"的价值及其局限性[J].浙江中医药大学学报,2013,37(10):1177-1179.

第二节 藏象概念演变

藏象概念的演变,虽划分不出明确的时间界限,但却能清楚地看到三种演变形式:第一,功能赋予实体——实体功能统一;第二,功能脱离实体——实体功能分离;第三,功能涵盖实体——实体功能重组。早期的藏象概念以第一种形式为主,而中医学术发展到近代和现代,藏象概念却出现了第二和第三种演变形式。

一、功能赋予实体——实体功能统一

古人在先秦"正形名"逻辑理论指导下,提出"藏象"是名、形、实三位一体的基本概念。"物固有形,形固有名",藏象作为概念(名),就是对藏于体内的内脏(实)和其生理病理征象(形)的理论概括。故早期的藏象概念以解剖的五脏为基础,然后以五脏为中心,内系五腑、五体、五官、五华等形成五个功能活动的系统,分别主司人体生命过程中的物质代谢等功能活动,通过五脏系统之间的协调和控制,来适应自然变化。中医的藏象学说认为:象,形象也;藏居于内,形见于外,故曰藏象(《类经》)。也就是说,藏于体内的脏腑形体结构,可以通过体外的征象,将其机能反映出来。特点是将可以无限扩展的功能赋予局限的实体,但其实体概念和功能概念是统一的,这种"统一性"的实质是"取类比象"的理论规定。

《黄帝内经》(以下简称《内经》)时代已有解剖,藏形态虽未有明确的描述,但具有明确的解剖部位。例如,《内经》中明确指出:腰者,肾之府。至《难经》始分左右,称左为肾,右为命门。命门者,谓精神之所舍也,男子以藏精,女子以系胞,其气与肾通,并有其形态的大体解剖学描述。此时肾的实体概念与现代医学的"肾"解剖学概念一致,并将其功能概念寓于"腰之两肾"中。

在《难经》时代,古人不仅明确肝藏的解剖学部位,而且有形态结构和重量的描述,肝有"两叶""七叶"之说。《难经·四十二难》明确指出:肝重四斤四两,左三叶,右四叶,凡七叶。《淮南子·俶真训》的"肝胆胡越"之说,表明古人已认识到肝与胆紧邻的解剖关系。用现代解剖学知识分析古人"肝有两叶""七叶"之说足以显示出古人对肝脏解剖观察的精确。人体肝脏外观大体可分为左、右两叶,但从应用解剖学角度出发,根据肝内血管的分布,可将肝实质分成若干段,每个叶和段都有其相对独立的管道系统,彼此之间有较明确的界限。因此,每个叶、段可视为一个独立的形态和机能单位,也可视为一个外科单位施行切除。肝内的门静脉系统铸型标本清楚地显示,肝内存有一些裂隙,这些裂隙就是肝叶、肝段之间的自然分界线。根据国内公认的肝脏分叶、分段的概念和命名,一个完整的肝由正中裂分成左、右两半("两叶")。右半肝由右叶间裂分成右前叶和右后叶,右后叶又被右段间裂分成上、下两段,左半肝由左叶间裂分成左内叶和左外叶,左外叶又被左段间裂分成上、下两段,加上尾状叶,正好为"七叶"。这足以说明,古人对肝脏的认识来源于精确的解剖知识。就肝脏的实体概念而言,古今认识是完全一致的。在将实体赋予功能时,运用取类比象的思维方法将胁下之肝脏赋予应于春、主生发、藏血、藏魂等功能;这虽未必能精确定位,但此时肝的实体概念和功能概念是统一的。应当承认,采用取类比象的思

维方法将实体概念和功能概念的藏象肝统一在一起有一定的或然性和不确定性,但这种划分并不是毫无根据的硬性规定,而是基于一定的科学观察事实。例如,古人认为藏象肝应于春,具有"生发"功能,说明古人对肝脏独特的惊人的再生特性是有所认识的;而这种建立在古人猜测基础上的医学假说亦得到了现代医学的证实,藏象肝的"生发"功能与胁下之肝脏独特的惊人的再生能力显然在很大程度上是一致的。

二、功能脱离实体——实体功能分离

尽管"正形名"逻辑理论强调"正名"必须"名实相符",但限于社会生产力、科学技术的发展水平和人的认知能力不足,"正形名"只是借助"形"来把握"名实相符"和探讨"实"的。"实"的外在形象成为研究实体的关键。这种逻辑理论和思维方法深刻地影响了藏象理论体系的构建,决定了藏象理论体系是对"象"的发挥和演绎,这就在一定程度上决定了藏象概念"功能脱离实体——实体功能分离"的演变形式。现代有医家极力推崇这一概念的演变,甚至认为"中医五脏实质上并不是一个个独立的实体器官,即应脱离'脏'的概念来认识五脏。五脏并不是'脏',而是机体内部协调、控制各器官组织生理功能的调节与控制系统"。主张中医藏象的实体概念与功能概念相分离,认为中医藏象的功能是脱离中医藏象的实体结构而存在的。其结果是高度肯定了中医藏象的功能概念,而否定了中医藏象的实体概念。藏象概念的"纯功能"说是其典型代表。藏象肾概念的演变,自《难经》时期至宋代,均以左肾右命门为说。到明代,则甚倡命门学说,虞抟曰:夫两肾固为真元之根本,性命之所关,虽为水藏,而实为相火寓乎其中,愚意当以两肾总号命门。虞抟跳出宋代以前左肾右命门之说,认为两肾可总称命门。此时命门的概念尚未脱离肾的实体,只是将两肾的概念归并为命门。张景岳进一步阐发命门的含义,认为肾两者,坎外之偶也,命门总乎两肾,而两肾皆属命门。故命门者,为水火之府,为阴阳之宅,为精气之海,为死生之窦。命门居两肾之中,即人身之太极,由太极以生两仪,而水火具焉(《类经图翼·求正录·三焦包络命门辨》)。可见此时命门的概念就是肾的概念,但命门的概念已开始脱离"腰之两肾"的实体概念。赵献可对命门位置说得更为具体,他说:命门即在两肾各一寸五分之间,当一身之中,《易》所谓一阳陷于二阴之中,《内经》曰,七节之旁,有小心是也。名曰命门,是为真君真主,乃一身之太极。无形可见,两肾之中,是其安宅也。有关肾的功能,《内经》有一段重要阐述,指出女子年龄以七、男子以八为基数,并以齿、发、骨的变化作为观察肾中精气由长到盛而衰的依据和判断人体生长、发育、壮盛及衰老的标志。后世医家据此提出肾阴肾阳是人体各脏腑阴阳的根本,五脏六腑的阴都由肾阴来滋润;五脏六腑的阳都由肾阳来温养,故又称真阴(水)和真阳(火)。五脏六腑有病,时间久了都会影响到肾,即"久病及肾"。反之,肾阴肾阳发生偏盛偏衰亦会导致五脏六腑的病变。可见肾的功能至关重要,故又有"肾为先天之本"的说法。至此,肾的概念已由"左肾右命门"的解剖概念演变为为"真阴真阳"的功能概念,且此时肾的功能概念在很大程度上已脱离"腰之两肾"的实体概念。

藏象肝概念的演变也大致如此。尽管古代解剖已确知肝脏位于右胁下,而肺脏位于胸中,但在论其功能时,却强调"肝生于左,肺藏于右"。王冰注曰:肝象木,主于春,春阳发生,故生于左也;肺象金,主于秋,秋阴收杀,故藏于右也。这种以"功能定位"的思想反映了肝的功能可以脱离肝的实体结构而存在。甚至对解剖所见,也往往从功能角度解释,如对"肝有两叶"的现象,《难经·四十一难》的解释为"肝者,东方木也……去太阴尚近,离太阳不远"。

三、功能涵盖实体——实体功能重组

这是现代藏象概念演变的主要形式之一。不少现代医家认为,中医生理和病理包含着现代医学多个解剖器官的生理和病理。中医五藏有其物质基础和形态结构,但这种物质基础和形态结构分散存在于多个器官之中,有时还不是一些固定的组合。但功能系统涵盖实体结构,即将功能系统与全身有关联的形态结构重新组合成新的藏象概念。藏象肝肾的概念涵盖了现代医学肾的主要形态结构和功能系统，并将其他与之相关的形态结构和功能系统纳入其中。这主要是近年来有关藏象本质的研究，将肾虚定位于下丘脑（肾虚证的本质主要是下丘脑功能紊乱），将肝与"神经-内分泌-免疫网络"联系起来等。现今的肝肾概念是中西医结合的重组概念。当然这种藏象概念的重组演变，并不仅仅限于现代。许多近代医家在论述肾与命门的概念时，都用太极与水火来说明，似乎同出一源。而赵献可在《赵氏医贯》中论及命门中水火的产生及功能，却有独到的见解。他认为，其右旁有一小窍，即三焦。三焦者，是其臣使之官，禀命而行，周流于五脏六腑之间而不息，名曰相火，其左旁有一小窍，乃真阴，真水气也，亦无形。上行夹脊，至脑中为髓海，泌其津液，注之于脉，以荣四支，内注五脏六腑，以应刻数，亦随相火而潜行于周身。可见赵献可已将藏象肾与脑之髓海联系起来。此时藏象肾的概念涵盖了"腰之两肾"的实体概念，并将脑的部分实体和功能归并于肾，将藏象肾的概念（包括功能和实体）进行了重新组合。

上述三种藏象概念的演变形式，大致反映了中医学术发展的阶段与趋势。早期的藏象概念仅以有限的解剖知识为基础。由于历史的原因，限制了中医对形体结构的深入研究，导致中医学朝着功能系统的研究方向发展，故早期的藏象概念也只能将有限的形体结构赋予可以无限扩充的功能。这种研究的片面性（注重功能系统研究，忽视形体结构研究）使得中医诊治疾病的手段只能以"功能辨证"为主。在理论上，只能以功能系统去揣测、套装形体结构，从而将形体概念和功能概念统一起来。理论总结的方法主要有二：一是取类比象，二是以外测内。这些方法显然有其局限性，随着中医学术的发展和研究的深入，用功能系统去人为地揣测、套装形体结构越来越显示出其片面性。由于无法避免其主观臆测性，功能系统与形体结构就很难完满统一，就必然出现许多无法用其形体结构去说明功能系统的地方；反之亦然。这严重阻碍了中医学术的进一步发展。

近代不少医家试图将一些符合功能概念的形体概念进行"改错"，典型的代表是王清任的《医林改错》。结果有学者评价是"越改越错"。造成这种尴尬局面的原因主要是中医的功能系统理论与形体结构没有协同发展，前者得到了充分发挥，而后者已濒临名存实亡。此时形体概念和功能概念的统一存在难以克服的困难，故近现代不少医家主张将中医的形体概念和功能概念分离。更确切地说，是主张抛弃中医的形体概念而保留中医的功能概念。同样，这种中医藏象概念演变的主张也有明显的片面性，它既不符合"形神统一"的中医学术思想，也不利于中医学术的进一步发展。因为功能系统虽有相对的独立性，甚至可以超越形体结构而存在，但最终却不能脱离形体结构而存在。形体概念与功能概念不可能也不应该分离。"功能辨证"虽有优越性，但若不协同发展"形态辨证"，将"功能辨证"与"形态辨证"有机地结合起来，就必然妨碍中医向精确性方向发展，不利于临床疗效的进一步提高。可喜的是，现代不少临床相科技工作者紧紧抓住了中医"形神统一"学术思想发展的必然趋势，在继承中医功能系统的基础上，不是盲目地全盘否定中医的形体结构理论，而是在扬弃的同时，通过广泛而深入的研究，不断丰富中医的形体结构理论。目前只能根据现有的有关中医形体结构与功能结构比较统一的科研资料，先将中医的形体概念与功能概念进行重组，初步提出有别于传统的藏象概念。尽管这种藏象概念演变形式也存在许多亟待解决的问题，但经过坚持不懈的努力，逐渐积累研究资料，最终必将中医的形体结构与功能系统、"功能辨证"与"形态辨证"有机地结合起来，从而提出新的更高层次的形体概念与功能概念统一的藏象理论。

参考文献

[1] 程士德.内经理论体系纲要[M].北京：人民卫生出版社，1992.
[2] 叶维法.临床肝胆病学[M].天津：天津科学技术出版社，1985.

- [3] 金光亮.五脏内涵演变与新识[J].医学与哲学,1998,19(9):468-471.
- [4] 傅延龄,陈非.论脏腑实质的演变[J].医学与哲学,1998,19(1):27-30.
- [5] 王强,辛国芳."纯功能"不存在,功能方法应当与结构方法相结合[J].山东中医药大学学报,1998,22(5):322-323.
- [6] 张宇鹏,杨威,刘寨华.藏象学理论体系框架探讨[J].中国中医基础医学杂志,2007,13(3):168-170.
- [7] 王颖晓,李其忠.藏象之"象"含义探析[J].上海中医药大学学报,2006,20(4):45-47.
- [8] 王颖晓,李其忠.藏象之发生学研究[J].上海中医药大学学报,2008,22(5):19-23.
- [9] 张奕奕,薛一涛.中医五藏之系统论研究[J].江苏中医药,2015,47(3):13-14.

第三节 藏象本质研究

藏象理论是中医基础理论的核心组成部分,研究藏象本质是推动中医药学术发展的重要途径,学术研究一度十分活跃,虽取得若干进展,但也面临新的困境。"白马非马"论作为我国古代著名的哲学命题,影响深远,尤其是对与传统文化紧密联系的中医藏象学说的影响,更是根深蒂固。藏象本质研究是近几十年来中医药基础理论研究的热点、难点和关键点,虽取得若干进展,但尚未取得突破性成果。究其原因,有现实技术与方法的局限,更有哲学困扰导致认识上的误区。20多年来,笔者围绕"藏象本质"与"白马非马"进行哲学反思,排除"肝脏非肝藏""肝藏不包括肝脏"错误认识的干扰,坚持以肝脏为主体研究肝藏象的研究方向,探讨肝脏病证从肝藏论治的生物学基础及疗效机制。

一、"脏器非藏象"与"白马非马"

"脏器非藏象"("藏象不包含脏器"或"脏器不属于藏象")论者认为现代医学的脏器是具有明确解剖学部位的实体组织学概念,而藏象是通过取类比象方法归纳的抽象概念,因而二者"风马牛不相及",采用现代医学的方法研究藏象本质只能使藏象概念支离破碎、面目全非、"藏不成藏"。这种"脏器非藏象"的哲学思维显然是受"白马非马"论的影响。公孙龙提出的"白马非马"论认为,事物和概念都是有差别的,所以概念与概念之间也绝没有联系。在他看来,"白马"与"马"这两个概念不同,因此它们之间毫无联系,从而错误推断出"白马"不是"马"。

辩证唯物主义认为:抽象与具体这一对矛盾体具有辩证统一的关系,抽象是宏观的、基本的,具体是微观的、特殊的。抽象源于同一(概括共性),具体源于对立(区别个性)。通过具体认识抽象,通过抽象概括具体。抽象是具体的本质,具体是抽象的现象,两者不可分割。抽象存在于具体之中,不可脱离具体而独自存在;反之亦然。因为抽象是外加于具体的,先有具体,然后才有抽象,但抽象又是对具体的概括,有了抽象,不可抛弃具体。如果肯定一方,而否定另一方,或者割裂二者的联系,都犯了形而上学的哲学错误。

"白马非马"论的哲学错误就在于割裂和否定了抽象与具体的关系,"马"是对所有的马如白马、黑马、黄马等的抽象概括;各种具体的马(包括白马)则是"马"的一种。"马"是靠理性思维概括的抽象概念;"白马"是具体的可以通过感性认识直接感知的形体。抽象的"马"和具体的"白马"自然是有区别的,但具体的"白马"与抽象的"马"又是相互联系的,抽象的"马"只能通过具体个别的马(包括白马)而存在,离开了具体个别的马(包括白马)是找不到一个抽象的"马"的。公孙龙靠诡辩术通过了城门,但他在哲学上却犯了"抽象肯定""具体否定",割裂和否定了抽象与具体关系的形而上学错误,从而得出"白马"不是"马"的荒谬结论。

藏象的五藏概念与现代医学的脏器概念的关系要比"马"与"白马"的关系复杂得多,原因在于中医藏象概念经历了功能赋予实体(实体功能统一)、功能脱离实体(实体功能分离)、功能涵盖实体(实体功能重组)等三种形式的演变。现代藏象概念已体现出功能涵盖实体(实体功能重组)的特点,认为藏象概念包含着现代医学多个组织器官的生理和病理,中医五藏有其物质基础和形态结构,但其物质基础和形态结构是分散的,分散存在于多个组织器官之中,而且有时其物质基础和形态结构还不是一些固定的组合。但功能系统涵盖实体结构,即将功能系统与全身有关联的形态结构重新组合成新的藏象概念。如:肝藏包括(全部或部分)肝脏,但不限于肝脏;心藏包括(全部或部分)心脏,但不限于心脏;肾藏包括(全部或部分)肾脏,但不限于肾脏;肺藏包括(全部或部分)肺脏,但不限于肺脏等。

"脏器非藏象"论者非常反感,甚至强烈反对采用现代医学理论与技术研究藏象本质。他们认为"应当尊重中医的理论体系和自身发展规律去发展,不可用另一科学理论作为其研究方法、标准去研究。"如"目前的研究表明,中医肝藏象本质与神经系统、神经-体液调节因素有密切联系。因此,肝藏象本质研究必须以肝主疏泄、主藏血的理论为依据,以肝病证候为基础,不能沿用西医肝脏研究思路。"断言"用现代医学解剖、实证的方法研究中医藏象是难以获得成功的。"这种脱离肝脏去研究肝藏象本质("肝脏非肝藏",即"肝藏不包含肝脏"或"肝脏不属于肝藏")的学术主张在哲学上犯了类似"白马非马"形而上学的哲学错误,严重阻碍了中医学术的发展。如肝主生发本是肝藏象重要的功能,直接和充分体现了肝脏再生的重要而关键的生物学基础,但由于受"脏器非藏象"("白马非马")论的影响,以致长期以来对如此重要的肝藏功能视而不见、避而不谈。笔者在20多年的研究中,克服"脏器非藏象"("白马非马")论的哲学困扰,对肝主生发的理论渊源、解剖基础、科学内涵和临床应用进行了一系列较深入的研究,在取得了若干中医理论创新与突破的同时,在一定程度上提高了临床疗效,显示出重要的研究价值和广阔的研究前景。如果继续受"脏器非藏象"("白马非马")论的哲学困扰,不对肝主生发这种肝脏本身独特、关键和重要的生物学基础(肝藏本质)进行全面、系统、深入的研究,发扬中医学术,必然舍本逐末、贻害无穷!如果能将"神经系统、神经-体液调节"的物质及功能划归肝藏象,并将肝脏本身的重要功能——肝再生的物质及功能("肝主生发"的重要生物学基础)纳入肝藏象的结构功能体系之中,不仅合情合理,而且意义重大。

二、藏象纯功能与白马非马

公孙龙为了证明"白马非马"的命题,在其《白马论》中提出如下论据:马者所以命形也,白者,所以命色也,命色者非命形也,故曰白马非马。求马,黄、黑马皆可致。求白马,黄、黑马不可致。故黄、黑马一也,而可以应有马,而不可以应有白马,是白之非马,审矣。马者,无去取于色,故黄黑皆所以应。白马者有去取于色,黄黑马皆以色去,故惟白马独可以应耳。无去者,非有去也,故曰白马非马。马固有色,故有白马。使马无色,有马如已耳。安取白马?故白者,非马也。白马者,马与白也,马与白非马也。故曰白马非马也。他认为"白马"这个概念是既名"色"又名"形"的,而"马"这个概念只是名"形",故而"白马非马"。与此类似,"藏象纯功能"论者认为,"脏器"这个概念既是病理与生理学的功能概念,又是具有明确解剖学部位的实体组织(类似具体的"白马"),而藏象概念是脱离实体的纯功能概念(类似抽象的"马")。"内经之五脏,非血肉的五脏。""中医五脏实质上并不是一个个独立的实体器官,即应脱离'脏'的概念来认识五脏。五脏并不是'脏',而是机体内部协调、控制各器官组织生理功能的调节与控制系统。"这种藏象概念的"纯功能"说就是受"白马非马"论的影响,为"脏器非藏象"论提出了重要论据。

公孙龙"白马非马"论通过指出命题中主语和述语的不完全相同,而从根本上割裂和否认辩证法中同一性与差异性的关系。恩格斯指出:不论是在主语或者在述语中,总有点什么东西是述语或主语所包括不了的,但述语是必须和主语不同的。这正是"同一性在自身中包含着差别性"这个客观辩证法的反映。一般人都清楚"白马是马",公孙龙却明确指出主语和谓语之间的不同("白马非马"),但是他不知道这样的不同是必需的,是客观规律的反映,而采用形而上学的思想方法把二者割裂开来,把范畴固定化、抽象化、绝对化,从而得出客观唯心主义的结论。"脏器非藏象"和"藏象纯功能"说显然受"白马非马"论的影响,将"藏象"与"脏器"、"功能"与"实体"概念的差异性扩大化、绝对化,完全抹杀或否认二者之间的同一性和关联性。应该承认,"藏象学说"与"脏器学说"是两个完全不同的学术体系,认识事物的方法不同,前者主要采用归纳抽象、整体联系的方法,后者主要采用分析推理、实证还原的方法。但它们的研究对象是同一的,都是人类机体;研究的内容是统一的,都是人体的生命现象和防病治病的规律。因此,这种"差异"之中必然包含"同一",具体的脏器与抽象的藏象、实体的脏器与功能的藏象必然有着某种联系。采用现代医学的理论与方法研究"藏象本质"完全可以做到"异中求同""同中求异"。将"藏象学说"与"脏器学说"的研究方法结合起来,完全可以相互补充,相得益彰,推动医学科学的发展。

事实上,"藏象纯功能"说既不符合"形神统一"的中医学术思想,也从根本上违背了唯物辩证法的"物质第一性"的基本原理。功能系统虽有相对的独立性,甚至可以"超越"形体结构,但最终却不能脱离形体结构而存在。中医形体概念与功能概念不可能也不应该分离。"功能辨证"虽有优越性,但若不协同发展"形态辨证",将"功能辨证"与"形态辨证"有机地结合起来,就必然妨碍中医向客观性、精确性方向发展,不利于中医学术的进一步发展和临床疗效的进一步提高。

公孙龙的论证是有效的,说"白马不等于马"也是对的,但并不能据此反驳守门官的规则:凡是属于马的都不能进城。说"马不包含白马"或"白马不属于马"就显然是错误的。与此类似,说"脏器不等于藏象"是对的,但不能据此就说"藏象不包含脏器"或"脏器不属于藏象",甚至反对从实体脏器入手研究藏象。因这样割裂了藏象与脏器的联系,将抽象的藏象看成是独立自存的纯功能体系,其结果必然导致类似"白马非马"的客观唯心主义错误。

三、藏象指标与白马非马

"藏象指标"是指能反映藏象本质的反复出现、可客观观察和测量的现代科学指标。近几十年来,藏象本质研究的重要思路是试图寻找反映藏象本质的"特异性"藏象指标。通过科学指标反映藏象本质的研究方法无疑是一条正确的道路,但遗憾的是,有些指标开始被认为是"特异"的,随着研究的不断深入,发现这些指标越来越不"特异"。固守找不到"特异"的藏象指标就无法揭示藏象本质的认识,这不仅严重动摇了藏象本质研究者的决心,而且遭到学术界"藏象有无本质"的质疑。苛求藏象指标的"唯一指向性"就是这一思潮的典型代表。认识上的误区和困扰,使藏象本质研究已陷入现实的低谷,甚至学术界已不敢理直气壮地重提"藏象本质"研究。

"白马非马论"虽从根本上否认抽象与具体、一般与个别、共性与个性、整体与局部的辩证关系,因而犯了形而上学的哲学错误。但公孙龙在哲学史上看到了"马"和"白马"的区别,就这一点而论,他的命题具有合理的因素。就"马"的外延而论,"马"这个名词包括白马在内,但就"马"的内涵而论,"马"这个名词指马的本质属性,和"白马"这个名词所代表的概念是有区别的。这对藏象本质研究应有积极意义的一面,即不能用孤零、僵化的"藏象指标"取代或等同藏象本质,亦好像"盲人摸象"的古代寓言一样,不能单独用鼻子、耳朵、尾巴等同于大象。综观目前所找到的藏象指标除了"非特异性"外,多是孤立的(非联系)、个别的(非全面)和静态的(非时空变化),故目前的藏象指标尚不能全面准确地揭示藏象本质。若在临床上,拘泥某些看似"特异"但并不敏感和全面的"藏象指标",表面上是客观、量化、标准,实际上是假象障眼、刻舟求剑、贻误病情。抽象的藏象概念拥有质,具体的"藏象指标"拥有量,量变发生质变,故只有拥有足够量的"藏象指标"才能逐渐逼近揭示藏象本质。

要做到整体、动态地把握藏象本质,就必须既避免陷入"白马"或"白色"等于"马"("藏象指标"等于"藏象")的哲学误区,又依赖科学技术的进步,把握"藏象指标"与藏象本质的辩证关系。盲人由于认知能力上的缺陷会出现以局部代替整体的错误,但健全人掌握正确的认知方法就应能从整体上准确地把握藏象本质。究其藏象本质研究尚未取得突破性成果的原因,除了"藏象指标"(量)的积累不够外,主要还是因为"藏象"属于"整体论"概念,现代藏象本质研究多属"还原论"研究,即从少数孤立的生物学指标探讨藏象本质,这就很难准确反映藏象的全貌。藏象本质研究的方法学已成为取得突破性进展的"瓶颈问题"。日益成熟和飞速发展的现代系统生物学是解决这一"瓶颈问题"的重要工具。系统生物学可以将孤立在基因、蛋白质、代谢不同水平上的各种信息的相互作用,各种代谢、调控途径和网络之间,所有的功能模块和系统都偶联整合起来,用以说明生物整体。钱学森院士认为"系统论是还原论和整体论的辩证统一"。陈竺院士指出:中医强调整体论,西医则强调还原论,所以多年来许多学者认为两者格格不入,但事实证明,到了系统生物学时代,它们找到了共同语言。从系统生物学角度揭示藏象本质不仅可能,而且必要。系统生物学研究方法的特点是通过层次与层次之间、网络与网络之间、系统与系统之间的联系和整合建立起来的复杂系统,并不是简单系统的叠加。采用系统生物学理论与方法研究藏象本质必将取得突破性成果,掀起藏象本质研究的新高潮。

四、肝肾本质研究

肝肾本质研究是揭示"肝肾同源"科学内涵的基础性工作,近些年来学术界通过大量的临床与实验研究,取得了很大进展。目前认为,"肝肾同源",即肝肾的结构和功能虽有差异,但其起源相同。在先天,肝肾共同起源于生殖之精;在后天,肝肾共同受肾所藏的先后天之精的充养,"肾生骨、髓,髓生肝",肾为肝之"母",肝为肾之"子",肾通过"髓"生养肝而发生"母子"联系。"源"是相关联的中心环节,故"肝肾同源"又即肝肾的结构和功能体系通过某些中心环节而密切相关。肝肾同源于何处?中医学历来有"肝肾同源于精血"的认识,意即肝肾的结构和功能体系通过"精血"这一环节密切相关。但精血同源于何处?除"精血"外,肝肾是否还有其他相关联的中心环节?一般未予深究。为了回答这些问题,笔者及其团队在总结肝肾本质现代研究成果的基础上,将"肝肾同源于精血"的认识推进到"肝肾同源于脑""肝肾同源于下丘脑-垂体-肝轴""肝肾同源于神经-内分泌-免疫网络""肝肾同源于干细胞及其组织微环境"。

(一)"肝肾与脑相关"的理论探讨

中医"肝肾与脑相关"的认识由来已久,《素问·阴阳应象大论》就有"肾生骨、髓,髓生肝"。骨、髓均属奇恒之腑。《素问·脉要精微论》说:骨者髓之府。《素问·解精微论》说:髓者,骨之充也。另据《素问·奇病论》载:髓者,以脑为主。《灵枢·海论》又谓:脑为髓之海。张景岳对此解释说:凡骨之有髓,唯脑最巨,故脑为髓之海。由于"肾生骨、髓""脑为髓之会合",所以脑和髓的名称虽然不同,而实际上是同出一源的。此处的"髓"是"骨髓""脊髓""脑髓""牙髓"等的总称。凡髓者均由肾精化生,皆与脑有关,故《素问·五脏生成篇》指出:诸髓者,皆属于脑。吴崑说:髓生肝,即肾生肝,水生木也。《内经》认为,"肾"是通过"髓"生"肝"而体现"母子"联系的。脑为髓海,"肾生肝"的生理功能,必然受到"脑髓"的调控。不但"肝肾"生理联系如此,而且病理影响亦然。《灵枢·本神》曰:肝藏血,血舍魂,肝气虚则恐。恐惧而不解则伤精,精伤则骨酸痿厥。肾藏精,精舍志,肾气虚则厥,故有恐伤肾之说。正因为肝肾通过"脑髓"而发生联系,故明代著名医家李中梓根据《内经》理论,并结合自己的临床经验提出著名的"乙癸同源,肾肝同治"的理论观点。"肾应北方壬癸""肝应东方甲乙",肾藏精,肝藏血,精聚为髓,精髓化生为血("精血同源")。由于肝肾同源于精血,故曰"乙癸同源"(即"肝肾同源")。赵献可在《赵氏医贯》中论及命门中水火的产生及功能时认为:其右旁有一小窍,即三焦;三焦者,是其臣使之官,禀命而行,周流于五脏六腑之间而不息,名曰相火;其左旁有一小窍,乃真阴,真水气也,亦无形;上行夹脊,至脑中为髓海,泌其津液,注之于脉,以荣四支,内注五脏六腑,以应刻数,亦随相火而潜行于周身。可见赵献可已将肾与脑之髓海联系起来。程文囿也论述了脑与肾的关系：脑为髓海,髓本精生,下通督脉,命火温养,则髓益充;精不足者,补之以味,皆上行至脑,以为生化之源,安可不为之珍惜！钱镜湖在《辨证奇闻》中则论述了"脑气不足治在肝"的观点,盖目之系,下通于肝,而上实属于脑。脑气不足,则肝之气应之,肝气太虚,不能应脑,治之法,必须大补其肝气,使肝足以应脑,则肝气足而脑气亦足也。由此可见,中医学理论历来有"肝肾与脑相关"的认识。

（二）肝肾本质定位于脑的相关性研究

肝肾本质定位于脑的相关性研究始于国内学者对肾本质和肝本质的研究,不少学者从肾虚、肾虚与衰老关系以及补肾法等方面围绕下丘脑-垂体靶腺轴进行了大量的研究工作,主要一致性结论是将肾虚定位于下丘脑。对肝本质的研究,主要从肝郁脾虚、肝阳上亢、肝阳化风、肝火、肝胆湿热、肝血虚、肝气虚等证候入手,研究它们与神经-内分泌-免疫网络功能紊乱的相关性,认为以上肝病证候的出现与肝主疏泄,与情志关系密切,情志变化引起大脑皮层功能紊乱密切相关。为了深入研究"肝肾同源于脑",笔者及其团队首次建立了"左旋谷氨酸单钠（MSG）-大鼠-肝再生模型",并观察了左归丸对该动物模型的影响及机理。

1. 肾本质与脑的相关性研究

国内肾本质研究以沈自尹院士等为代表,通过对肾虚患者进行有关神经及体液方面十几项指标的测定,结果发现,不论何种病种,只要符合肾阳虚的见证,其24 h 尿17-羟皮质类固醇(简称尿17-羟)含量普遍低于正常值。尿17-羟是肾上腺皮质的代谢产物,肾上腺皮质受垂体的管制,而垂体又受制于下丘脑。通过研究,先是发现肾阳虚患者垂体功能低下,进而又发现下丘脑功能紊乱。进一步通过选择符合典型肾阳虚证的患者与正常组、同病无特殊见证组(或同病异证组)进行下丘脑-垂体及其所属三个靶腺(肾上腺、甲状腺、性腺)轴的全套测定对比观察,结果显示肾阳虚证不仅表现为肾上腺皮质轴功能紊乱,而且在不同靶腺轴、不同环节、不同程度上呈现隐潜性变化,采用温补肾阳法治疗后,靶腺功能明显恢复。下丘脑-垂体调节并控制各所属靶腺的功能,正常或病理情况下各靶腺之间也相互影响,发现肾阳虚证出现多靶腺功能紊乱,并通过两组肾阳虚患者的轴间平行观察,均见有不同环节的散在变化,未见一轴对另一轴的明显影响,因此可推论此肾阳虚证多靶腺功能紊乱系源于靶以上的中枢,也就是说肾阳虚证的主要发病环节在下丘脑(或更高中枢)。在将肾阳虚定位于下丘脑的研究基础上,近年来,他们转入将肾阴虚定位于下丘脑的研究。1990年,Belluardo等报道MSG毁坏大鼠下丘脑弓状核(arcuate nucleus,ARN)后免疫功能出现抑制性改变,骨髓NK细胞(自然杀伤细胞)生成明显延迟,NKCC活性依赖于下丘脑ARN功能的成熟。ARN是下丘脑的重要核团,广泛参与神经-内分泌-免疫网络的调节。新生期大鼠给予MSG损害ARN,成年后大鼠除表现出生长发育迟缓外,还可见到胸腺体积缩小、重量减轻,脾脏T淋巴细胞(简称T细胞)对Con-A诱导的增殖反应减弱。滋补肾阴代表方左归丸能明显改善MSG-大鼠的胸腺及淋巴细胞增殖反应异常,即能改善ARN损害对细胞免疫的抑制,并认为MSG-大鼠是一种肾阴虚的动物模型。蔡定芳等在研究ARN毁坏后下丘脑-垂体-肾上腺-胸腺(HPAT)轴的变化以及与肾阴、肾阳的内在联系时发现,MSG-大鼠下丘脑室旁核促肾上腺皮质激素释放激素(CRH)阳性细胞及垂体前叶促肾上腺皮质激素(ACTH)分泌细胞明显多于生理盐水组的,染色较深;肾上腺束状带紊乱不齐细胞数量增多,血窦扩张充血明显;胸腺萎缩,淋巴细胞增殖反应明显低于生理盐水组的;血浆皮质酮及血浆ACTH和下丘脑CRH等浓度高于生理盐水组的。左归丸组上述病理生理变化得到明显改善,右归丸则无此作用。提示HPAT轴功能亢进伴细胞免疫功能低下的病理生理过程可能属于肾阴虚范畴。临床研究中,沈自尹院士等主要观察了肾虚与下丘脑-垂体-睾丸轴功能的关系,而另外一些医家则着重探讨肾虚与下丘脑-垂体-卵巢轴功能的关系。通过研究发现,女性肾虚时性激素水平降低或紊乱。通过对不同年龄阶段各种生殖系统疾病和其他疾病中肾虚与卵巢轴功能的关系及补肾中药的疗效、作用原理的临床研究，证实中医肾与下丘脑-垂体-卵巢轴的功能活动有密切关系。与下丘脑-垂体-睾丸轴相同，肾虚时也存在下丘脑-垂体-卵巢轴各环节不同程度的功能紊乱，补肾中药对下丘脑-垂体-卵巢轴各水平的功能具有调节作用。动物实验从下丘脑-垂体-性腺轴（包括下丘脑-垂体-睾丸轴和下丘脑-垂体-卵巢轴）对中医肾的研究是基于"肾主生殖"与下丘脑-垂体-性腺轴调控生殖机能原理相吻合的认识，选用正常动物、性激素绝育雌鼠、去势动物和老年动物等模型，借助于组织形态学观察、放射免疫和放射受体测定等技术，通过补肾药和补肾全方与拆方对比治疗研究，更为深入和系统地揭示了肾与下丘脑-垂体-性腺轴的结构与功能的密切关系，初步得出了"肾虚证的本质主要是下丘脑机能紊乱"的结论。

2. 肝本质与脑的相关性研究

国内对肝本质研究所得出的一致性结论主要包括肝郁、肝郁脾虚、肝阳上亢、肝阳化风、肝火、肝胆湿热、肝血虚、肝气虚，它们均或多或少表现为神经-内分泌-免疫网络的功能紊乱，这也许是因为肝主疏泄，与情志关系密切，情志变化引起大脑皮层功能改变进而导致神经-内分泌-免疫网络功能的失调。

黄柄山等对肝郁气滞及其相关证候进行了现代病理生理学基础的临床观察，认为肝脏功能与大脑皮层的兴奋和抑制以及植物神经（特别是交感神经）功能等多种因素有很密切的关系。陈国桢等认为肝郁脾虚证主要变化之一是植物神经功能失调。金益强等认为情感精神异常是肝郁脾虚证的重要发病环节。金益强等又分别对肝阳上亢证、肝阳化风证患者进行多项指标的实验研究，结果表明此类证候的病理生理学基础是外周交感-肾上腺髓质功能偏亢。李凤文等对高血压、冠心病、胃溃疡等辨证为肝郁证的患者，进行了血内5-羟色胺(5-HT)含量、细胞免疫功能等多项实验指标的观察，结果显示肝郁证是高级神经活动紊乱而表现出的一组症候群，情志异常（伴5-HT增高）是主要病因；同时，肝郁证的患者免疫功能明显降低。鄢东红等发现肝火、肝胆湿热两证的共同病理生理学基础如下：①机体处于应激状态，肾上腺皮质、髓质功能增强；②炎症介质增加，血管内皮细胞损伤；③调节血管舒缩的活性物质发生变化，血管扩张，毛细血管通透性增加。此外，肝火证还存在过敏反应、代谢旺盛、能量消耗增加和储备减少；肝胆湿热证炎症损伤较重，脂质过氧化自由基损伤明显。石林阶等发现辨证属肝血虚证的缺铁性贫血和慢性再生障碍性贫血患者具有白细胞介素-1(interleukin-1，IL-1)受体淋巴细胞阳性率明显低下，即细胞免疫反应低下的特点。陈家旭等发现肝气虚证主要分布于慢性肝病及植物神经功能紊乱性疾病之中；肝病肝气虚证主要兼夹脾气虚证，反映肝脏器质性病变；非肝病肝气虚证主要兼夹原发病见证，反映肝脏功能性病变。

3. "肝肾同源于脑"的实验研究

为了给"肝肾同源于脑"的认识提供科学的实验依据，笔者采用"肾生髓，髓生肝"的思路去研究"肝肾同源"，设计并实施了如下实验，用 MSG 特异性破坏大鼠下丘脑 ARN。Wistar 新生大鼠于出生后第 2、4、6、8、10 天皮下注射 MSG，每次 4 mg/kg，对照组皮下注射等体积0.9% NaCl。6 周时开始予左归丸灌胃，对照组和模型组予等体积蒸馏水灌胃。连续 2 周，至 8 周时，实验各组在乙醚麻醉下，按肝标准切除法，切除肝的左叶和右叶（约占全肝的68%），从而建立"MSG-大鼠-肝再生模型"。该模型的建立对于研究肝再生与高级神经中枢、"下丘脑-垂体-肝轴""神经-内分泌-免疫网络"的相关机理很有价值。实验结果表明，"MSG-大鼠-肝再生模型"的肝再生受到显著抑制，左归丸能显著促进该模型大鼠的肝再生；"MSG-大鼠-肝再生模型"的"神经-内分泌-免疫网络"功能紊乱，用左归丸治疗后得到一定程度的纠正。实验还初步探讨了"MSG-大鼠-肝再生模型"的受损下丘脑调控肝再生的功能紊乱，以及左归丸改善这一功能紊乱的可能作用机理。实验结果表明，"MSG-大鼠-肝再生模型"的肝再生受抑的可能机制是受损下丘脑导致 TGF(tansforming growth factor，转化生长因子)-α、TGF-$β_1$ 及其受体的基因表达紊乱所致,而左归丸可以通过影响 TGF-α、TGF-$β_1$ 及其受体的基因表达而对肝再生起双向调节的作用:对受抑的肝再生过程起促进作用,表现为"生";对过亢的肝再生过程起抑制作用(抑制肝细胞的增生和诱导肝细胞的凋亡),表现为"克"。由此可见,《内经》中"肾生骨、髓,髓生肝"的"生"具有"调控"的含义,也就是"生克制化"的调控机制。"肾"通过髓(下丘脑)不仅能"生肝",而且能"克肝"。"肾"正是通过这种髓(下丘脑)的"生克制化"(生中有克,克中有生)的非平衡转化机制以维持肝再生的"稳态",从而提供了高级神经中枢(下丘脑)对肝再生调控作用的实验依据,初步揭示了左归丸通过"下丘脑-垂体-肝轴"和"神经-内分泌-免疫网络"调控肝再生的作用。将"肝肾同源于精血"的认识推进到"肝肾同源于脑""肝肾同源于下丘脑-垂体-肝轴""肝肾同源于神经-内分泌-免疫网络"。同时,也将肾本质研究从围绕下丘脑-垂体及其所属 4 个靶腺(肾上腺、甲状腺、性腺、胸腺)轴的范围扩展到下丘脑-垂体的第 5 个靶腺轴,即"下丘脑-垂体-肝轴",为"肝肾同源于脑"的认识提供了更直接的科学依据。

参考文献

[1] 李瀚旻.论藏象概念的三种演变形式[J].湖北中医杂志,2001,23(1):7-8.
[2] 傅延龄,陈非.论脏腑实质的演变[J].医学与哲学,1998,19(1):27-30.
[3] 程昭寰.藏象学说研究的回顾与展望[J].中国中医基础医学杂志,1997,3(1):4-9.
[4] 章增加.关于中医藏象理论研究若干问题的思考[J].中医杂志,2009,50(5):393-396.
[5] 李瀚旻.论"肝主生发"[J].中华中医药学刊,2009,27(10):2021-2025.
[6] 李瀚旻.中医再生医学概论[J].中华中医药学刊,2008,26(11):2309-2312.
[7] 李瀚旻.全面系统深入地研究中医药调控肝再生[J].中西医结合肝病杂志,2007,17(3):129-132.
[8] 上海中医学院中医文献研究所.历代中医珍本集成[M].上海:上海三联书店,1990.
[9] 金光亮.五脏内涵演变与新识[J].医学与哲学,1998,19(9):468-471.
[10] 邢玉瑞.《"肾生骨髓,髓生肝"的科学内涵》质疑[J].中医杂志,2007,48(9):849-851.
[11] 陈竺.系统生物学——21 世纪医学和生物学发展的核心驱动力[J].世界科学,2005(3):2-6.
[12] 沈自尹.系统生物学和中医证的研究[J].中国中西医结合杂志,2005,25(3):255-258.
[13] 李瀚旻.论"补肾生髓成肝"治疗法则[J].中华中医药学刊,2012,30(5):937-940.
[14] 王米渠,吴斌,严石林,等.从分子生物学的角度探讨中医藏象学说的内涵[J].广州中医药大学学报,2002,19(4):314-315.
[15] 祝世讷."五藏"是人身功能子系统[J].山东中医学院学报,1996,20(6):360-364.
[16] 王国英,鞠宝兆.《内经》脏腑概念形成的发生学研究[J].辽宁中医药大学学报,2009,11(7):24-25.
[17] 刘小霞.《内经》藏象理论研究近况[J].河北中医,2008,30(4):447-448.
[18] 李宁,高杰.藏象学说本质研究概述[J].中国中医药现代远程教育,2014,12(11):158-159.
[19] 刘瑜,项红,战丽彬.藏象本质与神经内分泌免疫网络指标相关性研究[J].中国中医药信息杂志,2014,21(7):18-21.
[20] 郑洪新,师双斌,李佳."肾藏精"藏象理论概念体系[J].世界中医药,2014,9(6):699-703.
[21] 于彤,陈华钧,吴朝晖,等.中医"象思维"的 OWL 语义建模[J].中国数字医学,2013,8(4):29-33.
[22] 陈玉萍,马淑然,王庆国,等.基于肝藏象理论探讨补中益气汤甘温除热的机理[J].北京

中医药大学学报,2013,36(7):441-444.
[23] 覃骊兰,马淑然,王庆国,等.从"肝应春"理论探讨季节性情感障碍的发病机制[J].北京中医药大学学报,2013,36(3):156-160.
[24] 董杨,施建蓉.中医肾主耳理论的现代生物学研究进展与思路[J].中西医结合学报,2012,10(2):128-134.
[25] 黄熙,王杨,张英进,等.脑-平滑肌轴:假说及其与肝藏象/抑郁症共病的关系[J].世界科学技术——中医药现代化,2011,13(2):221-225.

第四节 中医再生医学

随着现代再生医学与中医药学研究的迅速发展,新的交叉科学——中医再生医学应运而生。从粗浅的认识,到深入的研究创新;从不自觉的临床实践,到抓住本质的理论概括;从某一方面的体会,到全面的系统总结,中医再生医学渐趋形成。中医药调控肝再生的研究进展是中医再生医学的重要内容。

一、中医再生医学的定义

中医药学是中国古代流传下来的,主要采用天然药物或自然方法,以保护与增进人类健康、预防和治疗疾病为研究内容的医学科学。再生医学是一门古老而新兴的交叉学科,其概念的内涵和外延随研究的飞速发展不断更新,学术分科亦不断增多。目前再生医学的概念有狭义和广义之分。狭义的再生医学主要是指利用生命科学、材料科学、计算机科学和工程学等学科的原理与方法,研究和开发用于替代、修复、改善或再生人体各种组织器官及因疾病、创伤、衰老或遗传因素所造成的组织器官缺损或功能障碍的再生治疗技术和产品。广义的再生医学主要是指一门研究如何促进创伤与组织器官缺损生理性修复以及如何进行组织器官再生与功能重建的学科,它是通过研究机体的正常或病理组织的特征与功能、正常或病理状态下的损伤与再生修复机制,寻找有效的生物和综合治疗方法,构建新的组织与器官以维持、修复、改善或再生损伤组织和器官功能,促进机体自我修复与再生,减少或防止异常再生病变。

中医再生医学是在中医药学和再生医学基础上发展起来的一门新的交叉学科,属广义再生医学的一个新的学科分支。中医再生医学是一门综合运用中医药学和再生医学的理论与方法,研究中医药在体内外调控组织或器官再生的作用及其机制的学术门类,其基本原理是利用中医药的综合调节作用去维护和促进机体本来存在的自然再生愈合能力,达到修复和重建组织或器官功能的目的。其研究重点不仅在于如何利用中医药促进机体的正常再生修复,而且更关注如何利用中医药减少或防止机体的异常再生病变,强调"治未病"("未病先防""既病防变")的防治理念。

二、中医再生医学的理论基础

中医再生医学除以现代再生医学的理论作为其重要理论基础之一外,中医药学理论原没有再生医学的概念和理论体系,但其基本理念和临床实践中包含了较丰富的再生医学理论基础和防治经验,主要包含以下内容。

1. 维护生机的根本理念

"生机"是人体发生发育和再生修复的生命机制,是人体健康长寿和疾病康复的根本。"神者,生之制也",人体发生发育和再生修复的生命机制属广义"神"的范畴,故《灵枢·天年》强调:

失神者死,得神者生也。中医防治疾病的根本理念是承认、尊重、基于和利用人体的发生发育和再生修复能力。这种维护生机的根本理念是中医再生医学的理论基础,亦是养生防病和健康长寿的基本出发点。

2. 精气学说的核心理论

《灵枢·本神》指出"生之来谓之精",《素问·金匮真言论》指出"夫精者,身之本也",认为精是人体发生发育、再生修复和维持生命的根本。《灵枢》:两神相搏,合而成形,常先身生,是谓精。精气禀受于父母,靠后天水谷之精的不断滋养,由肾藏精而化生,是人体生命活动的源泉。《素问·阴阳应象大论》曰:气归精,精归化。脏腑组织的功能(气)源于精的转归化生,"五脏之阴气,非此不能滋,五脏之阳气,非此不能发"。肾精(包含具有发生发育和再生修复能力的精微物质,类似于干细胞及其微环境的相关物质基础)有促进生长发育、繁衍生殖、再生修复和主宰衰老等重要作用。年少时随年龄增长而盛,中年以后随年龄增加而衰,"年四十而阴气自半",肾精渐趋耗竭,则生命走向终结。

胚胎干细胞(ESC)相当于"先天之精",可以化生所有脏腑组织,"后天之精"除了"水谷之精"外应包含具有再生修复作用的"骨髓之精"和"脏腑之精",合称"肾精"。因后天再生之精的存在与化生与"肾"密切相关,脏腑组织的再生修复依赖"肾精"化生,即补肾有利于后天再生之精的存在与化生。"骨髓之精"包含骨髓干细胞及其微环境,"脏腑之精"相当于除骨髓外的其他脏腑组织内的"成体干细胞(ASC)"及其微环境。具有再生作用的"后天之精"是由"先天之精"转化而来,故中医学非常强调"禀赋"。先天禀赋好的人体,则后天再生修复能力强,不仅健壮不易患病,而且即使患病也易于康复。

虚证本质的生物学基础之一是人体再生修复能力不足,精虚是再生修复能力不足的根本之所在,形体衰败是精亏不足的外在表现,补虚的根本在于恢复或促进再生修复能力,填补精髓是恢复或促进再生修复能力的重要措施,精能修复衰败形体,形体得以恢复是精得以填补的"金指标"。故明代陈继儒在《养生肤语》中指出:精能生气,气能生神,则精气又生神之本也,保精以储气,储气以养神,此长生之要耳。

3. 整体调控的治疗手段

在组织再生修复过程中,干细胞相当于再生修复的"种子",组织微环境相当于再生修复的"土壤",干细胞研究以及临床运用的干细胞移植技术不可能独立于"土壤"之外仅谈及"种子"的作用,维持和改良"土壤"是维持和促进干细胞再生修复的基本策略。为了形象地比较中医药与化学药在调控再生修复过程中的作用,我们可用土壤使用农家肥料与人工化肥的比较进行说明。在人体内的"肾精"具有再生修复能力,但决定"肾精"再生修复的关键因素是提供何种脏腑组织的环境。如果将"肾精"看作再生修复的"种子",则特定的脏腑组织就是"种子"赖以生根、发芽、长成的"土壤"。在"种子"一定的情况下,"土壤"决定"种子"的生长发育;在"肾精"一定的情况下,脏腑组织的特定环境决定"肾精"的再生修复。不管是"先天之精",还是"后天之精",都只解决了"种子"问题。要完成脏腑组织的再生修复,除了"种子",关键要解决适合"种子"生长的"土壤"问题,而"土壤"需要保良或改良,中医药在保良或改良"土壤"(脏腑组织环境)方面发挥了独特的重要作用。中医药调控再生修复的关键作用就是维持和改善了有利于再生修复的脏腑组织环境(包括整体的大环境和特定的微环境),在维持或促进正常再生修复过程的同时,要防止异常再生变生其他病证。

土壤施用农家肥料不但保证了农作物生长良好,而且保持了土壤的长期肥沃,因农家肥料属"天然肥料",所含营养物质比较全面,其营养元素常需经过土壤中的化学、物理作用和微生物的发酵、分解,使养分逐渐释放,并有利于促进土壤团粒结构的形成,使土壤中空气和水的比例协调,土壤疏松,增强保水、保温、透气、保肥的能力,因而肥效长而稳定。除了这些已知的好处外,还有很多尚待研究的奥秘。人工化肥是现代科技的一大杰作,其科学数据翔实,科学原理明确。因人工化肥大多易溶于水,施入土壤后能很快被农作物吸收,肥效快而显著。与农家肥料相比较,除成本较高外,由于人工化肥含营养成分比较单一,不能满足植物生长所需的各种养分,不利于保持土壤的长期肥沃,如果过度或不合理使用,还会造成土壤贫瘠和环境污染。因而现代农业主张在主要使用农家肥料的基础上,再合理加用人工化肥。与人工化肥不能取代农家肥料的道理一样,维持人体正常再生修复和健康长寿,不仅不能让化学药取代中医药,而且现代医学回归自然的趋势越来越强,呼声越来越高,意义越来越大。

如果干细胞相当于再生修复的"种子",那么干细胞微环境相当于再生修复的"土壤"。在保良或改良干细胞微环境("土壤")的作用方面,中医药与化学药相比较,中医药好比农家肥料,某一方面的药效(肥力)较弱,但有效成分(养分)全面,药效(肥力)持久,往往需要经过炮制、煎煮发生化学反应,需经过人体的消化吸收、代谢转化,发挥动态微调的整体调节作用,有利于干细胞微环境保持最佳状态(土壤保持肥沃),以保证脏腑组织再生修复和健康长寿(农作物生长良好)。而化学药好比人工化肥,在某一方面的药效(肥力)较强,但有效成分(养分)单一,不能满足干细胞再生修复(种子生长发育)的多方面需求,不能长久整体维持干细胞微环境的最佳状态(土壤长期全面肥沃)。过分或不合理使用化学药,不但许多旧的问题没解决,还会导致众多医源性疾病,使干细胞微环境更加恶化,就好像过分或不合理使用化肥致使土壤贫瘠和环境污染的道理一样。

由于再生修复过程和机制极其复杂多变,要保持再生修复的干细胞微环境,就必须多靶点、多途径、多层次、多通路、多时限地综合调节,显然单靶点的化学药无法满足此要求,故目前尚没有确实有效的调控再生修复的单靶点化学药。中医药具有动态微调的综合调节优势,完全满足调控再生修复的需要。中医药利用脏腑组织的自然愈合能力使脏腑组织的损伤得以再生修复、重建、恢复脏腑组织的结构和功能,在维持或改良再生修复的干细胞微环境方面具有顺其自然、因势利导、动态变化、逆转病势、整体调节、安全性高和有效性肯定的特点。研究中医药调控脏腑组织再生的作用及机制具有重大的科学意义和临床应用价值。

4. "既病防变"的特色和优势

"既病防变"是中医"治未病"思想的重要内容之一。"变"的重要趋势之一是"变重"或"变坏",故"防变"的主要内容之一是防治"重证"与"坏证"两大类病证。"重证"主要指病情出现加重或加急,或两者兼而有之,以至难以获得正常再生修复的机会和能力。"坏证"主要指由于异常再生导致影响功能的组织结构发生改变或癌变。

"既病防变"对肝脏病证的治疗具有重要的指导意义。在肝脏病证的病程进展中,"急黄"(多见于急性或慢加急性(亚急性)肝衰竭患者)是典型的传变过程中的"重证"。急性或慢加急性(亚急性)肝衰竭是一类因肝细胞广泛坏死,病情急剧进展,可发生肝性脑病、出血、水肿、腹水、严重黄疸、肝脏缩小等最终导致患者死亡的危重肝病。肝再生是肝衰竭患者存活的生机所在,若在有效的时间内,坏死的肝细胞得以正常再生,则患者存活;若不能及时获得足够的肝再生,则患者必因肝衰竭而亡。目前治疗肝衰竭主要围绕两大原则采取措施:一是阻止肝细胞进一步坏死,改善已经恶化的肝脏生存环境,为肝再生、肝功能恢复赢得时间和机会;二是促进或调控肝再生以重建和恢复肝脏结构和功能。大量临床观察结果表明,采用中医药治疗肝脏病证可减少肝衰竭的发生率,减轻其严重程度,已发生肝衰竭者配合应用中医药治疗可提高临床疗效、降低病死率和改善生存质量,这表明中医药具有一定的防治肝脏病证"变重"的功效。

肝硬化和肝癌是肝脏病证的两大"坏证",中医药在防治这两大"坏证"方面发挥了积极作用。尽管肝硬化的病因多样,其发病机制各不相同,但都涉及肝细胞坏死、结节性再生和结缔组织增生这3个相互联系的病理过程。近些年来,国内外学者和临床工作者广泛开展了中医药防治肝纤维化(包括肝硬化)的临床与实验研究。研究结果表明,中医药具有肯定的抗炎、抗肝纤维化的作用,其作用机制可能在于在维持肝再生的同时,减少了肝纤维化的异常再生过程,从而防止了肝硬化的发生与发展。

尽管肝细胞癌（HCC）的发病机制并不明确，但目前认为病毒性肝炎的慢性炎症导致肝细胞不断破坏和再生是 HCC 发生的重要因素。20 世纪 90 年代，随着对细胞周期调控认识的不断深入，一系列细胞周期调节因子被证明与包括肝癌在内的一些实体肿瘤的发生与发展有密切关系。研究表明，中医药在防治肝癌方面具有一定作用，其作用机制有可能是中医药对肝再生过程中的细胞周期发挥了调控作用，减少了癌变的概率，阻止或延缓了 HCC 的发生与发展。加强对中医药调控肝再生的研究，必然加深对中医药调控细胞周期的认识，从而维持正常的肝再生过程，防止肝癌的发生与发展。

三、中医再生医学的研究内容

组织和器官再生大致可分为体内再生和体外再生两大类：体内再生主要研究损伤诱导的再生和促进组织在体内进行自我再生修复的机制和规律，提供有效的通过调控肝再生促进组织器官结构重建及功能恢复的技术方法；体外再生主要研究在体外形成组织或器官，然后植入体内相应的部位以替代相应组织器官的技术方法。近些年来再生医学领域的研究主要集中于对组织干细胞和组织工程学的研究，特别是骨髓来源干细胞的分化潜能为许多疾病提供了细胞移植与再生修复的新的治疗手段。组织工程产品如皮肤、骨和肌腱等已经应用于临床，复杂组织和器官制造的研究也取得了许多令人振奋的进展。相对于体外，在体内更容易获得满足再生修复的微环境，体外再生的组织或器官最终也必须在体内才能发挥具有实际价值的功能，故重视体内再生是再生医学发展的重要趋势。

中医药发挥防治疾病的作用体现在多个方面，一直以来，有关中医药直接作用于病原微生物和调控免疫机能间接作用于病原微生物、患病机体等方面，已进行了大量的研究，取得了不少成果，在临床广泛应用。但对于中医药如何减少和防止组织的病理损伤，促进已损伤组织的再生修复，防止损伤组织的异常再生而变生他病的特色优势，尚缺乏全面、系统和深入的研究，临床应用成果较少。究其原因，主要是再生修复机制和中医药作用机制均具有高度的复杂性，目前再生医学的主要热点是组织工程学，着眼于采用现代科学技术进行组织器官的修复和功能替代，而对于中医药在其中发挥的作用，特别是中医药在防治异常再生方面的作用及机制，尚属研究"冷点"，这将是未来中医再生医学的主要研究内容。随着中医再生医学研究的不断深入，其作用特点和优势将不断突现，必将成为再生医学研究的新"热点"。

在今后一段时间内，主要围绕以下几个研究方向开展研究：①研究中医药对"先天之精"的影响，揭示中医药对 ESC 的作用及机制；②研究中医药对"后天之精"的影响，揭示中医药对 ASC 的作用及机制；③研究中医药维持或促进再生修复的作用及机制，提供可供临床应用的有效手段与方法；④研究中医药调控异常再生过程以防治疾病发生与发展的作用及机制，提供可供临床应用的有效手段与方法。

四、中医再生医学的研究思路

经验只能解决现象问题，理论才能解决本质问题。中医药理论的继承与创新是决定中医药学术生存和发展的关键，要促进中医再生医学的形成与发展，必须基于理论创新。中医再生医学的理论创新必须突破原有理论禁区，提出新的理论体系或框架，修正或发展原有理论和方法，探索未知领域，形成创新概念和创新方法。中医再生医学的理论创新必须符合实践性、开放性和有用性原则。在理论创新的基础上，必须"与时俱进"，充分接纳和利用现代科技开展相关基础研究，以揭示相关创新理论认识的生物学基础和中医药调控肝再生的疗效机制，为临床推广应用提供科学依据。创新中医药理论和揭示生物学基础的最终目标是为了提高临床疗效，提升中医/中西医结合防治病证的能力和水平。证明疗效提高和显现临床推广应用价值必须提供循证医学证据。

目前在有关中医再生医学的研究中需处理好系统整理、临床评价和实验研究等几个相互关联的重要环节。系统整理主要是采用文献系统分析法,对中医药调控脏腑组织再生相关的研究论文、论著进行全面、系统的质量评估(定性分析),同时对符合条件的研究论文进行 Meta 评价(定量分析),从而更加全面准确地掌握该领域研究的现状,继承有价值的理论认识和临床经验,为临床决策或未来研究决策提供参考依据。

临床评价的关键是建立中医药调控脏腑组织再生的临床疗效评价体系。目前,因组织再生是人体内损伤修复的生理机制,异常再生的病理机制尚未得到足够的重视,临床上对人体内损伤尚未作为一个"病"加以对待,故西医尚没有组织再生相关的疗效评价标准,不可能直接采用西医的疗效评价体系。中医药调控脏腑组织再生虽有现实和潜在的特色和优势,亦非常关注异常再生变生"重证""坏证"等相关病证的防治,但由于缺乏异常再生病证的临床疗效评价体系,使中医药调控脏腑组织再生的疗效和特色优势未能得到充分体现和发挥。有鉴于此,当务之急是开展如下研究:在继承个体化诊疗和辨证论治思想的基础上,结合循证医学的理论和方法,将与脏腑组织再生相关的病证标准、实验室指标和生存质量测定有机结合起来,构建中医药调控脏腑组织再生的评价指标体系,开展中医药临床评价及质量控制方法学的研究,为利用和提供中医药调控脏腑组织再生的最佳证据创造条件。

实验研究是探讨中医药调控脏腑组织再生机制的必要手段。针对疾病出现的组织损伤需要的再生修复及脏腑组织再生失常导致的"重证""坏证"等问题,以微观见长的现代医学,目前尚无有效的方法能够根据具体情况进行合理解决。中医药注重整体动态调节,长期临床实践表明了中医药有可能通过调控脏腑组织再生以治疗急慢性病证,但由于缺乏现代语言的科学阐释,未能充分发挥应有的作用。国家《国民经济和社会发展第十一个五年规划纲要》(简称"十一五"规划纲要)提倡自主创新,中医药理论与上千年的中医临床实践经验,无疑是我国医药自主创新重要的灵感源泉与物质宝库,要充分利用这一优势,首先要解决中医药理论的现代传承及临床经验的科学表述问题。例如,中医药调控肝再生虽然有大量的临床实践,其中"补肾生髓成肝"调控肝再生亦被证明是疗效肯定的中医药特色疗法之一,但中医药调控肝再生的研究尚未取得突破性进展,其根本原因是肝再生机制极其复杂多变,完全是系统动态的整体调控,而中医药对肝再生的调控又具有多途径、多层次、多方位、多系统、多通路、多成分、多靶点、多时限系统作用的特点,给研究带来难以克服的困难。现代系统生物学的兴起与不断成熟,给中医药调控肝再生的研究提供了强有力的研究工具,通过找准中医药调控脏腑组织再生的突破口,进行全面、系统、深入的研究,完全有可能取得突破性进展。

五、中医再生医学的研究进展

近些年来,中医药调控皮肤、神经(包括周围和中枢神经)、骨再生等诸多方面取得了若干进展。特别是"烧伤再生医学"以中医药"液化的方式无损伤地排除坏死组织"(减少损伤),以"原位干细胞培植的方式再生修复创面"(无瘢痕皮肤再生),是对中医学"祛腐生新"和"既病防变"理论的继承与创新,在对现代再生医学产生影响的同时,为促进中医再生医学的建立作出了应有的贡献。人体重要生命器官(脑、心、肺、肾、肝)的再生能力以肝最为惊人、最为复杂和最为奇特,一直是广大科技工作者的重点关注领域。在肝脏病证的发生、发展过程中,肝损伤与肝再生的平衡或失衡,决定肝脏结构的修复或破坏,功能的恢复或丧失,是疾病转归预后的关键机制。中医药广泛用于肝脏病证的防治,其作用机制可能是对肝损伤与肝再生的平衡或失衡机制的整体调控,特别是中医药对肝再生的调控作用及机制,一直未得到足够的重视和研究。《内经》"肾生骨、髓,髓生肝"的科学内涵一直未被揭示,甚至连"肝主生发"的功能都未能与肝再生结合起来进行认识和研究。近些年来,笔者及其团队在中医药理论的指导下,结合肝再生和骨髓干细胞的研究进展,首次提出"补肾生髓成肝"的科学假说,开展"补肾生髓成肝"调控肝再生的临床与实验研究。研究结果表明:"补肾生髓成肝"至少可通过影响神经-内分泌-免疫网络、骨髓干细胞转化为肝细胞和肝内环境(包括调控肝再生的细胞因子、肝内干/祖细胞)等多种途径或机制调控肝再生。这就为"肝再生"这一重大的基础科学问题提供更全面和更丰富的实验与临床资料,丰富了骨髓干细胞转化为肝细胞的机制研究和临床运用,阐发了肝脏病证"髓失生肝""久病入肾""重病入肾"病因病机理论,为提高"补肾生髓成肝"调控肝再生以防治肝损伤、肝衰竭、肝硬化和肝癌的临床疗效,提供了科学的实验依据和基础理论支持,充实了中医再生医学的理论内容。

六、中医再生医学的发展趋势

鉴于中医药调控脏腑组织再生是一个整体动态的复杂系统,采用日益成熟的系统生物学的理论与方法研究中医药调控脏腑组织再生是强有力的技术手段,是今后研究的重要发展趋势。

在包括基因组学、转录组学、蛋白质组学和代谢组学的系统生物学研究中,基因组学主要研究生物系统的基因结构组成,即DNA的序列及表达。蛋白质组学研究由生物系统表达的蛋白质及由外部刺激引起的差异。代谢组学是研究生物体系受外部刺激所产生的所有代谢产物的变化规律,揭示机体生命活动代谢本质的科学,具有整体动态、综合分析等方法学特点,是基因组学和蛋白质组学的延伸,与中医的系统整体观相通。常用的方法是检测和量化一个生物整体代谢随时间变化的规律,建立内在和外在因素影响下,整体代谢的变化轨迹,反映某种病理生理过程中所发生的一系列生物事件。从系统生物学的角度看,脏腑组织再生失常是因蛋白质网络和基因调节网络被"扰动"所致,而脏腑组织再生失常过程中出现的"证候"可能是蛋白质网络和基因调节网络被"扰动"后所发生的一种特异性变化状态。这种被"扰动"的网络可通过其分泌到血液和尿液的内源性成分的改变以组、群、谱的特征反映出来,因此,反映脏腑组织再生过程中证候演变规律的生物学基础将可能是组、群、谱集成的形式。特别是基于高场核磁共振(NMR)技术的研究方法,并不需要进行样品的提纯,可以无损伤地监测组织代谢表达谱的改变,动态评估代谢信息,并在此基础上定位相应的靶组织、作用过程以及生物学标志。因而,对研究中医药调控脏腑组织再生的系统动态变化的规律提供了非常有用的技术手段。通过全面、系统、深入地研究中医药调控脏腑组织再生的作用及机理,不仅可显著提高中医药治疗相关病证的临床疗效,而且可以实现中医药理论的若干突破与创新,使中医再生医学成为现代再生医学的重要分支学科。

在此基础上,中医再生医学具有向整合医学、大医学发展的趋势。整合医学是近年发展起来的将医学各领域最先进的知识理论和临床各专科最有效的实践经验分别加以有机整合,并根据社会、环境、心理的现实进行修整、调整,使之成为更加符合、更加适合人体健康和疾病治疗的新的医学体系。

樊代明院士极力提倡和推崇整合医学的研究和发展。针对现代医学越分越细而出现的各种弊端,如患者成了器官、疾病成了症状、临床成了检验、医师成了药师、心理与躯体分离、医疗护理配合不佳、西医中医相互抵触、重治疗轻预防、城乡医疗水平差距拉大等,开展整合医学的研究与实践已成为今后医学发展的重要趋势之一。整合医学是传统医学观念的创新和革命,是医学发展历程中从专科化向整体化发展的新阶段。整合医学不仅要求我们将现在已知各生物因素加以整合,而且要将心理因素、社会因素和环境因素也加以整合;不仅需要我们将现存与生命相关各领域最先进的医学发现加以整合,而且要求我们将现存与医疗相关各专科最有效的临床经验加以整合;不仅要以呈线性表现的自然科学的单元思维考虑问题,而且要以呈非线性表现的哲学的多元思维来分析问题,通过这种单元思维向多元思维进行提升。通过这四个整合的再整合,从而构建更全面,更系统,更科学,更符合自然规律,更适合人体健康维护和疾病诊断、治疗和预防的新的医学知识体系。

笔者认为，各种医学知识最终将融合成为大医学体系。大医学是指综合运用社会、人文和科技手段防治疾病，增进健康的医学知识体系。大医学将不分中医、西医、中西医结合或民族医学等，生命是融入自然的复杂有机体，只有大医学才能更深刻地认识健康与疾病的本质，更加有效地增进健康和防治疾病。

参考文献

[1] 郑作昱,史成章,牛正先.细胞周期与肿瘤[J].世界华人消化杂志,1998,6(12):1097-1099.

[2] 刘为纹.肝细胞性肝癌病因学研究[J].世界华人消化杂志,1999,7(2):93-95.

[3] 李瀚旻,高翔."肾生骨髓,髓生肝"的科学内涵[J].中医杂志,2006,47(1):6-8.

[4] 李瀚旻,晏雪生,罗建君,等.左归丸药物血清对骨髓间质细胞转化为肝细胞的作用[J].中国组织工程研究与临床康复,2007,11(28):5465-5468.

[5] 彭双清,廖明阳,颜贤忠.代谢组学方法的建立及其在药物安全评价中的应用[J].卫生毒理学杂志,2004,18(3):185-187.

[6] Nicholson J K,Connelly J,Lindon J C,et al. Metabonomics:a platform for studying drug toxicity and gene function[J]. Nature Reviews Drug Discovery,2002,1(2):153-161.

[7] 李瀚旻.全面系统深入地研究中医药调控肝再生[J].中西医结合肝病杂志,2007,17(3):129-132.

[8] 李瀚旻.中医再生医学概论[J].中华中医药学刊,2008,26(11):2309-2312.

[9] 高翔,李瀚旻,晏雪生.左归丸对同种异性骨髓移植小鼠肝组织Wnt信号通路的影响[J].中西医结合肝病杂志,2010,20(1):29-31.

[10] 李瀚旻,高翔,晏雪生.基于骨髓干细胞与肝细胞共培养体系的左归丸血清药理学研究[J].中国组织工程研究与临床康复,2010,14(19):3527-3532.

[11] 宋红丽,李瀚旻,林立生,等.地五养肝胶囊对肝肾精虚大鼠肝再生的影响[J].中西医结合肝病杂志,2013,23(2):90-92.

[12] 李瀚旻.神经-内分泌-免疫-肝再生调控网络[J].中西医结合肝病杂志,2014,24(4):193-196.

[13] Shen X,Cheng S,Peng Y,et al. Attenuation of early liver fibrosis by herbal compound "Diwu Yanggan" through modulating the balance between epithelial-to-mesenchymal transition and mesenchymal-to-epithelial transition[J]. BMC Complementary and Alternative Medicine,2014,14:418.

[14] 李瀚旻.从调控肝再生探讨肝纤维化的防治[J].临床肝胆病杂志,2015,31(6):992-994.

[15] 李瀚旻.调控肝再生的研究进展及展望[J].世界华人消化杂志,2015,23(21):3337-3343.

第二章 理论基础

 重要观点

肝藏象是以肝脏为中心的相关组织结构及其功能体系,是防治肝病及其相关病证的中医理论基础。肝藏包括肝脏但不限于肝脏的结构和功能,肝藏与肝脏主体吻合,肝藏与肝脏缺失互补,肝脏与他脏正反相关是"肝藏象肝脏中心说"的主要立论依据。

"生机学说"是中医再生医学的理论基础,它是研究中医药调控人体发生发育和再生修复机制,揭示其防治疾病的机制及规律,提供相应防治策略与技术方法的一门学说。

从"生机学说"的新视角探讨虚证本质,认为虚证本质的生物学基础是病理损伤与再生修复的失衡或病理损伤与发生发育的失衡。肝肾精虚诸证的生物学基础之一是肝损伤与肝再生的失衡。采用病理损伤与再生修复或病理损伤与发生发育生物学指标的技术方法研究虚证及其间夹证的客观量化,制订诊疗和疗效评价标准。

"肝主生发"的理论创新是中医药调控肝再生的重要理论基础。"肝主生发"是指以肝脏为中心的相关脏腑组织具有的发生发育和再生修复的结构功能体系。肝脏发生发育和再生修复机制在直接或间接地接受全身脏腑组织相关机制调控的同时,又直接或间接地影响全身脏腑组织的发生发育和再生修复。

"肝主生发"的理论体系目前至少包括"髓生肝"的生理机制,"髓失生肝"的病因病机,"补肾生髓成肝"的治疗法则。

"补肾生髓成肝"的治疗法则包括抓住"一个中心环节",体现"两大核心思想",坚持"三项基本原则"。即抓住肝干细胞及其组织微环境这一"髓"本质的中心环节,体现"阴阳学说"和"治未病"两大核心思想,坚持"肝病从肾论治""肝肾协调同治""肝肾与他藏整体协调同治"三项基本原则。强调见肝之病,知肝入肾,当先强肾。

"补肾"的基本配伍规律是"开源节流""补泻兼施"。"开源"即"直接补肾养肝"和"脏间协调同补","节流"即通过"祛邪泻实"以减少肝肾精髓毁损而间接补肾养肝。

"生髓"即"使髓生",指维持或促进肝干细胞及其组织微环境的正常生理状态。

"成肝"即"使肝成",指维持或恢复肝脏及其相关组织的正常结构和功能。

"补肾生髓成肝"是研究"肝肾同源"的创新性成果之一。"肝肾同源"是"乙癸同源""肾肝同治"的简称,其哲学思想渊源于《易经》,医学理论根源于《内经》,临床实践丰富于汉唐金元时期,理论体系形成于明代,实验研究发展于现代。

再生及再生医学是"肝主生发"的重要生物医学基础,肝再生基础是其重要内容。

"肝再生调控"是指机体自身自然存在的肝再生调控机制,不以外人的意志为转移,属生物学的自然规律。

"调控肝再生"是干预肝再生过程和机制的策略与方法,体现人为的良好愿望,属医学的防治手段。

肝再生修复机制是决定肝脏病证趋向康复或恶化的关键环节,调控肝再生是前景广阔的防治肝病的策略与方法,具有重要的科学意义与应用价值。

肝再生调控机制的研究已有近一个世纪,近些年来进展迅速,但调控肝再生的手段与方法的研究进展相对缓慢。

谁能真正调控肝再生,谁就能有效防治大多数肝脏病证。

调控肝再生防治肝脏病证的研究已成为热点,影响肝干细胞及其组织微环境是其重点研究方向之一。调控肝再生防治肝脏病证的临床应用有待在深入研究的基础上重点推进。

中医药调控体内再生机制是其发挥疗效的重要生物学基础。

中医药调控肝再生通过肝干细胞及其组织微环境、神经-内分泌-免疫-肝再生调控网络、微生态与肝再生平衡机制等重要途径与环节,发挥促进与抑制、反向抑制与正向诱导、注重微调与预调和整体动态调控的作用。

"中医"的含义不仅是"中国的医",另一重要含义是指"调适居中的医","中"即正常,将生命机制维护至正常("中")即中医。从生机学说认识中医,即是主要采用天然或自然的方法将发生发育和再生修复等生命机制调适至正常状态。其主要作用机制是将病理的失衡机制转化为正常的平衡机制,疗效判断标准是"以平为期"。

中医再生医学作为一门新兴的集合古今中外生物医学的交叉学术门类,至少包含中医理论基础和现代生物医学基础的相关内容。在继承的基础上,理论创新是中医再生医学形成和发展的必然,要突破原有的理论体系或框架,消除研究误区,提出新的理论概念、新的理论认识和新的技术方法,形成新的知识体系。肝藏象肝脏中心说的提出消除了藏象本质研究中"白马非马"(肝脏非肝藏)的哲学误区,突破了肝藏象本质研究远离肝脏的研究禁区,解决了组织定位问题。"生机学说"的继承与创新反思了虚证本质研究中"现象等于本质"和"虚证无本质"的哲学误区,深化了虚证本质的认识,推进了肝肾精虚等虚证的客观量化,促进了研究和临床应用。"肝主生发"的理论创新首次论述和研究了肝藏象"肝主生发"的结构功能系统,填补了肝藏象理论空白,揭示了中医药防治肝脏病证以肝再生修复机制为主的生物医学基础,开辟了中医再生医学新的研究领域,引领了中医药调控肝再生防治肝脏病证的新研究方向。"髓失生肝"病因病机的创新,提升和丰富了肝脏病证发生发展的理论认识,为探讨肝脏病证的生物学基础和提高临床疗效奠定了坚实的基础。"补肾生髓成肝"治疗法则的创新,确立了若干有效地调控肝再生防治肝脏病证的策略方案和技术方法,丰富了肝再生调控的技术手段与方法(包括创新药物),提高了临床疗效,提升了中医/中西医结合防治肝脏病证的能力和水平。

第一节 肝藏象肝脏中心说

肝藏象本质研究是近现代藏象本质研究中较为活跃的领域,其基础和临床研究均取得了若干进展,丰富和发展了肝藏象学说,但肝藏象本质研究亦存在"脱离肝脏主体""肝藏象本质任意组合""肝藏象偏中心、多中心或无中心"的研究偏向,过分强调"他脏病证从肝论治",忽视"肝脏病证从肝论治""肝脏病证从他脏论治"和"肝脏与他脏同治"的肝藏象本质研究,严重妨碍了临床疗效的进一步提高和中医学术的发展。笔者通过提出"肝藏象肝脏中心说",试图改变以上研究偏向,扩展和深化肝藏象本质研究。

一、命题提出的必要及依据

近现代藏象本质研究至少形成三种代表性学说:"藏象纯功能说""藏象指标说"和"藏象结

构功能说"。"藏象纯功能说"认为"内经之五脏,非血肉的五脏"。"中医五脏实质上并不是一个个独立的实体器官,即应脱离'脏'的概念来认识五脏。五脏并不是'脏',而是机体内部协调、控制各器官组织生理功能的调节与控制系统。"这种学说目前在中医学界仍有相当的影响力,但由于其不符合唯物辩证法"物质第一性"的基本原理和"形神统一"的中医学术思想,其认识也过于深奥玄乎,不利于藏象本质的研究,故其认同度在逐渐下降。

"藏象指标说"曾经"统帅"藏象本质的研究,至今仍是主流研究方向。临床和动物实验采用现代医学、生物学指标的检测方法,以揭示"肝藏血、主疏泄"等肝藏象本质的研究十分广泛,报道众多。但在"藏象指标说"的思想指导下研究藏象本质也有其缺陷,颇受学术界的质疑。通过科学指标反映藏象本质的研究方法无疑是一条正确的道路,但遗憾的是,学术界过分强调藏象指标的"特异性",而研究的结果显示,有些指标开始被认为是"特异"的,随着研究的不断深入,发现这些指标越来越不"特异"。固守找不到"特异"的藏象指标就无法揭示藏象本质,这不仅严重动摇了藏象本质研究者的决心,而且遭到学术界"藏象有无本质"的质疑。苛求藏象指标的"唯一指向性"就是这一思潮的典型代表。由于认识上的严重困惑,藏象本质研究已陷入现实的低谷,甚至学术界已不敢理直气壮地重提"藏象本质"研究。

"藏象结构功能说"是近些年来对藏象本质研究的主流认识之一,认为藏象概念主要经历了三种演变形式:实体赋予功能——实体功能统一;功能脱离实体——实体功能分离;功能涵盖实体——实体功能重组。实体功能重组是"藏象结构功能说"的典型代表,认为藏象本质包含着现代医学多个器官或组织的生理和病理。中医五脏有其物质基础和形态结构,但这种物质基础和形态结构分散存在于多个器官或组织之中,有时还不是一些固定的组合。其认同度在学术界呈逐渐上升的趋势。由于认识的提高,在一定程度上推动了藏象本质的基础研究。但近些年来,在"藏象结构功能说"指导下的藏象本质研究也出现诸如藏象本质"任意组合""偏中心、多中心或无中心"的认识偏差,过分强调"本脏病证从他脏论治",而忽视了"本脏病证从本脏论治""他脏病证从本脏论治"和"本脏他脏同治"的藏象本质研究。以肝藏象本质研究为例,如有关肝藏象本质的主要研究均脱离"肝脏",而以神经症、情感障碍、心因性反应病证、高血压、甲状腺功能亢进症、糖尿病、溃疡性结肠炎、支气管哮喘、偏头痛、妇女月经病、不育不孕等病证为主。认为本能需求为肝主疏泄的核心,大脑边缘系统为肝主疏泄的调控中枢;下丘脑-脑干-自主神经通路和交感-肾上腺髓质通路是其信息通路;平滑肌系统是肝主疏泄功能得以实现的效应器;肾上腺皮质激素对肝主疏泄功能的维持有重要的调节作用。中南大学研究者对肝阳上亢、肝风内动以及肝火上炎证患者进行了多项指标的研究后认为"此类证候的病理生理基础是外周交感-肾上腺髓质功能偏亢"患者处于心理应激水平增高的状态。山东中医药大学以"肝郁证"为研究肝藏象本质的突破口,先后开展了"肝郁证"临床表现与发病的相关指标研究,情志致病机制人群、临床和基础研究,经前期综合征(PMS)病证结合研究,肝疏泄失常中枢机制与情志病证研究。技术平台以PMS病证大鼠和猕猴模型为对象,试图搞清楚外周血尿和器官神经递质、性激素水平与中枢内含量变化关系,中枢内该类指标与其受体作用情况,该类受体编码蛋白质基因表达及其调控作用。

应该承认,上述有关肝藏象的本质研究从不同侧面在一定程度上揭示了肝藏象的科学内涵,阐明了"他脏病证从肝论治"的疗效机制,丰富和发展了肝藏象理论。但这种"脱离肝脏"研究肝藏象本质的"一边倒"研究,在客观上起到了显著的"导向性"效应,在学术界引起了某些"错觉",认为"肝脏不是肝藏"(即"肝藏不在肝脏""肝脏不属于肝藏""肝藏不包含肝脏"),似乎只有"他脏才是肝藏"。最典型的例子就是当有学者基于"肝病从肝论治"的临床实际,提出"从肝脏研究肝藏象"时,就必定有人极力反对,反对的理由就是"肝脏不是肝藏",其依据就是上述"脱离肝脏"的肝藏象本质研究成果。有学者认为:目前的研究表明,中医肝藏象本质与神经系统、神经-体液调节因素有密切联系,因此,肝藏象本质研究必须以"肝主疏泄、藏血"的理论为依据,以肝病证候为基础，不能沿用西医肝脏研究思路。

有鉴于此，为避免"肝脏非肝藏"类似"白马非马"的哲学错误，纠正肝藏象本质研究"逐他脏之末"而"舍肝脏之本"的研究偏向，有必要"正本清源"，加强"从肝脏研究肝藏象本质"，揭示以肝脏为中心的肝藏象结构-功能体系，探讨"肝脏病证从肝论治""他脏病证从肝论治"和"肝脏与他脏同治"的疗效机制，进一步推动肝藏象本质研究，丰富和发展中医藏象理论。肝藏象肝脏中心说的立论依据主要包括：肝藏与肝脏主体吻合，肝藏与肝脏缺失互补，肝脏与他脏正反相关。

二、肝藏与肝脏主体吻合

主张"肝藏象肝脏中心说"的基本理由是肝脏是肝藏的主体，肝藏包含肝脏而不限于肝脏。现有的研究成果表明，肝藏已大部分包含肝脏，无论从解剖结构上，还是从功能认识上，未来的趋势是"绝大部分包含"甚或"全包"。现在尚未认识的，正是将来要发展的。

1. 解剖结构的主体吻合

早在《内经》时代，对人体的认识就建立在解剖的基础上。《灵枢·经水》曰：若夫八尺之士，皮肉在此，外可度量切循而得之，其死可解剖而视之，其脏之坚脆，腑之大小，谷之多少，脉之长短，血之清浊，气之多少，皆有大数。《难经》时代，已认识到肝藏是具有明确解剖部位的器官，如《难经·四十一难》曰：肝独有两叶。《难经·四十二难》又曰：肝重四斤四两，左三叶，右四叶，凡七叶。《难经》中还认识到肝与胆紧邻的解剖关系：胆在肝之短叶间，重三两三铢，盛精汁三合。用现代解剖学知识分析古人"肝有两叶""七叶"之说足以显示出古人对肝脏解剖观察的精确。人体肝脏外观大体可分为左、右两叶，但从应用解剖学角度出发，根据肝内血管的分布，可将肝实质分成若干段，每个叶和段都有其相对独立的管道系统，彼此之间有较明确的界限。因此，每个叶、段可视为一个独立的形态和机能单位，也可视为一个外科单位施行切除。肝内的门静脉系统铸型标本清楚地显示，肝内有一些裂隙，这些裂隙就是肝叶、肝段之间的自然分界线。根据国内公认的肝脏分叶、分段的概念和命名，一个完整的肝由正中裂分成左、右两半（"两叶"）。右半肝由右叶间裂分成右前叶和右后叶，右后叶又被右段间裂分成上、下两段；左半肝由左叶间裂分成左内叶和左外叶，左外叶又被左段间裂分成上、下两段；加上尾状叶，正好为"七叶"。这足以说明，古人对肝藏的认识来源于精确的解剖知识；就肝藏的实体概念而言，古今认识是完全一致的，即肝藏与肝脏的解剖结构的主体吻合，近现代主流学者基本认同这一点。

2. 功能认识的主体吻合

肝脏是体内功能最为复杂的脏器，目前发现至少包括消化、内分泌、免疫、代谢等在内的2000多种功能。将肝脏的病理生理与肝藏的功能认识进行比较研究，可以发现，有关肝藏象的主要功能（"藏血、主疏泄"）与肝脏功能的病理生理现象高度吻合。目前归纳"藏血、主疏泄"的肝藏象功能，诸如造血、调节血量、血液分布、情志、消化、水道、气血、冲任等肝藏象均能从肝脏的病理生理现象及其物质基础中得到解释。

肝病患者常见的消化道和神经精神症状均与中医肝主疏泄的功能失常（肝失疏泄）密切相关，因肝主疏泄既可直接影响消化功能，又可通过调控情志变化、神经-内分泌-免疫功能和肝再生，促进肝病康复，故慢性肝病患者病情常反复发作或持续进展，若出现这两类症状，往往症状明显而顽固，不易康复。若慢性肝病患者病情好转或康复，其肝失疏泄的消化道和神经精神症状亦随之好转或消失。饮食运化本在脾胃，但肝胆与脾胃在组织结构上相互毗邻沟通，在经络循行上密切联系，在功能活动上相互配合，形成木土生克、共化饮食、同生气血的关系。脾胃升降是饮食消化吸收的正常过程，而肝主疏泄是维持脾胃升降的必要条件，与现代医学将肝脏划归消化器官的认识高度吻合。

肝藏血的藏象理论基本包括"有血可藏"（有关血液的生成、丢失或消耗）、"调节血量"（有关气血的调节）和"藏循常道"（有关出凝血机制）三大内容。血液生成不足导致"藏血不足"或"无血可藏",除肝脏病证影响消化吸收导致血液生成不足外,肝脏的造血功能更是与肝藏血功能认识高度吻合。人类肝脏在胚胎第8~12周为主要造血器官,至成人时其造血功能虽由骨髓代之,但肝脏病变常引起血液学的变化,如红细胞的质(形态改变及溶血)和量(贫血)的变化、白细胞减少、血小板减少等。肝脏本身的生理结构决定了"调节血量"和"藏循常道"等肝藏血的藏象功能认识,肝脏具有独特的门静脉和肝动脉两套血供系统,肝脏接受大部分的内脏血流,整个肝脏系统可储存全身血容量的55%。人静卧时,肝脏血流量可增加25%,当人体活动时,肝脏可提供1000~2000 mL血液来保证足够的心排出量。若肝脏血管任何平面出现严重梗阻,侧支通道将成为出血的来源。血浆凝血因子是止血过程不可缺少的,而凝血因子大多数在肝脏内合成,这些凝血因子的半衰期均甚短,当肝细胞坏死时,凝血因子可迅速减少,造成凝血障碍。与此同时,肝脏又能对已经活化的凝血因子及时、适当地清除,以避免过度凝血。肝脏又是纤维蛋白溶酶原合成的场所,急慢性肝病均可出现量的减少和质的障碍。严重肝病后果更能体现肝藏血功能的紊乱(肝失藏血),例如,门静脉高压是慢性肝病最常见的而且是致命的并发症,它导致胃及食管静脉曲张的发生和发展、曲张静脉出血、腹水、肾功能不全、肝性脑病、脾功能亢进和肝肺综合征。现代"肝-肾轴学说"(物质基础之一是肝脏产生并作用于肾脏的"肾小球升压素")能较好地解释肝藏疏通水道的功能和指导"从肝论治"肝肾综合征和慢性肾衰竭。近些年来,国外学者注意到亚铁血红素是血液执行生理功能的重要组成成分,肝脏不仅是除血液系统外第一大含亚铁血红素的器官,而且也是调节亚铁血红素含量的最重要器官。亚铁血红素具有多种生理功能,能够调节下丘脑促性腺激素释放激素和促肾上腺皮质激素释放激素等功能,在神经-内分泌网络中发挥着非常重要的作用。据此,中日友好医院李平教授提出"亚铁血红素是肝藏血主疏泄的新物质基础"的科学假说,开展"从肝论治"肾脏病证的疗效及机制研究,取得了良好的实验结果和临床治疗效果。

笔者从全国分层随机抽样确定的88所中医医院1994年12万余份出院病案中,根据国家标准《中医病证分类与代码》要求,依据西医诊断,对遴选出的基础资料进行了分析,获得西医肝病7种,共2923例,其中有2723例归类于肝系病类(中医诊断)中,占整个西医肝病的93.16%,且西医肝病的7个病种均可在肝系病类中见到,可见肝藏与肝脏在临床实践中的高度吻合。

三、肝藏与肝脏缺失互补

众所周知,肝藏与肝脏分属中医与西医不同的医学体系,在某些认识的方法学上有显著的差异,故除了上述高度吻合的认识外,必然存在各自的认识"盲点"或"空白"。肝藏象系统论述的内容,肝脏理论尚未深入研究;反之,肝脏理论认识深刻的内容,而肝藏象描述得不够具体。这就需要将肝藏与肝脏的认识进行"缺失互补",在推动肝藏象的理论认识和临床实践的同时,丰富肝脏的深入研究。

早在《内经》就建立了"肝主生发"的理论基础,后世亦有少数医家继承了《内经》"肝主生发"的理论认识,但对"肝主生发"的科学内涵和临床应用却很少涉及,使"肝主生发"的重要功能在肝藏象体系中"缺失"。而现代医学肝再生的生物学基础正好是肝主生发的理论补充。肝再生在所有重要生命器官再生中最为奇特、惊人、复杂和精细。在肝脏病证的病程进展中,肝再生是重要而关键的病理生理学基础,维持正常的肝再生是修复肝损伤的必然机制,肝再生失调与肝衰竭、肝硬化和肝癌的发生与发展密不可分。肝再生是肝衰竭患者存活的生机所在,若在有效的时间内,坏死的肝细胞得以正常再生,则患者存活;若不能及时获得足够的肝再生,则患者必至肝衰竭而亡。尽管肝硬化的病因多样,其发病机制各不相同,但都涉及肝细胞坏死、结节性再生和结缔组织增生这3个相互联系的病理过程。尽管HCC的发病机制目前并不明确,但目前认为病毒性肝炎的慢性炎症导致肝细胞不断的破坏和再生是HCC发生的重要因素。现代科技工作者对肝再生倾注了极大的研究热情,以致其研究进展非常迅速。

《内经》虽有"髓生肝"的理论认识,但其科学内涵长期未被揭示。笔者通过一系列深入研究认识到"髓"本质的生物学基础是干细胞及其组织微环境,肝脏"精髓"本质的生物学基础是肝干细胞及其组织微环境,由此阐明肝病"髓失生肝""久病入肾""重病入肾"病因病机理论的科学内涵,揭示"补肾生髓成肝"治疗法则通过调控肝再生(影响肝干细胞及其组织微环境)防治肝脏病证的疗效机制,从而补充和丰富了《内经》"髓生肝"的理论认识。在揭示"肝主生发"科学内涵的基础上,阐明了急慢性肝病"髓生肝""髓失生肝""久病入肾""重病入肾"的病因病机理论,提高了"补肾生髓成肝"调控肝再生以防治肝损伤、肝衰竭、肝硬化和肝癌的临床疗效。

西医肝再生研究重点是关注肝再生自身调控过程,而"肝主生发"在中医整体观念的指导下,不但关注其他脏腑组织对肝再生的调控,而且亦关注肝再生对其他脏腑组织再生修复的影响。西医肝再生研究重点是关注正常肝再生机制,而肝主生发的研究在注重利用中医药调控肝脏等脏腑组织的正常再生修复的同时,更关注如何利用中医药减少或防止肝脏等脏腑组织的异常再生病变。如此,就能做到肝藏与肝脏研究的缺失互补,相得益彰,实现肝藏象理论研究的突破与创新。

四、肝脏与他脏正反相关

肝藏象以肝脏为结构-功能体系的中心,那么肝脏与他脏至少存在两种关系:一是肝脏影响他脏(正向相关),二是他脏影响肝脏(反向相关)。神经-内分泌-免疫网络是肝脏与他脏正反相关的关键环节。这种肝脏与他脏正反相关的肝藏象组织-功能的结构特点,决定了在强调"他脏病证从肝论治"同时,不能忽视"肝脏病证从肝论治""肝脏病证从他脏论治"和"肝脏他脏同治"。

1. 肝脏与他脏正向相关

肝脏作为重要的生命器官,其病理生理变化对他脏的影响基本可包括在"肝藏血主疏泄"等主要肝藏象理论之中。各种急慢性肝病进展到一定时期、一定程度均可能影响其他脏器,特别是终末期肝病出现的肝性脑病、门静脉高压症、肝肾综合征等常见三大并发症均包含在肝失疏泄和肝失藏血的肝藏象病证之中。现代肝藏象本质研究发现神经-内分泌-免疫网络是肝藏象的重要科学内涵,其本质是肝脏与他脏相关的中间环节。肝脏是体内最复杂的生化器官,关于它和内分泌间的关系,长期大多偏重于了解肝脏与激素的代谢关系。而20世纪70年代以来则认识到肝脏对其他靶组织有广泛调节功能,特别是它有合成释放酶以外的富有活性的物质的能力,强烈提示肝脏可能是内分泌器官。近些年来随着对弥漫性内分泌系统的认识及受体学说等的深入研究,有些研究者已把肝脏作为内分泌系统的组成部分。受体的激活及其功能改变,不仅可影响细胞敏感性及终末器官的生物效应,而且可通过复杂的受体调节作用产生靶细胞以外的内分泌及其代谢改变。肝细胞受体在激素作用下被激活时,虽有某些关键限速酶参与调节代谢,但由于受体既存在于肝细胞内,亦存在于肝细胞外环境中,故受体的调节可能较其他特异代谢酶具有更广泛的代谢影响。1982年在意大利召开的首届"内分泌与肝脏"专题讨论会上提出了"下丘脑-垂体-肝轴"的新概念,并把肝脏视为是使激素和其他细胞调节因子成为统一体的一个重要部位。肝脏正是通过"下丘脑-垂体-肝轴"与"下丘脑-垂体-胸腺、肾上腺、性腺、甲状腺轴""神经-内分泌-免疫网络"发生联系。

有学者分析现代有关肝主疏泄理论的期刊文献,发现排列在前36位的疾病中与肝脏相关的病名就占了17%,排在第二位的是糖尿病,占6.39%。糖尿病本不属肝脏疾病,但却是与肝脏正向相关的病证,特别是发病率迅速增高的"肝源性糖尿病"。早在1906年,Naunyn等就提出"肝源性糖尿病"的概念,目前,多数学者认为,80%以上的慢性肝病患者具有糖耐量异常,并发糖尿病者高达30%,而正常人群糖尿病发病率仅为0.6%。高血糖是糖尿病的典型症状,肝脏、肌肉和脂肪等外围组织以及消化道均可直接影响血糖水平。肝脏和肌肉组织主要直接影响空腹血糖水平。高血糖是表象,糖代谢损伤器官才是病因,仅根据血糖水平制订的治疗措施存在治标不治本的缺陷。有学者发现,人体对胰岛素的敏感性或耐药性与肝脏中的肝胰岛素敏感物质(HISS)密切相关,肝脏很可能是生物体内最大的胰岛素调剂器官。笔者根据"肝疏泄脾土"的结构-功能体系,采用"疏肝达脾"的治法提高了中医药治疗肝源性糖尿病的疗效。这就为糖尿病"从肝论治"的机制研究找到了新的切入点。

2. 肝脏与他脏反向相关

叶天士"女子以肝为先天"的认识指导妇科月经病证"从肝论治",这具有重大的理论意义和临床价值。在强调肝脏病证影响月经病证的同时,注重月经病证与肝脏病证的反向相关显得非常必要。目前认为,决定月经病证的性激素并不是简单、被动地在肝内被代谢降解,其本身或代谢产物均参与肝脏疾病的发生、发展过程。流行病学及实验研究均提示,肝硬化、肝癌等慢性肝病患病率存在性别差异,即患者主要为男性和绝经后的妇女,推测内源性雌激素是造成疾病性别差异的主要原因。其中,雌激素与肝癌的关系较为复杂。一方面,药理剂量的雌激素及雌激素代谢产物有致癌作用。研究显示,雌激素代谢产物 4-OHE2 和肝癌发生有关;原发性肝癌可能具有一定的激素依赖性,肝癌组织与非癌组织比较,ER-α 的含量无明显差异,ER-β 的含量却显著降低,而且血清雌二醇(E2)水平增高与原发性肝癌转移有关,它可能通过促进血管内皮生长因子(VEGF)和层粘连蛋白受体的合成而影响肿瘤的转移过程。而另一方面,在生理条件下雌激素又有抑癌作用。雌激素能增加肝脏内巨噬细胞的非特异免疫作用,对肝脏局部的免疫反应有可能影响肝癌的发生。HBx 与 ER 相互作用可能是导致肝癌发生的一条重要信号通路。

在肝硬化发生和发展过程中,雌激素在一定生理剂量范围内具有多方面、多水平的抗肝纤维化作用,其主要机制如下:①抑制肝星状细胞(HSC)增殖和分泌细胞外基质(ECM);②通过 MMP-1/TIMP-1 途径增加 ECM 降解而发挥抗肝纤维化作用;③E2 可抑制肝纤维化大鼠肝脏Ⅰ、Ⅲ型胶原蛋白及 TGF-$β_1$ 的合成表达,从而发挥对肝纤维化的抑制作用;④雌激素作为一种强力的内源性抗氧化剂可减轻脂质过氧化作用,从而抑制 HSC 活化,同时 E2 还可减少培养的大鼠肝细胞中 NF-κB(核转录因子-κB)及 IκB-α 的表达;⑤增强肝细胞中抗氧化酶的活性,诱导表达具有抗氧化作用的酶类,如铜-锌超氧化物歧化物(SOD)及谷胱甘肽过氧化物酶(GSH-Px)等;⑥通过对人端粒酶反转录酶的反式激活延缓慢性肝病的进展;⑦雌激素的代谢产物也具有抗肝纤维化作用。另有研究发现,雄激素对雌激素的上述抗肝纤维化作用具有一定的拮抗作用。雌激素能改善雄性去势肝纤维化大鼠的肝功能,减少 ECM 分泌和降低 TGF 的表达,而对完整雄性大鼠的肝纤维化无影响。推测随着肝纤维化形成,雄性大鼠体内 E2 水平显著升高,可能是机体对损伤的一种自我保护,但是体内相对较高的 T 水平却使雌激素无法发挥其生物效应。HBV(乙型肝炎病毒)是决定慢性乙型肝炎病情进展的关键因素,有研究表明,雌激素能抑制 HBV 转录和 HBV DNA 复制。雌激素不仅能抑制雄性大鼠 HBV DNA 的表达,还能抑制 HBsAg(乙型肝炎病毒表面抗原)的合成,补充雌激素可抑制雄性大鼠 HBeAg(乙型肝炎病毒 e 抗原)的产生。

综上所述,"肝藏象肝脏中心说"将肝藏定义为以肝脏为中心联系相关结构和功能的网络系统(主体在肝脏而不限于肝脏)。从而将肝藏象本质研究引导到"肝脏本体",在研究方向上具有"补缺救偏"的学术价值,极大地推动了肝藏象本质的深入研究。

长期以来,中医学术界在哲学上受"白马非马"论的影响,陷入"肝脏非肝藏"("肝脏不属于肝藏"或"肝藏不包含肝脏")的认识误区,致使肝藏象本质研究存在"脱离肝脏主体"的研究偏向,而以情志病和月经病为肝藏象本质研究的主体,过分强调"他脏病证从肝论治",忽视"肝脏病证从肝论治"和"肝脏他脏同治"等肝藏象本质研究,直接导致肝病的辨证论治缺乏中医肝藏象理论指导的依据,严重妨碍临床疗效、防治能力的进一步提高和肝藏学科建设。"补肾生髓成肝"治疗法则明确将肝脏定位为肝藏象的主体,其中"成肝"是指通过预防、延缓、阻断、逆转肝脏组织结构的破坏和功能紊乱,形成(维持或恢复)肝脏的正常组织结构和功能。这种"肝藏象肝脏中心说"的新认识,不仅具有中医理论意义,而且更重要的是具有提高中医药防治肝病的水平和能力的临床指导价值,解决了肝病的防治缺乏中医肝藏象理论指导的"理论与临床脱节"的关键问题,极大地推动了肝藏象学科建设和中医药学术的发展。

参考文献

[1] 上海中医学院中医文献研究所.历代中医珍本集成[M].上海:上海三联书店,1990.
[2] 金光亮.五脏内涵演变与新识[J].医学与哲学,1998,19(9):468-471.
[3] 李瀚旻.论藏象概念的三种演变形式[J].湖北中医杂志,2001,23(1):7-8.
[4] 傅延龄,陈非.论脏腑实质的演变[J].医学与哲学,1998,19(1):27-30.
[5] 陈家旭,杨维益.神经-内分泌-免疫网络研究概况及其与中医肝脏关系的探讨[J].北京中医药大学学报,1995,18(4):7-12.
[6] 岳广欣,陈家旭,王竹风.肝主疏泄的生理学基础探讨[J].北京中医药大学学报,2005,28(2):1-4.
[7] 金益强,黎杏群,胡随瑜,等.肝风内动证二亚型的病理生理学基础研究[J].中国中西医结合杂志,1993,13(7):391-396.
[8] 刘湘华,胡随瑜.肝阳上亢证患者个性、情绪特征及血浆精氨酸加压素水平的初步研究[J].湖南医科大学学报,1998,23(1):31-34.
[9] 乔明琦.肝藏象现代研究总体思路、基本目标及主要进展[J].山东中医药大学学报,2005,29(2):91-94.
[10] 程昭寰.藏象学说研究的回顾与展望[J].中国中医基础医学杂志,1997,3(1):4-9.
[11] 叶维法.临床肝胆病学[M].天津:天津科学技术出版社,1985.
[12] 李瀚旻.肝主疏泄与慢性肝病患者的心理调适[J].中华中医药学刊,2010,28(7):1349-1351.
[13] Vanholder R C,Glorieux G,De Smet R,et al. Low water-soluble uremic toxins [J]. Advances in Renal Replacement Therapy,2003,10(4):257-269.
[14] 李瀚旻,张六通,邱幸凡."肝肾同源于脑"与肝肾本质研究[J].中医杂志,2000,41(2):69-71.
[15] Tsiftsoqlou A S,Tsamadou A I,Papadopoulou L C. Heme as key regulator of major mammalian cellular functions: molecular, cellular, and pharmacological aspects [J]. Pharmacology & Therapeutics,2006,111(2):327-345.
[16] Wijayanti N,Katz N,Immenschuh S. Biology of heme in health and disease [J]. Current Medicinal Chemistry,2004,11(8):981-986.
[17] 邢玉瑞.《"肾生骨髓,髓生肝"的科学内涵》质疑[J].中医杂志,2007,48(9):849-851.
[18] 李瀚旻.论"肝主生发"[J].中华中医药学刊,2009,27(10):2021-2025.
[19] 李瀚旻,高翔."肾生骨髓,髓生肝"的科学内涵[J].中医杂志,2006,47(1):6-8.
[20] 李瀚旻.全面系统深入地研究中医药调控肝再生[J].中西医结合肝病杂志,2007,17(3):129-132.
[21] 李瀚旻.中医再生医学概论[J].中华中医药学刊,2008,26(11):2309-2312.
[22] 韩聚强,褚春雨,叶棋浓,等.肝癌新型预后分子ERα与乙型肝炎病毒X蛋白相互作用研究进展[J].国际病毒学杂志,2006,13(6):171-173.
[23] 曾民德,萧树东.肝脏与内分泌[M].北京:人民卫生出版社,1995.
[24] 郑绍勇,吴语凤,梅晓云.肝主疏泄理论的研究概况[J].中医药通报,2009,8(4):37-39.

[25] 王华宇,温伟波.肝源性糖尿病临床研究进展[J].实用肝脏病杂志,2003,6(1):59-60.

[26] García-Compean D,Jaquez-Quintana J O,Maldonado-Garza H. Hepatogenous diabetes. Current views of an ancient problem[J]. Annals of Hepatology,2009,8(1):13-20.

[27] Bosch F X,Ribes J,Borràs J. Epidemiology of primary liver cancer[J]. Seminars in Liver Disease,1999,19(3):271-285.

[28] De Maria N,Manno M,Villa E. Sex hormones and liver cancer[J]. Molecular and Cellular Endocrinology,2002,193(1-2):59-63.

[29] 任正刚,杨秉辉,叶胜龙,等.雌激素受体与原发性肝癌生物学特性的关系[J].中华肿瘤杂志,1997,19(1):10-13.

[30] 郑世曦,陈汉琴,王先松,等.血清雌激素与肝细胞癌转移的关系[J].世界华人消化杂志,1998,6(6):482-483.

[31] 周汉高,顾公望.雌激素与肝癌[J].医学综述,1998,4(8):413-415.

[32] Shimizu I,Mizobuchi Y,Yasuda M,et al. Inhibitory effect of oestradiol on activation of rat hepatic stellate cells in vivo and in vitro[J]. Gut,1999,44(1):127-136.

[33] 许君望,龚均,冯新利,等.雌激素对肝纤维化大鼠肝星状细胞活化及胶原合成的影响[J].西安交通大学学报(医学版),2003,24(6):624-626.

[34] 范震,吕敏和,赵幼安,等.雌二醇对大鼠体外培养肝星状细胞影响作用的实验研究[J].中华肝脏病杂志,2004,12(2):113-114.

[35] Lacort M,Leal A M,Liza M,et al. Protective effect of estrogens and catecholestrogens against peroxidative membrane damage in vitro[J]. Lipids,1995,30(2):141-146.

[36] Omoya T,Shimizu I,Zhou Y,et al. Effects of idoxifene and estradiol on NF-kappaB activation in cultured rat hepatocytes undergoing oxidative stress[J]. Liver,2001,21(3):183-191.

[37] 周亚军,殷冬梅,沙宝熙,等.雌二醇 β-estradiol 促进鼠纤维肝及氧化压力下培养的肝细胞中 GPx 的活性[J].南通医学院学报,2003,23(4):363-364.

[38] Lu G,Shimizu I,Cui X,et al. Antioxidant and antiapoptotic activities of idoxifene and estradiol in hepatic fibrosis in rats[J]. Life sciences,2004,74(7):897-907.

[39] Sato R,Maesawa C,Fujisawa K,et al. Prevention of critical telomere shortening by oestradiol in human normal hepatic cultured cells and carbon tetrachloride induced rat liver fibrosis[J]. Gut,2004,53(7):1001-1009.

[40] 刘清华,李定国,宗春华,等.17β-雌二醇及代谢产物对大鼠肝星状细胞功能的影响[J].中华消化杂志,2004,24(4):226-229.

[41] Liu Q H,Li D G,Huang X,et al. Suppressive effects of 17 beta-estradiol on hepatic fibrosis in CCl_4-induced rat model[J]. World Journal of Gastroenterology,2004,10(9):1315-1320.

[42] 刘清华,李定国,宗春华,等.雌激素对雄性大鼠肝纤维化形成的影响[J].上海第二医科大学学报,2005,25(1):39-42.

[43] 李瀚旻.虚证本质与生机学说[J].中华中医药学刊,2011,29(10):2157-2160.

[44] 李瀚旻.慢性肝病"肝肾精虚"证的客观量化标准[J].世界科学技术—中医药现代化,2013,15(6):1429-1432.

[45] 李瀚旻."补肾生髓成肝"治疗肝脏病的基础及临床应用[J].世界科学技术—中医药现代化,2013,15(6):1425-1428.

[46] 李瀚旻.论"肝主生发"的养生观[J].中华中医药学刊,2013,31(10):2085-2087.

第二节 生机学说

中医药具有整体调控的优势,几千年来的临床实践证明中医药在整体水平上能对人体的发生发育和再生修复产生一定的调控作用,从而能防治许多因发生发育和再生修复机制障碍引起的病证(包括一些疑难杂症),但由于缺乏现代语言的科学阐释,限制了其发展以及对人类健康作出更大的贡献。国家"十一五"规划纲要提倡自主创新,维护生机和"肾藏精"的中医理论基于几千年的中医临床实践,无疑是我国医药自主创新重要的灵感源泉。笔者在系统总结中医药有关"生机"的理论认识和临床实践的基础上,提出"生机学说"的新概念,开辟"中医再生医学"的新研究领域。

一、生机学说的定义

继承创新"生机学说"可极大地推动中医药学术的发展。生机学说是研究中医药调控人体发生发育和再生修复机制以防治疾病的规律和方法的一门学说。生机学说认为:"生机"是人体最根本、最基础、最重要的机理,即人体发生发育和再生修复的生命机制,谓之为"神"。人体"有神则生""无神则死"。"维护生机"是中医药养生健身和防治疾病的根本理念,即中医药承认、尊重、基于和利用"生机"而养生健身和防治疾病。"中医"的含义不仅是"中国的医",另一重要含义是指"调适居中的医","中"即正常,将生命机制维护至正常("中")即中医。从生机学说认识中医,即是主要采用天然或自然的方法将发生发育和再生修复等生命机制调适至正常状态。其主要作用机制是将病理的失衡机制转化为正常的平衡机制,疗效判断标准是"以平为期"。有关人体的发生发育和再生修复机制,以微观见长的现代生物学和医学对其进行了较全面系统、深入的研究,近些年来进展迅速。但由于其机制过于复杂,目前尚无有效的方法根据其具体情况在整体水平上对发生发育和再生修复进行合理调控,具有高级别循证医学证据的治疗手段十分有限。系统总结生机学说,进行全面系统、深入的研究,充分发挥中医药调控人体发生发育和再生修复防治病证的作用和优势,丰富治疗手段,提高临床疗效,推进医学进步,提高中医及中西医结合防治病证的能力和水平。

二、生机学说与虚证本质

继承生机学说,创新发展肝土生发的理论,开辟中医再生医学的全新研究领域,可为解决"生机""维护生机""调控生机"(通过调控肝再生防治肝病为其重要内容之一)等前瞻性的重大科学问题作出重要的实质性贡献。从生机学说的新视角探讨虚证本质,极大地推动了虚证及肝肾精虚证的客观量化、临床运用与疗效考核。

中医证候是中医认识、诊断疾病,据此遣方治疗和观察疗效的基本概念,是中医学的核心理论之一。"证"是疾病发生、发展过程中某一特定空间、时间的本质特征,"候"是疾病发生、发展过程中某一特定空间、时间的情况、现象、信息流,"证候"是疾病本质与现象的统一体,藏于内的"证"通过现于外的"候"而反映出来。虚、实为证候的两大纲领。在现代中医证候学的研究中,虚证较实证更受重视,而且这种重视是随着证候学的发展而逐渐获得的。有关虚证本质的研究,可以说是关注较热、投入较多、说法较杂、争议较大的重点研究领域。有学者回顾五十多年的虚证或证的本质研究,认为虽取得了很大进展,积累了丰富的资料,但存在指标非特异性、动物模型局限性、研究思路片面性等问题,还远未能揭示虚证或证的本质。笔者根据中医"生机""维护生机"的核心理论,结合多年对虚证的研究成果,从生机学说的新视角探讨虚证本质。

笔者认为，虚证是中医学对疾病现象的一种高度概括。虚证本质的生物学基础是病理损伤与再生修复失衡或病理损伤与发生发育失衡。从生机学说的新视角认识虚证本质，可将疾病的病程进展大致分为以下几种发展趋势或转归模式：第一种是短暂、较轻的病理损伤，可通过诱导的再生机制修复已损伤的组织结构，病理损伤与再生修复之间只是暂时失衡，很快恢复平衡状态，生理机能未受到明显影响，不会形成虚证，病证趋向康复。多数"自愈性"病证遵循此发展趋势或转归模式。第二种是病理损伤太过严重或太过紧急，超出再生机制的修复能力，患者来不及或不足以再生修复急重的病理损伤，病理损伤与再生修复严重失衡，患者将因组织器官功能急性衰竭而亡。来不及抢救的危急重症遵循此发展趋势或转归模式。第三种是病理损伤虽不急不重，但会反复或持续存在，终致再生修复机制紊乱而出现病理损伤与再生修复失衡，影响组织重构和功能恢复而形成虚证或虚实夹杂之证。进行性的无法根治的慢性病证遵循此发展趋势或转归模型。由此可见，防治病证发生、发展的基本方法是调控病理损伤与再生修复失衡，即一方面要减少、减轻损伤，最好是杜绝损伤；另一方面是要维持或促进正常的再生修复机制，防止或改善异常的再生修复机制，即调控再生修复。一方面是因为原发性损伤总是存在，有病必有损伤，不可能杜绝；另一方面是因为即使原发性损伤不再存在（原发病因被根除或有效控制），还会因再生机制紊乱或其他已形成的不可逆转的病理机制而造成继发性损伤大量存在。故调控再生修复以改善或纠正病理损伤与再生修复失衡就成为不可或缺的防治病证发生、发展的根本大法。正常情况下，减轻和减少损伤有利于再生修复，调控再生修复亦有利于减轻和减少损伤，二者互惠互利，相得益彰，形成良性循环。如此则调控病理损伤与再生修复失衡的效率最高，治疗效果最佳，否则将影响调控效率，疗效欠佳，甚至无效。

虚证本质的生物学基础之一是病理损伤与再生修复失衡，但虚证不是病理损伤与再生修复失衡的唯一结果，只有当病理损伤与再生修复失衡导致不能完成组织重构和功能恢复时才会形成虚证。故调控病理损伤与再生修复失衡的根本策略不仅适用于虚证的防治，亦可适用于实证或虚实夹杂之证。

同理，病理损伤与发生发育失衡导致的虚证发生发展及其防治亦遵循上述规律。

三、虚证本质的哲学误区

有关虚证本质的研究至少存在两大哲学误区：一是将"现象"直接当成"本质"（"现象"等于"本质"），二是认为虚证无本质。"本质"与"现象"是一对重要的哲学范畴，本质是事物的根本特征或内部规律，是同类现象中一般的或共同的东西，往往提炼成抽象的概念；现象是事物本质的外部表现，是局部的、个别的、具体的。虚者，不足也。"虚"就是概括生命功能不足或其组织结构缺损，或二者兼而有之的抽象概念。证者，候的本质属性也。可见"虚"和"证"均是中医学对生命现象的一种本质认识，是通过理性思维得出的抽象概念，即虚证就是生命现象中的一种本质。研究虚证实际上是研究能反映虚证本质的现象，或通过研究虚证现象探讨其本质。近几十年来学者们发现的诸多生物学指标大多只是虚证的现象，而非虚证本质。如：肾阳虚证患者24 h尿17-羟皮质类固醇含量普遍低于正常值；下丘脑-垂体-靶腺（肾上腺皮质、甲状腺、性腺、胸腺）轴不同环节、不同程度功能紊乱的指标变化；NOS/cGMP系统紊乱（肾阳虚下丘脑组织NOS活性升高，血清和下丘脑组织NO水平也明显升高）；肾阳虚证的免疫学指标的变化等。有学者根据中医证本质的标准，认为细胞因子符合虚证本质的功能标准，如LI-1、TNF（tumor necrosis factor，肿瘤坏死因子）等细胞因子可能是阴虚证的本质。进而又将细胞因子概括为"证的本质"。这对虚证或证的本质研究虽有一定深化，但仍然陷入用"现象"代替"本质"的哲学误区，因LI-1、TNF等细胞因子只能是反映虚证或证本质的现象（非特异性和不断变化的生物学指标），而非虚证或证的本质。隐藏在人体内部的虚证本质，由于其相对固定性、间接性和抽象性，只有借助于理性思维才能把握，而不能将一些不断变化的生物学指标（现象）直接说成是虚证或证的本质。本来学者们通过生物学指标研究虚证本质是一条科学的正确途径,对中医学术发展起到极大的推动作用,成果丰硕,贡献巨大,但学术界误将现象简单地与虚证或证的本质画等号,陷入"现象等于本质"的哲学误区,这严重限制着人们对虚证或证本质研究的深化和真正把握其本质。

由于中医虚证或证的本质在我国已经研究了几十年,投入了大量的人力、财力和物力,但至今未能取得突破,使得一些学者对于中医的虚证或证是否会有本质产生了怀疑,陷入"虚证或证无本质"的哲学误区。唯物辩证法认为:本质决定现象,现象体现本质,世界上既没有离开现象单独存在的本质,又没有脱离本质的纯粹的现象。本质和现象的统一性,决定了科学研究的可能性,透过现象把握其本质是科学的基本任务之一。事物的本质存在于现象之中,离开事物的现象就无法认识事物的本质。故虚证作为一种生命活动的本质,必有反映其本质的现象,透过这些现象就一定能把握虚证的本质。认识是由现象到本质的深化过程,虚证的发生、发展和消亡有一个过程,它的本质暴露也有一个过程。因此,我们对虚证本质的认识必然要经历由片面到全面逐步深入的过程。虚证本质具有层次性,由现象探讨虚证本质,有一个由特殊本质到共同本质,由初级本质到更深刻的本质,由感性到理性,由浅入深、不断深化的认识过程。虚证可通过功能不足或缺失的临床症状和形体衰败的临床体征获得初步临床判断,进一步通过物理或化学检测获得功能、组织、生化、免疫、神经、内分泌、细胞因子等各种指标变化,通过对这些指标变化的深入分析可以得到虚证的共同本质特征之一是组织结构毁损导致的功能衰退、缺失。进一步研究组织结构毁损导致的功能衰退、缺失的病因病理,可以得到虚证的另一共同本质特征就是各种病因导致的损伤与再生修复的失衡。其中,再生不及时、无序和不足以修复损伤和功能衰退、缺失是虚证的重要生物学基础之一。

四、虚证本质与形质毁坏

有关组织结构的毁损导致的功能衰退、缺失是虚证共同本质的认识,中医学先贤早有论及,如明代著名医家张景岳指出"观形质之坏与不坏,即真阴之伤与不伤",治病重在"治形"。"凡欲治病者,必以形体为主",故"形质毁坏"是虚证本质和临床诊断的"金标准"。人体组织结构("形质")在其生命进程中,在内外多种致病因素的影响下不可避免地会出现组织结构的毁损("毁坏"),导致功能衰退、缺失("衰败"),从而产生虚证。中医学认为,人体虚证的产生和虚证后人体的康复全赖人体的生机。生机主要包括人体自身存在的发生发育和再生修复机制,对于维持人体的健康最为关键。维护生机是中医学防治疾病的根本理念。事物本质不是唯一的,根据不同的认识水平和方法可揭示不同层次的本质,故按中医生机学说,虚证本质的生物学基础之一是人体发生发育或再生修复能力不足(再生障碍或紊乱),因为是决定"形质毁坏"发生、发展与转归的基本的、根本的、必然的关键因素与环节。精虚是人体发生发育或再生修复能力不足的根本之所在,形体衰败是精虚的外在表现,补虚的根本在于恢复、促进、维持人体发生发育或再生修复能力,补肾生精是防治虚证的重要基本法则之一。因肾藏生殖之精、脑髓之精、骨髓之精、脏腑之精和生克之精,肾精能转化生成、修复衰败形体,形质得以恢复是精虚得以填补的"金指标"。补肾生精调控脏腑组织再生完全是利用脏腑组织的自然再生能力使脏腑组织的损伤得以修复,重建脏腑组织的结构和功能,具有顺其自然、因势利导、逆转病势、整体调节、安全性高和有效性肯定的特点。长期的临床实践和现代实验研究证明,补肾生精调控脏腑组织发生发育或再生修复可以有效防治肾、脑、骨、生殖、肝脏等的多种病证。继承中医生机学说,探讨虚证的再生医学本质,研究中医药通过调控发生发育和再生修复机制防治急慢性病证的作用及机制是揭示虚证本质的全新视角和切入点,是实现中医药理论突破与创新的重要途径。

五、肝主生发与生机学说

肝主生发是在继承中医生机学说的基础上提出的对肝藏象功能的新认识,是对生机学说的创新。肝主生发是指肝藏具有独特的发生发育和再生修复的能力或机制,其发生发育和再生修复的能力或机制在直接或间接地受全身脏腑组织调控的同时,又直接或间接地影响全身脏腑组织的发生发育和再生修复。肝再生在重要生命器官再生中最为奇特、惊人、复杂和精细,是肝主生发功能的重要生物学基础。在肝脏病证病程进展中,肝再生是重要而关键的病理生理学基础,维持正常的肝再生是修复肝损伤的必然机制,肝再生失调与肝衰竭、肝硬化和肝癌的发生、发展密不可分。笔者及其团队通过研究慢性乙型肝炎肝肾精虚、肝肾阴虚证的生物学基础发现,肝损伤与肝再生失衡(肝失生发),即肝再生过程紊乱致肝脏"形质毁坏"是其重要的本质特征之一,通过补肾生髓成肝治疗肝脏病证,在肝肾精虚、肝肾阴虚证及其兼夹证获得改善的同时,肝脏的"形质毁坏"得以改善或恢复。中医药广泛用于肝脏病证的治疗,其作用机制之一可能是多途径、多层次、多系统、多靶点、多时限地调控肝再生过程,维持肝损伤与肝再生的平衡协调,使结构和功能恢复正常。

早在《内经》就有"髓生肝"的理论认识,但长久以来,鲜有学者深入挖掘其科学内涵。其主要原因是经典胚胎发育学认为在发育过程中一种胚层的细胞不能转化为另一种胚层的细胞,源于中胚层的骨髓不会产生源于内胚层的肝脏。受此观点限制,长久以来缺乏对于"肾藏精,精生髓成肝"的研究,"髓生肝"只能是尚无现代科学依据的科学假说。近些年来,国内外学者突破经典胚胎发育学的某些固有认识,获得了一系列创新性强和应用前景广阔的研究成果。特别是随着骨髓干细胞研究的深入,"髓生肝"的科学内涵逐渐被揭示。20多年来,笔者及其团队在多项国家级和省部级课题的资助下,围绕"肝主生发"进行了一系列临床与实验研究,取得若干阶段性成果。"肝主生发"的科学内涵至少包括"髓生肝"的生理机制,"髓失生肝"的病理机制和"补肾生髓成肝"的治疗法则。"髓生肝"的生理机制主要是指"精髓生肝""骨髓生肝"和"脑髓生肝"的肝再生调控机制,即通过"精髓""骨髓""脑髓"调控和(或)转化生成肝。"髓失生肝"的病理机制主要是指"精髓失调""骨髓失调"和"脑髓失调"导致肝再生异常。"补肾生髓成肝"是针对"髓失生肝"病因病机的治疗法则,即通过补肾生精髓、骨髓和脑髓而调控转化生成肝,以维持或恢复正常的肝脏结构和功能。目前研究表明,"补肾生髓成肝"可通过多种途径或机制调控肝再生:①通过影响下丘脑-垂体-肝轴和神经-内分泌-免疫网络而调控肝再生(补肾生脑髓成肝);②通过影响骨髓干细胞转化为肝细胞而调控肝再生(补肾生骨髓成肝);③通过影响肝内环境(包括调控肝再生的细胞因子、肝内干/祖细胞、EMT(上皮-间质转型)/MET(间质-上皮转型)、肝干细胞微环境等)或体液细胞因子而调控肝再生(补肾生精髓成肝)。

笔者及其团队利用透过性支持物建立骨髓干细胞与肝细胞共培养体系,并在其中加入10%左归丸含药血清,这是促进骨髓干细胞转化为肝细胞并维持肝细胞功能的较好培养条件。在诱导培养骨髓干细胞转化为肝细胞的过程中收集培养细胞,进行差异蛋白质质谱分析,结果发现,"补肾生髓成肝"的关键蛋白质主要包括14-3-3蛋白、葡萄糖调节蛋白78(GRP78)、组蛋白H4和肝细胞的多种酶类。酵母双杂交系统和免疫共沉淀技术研究关键蛋白质的相互作用,结果表明,"补肾生髓成肝"关键蛋白质的相互作用机制可能是影响骨髓干细胞在转化为肝细胞的过程中的关键蛋白质与其他多种蛋白质协调作用:主要包括组蛋白H4与NPTX1、CAT、OGG1、IMA5、VIME、GSTA5、™196、NEST、DDX25相互作用;GRP78与醛脱氢酶等18种酶类蛋白质相互作用;14-3-3蛋白与NMS、IMA5、EF2、CARD9、RAF1等相互作用。采用基因芯片和Western Blot研究补肾对交叉性别骨髓移植小鼠肝组织相关信号通路基因表达的影响,结果表明,"补肾生髓成肝"影响Wnt、MAPK、TGF-β、JAK/STAT、Toll样受体(TLR)等多个与肝再生相关的信号通路。在揭示"肝主生发"科学内涵的基础上,阐发了急慢性肝病"髓生肝""髓失生肝""久病入肾""重病入肾""久病必虚""重病后虚"的病因病机理论,提高了"补肾生髓成肝"调控肝再生以防治肝损伤、肝衰竭、肝硬化和肝癌的临床疗效。

六、虚证本质与客观量化

既然认识到虚证本质的共同生物学基础之一是组织结构的毁损（形质毁坏）导致的功能衰退、缺失，那么我们就可以通过对形质毁坏的客观量化及其相关的量化指标来制订虚证的客观量化标准，从而更有效地指导临床诊断与治疗，提高临床疗效。如目前临床诊断肝病肝肾阴虚证主要根据临床症状，但许多慢性肝病，例如，多数慢性乙型肝炎患者在其病程进展中很长时间没有明显的临床症状，更别说出现满足肝肾阴虚证的临床症状，这就给慢性乙型肝炎肝肾阴虚证的临床判别带来极大困难，严重影响其临床运用，妨碍临床疗效和服务能力的提高。在临床上，医生多将"久病入肾""久病必虚"作为诊断慢性乙型肝炎肝肾阴虚证的依据，若依此则必须解决两个关键科学问题，一是"久"的客观量化，二是"虚"的本质及客观量化。若仅根据慢性乙型肝炎的病程长短来客观量化"久"则不够现实，一方面是因为许多慢性乙型肝炎患者的病程很难准确判断；另一方面是因为肝肾精虚/肝肾阴虚证有可能贯穿慢性乙型肝炎病程的始终，初、中、晚期均可能出现，只是中、晚期出现频率较高，即"病不久"亦可出现肝肾精虚/肝肾阴虚证，如慢性乙型肝炎"重病入肾""病重后虚"的临床事实。"病久"也不一定全部出现肝肾精虚/肝肾阴虚证，许多患者可能终生不会出现肝肾阴虚证。临床上还可出现显候虚证（肝肾阴虚）或隐候虚证（肝肾精虚）两种情况，但均可采用补肾养肝（滋水涵木）的基本治疗。故仅根据"久病入肾""久病必虚"的认识诊断慢性乙型肝炎肝肾精虚/肝肾阴虚证在临床上往往靠不住，也难以客观量化，严重妨碍临床运用和疗效提高。肝肾精虚/肝肾阴虚证是慢性乙型肝炎患者在其肝失生发、髓失生肝的病理过程中出现的常见或基础证候。补肾养肝（滋水涵木）是治疗肝肾精虚/肝肾阴虚证的基本方法，大量的临床实践证实，补肾养肝（滋水涵木）能有效地延缓或阻止慢性乙型肝炎的病程进展，提高生存质量，促进疾病康复。笔者及其团队前期研究证实，补肾养肝（滋水涵木）可通过多种途径调控肝再生从而防治慢性乙型肝炎。但肝再生的机制极其复杂，目前已认识到至少有肝细胞（hepatic cell，HC）、肝内干细胞（hepatic stem cell）和肝外循环干细胞（stem cell，SC）参与成体肝脏的更新与修复。肝损伤后肝再生修复机制有三个层次：不太严重的肝损伤可通过肝细胞的增殖或增大而得到修复（第一层次）；较严重的肝损伤需肝内干细胞参与修复（第二层次）；更严重或持续/反复的肝损伤需干细胞的参与（第三层次）。第二、三层次，即肝内干细胞和循环干细胞参与肝损伤修复均与骨髓相关，故根据中医学"肾主骨髓"和"肾生骨、髓，髓生肝"的理论认识，结合慢性乙型肝炎肝肾精虚/肝肾阴虚证临床分布规律（中晚期，重病后遗症）和临床疗效（滋水涵木/补肾养肝调控肝再生）等临床事实和研究基础，推测骨髓干细胞参与肝再生的修复机制可能是肝肾精虚/肝肾阴虚证的重要生物学基础，故慢性乙型肝炎进展到需动员肝内干细胞或肝外干细胞（如骨髓干细胞）参与再生修复肝损伤时是肝肾精虚/肝肾阴虚证出现的重要标志之一，是采用补肾养肝（滋水涵木）治疗慢性乙型肝炎的重要客观量化指标。

笔者及其团队采用部分肝脏切除（PH）、PH+2-AAF（2-乙酰氨基芴）和肝肾精虚/肝肾阴虚证三种肝再生大鼠模型，检测肝再生不同时间点骨髓和肝脏中的 $CD34^+$、$CD45^+$。结果发现，上述三种肝再生大鼠模型的 $CD34^+$、$CD45^+$ 的变化与肝再生过程密切相关，补肾养肝（滋水涵木）的六味地黄丸、地五养肝胶囊影响骨髓和肝脏中 $CD34^+$、$CD45^+$ 的表达，有调节骨髓干细胞增生、参与肝再生的作用，提示 $CD34^+$、$CD45^+$ 可作为评价慢性乙型肝炎肝肾精虚/肝肾阴虚证的客观量化指标之一。

为研究慢性乙型肝炎肝肾精虚/肝肾阴虚证与骨髓干细胞转化为肝细胞的相关机制，笔者及其团队在骨髓干细胞与肝细胞共培养体系中加入慢性乙型肝炎肝肾精虚/肝肾阴虚证患者的相关血清，来进行细胞药理学实验。结果发现，慢性乙型肝炎肝肾阴虚证患者及其地五养肝胶囊治疗的相关血清影响骨髓干细胞转化为肝细胞高表达的蛋白质至少有 13 条，低表达的蛋白质至少有9条,它们可作为进一步深入研究慢性乙型肝炎肝肾精虚/肝肾阴虚证的客观量化指标的重要候选蛋白质。

当然,临床并非一定是肝脏病证进展到需动员骨髓干细胞参与再生修复后才可以采用补肾养肝(滋水涵木)治疗。根据中医学"既病防变"的"治未病"思想,见肝之病,知肝入肾,当先强肾。在补肾养肝(滋水涵木)的基础上,合理配合他法是提高临床疗效的重要途径,故在补肾生髓成肝治疗法则下,有若干基本治法和变法。

参考文献

[1] 李瀚旻,毛树松.中医证候信息学概论[J].中华中医药学刊,2008,26(7):1374-1377.

[2] 陈小野,邹世洁.虚证——一种新的生物观[J].中国中医基础医学杂志,1996,2(3):6-8.

[3] 李翠娟,巩振东.中医证本质研究存在问题的思考[J].陕西中医学院学报,2006,29(2):1-4.

[4] 沈自尹.祖国医学——肾的研究(续集)[M].上海:上海科学技术出版社,1990.

[5] 高博,姚玉霞,张效云,等.肾阳虚大鼠下丘脑神经元型NOS mRNA表达及补肾药的调整作用[J].中国中医基础医学杂志,2001,7(8):23-24.

[6] 刘永琦,王文.虚证的免疫学本质[J].中国中医基础医学杂志,2003,9(5):7-13.

[7] 申维玺,孙燕.用分子生物学理论阐释阴虚证的本质[J].医学研究通讯,1998,27(8):1-4.

[8] 申维玺.再论中医证的本质是细胞因子[J].中医杂志,2002,43(12):888-891.

[9] 申维玺.论中医"证本质"的科学内涵[J].中国中医基础医学杂志,2001,7(6):10-13.

[10] 李瀚旻."肾藏精"的科学内涵[J].中医杂志.2009,50(12):1061-1064.

[11] 李瀚旻.中医再生医学概论[J].中华中医药学刊,2008,26(11):2309-2312.

[12] 李瀚旻.论"肝主生发"[J].中华中医药学刊,2009,27(10):2021-2025.

[13] 李瀚旻."藏象本质"与"白马非马"[J].医学与哲学(人文社会医学版),2010,31(9):62-64.

[14] 李瀚旻,郑秀英,张振鄂,等.抗毒软坚胶囊治疗肝炎后肝纤维化的临床疗效观察[J].中国自然医学杂志,2003,5(4):206-208.

[15] 李瀚旻,张六通,邱幸凡."肝肾同源于脑"与肝肾本质研究[J].中医杂志,2000,41(2):69-71.

[16] 李瀚旻,杨木兰,梅家俊,等.左归丸对大鼠转化生长因子-α、β及其受体表达的影响[J].中华肝脏病杂志,2004,12(5):307-308.

[17] Li H M, Gao X, Yang M L, et al. Effects of Zuogui Wan on neurocyte apoptosis and down-regulation of TGF-beta1 expression in nuclei of arcuate hypothalamus of monosodium glutamate-liver regeneration rats[J]. World Journal of Gastroenterology, 2004,10(19):2823-2826.

[18] 李瀚旻,高翔,周密思.左归丸针对性调节MSG-大鼠-肝再生再生肝组织基因表达[J].中国中医基础医学杂志,2005,11(8):595-598.

[19] 李瀚旻,高翔."肾生骨髓,髓生肝"的科学内涵[J].中医杂志,2006,47(1):6-8.

[20] 李瀚旻,高翔,晏雪生,等.左归丸促进骨髓形成肝细胞的研究[J].世界华人消化杂志,2005,13(24):2818-2822.

[21] 李瀚旻,高翔,晏雪生,等.左归丸促进骨髓形成肝细胞的分子机制研究[J].中医杂志,2006,47(10):778-780.

[22] 李瀚旻,晏雪生,罗建君,等.左归丸药物血清对骨髓间质细胞转化为肝细胞的作用[J].中国组织工程研究与临床康复,2007,11(28):5465-5468.

[23] 李瀚旻,桂文甲,李晶津,等.左归丸对同种异性骨髓移植小鼠肝再生相关基因信号通路的影响[J].中国组织工程研究与临床康复,2008,12(31):6069-6073.

[24] 李瀚旻,高翔,晏雪生.基于骨髓干细胞与肝细胞共培养体系的左归丸血清药理学研究[J].中国组织工程研究与临床康复,2010,14(19):3527-3532.

[25] 高翔,李瀚旻,晏雪生.左归丸对同种异性骨髓移植小鼠肝组织Wnt信号通路的影响[J].中西医结合肝病杂志,2010,20(1):29-31.

[26] 李瀚旻.慢性重型肝炎黄疸证候演变规律[J].中西医结合肝病杂志,2009,19(3):148-150.

[27] 肖琳,李瀚旻,高翔,等.清热利湿法对慢性乙型肝炎HBV基因突变株复制的影响[J].中西医结合肝病杂志,2007,17(5):261-263.

[28] 兰少波,李瀚旻,罗建君,等.滋水涵木法治疗慢性乙型病毒性肝炎的临床研究[J].湖北中医杂志,2006,28(8):3-6.

[29] 李瀚旻,陈廷汉,王如躍,等.张大钊治疗慢性肝病的临床疗效分析[J].中医药学刊,2005,23(1):43-46.

[30] 李瀚旻,毛树松,鲍罡,等.张大钊教授治疗慢性肝病中医辨证规律研究[J].中国药物与临床,2004,4(11):821-823.

[31] 李瀚旻.虚证本质与生机学说[J].中华中医药学刊,2011,29(10):2157-2160.

[32] 李瀚旻.上皮-间质转型/间质-上皮转型失衡与髓失生肝[J].中西医结合肝病杂志,2012,22(1):1-4.

[33] 李瀚旻.肝硬化"虚积互生"的病机探讨[J].中华中医药学刊,2015,33(12):2825-2827.

第三节 肝主生发

肝藏象理论没有"肝主生发"的功能描述是其理论体系的一大缺憾,"肝主生发"的理论创新是中医药调控肝再生的重要理论基础。早在《内经》就建立了"肝主生发"相关的理论基础,后世亦有少数医家部分继承了《内经》中"肝主生发"的相关思想,但对"肝主生发"的科学内涵和临床应用却很少涉及,更没有系统的理论阐述,使"肝主生发"这一重要的结构功能在肝藏象体系中"缺失",即缺乏"肝主生发"的明确概念、系统理论和临床应用。"肝主生发"的理论创新是中医药生机学说的重要体现与发展,推进了学术研究,深化了肝藏象的理论认识,提高了临床疗效。

现代中医藏象学说在论述肝藏功能特性时只论"肝主升发",不言"肝主生发",一字之差,内容迥异。"肝主升发"是指肝具有升生阳气以启迪诸脏,升发阳气以调畅气机的作用。肝气对气机的影响主要表现为升举、疏通之作用。少阳肝脏应阳升之方,行春升之令,其气以升发为顺,主人体一身阳气之升腾。由于肝气主升发之特性,决定了肝之病变以升泄太过多见,临床多表现为肝阳上亢、肝气上逆的病理变化。现代科技工作者采用现代医学理论、方法及动物模型对肝主升发本质进行了较系统的研究。金益强等认为肝阳上亢证表现为外周交感-肾上腺髓质功能偏亢;肝阳化风证出现时,机体处于应激状态,肾上腺皮质、外周交感-肾上腺髓质功能均亢进,且伴有脑供血障碍、脑组织损伤。纵观"肝主升发"的理论论述和现代研究,"肝主升发"的功能特性基本"脱离肝脏",而"肝主生发"却很好地反映了"肝再生"这一基于肝脏本体的关键生物学基础。研究"肝主生发"可使肝藏象本质研究回归到肝脏本体。"肝主生发"是指肝藏具有独特的发生发育和再生修复能力,其发生发育和再生修复能力在直接或间接接受全身脏腑组织调控的同时,又直接或间接影响全身脏腑组织的发生发育和再生修复。"肝主生发"直接反映了

"肝再生"这一肝脏本体的关键生物学基础。全面系统深入地研究"肝主生发"的科学内涵,在中医基础理论方面继承创新的同时,可提高中医/中西医结合治疗肝脏病证的临床疗效,提升中医药防治肝脏病证的能力和水平。

一、肝主生发的理论渊源

"肝主生发"的理论基础源自《内经》。《素问·阴阳类论》曰:春甲乙青,中主肝,治七十二日,是脉之主时,臣以其脏最贵。王冰注曰:夫四时之气,以春为始,五脏之应,肝脏合之,公故以其脏为最贵。春三月,此谓发陈,天地俱生,万物以荣。春三月,阳气始发,内孕生发之机,凡物之五化皆因于生发之气乃有生长化收藏之变,生发之和则五气皆平。五季之气,五脏应之,其合在肝,故《素问·脏气法时论》曰:肝主春。肝气通于春,内藏生发之气,肝气生发则生养之政可化,诸脏之气生生有由,化育既施则气血冲和,五脏安定,生机不息。《素问》曰:木发生之纪,是谓启陈,土疏泄,苍气达,阳和布化,阴气乃随,生气淳化,万物以荣。其化生,其气美,其政散,其令条舒。《素问·玉机真脏论篇》曰:春脉者,肝也,东方木也,万物之所以始生也。王冰曰:肝象木,王于春,春阳发生,木之专政,故苍气上达。达,通也,出也,行也。木应肝,肝具有生、出、通、达、行的生理特性,而其中"生"是关键和基础。从字面上考查,"生"字本义即产生、始生,引申为生命物质的起始;"发"字本义即长成、显现,引申为生命物质的发育与成熟。生命物质的产生或再生谓之"生",发育成熟或再生修复形成功能健全的组织结构谓之"发"。"生"与"发"是不可分割的连续事件,"生"的结果必然是"发","发"的结果必然来源于"生"。没有"发"的"生"缺乏实际意义,亦不存在没有"生"的"发",故"生发"是固定词组,特指"发生发育"和"再生修复"的生命机制。"生发"之说虽来源于《内经》有关肝木"发生"的论述与思想,但"生发"与"发生"不是简单的词序颠倒,内涵有较大引申,即"发生"只注重"产生"或"生",而"生发"的含义引申为生命物质不仅要发生("生"),而且要发育成熟("发");生命物质不仅要再生("生"),而且要完成完全修复(组织结构和功能的全面恢复或重建)("发"),必须避免包括再生不足、再生过亢、再生紊乱等异常的再生修复过程和结果。由于"生"是"发"的根本,有时又可将"生发"简称"生"。生机学说研究中医药影响发生发育和再生修复的生命机制,此处的"生"即"生发"的简称。用"生发"描述肝脏独特的发生发育和再生修复功能特性最为恰当,目前,有关肝再生修复机制的研究进展十分迅速,已成为"肝主生发"的重要生物学基础。肝失生发(肝再生失常)就是与之对应的病理机制,故《内经》曰:逆春气则少阳不生,肝气内变。足见《内经》有关肝藏的论述中蕴含了"肝主生发"的功能特性,反映出古人对肝脏独特的再生特性是有所观察和认识的。

上述《内经》中有关"肝主生发"的理论认识又受古代哲学思想的影响。远古河图蕴藏着的五行生成数,象征着自然界万物的生成及终止,与人体脏腑的生理特征密切相关。水为河图生数一,水为至阴,为生命之源,万物之祖,故水为天之始数,肾水居北方属坎卦。肾水并非纯阴,一阳爻含两阴爻之间,两真水含藏一真火(即肾精命火),因此肾精极其宝贵不能耗散,肾主蛰藏,故肾为封藏之本。木为河图三之数,木代表新生,标志万物之萌动,象征着生命之始。故《易经》八卦以震卦应春,方位向东,震属雷,《说卦》曰:雷动也,万物出乎震,震东方也,震为雷。人体肝属木,秉风雷之性,肝为人体生发之脏,故其惊人的再生能力为他脏所不及。一生二,二生三,三生万物。肾精一水化生阴阳为二,阴阳化生肝木为三,"肝主生发"关乎人体发生发育与再生修复,故曰:三生万物。肝藏应于春,具有"生发"功能,说明古人对肝脏独特的再生特性是有所认识的。这种建立在古人天才猜测基础上的医学假说亦得到了现代医学的证实,肝藏的"生发"功能与胁下之肝脏独特的再生修复能力显然在很大程度上是一致的,现代医学的肝脏就是"肝主生发"的主要解剖学基础。

后世医家多注重"肝主升发"的功能,阐述和发挥颇多,却忽视了"肝主生发"的重要功能。只有少数医家继承了《内经》中"肝主生发"的理论认识,例如,清代张璐《张氏医通》就认为:肝藏生发之气,生气旺则五脏环固,生气阻则五脏留著。清代蒋宝素《问斋医案》有同样的说法:肝木乃东方生发之本,宜条达不宜抑郁,郁则生发之气不振,脏腑皆失冲和,况坤道偏阴,阴性偏执,每不可解,皆缘肝木不能条达。但其主要论述的是"气机"的条畅,尚未涉及"肝主生发"有关发生发育或再生修复的科学内涵,更没有系统的理论总结、深入研究和临床应用。

二、肝主生发的解剖学基础

将《难经·四十二难》"肝有两叶""七叶"之说与现代应用解剖学有关肝脏分叶、分段的概念和命名进行比较,可以发现古人将肝藏的主体定位于肝脏的认识来源于精确的肝脏解剖知识。不仅解剖结构可以重合,而且主要功能特点亦高度吻合,例如,"肝藏血"的功能可对应于现代医学肝脏"造血""调节血量""血液分布""出血及凝血机制"等生理功能,"肝主疏泄"可对应于现代医学肝脏"消化""代谢""神经-内分泌"等生理功能。更重要的是肝脏独特惊人的"肝再生修复机制"最能反映"肝主生发"功能特点,故现代医学的肝脏是"肝主生发"的主要解剖学基础。

三、肝主生发的生物学基础

现代医学认为,在成年人体内,肝脏在损伤后具有的惊人再生修复能力为其他重要生命器官所不及。肝再生(liver regeneration)是机体对肝损伤或丢失部分肝细胞后的组织修复与代偿性增生反应,表现为肝实质细胞、间质细胞及ECM的增生。正常状态下,人肝细胞的平均寿命为200天以上,其有丝分裂期仅为若干小时,每数万个肝细胞才见到1个核分裂,99.9%以上的肝细胞处于非增殖状态。但当肝脏受到损伤时,肝细胞很快从这种基本不生长状态进入快速增殖状态,损伤的肝组织在短时间即可由再生肝代偿。在现代肝胆外科和肝移植中已证实机体具有明显的控制肝脏大小的内环境稳定作用,以致最后使得供肝体积与受体身体体积比例适当。这样一个复杂的器官,其再生能力如此迅速,而且调控如此精确,这在科学上是一个十分困惑的问题,激发了科技工作者极大的研究热情,以致探索肝再生的调控机制已成为当今国内外研究的热点之一。

肝再生是肝脏病证病程进展中重要而关键的病理生理学基础,维持正常的肝再生是修复肝损伤的必然机制,肝再生失调与肝衰竭、肝硬化和肝癌的发生发展密不可分。肝再生是肝衰竭患者存活的生机所在,若在有效的时间内,坏死的肝细胞得以足够的再生,则患者存活;若不能及时获得足够的肝再生,则患者必至肝衰竭而亡。尽管肝硬化的病因多样,其发病机制各不相同,但都涉及肝细胞坏死、结节性再生和结缔组织增生这3个相互联系的病理过程。尽管HCC的发病机制目前并不明确,但目前认为病毒性肝炎的慢性炎症导致肝细胞不断的破坏和再生是HCC发生的重要因素。

肝再生的机制极其复杂,目前已认识到至少有肝细胞、肝内干细胞和肝外循环干细胞参与成体肝脏的更新与修复,后两种均与骨髓干细胞密切相关。肝干细胞及其微环境是肝再生修复机制的关键生物学基础,神经-内分泌-免疫-肝再生调控网络是肝再生调控的重要环节。

四、肝主生发与肝再生

肝藏象理论认为肝藏应于春,具有"生发"功能,说明古人对肝脏独特的再生特性是有所认识的。肝藏的"生发"功能与胁下之肝脏独特惊人的再生修复能力显然在很大程度上是一致的,现代医学的肝脏就是"肝主生发"的解剖学基础,肝脏再生的修复机制是"肝主生发"的重要生物学基础。有鉴于此,"肝主生发"可以定义为以肝脏为中心的相关脏腑组织具有的发生发育和再生修复的结构功能体系。肝脏发生发育和再生修复机制在直接或间接受全身脏腑组织调控的同时,又直接或间接影响全身脏腑组织的发生发育和再生修复。"肝主生发"直接反映了肝再生这一肝脏本身的关键生物学基础。肝脏是成年人体内唯一在损伤后具有惊人再生能力的重要生命器官。在肝脏病证的发生、发展过程中,肝再生与肝损伤在体内外多种因素的作用下保持动态平衡,这是维持肝功能正常和影响预后的关键机制。遗憾的是,这种再生反应常常被干扰,或者难于发生,或者以一种无序的或不完全的方式再生。肝再生异常是肝衰竭、肝硬化及肝癌的发生发展过程中共同的关键环节,中医药调控肝再生对于防治肝衰竭、肝硬化、肝癌的发生、发展具有重要的科学意义和临床价值。

尽管肝再生是"肝主生发"的重要生物学基础,但"肝主生发"并不能简单地等同于肝再生。"肝主生发"不仅仅体现肝脏本身的再生修复和受整体调控的机制,而且亦关注肝再生的生物学效应(对其他脏腑组织再生修复机制的影响和调控作用)。通过调控肝脏本身的再生修复机制,进而影响其他脏腑组织的再生修复机制是"肝主生发"研究的重要内容之一,这是其他脏腑组织因再生修复机制失常出现的某些病证可通过"从肝论治"而获效的理论基础。"肝主生发"不仅关注肝脏再生调控的正常修复机制,而且注重肝再生异常("肝失生发")的调控和恢复,更重要的是"肝主生发"包含各种调控肝再生(维持或恢复"肝主生发",防止或改善"肝失生发")的有效手段与方法。尽管现代医学对有关肝再生的机制研究进展十分迅速,但由于肝再生调控具有动态复杂和整体联系的特点,目前尚缺乏有效的调控肝再生的具体手段与方法,中医药广泛有效地用于肝脏病证的防治,具有多途径、多层次、多系统、多靶点、多时限地调控肝再生的特点和优势,故"肝主生发"的理论创新、深入研究和临床实践有望填补若干调控肝再生手段与方法的空白。

五、肝主生发的理论体系

"肝主生发"的理论体系至少包括以下相互关联的三大内容:一是肝脏发生发育与再生修复的正常生理机制;二是肝脏发生发育与再生修复紊乱的异常病理机制;三是中医/中西医结合调控肝脏发生发育与再生修复防治肝脏及其相关组织器官病证的策略与方法,提供循证医学证据,阐明疗效机制。随着研究的不断深入,"肝主生发"的理论体系将不断得到完善和充实。目前,经过20多年的努力,笔者及其团队对"肝主生发"理论体系中有关"髓生肝"的生理机制、"髓失生肝"的病理机制和"补肾生髓成肝"的治疗法则及临床运用进行了较为系统深入的研究,现初步总结如下。

(一)"髓生肝"的生理机制

"肾生骨、髓,髓生肝"的精辟论述见于《素问·阴阳应象大论》,是"肝肾同源"的理论基础和核心内容,一直科学地指导着中医药临床实践。但由于古书无句读,全由后世医家和出版家根据理解而添加,不同的理解存在不同的句读,错误的句读会导致错误的理解。现代有些教科书中《素问·阴阳应象大论》的"肾生骨髓,髓生肝"存在句读错误,正确的读法应为"肾生骨、髓,髓生肝"。据《素问·五藏别论》:脑、髓、骨、脉、胆、女子胞,此六者,地气之所生也,皆藏于阴而象于地,故藏而不泻,名曰奇恒之腑。由此可见,"骨"与"髓"均分别为奇恒之腑,"骨""髓"应该分读,其中"髓"又有"骨髓""脑髓""脊髓""牙髓""精髓"之分。近现代国内外学者采用先进的科技,分别对"肾生骨""肾生骨髓"的科学内涵进行了比较系统而深入的研究,但对于"髓生肝"的理论精髓,鲜有学者深入挖掘其科学内涵。

笔者及其团队通过长期的深入研究,认识到:"肾生骨、髓,髓生肝"是指"肾"生"骨"和"髓"。"髓生肝"至少包括"骨髓生肝""脑髓生肝"和"精髓生肝",髓本质的生物学基础是干细胞及其组织微环境。"生肝"至少包括"髓"直接转化生成肝和调控转化生成肝两种肝再生修复机制。为研究"骨髓生肝""脑髓生肝"和"精髓生肝"的科学内涵,笔者创建了 MSG-大鼠-肝再生模型,实验结果表明,该模型肝再生失调的可能机制是再生肝和 ARN 中的 TGF-α、EGFR、TGF-$β_1$、TGF-βRⅠ和 TGF-βRⅡ基因表达紊乱以及 KC(库普弗细胞,Kupffer 细胞)分泌 TNF-α 失调;也可能与下丘脑-垂体-肝轴和神经-内分泌-免疫网络的功能紊乱有关。该模型能较好地揭示

"骨髓生肝""脑髓生肝"和"精髓生肝"的科学内涵,即肝内再生机制的启动与调控,骨髓干细胞转化为肝细胞,以及通过高级神经中枢、下丘脑-垂体-肝轴和神经-内分泌-免疫网络调控肝再生是"骨髓生肝""脑髓生肝"和"精髓生肝"的重要生物学基础。

长久以来,虽然有学者认识到"髓生肝"反映了肾水通过"髓"而涵养肝木的母子相生关系,但对其真正科学内涵认识不清,特别是没有将其联系到"髓"生成肝的直接转化关系。经典的胚胎发育学也认为3个主要的细胞系(外胚层、中胚层、内胚层)在胚胎囊胚期分化,不同胚层的细胞之间不能相互转化,骨髓细胞和肝、胆管细胞分属于中胚层和内胚层细胞,因此并不存在骨髓细胞形成肝细胞的可能性。

近些年来,随着研究的深入,越来越多的实验证据已改变和突破了这一传统观念。首先在胚胎发育学上存在肝脏-骨髓相关性,骨髓干细胞和肝细胞经历过共同的阶段。胚胎时期造血干细胞由卵黄囊进入胚胎肝脏(简称胎肝),使胎肝成为造血的主要部位和B淋巴细胞(简称B细胞)成熟的诱导环境,随后造血干细胞迁移入骨髓,成为成体造血的骨干力量,但成体肝脏内仍含有造血干细胞,具有髓外造血潜能。其次,肝内具有分化潜能的卵圆细胞(HOC)具有与造血干细胞相似的表型,两者都表达CD34、Thy-2和c-Kit mRNA及蛋白质,以前认为仅表达于造血干细胞的flt-3受体mRNA也被证明表达于HOC,由此可以看出骨髓和肝脏之间可能存在一种品系关系,两者分别处于分化谱的两端。更重要的是,近年来对骨髓干细胞的研究已经证实骨髓干细胞和肝细胞不仅仅具有相关性,骨髓干细胞确实可以横向转化为肝细胞,而且这种转化即使在没有合并严重的肝损伤时也可实现,在生理状态下始终存在着骨髓干细胞向肝细胞的低水平移动。临床实践中通过特异性Y染色体DNA探针检测接受男性骨髓移植的女性患者的肝组织和接受女性供肝的男性患者的肝组织,发现了Y染色体阳性上皮细胞,根据其定位和CK8阳性表达,说明它们是骨髓起源的肝细胞,从而证实人体生理病理条件下同样可以发生骨髓干细胞转化肝细胞这一过程。这些研究成果不但突破了经典胚胎发育学的某些固有认识,而且逐渐揭示出"髓生肝"的科学内涵,即"髓生肝"理论包含了"髓"生成肝的直接转化关系。

为探讨骨髓干细胞在体外转化为肝细胞的能力及机制,笔者及其团队进行了肝脏细胞条件培养基诱导大鼠骨髓间充质干细胞(BMSCs)分化为肝细胞的实验研究。实验结果表明,BMSCs在适合其转化为肝细胞的环境(肝脏细胞条件培养基)中能诱导分化为肝细胞,提供了"髓生肝"的体外实验依据。

(二)"髓失生肝"的病理机制

既然"髓生肝"(骨髓生肝、脑髓生肝、精髓生肝)是维持肝再生过程中正常的生理机制,那么"髓失生肝"就是导致肝再生障碍或紊乱的病理机制。骨髓失调、脑髓失调和精髓失调均能导致肝再生异常。就目前已知的研究资料,肝再生异常的骨髓失调机制主要是指骨髓干细胞转化肝细胞这一过程失常的病理机制。肝再生异常的脑髓失调机制主要是指高级神经中枢、下丘脑-垂体-肝轴和神经-内分泌-免疫功能紊乱影响肝再生的病理状态。肝再生异常的精髓失调机制主要是指肝干细胞微环境(包括肝内和体液中调控肝再生的细胞因子网络)的紊乱状态。在人体内,骨髓失调、脑髓失调和精髓失调影响肝再生过程并不是孤立的,而是网络式的综合调控作用。

现代医学已经证明,肝脏是一个免疫器官,同时也是免疫损伤的靶器官。肝再生是修复肝损伤的必然机制,肝再生与肝损伤在体内外多种因素的作用下保持动态平衡。某些慢性肝病患者体内紊乱的肝再生过程产生大量$TGF-\beta_1$,由于其受体在肝癌细胞内表达水平降低,而失去对可能残留的肝癌细胞增殖的抑制作用;高浓度$TGF-\beta_1$的免疫抑制作用和促进体内血管形成作用反而形成有利于肝癌产生或复发的环境。

有学者用大动物(犬和灵长类动物)研究肝再生,结果表明,即便切除小部分肝脏(切除部分<10%),肝脏最终也将恢复其原来的体积。有趣的是,将大犬的肝脏移植给小犬,肝脏将不

断变小,至适合小犬的身体比例为止;而 Starzl 等报道 2 例狒狒肝移植给人,移植肝迅速增大,1 周内已达到人肝脏的大小。这些实验结果提示肝脏再生过程精确的调节机制不仅与肝脏自身的再生机制有关,而且与机体的整体性调节有关。神经-内分泌-免疫网络是机体重要的整体性调节系统,意识是大脑的机能并具有能动作用,而脑和脊髓构成的中枢神经系统是具有能动作用的最高反应控制中心,受到机体的整体性调节的肝再生过程也必然直接或间接地被高级神经中枢所调控。

总之,越来越多的临床观察和实验研究表明,肝再生过程并不仅仅是肝脏局部孤立的病理生理过程,还是整体调节的综合结果。

笔者创建的 MSG-大鼠-肝再生模型能较好地观察下丘脑-垂体-肝轴和神经-内分泌-免疫功能紊乱对肝再生的影响。MSG 是一种神经毒素,大鼠出生后 2、4、6、8、10 天皮下给予 MSG,可选择性地破坏下丘脑 ARN,进而引起复杂的神经-内分泌-免疫功能紊乱,其下丘脑-垂体-靶腺轴的功能异常尤其突出。神经-内分泌系统与免疫系统存在密切联系,MSG-大鼠的细胞免疫功能显著受抑。迄今为止,研究肝再生的实验方法主要有两种:PH 法和肝脏中毒(如四氯化碳(CCl_4))法。PH 法优于肝脏中毒法,因肝脏中毒法伴随肝损害和炎症,其再生过程难以准确描述。但经典 PH 法切除的是正常大鼠的肝脏,与人体内病理状态下的肝损伤后肝再生修复反应有所不同,因而得出的结果并不完全适用于患者。如慢性乙型肝炎患者的免疫功能紊乱,细胞免疫低下是其重要的表现之一,其体内出现的肝损伤后肝再生修复过程与 PH 后大鼠的肝再生过程大不相同,而 MSG-大鼠-肝再生模型是一种病理状态下的肝再生实验动物模型,其病理状态与某些慢性肝病患者免疫功能紊乱的体内环境较为接近。

实验结果表明,MSG-大鼠-肝再生模型的肝再生过程不同于 PH 大鼠模型,其神经-内分泌-免疫网络紊乱状况也不同于单纯的 MSG-大鼠模型。MSG-大鼠-肝再生模型肝再生过程严重失调,表现为初期(术后 24 h 以前)肝再生较快,中晚期肝再生过程则受到显著抑制,最终在肝再生度、肝细胞分裂指数和肝重/体重值等方面均不能恢复到正常水平。笔者及其团队在临床上发现严重的慢性肝病患者可发生骨髓功能障碍,亦观察到 MSG-大鼠-肝再生模型也存在类似的骨髓功能低下的病理状态,联系骨髓干细胞向肝脏迁徙、归巢和转化肝细胞的肝再生机制,表明 MSG-大鼠-肝再生模型不仅可用于研究精髓失调和脑髓失调影响肝再生的机制,亦可用于研究骨髓失调影响肝再生的机制。

在肝脏病证的发生、发展过程中,肝再生与肝损伤在体内外多种因素的作用下保持动态平衡,是维持肝功能正常和影响预后的关键机制。遗憾的是,在病理状态下,这种再生反应常常被干扰,或者难以发生,或者以一种无序的或不完全的方式再生。肝再生异常是肝癌发生、发展的启动因素和促进因素。其中,肝再生异常过程"骨髓失调"机制是 HCC 发生、发展的重要病因病机。笔者及其团队在多项国家自然科学基金项目的资助下,开展了一系列"髓失生肝"病因病机的研究。除通过创建的 MSG-大鼠-肝再生模型和 MSG-大鼠-肝纤维化模型研究脑髓失调、骨髓失调和精髓失调等"髓失生肝"病因病机生物学基础外,还采用交叉性别骨髓移植模型和基因芯片技术,通过观察实验小鼠肝组织基因表达谱的变化研究"髓生肝/髓失生肝"平衡机制。结果发现,实验小鼠"髓生肝/髓失生肝"平衡过程可以分为骨髓细胞迁移至肝脏和骨髓细胞在肝脏分化为肝细胞或 HOC 两个阶段。发现其"髓生肝/髓失生肝"平衡机制的肝组织基因表达谱变化规律,和涉及 MAPK、Wnt 等多条与肝再生异常、HCC 发生、发展密切相关的基因信号通路。笔者及其团队采用慢加急性肝衰竭或慢性重度肝炎患者的血清诱导骨髓干细胞转化肝细胞的细胞实验,发现黄疸较重的患者的血清妨碍这一过程和使培养细胞异质化,提示微环境恶化是"骨髓失调"导致肝再生异常的关键因素。在 PH+2-AAF 模型中,笔者观察到骨髓干细胞转化肝癌干细胞可能是 HCC 发生发展的重要生物学基础,初步揭示了 HCC"髓失生肝"的病因病机。

最近有学者研究发现，日益严重的肝硬化患者骨髓造血紊乱和骨髓干细胞的损失，导致血液和免疫功能障碍，妨碍潜在的肝再生功能是"髓失生肝"的重要生物学基础之一，采用"补肾生髓成肝"的中医药恢复骨髓功能为肝硬化的治疗提供了新的策略和方法。

（三）"补肾生髓成肝"的治疗法则

"补肾生髓成肝"是笔者继承中医生机学说，创新"肝主生发"肝藏象理论提出的新治疗法则，通过长期系统深入的研究，揭示其临床运用和疗效机制的生物学基础，实现中医治疗法则理论的突破与创新。

从生机学说的新视角探讨虚证本质的理论成果是确立"补肾生髓成肝"治疗法则的重要依据。中医药发挥防治疾病的作用体现在多个方面，其中防治虚证是中医的特色与优势。但中医虚证本质在我国已经研究了几十年，至今未能取得突破，使得一些学者对于中医的虚证是否会有本质产生了怀疑。笔者在总结和研究生机学说的基础上认识到，虚证本质的生物学基础之一是各种病因导致的病理损伤与再生修复失衡，其中再生不及时、无序和不足以修复损伤，以至于功能衰退、缺失是虚证本质的重要生物学基础之一。"形质毁坏"是虚证临床诊断的"金标准"。肝损伤与肝再生失衡导致的"肝肾精虚"及其兼夹证是肝脏病证发生、发展过程中的基础证候，采用"补肾生髓成肝"治疗法则突显了中医药调控肝脏组织的发生发育和再生修复，维持或重建肝脏功能，顺其自然，因势利导，逆转病势，整体调节的特色与优势。

"肝主生发"是中医生机学说的重要体现和诠释，肝再生修复机制是"肝主生发"的重要生物学基础。"肝主生发"的理论创新增加了肝藏象理论体系中不可或缺的对结构功能体系的认识，使肝藏象本质研究回归于肝脏本体。谁能真正调控肝再生，谁就能有效防治大多数肝脏病证。肝再生的机制研究进展很快，但西医尚缺乏调控肝再生的有效手段与方法。在"补肾生髓成肝"治疗法则的指导下可提供一系列调控肝再生防治肝脏病证的有效策略和方法，能将有害的肝脏微环境转变成有利于肝再生的微环境，从而有效地防止肝病患者肝衰竭、肝硬化和肝癌的发生、发展。

"补肾生髓成肝"是针对"肝失生发""髓失生肝"病因病机的治疗法则，即补肾生精髓、骨髓和脑髓而调控转化生成肝，以维持正常的肝脏发生发育和再生修复机制，防止肝再生机制紊乱，从而防治肝脏病证的发生发展。"补肾生髓成肝"治疗法则的核心内容至少包括抓住"一个中心环节"，体现"两大核心思想"，坚持"三项基本原则"。①抓住"一个中心环节"是指防治肝脏病证抓住"髓"为中心的关键环节。中医采用补肾治疗肝病虽有长期、大量、丰富的临床实践，但基础理论认识却比较匮乏和笼统模糊。虽有"肝肾同源"的理论认识，但"肝肾同源"的关键中心环节和补肾通过什么途径治疗肝病等关键科学问题，长期未被解决。笔者在对《内经》"肾生骨、髓，髓生肝"的科学内涵进行了深入研究的基础上认识到，"髓"（"髓生肝"）是"肝肾同源"的关键中心环节，"髓失生肝"是肝脏病证发生、发展的关键病因病机，"髓"是"补肾"治疗肝脏病证关键的共同作用途径或"中心靶点"。其中肝干细胞及其微环境是"髓"本质的重要生物学基础，"补肾生髓成肝"通过调节肝干细胞及其微环境的作用机制而发挥防治作用是该"中心环节"的重点内容。在"补肾"的治疗手段与"成肝"（恢复形成正常的肝脏结构和功能）的治疗结果之间，以"髓"为中心环节（包含若干治疗靶点）。此处的"生髓"主要指通过"髓"的中心环节，使"髓"的病理生理变化符合和满足发生发育或再生修复（"生机"）的需要，以维持或促进"髓生肝"的生理状态，预防或改善"髓失生肝"的病理机制（改"不生"为"旺生"，变"乱生"为"常生"，使之恢复到"髓生肝"的生理状态）。简言之，"生髓"即"使髓生"，维持或促进髓处于正常的生理状态。综合运用以下两方面的策略，一方面维护或促进肝干细胞及其组织微环境的正常生理状态，一方面防止或改善异常肝干细胞及其组织微环境的异常病理状态，二者相得益彰。②体现"两大核心思想"是指"补肾生髓成肝"的治疗法则体现的是中医"阴阳学说"和"治未病"（"未病先防""既病防变"）两大核心思想。即"补肾生髓成肝"基于机体存在的正气与邪气、损伤与再生、肝主生发与肝失生发、髓生肝与髓失生肝等阴阳互根转化、对抗协调机制发挥治疗作用。对肝脏病证进行早期干预、全程监控、整体调节、结局考核等"治未病"的防治原则是其特色优势。③坚持"三项基本原则"是指防止肝脏病证发生、发展坚持"从肾论治""肝肾协调同治"和"肝肾与他脏整体协调同治"的三项基本原则，强调"见肝之病，知肝入肾，当先强肾"。"补肾生髓成肝"以维持或恢复肝脏及其相关正常组织结构和功能为追求的"结局目标"和考核的"金标准"，避免或减少"形质毁损"，维持或促进再生修复是防治肝脏病证的基本法则，故组方用药体现"开源节流""补泻兼施"的配伍规律。"开源"即"直接补肾养肝"和"脏间协调同补"，"节流"即通过"祛邪泻实"以减少肝肾精血毁损而间接补肾养肝，即"止损"或"减损"（防止或减轻病理损伤）是补肾养肝的疗效机制之一，通过"祛邪泻实"之法是实现"止损"或"减损"的重要途径之一。"直接补肾"有补肾精（含"血肉有情滋补""草木厚味填补"）、补肾阴（"涵养之补"）、补肾阳（"温养之补"）、平补肝肾等多种基本补法供临床选用。"脏间协调同补"包括"补肾健脾""心肾同补""肺肾同补""多脏同补"等。"祛邪泻实"包括解毒、清热、利湿、化湿、化痰、疏肝、调肝、化瘀、通络、软坚、散结等。在上述原则的基础上制订出若干基本方法或变法。总之，通过调控肾精亏损与肾精再生平衡，实现肾精修复的所有防治措施与方法均属补肾范畴，补肾是"直接补肾""脏间同补"与"阻止损伤""减少损伤"的协调并用。

（四）"补肾生髓成肝"的临床运用

掌握"补肾生髓成肝"防治肝脏病证的临床运用时机、客观量化标准和临床疗效考核是其临床运用的关键环节。

1. 临床运用时机

肝脏病证的病程进展复杂多变，表现为急剧加重、迅速发展；或渐行渐近、缓慢发展；或反复发作、缓急间显；或隐匿发展、恶果突现。例如，慢加急性（亚急性）肝衰竭的发生、发展既可表现为在慢性肝病基础上急剧发展成肝衰竭（"慢加急"），又可表现为在肝硬化基础上进行性发展为肝衰竭（"慢性肝衰竭"）。又如，有的慢性肝病患者可迅速发展为肝衰竭或肝硬化，有的进展却十分缓慢。慢性丙型肝炎多遵循慢性肝炎→肝纤维化（脂肪肝）→肝硬化→肝癌的病程进展模式，但慢性乙型肝炎除遵循上述进展模式外，许多患者肝癌的发生、发展却十分隐匿，早中期很难发现，在没有明显肝硬化临床表现时就可发生肝癌，且一旦发现多属中晚期。但不管肝脏病证以何种模式进展，总有一个向"晚期"过渡的趋势，故"补肾生髓成肝"的临床运用时机必须突出一个"早"字。"早"是一个相对概念，其义有三："早期干预"是"早"，"逆转病势"是"早"（将向晚期发展的病理趋势逆转至"向早"的发展趋势），"稳定病情"是"早"（疾病不向"晚期"发展，使病情处于"较早"的病理阶段）。"早期干预"虽强调"越早越好"，但却没有绝对的"最早"，只有先于某种病势之前的"较早"，不管病情发展到何种阶段，只要生机尚存，就可以采取"较早"的干预措施，争取每一个宝贵的临床运用时机。如何及时发现和捕获"补肾生髓成肝"的临床运用时机，可通过建立"肝主生发/肝失生发""髓生肝/髓失生肝"失衡的动态监测体系全程监控肝脏病证的发生与发展，针对肝衰竭、肝硬化、肝癌发生与发展的危险程度、危险因素和病程的不同阶段制订不同的防治措施，如补肾养肝、补肾解毒、补肾健脾、补肾疏肝、补肾活络、补肾软坚、补肾清湿热化瘀、补肾化瘀软坚等多种治疗方法，进行全程动态变化的个体化治疗，以求在病程的各个阶段均能抓住临床运用时机进行有效治疗，对于减少肝衰竭、肝硬化、肝癌发生与发展的严重结局具有重大的科学意义和临床价值。

2. 客观量化标准

"病证结合"是提高临床疗效的中西医结合模式，辨证论治准确是提高疗效的关键，证候的客观量化有助于准确进行辨证论治。慢性肝病的证候演化复杂多变，在众多"显性证候"之外，更多的是"隐性证候"，这不利于准确进行辨证论治。为提高中医药防治慢性肝病的诊疗水平、临床疗效和服务能力，开展慢性肝病的证候客观量化研究是学术发展的重要途径和趋势。

肝肾精虚是肝脏病证病程进展中的基础证候,常见的肝肾阴虚、脾肾阳虚、肾虚邪实诸证均是在肝肾精虚的基础上发展而来。现行的几种中医肝病证候行业标准均包括肝肾阴虚、脾肾阳虚之证。笔者从全国不同层次、不同地区88所中医医院大样本流行病学资料中得出肝病肝肾阴虚证的分布规律,在中医肝(系)病前10位证候中列第3位,且为虚证的第一证候(10.62%)。在西医肝病中,肝肾阴虚证多见于病毒性肝炎、其他慢性肝病、肝硬化、肝脓肿和慢性肝病后遗症、肝和肝内胆管的恶性肿瘤等。较典型的肝肾阴虚证主要见于慢性肝病的中晚期,符合中医学"久病入肾"的认识。肝肾阴虚与肝肾精虚既有区别,又密切联系。肝肾精虚贯穿于肝病病程进展的始终,肝肾阴虚由肝肾精虚发展而来,多在病程的中晚期或病情严重时出现。一般而言:先有肝肾精虚,病情较轻较早,多为"隐性证候",有一定可逆性;后有肝肾阴虚,病情较重较晚,多为"显性证候",可逆性较差。肝肾精虚是进展到肝肾阴虚的基础,肝肾阴虚是肝肾精虚进一步进展的趋势性证候之一。慢性肝病的进退取决于正邪斗争的结果或状态,正胜邪衰则病愈,正虚邪盛则病进,正邪交织则病重,正衰邪留则病深。在积极祛邪的同时,时时顾护正气是治疗的基本思想。肝病进入慢性阶段正气均有所损伤或不足,故肝肾精虚是"髓失生肝"病因病机的基础证候。根据《内经》"谨守病机"的治疗思想,在慢性肝病的不同病程阶段均可在辨证的基础上兼补养肝肾之精以提高临床疗效,针对肝肾精虚采用补肾养肝之法,本虚标实采用补肾祛邪之法(包括补肾解毒法、补肾化瘀法、补肾清肝法、补肾利湿法、补肾疏肝法、补肾软坚法等)。

肝肾精虚客观量化的必要性是基于提高中医药防治慢性肝病服务能力和水平的迫切需要。中医证候有"显性证候"与"隐性证候"之分,"显性证候"可根据患者的自觉症状和医生观察到的疾病体征而把握,通过专门中医药训练的一般水平的医生即可做到,但"隐性证候"没有明确的自觉症状和疾病体征,要求医生辨证论治的能力和水平较高,必须具有较高的理论知识和丰富的临床经验,有时还得靠一点医生的"直觉"或"悟性"。针对"隐性证候"进行辨证论治,必须全面、系统、深入和准确地把握疾病发生、发展的规律,透彻了解病因病机的转换机制,这正是《内经》强调的医生必须掌握"谨守病机"的本领。现行有关中医证候辨证论治的行业标准多是"显性证候",如慢性肝病的肝肾阴虚、脾肾阳虚即是。但肝肾阴虚、脾肾阳虚等"显性证候"多只在病情较重、病程较久时才出现。慢性肝病大多进展隐匿缓慢,许多患者长达数年甚至数十年无明显临床症状,即使出现症状也非肝病的特异性症状,但肝肾精虚的"隐性证候"却始终存在。为摆脱"隐性证候"难以准确进行辨证论治的临床困境,建立以中医理论为指导、以现代生物学为基础的慢性肝病肝肾精虚证的客观量化指标和诊疗标准不仅必要,而且十分迫切。

肝肾精虚客观量化的可行性建立在对"虚证本质"的全新认识上,即病理损伤与再生修复失衡是虚证本质的共同生物学基础,慢性肝病肝肾精虚证的本质是肝损伤与肝再生失衡("肝失生发""髓失生肝"),即反复或持续的肝损伤和(或)异常的肝再生过程不足以修复肝脏组织,以致肝脏"形质毁坏"(组织、功能受损)、"形质衰败"(组织异构,功能衰竭),甚或"形体衰败"(肝衰竭渐进,累及全身)。

鉴于肝肾精虚证多为"隐性证候",早期无法根据一般症状和体征进行准确的辨证论治。当"无证可辨"时,根据肝损伤与肝再生失衡是对慢性肝病肝肾精虚证本质的认识,将能准确测量的反映肝损伤与肝再生变化(如肝功能减退、肝脏组织学损伤、再生障碍或紊乱等)的生物学指标作为肝肾精虚证的客观量化指标(有机组合的指标体系),并据此制订诊疗标准。其中根据肝脏组织学的炎症活动度(G)、纤维化程度(S)、肝再生程度(R)制订了肝肾精虚证的客观量化标准作为"形质毁坏"临床运用的"金标准",见表2-1、表2-2。以肝脏储备功能客观量化标准作为"形质衰败"临床运用的参考标准,以因肝病所致的相关脏器功能损伤、减退或衰竭的客观量化标准作为"形体衰败"临床运用的参考标准。当"有证可辨"时,采用"形体衰败、形质衰败或形质毁坏,面色晦暗无华或苍黑、苍黄,舌暗红、绛红或舌红少津"等为主症,以"右胁隐痛,腰膝酸软,四肢拘急,筋惕肉瞤,头晕目眩,耳鸣如蝉,两目干涩,口燥咽干,失眠多梦,潮热或五心烦热,男子遗精,女子经少经闭,舌体瘦、有裂纹,花剥苔或少苔,或光红无苔,脉细数无力,或弦,或弦细"等为次症。具备主症中的任何2项及次症中的任何1项者,或具备主症中的任何1项及次症中的任何2项者,或具备次症中的任何4项以上者均可辨证为肝肾精虚证。当肝肾精虚进展到肝肾阴虚、脾肾阳虚、肾虚邪实等"显性证候"时,则可根据现行的中医药行业标准进行辨证论治。

表2-1 慢性肝病患者肝组织病理诊断的分级分期与肝再生的关系

炎症活动度(G)			纤维化程度(S)		肝再生程度(R)	
分级	汇管区及周围	小叶	分期	纤维化程度	分层	肝再生程度
G_0	无炎症	无炎症	S_0	无	R_0	无
G_1	汇管区炎症	变性,少数点、灶状坏死	S_1	汇管区、局限窦周及小叶内纤维化	R_1	轻度肝细胞增生或肥大
G_2	轻度PN	变性,点、灶状坏死或嗜酸性小体	S_2	汇管区周围纤维化,纤维间隔形成,小叶结构保存	R_2	显著肝细胞增生或肥大
G_3	中度PN	变性、融合坏死或BN	S_3	纤维间隔伴小叶结构紊乱,无假小叶形成	R_3	HOC、SHPC增生
G_4	重度PN	BN范围广,多小叶坏死	S_4	早期肝硬化,可见假小叶	R_4	循环干细胞参与

注:BN,桥接坏死;PN,碎屑坏死;HOC,卵圆细胞;SHPC,小肝细胞。

表2-2 慢性肝病患者肝组织病理与肝肾精虚证的客观量化标准

肝肾精虚程度	炎症活动度(G)	纤维化程度(S)	肝再生程度(R)
轻度	G_1(1~3分)	S_1(1分)	R_1(1分)
中度	G_2(4~8分)	S_2(2分)	R_2(2分)
重度	G_3(9~12分)	S_3(3分)	R_3(3~5分)
极重度	G_4(13~18分)	S_4(4~6分)	R_4(6分)

笔者及其团队综合集成了中医药学、现代医学、循证医学、数理统计学和计算机技术与方法,构建了中医药防治慢性肝病循证医学工作平台。利用该平台具有的临床监测功能,对慢性肝病肝肾精虚证的演变规律进行动态监测,为临床预后判断和辨证论治提供参考。

笔者及其团队采用构建的数字化望诊技术对慢性乙型肝炎患者的面舌变化可进行客观量化分析,其客观量化指标可反映肝肾精虚证及其兼夹证的演变规律,考察临床疗效,对于提高辨证论治水平和临床疗效,具有重要价值。

3. 临床疗效考核

由于"肝主生发/肝失生发""髓生肝/髓失生肝"失衡是一个多变的动态过程,其机制极其复杂,"中间指标"(生化、功能、病毒、组织等生物学指标)可在一定程度上、一定时间内反映"补肾生髓成肝"的疗效,但其中许多指标无法完全准确判断病情的预后与结局,故将"中间指标"作为"补肾生髓成肝"防治肝脏病证的疗效考核标准的同时,必须将肝衰竭、肝硬化、肝癌的发生率,患者的生存率及生存质量等"结局指标"作为考核"补肾生髓成肝"防治肝脏病证临床疗效的重要评估标准。

4. 防治肝癌

肝癌由于其发病隐匿、高发病率、高复发率、高转移率、高死亡率而被公认为重大疑难疾病。由于对其确切发病机制还不十分清楚,目前缺乏可靠的防治措施。以前防治肝癌主要着眼于肝癌细胞本身，但当近些年来认识到肝再生微环境在肝癌发生、发展过程中的重要作用后，防治肝癌的理念正在发生重大转变。由于肝癌患者所处环境不同、体质差异，病情千变万化，难以固守一方一药，临床采用辨证论治进行个体化"精准治疗"是中医药治疗的基本策略。"以毒攻毒"一直是中医药治疗肝癌的重要策略，产生了一些有效的药物和方法。近些年来，肝癌的组织微环境理论极大地推进了中医药整体优势和辨证论治优势的发扬光大，一些看似"平淡无奇"的中医药有时能产生"意想不到"的临床疗效。其中肝再生微环境影响肝癌的发生、发展是近些年来的新认识，改善肝再生微环境是肝癌防治的新策略。"补肾生髓成肝"治疗法则指导的系列方药改善肝再生微环境以防治肝癌的发生、发展已具有较高级别的循证医学证据，通过下丘脑-垂体-肝轴、神经-内分泌-免疫-肝再生调控网络、骨髓干细胞转化为肝细胞等途径改善肝再生微环境可能是中医药防治肝癌的疗效机制。

肝癌的发生、发展实质上是肝再生失控的严重结局之一，肝癌的病程进展必然处于异常肝再生的微环境之中。从再生医学角度来看，任何导致肝脏损伤的因素都会导致组织再生修复的发生，肝脏损伤的结局取决于肝组织再生修复的机制和过程是否正常。慢性肝病在其病程进展中的肝再生过程往往受到多种因素的干扰而不能完全再生修复，形成异常肝再生（炎症诱导纤维化、细胞因子紊乱等）微环境，这种恶化的肝再生微环境为肝癌的发生、发展及转移提供了必要条件。对肝癌的肝再生微环境的认识基于大量临床与实验的观察事实。手术切除一直是治疗早期肝癌的有效方法，但即使手术完全切除肿瘤及转移区域（R0切除），5年转移复发率仍高达38%～65%，5年生存率仅50%。甚至有学者发现，手术切除后有促进肝癌复发和转移的作用，推测与外科切除后形成的肝再生微环境诱导残癌包括剩余肝脏中的肝内微小转移灶（micrometastasis）和原发潜伏癌灶的播散、复燃有关。

采用中医药影响肝再生微环境是防治肝癌的新策略，能提高中医药防治肝癌的临床能力和水平，具有重大的科学意义和临床价值。根据中医"生机学说"和"肝主生发"的理论认识，肝癌发生、发展过程中存在"肝主生发/肝失生发""髓生肝/髓失生肝"的失衡机制，当"髓失生肝""肝失生发"的肝再生微环境机制占主导地位时，则肝癌发生风险增加，或肝癌进展和转移加速，病情趋向恶化。当"髓生肝""肝主生发"的肝再生微环境机制占主导地位时，则肝癌发生风险降低，或肝癌进展和转移延缓、阻断，甚至逆转，病情趋向好转。"补肾生髓成肝"通过维持或促进"髓生肝""肝主生发"，改善或逆转"髓失生肝""肝失生发"（异常肝再生微环境）而防治肝癌的发生、发展及转移。

慢性乙型肝炎患者体内存在的异常肝再生微环境是决定肝癌发生、发展的必要条件，改善其异常肝再生微环境可获得防治肝癌的临床疗效。为观察"补肾生髓成肝"（地五养肝胶囊）通过改善异常肝再生微环境防治HBeAg阴性慢性乙型肝炎患者肝癌的情况，笔者采用随机对照临床试验（RCT），中国临床试验注册中心注册号为ChiCTR-TRC-12002962。将130例HBeAg阴性慢性乙型肝炎患者，随机分为3组："补肾生髓成肝"（地五养肝胶囊）治疗组、抗病毒治疗组、"补肾生髓成肝"（地五养肝胶囊）联合抗病毒治疗组。地五养肝胶囊治疗组给予地五养肝胶囊治疗，抗病毒治疗组给予核苷类似物（恩替卡韦）治疗，地五养肝胶囊联合抗病毒治疗组给予地五养肝胶囊联用核苷类似物，疗程12个月。治疗期及随访的结果发现，地五养肝胶囊单独用于治疗HBeAg阴性慢性乙型肝炎患者，其病毒学应答、生化学应答与抗病毒药等效，组织学应答率优于抗病毒药（$P<0.05$）。病理组织学结果表明，"补肾生髓成肝"（地五养肝胶囊）可改善HBeAg阴性慢性乙型肝炎患者异常的肝再生微环境。

进一步采用肝癌预测模型研究体现补肾生髓成肝治疗法则的地五养肝胶囊，主要目的是了解降低HBeAg阴性慢性乙型肝炎患者肝癌发生风险的作用和影响因素，为降低慢性乙型肝炎患者肝癌发生风险提供防治策略和方案。结果发现，分别采用REACH-B和Ma肝癌预测模型（积分系统）研究地五养肝胶囊单用，或联合抗病毒治疗，以降低HBeAg阴性慢性乙型肝炎患者的肝癌发生风险,其结果基本一致。在1年的观察期内,单独应用地五养肝胶囊降低HBeAg阴性慢性乙型肝炎患者肝癌发生风险的作用与抗病毒药、地五养肝胶囊联合抗病毒药的作用相当,与治疗前比较,均能降低HBeAg阴性慢性乙型肝炎患者的肝癌发生风险。入组时将各组每个人进行REACH-B评分,基线时地五养肝胶囊治疗组、抗病毒治疗组和地五养肝胶囊联合抗病毒治疗组的REACH-B评分分别为:5.36±2.98,6.40±3.28,6.62±3.49。组间比较,经统计学处理,差异不显著,$P>0.05$。治疗6、12个月后,地五养肝胶囊治疗组分别为4.81±2.61、5.00±2.82,抗病毒治疗组分别为4.62±2.15、4.62±2.36,地五养肝胶囊联合抗病毒治疗组分别为4.56±2.23、4.38±2.22。与治疗前比较,各组REACH-B得分均较治疗前有明显的下降,经统计学处理,差异显著,$P<0.05$。三组组间比较,经统计学处理,差异不显著,$P>0.05$。采用Li-Ma评估系统进行危险分级比较,则显示地五养肝胶囊降低HBeAg阴性慢性乙型肝炎患者肝癌发生风险的作用与抗病毒药的相当,而地五养肝胶囊联合抗病毒治疗的作用优于单独应用地五养肝胶囊或抗病毒药。

在多项国家和省部级项目资金的资助下,20多年来,笔者及其团队进行了一系列"补肾生髓成肝"改善肝再生微环境防治肝癌的应用基础研究。结果发现,体现"补肾生髓成肝"治疗法则的左归丸(滋水涵木/补肾养肝/肝病"从肾论治")、地五养肝胶囊(肝病从"肝肾与他脏整体协调同治")、抗毒软坚胶囊(肝病从"肝肾协调同治")等的疗效机制涉及下丘脑-垂体-肝轴、神经-内分泌-免疫-肝再生调控网络、骨髓干细胞转化肝细胞、肝组织微环境等多个途径与环节。采用交叉性别骨髓移植模型、MSG-大鼠-肝再生模型、骨髓干细胞与肝细胞共培养技术、蛋白质质谱分析技术、酵母双杂交和免疫共沉淀技术揭示了多个"补肾生髓成肝"影响骨髓干细胞转化肝细胞的关键蛋白质(14-3-3蛋白、GRP 78、组蛋白H4及多种酶类)及其相互作用机制。通过系统生物学研究,发现多个"补肾生髓成肝"调控肝再生相关的信号通路分子机制。其中影响肝再生的信号通路主要包括Wnt、MAPK、TGF-β、JAK/STAT、细胞凋亡、TLR等。这些通路中Wnt1、EGF(表皮生长因子)、FGF(成纤维细胞生长因子)2、FGF16、MAPKK1、E2F、CSF3、Myd88、sFRP1、sFRP5、CSF2受体、CNTF受体、caspase 12等基因表达上调,MAPK9、Rac1、GSK3、Wnt10a、IL-12a、蛋白激酶Cγ、Akt2等基因表达下调。这些受"补肾生髓成肝"调控的信号通路与肝癌发生、发展的肝再生微环境密切相关,提示改善肝再生微环境是防治肝癌的重要机制之一。最近,笔者的实验研究发现体现"补肾生髓成肝"治疗法则的地五养肝胶囊通过改善EMT/MET失衡,双向调节HOC增殖、分化,改善肝再生微环境防治肝癌的发生、发展。

参考文献

[1] 孙广仁.中医基础理论[M].北京:中国中医药出版社,2002.

[2] 叶维法.临床肝胆病学[M].天津:天津科学技术出版社,1985.

[3] 尤金R希夫,迈克尔F索雷尔,威利斯C马德里.希夫肝脏病学[M].9版.黄志强,译.北京:化学工业出版社,2006.

[4] 李瀚旻,高翔."肾生骨髓,髓生肝"的科学内涵[J].中医杂志,2006,47(1):6-8.

[5] 李瀚旻,张六通,梅家俊,等.左旋谷氨酸单钠-肝再生-大鼠模型的建立[J].世界华人消化杂志,2000,8(7):824-826.

[6] 李瀚旻,杨木兰,梅家俊,等.MSG-大鼠-肝再生下丘脑神经细胞凋亡及相关基因TGF-$β_1$的表达[J].中国应用生理学杂志,2003,19(1):46-47,93.

[7] 李瀚旻,张六通,梅家俊,等."肝肾精血亏虚"大鼠动物模型的建立[J].中国中医基础医学杂志,2001,7(4):51-55.

[8] 杨木兰,李瀚旻,梅家俊,等.Dig标记探针原位杂交检测MSG-大鼠-肝再生下丘脑弓状核TGF-$β_1$ mRNA[J].中国组织化学与细胞化学杂志,2002,11(2):202-204.

[9] Petersen B E, Goff J P, Greenberger J S, et al. Hepatic oval cells express the hematopoietic stem cell marker Thy-1 in the rat[J]. Hepatology,1998,27(2):433-445.

[10] Omori N,Omori M,Evarts R P,et al. Partial cloning of rat CD34 cDNA and expression during stem cell-dependent liver cell regeneration in the adult rats[J]. Hepatology, 1997,26(3):720-727.

[11] Omori M,Omori N,Evarts R P,et al. Coexpression of flt-3 ligand/flt-3 and SCF/c-Kit signal transduction systems in bile-duct-ligated SI and W mice[J]. The American Journal of Pathology,1997,150(4):1179-1187.

[12] Theise N D,Badve S,Saxena R,et al. Derivation of hepatocytes from bone marrow cells in mice after radiation-induced myeloablation[J]. Hepatology,2000,31(1):235-240.

[13] Alison M R,Poulsom R,Jeffery R,et al. Hepatocytes from non-hepatic adult stem cells [J]. Nature,2000,406(6793):257-257.

[14] Theise N D,Nimmakayalu M,Gardner R,et al. Liver from bone marrow in humans[J]. Hepatology,2000,32(1):11-16.

[15] 李瀚旻,晏雪生,明安萍,等.肝脏细胞条件培养基诱导大鼠骨髓间质细胞分化为肝细胞的作用[J].中西医结合肝病杂志,2005,15(1):28-30.

[16] 刘彦芳,蔡定芳.左旋谷氨酸单钠对神经内分泌免疫系统的影响[J].国外医学:内分泌学分册,1997,17(3):143-145.

[17] 尹常健.肝胆病中医研究[M].北京:中国医药科技出版社,1993.

[18] 李瀚旻.论"补肾生髓成肝"治疗法则[J].中华中医药学刊,2012,30(5):937-940.

[19] 李瀚旻.慢性肝病"肝肾精虚"证的客观量化标准[J].世界科学技术—中医药现代化, 2013,15(6):1429-1432.

[20] 李瀚旻.论"肝主生发"的养生观[J].中华中医药学刊,2013,31(10):2085-2087.

[21] 李瀚旻.上皮-间质转型/间质-上皮转型失衡与髓失生肝[J].中西医结合肝病杂志, 2012,22(1):1-4.

[22] 李瀚旻.从调控肝再生探讨肝纤维化的防治[J].临床肝胆病杂志,2015,31(6):992-994.

[23] 李瀚旻.肝硬化"虚积互生"的病机探讨[J].中华中医药学刊,2015,33(12):2825-2827.

[24] 李瀚旻.基于"补肾生髓成肝"的肝癌三级预防方案的构建与应用[J].中西医结合肝病杂志,2015,25(6):369-372.

[25] Li H M. Microcirculation of liver cancer,microenvironment of liver regeneration,and the strategy of Chinese medicine[J]. Chinese Journal of Integrative Medicine,2016,22 (3):163-167.

[26] Bihari C,Anand L,Rooge S,et al. Bone marrow stem cells and their niche components are adversely affected in advanced cirrhosis of the liver[J]. Hepatology,2016,64(4): 1273-1288.

第四节 肝肾同源

"肝肾同源"的哲学思想渊源于《易经》,医学理论根源于《内经》,临床实践丰富于汉唐金元时期,理论体系形成于明代,实验研究发展于现代。为了深入研究"肝肾同源"的理论价值和临床指导意义,有必要对其寻根溯源,探讨其原有思维方式和发展脉络,揭示合理的思想内涵,分清经验或教训,以便在继承的基础上创新。

一、肝肾同源哲学思想渊源于《易经》

医学理论的形成必然有其哲学思想的指导,明代医家李中梓在其《医宗必读》中有专篇《乙癸同源论》(以下简称《论》),其论述的哲学思想取自《易经》的"卦爻"。八卦和六十四卦是《易经》特定的表述系统,其中每一卦和组成的每一个爻,都象征着一定的事物,这就是所谓的卦象和爻象。《易经》的占筮,就是通过把卦、爻与外界事物联系在一起的方法,从占得的爻象和卦象之中,类比出未知事物某些与其相似的特性。李中梓则运用藏象与卦象的结合阐发"乙癸同源"的哲学依据,制订"肾肝同治"的治疗法则。

(一)"乙癸同源"的哲学依据

爻是组成卦的符号,三个爻组成一个卦。爻分为"—"(后人称之为阳爻)"--"(后人称之为阴爻)两种,在一个卦中,爻位的顺序是由下往上的,爻就依次被称为初爻、二爻和上爻。基本爻象是阳爻表示动,阴爻表示静。爻象的动和静,决定了八卦的基本卦象。《易经·说卦传》提出的八卦基本卦象是乾卦为天,震卦为雷,坎卦为水,艮卦为山,坤卦为地,巽卦为风、为木,离卦为火,兑卦为泽,组成《易经》的时空图式(后天八卦图)。"乙癸同源"就是运用坎卦和震卦来说明肝肾之间的相关机制。坎卦,初爻和上爻为静,第二爻为动,如同一条河,两岸是土,为静,而中间水流,为动,所以卦象是水。震卦,初爻为动,二爻和上爻静,卦象为雷。古人认为,雷生于地下,也可视为雷虽发于天上,而起作用于地面。后世将其中卦图的方位与时令相配:震东与巽东南主春,离南与坤西南主夏,兑西与乾西北主秋,坎北与艮东北主冬。因为这四卦位于正四方,所以又称为四正卦。

易图的主要图符——河图洛书以数字之谜著称,蕴藏着人体的生命特征。《易经》曰:天一,地二;天三,地四;天五,地六;天七,地八;天九,地十。河图蕴藏着的五行生成数,象征着自然界万物的生成及终止,与人体脏腑的生理特征密切相关。水为河图生数一,肾水居北方属坎卦,水为至阴,为生命之源。"一生二",即肾水化生"肾阴""肾阳"。"二生三",即"肾阴""肾阳"相互作用滋养"肝木"。木为河图三之数,代表新生,反映"肝主生发"(肝脏发生发育与再生修复)的功能特点。故《易经》八卦以震卦应春,方位向东,震属雷,雷动也,万物出乎震,震东方也,震为雷。人体肝属木秉风雷之性,肝为人体升发之脏,故其惊人的再生能力为他脏所没有。肝气旺者意气风发,欣欣向荣;肝气虚者萎靡不振,消极颓废,故人体生命力的旺盛/衰减与肝的鼓动很有关联。风雷对大自然阴阳寒温的调节有很大影响,肝对人体阴阳气血皆有重要作用:肝能调节气血以疏泄情志;调节心神以藏魂;调节气机以助肾之开合;调节升降以促进脾胃运动等。

李中梓运用《易经》的卦爻思想和推理方法,探索肾、肝生理活动的规律、病理变化特点和治疗法则,阐发了"乙癸同源"的命题。《乙癸同源论》中说:肾应北方壬癸,于卦为坎,于象为龙,龙潜海底,龙起而火随之;肝应东方甲乙,于卦为震,于象为雷,雷藏泽中,雷起而火随之。不少医著中所说的"龙雷之火",指的就是肾、肝的相火。李中梓将肾、肝按北和东的方位,与坎、震两卦相配后,又从分析爻相入手,对卦相做了发挥。他认为:坎卦虽属水,然而其卦象却又为龙,龙喜飞升,火性猛烈,均属于阳,坎卦第二爻是阳爻,正象征着龙与火;故古人以为龙是藏于海中的,坎卦的结构是一阳爻在两阴爻之中,正如潜在海中之龙。震卦为雷,雷声电火皆属于阳。"雷藏于泽",震卦的卦形是一阳爻在两阴爻之下,正似雷和火藏于泽中。《乙癸同源论》中不但以坎卦象征龙,震卦象征雷,更以卦中的阴爻象征水,阳爻象征火,所以坎、震两卦中的阳爻,如潜在海中之龙和藏在泽中之雷,无不需要水;像肝、肾之阳都需要水,即需肾中真阴的滋养。通过藏象与卦象结合的方法,为"乙癸同源"找到了哲学依据:"泽也,海也,莫非水也,莫非下也,故曰乙癸同源。"

李中梓还运用后天八卦图动态模式以阐发"乙癸同源"的运动模式。有关后天八卦图动态模式,《易经·说卦传》做了如下的描述:帝出乎震,齐乎巽,相见乎离,致役乎坤,说言乎兑,战乎乾,劳乎坎,成言乎艮。此段大意如下:震卦象征着自然界万物(主要指植物)的出生;在巽卦则都长得整整齐齐;它们彼此相见于离卦;坤卦表示继续茁壮成长;兑卦来临,万物正"兴高采烈",因为这是成熟的季节;乾卦意味着秋尽冬来,阴阳相搏;到了坎卦,已历四季,万物劳倦,行将归藏;艮卦是其生长衰亡过程的终止,又是孕育一个新循环的开始。因为这个模式结合了时间和空间两个观念,可以理解为春、夏、秋、冬四时的旺气,分别与八卦相配,从位于正东的震卦开始,历巽至艮七个卦位,又回到震卦,做左升右降、升极而降、降极又升的圆周运动。因为艮卦"所成终而所成始",所以,这个运动是周而复始的循环运动。李中梓将坎卦(位于北方其象为水)与肾藏相配,坎卦中两阴爻之间的阳爻,既象征龙,又代表火(相火);肾中相火的升起,犹如龙起海底。震卦位于正东其象为雷,与肝藏相配。震卦中两阴爻下面的阳爻,代表雷火(相火)。肝中相火之升,好比春雷一声,万相昭苏。这是肾、肝中相火的正常生理活动,遵循着左升的轨迹。离卦,位居最上(南),配心藏,卦象为火。离卦的卦形是一阴爻在两阳爻之中,表示动中寓静。《乙癸同源论》中虽未提及离卦,却指出:火分君相,君火者,居乎上而主静;相火者,处乎下而主动。君火惟一,心主是也;相火有二,乃肾与肝。所谓的"静"与"动",应该是相对的,指的是升与降,即动升与静降,相火在下,宜升而不宜亢盛;君火在上,应降而不应僭越。如同离卦,处于高位,表示心藏;在运动中是右降的开始,又象征着君火宜降。正西的兑卦,卦象为泽,配属肺藏,又象征八月"正秋"。此卦位于右降轨迹的中点,卦形是两阳爻在一阴爻之下,按照阳爻为雷、为龙、为火,阴爻为水的取象比类法,与"雷藏泽中"相似。八卦中的兑卦和震卦上下相重,便成为六十四卦中的随卦,八月之时,雷藏于泽,则天下随时(符合时令)之象也。《乙癸同源论》中说:及其秋降,雨未收则龙不藏。秋天虽到,如果雨水不充足,龙、雷就不会潜藏于大泽之中(古人认为,雷在不发挥作用时藏于泽中)。相火的正常生理活动,也应该是升而不亢,降而能得到肝、肾之阴的充分滋养。由兑卦降至坎卦,正是龙归大海之时。这样,旺气从坎卦开始,经震、离、兑卦,再回到坎卦,做左升右降、升极而降、降极又升的圆周式循环运动;象征着从龙飞雷起,到"雷藏泽中"和"龙潜海底"的肾肝生理活动模式。以卦图中水升火降的运动模式说明肾肝相互作用的整体调控机制。

(二)"肾肝同治"的治疗法则

"肾肝同治"是建立在以上"乙癸同源"哲学思想上的理论认识,其治疗法则主要有两个内容:一为肝肾虚证,其补在肾;肝肾实证,其泻在肝;补肾泻肝,其协调均在肝肾两藏。二为水火既济,阴阳协调。

1. 肝肾虚证,其补在肾;肝肾实证,其泻在肝

李中梓根据藏象与爻象会通哲学思想指导下的理论认识,并结合临床实践的经验总结,制订了肝不宜妄补,肾不应妄泻,"补肾即所以补肝""泻肝即所以泻肾"的治疗原则。正东的震卦,在后天八卦图中,位于在升弧线的中部,春的旺气向上之势方兴未艾,如同肝主生发,又像春天的树木蓬勃生长,因此不能滥施肥料,只需足够的水分即可。所以说:东方之木,无虚不可补,补肾即所以补肝。肾主水,补肾以补肝,指补水以生木,肝乃生发之藏,若无虚损症状,则不宜妄补。正北的坎卦,是旺气右降的终点和开始左升的起点,好比肾主封藏,又如冬日蓄水,滴滴可珍。故曰:北方之水,无实不可泻,泻肝即所以泻肾。肾乃先天藏精之所,如无实证,则不应妄泻。且肾精肝血,皆属于阴,肾阴虚者肝阴亦亏损,多见肝、肾相火亢盛之证,亢则伤及肾阴;泻肝火即是泻肾火,火平则有利于肾阴的潜藏。《乙癸同源论》曰:但使龙归海底,必无迅发之雷;但使雷藏泽中,必无飞腾之龙。仍以坎卦、震卦中的阳爻象征龙和雷,阴爻代表海和泽,"龙归海底"和"雷藏泽中",意味着水升火降。又根据"人天地相参"的原则,以五藏之气与天地之气相应,结合时令、方位、及七情、六淫的内外病因学说,并将上述诸要素纳入了气的升降运动范畴:东方者,天地之春也,气满乾坤。在人为怒,怒则气上,而居七情之升;在天为风,风则气鼓,而为百病之长。北方者,天地之冬也,六字萧条。在人为恐,恐则气下,而居七情之降;在天为寒,寒则气降,而为万象之衰。春应东方肝藏,与七情之怒、六淫之风,其气皆为升。正与后天八卦图中周流于震、坎两个卦位之旺气的升降规律相似,所以在一般情况下,不补肝不泻肾,因为怒而补之,将逆而有壅绝之忧,风而补之,将满而有胀闷之患,恐而泻之,将怯而有颠狂之虞,寒而泻之,将空而有涸竭之害,造成升而太亢,降而过极,脱离正常的升降之道。

2. 水火既济,阴阳协调

体会《易经》卦爻思想的精髓是宇宙间万事万物的运动变化必须遵循阴阳协调的根本规律。分析"乙癸同源"的整体调控机制,可以发现肝藏血、疏泄和生发功能主要体现出"主动升发"的特点("肝体阴而用阳");肾藏精、闭藏和涵养功能主要体现出"主静潜藏"的特点(两肾之间藏太极而以阴精为根本)。"动"为阳,"静"为阴;卦爻的组成和变化体现的就是阴阳变化的协调统一;因而肝肾相关的整体调控体系的根本内在机制是阴阳协调。李中梓认为:"肝血"是"水之属",而肾"气即火,火即气",将肝肾血气归入水火的范畴。水火既济是阴阳协调的内在机制之一,也是"肾肝同治"补泻原则的关键所在,其立法依据是《易经》中水宜升而火宜降,水火要交和。从李中梓《医宗必读》内一篇名为《水火阴阳论》的文章中可以找到佐证:人身之水火,即阴阳也,即气血也。水火宜平不宜偏,宜交不宜分。火性炎上,故宜使之下,水性就下,故宜使之上,水上火下,名之曰交。交则为既济,不交则为未济;交者生之象,不交者死之象也。《易经》强调运动中的"交和"现象,在六十四卦内的既济卦和未济卦这一对卦中,可以清楚地体现出水火运动中"交"与"不交"的观念。既济卦由八卦中的坎卦和离卦组成,坎水在上而离火在下。水火的本性是水曰润下,火曰炎上。在既济卦中,是水上火下的势态。火炎上也,降而居下;水润下也,腾而居上;此水火之明交也。这表明水火升降有序,则水火交和而阴阳协调。未济,释为没有成功。此卦也由坎卦与离卦组成,但是离火在上而坎水在下,火自升,水自降,则水火不交,不相济为用。这表明水火升降无序,则水火不交而阴阳失调。既济卦与未济卦均有水火,但前者水火交合,阴阳协调,事物兴旺;后者水火分离,阴阳失调,事物衰败。所以,肾肝补泻方案的确定,应当效法既济卦的现象,而避免发生未济现象。《乙癸同源论》中曰:肝气不可犯,肝血自当养,肾阴不可亏,而肾气不可亢。这是指在火上水下的情况下,不能再益火损水,应该补水泻火,以使水升火降。因此实施"肾肝同治"的关键是"泻木所以降气,补水所以制火"。从而恢复"龙归海底"和"雷藏泽中"的自然状态,这样就不仅符合了后天八卦图的运动规律,而且也显示了既济卦水上火下的交和状态。张景岳对这一治疗法则阐发得更为深刻具体,提出"阳中补阴""阴中补阳""气中生精""精中生气"的著名论述,并创造出左归丸、右归丸、左归饮、右归饮等著名的有效方药。

二、"肝肾同源"的医学理论根源于《内经》

《素问·阴阳应象大论》曰:北方生寒,寒生水,水生咸,咸生肾,肾生骨、髓,髓生肝。吴昆注曰:髓生肝,即肾生肝,水生木也。可见"肝肾同源"的医学理论根源于《内经》的五行学说。《内经》认为,肾是通过髓生养肝而体现母子联系的。对于骨、髓,《素问·脉要精微论》曰:骨者髓之府。《素问·解精微论》曰:髓者,骨之充也。另据《素问·奇病论》载:髓者,以脑为主。《灵枢·海论》又谓:脑为髓之海。由于"肾藏精""人始生,先成精,精成而脑髓生",故曰:肾生脑髓。又"脊髓"直接与"脑髓"相连。所以,此处的"髓"是"骨髓""脊髓"和"脑髓"的总称。此三者均由肾所藏的先后天之精化生,故《素问·五藏生成篇》指出:诸髓者,皆属于脑,肾生骨、髓。即肾生骨和髓(以"脑髓"为主)。"脑为髓海",脑髓为肾精所化,肾充则髓实,故"肾生肝"的生理功能,必然受到"脑髓"的调控。不仅"肝肾"在生理上相互联系,而且在病理上亦相互影响。《灵枢·本神》曰:肝藏血,血舍魂,肝气虚则恐;恐惧而不解则伤精,精伤则骨酸痿厥;肾藏精,精舍志,肾气虚则厥,故有"恐伤肾"之说。《素问·五藏生成篇》指出:青当肝,色见青如草兹者死,黑当肾,黑如始者死。青为肝之本色,黑为肾之本色。晦暗无华是久病之后肾精虚衰、病势沉重之外候,并常见视物疲劳、视力减退、复视、幻视、羞明或无神,这是肝肾精血枯竭的表现。肝气通于目,肝和则目能辨五色矣,肝开窍于目,瞳仁为肾精所注,肝肾精血亏损则视物不清。肝肾在生理病理上密不可分,因而在治疗上就协调而治。

晋唐时期,孙思邈在《千金要方》指出下焦病的治疗应热则泻于肝、寒则补于肾。此说原指肝肾寒热,以后逐步发展到指肝肾相火与真阴。北宋钱乙在其《小儿药证直诀》中指出:肝有相火,有泻而无补;肾有真水,有补而无泻。至明代李中梓根据《内经》理论,总结历代医家的认识,特别是吸收了同时代著名医家张景岳"真阴论"的理论精髓,并结合自己的临床经验在其《医宗必读》中提出著名的"乙癸同源,肾肝同治"的理论观点。肾应北方壬癸,肝应东方甲乙,肾藏精,肝藏血,精聚为髓,精髓化生为血("精血同源"),故曰"乙癸同源"。东方之木,无虚不可补,补肾即所以补肝;北方之水,无实不可泻,泻肝即所以泻肾,故曰"肾肝同治"。可见"乙癸同源"的整体调控体系是《内经》"五行模式"生克制化机制的具体体现,并据此制订出"肾肝同治"的基本治疗法则:肝为肾之子,肾为肝之母;实则泻其子,虚则补其母;肝肾均有实证,但肝肾之实证,可从肝泻;肝肾均有虚证,但肝肾之虚证,可从肾补。"肾肝同治"不是单指"肝肾同时治疗",而是"肝肾协同治疗":肾病可治肝调肾,肝病可治肾调肝,亦可肝肾协调并治。

张景岳在其《质疑录》中进一步阐发了"肝无补法""补肾即所以补肝"的观点,足厥阴肝为风木之脏,喜条达而恶抑郁。

然肝藏血,人夜卧则血归于肝,是肝之所赖以养者血也。肝血虚,则肝火旺;肝火旺者,肝气逆也;肝气逆,则气实,为有余。有余则泻,举世尽曰伐肝,故谓"肝无补法"。不知肝气有余不可补,补则气滞而不舒,非云血之不可补也。肝血不足,则为痉挛、为角弓、为抽搐、为爪枯、为目眩、为头痛、为胁肋痛、为少腹痛、为疝痛诸症。凡此皆肝血不荣也,而可以不补乎?然补肝血又莫如滋肾水。水者,木之母也。母旺则子强,是以当滋化源。这精辟地阐明了"肾实从肝泻""肝虚从肾补"的"肾肝同治"的道理。

"肝肾同源"于何处?自《内经》以来,逐渐形成了"肝肾同源于脑"的认识。《灵枢·经脉》指出:人始生,先成精,精成而脑髓生,骨为干,脉为营,筋为刚,肉为墙,皮肤坚而毛发长。《灵枢·天年》亦指出:人之始生,以母为基,以父为楯,失神者死,得神者生也。血气已和,荣卫已通,五脏已成,神气舍心,魂魄毕具,乃成为人。《内经》在此揭示的,可谓是人类胚胎学的萌芽,在"人之始生"至"乃成为人"的胎儿孕育过程中,脑髓的发生先于骨、脉、五脏、筋、肉、皮、毛等。这就为"肝肾同源于脑"奠定了理论基础,近现代有医家结合临床实践和实验研究阐发了这一理论认识。如程文囿在《医述》中论述了脑与肾的关系:脑为髓海,髓本精生,下通督脉,命火温养,则髓益充,精不足者,补之以味,皆上行至脑,以为生化之源,安可不为之珍惜!钱镜湖在《辨证奇闻》中则论述了"脑气不足治在肝"的观点:盖目之系,下通于肝,而上实属于脑。脑气不足,则肝之气应之,肝气太虚,不能应脑,治之法,必须大补其肝气,使肝足以应脑,则肝气足而脑气亦足也。张戈氏等在补肾益精方延缓老年雄性大鼠骨与脑衰老的实验研究中发现:补肾益精方既能增加大鼠股骨各段骨密度,又能提高大鼠股骨弯曲断裂载荷,呈量效依赖关系;补肾益精方不仅能上调大鼠脑组织 M 受体结合容量,而且又能抑制大鼠脑组织胆碱酯酶活性。上述结果提示补肾益精方具有同时延缓骨衰老和脑衰老的作用。而且近些年来有关藏象肝肾本质的研究,丰富和加深了"肝肾同源于脑"的认识。"肾生髓"除有肾生骨髓的含义外,更重要的是有肾生脑髓(包括"脊髓")的含义。补肾生髓强调补肾精,补通兼施,调和并用。因肾精是肾阴和肾阳的物质基础,即由肾精化生肾阴和肾阳,肾阴和肾阳协调作用产生肾气。这种"一生二,二生三,三生万物。万物负阴而抱阳,冲气以为和"(《道德经》)的思想与《周易》所提出的"太极生两仪,两仪生四象,四象生八卦"的物质结构和功能调控模式一脉相承。由于补肾可养髓,养髓可生肝;养肝可补髓,补髓可强肾,故曰"肾肝同治"。

三、"肝肾同源"的理论体系

"肝肾同源"是"乙癸同源,肾肝同治"的简称,"乙癸同源"是肝肾相关的理论基础,"肾肝同治"是协调肝肾的治疗法则。概言之,"肝肾同源"是指肝、肾的结构和功能虽有差异,但其起源相同,生理病理密切相关,可采用"肾肝同治"的治疗法则。"肝肾同源"的理论体系至少包括如下内容。

(一)"乙癸同源"的调控机制

"乙癸同源"是指肝、肾的结构和功能虽有差异,但其起源相同,密切相关。"源",即源泉,引申为事物发生、发展和相互作用的根源。在先天,肝肾共同起源于生殖之精;在后天,肝肾共同受肾所藏的先后天综合之精的充养,"肾生骨、髓,髓生肝"。"肾生骨、髓"即肾生"骨"和"髓","髓"又分骨髓、脊髓、脑髓、精髓等,它们均由肾精化生,藏真下于肾,肾藏骨髓之气也;肾为肝之母,肝为肾之子,"髓生肝"即肾通过"髓"生养肝而发生母子联系。"源"又可理解为事物之间相关联的中心环节,故"乙癸同源"又即肝肾的结构和功能体系通过某些中心环节而密切相关。"肝肾同源于精血"意即肝肾的结构和功能体系通过"精血"这一中心环节而密切相关。简而言之,"乙癸同源"即"肝肾相关",是人体内肝肾结构和功能协调统一的整体调控机制。"乙癸同源"调控机制的理论体系至少包含以下内容。

1. 肝主藏血与肾主藏精相生

肝肾同居下焦,肝主藏血,肾主藏精,精血相互滋生,即肾精滋养肝,使肝之阴血充足,以制约肝阳亢;肾精又赖肝血的不断补充而化生,使肾精充足以维持肾阴、肾阳的协调稳态。故"精血同源"是"肝肾同源"的重要内容。此外,肾水滋养肝木,以使肝气疏泄条达;肝气的正常疏泄亦能促进肾精的再生与储藏。病理上,精血相互影响,同盛同衰,肾精不足可导致肝血亏虚,肝血不足可致肾精亏损,最终表现为肝肾精血亏虚,证见腰膝酸软、男子遗精滑泄、女子经少闭经、头眩耳鸣、健忘,或见五心烦热,颧红盗汗。凡形质不足,精血亏虚皆责之肾精肝血相生失调。

2. 肝主疏泄与肾主闭藏统一

肝主疏泄与肾主闭藏之间存在着相互调节、协同作用的统一关系,主要体现在两个方面:一是指维持女子月经周期和男子精液生成、排泄的生理功能;二是指维持水液的代谢平衡。肾藏精、肝藏血,精血为月经生成之本,精血充盈,汇于冲任,下达胞宫,其按时泄溢则赖肝气之疏泄;肝气条达则经血按时而下,月经是精血藏与泄的结果。肾-肝-胞宫轴,主宰着月经的生理与病理。月经周期是一个定期藏泄的过程,其规律是先藏后泄,泄而有藏。同样,男子之排精,亦是肾藏肝泄协同完成的,肝气疏泄,促进精之泄溢,而肾之闭藏,使精施而有节,泄而有度。病理上,若肝之疏泄与肾之闭藏之间的关系失调,会导致女性月经失常以及男子生精、排精异常。若肝火旺盛、疏泄太过,女子可见月经先期、量多等,男子可见梦交遗精、滑精早泄。若肾精亏虚,肝失所养,精血藏泄失常,女子可见经少、闭经或不孕,男子可见精虚不育。肾主水,司开阖,为调节、排泄水液,维持水液代谢平衡的主要脏器。其开阖功能虽有赖于自身气化,然亦与肝的疏泄功能密不可分。若肝阴虚,疏泄开阖失调,则水液化生、运行、排泄等代谢过程发生障碍,停聚于中、下焦,而水肿、腹胀、小便不利诸症随之而起,心、肝和肾性水肿的病程进展中均可出现该证。例如,肝硬化腹水时临床可见腹大胀满、面色晦滞、唇紫、口燥、心烦、齿鼻时或衄血、小便短少、舌质红绛或暗红少津、脉弦细而数等症。例如,肝肾综合征(hepatorenal syndrome,HRS)是严重肝病时发生的一种进行性、功能性肾功能不全,多见于肝硬化晚期、重症病毒性肝炎、暴发性肝衰竭等,临床主要表现为进行性少尿或无尿、血肌酐和尿素氮升高,但肾脏病理检查无明显器质性病变,在肝衰竭患者其发生率为60%~80%,而死亡率则高达80%~100%。由于HRS的发病机制尚不明确,其治疗还缺乏确切有效的手段。中医通过调节"肝-肾轴"的功能失调可取得一定疗效。有研究表明,肝脏能分泌一种作用于肾入球小动脉的激素——肾小球升压素(GP),GP作用于肾入球小动脉使其扩张,维持一定的肾小球滤过率(GFR)。晚期肝病出现的HRS是由于肝脏分泌的GP缺乏,不足以引起肾入球小动脉的扩张,GFR急剧下降所致。这种病理机制用"肝肾同源"的理论分析就是肝疏泄不及致肾的闭藏失调。在慢性肾衰竭患者体内则存在肝疏泄太过致肾闭藏失调的病理机制。有研究表明,慢性肾衰竭患者由于大部分肾单位的减少,GP的分泌和活力代偿性增强,早期对维持肾脏功能有利,但若这种肝疏泄太过致肾闭藏功能失调的作用持续存在则加速了肾单位的进行性减少,使慢性肾衰竭的病程进展不可逆地进行下去。

除此之外,肝对其他脏腑组织的疏泄调节作用亦需与肾主闭藏的功能协调统一。

3. 肝主生发与肾主涵养协调

在五行调控模式中,肾的五行归类属水,肝的五行归类属木。水能生木,故肾为肝之母脏,肝为肾之子脏。根据"天人相应"的整体调控观,人体的内部脏器,同外界自然环境息息相关,由于肝属木,旺于春,主东方,而东方居左,春主发生,肝的生发功能与春气之生密切相关。故王冰曰:肝象木,王于春,春阳发生,故生于左也。从字面上考查,"生"字本义即生发、长成、向上。用这个"生"字描述肝脏惊人的再生能力和生发向上的功能特点是最恰当不过了。肝具生发之性,在《内经》中有多处论及,如《素问》曰:苍气达,阳和布化,阴气乃随,生气淳化,万物以荣。其化生,其气美,其政散,其令条舒。王冰注:木之专政,故苍气上达。达,通也,出也,行也。木应肝,肝具生、出、通、达、行的生理特性。又《素问·气交变大论》曰:风生木,其政舒启。舒启即舒展开发之意。王冰注:舒,展也;启,开也。足见《内经》有关对肝的论述中蕴含了肝具生发、舒达的特性,也足以反映出古人对肝脏惊人的再生特性是有所观察和认识的。然木赖水生,肝脏的生发功能必赖肾水的涵养才能正常发挥;肾主水的功能需肝木的舒达才能开合有度。肝的生发与肾的涵养协调是机体的重要调控机制,其中至少包含两个重要机制:一是肾通过脑髓调控肝的再生,二是肾通过骨髓再生肝。病理上表现为调控的太过与不及两个方面:太过包括母气太过与子气太过,不及也包括母气不及与子气不及的病机。木衰水亏,是指肝气不及累及肾,亦称子盗母气,或肝虚及肾。常见如肝阴虚导致肾阴亏损者,目眩眼涩,或双目昏花,虚烦不眠,失眠多梦,脑转耳鸣等。水不生木,是指肾气不及而导致肝脏生发功能紊乱的病变,亦为肾病及肝。由于肝木赖肾水涵养,才得生发条达,若肾水不足,可直接导致肝阴虚损,肝阴既虚,肝阳偏亢,故可见头目眩晕、口苦咽干、头痛耳鸣及腰痛、不寐健忘、潮热盗汗等。以上两种病机导致的肝肾精血亏虚的病证,治宜滋肾水以涵肝木。脏气不及属虚,虚则补其母。同理,若肝脏的再生功能紊乱,肝脏生发太过则变生癌肿,肝脏生发不及则功能渐趋衰竭,从肾调治以协调肝主生发与肾主涵养调控体系是其重要的治疗思路。

(二)"肾肝同治"的治疗法则

"乙癸同源"的调控体系涉及体内多种生理病理的变化,"肾肝同治"的临床辨证论治内容丰富多彩,包括肾病治肝、肝病治肾或肾肝同治,但"肾肝同治"经典的基本治疗法则主要是指滋水涵木。滋水就是补肾精,"损其肾者,益其精"。肾主藏精,精是机体的本原,可化生其他物质且能产生多种具有重要生理效应的在体内起决定作用的微细物质,故肾精是肾阴和肾阳的物质基础,即由肾精化生肾阴和肾阳,肾阴和肾阳协调作用产生肾气。一生二,二生三,三生万物。在此,"一"是肾精,"二"是肾阴、肾阳,"三"是肾气,可见补肾的根本所在是补肾益精,在补肾益精的基础上协调阴阳。涵木就是寓补肝于补肾之中,肝肾虚证,其补在肾,其协调在肝肾。通过滋水涵木以维持肾精-肝血相生、闭藏-疏泄统一和生发-涵养协调。

1. 滋水涵木与肾精-肝血相生

于精血补肝肾,则肝肾不可分,必寓补肝于补肾之中,故补益肝肾精血的药物往往兼入肝肾二经,难以截然划分,如熟地黄、山茱萸、枸杞子、何首乌、怀牛膝、桑椹等。药物配伍在填精养血的基础上,注意兼顾肝肾两脏的功能特点,如:补肾注重填精补髓、协调阴阳;补肝强调酸甘化阴、调畅气血。现代有关"补肾益精"的研究,不仅验证了"补肾益精养生"防治老年性疾病和"补肾益精养血"防治贫血性疾病的疗效,而且揭示了"肝肾同源于精血"的科学内涵和分子生物学机制。

2. 滋水涵木与闭藏-疏泄统一

肝肾阴虚常致疏泄、封藏失职,要使肝的疏泄功能得以正常发挥,必须通过滋水涵木使其与肾的"闭藏"功能协调统一起来。若久病精血亏损,肝经脉络失养出现的胁肋隐痛,绵绵不休,则宜用一贯煎加减滋阴疏肝;若肝肾阴虚,郁而失疏,开阖不利,则宜用六味地黄丸酌加枸杞子、何首乌等滋养肝肾,内热口干加麦冬、玄参,潮热加银柴胡、地骨皮,尿少加猪苓、滑石、白茅根、路路通、泽兰,或少加桂心以反佐之;若肝肾阴亏,虚热内生,络伤血溢,则宜用滋水清肝饮合茜根散以滋阴降火、凉血止血;若水不涵木,风阳上扰,则宜用杞菊地黄丸、天麻钩藤饮、镇肝熄风汤等滋补肝肾、平息肝阳;若阴虚内热,冲任不固,则宜用两地汤、固经丸等养阴清热、固冲止血;若精亏血少,冲任失养,出现经闭,则宜用归肾丸滋补肝肾、养血调经;若肝肾阴虚,精亏血少,冲任空虚,胞络失养,出现痛经,则宜用调肝散滋补肝肾、养血止痛;若肝肾阴虚,虚火妄动,男子梦中阳举,举而遗精,或女子梦交,则宜用知柏地黄丸滋阴降火;若肝肾阴虚,精血亏耗,筋骨失养,则宜用虎潜丸补益肝肾、柔筋养骨;若男子肾虚精亏,疏泄不利,出现精子稀少、无精、死精、腰膝酸软、头晕耳鸣、阳痿、早泄、小便余沥不尽,则宜用五子衍宗丸(枸杞子、菟丝子、五味子、覆盆子、车前子),以补肾填精、疏利肾气。

3. 滋水涵木与生发-涵养协调

肝气生发为阳,肾精涵养为阴,"精之与气,本自互生",故生发-涵养调控体系根于阴阳协调。张景岳明确提出"阴阳者一分为二"的著名论点,认为这是自然界的普遍规律。他在《内经》"阴在内,阳之守也;阳在外,阴之使也""阴平阳秘,精神乃治,阴阳离决,精气乃绝"和王冰"阳气根于阴,阴气根于阳"等理论指导下,深入地阐发了阴阳协调的原理,指出阴阳之理,原自互根,彼此相须,缺一不可,无阳则阴无以生,无阴则阳无以化,并认为《内经》中气归精而精化为气的论述,正是说明"精气相生"的妙理。因气为阳,阳必生于阴;精为阴,阴必生于阳。故以精气分阴阳,则阴阳不可离。组方配伍时则强调善补阳者,必于阴中求阳,则阳得阴助而生化无穷;善补阴者,必于阳中求阴,则阴得阳升而泉源不竭;善治精者,能使精中生气;善治气者,能使气中生精。此即万物负阴而抱阳,冲气以为和。和者,协调也。维持肾阴、肾阳协调是补肾的基本手段,但肾阴、肾阳源自藏于命门的肾精(元精、真阴),张景岳认为真阴为人体生命最基础的物质,命门为"真阴之脏",因而称命门所藏的元精为"阴中之水",元精所化的元气为"阴中之火"。正由于命门藏精化气,兼具水火,故张景岳称:命门者,为水火之府,为阴阳之宅,为精气之海,为死生之窦。五脏之阴气非此不能滋,五脏之阳气非此不能发。由于张景岳认为无论火衰、水亏,都与真阴的亏损有关,而精血形质可反映真阴的盛衰,故在临证时十分注意精血受损的程度,指出观形质之坏与不坏,即真阴之伤与不伤。因此,他治病的方法重在"治形",治形又必以精血为先务。张景岳在《治形论》中指出:凡欲治病者,必以形体为主,欲治形者,必以精血为先,此实医家之大门路也。在这一思想指导下,对于阴精不足或阳气虚耗的患者,他都以填补真阴、滋养精血、治疗形质为主。他常用的补益精血的药物有熟地黄、当归、枸杞子等,尤以熟地黄为首选。形体之本在精血。熟地黄以至静之性,以至甘至厚之味,实精血形质中第一品纯厚之药。尽管他创制的左归丸、右归丸有"阴中求阳""阳中求阴",或"精中生气""气中生精"的区别,但都是在填补肾精真阴的基础上协调阴阳。右归丸实际上是在左归丸的基础上增加了温壮阳气的药物。故治水治火,皆从肾气,此正重在命门,而阳以阴为基也。老子曰:知其雄,守其雌。夫雄动而作,雌静而守,然动必归静,雄必归雌,此雄之不可不知,雌之不可不守也。邵子曰:三月春光留不住,春归春意难分付,凡言归者必归家,为问春家在何处。夫阳春有脚,能去能来,识其所归,则可藏可留,而长春在我矣。"归"者,元精归藏于肾家也。左归丸重用熟地黄滋肾以填真阴;配枸杞子、山茱萸以益精涩精。龟板胶、鹿角胶,为血肉有情之品,鹿角胶偏于补阳,龟板胶偏于滋阴,两胶合力,沟通任督二脉,益精填髓,蕴含阴中求阳、阳中求阴、水火既济和阴阳协调之义。菟丝子配牛膝,补肾精、强腰膝、健筋骨。山药滋益脾肾。治真阴肾水不足,不能滋溉营卫,渐至衰羸,凡精髓内竭、津液枯涸等证,俱速宜壮水之主,以培左肾之元阴,此方主之。肝木的生发功能必赖肾水的滋养,故左归丸可通过滋水涵木以维持生发-涵养调控体系的协调统一。现代实验及临床研究证明,左归丸可通过下丘脑-垂体-肝轴、神经-内分泌-免疫网络和髓-肝转化调节肝再生,为补肾治肝(通过滋水涵木以维持生发-涵养协调)提供了科学的实验依据。

参考文献

[1] 李瀚旻."肝肾同源"的理论探讨[J].中国中医基础医学杂志,2000,6(7):5-9.
[2] 李瀚旻,张六通,邱幸凡."肝肾同源于脑"与肝肾本质研究[J].中医杂志,2000,41(2):69-71.
[3] 李瀚旻,张六通,梅家俊,等."肝肾精血亏虚"大鼠动物模型的建立[J].中国中医基础医学杂志,2001,7(4):51-55.
[4] 李瀚旻,张六通,邱幸凡,等.左归丸改善MSG-大鼠-肝再生肝肾精血亏虚证的作用机制研究[J].湖北中医学院学报,2001,3(4):30-33.
[5] 李瀚旻."肝肾同源"现代研究进展、评述与展望[J].中国中医基础医学杂志,2002,8(11):75-76.
[6] 李瀚旻,张六通,梅家俊,等.左旋谷氨酸单钠-肝再生-大鼠模型的建立[J].世界华人消化杂志,2000,8(7):824-826.
[7] 徐琦,张杰,崔成德,等.补肾益精的分子生物学研究[J].医学研究通讯,2002,31(1):27-28.
[8] 吴志奎,黄有文,蔡辉国,等.补肾益髓法治疗β-地中海贫血分子基础与临床研究[J].医学研究通讯,2002,31(6):24-25.
[9] 李瀚旻,杨木兰,梅家俊,等.MSG-大鼠-肝再生下丘脑神经细胞凋亡及相关基因TGF-$β_1$的表达[J].中国应用生理学杂志,2003,19(1):46-47,93.
[10] 杨木兰,李瀚旻,梅家俊,等.Dig标记探针原位杂交检测MSG-大鼠-肝再生下丘脑弓状核TGF-$β_1$ mRNA[J].中国组织化学与细胞化学杂志,2002,11(2):202-204.
[11] 李瀚旻,高翔."肾生骨髓,髓生肝"的科学内涵[J].中医杂志,2006,47(1):6-8.
[12] 李瀚旻,高翔,晏雪生,等.左归丸促进骨髓形成肝细胞的研究[J].世界华人消化杂志,2005,13(24):2818-2822.
[13] 李瀚旻,高翔,晏雪生,等.左归丸促进骨髓形成肝细胞的分子机制研究[J].中医杂志,2006,47(10):778-780.
[14] 兰少波,李瀚旻,罗建君,等.滋水涵木法治疗慢性乙型病毒性肝炎的临床研究[J].湖北中医杂志,2006,28(8):3-6.
[15] 罗俊华,巴元明."肝肾同源"理论的研究进展[J].云南中医学院学报,2013,36(1):91-93.
[16] 陈攀,徐志伟,敖海清."肝肾同源"理论研究现状的概述[J].北方药学,2013,10(2):68-69.
[17] 梁健,周小潇,邓鑫.肝肾同源理论在肝纤维化治疗中的指导作用[J].湖南中医杂志,2012,28(3):104-106.
[18] 李瀚旻."肝肾同源"的理论体系[J].中医药管理杂志,2007,15(3):203-206.

第五节 再生医学基础

"肝主生发"的生物医学基础主要涉及发生发育和再生修复两大方面，前者主要是人体发育学的研究内容，后者主要是再生医学研究的内容。人体发育学是组织胚胎学、解剖学、细胞生物学、遗传学、分子生物学、儿科学、儿童保健学、儿童精神医学、老年医学、心理学等学科相互渗透而发展建立起来的一门交叉学科，应用各个学科中的先进理论和技术来探讨人体发生发育中的问题。重点研究人生命的开始和人体发生过程中的许多重要变化，掌握人体各种器官、结构之间的正常关系及其先天性畸形的形成及个体各个发育阶段所呈现的独特性，解释生命过程中的许多生理、心理、病理和异常现象，尤其是目前尚不能解决的肿瘤、衰老、某些精神疾病和畸形等问题，从而寻找解决这些问题的途径和方法。再生医学重点关注成熟机体因病理学损伤后组织器官结构和功能的再生修复机制及其临床应用。笔者及其团队20多年来重点研究总结了中医/中西医结合通过调控肝再生防治肝脏病证及其相关病证的基础与临床运用，故本书简要介绍"肝主生发"的再生医学基础，其中重点介绍肝再生的生物学及医学基础（简称生物医学基础）。

再生及再生医学是"肝主生发"的重要生物医学基础之一。再生医学在国际上已成为当今生物学和医学关注的焦点和研究热点。纵观千百年的医学发展史，绝大多数疾病治疗方法是以病因治疗、对症治疗、支持治疗为基本原理而设计的，但遗憾的是现在许多疾病病因不明确，或病因虽明确却无法祛除病因，或有的原始病因虽控制了但病情仍然进展，对症支持治疗"治标不治本"，故大多数疾病仍不能根治。现代医学技术的发展急需另辟蹊径，创造标本兼治的新治疗方法。随着医学分子生物学、细胞生物学以及高分子材料学等的迅猛发展，对受创伤或衰竭的组织和器官实现人工再生与再造不仅成为可能，而且已有成熟的研究成果运用于临床。通俗理解的再生医学是一种理想的"自身疗法"，即凭借机体自身拥有的再生修复的自然治愈能力，让组织结构和机能受损或丧失的机体获得重构和功能恢复。近些年来，再生医学发展的关注点逐渐从体外再生到体内再生，通过在体内调控再生防治疾病已成为前景十分广阔的研究方向，其中十分活跃的研究领域是通过在体内调控肝再生防治肝脏病证及其相关病证。

一、再生及再生医学

再生（regeneration）是通过原始胚胎发育过程和机制的部分重现来恢复原有组织结构和功能的病理生理过程和机制，可以发生在包括分子、细胞、组织等任何水平。再生能力是大自然普遍存在的现象，有机体具备再生能力是维持生物体存在与完整的最基本机制。组织当中存在着未完全分化的细胞，除了一部分参与生长发育过程以外，其余的则保持自我更新和分化的潜能，一旦组织遭遇损伤，这部分细胞将发生增殖分化，参与组织再生修复。不同生物体内的再生能力不同，但对维持生物体存在与完整却同等重要。最显著的再生现象是肉眼可观察到的无脊椎动物自切部位的重生，脊椎动物体内各种细胞的更新是肉眼看不见但每时每刻都在进行的再生现象。哺乳动物的再生能力远不如涡虫和某些两栖动物，涡虫身体的任何部分都可再生出整个机体，某些两栖动物可再生出复杂的组织结构，如肢体或尾部。再生是必需的，但再生又是有条件的和有限制的。正如Goss所说：假如没有再生，就没有生命；假如任何事物都能再生，就没有死亡；生物体即存在于这两个极端之间。

再生与发育不同，再生起始在已分化的环境中，已分化的细胞或未分化的细胞（如干细胞）是一种无性过程。而发育是一种有性过程，通常是新基因的首次表达。再生过程中的细胞是在已建立的环境中发育，而发育过程的细胞通过分裂来建立细胞环境。再生过程新结构的形成是新细胞分裂、重排和已有细胞重新分化的结果。再生过程受到信号系统的精密调控，各类分化细胞不仅必须维持正确的相对量,还必须维持正确的相对位置。邻近组织分化细胞的状态指导干细胞正确的再生,干细胞发育为合适的组织依赖于干细胞在身体中所处的位置。此种再生调节机制与发育调节机制类似,一些研究已经表明,发育调控基因在再生过程中也有表达。但其基因的表达方式有所不同,如在蝾螈肢的发育过程中,HoxA13 和 HoxA9 以同线性方式表达。在再生过程中,HoxA13 和 HoxA9 并不按照时空同线性的规则表达,而是在同一残肢细胞中重新开始表达,且在截肢后 24 h 之内表达。近些年来发现,HoxB13 和 HoxC10 可能在蝾螈肢再生中起重要而独特的作用。

再生有完全再生和非完全再生之分:完全再生是指机体在损伤后通过再生完全恢复原有组织的结构和功能;非完全再生是指机体在损伤后由于多种原因的干扰导致组织无法完全通过再生修复原有结构和功能,包括能够再生但损伤超过了再生修复的能力,或虽有再生,甚至某些成分再生过度,但由于破坏了原有的正常组织结构使功能得不到应有的恢复。纤维化或瘢痕化(损伤部位通过成纤维结节的塑性形成胶原瘢痕)修复就是一种常见的非完全再生。非完全再生的纤维化是机体自我保护的一种方式,因为纤维化较完全再生更迅速,对于危及生命的损伤,如为防止大量失血,纤维化愈合是更为迅速而安全的修复方式。但纤维组织只能维持组织存在的最基本要求,无法恢复正常组织的必要功能。纤维组织的过度增殖会影响组织器官的功能健全,故纤维化(过度的纤维组织增生)被认为是异常再生过程,如慢性肝病的肝纤维化可进展至肝硬化,影响肝脏的结构和功能,甚至发展至肝衰竭,须加以防治。

再生医学(regenerative medicine,RM)是研究机体再生能力和机制的一门古老而新兴的交叉学科,其概念的内涵和外延随研究的飞速发展不断更新。目前再生医学的概念有狭义和广义之分。再生医学的基本原理是利用机体本来存在的自然愈合能力修复和重建器官结构和功能。近些年来再生医学领域的研究主要集中于组织干细胞和组织工程学的研究,特别是骨髓来源干细胞的分化潜能为许多疾病提供了细胞移植与再生修复的新治疗手段。组织工程产品如皮肤、骨和肌腱等已经应用于临床,对复杂组织和器官制造的研究也取得许多令人振奋的进展。人造替代品技术与天然组织来源的替代品技术虽然是不同的概念,但在医疗实践中却是不可偏废的统一体。以往研究和应用的各种体外人工器官装置如人工肝、人工肾、人工呼吸机及体外循环装置仍然是促进组织原位再生和器官功能恢复的主要辅助工具,它们在天然组织再生的过程中起支持作用,有助于机体组织器官的修复与重建及功能的彻底恢复。但体外再生医学的技术和产品必须依赖于体内的再生机制,体外再生必须结合体内再生才能实现其医学目的。美国维克森林大学医学院教授、再生医学中心主任 Anthony Atala 指出:再生医学研究的真正目标是帮助患者重新启动器官功能,将其带出困境。目前的再生医学领域(如皮肤、尿道、血管、气管、骨骼等),已经有许多技术达到临床应用程度。目前,器官移植是挽救器官终末性衰竭患者的重要而有效的手段。但疾病进展到终末晚期采用器官移植治疗是逼不得已的办法,在经常发生的器官终末性衰竭之前时常有一个较长的过程。在此阶段,应该采用多种再生医学的技术与方法尽早介入,重建和恢复组织器官结构和功能,尽量避免器官终末性衰竭而进行器官移植。再生医学追求的目标是在疾病早期发现和干预,以避免器官衰竭。当器官衰竭不可避免地发生后,再生医学可以改变器官功能,或利用细胞和组织来补充脏器功能,尽量避免器官移植手术。如果可以诱导患者自身的干细胞再生,这样就可以有效地避免移植排异。再生医学的策略是只需替代功能,不一定要置换整个器官。20 世纪 90 年代以来,随着细胞生物学、分子生物学、免疫学及遗传学等基础学科的迅猛发展,以及干细胞和组织工程技术在现代医学基础和临床的应用,使得现代再生医学在血液病、肌萎缩、脑萎缩、心脏病、肝病等多种疾病的治疗方面显示出良好的发展前景。

二、组织工程学

组织工程学属狭义再生医学范畴,是再生医学的重要分支之一。早先的再生医学和组织工程学没有严格区分,从发展历程来看,再生医学先后经历了 4 个"R"阶段:第一个"R"(resection)阶段,即"切除"。切除病灶后,利用机体自身的再生修复能力完成组织愈合。第二个"R"(repair)阶段,即"修补"。传统的修补方法是自体组织移植术,以牺牲自体健康组织为代价,虽可以获得原有损伤的修补疗效,但会导致很多并发症及附加损伤。第三个"R"(replacement)阶段,即"替代",器官移植是最有效的"替代疗法",除存在器官来源有限、感染、排异等难以克服的问题外,其治疗理念仍属"拆东墙补西墙"。20 世纪 80 年代后期进入第四个"R"(regenerative medicine,RM)阶段,即"再生医学"。再生医学已突破以往"拆东墙补西墙"的发展阶段,进入维持或促进机体内部组织结构重构和功能恢复的崭新阶段。

组织工程学自学科建立以来,仅有几十年的历史,但其发展速度极快,研究范围不断拓宽,研究内容不断深入,现已在许多大动物身上成功构建了多种再生组织。传统临床使用的植骨材料主要分为自体骨、同种异体骨、经特殊处理的异种骨和人工骨材料等,存在适用性不高和并发症等缺陷。通过组织工程学手段体外培养骨骼组织作为修复材料,其生物性更强,效果更好。通过体外培养角膜,再移植回人体,让因为角膜缺失或损坏而失明的患者恢复视力是组织工程学重点研究方向之一。通过体外培养皮肤组织移植回人体,达到修复皮肤的外形和功能的目的,目前已取得重要进展。采用生物材料配合移植干细胞修复子宫内膜治疗不孕症也有成功病例。软骨、人工皮肤等组织工程学成果已作为产品上市,预计不久将有更多的组织工程学产品问世。

组织工程按组织器官的构筑方式可分为组织再生工程(tissue regenerative engineering)和组织替代工程(tissue substitute engineering)两大类。组织再生工程多由自体细胞借助人工 ECM,生长因子经分裂、增殖、分化以重新构筑患者自己的组织和恢复功能。组织替代工程由异体或异种细胞与免疫隔离膜一起构筑能替代患者受损、缺失器官的一种功能性组织器官。这种组织器官的构筑体是由"生物体"和"非生物体"结合而成,故称为杂合型人工器官或称为生物型人工器官(bioartificial organs)。目前杂合型(生物型)的胰脏和肝脏已经接近开发成功,有望不久实现产业化。

三、细胞治疗

细胞治疗是近些年来兴起的疾病治疗新技术,是指利用某些具有特定功能的细胞的特性,采用生物工程方法获取和(或)通过体外扩增、特殊培养等处理后,使这些细胞具有增强免疫、杀死病原体和肿瘤细胞、促进组织器官再生和机体康复等治疗功效,从而达到治疗疾病的目的。这种以再生、再造、代替和新生为基本治疗原理的现代干细胞移植治疗术是再生医学的重要分支。由于再生医学的迅速进展,其内涵已超越组织工程学,细胞及细胞因子治疗、基因治疗、微生态治疗等均属再生医学范畴。近些年来,细胞治疗在遗传病、癌症、组织损伤、糖尿病等疾病的治疗上显示出越来越高的应用价值。目前,细胞治疗研究的主要内容是干细胞如何发育成组织,并应用干细胞的这种潜能进行组织替代疗法,从而恢复受损组织的正常结构和功能。干细胞是再生医学的基础和研究热点,其中 BMSCs、皮肤干细胞、神经干细胞、脂肪干细胞等是研究重点。随着研究的深入,利用干细胞具有向各种细胞分化转变的能力,治疗临床上众多的、用常规手段治疗效果不佳的变性、坏死性和损伤性疾病有显著、独特的医疗效果。用于细胞治疗的细胞研究对象主要有 ESC 和 ASC 两大类。

1. ESC

ESC 的研究及应用是继"人类基因组计划"之后的又一场生物医学革命。美国《Science》杂志连续两年(1998—1999 年)将 ESC 的研究评为年度重大科学进展,2001 年被列为当今六大热门科技研究领域之一。ESC 是指从种植前胚胎(4~5 天囊胚)的内细胞团(inner cell mass,ICM)分离培养的具有全能性的、高度未分化的细胞。ESC 的主要特点是发育的全能性,在体外进行遗传操作后的 ESC 一般仍可保持发育的全能性。在体外可诱导产生出三个胚层的分化细胞，能广泛参与宿主各组织器官的生长、发育并形成嵌合体，特别是生殖系嵌合体。长期培养仍有形成三胚层衍生物的能力，可连续分裂几代，也可较长时间处于静止状态，大部分时间处于 S 期，保持未分化状态下的增殖。ESC 可分化为卵子和精子，不存在 X 染色体失活。ESC 的研究有广阔的应用前景，目前，在 ESC 转化心肌细胞、神经细胞、胰腺细胞、肝细胞等方面的研究进展较快。近年来，有科学家经过转导干细胞相关基因将成体细胞转化为具有 ESC 特性的诱导性多能干细胞（iPS），并获得诺贝尔奖。

目前，ESC 转化心肌细胞、神经细胞、胰岛细胞及肝细胞的基础与临床应用研究十分活跃，进展迅速。其中，细胞治疗肝病的新策略目前主要包括采用细胞移植或生物人工肝辅助治疗肝硬化及肝衰竭，采用干细胞进行基因介入治疗遗传性肝病。国际上已构建多种分化诱导技术体系，对 ESC 分化得到的肝（前体）细胞的功能和可移植性进行了研究。Yamada 等利用肝细胞对靛青绿（indocyanine green，ICG）的排泄现象，建立了一套分化肝细胞的检测方法，同时也对肝细胞的分化过程进行了研究。他们发现 ICG$^+$ 细胞一般在拟胚体培养的第 14 天开始出现形态上与肝细胞相似的独特三维结构，可分泌产生白蛋白（ALB），并表达 ALB、甲胎蛋白（AFP）、尿素合成酶等肝细胞相关基因。将这些细胞通过门静脉移植入小鼠体内，发现可以整合到受体小鼠肝脏中。ICG$^+$ 细胞簇多出现在跳动的心肌附近，提示心源中胚层对内胚层细胞分化的诱导作用和拟胚体本身可以提供肝细胞分化的微环境。Miyashita 等通过 RT-PCR 和定量 PCR 对拟胚体自发分化过程中肝细胞相关基因的表达情况做了深入研究，发现在拟胚体体外培养 21 天后开始检测到多数基因尤其是 6-磷酸葡萄糖（G6P）等成熟肝细胞的标志，但表达量仅相当于初生小鼠肝脏的（0.12±0.9）%。细胞化学分析表明，肝细胞多位于拟胚体铺展生长的外周区域。Hu 等利用 TGF+FGF2，Dex+ITS 和 HGF（肝细胞生长因子）+OSM 三组诱导剂对拟胚体连续诱导 12 天，RT-PCR 结果显示，AFP、ALB、G6P、TAT 等肝细胞标志的表达与对照组相比都有所提前；其分泌 ALB 和合成尿素的能力随着分化时间的延长也随之增高，最后统计的肝细胞分化率明显高于对照组。Kuai 等设计了一种小鼠胎肝细胞和干细胞共培养体系（两种细胞不直接接触，但培养液相通）研究干细胞与胎肝细胞共培养后干细胞的转化。结果发现，干细胞可以分化成单一形态的上皮样细胞，其形态与胎肝细胞相似，ALB 和 TTR 基因、蛋白质表达量都很高。Ruhnke 等通过建立大鼠的胚胎干细胞系（rat embryonic stem cells，RESCs）研究其分化为肝细胞的能力，将 RESCs 培养在 Matrigel 包被的盖玻片上，采用含 FGF4 的培养液进行肝细胞的直接诱导分化。诱导 21 天后，细胞形态逐渐变成圆形，贴附于培养皿底部，细胞直径增大，部分细胞变成双核，细胞质变暗。免疫组织化学（简称免疫组化）检测表明其表达 CK18、ALB、AFP、AAT 等，RT-PCR 检测发现 AFP、TTR 等表达量有明显的升高。Geron 公司的研究者发现丁酸钠（sodium butyrate）可以通过拟胚体或直接诱导 hES 细胞定向分化为肝细胞，分化得到的细胞与原代培养肝细胞形态相似，70%～80% 的细胞可以表达肝特异性的蛋白质（如 ALB、α-1-antitrypsin、cytokeratin 8 和 18 等）、储存糖原及诱导细胞色素 P450 活性，但细胞不表达 AFP。Choi 等为了研究小鼠 ES 细胞的体内分化潜能，将其注入免疫缺陷小鼠的脾脏内，结果形成了畸胎瘤，对其结构等的观察和分析表明，在畸胎瘤的某些部位存在典型形态的肝细胞，这些细胞可以表达肝细胞特异的基因和蛋白质，分化得到的细胞是不同成熟程度的肝细胞的混合体。国内有学者为观察 ESC 来源的肝细胞对急性肝衰竭（FHF）小鼠的移植治疗作用，选用小鼠 D3-KS 细胞，利用 TGF、FGF、HGF 等进行肝细胞方向诱导分化。结果发现，ESC 来源的肝细胞可表达成熟肝细胞功能，移植后能对小鼠 FHF 起到较好的治疗作用。

ESC 研究一直是一个颇具争议的领域，支持者认为这项研究有助于根治很多疑难杂症，是一种挽救生命的慈善行为，是科学的巨大进步。一些从成年动物体中提取的 ASC，并不如预想的那样能转化成各种器官组织。美国佛罗里达州的科研人员本来希望，从骨髓中提取的干细胞能够分化成原始细胞,如骨髓组织细胞,直至生长成所需要的其他组织或器官。结果发现,骨髓干细胞起初分化顺利,但最终并没有分化成原始细胞,却产生了奇怪的类似人体肿瘤内的细胞。苏格兰爱丁堡大学的科研小组,利用从脑细胞中提取的干细胞与 ESC 进行分组比较实验,也发现了类似的问题。如果有关人体干细胞试验出现这样的情况,从成年人体的骨髓、大脑等提取的干细胞,分化形成的新细胞或转化的组织将不适用于治疗疾病,而 ESC 的研究则显示出较好的医疗前景。这表明,在干细胞治疗研究方面,ASC 还不能取代 ESC。而反对者则认为,进行 ESC 研究就必须破坏胚胎,而胚胎是人尚未成形时在子宫的生命形式。如果支持进行 ESC 研究就等于是怂恿他人"扼杀生命",违反人类伦理道德。由于伦理道德的限制,ESC 的研究很难深入,目前多数研究只能进行到拟胚体阶段。通过化合物诱导得到的分化细胞在临床应用上存在潜在风险,因化合物本身可能就具有致畸性。目前的多数实验结果来自鼠源性干细胞的研究,人 ESC 的分化体系、定向诱导干细胞分化、分化调控机制及临床移植的系列伦理及技术问题面临困境。

目前,有关 ESC 治疗的体内再生研究面临诸多困境,移植细胞的成活率、移植排斥反应、移植干细胞的净化、由干细胞在体外发育成完整的器官、ESC 的致畸性、体内再生的微环境对移植干细胞的影响及机制等必须解决的若干关键技术问题尚未解决,这些问题限制着 ESC 治疗的临床研究及应用。

2. ASC

ASC 的应用研究是一个多学科交叉的领域,是再生医学的一个重要组成部分,是很多疾病可供选择的治疗手段。ASC 的研究始于 20 世纪 60 年代人们对造血干细胞(hematopoietic stem cells)的研究。造血干细胞是目前研究得最为清楚、应用最为成熟的 ASC,它移植治疗血液系统及其他系统恶性肿瘤、自身免疫病和遗传性疾病等均取得令人瞩目的进展,极大地促进了这些疾病的治疗,同时也为其他类型 ASC 的研究和应用奠定了坚实的基础。ASC 是一群存在于已分化(或特化)的组织中尚未分化(或特化)的细胞,它们具有一定的自我复制的潜能,并且能够分化出组成该组织的多种细胞类型。在成人体内多种组织器官(包括骨髓、牙髓、脑、肌肉、皮肤、消化道、角膜、视网膜、肝脏、胰腺等)存在着可进行自身组织修复的 ASC。成年个体组织中的 ASC 在正常情况下大多处于休眠状态,在病理状态或在外因诱导下可以表现出不同程度的再生和更新能力。当 ASC 被移植入患者体内后,可以产生一个含有多种细胞成分的特定的组织,有望产生该器官的所有类型的细胞,而产生在结构和功能上都能完美地修复或替代组织的作用。ASC 进入新的微环境后,由于"环境影响"的分化作用,组织环境决定了干/祖细胞的命运,受到周围正在分化的细胞的影响,从而对新环境中的调节信号做出反应而进行重新编程,产生不同的细胞类型。用于再生治疗的 ASC 源于自身,用于自身,不存在伦理和排异反应的限制,优势明显。故近些年来,在学术界备受关注,进展迅速。

一些类型的 ASC(如骨髓干细胞)具有向体内损伤的甚至远离其发源地的部位迁移,成为它们的前体细胞并分化为终末成熟细胞的特性。骨髓来源的干细胞是迄今为止研究最为深入并得到广泛应用的 ASC。骨髓和皮肤来源的 ASC 在临床的成功应用,为其他组织的 ASC 在再生医学中的应用带来希望。与 ESC 全能性比较,ASC 一般只具有单能或多能分化潜能,这在体内再生研究中,显示出 ASC 治疗的优势。ASC 是机体内早已存在的以备使用的再生修复的种子细胞,通常处于静止状态,只有在损伤后需要再生修复时才显示出一定的自我更新潜能,完成所需的再生修复任务后又回归静止状态,出现"永生化"甚至癌变的可能性较小。

3. 干细胞可塑性

传统观点认为,某种器官来源的干细胞只能分化为该组织细胞,称纵向分化。但近些年来的干细胞研究突破了纵向分化的传统认识,发现来源于某一组织的干细胞可以分化为其他组织类型的细胞,不同来源的干细胞可被分化成各种不同类型的细胞,这种干细胞的横向分化能力又被称为干细胞可塑性。有学者根据 ASC 的可塑性提出"亚全能干细胞学说",认为亚全能干细胞在妊娠期间逐渐失去一些分化潜能,并且出现一些特殊的表型或者分子标志,属可以分化为不同胚层组织的亚全能干细胞,有别于全能的 ESC 和只能分化为特定胚层组织的造血干细胞、神经干细胞等多能干细胞。亚全能干细胞分布于身体的所有组织和器官,具有相同的表型或标志。它们不仅可以提供细胞给其所在的损伤组织,而且可以在炎症因子或者生长因子的吸引下转移并修复远处受损组织,可以分化为不同类型的多能干细胞并在生长发育和新陈代谢中帮助其保持平衡,可以参与机体自我修复和更新。国内有学者以人胎肝组织中分离出的亚潜能干细胞为研究对象,在高糖环境下,利用 bFGF、胰高血糖素样肽和烟酰胺在体外诱导分化成胰岛素分泌细胞。实验结果表明,人胚胎亚潜能干细胞向胰岛素分泌细胞的诱导分化,为糖尿病治疗提供新的种子细胞来源奠定了实验基础。但临床上采用 ESC 治疗糖尿病尚需时日,许多关键技术问题尚需解决。

  1997 年 Bruder 等报道,人 BMSCs 的原代培养先有一个生长迟缓期,然后是对数生长期,最后达到最高生长速率,90% 处于 G_0 期、G_1 期,具有高分化潜能,成人的 BMSCs 可以在体外分裂达 38 ± 4 次,并且维持纺锤形态不衰竭,并一直保持良好的成骨活性。Pittenger 研究小组将 pocroll 分离的只有一个细胞来源的人 BMSCs 定量接种到培养皿中,24 h 后鉴定单个贴壁细胞,并将该细胞生成的 30~50 个的克隆,用 0.25% 的胰酶消化后大量扩增,进行骨、软骨及脂肪的定向分化;流式细胞仪鉴定表明,新生克隆与之前分离的 BMSCs 有共同的表面抗原分子。所选的 6 个克隆都可向骨分化,5 个能向软骨分化,2 个能向脂肪分化。这充分说明了 BMSCs 有多向分化的潜能。已有的研究表明,骨髓干细胞不仅可以产生骨骼肌细胞,还可分化为心肌细胞、肝细胞、内皮细胞、神经细胞。神经干细胞除可产生神经细胞外,还可以分化为血液细胞。造血干细胞除可分化为血细胞外,还可以产生骨骼肌细胞、心肌细胞。肝卵圆干细胞除可以分化为胆管细胞、肝细胞外,还可产生胰腺内分泌激素样细胞。

  利用干细胞的可塑性修复损伤心肌的研究取得令人兴奋的结果。Malouf 等利用来源于雄性成年大鼠肝脏的干细胞(WB-F344,标记有 β-乳糖苷酶)研究非肌源性干细胞是否可以在心脏的微环境刺激下分化成心肌细胞。移植雄性大鼠肝干细胞 6 周后,在被移植的雌性裸鼠的左心室心肌层检测到了雄性 WB-F344 细胞。通过 PCR 和荧光原位杂交技术证实只在 β-乳糖苷酶阳性的心肌细胞中存在特异性 Y 染色体的 DNA 重复序列。β-乳糖苷酶阳性的心肌细胞长 20~110 μm,其中较长的细胞包含结构完整的肌小节的肌纤维,它们和内源性的心肌细胞形成闰盘和缝隙连接,这说明肝源性的 WB-F344 参与了心肌合胞体的功能。Orlic 等在结扎左冠状动脉制成心肌梗死动物模型移植 GFP^+ 骨髓干细胞,发现在心肌梗死部位这些移植的 GFP^+ 骨髓干细胞表达心肌特异性的肌浆球蛋白。供者骨髓细胞还转化成内皮细胞和平滑肌细胞。左心室终末舒张压和左心室收缩压有所提高。提示成体骨髓干细胞具有修复急性缺血性心脏损伤的能力。研究结果提示,GFP^+ 骨髓干细胞具有分化成心肌细胞的潜能。Strauer 等将干细胞可塑性研究成果用于临床研究,结果证实选择性的冠状动脉内移植人体自身 ASC 可发现干细胞相关的心肌再生和新血管再生,提示干细胞移植治疗冠心病的临床可行性。

  目前,体外和动物实验虽已表明,多种 ASC 均可能向心肌细胞分化,但 ASC 究竟能在多大程度上接近成熟的心肌细胞尚无结论。更重要的是,迄今为止其确切的在体分化证据尚不充分。目前,普遍性的共识是 ASC 移植的心功能获益可能源于移植细胞通过旁分泌机制挽救缺血心肌,而不是原本设想的心肌细胞数量的增加。即使真正分化,细胞能否真正融入宿主心肌、形成有效的电机械偶联,并主动协调收缩依然还是疑问。

  最初骨髓细胞临床试用效果令人备受鼓舞,欧洲的大多数研究显示骨髓细胞对缺血性心脏病有益。但美国近几年来开展的 FOCUS CCTRN 研究均显示骨髓细胞移植未获益。2012 年国际循证医学协作组发表的荟萃分析中,骨髓干细胞治疗慢性缺血性心脏病和心力衰竭,仅有一定潜在的临床疗效。因此,骨髓细胞疗效不尽如人意已成共识。由于干细胞临床试验的复杂性、管理的交叉性、科学论文发表的偏倚性、转化医学的功利性等导致临床试验质量良莠不齐。最近《英国医学杂志》的一篇论文分析发现,2013年4月前发表的133篇自体骨髓干细胞治疗心脏疾病的随机临床试验中存在600多处试验设计、方法学和结果方面的问题或错误,循证医学证据级别偏低。

Grompe等研究表明,造血干细胞和胰腺干细胞均可以分化出肝细胞以修复小鼠受损的肝脏,这似乎是ASC可塑性的有力证据。但进一步研究表明,移植造血及胰腺干细胞对于修复小鼠受损肝脏的效果远不如移植成熟肝细胞本身。因此,只有在深入理解环境信号对ASC的影响的基础上,才能更好地应用其可塑性特征。造血或胰腺干细胞最终分化为成熟肝细胞需要怎样的步骤,以及是什么重要的信号分子促使它们向肝脏迁移尚不得而知。

有研究表明BMSCs可以抑制造血干细胞的活化,促进其凋亡,减少ECM分泌,从而延缓肝纤维化的进程,并从分子层面验证了BMSCs可以通过细胞间信号转导和分泌肝样生长因子,调控造血干细胞的TLR4/NF-κB通路,从而抑制造血干细胞的活性和增殖能力。Lyra等对等待肝移植的30例晚期肝硬化患者经肝动脉行自体骨髓干细胞移植的随机对照非盲临床实验,干预组接受自体骨髓干细胞移植,对照组给予安慰剂,随访90天后,16%的干预组患者血清ALB水平显著升高,而对照组仅有2%患者ALB水平升高。干预组Child-push评分比基线水平降低8%,而对照组比基线水平升高4%,国际标准化比值两组间没有差别。但Peng等在其临床实验中却发现BMSCs移植只能在短期内缓解肝衰竭的慢性乙型肝炎患者的症状,而无法真正地阻止其最终转化为HCC的进程以及降低HCC的死亡率。

4. 骨髓干细胞动员与归巢

机体自然的代偿性修复机制之一是骨髓动员多种干细胞迁移(归巢)至损失部位,以再生修复脏器组织的损伤。利用骨髓干细胞的动员与归巢特性,我们可人为地将外源性骨髓干细胞通过各种途径引入体内,骨髓干细胞也会定向归巢至损伤处,以发挥再生修复的治疗作用。用类人猿建立照射诱导的多器官损伤模型,同时输入造血干细胞和MSC可归巢至损伤组织,发现MSC归巢数量与照射强度及移植时间有关,认为细胞的动态分布动力学可反映病变的严重程度和损伤组织的再生状态。

目前对骨髓干细胞归巢机制的研究大多只停留在对归巢现象的描述和功能指标(化学因子水平)的改善上,其基因水平及确切的信号转导通路机制尚在深入研究之中。现有的研究认为,损伤环境中引起骨髓干细胞动员和归巢的信号主要有间质细胞源性因子1(stromal cell-derived factor-1,SDF-1)及其受体CXCR4、干细胞因子(stem cell factor,SCF)及其受体c-Kit、集落刺激因子(clone stimulating factor,CSF)、VEGF、整合素等。SDF-1及其受体CXCR4最早发现由骨髓间质产生,$CD34^+$造血干细胞表达其受体CXCR4,SDF-1对造血干细胞向骨髓的迁移起特异性的趋化作用。正常血管中无SDF-1表达,血管损伤后平滑肌细胞分泌SDF-1,局部蛋白多糖的合成也同时增加,SDF-1与蛋白多糖结合后对造血前体细胞移动的诱导作用增强,从而由早期的动员变为持续地吸引干细胞归巢至血管损伤处。体循环过量表达SDF-1还能引起造血干细胞的动员。Andreas等发现血浆SDF-1水平于血管损伤后1天达高峰,同期外周血Sca-1+Lin-祖细胞显著增加,并向损伤处聚集,形态学研究发现动员后归巢的外周血前体细胞中包含平滑肌祖细胞。经体循环输入外源性造血祖细胞也能归巢至新生内膜处。心肌梗死后即刻局部SDF-1表达增加,7天内下降,提示归巢因子自然表达的早期性和短暂性。但在心肌梗死后8周,Askari等通过心脏局部注射转染SDF-1基因的心脏成纤维细胞,依然可诱导$CD117^+$造血干细胞归巢至损伤心肌,说明干细胞有效归巢的时间窗是可以人为控制的,具有良好的临床应用前景。Heissig等研究发现心肌坏死发生数小时内SCF、c-Kit和MMP-9在干细胞的动员中起重要作用。短期使用人重组SCF可上调骨髓$CD34^+$细胞归巢相关分子的水平,提高体外迁徙和体内归巢的能力。此外,心肌梗死以后强烈的炎症反应引起局部肥大细胞聚集和表达 c-Kit 的类似物 CD117,对炎症区巨噬细胞分泌的 SCF 可做出迁移反应,表明心肌梗死以后归巢信号的释放发生于心肌损伤后即刻。c-Kit 为一种酪氨酸激酶(PTK)受体,在造血干细胞表面表达,SCF 为它的配体。成年心脏成纤维细胞和巨噬细胞可表达 SCF 的 mRNA,提示 SCF 对心肌梗死以后的干细胞迁移起信号作用。局部组织缺血时,VEGF 表达增加,局部注射 SDF-1、冠状动脉血栓后的血管壁损害或心脏搭桥手术时,进一步上调损伤组织内源性 VEGF 的表达,上调的 VEGF 可刺激骨髓中内皮祖细胞(endothelial progenitor cell,EPC)的释放,快速增加循环中 EPC 的数量,增强损伤组织血管新生。

体循环过量表达 SDF-1 能引起 EPC 的动员,体外试验表明 EPC 表达 SDF-1 的受体 CXCR4,比新鲜分离的外周血 $CD34^+$ 细胞的表达高 13 倍,SDF-1 不仅引导 EPC 的移动,也有助于培养的 EPC 的存活;缺血区局部注射 SDF-1 后 3 天增加了 EPC 的聚集,也提高体循环移植 EPC 新生血管的效率。Gregor 的研究表明细胞间在进入骨髓微环境的趋化性方面具有协同效应,$CD8^+$ T 细胞通过调节造血干细胞对 SDF-1 的反应性,加强了 $CD34^+$ 细胞的骨髓归巢。SDF-1 可激活人早期 $CD34^+$ 细胞整合素 VLA4、VLA5、LFA-1 的表达,在跨内皮或间质移动方面起易化作用。人 $CD34^+ CD38^- /low$ CXCR4 细胞快速归巢至免疫缺陷小鼠骨髓也是由整合素 VLA4、VLA5 和 LFA-1 调节,依赖 SDF-1 激活蛋白激酶 C 信号转导通路的过程。

CSF 主要包括粒细胞集落刺激因子(granulocyte colony-stimulating factor,G-CSF)和粒单细胞集落刺激因子(GM-CSF)。GM-CSF 可诱导人 $CD34^+$ HSC 表达 CXCR3,通过其配体产生趋化黏附特性,有引导骨髓归巢的作用,但对新鲜分离的 $CD34^+$ HSC 无用。GM-CSF 还能增加骨髓内皮前体细胞和肌源性前体细胞的动员。G-CSF 动员、归巢干细胞的机制尚不十分清楚,但有研究发现,骨髓 HSC 体外扩增以后其归巢能力减弱的原因可能与整合素下调相关,G-CSF 动员后造血干细胞归巢能力减弱(约 50%)也与整合素 α2 表达上调、α5 表达下调及 α4 功能阻滞密切相关。有研究发现利用 G-CSF 动员骨髓干细胞可以加速 PH 小鼠肝组织结构的重建。

Kollet 等利用经全身照射建立的小鼠应激模型研究发现,SDF-1 在肝脏的表达增加,诱导 $CD34^+$ 细胞归巢肝脏,并揭示 HGF、基质金属蛋白酶 9(MMP-9)对此过程也起重要作用。人重组 TNF-α 通过诱生 MMP-2、MMP-9,增强骨髓细胞体外迁移能力。

四、基因治疗

基因治疗是通过基因置换、基因修正、基因修饰、基因失活等方式,向靶细胞或组织中引入外源基因 DNA 或 RNA 片段,以纠正或补偿基因的缺陷,关闭或抑制异常表达的基因。目前已从对单基因缺陷性遗传病的基因替代治疗,拓展至对致病基因的修正和基因增强治疗,以及采用外源调理性细胞因子基因、核酶类及反义核酸类基因药物进行治疗。目前基因治疗的基础与临床研究涉及心血管、神经、骨、胰腺、肝脏、肿瘤等各个学科,进展很快。

基因治疗的靶细胞可分为体细胞和生殖细胞两大类,体细胞基因治疗(somatic cell gene therapy)是将外源遗传物质引入人的体细胞进行基因治疗的方法,通过改变身体已分化细胞 DNA 的程序而产生治疗效果,但这些已改变基因的细胞没有能力将这种改变传递给下一代。生殖细胞基因治疗(germ cell gene therapy)是将外源遗传物质引入生殖细胞,通过改变生殖细胞 DNA 的程序,并将这种基因改变传递给下一代产生治疗效果的治疗方法。1990 年美国国立卫生研究院的 Blease 等成功地进行了世界上首例腺苷脱氨酶(adenosine deaminase,ADA)缺陷病的人体临床基因治疗研究。1991 年我国首例基因治疗 B 型血友病也获得成功。

常用的基因治疗方法有体内基因疗法和体外基因疗法两种,采用肌内注射、静脉注射、器官内灌输、皮下包埋等简便方法。将外源基因导入受体体内有关的器官组织和细胞内以改变目的基因的方法称为体内基因疗法。这种治疗方法的优点是简便易行，但其缺点是基因转染率较低，效果不够理想。先在体外将外源基因导入载体细胞，然后将基因转染后的细胞回输给受者，使携有外源基因的载体细胞在体内表达治疗产物，以改变目的基因的方法称为体外基因疗法。这种基因治疗方法实际是先在体外获得较高的基因转染率，然后进行体内基因治疗。早先开展的是干细胞体内基因疗法，可治疗多种损伤性病变，移植的干细胞可优势分布于损伤局部，加快损伤修复，但由于移植的干细胞数量有限（比例<3%），故效果有限。后进一步采用体外基因疗法，先将基因克隆到腺病毒表达载体，可加强定向、增加基因表达，再进行体内基因疗法，显著增强了促愈合作用。

肿瘤是多基因病变，治疗基因的靶向性表达在肿瘤治疗中具有重要意义。将作用机制相同或不同的多基因联合应用，其作用较单一基因明显增强，是目前重要的研究方向之一。近年来，许多研究表明 BMSCs 在基因治疗中可能作为基因运载细胞而发挥作用。有学者利用 BMSCs 向肿瘤微环境趋向转移的特性，将人 BMSCs 作为细胞载体来开展肿瘤基因治疗，取得了一定的治疗效果。Studeny 等在黑色素瘤和乳腺癌肺部转移裸鼠模型中，将干扰素-β（IFN-β）基因导入 BMSCs 中并回输动物模型体内，这样大大提高了肿瘤局部的 IFN-β 的浓度，达到抗肿瘤效应。Nakamizo 等将转染 IFN-β 的 BMSCs 经颈动脉注射入异种原位胶质瘤裸鼠模型中，证实了到达肿瘤部位的 IFN-β-BMSCs 对肿瘤达到了抑制效果。国内学者胡敏等将 sFlt-1 重组腺病毒感染后的 BMSCs 作为基因治疗靶向载体，并给荷瘤小鼠静脉注射，以研究其在肿瘤组织内的抗血管作用。结果间充质干细胞聚集在肿瘤内成功表达 sFlt-1，并使得肿瘤血管生成受抑制、肿瘤细胞凋亡增加、肺转移灶减小、生存时间延长。这些研究成果可能为肿瘤的治疗提供新的思路和新的策略，尤其将为基因靶向治疗提供一种高效的、相对稳定的理想细胞载体。理想的肿瘤基因治疗，其目的基因的表达应能区别正常组织与恶性组织，但同时对恶性组织的类型无特殊选择性，能在多种癌症和肿瘤组织中表达，即实现所谓肿瘤特异性表达。目前应用于肿瘤试验性基因治疗载体的病毒性启动子 TLR、CMV 增强子/启动子、细胞源性启动子 pgK、TK 及 β-肌动蛋白（β-actin）启动子可高效启动下游基因的表达，但基因表达缺乏选择性。具有肿瘤组织特异性的启动子当首推 AFP 启动子。正常肝细胞对 AFP 启动子无反应，目的蛋白的表达仅局限于肝癌细胞之中。原发性肝癌的传统化疗、放疗的效果欠佳，预后较差，基因治疗成为新的研究方向和热点。研究表明，原发性肝癌是一种复合基因病，其发生是一个多因素、多基因、多步骤的过程，涉及不同染色体上多种基因的变化。可能与肝癌发生有关的基因包括癌基因（如 ras、c-Myc、c-ErbB2、c-Fos、Bcl-2、c-Ets2 等）、抑癌基因（如 p53、Rb、p16 等）、细胞周期调节基因、细胞凋亡基因以及维持细胞基因组稳定性的基因（如 DNA 修复基因）等。这些基因的缺失、突变或过表达都与肝癌的发生高度相关，而这些变异的基因也可作为基因治疗的作用靶点。肝癌的基因治疗就是指在基因调节水平上运用分子生物学和免疫学的技术方法进行操作以杀伤或抑制肿瘤细胞的治疗方法。原发性肝癌的基因治疗策略常采用自杀基因、免疫基因、抑癌基因、反义基因、耐药基因和多基因联合治疗等手段。自杀基因治疗是将某些病毒的基因转入肿瘤细胞，使其在肿瘤细胞内表达，其编码的特异性酶类将某些药物前体加以代谢，达到杀死肿瘤的目的。免疫基因治疗所采用的基因包括细胞因子、组织相容性复合物（MHC）和共刺激分子等。研究较多的细胞因子包括 IL-2、IL-12、TNF-α。共刺激分子基因治疗是新近出现的一种基因治疗方法，最重要的是 CD28 信号和 4-1BB 信号的协同表达。该基因的协同表达不仅可使变异株有较高的免疫原性，同时可诱导机体对肿瘤的长期免疫。抑癌基因的突变失去了对肿瘤的抑制作用，是一种重要的致癌因素。p53、p21、p16 是目前研究较多的抑癌基因，肝癌患者中 50% 存在 p53 基因的突变，该基因被认为与肝癌具有相关性。Chen 等利用腺相关病毒载体携带野生型 p53 基因，在阿霉素诱导下表达 p53 蛋白，从而与阿霉素协同抑制肝癌细胞，取得了较好的效果。反义基因治疗指针对性选择肝癌病变中起重要作用的癌基因、抑癌基因、生长因子和(或)其受体基因,通过反义核酸技术,即根据碱基配对原则,形成互补的单链 DNA 或 RNA,以抑制原基因的转录、表达及复制。有研究证实针对存活素(survivin)的反义寡核苷酸对裸鼠人 HCC 移植瘤具有很好的抑制作用。肝癌耐药基因的治疗包括两方面:一方面是在骨髓干细胞中导入耐药基因,使其在大剂量化疗药物作用下仍不出现骨髓抑制;另一方面是采用反义核酸技术封闭耐药基因的表达,从而逆转肿瘤的耐药性。Zhao 等将有突变的二氢叶酸还原酶(mDHFR)基因的小鼠骨髓移植到荷瘤小鼠体内后发现荷瘤小鼠能承受大剂量的化疗而骨髓抑制较轻。

目前,基因治疗的安全性是人们最为担忧的问题,初步临床实验的失败例子更加重了人们的忧虑,许多相关技术还不成熟也严重降低了其临床应用价值。同时,伦理学的质疑也使基因治疗面临许多难以回避的问题。基因治疗安全性的哲学反思认为,基因治疗是基因决定论的典型产物。基因治疗引发的忧虑往往不是其技术的难题,而是其伦理冲击,这个冲击背后是传统科学观"铁幕"下的基因决定论。人们对基因治疗的忧虑与其说是技术和伦理忧虑,更是人文忧虑。

五、微生态治疗

微生态治疗是指维持和恢复微生态平衡的治疗策略及技术方法。随着研究的深入,越来越认识到,肠道菌丛是影响人类健康的一个重要因素。宿主内药物的蓄积、毒性以及由此产生的后果受肠道菌丛的影响,人类肠道菌丛的活性是个体健康的必然组成部分。据此提出肠道微生态(简称微生态)概念。微生态失衡(如肠道菌群数量和品种的巨变、代谢障碍等)除直接导致某些病理改变、产生疾病外,还可影响组织的再生修复机制,促进疾病的发生发展,故目前学术界已将微生态平衡及微生态治疗列入再生医学范畴。

1. 微生态与肝再生平衡

肠道微生态的平衡对保护肝脏十分重要。肠道内可能存在共生菌、条件致病菌和致病菌,其中共生菌参与炎症损伤、免疫反应和再生修复的调节,与人体处于互利共生的关系,是维持肠道微生态平衡的主体,以控制条件致病菌和致病菌的繁殖。由于肝脏和肠道之间的解剖及病理生理联系存在"肝肠轴"机制,肝再生是肝损伤后修复的必然机制,微生态是维持肝再生修复的重要体内环境,微生态与肝再生的平衡机制被破坏是肝脏疾病发生发展的重要环节之一,这为肝脏疾病的发病机制和治疗研究提供了一个全新视野。人体肠道中生活着几千亿个细菌(10^{13} 数量级),它们与人体处于共生状态,在维持肠上皮细胞功能、保持肠黏膜屏障的完整性、抑制致病菌的生长,以及营养物质的消化吸收等诸方面起重要作用。正常情况下,肠道具有三道屏障功能:第一道是细菌定植抗原构成的菌膜屏障,主要由肠黏膜表面的有益菌构成的菌膜以抵御致病菌的侵扰;第二道是肠腔上皮细胞构成的细胞屏障,主要由肠腔表面的上皮细胞通过分泌黏液使外界细菌不能进入肠腔;第三道是肠道的淋巴系统屏障,以清除有害细菌,避免细菌对肠道的侵害。肝脏约 70% 的血液供应来自门静脉系统,肠道内细菌及其产物,如细菌脂多糖(LPS)、非甲基化的 CpG DNA 片段等虽可随门静脉血流进入肝脏,但由于肠黏膜屏障的作用,进入肝脏的细菌及产物只有少量,肝脏能很快地予以清除。肠道微生态是维持肝脏生理功能的重要内环境,对肝脏的解毒、内分泌、蛋白质代谢和合成功能都非常重要。肠道相当于营养的初级加工厂,而肝脏则是精细加工厂。在病理状态下,如肠黏膜屏障功能受损,肠道通透性增加及肠道菌群过度生长,尤其是晚期肝脏疾病,如肝硬化、肝衰竭时,肠道微生态环境恶化,有益菌减少,有害菌增加,这些细菌及产物会大量通过门静脉系统进入肝脏,称为"细菌移位"。这些肠源性细菌及产物能激活肝脏的非特异性免疫系统,主要通过 TLR 实现。TLR 主要表达在肝脏 KC、内皮细胞、树突状细胞、HSC 等的细胞膜上。TLR 激活这些细胞后,产生大量的炎症细胞因子和趋化因子,引起或加重肝脏炎症反应和肝损伤。临床上,可由于不当使用抗生素或严重腹泻致使肠道微生态失衡,革兰阴性致病菌增加,这些细菌产生大量的内毒素,进入肝脏的内毒素可诱导包括 TNF 在内的多种细胞因子的释放,促进肝细胞坏死。与此同时,还可扰乱正常的肝再生修复机制,导致肝硬化、肝衰竭和肝癌的发生发展。此外,严重的肝脏疾病也会引起白蛋白合成障碍、内毒素解毒功能障碍,致使肠道瘀血,重度缺血、缺氧,肠壁水肿,使肠道微生态更加恶化,在肠道菌膜屏障功能破坏的同时,肠腔里的细菌可以穿破菌膜及上皮细胞和淋巴细胞屏障,进入腹腔导致自发性腹膜炎。

微生态学家康白教授曾指出:微生态平衡(eubiosis)是在长期历史进化过程中形成的正常微生物群与宿主在不同发育阶段的动态生理组合。此种组合是指在共同的宏观环境条件影响下,正常微生物群各级生态组织结构与其宿主(人类、动物与植物)体内、体表的相应的生态空间结构正常的相互作用的生理性统一体。该统一体内部结构与存在状态即称为微生态平衡。通过维持和恢复微生态平衡的临床治疗方法,即微生态治疗。人类实质细胞数(含血细胞和神经元)平均为 10^{12} 个,而皮肤上常驻的细菌数也大约是 10^{12} 个,口腔内约为 10^{10} 个,肠道内约为 10^{14} 个。肠道内估计有 1000 种以上的微生物,还有许多微生物有待发现。肠道内有多种专性厌氧菌,包括类杆菌(bacteroid)、梭菌属、乳酸杆菌属、埃希杆菌属、双歧杆菌属、酵母和其他微生物,它们共同存在,维持动态的生态平衡。

肝脏疾病的微生态治疗原则至少包括"未病先防""既病防变"或"既变防重"。"未病先防"是指一般的慢性肝病患者在尚未发展为严重的肝硬化或肝衰竭时,肠道微生态相对平衡。此时,主要需提前注意预防肠道微生态的破坏。积极治疗原发性肝脏疾病,改善肝脏微环境,防止肝脏疾病引起肠道微生态平衡失调。勿滥用抗生素以避免肠道菌群失调,不吃不清洁食物以避免肠道微生态被有害菌破坏。可适当食用酸奶、益生菌制剂等来维护肠道的正常微生态。便秘患者可通过食用乳果糖或益生元等保护肠道微生态。中医可采用"肝脾同调"("见肝之病,知肝传脾,当先实脾")的方法恢复或维持肝脏与肠道微生态的平衡。

慢性肝病患者用整肠微生态治疗能够改善肝功能。肝硬化患者腹泻与肠道菌群失调密切相关,整肠微生态治疗能减轻肝硬化腹泻、调整菌群失调。肝硬化患者肠道细菌过度生长,肠道微生态紊乱,导致氨、苯二氮䓬类、硫醇等肠源性毒物的产生和吸收增多。微生态治疗有助于恢复肠道内微生态平衡、减少肠源性毒物的产生和吸收。益生菌等通过改善肠道菌落,能够改善 ALT 和 Child-Pugh 分级。

"既病防变"或"既变防重"是指严重的肝脏疾病已导致肝脏微环境与肠道微生态失衡,应采取"防变"(防止变生肝癌等坏证)、"防重"(防止变生严重的并发症)等措施,以尽可能恢复肝脏微环境与肠道微生态平衡。过去学者们认为严重肝脏疾病情况下的腹腔感染为自发性腹膜炎,现在已明确这种所谓自发性腹膜炎是由肠道微生态失衡导致的腹腔感染。其发病机制是肠道屏障功能障碍,肠道细菌移位。在积极治疗肝脏原发病、减轻肝损伤、促进肝再生、改善肝脏微环境的同时,注意保护肠道微生态,预防自发性腹膜炎的发生。一旦发生自发性腹膜炎,应联合应用微生态制剂和抗生素。

肝硬化自发性腹膜炎(SBP)的主要致病菌为来自肠道的革兰阴性细菌,是由于细菌移位(bacterial translocation,BT)增加所致;其产生机制包括肠道内细菌过度生长、肠蠕动减弱、肠黏膜萎缩、通透性增加及宿主免疫防御功能降低等。治疗自发性腹膜炎的关键在于:改善肝功能;增强机体免疫力;减少细菌移位。给予喹诺酮等抗生素可以治疗细菌移位,但存在耐药菌的问题;益生菌(双歧杆菌为主的制剂)可以平衡病原菌,可明显减少细菌移位,防治或减轻自发性腹膜炎。国内学者发现地衣芽胞杆菌对治疗肝硬化腹水并发自发性腹膜炎有效,可以缓解腹泻、腹痛、腹胀、发热等方面的症状;可降低腹水常规和培养等各项实验室指标。其机理主要是地衣芽胞杆菌制剂制造厌氧的环境,促进双歧杆菌、乳酸杆菌等厌氧菌的生长,减少肠道毒素的吸收,降低 LPS 血症发生。

肠道能不断地释放 LPS，正常情况下肠道黏膜的机械屏障、生物屏障及免疫屏障作用阻止 LPS 的吸收，肠道细菌产生的 LPS 进入肝脏后主要经肝脏 KC 解毒清除。肝硬化患者肠道菌群紊乱、肝脏 KC 毒物清除能力下降，极易形成肠源性 LPS 血症。LPS 与肝细胞 LPS 受体结合后，直接损害肝细胞，或通过激活 KC，使单核细胞释放促炎介质，包括肽类介质（TNF、IL-1、IL-6）、脂类介质（白三烯、血栓素、血小板活化因子）、NO 和氧自由基等介质，进一步导致肝损害，使得肝细胞坏死。LPS 还可导致肝微循环障碍、门静脉高压、腹水形成。LPS 还与 DIC、肝性脑病、上消化道出血、肾功能损害密切相关。

LPS 血症的防治是建立在改善肝功能、降低门静脉压力、免疫治疗、人工肝支持治疗、合适的抗生素（如喹诺酮类）的传统治疗的基础上，近年来试用微生态制剂进行辅助治疗，有一定疗效。微生态制剂可以纠正菌群失调、革兰阴性细菌过度生长、细菌移位，降低肠道渗透性，恢复肠黏膜屏障，减少 LPS 生成和吸收。肝脏疾病患者口服乳果糖，可减少细菌移位的发生，细胞因子如 TNF-α、IL-6、IL-8、G-CSF 等减少，肝功能改善，减少 LPS 血症。双歧杆菌制剂能抑制肠道腐败菌生长，从而可降低肝病患者血液中的 LPS 水平和血氨浓度。微生态治疗对上述的细胞因子产生影响的结果是直接或间接产生调控肝再生的作用。

目前，研究较多较成熟的主要是肠道微生态平衡，肠道菌丛与宿主间通过酶作用物的代谢交换，维持着紧密的平衡关系。宿主体内药物的蓄积和毒性常受肠道菌丛的影响，人类肠道菌丛的活性是未来个体健康的自然组成部分。现在越来越认识到，肠道菌丛作为影响人类健康的一个因素，一旦失衡（如数量和品种的变化、代谢障碍等）就会产生疾病，并影响组织的再生和修复。目前的研究证明肝脏和肠道微生态在解剖结构和功能上均存在密切关系，肠道是体内最大的储菌库和内毒素池，内源性感染和内毒素血症主要源于此。肝衰竭和肝硬化患者在出现肠道微生态失衡的同时，肠道微生态失衡又可反过来加重肝损伤和干扰肝再生。因此，有学者将体内微生态平衡也列入再生医学范畴。

2. 生态制剂

目前，微生态治疗主要采用微生态制剂调节体内微生态平衡。微生态制剂（microecologics）又叫微生态调节剂，是有益于宿主的正常微生物群成员或其促进物质制成的制剂，能调整宿主微生态失衡、保持微生态平衡、增进宿主健康状态。微生态制剂包括益生菌、益生元、合生元等，目前临床应用较多的是益生菌。益生菌制剂的临床应用，首先必须考虑影响菌株活性的多种因素，不仅涉及制剂的加工、生产、流通和保存环节，还须考虑益生菌还需经过胃液、胆汁和胰酶的消化，即必须保证益生菌经消化道到达肠道后仍维持其活性。其次要保证到达肠道后的足够剂量，选择高浓度活菌产品是保证益生菌在肠道维持足够数量的前提。最后，尽量选用多菌株益生菌制剂，充分发挥各菌株的协同效应，可使菌株的生存力增强，发挥更稳定的有效作用。

益生菌是有益于宿主健康和（或）生理功能，含有足够数量的非致病性的特定活菌制剂，通过改善宿主黏膜表面的微生物菌群来保持微生态平衡。益生菌是人体内正常菌群的成员，或是能保持体内菌群平衡而对人体无毒无害的一些外来细菌。临床上所用益生菌是以双歧杆菌、乳酸杆菌为主的单剂或合剂，剂型有胶囊、片剂、口服液、颗粒剂等。部分学者认为菌体碎片、组成成分、代谢产物等具有与活菌同样的生理效应，因此，认为益生素的定义不应强调活菌，如乳酸菌素片是嗜酸乳杆菌的死菌制剂。

益生元（prebiotics）是一些不被消化的食物成分，能选择性地促进结肠内一种或少数几种细菌的生长，对宿主发挥有益作用。主要包括乳果糖、低聚果糖、低聚半乳糖、乳酮糖、异麦芽低聚糖、大豆低聚糖、低聚果糖、低聚木糖、水苏糖等低聚糖。益生元明显促进双歧杆菌等有益菌增殖，因此又称为双歧因子。主要原因是这些寡聚糖可作为双歧杆菌的选择性生长底物而被双歧杆菌发酵，通过发酵产酸及其他代谢产物抑制其他细菌的生长，双歧杆菌产生生物素又促进其自身的生长。

乳果糖是肝性脑病最常用的标准治疗药物,患者服用乳果糖后肠道双歧杆菌增多,拟杆菌减少,乳果糖在结肠被分解为乳酸和醋酸等,酸化肠道,肠道 pH 值下降到 5.5～6.9,氨的吸收减少,降低血氨水平,从而达到治疗肝性脑病的目的。临床应用乳果糖口服或者灌肠治疗肝性脑病以来,收到了良好的效果。应用乳果糖后,血氨、数字连接试验(NCT)和视觉诱发电位(VEP)等指标恢复正常。肠球菌 SF68 能调整肠道菌群,酸化肠道和减少血氨,改善肝性脑病患者的精神状态、NCT 和 VEP 等指标。

中药能够保护胃肠道黏膜屏障功能,促进益生菌的繁殖,抑制有害菌的生长,对维持肠道微生态系统平衡起重要作用。此外,肠道菌群对中药的代谢转化具有非常重要的影响。

六、肝主生发与再生医学

肝主生发虽以再生医学(尤其是肝再生)为其重要的生物学基础,但肝主生发的理论内容并非简单的等同于再生医学。目前,再生医学尚不包括中医药调控再生(包括肝再生)的内容,而肝主生发的研究内容和临床实践是再生医学的新研究分支(中医再生医学)的重要内容之一,重点研究中医药调控再生(包括肝再生)防治疾病的基础及其临床应用。"肝主生发"不仅关注肝脏内外的体内环境对肝再生的影响和机制,而且亦研究肝再生对体内其他脏器组织再生修复的影响和机制。根据中医理论认识,肝藏病证(包括肝脏病证)与他藏病证均可"从肝论治""从他藏论治""肝脏他脏同治",故肝主生发的理论体系包含调控全身脏腑组织再生修复的理法方药。再生医学的研究,目前主要分体外再生与体内再生两大领域,体外再生医学的目的只能通过体内再生实现,故体内再生医学研究必将越来越受到重视,即更加注重研究通过激发组织干细胞(潜能再生细胞)进行合理分化,在原位再生修复组织或器官,以替代已受损或丧失结构和功能的组织或器官。肝主生发的理法方药在体内、外再生两大领域均具有研究价值,但就目前的临床实践和研究基础,肝主生发在体内再生方面发挥的作用更具现实意义和潜在优势,有丰富的手段与方法值得总结研究和发扬光大,其成果正好作为再生医学目前缺乏有效地调控体内再生手段与方法的补充。

为了实现再生医学的临床应用,起码要在人体外或体内人为地创造一个用于机体组织再生的环境。就组织再生工程而言,按其完成再生过程的环境可分为两大类:体外再生工程和体内再生工程。体外再生工程在体外制造出组织再生目的物,细胞转变为组织的全部过程都在体外完成,然后用外科手段将目的物移入体内或体表。此法能够批量生产,便于供应,因此,体外再生是组织工程今后发展的主攻方向之一。但是目前在体外完整地调配细胞、人工材料、生长因子、力学刺激等多要素的知识和能力有限,此类技术的发展较慢,至今实现产业化者寥寥无几。

体内再生工程指的是在体内制造完成再生目的物,通常是将在体外大量培养的细胞播种于可降解支架上,将此"杂合体"移入体内使其再生为组织。体内再生还可分为原位性再生和异位性再生。原位性再生的体内过程发生在重建目的物所在的地方,比如借助导管技术重建周围神经,用自体细胞重建乳房;异位性再生的体内过程发生在远离重建目的物的地方,例如,加入骨形态发生蛋白(bone morphogenetic protein,BMP)便在肌组织中形成骨组织,具有人耳形状的软骨细胞移入裸鼠背部形成"人耳"等。近年来之所以有许多研究者开展体内再生工程的研究,主要是因为它不需要完整地重建体外再生工程时所需的苛刻条件。

据报道,全世界每年有上千万人遭受各种形式的创伤,有数百万人因在疾病康复过程中重要器官发生纤维化而导致功能丧失,有数十万人迫切希望进行各种器官移植。但令人遗憾的是:一方面,目前的组织器官修复无论是体表还是内脏,仍然停留在瘢痕愈合的解剖修复层面上,离人们所希望的"再生出完整器官"差距甚远;另一方面,器官移植作为一种替代治疗方法尽管有其巨大的治疗作用,但它仍然是一种"拆东墙补西墙"的有损伤和有代价的治疗方法,而且由于受到伦理以及机体免疫排斥等方面的限制,很难满足临床救治的需要。构建不同的具有正常生理功能的器官,特别是重要的生命器官,难度非常大,甚至是否具有形成复杂器官的能力,目前还不清楚。首先,单一的器官中含有多种不同的细胞,同时分离和扩增几种不同的细胞目前在技术上有一定的难度。其次,现有技术手段无法解决的另一难题是如何在构建过程中将不同的种子细胞严格按照正常的解剖结构在生物材料上进行三维空间排列,且在组织形成过程中维持这种严格的三维结构。譬如在肝脏组织中,仅管道系统就包括肝动静脉系统、门静脉系统、胆道系统等多种结构,组成细胞包括肝细胞、平滑肌细胞、血管内皮细胞、胆道内皮细胞等多种细胞,要在体外做到细胞排列与组织结构的正确组合,现有技术还无法实现。再生医学的研究不能只停留在瘢痕愈合的解剖修复层面,实现再生修复重要生命器官的医学目的,迎接"生物科学人体时代",任重道远。

再生医学不仅要研究组织与器官的正常修复再生的机制与手段,而且同时应该研究如何防止异常再生的机制与手段。有研究发现了3个来源于大鼠、5个来源于人的真皮干细胞克隆,在体外长期连续培养过程中全部发生恶性转化。不同干细胞克隆转化时间从50代至80代不等,提示在临床实际应用中若采用培养很多代的干细胞要防范恶变的风险。不仅体外再生研究发现了干细胞恶性分化的风险,体内再生同样存在干细胞恶性分化的潜在危险。目前认为,干细胞微环境是决定干细胞分化方向的重要因素。肝主生发的理论认识不仅关注中医药对正常再生的调控作用,而且更注重中医药从肝论治或肝与他脏协同同治改善干细胞微环境的作用及机制。再生机制极其复杂,目前尚缺乏有效的调控手段与方法,而肝主生发的相关理法方药与临床实践具有丰富的有效调控手段与方法,有重要的研究意义和临床运用价值。

参考文献

[1] Sukhikh G T,Shtil A A. Stem cell transplantation for treatment of liver diseases:from biological foundations to clinical experience (review)[J]. International journal of molecular medicine,2003,11(3):395-400.

[2] Yamada T,Yoshikawa M,Kanda S,et al. In vitro differentiation of embryonic stem cells into hepatocyte-like cells identified by cellular uptake of indocyanine green[J]. Stem cells (Dayton,Ohio),2002,20(2):146-154.

[3] Miyashita H,Suzuki A,Fukao K,et al. Evidence for hepatocyte differentiation from embryonic stem cells in vitro[J]. Cell transplantation,2002,11(5):429-434.

[4] Hu A B,Cai J Y,Zheng Q C,et al. High-ratio differentiation of embryonic stem cells into hepatocytes in vitro [J]. Liver international:official journal of the International Association for the Study of the Liver,2004,24(3):237-245.

[5] 蒯小玲,丛笑倩,李秀兰,等.小鼠胚胎干细胞诱导为肝细胞的研究[J].胃肠病学,2003,8(1):6-10.

[6] Rambhatla L,Chiu C P,Kundu P,et al. Generation of hepatocyte-like cells from human embryonic stem cells[J]. Cell transplantation,2003,12(1):1-11.

[7] Ruhnke M,Ungefroren H,Zehle G,et al. Long-term culture and differentiation of rat embryonic stem cell-like cells into neuronal,glial,endothelial,and hepatic lineages[J]. Stem cells(Dayton,Ohio),2003,21(4):428-436.

[8] Choi D,Oh H J,Chang U J,et al. In vivo differentiation of mouse embryonic stem cells into hepatocytes[J]. Cell transplantation,2002,11(4):359-368.

[9] 胡安斌,何晓顺,郑启昌,等.胚胎干细胞来源的肝细胞对急性肝功能衰竭小鼠的移植治疗作用[J].中华医学杂志,2006,86(46):3280-3284.

[10] 王韫芳,裴雪涛.成体干细胞的可塑性及其在再生医学应用中的思索[J].科学通报,

2003,48(7):750-754.

[11] Lie D C,Dziewczapolski G,Willhoite A R,et al. The adult substantia nigra contains progenitor cells with neurogenic potential[J]. The Journal of neuroscience:the official journal of the Society for Neuroscience,2002,22(15):6639-6649.

[12] Sánchez-Pernaute R,Studer L,Bankiewicz K S,et al. In vitro generation and transplantation of precursor-derived human dopamine neurons[J]. Journal of neuroscience research,2001,65(4):284-288.

[13] Bonner-Weir S,Taneja M,Weir G C,et al. In vitro cultivation of human islets from expanded ductal tissue[J]. Proc Natl Acad Sci U S A,2000,97(14):7999-8004.

[14] Ramiya V K,Maraist M,Arfors K E,et al. Reversal of insulin-dependent diabetes using islets generated in vitro from pancreatic stem cells[J]. Nature medicine,2000,6(3):278-282.

[15] Cao Y,Sun Z,Liao L,et al. Human adipose tissue-derived stem cells differentiate into endothelial cells in vitro and improve postnatal neovascularization in vivo[J]. Biochemical and biophysical research communications,2005,332(2):370-379.

[16] Lapidos K A,Chen Y E,Earley J U,et al. Transplanted hematopoietic stem cells demonstrate impaired sarcoglycan expression after engraftment into cardiac and skeletal muscle[J]. The Journal of clinical investigation,2004,114(11):1577-1585.

[17] Bailey A S,Jiang S,Afentoulis M,et al. Transplanted adult hematopoietic stems cells differentiate into functional endothelial cells[J]. Blood,2004,103(1):13-19.

[18] Bonilla S,Silva A,Valdés L,et al. Functional neural stem cells derived from adult bone marrow[J]. Neuroscience,2005,133(1):85-95.

[19] Filip S,Mokrý J,Karbanová J,et al. Local environmental factors determine hematopoietic differentiation of neural stem cells[J]. Stem cells and development,2004,13(1):113-120.

[20] Yang L,Li S,Hatch H,et al. In vitro trans-differentiation of adult hepatic stem cells into pancreatic endocrine hormone-producing cells[J]. Proc Natl Acad Sci U S A,2002,99(12):8078-8083.

[21] Bruder S P,Jaiswal N,Haynesworth S E. Growth kinetics, self-renewal and the osteogenic potential of purified human mesenchymal stem cell during extensive subcultivation and following cryopreservation[J]. J Cell Biochem,1997,64(2):278-294.

[22] Pittenger M F,Mackay A M,Beck S C,et al. Multilineage potential of adult human mesenchymal stem cells[J]. Science,1999,284(5411):143-147.

[23] Malouf N N,Coleman W B,Grisham J W,et al. Adult-derived stem cells from the liver become myocytes in the heart in vivo[J]. Am J Pathol,2001,158(6):1929-1935.

[24] Orlic D. Stem cell repair in ischemic heart disease:an experimental model[J]. Int J Hematol,2002,76(Suppl 1):144-145.

[25] Strauer B E,Brehm M,Zeus T,et al. Intracoronary,human autologous stem cell transplantation for myocardial regeneration following myocardial infarction[J]. Dtsch Med Wochenschr,2001,126(34-35):932-938.

[26] Grompe M. Liver repopulation for the treatment of metabolic diseases[J]. J Inherit Metab Dis,2001,24(2):231-244.

[27] Peng L,Xie D Y,Lin B L,et al. Autologous bone marrow mesenchymal stem cell

transplantation in liver failure patients caused by hepatitis B:short-term and long-term outcomes[J]. Hepatology,2011,54(3):820-828.

[28] Heissig B,Hattori K,Dias S,et al. Recruitment of stem and progenitor cells from the bone marrow niche requires MMP-9 mediated release of kit-ligand[J]. Cell,2002,109(5):625-637.

[29] Kollet O,Spiegel A,Peled A,et al. Rapid and efficient homing of human CD34(＋)CD38(-/low)CXCR4(＋)stem and progenitor cells to the bone marrow and spleen of NOD/SCID and NOD/SCID/B2m(null)mice[J]. Blood,2001,97(10):3283-3291.

[30] 马军,葛均波.骨髓干细胞归巢损伤脏器机制的研究概况[J].中国临床医学,2004,11(3):453-454.

[31] Adams G B,Chabner K T,Foxall R B,et al. Heterologous cells cooperate to augment stem cell migration,homing,and engraftment[J]. Blood,2003,101(1):45-51.

[32] Peled A,Kollet O,Ponomaryov T,et al. The chemokine SDF-1 activates the integrins LFA-1,VLA-4,and VLA-5 on immature human CD34(＋)cells:role in transendothelial/stromal migration and engraftment of NOD/SCID mice[J]. Blood,2000,95(11):3289-3296.

[33] Piscaglia A C,Shupe T D,Oh S H,et al. Granulocyte-colony stimulating factor promotes liver repair and induces oval cell migration and proliferation in rats[J]. Gastroenterology,2007,133(2):619-631.

[34] Kollet O,Shivtiel S,Chen Y Q,et al. HGF,SDF-1,and MMP-9 are involved in stress-induced human CD34＋stem cell recruitment to the liver[J]. J Clin Invest,2003,112(2):160-169.

[35] 高新生,林菊生.原发性肝癌基因治疗的研究进展[J].胃肠病学和肝病学杂志,2008,17(12):959-961.

[36] Chen C A,Lo C K,Lin B L,et al. Application of doxorubicin-induced rAAV2-p53 gene delivery in combined chemotherapy and gene therapy for hepatocellular carcinoma[J]. Cancer Biol Ther,2008,7(2):303-309.

[37] Sun Y,Lin R,Dai J,et al. Suppression of tumor growth using antisense oligonucleotide against survivin in an orthotopic transplant model of human hepatocellular carcinoma in nude mice [J]. Oligonucleotides,2006,16(4):365-374.

[38] Zhao S C,Banerjee D,Mineishi S,et al. Post-transplant methotrexate administration leads to improved curability of mice bearing a mammary tumor transplanted with marrow transduced with a mutant human dihydrofolate reductase cDNA[J]. Hum Gene Ther,1997,8(8):903-909.

[39] Studeny M,Marini F C,Dembinski J L,et al. Mesenchymal stem cells:potential precursors for tumor stroma and targeted-delivery vehicles for anticancer agents[J]. J Natl Cancer Inst,2004,96(21):1593-1603.

[40] Nakamizo A,Marini F,Amano T,et al. Human bone marrow-derived mesenchymal stem cells in the treatment of gliomas[J]. Cancer Res,2005,65(8):3307-3318.

[41] 胡敏,李秋,滕鸿,等.表达sFlt-1的小鼠骨髓间充质干细胞介导的抗肿瘤作用研究[J].肿瘤,2005,25(5):434-438.

[42] 管锦绣,田辉玉.基因治疗安全性的哲学反思[J].医学与社会,2005,18(12):26-28.

[43] 张美华,贾林.肝性脑病患者肠道微生态改变及微生态治疗[J].世界华人消化杂志,2004,12(9):2159-2161.

[44] 邵祥稳,张庆华,刘占海.微生态调节剂治疗肝硬化自发性腹膜炎临床研究[J].中华医院感染学杂志,2002,12(9):677-678.
[45] 林敏西.肝病与肠源性内毒素血症防治[J].中国感染控制杂志,2003,2(1):74-77.
[46] 戴茜,张顺财,王吉耀,等.口服乳果糖对肝脏病患者血清内毒素和细胞因子的影响[J].胃肠病学,1999,4(2):97-99.
[47] 颜玉,赖绍彤,鲍秀琦,等.肠道菌群调整对肝硬化患者血浆一氧化氮和内毒素水平影响[J].中国微生态学杂志,1998,10(1):36-37.
[48] 王正国.再生医学——机遇与挑战[J].中华创伤杂志,2006,22(1):1-4.
[49] 周俊,张泰昌.微生态制剂在肝硬化患者中的临床应用评价[J].中国医院用药评价与分析,2004,4(6):328-331.

第六节 肝再生基础

肝脏是机体重要生命器官之一,承担着5000种以上的生理与生化功能,且最易受到伤害,突出的肝再生修复机制已成为生物进化的必然结果。肝再生这种人体重要生命器官中最为惊人、最为复杂和最为奇特的生命机制,一直是广大科技工作者的重点关注领域。肝再生修复机制是肝主生发的重要生物学基础。

一、肝再生的概念

肝再生(liver regeneration)是肝脏再生的简称,包括肝实质细胞的完全再生和肝组织结构的完全重建,最终获得肝脏组织结构的重建和功能的恢复。肝再生是机体对肝损伤或丢失部分肝细胞后的组织修复与代偿性增生反应,表现为肝实质细胞、间质细胞及ECM的增生。肝细胞在正常情况下很少分裂,但在肝损伤(如外科切除、化学性或其他病理损伤等)时会迅速表现出强大的增殖和自我调控能力,通过DNA合成和有丝分裂改变肝脏体积,使之与机体大小相适应,直至恢复到原有的组织结构和功能。

人肝细胞占肝容积组成的77%,类似于鼠肝。其中,肝细胞核占肝容积的4.5%,肝细胞质占72.5%,余下的为肝细胞外腔隙成分,占23%。正常状态下,人肝细胞的平均寿命为200天以上,其有丝分裂期仅为若干小时,每数万个肝细胞才见到1个核分裂,99.9%以上的肝细胞处于非增殖状态即G_0期,正常肝脏大约每年更新1次。有增殖能力的细胞群呈无性繁殖的运动状态,反映肝细胞再生功能状态的一个重要指标是DNA合成,肝细胞核分裂可出现DNA合成增加,与此相关的复制改变,如染色体加倍、RNA合成、生化代谢活跃及分裂细胞发生率增加均相应出现。细胞核分裂的增殖周期有一定的顺序,即休止期(G_0)→复制前期(G_1)→DNA合成期(S)→复制后期(G_2)→有丝分裂期(M)→重返G_1期。许多已分化的肝细胞可暂时处于G_0期,它们在再生调节机制出现信号时进入G_1期,随后肝细胞DNA大量复制,促使细胞有丝分裂、细胞增殖。正常鼠肝细胞周期约22 h,其中G_1和S期各约9 h,G_2加M期约4 h。Fausto等观察到大鼠PH后12~14 h,肝细胞DNA合成尚无明显变化,但在术后24 h,DNA合成出现1个高峰。24 h以后DNA合成逐渐下降,到术后7~10天,DNA合成恢复到原来水平。增殖的肝细胞以自分泌方式分泌生长因子,为其余细胞的增殖提供有丝分裂的刺激。正常肝脏质量变化与其肝细胞DNA合成的曲线变化趋势基本一致。肝脏的其他细胞增殖较肝细胞晚,通常在24 h后开始合成DNA,48 h或以后达到高峰。不同的物种,肝再生的程度和时间不同,大鼠PH后约10天即恢复到切除前的肝湿重,而人体肝脏被切除后要恢复到手术切除前的肝湿重约需 6 个月。最近的研究发现,无论在什么时候进行肝切除手术,细胞有丝分裂进入 G_2 期和 DNA 复制的时间是一样的,提示存在生物钟控制肝脏的再生,Fausto 提出 WEE1 蛋白酶像生物钟一样控制 G_2 期到 M 期的转化。

肝再生是一个特殊、复杂的细胞增殖过程,至少具有 3 个独特之处:一是肝细胞由平时的基本不增殖到损伤后的迅速增殖,且增殖的程度、速度与损伤的严重程度呈正相关;二是肝脏的增殖由多种细胞共同完成,分肝脏细胞(实质和非实质)、肝内干细胞(HOC 和小肝细胞)和肝外干细胞(骨髓源干细胞)3 个层次;三是肝再生受整体调控非常显著。过去曾认为,肝细胞是终末分化细胞,不具有再生增殖能力,肝脏切除后肝重恢复是残存肝细胞肥大所致。但后来的深入研究发现,除了肝细胞肥大的病理生理机制外,成熟的肝细胞具有增殖能力,这种肝细胞的增殖是肝再生修复的重要机制。肝细胞属于单向潜能的干细胞,具有很强的增殖能力,平时处于静止期,一定的刺激(各种损伤导致肝细胞丢失)可引起肝细胞激活与增殖。正常肝脏约在 20000 个肝细胞中有 1 个 M 期肝细胞,约在 2000 个肝细胞中有 1 个 S 期肝细胞,处于基本不增殖状态,但当肝脏受到损伤时,肝细胞很快进入快速增殖状态,可进行 12～18 个循环的细胞分裂,显示出强大的再生能力,损伤的肝组织在短时间即可由再生肝代偿。即使切除肝脏的 2/3,剩余的细胞只要通过 2～3 个细胞周期便可增殖达到术前水平。人体肝脏在严重受损后 3 天内开始增生,在 6 个月内达到原肝重量。哺乳动物中别的器官没有肝脏这种惊人的再生能力,因而,肝再生及其机制的研究是当今医学研究的热点之一,备受学术界关注。自从 1931 年 Higginst 和 Andergon 首次对大鼠 PH 后再生情况进行全面描述以来,研究者对肝再生调控机制的研究已有 80 多年。PH 后并不能重新长出被切除的肝叶,而只是剩余细胞的增生。健康年轻人在右半肝切除后,肝细胞在术后 3 天内开始增生,肝块的大小 2～3 周内可基本恢复,术后 6 个月达到原肝重量,功能完全恢复,学术界仍习惯将这种残存肝脏的代偿性增生过程称为肝再生。最初发现肝再生受整体调控的显著事实是再生肝的体积变化随个体的大小而出现精确的适应性变化,有学者将一条大狗的肝脏移植到小狗的体内,被移植肝脏逐渐变小,直到与小狗较小的个体相协调。将狒狒的肝脏移植到人的体内,肝脏会在 1 周左右增加重量和体积,直到适合较大的人体。

二、肝再生的动物模型

研究肝再生的实验模型主要分在体研究肝再生的动物模型和离体研究肝再生的细胞模型两种。由于肝再生只发生在特殊的条件下,因此动物模型的建立对于肝再生研究非常重要。肝脏在正常情况下只有极少数细胞进行有丝分裂,想要得到肝再生模型往往需要有一些刺激或变化引起肝脏的损伤或响应,进而发生肝再生现象。实验动物及模型方法的选择往往需要考虑到实验要解决的科学问题、实验成本、可操作性等。大的动物如狗、羊、猪等与人类更接近,经常用作临床实验模型,但因其价格较贵,操作较难,很少用于大规模试验。小动物如大鼠、小鼠的体型与人类相差较远,基础代谢率较快,研究成果很难直接应用于人类,但因其价格便宜,易于饲养,便于操作,是目前采用最多的肝再生模型的实验动物。

(一)PH 模型

PH 的实验动物常用大鼠、小鼠、狗、猪和猴子。建模方法根据切除肝脏的多少或手术次数分为 2/3 肝切除模型、反复 PH 模型、短间隔连续 PH 模型和极限肝切除模型。采用最多的经典 PH 模型是 1931 年由 Higgins 等建立的 2/3 肝切除模型。该模型是将大鼠肝脏的左外叶(占肝脏总体积的 30%)和中叶(占肝脏总体积的 38%)切除,约占全肝的 68% 左右,故又称 70% 肝切除模型,或 2/3 肝切除模型。

2/3 肝切除模型建模多选用体重 200 g 左右的雄性大鼠,实验大鼠在乙醚麻醉状态下,仰卧固定在操作台上,腹部消毒后,沿上腹部正中切口,充分暴露大鼠肝的左叶和中叶,用外科丝线于根部结扎并整叶切除之,然后关腹。假手术对照组在乙醚麻醉下,打开腹腔,轻轻翻动肝脏,不切除,然后关腹。

由于大鼠每1个肝叶都有1套独立的分支门静脉、肝动脉和胆管系统,切除了部分肝叶可不影响其余肝叶的功能。整叶根部结扎后切除,不会发生大出血等问题,若能排除乙醚麻醉意外,建模可达100%的成功率,简便易行。切除或再生肝脏能准确量度,能准确观察肝再生过程。肝再生度和再生肝重/体重之值是肝再生可靠的观察指标。准确称切除肝或再生肝湿重及动物体重,肝再生度$=[B-(A/0.684-A)]/A$,其中A为切除两叶之肝重,B为再生后肝重,0.684为切除两叶肝重与原肝重之比值。切除后剩余细胞同时受到刺激进入细胞周期使得其均一性好,加之该模型重复性和可控性好,是观察正常生理状态下的肝再生经典、可靠和应用最多的动物模型。从该模型可发现以下肝再生的基本特征:①切除正常大鼠的肝脏,至少切除肝脏20%以上才能启动肝再生;②肝再生是保留肝叶的增大,而被切除的肝脏不会重新长出;③2/3肝切除大鼠术后12~15 h开始有肝细胞增殖(肝细胞DNA复制),20~24 h达高峰,肝细胞分化30 h达高峰,DNA合成48 h达高峰(残存肝增大1倍),7~10天恢复术前肝湿重水平,肝细胞又恢复静息状态;④所有肝组织包括不同类型细胞、ECM都参与了肝再生;⑤PH后肝再生受正、负调控因子的精密调控,这两个调控系统几乎是术后同时被激活的。不同的老鼠种类,DNA复制时间不一样,提示PH后DNA复制时间取决于生物内在信号的自主调控。

反复PH模型由Simpson等在20世纪60年代建立,可根据实验的需要确定切除肝量(如30%、50%、70%、80%等)和间隔时间,可进行反复多次肝切除,观察实验大鼠肝再生及其相关情况,为临床施行反复肝切除(如肝癌复发的再切除)提供实验依据。

短间隔连续PH模型是在反复PH模型的基础上采用短间隔连续PH的方法建立的大鼠PH模型。其肝切除时间点的依据是PH后4 h为细胞激活(G_0~G_1)期,36 h为有丝分裂高峰期。第1次切除肝左叶、第2次切除肝中叶、第3次切除肝右叶、第4次切除肝尾叶。该类模型属于极端刺激肝再生的切除方式,能够观察到正常肝再生中不具有的生物学现象,实验目的之一是分析前次PH对后续PH后肝再生的影响。

极限肝切除模型由Gaub等在20世纪80年代建立,将大鼠肝脏的左外叶、中叶、右叶及尾叶一次性切除,只留下两小片乳突叶及腔静脉周围的少许肝组织,也称90%肝切除。极限肝切除模型的建立旨在研究临床上对于巨大肝脏占位性病变切除后出现暴发性肝衰竭的问题。Fiona等研究表明,猪能很好地耐受85%~90%肝切除。

(二)门静脉分支结扎模型

门静脉分支结扎(portal branch ligation,PBL)模型显示被结扎的肝叶逐渐萎缩,而未被结扎的肝叶则代偿性增生。PBL模型的优点是操作简单并可逆,缺点是剩余肝组织代偿程度不同导致重复性不好,从而影响实验结果。该模型经Rozga等改进后避免了结扎时引起的神经、动脉、胆管的损伤,使得残肝的代偿性增生程度重复性提高。

有学者将PBL与PH模型综合运用,李波等研究表明,大鼠90%肝叶门静脉分支结扎2周后行二期肝切除,可有效预防一期90%肝切除术后急性肝衰竭。PH前先行PBL可以避免肝叶切除后门静脉压力突然升高,可以减少术后肝衰竭的发生率,为临床提高大范围肝切除(特别是合并肝硬化的患者)的安全性提供实验依据。与此同时,可探讨残留肝脏代偿性肥大再生的病理生理机制。

此外,门体分流模型是以狗为实验动物,狗的先天性门静脉分流血管的存在可引起狗长大时肝脏小且伴有功能低下,当分流血管被结扎后肝脏体积又恢复。这种模型适合对肝再生过程中血液因素的研究。

(三)肝移植后肝再生动物模型

为对供肝的活性及移植肝再生进行研究,为临床肝移植提供实验依据,常建立肝移植后肝再生动物模型。以下简要介绍肝移植后肝再生大鼠模型的复制方法。

1. 大鼠全肝移植

供体大鼠采用氯胺酮 100 mg/kg 腹腔注射麻醉,消毒后做十字切口进腹,游离肝周韧带及胆管,自胆管远端切开插入自制的硬膜外导管并固定。游离门静脉,分别结扎幽门静脉、脾静脉。游离肝下腔静脉至左肾静脉平面,结扎右肾上腺静脉和右肾静脉。游离肝上、下腔静脉,结扎左、右膈静脉。分离结扎切断肝动脉,自肠系膜上静脉插管,灌注 4 ℃肝素生理盐水(10 U/mL)15~20 mL,灌注压力≤1.47 kPa,剪开肝上腔和下腔静脉,灌注肝脏。修剪供肝后分别安置门静脉袖套管和肝下下腔静脉袖套管,结扎固定。

受体大鼠采用氯胺酮麻醉后做正中切口进腹。结扎切断肝动脉,近肝侧切断胆管,游离近肝段门静脉。切断肝镰状韧带至第二肝门,结扎左膈静脉。游离肝下下腔静脉,结扎肾上腺静脉。游离肝周韧带,阻断门静脉,用注射器自门静脉分叉处注入生理盐水 2 mL,将肝脏内血液回输入循环中,用 Satinsky 钳钳夹肝上下腔静脉。分别切断肝上下腔静脉、门静脉、肝下下腔静脉,切除肝脏。将供肝植入,用 720 线连续缝合肝上下腔静脉,再将供肝门静脉袖套管插入受体门静脉,用 520 线结扎固定,恢复肝血流,结束无肝期,无肝期时间为(18±3) min。将肝下下腔静脉袖套管插入受体下腔静脉,结扎固定。将胆管插管插入受体胆管,结扎固定后关腹。受体手术时间控制在(80±15) min。

2. 大鼠部分肝移植

供肝的切取与全肝移植相同,台下修整供肝时将左外叶、部分中叶和尾叶切除,由于大鼠肝脏分叶较多,门静脉三联较长,较易分离结扎。而肝静脉较短,结扎肝左静脉时需在显微镜下进行,应距离下腔静脉 3~4 mm,以防下腔静脉扭曲、狭窄而引起肝静脉回流障碍。切除的肝创面用 5-0 线缝扎和电凝止血。供肝的植入与全肝移植基本相同。术后经阴茎背静脉输注 5%葡萄糖盐水 2~4 mL,适当复温,术后饮水、进食。

(四)化学药物损伤后肝再生模型

肝再生是肝损伤修复的必然机制,许多化学药物如 CCl_4、D-半乳糖胺、乙醇(俗称酒精)、硫代乙酰胺、对乙酰氨基酚等都会导致显著的肝损伤,其间必然伴随肝再生的病理生理过程。通过建立实验性药物损伤动物肝再生模型,研究肝脏病理状态下的再生机制,具有十分重要的科学意义。

1. CCl_4 损伤后肝再生模型

该模型是经典的化学药物损伤性动物模型,能准确反映肝细胞的功能、代谢及形态学变化,常用于研究肝损伤机制及其药物的防治作用。并可通过控制给药剂量和频率复制肝硬化动物模型,因而该模型亦可用于观察肝硬化状态下的肝再生机制。CCl_4 经肝脏代谢产生高活性的三氯甲基自由基,从而引发脂质过氧化,损伤肝细胞膜。一般来说,CCl_4 造成的肝损伤是急性、可逆的,特点是门管区肝叶坏死,停药后通过肝脏再生而修复。但当持续用药时,可因导致肝硬化而影响正常的肝再生。当自由基持久作用于肝细胞 DNA,损伤核糖和碱基,直接破坏核酸,引起 DNA 链的断裂、DNA 链间或与蛋白质间交联,影响其信息传递功能及转录和复制特性,改变癌基因和抑癌基因的活性状况,最后可引发细胞增殖失控而出现癌变。一次性口服、腹腔注射和皮下注射一定剂量的 CCl_4 均可造成肝损伤,诱导肝再生。采用灌胃给药的方式或者联合使用巴比妥可提高 CCl_4 的肝脏毒性。与 PH 相比,CCl_4 造成肝损伤后大鼠肝细胞 DNA 合成和细胞分裂延迟。

2. D-半乳糖胺损伤后肝再生模型

Keppler 等首先应用 D-半乳糖胺制备大鼠肝损伤模型。将 D-半乳糖胺溶于生理盐水,大鼠或小鼠一次性腹腔注射 600~900 mg/kg,造成急性肝损伤模型,根据注射量的多少可制备轻、中、重不同程度的肝损伤动物模型。该模型建立的初衷是研究肝损伤的发生发展机制,但肝损伤后必然伴随肝再生修复机制。D-半乳糖胺在肝细胞内结合尿苷酸(UDP)代谢,由于这种结合利用的速度大大超过了尿苷酸的生物合成速度,致使尿苷酸耗竭,进而导致依赖其进行生物合成的核酸、糖蛋白和糖脂等物质减少,限制了细胞器的再生及酶的生成和补充,细胞器受损,肝细胞结构破坏(变性坏死),功能丧失。研究表明,D-半乳糖胺损伤后肝再生机制与PH或CCl_4损伤后的肝再生机制不同。

总之,在体研究肝再生的动物模型,主要有PH法和肝脏中毒(CCl_4或D-半乳糖胺)法两种造模方法。PH法主要采用切除大鼠肝脏体积的2/3后观察其肝再生修复过程。肝脏中毒法主要是采用注射肝毒性物质(如CCl_4或D-半乳糖胺等)造成肝急性损伤后观察其肝再生修复过程。由于化学性药物损伤后肝再生动物模型因制作方式、药物浓度及持续时间不同等导致实验结果存在差异,实验标准很难统一。又因肝脏中毒法伴随肝损伤和炎症,肝细胞坏死和肝细胞再生交织在一起,其再生过程难以准确描述,很难对实验结果做出科学评价。但人体中肝再生主要发生在肝脏受到毒素、病毒的损伤后,因此从毒物诱导的肝再生动物模型所观察到的实验结果有重要临床指导价值。

(五)在体评价肝再生的检测指标及方法

在体评价肝再生的检测指标及方法主要有:相对肝重量、肝再生度、肝细胞有丝分裂指数(MI)、肝细胞核DNA含量测定、肝细胞增殖细胞核抗原(PCNA)检测等。

1. 相对肝重量

称再生肝湿重及动物体重,计算再生肝重与体重比值。

2. 肝脏体积以及残肝体积测定(肝再生度)

肝再生度$=[B-(A/0.684-A)]/A$。A为切除两叶(左叶和中叶)之肝重,B为再生后肝重(右叶),0.684为切除两叶肝重与原肝重之比值。

3. 肝细胞有丝分裂指数(MI)

取小块再生肝组织固定于10%甲醛,石蜡包埋,苏木素-伊红染色,各例动物随机选5张切片,于油镜下(1000倍)计数肝细胞核总数和肝细胞核分裂数,共计数肝细胞核1万个以上,计算(MI)。MI(%)=肝细胞核有丝分裂数(个)/肝细胞核总数(个)×100%。

4. 肝细胞核DNA含量测定

福尔根(Feulgen)染色法是显示肝细胞DNA含量的常用方法之一,肝组织切片先用稀盐酸处理,DNA经弱酸(1 mol/L盐酸)水解后,在60 ℃条件下使DNA分子中脱氧核糖与嘌呤之间的连接打开,脱氧核糖的一端释放出醛基,并在原位与Schiff试剂反应生成紫红色产物。原理同PAS反应,使细胞核DNA显紫红色。在此过程中RNA不受影响,故染色具有DNA特异性。采用图像处理系统计量统计肝细胞核DNA含量。

(1)试剂配制:①配制1 mol/L盐酸,8.5 mL浓盐酸+91.5 mL蒸馏水。②配制无色品红液(Schiff试剂),蒸馏水200 mL加热至沸去火,加入1 g碱性品红振荡溶解;稍冷却后加入20 mL稀盐酸;稍冷却后再加入1 g偏重亚硫酸钠,轻搅拌后用保鲜膜密封口置于暗处24 h至溶液呈淡黄色;再加入2 g活性炭振荡过滤,4 ℃避光保存备用,用前取出复温。③配制0.5%偏重亚硫酸钠,0.5 g偏重亚硫酸钠+100 mL蒸馏水。④配制0.1%固绿,0.1 g固绿+100 mL蒸馏水。

(2)实验步骤:①蜡块切胶片(因后期要用盐酸处理,所用胶片须防止掉片),脱蜡至水。②室温1 mol/L盐酸稍洗(防止组织因骤变太大掉片)。③预热至60 ℃的1 mol/L盐酸在60 ℃水浴中水解8 min。④室温1 mol/L盐酸稍洗(防止组织因骤变太大掉片),蒸馏水稍洗。⑤放入无色品红液中,加盖于暗处室温作用60~90 min。⑥不经水洗,直接滴入0.5%偏重亚硫酸钠浸洗2次,每次2 min。⑦流水冲洗5 min。⑧0.1%固绿复染1 s,水稍洗。⑨常规脱水透明,中性树胶封片。

(3) 染色结果：核 DNA 呈紫红色，细胞质和其他成分呈淡绿色。

(4) 阴性对照：脱蜡后用 1 mg/mL DNA 酶于 37 ℃消化 2 h，染色后为阴性对照。

(5) 图像处理：每组内每张切片随机挑选 3 个 200 倍视野进行拍照，拍照时尽量让组织充满整个视野，保证每张照片的背景光一致。应用 Image-Pro Plus6.0 软件选取相同的棕黄色作为判断所有照片阳性的统一标准，对每张照片进行分析得出每张照片阳性的平均积分光密度值（IA）。每组所有照片的平均值代表该组的 IA 值，用 $\overline{X} \pm S$ 表示。

(6) 数据分析：计量资料 IA 应用 SPSS 16.0 软件进行统计分析。

5. 肝细胞增殖细胞核抗原（PCNA）检测

PCNA 单克隆抗体（PC10）为美国 Sigma Immuno Chemicals 公司产品，免疫组化染色采用 Sp 法。在高倍镜多个视野下，用带网格的目镜限定计数 1000 个细胞中核阳性细胞数，换成百分比计数。

上述几种检测方法各有特点和使用范围，相对肝重量和肝再生度是较为直观、简单的评估方法，主要用于 PH 动物模型的肝再生评价，但必须保证肝脏切除手术的一致性和肝重量的准确称量。MI 的测定受时间影响，不同时间的有丝分裂率不同，随着时间的推迟，有丝分裂肝细胞会减少，只能对同一时间点的 MI 进行比较。肝细胞核 DNA 和 PCNA 是与肝细胞增殖密切相关的核内酸性蛋白质，其含量和表达强弱的变化与 DNA 合成及复制的活跃程度一致，故适用于非手术和手术造模实验，是评价肝再生的较可靠、准确的客观量化指标。

三、肝再生的细胞模型

肝实质细胞的分离及培养技术的建立和完善是肝再生调控研究的重要进展，体外肝实质细胞培养技术是发掘、纯化肝再生调控因子的基本测活手段，几乎所有的肝再生调控因子均是在体外培养体系中得到最初的认识。随着原代培养肝细胞技术的建立及分子生物学技术的发展，多种与肝再生调控相关的生长因子已被确定，对肝再生调控的几个关键步骤也有了一定的了解。

目前研究认为，肝再生反应至少涉及肝脏 3 类细胞：肝实质细胞（已分化成熟的肝细胞）、非实质肝细胞（胆管上皮细胞、内皮细胞、KC 和 HSC）及肝干细胞（HOC、小肝细胞和骨髓源干细胞）。成熟肝细胞占肝实质的 70%～80%，是肝脏最主要的功能细胞，也是肝再生的主要效应细胞。非实质肝细胞的增殖复制本身就是肝再生的重要组成部分，与此同时，这些非实质肝细胞活化后，可以分泌多种细胞因子精确地调控肝再生进程。较轻肝损伤和少部分肝切除后的修复主要是肝实质和非实质肝细胞的增殖再生，一般不涉及干细胞激活，但在较严重肝损伤（严重的中毒损害、大面积坏死、肿瘤等）或肝细胞增殖复制被阻断或延误时的肝再生修复过程中，肝干细胞的增殖分化发挥重要作用。近些年来，肝干细胞在肝再生过程中的作用和机制是研究的重点和热点。

各种损伤（如外科切除、化学毒物或其他病理损伤）造成肝组织结构和功能受损甚至肝衰竭，肝组织损伤后肝功能恢复有赖于肝细胞增殖再生修复。肝细胞在生理状态下大多处于高度分化的静息状态（即细胞周期的 G_0 期），只有 0.0012%～0.01% 的肝细胞在进行有丝分裂，但在严重的肝损伤后除肝细胞表现出强大的增殖、再生能力外，其他肝脏细胞如胆管上皮细胞、内皮细胞、KC、HSC、HOC、小肝细胞等亦参与肝再生，以重建恢复功能的肝小叶结构。胆管上皮细胞参与胆管再生，数量较多但增殖分化能力有限。胆管再生中肝细胞与干细胞之间的相互作用可以增强胆管再生能力，有助于细胞极化生长，形成管状结构。肝脏内皮细胞参与血管再生，可迁移至血管增生端，重构血管内皮。内皮细胞数量较多且反应迅速，但增殖能力有限。血窦内皮细胞主要是肝小叶微血管网结构和胆管系统的再生。VEGF 在血管再生中发挥重要作用。肝再生过程中 VEGF 主要由门静脉周围的肝细胞表达，促进周围肝血窦内皮细胞增殖，重建肝窦，进而刺激肝细胞增殖，VEGF 还可调控血管内皮细胞分化、迁移和形成管状结构支架。

在肝损伤过程中,KC 释放多种生长因子,如 TGF-$β_1$、TNF-α 和血小板衍性生长因子(PDGF-BB),参与诱导成纤维样细胞激活,刺激 ECM 合成增加。HSC 是肝小叶内相对静止的成纤维细胞,有储存维生素 A、合成结缔组织蛋白、分泌几种生长因子的功能,在肝再生中参与形成 ECM,并与其他细胞相互作用重建肝小叶结构。

早期研究认为 HOC 由汇管区附近的肝胚胎细胞形成,主要与肝内胆管系统的再生修复相关。近些年来的研究表明,HOC 亦可能来源于肝外骨髓源干细胞。当肝细胞的增殖能力被抑制或是肝脏被暴露于致癌物质后,被激活的 HOC 可分化产生肝细胞,故 HOC 除表达肝细胞系和胆管细胞系标志物外,也表达造血干细胞标志物,包括 Thy-1、CD34、CD45、Sca-1、c-Kit、fit-3。目前认为,在成熟肝脏和损伤后肝脏,造血干细胞标志物的表达导致 HOC 增殖。有学者认为,小肝细胞来源于 HOC,形态学表现为细胞圆形、多核,并具有 CK-19 mRNA 表达,因而与 HOC 区分,然后分化为成熟肝细胞。从倒千里光碱处理过的 PH 大鼠模型中分离出小肝细胞,检测发现 AFP 阳性,OV6 阴性。将小肝细胞注射入同系大鼠肝脏内,发现这些细胞被植入后可表达 ALB、转铁蛋白,不表达 AFP,且 PH 后可以刺激这些小肝细胞的增殖。有研究显示,人小肝细胞培养 2 个月后仍可保持高增殖潜能,克隆细胞表达肝细胞和胆管上皮细胞的特异蛋白,表明其也有双向分化潜能和分泌 ALB 的功能。

肝再生过程中不同细胞的增殖时间有所不同,各种细胞的顺序增殖重建了失去的肝组织,基本恢复到原有的重量和功能。在 PH 后,肝细胞首先增殖。大鼠肝大部(2/3)切除后肝细胞 DNA 合成的第一次峰值出现在 PH 后 24 h 左右,36~48 h 又可出现一次小的高峰,大鼠的 DNA 合成时间间隔是 10~12 h。再生肝的每一个肝细胞需要 1.66 次增殖周期,才能恢复原有的肝细胞数。不同种属、不同年龄动物的肝细胞增殖的动力学稍有不同,多种参数(昼夜光的刺激、食物种类等)亦影响 PH 后肝细胞最初的 DNA 合成时间。PH 后新生的肝细胞,首先出现在门静脉周围区,36~48 h 蔓延至整个肝小叶。增殖的肝细胞以自分泌方式分泌生长因子,为其余细胞的增殖提供有丝分裂的刺激。肝脏的其他细胞增殖较肝细胞晚,通常在 24 h 后开始合成 DNA,48 h 或以后达到高峰,如胆管细胞(术后 48 h)、KC(术后 72 h)、肝血窦上皮细胞(术后 96 h)。PH 后 3~4 天时,肝毛细血管周围出现肝细胞团,此后经一系列复杂的再生修复过程,包括 HSC 穿过肝细胞团并开始形成肝板(新形成的肝板包括两层肝细胞,与正常肝板仅有一层肝细胞不同)。术后 7 天,肝小叶体积超过增殖前,增殖的肝细胞开始重新排列直到与成熟的肝组织结构一样。

四、肝再生修复的三个细胞层次

目前已认识到,肝再生修复至少存在三个细胞层次:肝细胞、肝内干细胞和肝外循环干细胞。第一个细胞层次主要指成熟肝细胞的增殖,主要完成较轻的肝损伤后的再生修复。较轻的肝损伤后如果残余的肝细胞功能正常,它们可被活化而进入细胞周期,通过有丝分裂和(或)自身肥大的方式,使肝脏的结构与功能得以恢复,但其分裂增生能力极为有限。第二个细胞层次主要指肝内干细胞的增生分化,在较重的肝损伤后,如果仅凭成熟肝细胞增殖不足以完成完全再生修复,或肝细胞再生能力受到抑制的情况下,必须动员肝细胞外的肝内干细胞的增生分化;目前研究较多的是 HOC,HOC 大量增生并分化为小肝细胞(small hepatocyte-like progenitor cell,SHPC),然后进一步分化为肝细胞与胆管上皮细胞,从而参与肝脏的再生修复。第三个细胞层次主要指肝外循环干细胞(以下简称肝外干细胞)的增殖分化,在更为严重的肝损伤后,如果成熟肝细胞和肝内干细胞均不足以完成再生修复的情况下,必须动员肝外干细胞的增生分化。虽有研究表明,HOC 可能来源于骨髓,属肝外干细胞在肝脏的过渡形式,但对这一来源学说尚未达成共识,一般仍将 HOC 归于肝内干细胞范畴。目前在学术界 HOC 肝内来源学说和肝外来源学说并存,来源于肝内的 HOC 属肝内干细胞,来源于肝外的 HOC 属肝外干细胞。

HOC属于短暂扩充细胞,其修复能力仍然有一定限度,需要肝外来源的干细胞参与。肝外干细胞主要来源于骨髓,它们的数量稀少,但自我更新能力强大,肝外干细胞可首先进入门静脉区域,分化为HOC和肝内干细胞,然后进一步分化为肝细胞和胆管上皮细胞,也可以直接插入肝组织中直接分化为成熟肝细胞。

1. 成熟肝细胞的增生

正常肝脏的成熟肝细胞基本保持不增殖状态,约在20000个肝细胞中有1个M期肝细胞,在2000个肝细胞中有1个S期肝细胞。只有当肝损伤需要再生修复时,肝细胞才会很快从这种基本不生长状态进入快速增殖状态。尽管成熟肝细胞在体外培养条件下的增殖能力有限,但肝细胞移植实验显示出成熟肝细胞在体内依然保持着相当的增殖能力。有学者先将实验大鼠大部分肝叶的门静脉结扎,这种去门静脉血流的肝段不断退化,然后从成熟供肝中分离出肝细胞,标记后移植到受体大鼠的一个肝叶中(没有去门静脉血流),结果发现整个受体肝脏的体积可由供体肝细胞的不断增殖而得到恢复。根据移植肝细胞的数目,笔者得出单一的肝细胞至少可以分裂34次,产生$1.7×10^{10}$个子细胞。这意味着大鼠的1个肝细胞具有克隆产生50个成熟大鼠肝脏的潜力。

肝细胞肥大(增大)常发生于肝脏增殖受限时,是恢复肝脏体积的一种代偿机制。PH大鼠,若采用地塞米松或氟尿嘧啶抑制肝细胞增殖后(未发现肝脏DNA的诱导合成),其肝脏仍可恢复原有的体积。肝脏体积的恢复主要依赖于门静脉周围肝细胞的增大。这种增大的状态是不稳定的,一旦解除抑制DNA合成的因素,增大的肝细胞将进入细胞周期,其DNA含量恢复性增加,正常的肝脏结构得以再生重建,功能恢复。故过去认为肝再生是肝细胞增大,现在看来只有肝细胞增大不是真正意义上的肝再生,只有通过各种途径恢复原有肝细胞的数量、结构和功能才是肝再生的实质。

2. 肝内干细胞增生

尽管成熟肝细胞在特定的病理生理状态下具有增殖再生的特性,有学者认为应将肝细胞视为肝内肝再生修复的主要干细胞,这是广义的肝干细胞的概念。狭义的肝内干细胞主要是指存在于肝组织中具有自我更新和分化为肝细胞、胆管上皮细胞等多种细胞的不成熟细胞。其生理功能是在生理条件下,负责更新衰老死亡的肝组织细胞,维持肝脏结构和功能的完整性。在病理条件下,如肝组织缺损、肝细胞坏死等,肝干细胞可增生和分化、修复肝组织,是成熟肝细胞再生修复机制的补充。肝内成熟肝细胞属单能干细胞,只能分化增殖为肝细胞,而肝内干细胞则可分化为多种肝脏组织细胞,属多能干细胞,以完全再生修复肝脏组织结构和功能。1937年,Kinosita首次提出肝脏中存在可分化为肝细胞的干细胞样细胞,但成人肝脏中是否存在肝内干细胞一直未被证实。近些年来,科学家在多种组织中找到干细胞并对其生长调控和分化潜能有了新的认识,并从啮齿类动物肝脏研究中得到了确切的证据,肝干细胞的存在及其在肝细胞更新中的作用才被大多数学者接受。

目前的研究证实,肝组织中至少存在小肝细胞和HOC两种类型的肝内干细胞。小肝细胞的特点是体积小,只有成熟肝细胞的1/3~1/2,形态类似成熟肝细胞,在体外具有强大的克隆扩增能力,单个克隆在10天左右可扩增100倍。小肝细胞具有分化为肝细胞和胆管上皮细胞的双向潜能,这类细胞表达ALB、CK8、CK18和转铁蛋白等成熟肝细胞的标志,但CK7、CK19和BD1等胆管上皮细胞标志未见表达。但小肝细胞在体外进一步分化后可终止表达肝细胞抗原,转而表达胆管上皮细胞标志。研究发现,这类细胞具有HOC和成熟肝细胞的部分表型,提示HOC转化形成的小肝细胞可能是肝细胞的专能定向祖细胞。

HOC分布于小叶胆管与Hering管(赫氏小管)之间,细胞体积小,呈卵圆形,为核大而胞质少的不成熟细胞,具有多种表面标志物:中间丝波形蛋白(vimentin)、PCNA;肝细胞标志物(HepParl、ALB和$α_1$-抗胰蛋白酶),胆管上皮细胞标志物(CK1、CK8、CK18、CK19),神经内分泌标志物(嗜铬粒蛋白2A、甲状旁腺激素相关肽等)及造血干细胞标志物(CD34、c-Kit、Thy-1、flt-3R)。HOC是一种多能干细胞,可在体外克隆化生长,采用特异的酶消化法和Percoll液密度、梯度离心后可获得比较纯的、活力很高的HOC,可以同时表达成熟肝细胞标志物ALB和胆管上皮细胞标志物CK19,这是早期发现的具有分化为肝细胞和胆管上皮细胞的双向潜能。近些年来还发现HOC可转化为胰岛分泌细胞和肠上皮细胞等内胚层组织细胞。已有成熟的HOC体外培养方法,发现成纤维细胞分泌的ECM(层粘连蛋白、纤维连接蛋白、Ⅰ和Ⅳ型胶原等成分)、SCF、白血病抑制因子(leukaemia inhibitory factor,LIF)、EGF、HGF等是维持HOC的增殖和分化潜能的重要细胞因子。

有研究采用药物预先抑制成熟肝细胞的增殖后行PH,发现HOC家族中的一些细胞(定位于肝脏中祖细胞)可向肝细胞和胆管上皮细胞增殖、分化,最终可使肝脏组织和功能重新构建。严重的肝损伤(毒素、致癌物或手术刺激)可以激活HOC,分化为肝细胞和胆管上皮细胞,这些细胞表达c-Kit、flt-3、Thy-1、CD34等造血干细胞相关的抗原标志物,提示HOC可能来源于骨髓。

3. 肝外干细胞增生

肝外干细胞又称非肝源性干细胞,主要指骨髓干细胞、脂肪干细胞、脐带血干细胞和ESC。目前,关于肝外干细胞转化为肝细胞的热点研究较多集中在BMSCs。

经典的胚胎发育学也认为3个主要的细胞系(外胚层、中胚层、内胚层)在胚胎囊胚期分化,不同胚层的细胞之间不能相互转化,骨髓细胞和肝、胆管细胞分属于中胚层和内胚层细胞,因此并不存在骨髓细胞形成肝细胞的可能性。

近些年来,随着研究的深入,越来越多的证据已改变和突破了这一传统观点。首先在胚胎发育学上存在肝脏-骨髓相关性,骨髓干细胞和肝细胞经历过共同的阶段。胚胎时期造血干细胞由卵黄囊进入胎肝,使胎肝成为造血的主要部位和B细胞成熟的诱导环境,随后造血干细胞迁移入骨髓,成为成体造血的骨干力量,但成体肝脏内仍含有造血干细胞,具有髓外造血潜能。其次,肝内具有分化潜能的HOC具有与造血干细胞相似的表型,两者都表达CD34、Thy-2和c-Kit mRNA及蛋白质,以前认为仅表达于造血干细胞的flt-3受体mRNA也被证明表达于HOC,由此可以看出骨髓和肝脏之间可能存在一种品系关系,两者分别处于分化谱的两端。此外,骨髓干细胞的研究已经证实骨髓干细胞和肝细胞不仅具有相关性,骨髓干细胞确实可以横向转化为肝细胞,而且这种转化即使在没有合并严重的肝损伤时也可实现,在生理状态下始终存在着骨髓干细胞向肝细胞的低水平移动。有研究者将健康野生型供体的骨髓干细胞移植给FAH(延胡索酰乙酰乙酸酶)缺陷小鼠(一种高酪氨酸血症模型),能够使受到致命性破坏的肝脏达到完全再生。临床实践中通过特异性Y染色体DNA探针检测接受男性骨髓移植的女性患者肝组织和接受女性供肝的男性肝移植患者的肝组织,发现了Y染色体阳性上皮细胞,根据其定位和CK8阳性表达,说明它们是骨髓起源的肝细胞,从而证实人体生理病理条件下同样可以发生骨髓干细胞转化肝细胞这一过程。展玉涛等研究大鼠骨髓干细胞在PH后肝再生环境中的分化。实验从PH大鼠模型的胫骨中提取骨髓细胞,应用流式细胞仪富集骨髓干细胞,以PKH26-GL体外标记后通过门静脉进行自体移植,2周后行ALB和角蛋白8免疫组化检查。结果肝板肝细胞间PKH26-GL标记的骨髓干细胞表达ALB、角蛋白8。上述研究提示骨髓干细胞在PH后肝再生环境中能分化为肝细胞,骨髓干细胞可能参与PH后的肝再生过程。近年来,国内学者报道自体骨髓干细胞移植治疗失代偿期肝硬化和慢性重症肝炎的临床应用,初步显示了良好的治疗效果。

4. 肝内与肝外干细胞的关系

近些年来的研究认为,肝内干细胞主要指HOC(小肝细胞由HOC转化而来),主要定位于赫氏小管(Hering管)区和胆管树终末处。HOC被认为是肝脏干细胞的子代,是肝脏干细胞到成熟肝细胞的中间体,它既可以向胆管细胞分化,又可以向肝细胞分化。目前认为HOC分为三型：Ⅰ型细胞体积较小，核大，胞质少，此为原始的 HOC；Ⅱ型细胞体积稍大，胞质稍多，此为向胆管上皮分化的胆管样 HOC；Ⅲ型细胞体积稍大，内含稍多粗面内质网，此为向肝细胞分化的肝细胞样 HOC。

肝外干细胞目前研究较多的主要是骨髓干细胞（包括造血干细胞和间充质干细胞）。已有的证据显示 HOC 与造血干细胞存在一些相同的表面标志物，在啮齿类动物发现造血干细胞和 HOC 共表达 c-Kit、CD34 和 Thy-1，在人类这两类细胞共表达 c-Kit、CD34。Lagasse 采用 FAH 缺陷小鼠实验动物模型（缺乏 FAH 可导致高酪氨酸血症，小鼠表现为进行性的肝肾衰竭），将纯化的造血干细胞移植给 FAH 缺陷小鼠，结果挽救了它们的生命。在接受造血干细胞移植后第 7 个月，发现 FAH 缺陷小鼠肝中 30% 的肝细胞来源于供者造血干细胞。这些研究结果提示造血形成与肝脏之间存在密切的联系。胚胎时期造血干细胞首先出现在主动脉-性腺-中肾轴区域，随后迁移到胎肝。出生后，许多造血干细胞离开肝脏到达骨髓和脾脏。尽管如此，在啮齿动物一些造血干细胞仍能停留在肝脏到成年期。在人类遭遇某些疾病如骨髓纤维化或肿瘤浸润导致骨髓破坏时，肝脏仍能进入造血状态发挥功能，同时启示造血干细胞只有在肝脏微环境中才能分化为肝脏细胞。Petersen 等的研究也支持 HOC 来源于骨髓的事实。上述研究结果表明，存在肝内干细胞由肝外干细胞（骨髓干细胞）转化的关系，肝内干细胞只是肝外干细胞在肝脏组织中一个过渡阶段或存在形式。

另一些学者认为，肝内干细胞与肝外干细胞的来源有严格区分，即肝内干细胞应来源于肝脏组织本身，故肝内干细胞又称"肝源性肝干细胞"，"非肝源性肝干细胞"即肝外干细胞。学术界一直存在 HOC 的肝源性与非肝源性的争论，至今尚未定论，HOC 的肝源性与非肝源性学说虽都有自己的实验依据，但均无直接实验证据。目前，学术界认为，支持或不支持 HOC 来源于骨髓的实验是在不同的肝损伤情况下进行的，所得的实验结果不同，这提示 HOC 可能存在肝源性与非肝源（骨髓源）性两种来源，在不同的实验条件下不同来源的肝 HOC 表达比例不同。目前研究证明，部分 HOC 来源于骨髓干细胞，即部分 HOC 是骨髓干细胞归巢定位于肝脏并向肝脏细胞转化的中间细胞体存在形式，以备肝再生之需。Petersen 等利用大鼠骨髓移植对骨髓源性 HOC 进行了研究。首先将实验雄性大鼠的骨髓细胞移植给受致死量照射的同源雌性大鼠受体，所有受体均给予 2-AAF 和 CCl_4 以抑制自身肝细胞增生分化。DNA 探针标记 Y 染色体的 Sry 区，利用 PCR 技术于术后第 9 天和第 13 天可检测到非实质肝细胞中 Thy^+ 和 Thy^- 细胞亚群 Y 染色体阳性和 PCR 产物表达，而肝实质细胞于第 13 天也可检测到该信号。冰冻切片 Y 染色体 Sry 基因原位杂交发现 Y 染色体阳性肝细胞占 0.14%，估计有 $1×10^6$ 个肝细胞由骨髓造血干细胞转化而来。将 DPPIV（二肽水解酶）阳性 F-344 雄性大鼠骨髓移植给同类 DPPIV 缺陷雌性大鼠，发现术后第 13 天 DPPIV 缺陷雌性大鼠 0.16% 的肝细胞表达 DPPIV。用表达 L21-6 抗原的 Lewis 大鼠做受体，不表达此抗原的 Brown-Norway 大鼠做异基因供体进行全肝移植，证实肝外来源的细胞 $L21-6^+$ 抗原可以在移植后的 HOC 和胆管上皮中找到，这些细胞可能来自受体自身的骨髓。研究者们还发现，在经酶消化后提取的肝内单核细胞（HMNC）中，0.81%~2.35% 表达干细胞标志物 CD34，$CD34^+$ 的 HMNC 中约 49% 表达 CD45，50% 表达 CD38，并呈现造血干细胞表型及集落形成，提示成年肝中存在造血干细胞。以后的研究发现接受男性骨髓移植的女性受体肝中存在有 Y 染色体的 HOC。

5. 肝干细胞与肝再生

传统认为，肝细胞再生是成熟肝细胞增生或肥大的结果，但后来的研究证实，在严重肝损伤时，肝组织修复需要除肝细胞之外的其他肝干细胞的参与。早在 1985 年 Zajik 就提出肝流动学说（streaming liver concept），认为肝板像轨道，肝细胞从门静脉产生并沿着肝板自门静脉周围向小叶中央迁移，在此发挥功能后凋亡。HOC、造血干细胞向肝细胞分化等现代干细胞理论支持这一学说。

在正常成年肝细胞更新过程中,主要有低水平、基础状态的肝干细胞分化,肝外循环的造血干细胞可直接分散地插入肝实质中分化为肝细胞/胆管细胞,但肝脏组织中的干细胞是肝再生的主要种子细胞。通过肝内干细胞的表面特殊标准、细胞位置和形态方面来推理,肝内干细胞是沿着胆系向肝细胞途径进行分化的。许多学者对多种肝内干细胞系进行了体内研究,发现在一定培养条件下,这些细胞会逐渐失去原有形态,并表现出典型的肝细胞或胆管细胞形态学特征。PH 或轻度感染、物理化学损伤时,在多种生长因子和转录因子参与调控下,成熟肝细胞出现生长激活,胆管上皮细胞和肝窦细胞出现延迟性增生。在肝组织受到严重损伤时(如大部分肝组织切除、严重肝坏死等),肝细胞的再生则需要动员肝干细胞,激活干细胞并增生,进一步分化为肝细胞和胆管细胞,从而达到再生肝脏组织结构和功能的目的。在这一过程中,可能有肝外循环的造血干细胞进入门静脉区域而后经 HOC 和胆管细胞进一步分化为肝细胞。在某些特殊情况下,如成熟肝细胞的增生受到抑制或肝脏受到严重损伤时,存在于肝组织内的为数不多的干细胞就会大量的增生和分化而进行肝脏的重建。比如在肝组织切除 2/3 并用 DNA 合成抑制剂(倒千里光碱)抑制成熟肝细胞生长的情况下,发现小肝细胞在肝板内大量增生,表明小肝细胞动员和参与肝细胞再生,而且这类细胞不受倒千里光碱的生长抑制影响。肝内干细胞具有强大的增生潜能,目前有许多动物模型研究表明,采用肝毒性药物(如 Dipin、FunionisinB1 等)抑制或消除肝实质细胞的再生能力,再行 PH,可明显观察到肝内干细胞的增生。当肝脏暴露于肝毒剂或致癌剂而受到严重的损伤时,可观察到 HOC 大量增生,认为这是休眠的肝干细胞激活的结果。在临床和动物实验中也发现,在大面积肝坏死时,肝再生以 HOC 增生为特征。包括病毒性肝炎在内的肝损伤时容易出现胆小管增生,特点是在汇管区及其周围、纤维结缔组织间隔中出现大量 HOC。胡中杰等发现,在病毒性肝炎的再生过程中,普通型肝炎和轻度慢性肝炎时以肝细胞增生为主,中、重度肝炎有肝前体细胞参与,而肝衰竭患者的肝细胞增生受到抑制,主要通过肝干细胞的活化和增生进行再生,肝干细胞可能先分化为一种或多种过渡细胞,主要是管状细胞和部分小肝细胞样细胞,然后分化为成熟肝细胞。Yasni 等将大鼠的肝组织通过两步胶原酶灌流分离,离心细胞混悬液,再用胶原酶消化,蛋白酶除去残留肝细胞,可分离出 HOC,温育 60 min 后,接种于含 100 mL/L 胎牛血清的 William's E 培养基中培养。经过 4 周的培养,从超微结构和免疫组化方面证明了肝细胞是由 HOC 分化而来的。

有研究表明,包括 HGF、EGF、TGF-α 等均可通过自分泌或旁分泌的形式激活 HOC,刺激其增殖。HGF 可促进 HOC 向肝细胞分化,SCF 在 HOC 活化早期表达,SCF 与其受体 c-Kit 在干细胞的增殖、分化、迁移中起作用。基质细胞来源的因子与其受体 CXCR4 均在 HOC 表达,主要通过自分泌或旁分泌形式参与 HOC 活化增殖。

近些年来,研究者越来越关注肝脏微环境对 HOC 激活和增殖的影响及机制。肝脏微环境由胞外基质、上皮及非上皮肝脏细胞、招募的炎性细胞及不同的生长调控因子构成,是肝脏中一个局限的区域。张伟等采用 2-AAF/PH 建立 HOC 增殖模型,运用激光共聚焦免疫荧光双标技术分析了基质成分与 HOC 增殖之间的相互关系。结果表明,在 HOC 增殖和分化的重建过程中,HOC 与肝脏胞外基质成分具有紧密的解剖关系。肝脏局部微环境可能通过细胞与胞外基质之间的相互作用而参与 HOC 介导的肝再生。胞外基质的重构可能对于调控 HOC 的迁移、增殖、分化以及肝再生过程有重要作用。胞外基质还可通过与肝内分泌的各种生长因子结合而发挥富集并储存生长因子的作用,防止蛋白酶将其水解。另有研究发现,正常情况下胞外基质可维持细胞的收缩形态。当胞外基质出现脱水或降解等病理情况时,其延展性下降,可出现细胞伸展并相互融合,导致增殖加速。

尽管 HOC 等肝干细胞的研究进展很快,但近些年来,有学者仍然认为,肝细胞才是最高效的肝再生修复的干细胞。

6. 肝干细胞与肝癌

近几十年来,干细胞生物学领域的巨大进展给我们提供了一个关于癌症发生发展的新视野。科学家们已认识到HCC是一种干细胞病,肝癌干细胞的存在与HCC发生发展、耐药、复发、转移密切相关,是其手术、放疗、化疗等传统治疗方法失败的主要原因。

根据HCC的肝癌干细胞起源说,HCC发生发展过程中存在"肝干细胞与肝癌干细胞动态失衡"机制,当其机制趋向于肝干细胞向肝癌干细胞转化,表现为肝癌干细胞数量增加、恶性化增强,肝干细胞的再生修复机制受到抑制,HCC发生风险增加或HCC进展加速。当其机制趋向于肝癌干细胞向肝干细胞转化,表现为肝癌干细胞数量减少、恶性化降低,肝干细胞数量增加,肝再生修复机制增强,HCC发生风险降低,或HCC发展进程延缓、阻断甚至逆转。存在于慢性肝病患者体内的恶化环境是启动和促进肝干细胞向肝癌干细胞转化、HCC发生发展的必要条件和关键因素,改善慢性肝病患者体内的恶化环境是延缓、阻断、逆转肝干细胞向肝癌干细胞转化及防治HCC发生发展的有效途径。

目前的研究提示,肝干细胞与肝癌的关系可能存在两面性,一方面肝癌有可能起源于肝干细胞,另一方面,肝干细胞有可能抑制肝癌细胞增殖或诱导肝癌细胞凋亡。原发性肝癌的发病具有多因素、多环节、多阶段、多基因共同作用的复杂机制,正常情况下原癌基因和抑癌基因是调控细胞生长、分裂增生与分化的基本调控基因,原癌基因的突变或转录失常和抑癌基因的改变,在肝癌发生机制中具有重要意义。目前的研究认为,肝组织中存在干细胞,肝干细胞与肿瘤的发生密切相关,突变的肝干细胞可能是肝癌发生的种子细胞。目前有关原发性肝癌的细胞起源学说有肝细胞起源说和肝癌干细胞起源说。肝细胞起源说认为,肝癌细胞来源于分化成熟的肝细胞,通过去分化演变而来。肝癌干细胞起源说认为,肝癌细胞由肝内未分化的干细胞或HOC成熟受阻异常分化而来。由于这两种学说均缺乏直接的证据,至今仍争论不休。尽管原发性肝癌来源于HOC成熟受阻假说尚没有直接证据,不能定论,但根据肿瘤细胞具有与干细胞相似的生长特性,即克隆扩增和无限增殖,两者具有相同的生长调控机制,Wnt、Shh、Notch等参与细胞生长分化调控的信号转导途径,参与了肿瘤细胞的生长调控,这些调控机制异常可能是肿瘤发生的重要原因。随着研究的不断深入,越来越多死亡实验依据提示肿瘤发生发展的种子细胞可能是肿瘤组织中含有的肿瘤干细胞。目前,已经有不少学者认为肝癌组织中发现的HOC可能是肝癌干细胞。在实验性肝癌中,肝组织出现HOC增生,转化后的HOC可形成未分化HCC、胆管细胞癌和混合性肝癌。由于肝干细胞更新迅速,生命期长,极易成为致癌因子的靶细胞。肝癌既可以发生于干细胞,也可能起源于其后代,当然也可能发生于去分化的成熟肝细胞或胆管上皮细胞。动物原发性肝癌有介于HCC与胆管细胞癌的中间类型。将化学物质诱发大鼠肝癌模型肝组织中提取的HOC在体外转化后注射给裸鼠,使这些裸鼠发生原发性HCC。外源性药物干预体外培养的肝胆管癌细胞株,可诱导其分化,并具有卵圆细胞表型。已从人的肝胚细胞瘤及硬化肝中发现表达OV-6、c-Kit、CD34、AFP等分子标志的HOC。龚加庆等发现,HOC起源于汇管区的胆管上皮,与肝癌的发生密切相关。肝癌大鼠模型首先于汇管区发现HOC沿胆管上皮依次排列增生,然后HOC以汇管区为中心向肝小叶穿插生长,这些HOC呈c-Kit和PCNA阳性表达。肝癌形成时,癌结节内外均见有HOC聚集,此期c-Kit阳性细胞仍以汇管区为主,而PCNA阳性细胞遍布癌结节内外。肖家诚等发现人HCC和肝硬化肝组织中存在HOC,其形态和免疫表型特点与动物致癌模型肝中HOC一致,支持肝癌可能起源于干细胞样细胞的假设。进一步研究发现,肝癌组织中的细胞具有异质性,只有少数细胞具有大量克隆扩增能力,大多数细胞对抗肿瘤药物顺铂等敏感,而具有克隆扩增能力的肿瘤细胞相对具有抗药性,肝肿瘤细胞经顺铂处理后,进行体外扩增,然后接种到SCID小鼠皮下,发现比接种相同数量未经处理的混合肿瘤细胞的生长速度更快,这类细胞具有肝干细胞的相似表面标志。廖钢陵等采用雄性Fisher344大鼠制成两个不同的肝癌模型,用放射自显影方法追踪癌前病灶与HOC和肝细胞的关系,发现癌前病灶细胞核内的示银颗粒只出现在表达HOC标志的2-AAF/PH模型中,而在PH模型中未见到,提示癌前细胞来自于HOC。目前认为,HOC

有可能是肝癌干细胞的前体细胞之一。肝癌发生发展是一个多基因、多因素、多环节、多阶段的复杂病理过程,细胞微环境、致癌剂和遗传因素相互作用于干细胞引起生长调控途径中某些分子发生遗传或表观遗传学改变,导致表达异常,进而引起细胞过度增生,这可能是肿瘤发生的始动因素,有望成为肿瘤防治的新靶标。

近些年来,骨髓干细胞转化肝癌干细胞的机制研究已成为关注热点。已有研究表明,HOC可能来源于骨髓干细胞,Petersen 等提出 HOC 或其他肝细胞可能源于骨髓或与其相关,并用三个实验来证实 HOC 的骨髓源性;Grompe 等的研究也支持 HOC 的骨髓来源。HOC 既是肝再生的种子细胞,又可能是肝癌的祖细胞。HOC 有可能是骨髓干细胞向肝癌干细胞转化的中间体,它具有肝再生修复的肝干细胞特性,又具有 HCC 发生发展的肝癌干细胞特性。肝脏炎症和纤维化微环境在 HCC 发生发展中起重要作用,约 80% 的 HCC 发生在慢性病毒性肝炎引起的慢性炎症和纤维化背景下。肝干细胞小环境的恶化是其转化为肝癌干细胞的重要因素,慢性炎症和损伤后的再生愈合过程失去时序性和调控就可能发生 HCC。恶性转化的肝细胞可替代再生过程中不典型改变的增生结节,其中存在的肝癌干细胞决定 HCC 的发生发展。肝脏微环境的某些关键因素决定了 HOC 的分化方向,HOC 向肝脏细胞分化是正常的肝再生过程,如果此肝再生过程失调就可能诱导肝癌的发生发展,骨髓干细胞转化为肝癌干细胞机制(髓生肝与髓失生肝失衡)是其重要生物学基础之一。肝癌干细胞的起源尚未完全肯定,目前认为有可能起源于肝干细胞,而肝干细胞又可起源于成熟肝细胞、HOC 或肝外干细胞等,因而研究肝干细胞或肝癌干细胞的确切起源及发生发展机制是今后肝癌干细胞基础研究的重要发展趋势。目前,用来分选肝癌干细胞的常用方法主要是利用细胞不同表面标志物及侧群细胞分选两种。鉴定肝癌干细胞主要采用功能学方法,即对其自我更新能力、多向分化潜能及致癌能力进行评价。一直以来,研究者们从未放弃寻求特异的肝癌干细胞表面标志物,主要有 CK7、CK19、OV6、SCF、c-Kit、Thy-1、CD34、实质中间丝波形蛋白等,但多数缺乏特异性。新近发现 CD133是一种跨膜的细胞表面糖蛋白,是分离鉴定干细胞/祖细胞的重要标志物,同时也是人不同肿瘤组织的 CSC 标志物。Ma 等研究发现 CD133 在肝再生动物模型中表达增加,零星表达在 HCC组织中,主要在能形成肿瘤的肝癌细胞系中表达,CD133$^+$ 细胞在体内外具有更强的肿瘤形成能力,表达更多的肝干细胞标志物、参与肝胚胎形成的转录因子及参与干细胞增殖自我更新的基因,表明 OV6$^+$ 细胞可能代表在 HCC 中具有肿瘤干细胞特性的细胞群。

近年来发现肝癌侧群(side population,SP)细胞具有癌症干细胞特性,这是肝癌干细胞研究领域迈出的重要一步。有不少学者提出将 SP 细胞视作一种通用的肿瘤干细胞分离标志物。SP 细胞是指一类能将进入细胞核的荧光染料 Hoechst33342 通过 ATP 结合转运蛋白 G 超家族成员 2(ABCG2)排除细胞外的一类细胞。目前已有许多研究提示 SP 细胞具有肝癌干细胞的特征。Shi 等使用流式细胞仪从不同肝癌细胞系中分离出 SP 细胞,发现所有来源的 SP 细胞均表现出自我更新、高程度的集落生成、显著的耐药性和高度表达 ABCG2 的特征,并且移植在免疫缺陷小鼠体内可产生肿瘤。奚忠等研究发现 SP 细胞表面的 ABCG2 在 HCC 的发生发展过程中可能起着非常重要的作用,有可能成为临床治疗 HCC 的分子靶标。ABCG2 被认为是 SP 细胞的表型,有研究直接用 ABCG2 作为干细胞或肿瘤干细胞的标志物来分离或鉴定干细胞或肿瘤干细胞。ABCG2 属于 ABC 转运蛋白,这类蛋白在体内大多承担着运输并外排的任务,ABC 转运蛋白高表达时许多对肿瘤非干细胞具有抑制或杀伤作用的化疗药物对肿瘤干细胞的杀伤作用被大大减弱。

有关肝干细胞与肝癌的关系,近些年还有另一方面的研究,结果发现干细胞可抑制肝癌细胞增殖和诱导肝癌细胞凋亡。吴昌雄等在其研究中发现,BMSCs 不仅可以在肝脏中定植并分化为具有肝细胞功能的肝样细胞,同时其可诱发肝癌细胞的坏死。Li 等则从分子层面研究BMSCs 移植对肝癌组织的影响,研究表明细胞凋亡相关基因 Bax 和 caspase 3 的表达量明显上升,且抗凋亡相关基因 Bcl-2 的表达量下降,同时该研究也指出肿瘤转移相关因子 OPN、BSP 和 α-V 基因的表达量都下降。笔者在骨髓干细胞与肝癌细胞共培养体系中,发现骨髓干细胞具有抑制肝癌细胞增殖和诱导肝癌细胞凋亡的作用,其作用机制尚待进一步研究。

有关肝癌干细胞的临床研究主要有两大趋势和发展动态:一是积极防治急慢性肝病改善肝脏微环境或体内大环境,以减少肝干细胞向肝癌干细胞的恶性转化或促进肝癌干细胞逆转,从而减少 HCC 的发生率或延缓病程进展;二是寻找抑制肝癌干细胞增殖、诱导其凋亡甚或杀灭的手段与方法,以提高临床疗效,减少耐药和复发。

肝癌起源于肝癌干细胞学说可以解释肝癌对放疗、化疗疗效欠佳和易于复发的机制。肝癌干细胞的生命力特别顽强,对放疗、化疗的耐受性很强。治疗肝癌的常规方法(手术和放疗、化疗)可清除普通的肝癌细胞,但很难杀死或清除全部肝癌干细胞。肝癌干细胞的存在可使肝癌的手术和放疗、化疗失败,导致手术后和放疗、化疗后的肝癌复发。同时肝癌干细胞又是肝癌转移的元凶,一个肝癌干细胞通过血液循环或淋巴系统运输到其他器官可发展成一个新的肿瘤病灶即肿瘤转移灶。在 HOC 增殖的大鼠模型中发现,HOC 高表达 ABC 转运蛋白家族中的 MRP1 和 MPR3,可能与肝毒性环境下的细胞保护作用有关。分离的 HOC 具有 SP 细胞表型,肝脏组织中 ABCG2 mRNA 的水平与 HOC 数目相关,原位杂交发现 ABCG2 在 HOC 上表达。在人慢性肝病组织中也发现 HPCs 及反应性小管细胞表达 BCRP、MDR1、MRP1、MRP3。Chiba 等发现不同组织的正常和恶性细胞外排 Hoechst 染料的机制不相同。明确肝癌干细胞的 ABC 转运蛋白有助于采用免疫组化方法在肝癌组织中明确 CSC 的定位及所处的微环境。Haraguchi 等发现 BCRP1 及 MDR1 在 Huh7 肝癌细胞系 SP 细胞中上调,SP 细胞对常用的肝癌化疗药物具有更强的抵抗力。Ma 等发现 $CD133^+$ 的肝癌干细胞活力更强,凋亡较少。Yang 等发现从人肝癌细胞系 Huh7 及 SMMC 7721 中分选的 $OV6^+$ 细胞比 $OV6^-$ 具有更强的耐药性,其耐药机制与 β-catenin(β-链蛋白)信号通路有关。

五、肝再生调控机制

肝再生的调控机制极其复杂,已知众多细胞因子在肝再生过程中发挥重要作用,细胞因子促进或抑制肝细胞的增殖,通过干预细胞周期去完成肝再生过程,但许多具体调控机制尚未完全清楚。肝再生需要的细胞因子呈网络式调控,缺乏某一单独基因很少导致肝再生完全受阻,但会导致不同程度的肝再生紊乱。目前,已知整个肝再生过程的信号转导可分为若干环节,包括肝再生信号产生环节、肝再生信号转导环节(信号配基与肝细胞受体的识别、结合和反应,发生跨膜信号转导)、肝再生信号放大效应环节(肝细胞质内信号转导分子间及与蛋白激酶相互作用的信号放大,产生高效、特异的转录因子。肝再生相关细胞因子信号转录的目的在于促进肝细胞 DNA 的合成和肝细胞的分裂。转录因子持续表达蛋白,发生延迟、辅助基因效应,造成肝细胞形态和组织结构上的改变,最终完成肝再生)、肝再生信号终止环节。各个环节共同调节肝再生的信号转导,以完成正常肝再生,任何一个环节信号转导的调节失控,势必导致肝再生紊乱或终止,不能实现正常的完全再生。

(一)肝再生进程的三个阶段

肝再生进程一般大体分为启动阶段($G_0 \sim G_1$ 期)、增殖阶段($G_1 \sim S$ 期)和终止阶段($G_1 \sim G_0$ 期)。肝细胞在细胞周期的 G_0 期是静止细胞,肝细胞从静止期到细胞周期的 G_1 期需要基因激活(启动),G_1 早期细胞对生长因子产生应答反应而进入细胞周期,越过 G_1 期的限制点并进行 DNA 的复制。大鼠 PH 后 4 h 左右肝细胞进入 G_1 期,24 h 进入 S 期并达到 DNA 合成高峰。肝脏通过实质细胞和非实质细胞增殖分化以修复损伤后的肝组织。肝细胞有丝分裂过程可分为细胞因子刺激下 G_0 期肝细胞向 G_1 期转变的第一时相和 G_1 期肝细胞向 S 期转变的第二时相。但肝细胞再生是一个特殊、复杂的细胞增殖过程,与一般的干细胞增殖有所不同。一般的干细胞增殖,当干细胞受到增殖信号刺激时,可直接进行 DNA 合成和细胞分裂。但肝再生的启动首先不是肝内未成熟干细胞的增殖分化,而是先要依赖于已分化成熟的肝细胞重新活化,获得增殖活性,启动后续的 DNA 复制、细胞分裂和增殖。在肝细胞 DNA 合成前期(G_1 期)的后期存在一个限制点(R 点)也与一般干细胞增殖不尽相同。在 R 点,已被活化的成熟肝细胞具有选择分化功能,可决定细胞顺次进入 S 期或者逆转返回 G_0 期。被活化的肝细胞一旦通过这个限制点将不可逆转地进行细胞周期循环,依次通过 S 期、G_2 期及 M 期,实现一个完整的 DNA 复制和细胞分裂周期循环。成熟肝细胞增殖呈显著的有限性,当完成所需的再生修复任务后,被活化的肝细胞在多种终止信号的作用下,可迅速结束细胞增殖再生进程,离开细胞周期并再次恢复至静止状态(G_0 期)。部分(70%)肝切除后,肝细胞仅仅是经历 1～2 次细胞周期循环,即可完全修复缺失的肝组织。肝再生进程不同阶段的调控机制虽不相同,但相互依存、相互影响和相互关联。

1. 启动阶段

目前认为,肝再生的启动是由于肝损伤后肝微环境发生了改变,启动了再生的分子调控机制和多条信号通路。肝细胞启动信号既来源于肝外,也来源于肝脏本身。肝外由去甲肾上腺素(辅有丝分裂原)增强细胞外 HGF 和 EGF 的刺激效果,并且减弱来自于 TGF-β 和 IL 的抑制性作用,形成完整的有丝分裂信号,刺激肝细胞进入细胞周期。然后由肝细胞产生生长因子以旁分泌的形式刺激相邻的非实质细胞增殖。其中 HGF 与其受体 c-Met 形成的信号 HGF/c-Met,参与对死亡受损细胞的清除、对损伤较轻细胞的修复以及对存活细胞的增殖来实现肝再生。采用何种手段与方法增强肝再生的细胞内、外信号,将已损害的肝脏微环境转变成有利于其再生的微环境,实现肝损伤后的完全再生是调控肝再生的研究趋势和热点。

PH 后 4 h 内的启动阶段,主要包括转录因子基因、应激和炎症反应相关基因、调节细胞骨架和 ECM 基因、细胞周期调控基因等 70 种早期基因的表达。Satyanarayana 用高敏感度核电镜观察 ESTs 的 199 个基因,发现在 G_1/S 期中有的基因高表达而有的低表达。Guo 等用 2-DE 和 MALDIQTOF-MS 观察肝切除后 7 h 的蛋白,找到 29 种改变的蛋白。Deng 等用 2-DE 观察肝切除后 1 h 小鼠蛋白,发现 24 种不同的蛋白。众多表达的早期基因中有 19 种转录因子基因,其中最重要的是编码转录因子,如 NF-κB、信号转导和转录激活因子-3(STAT-3)、AP-1 和 C/EBPβ 的原癌基因(如 c-Fos、c-Jun、c-Myc 等)。上述原癌基因表达的转录因子主要是在转录后水平激活,结合于不同基因的调控区激活基因,参与激活 G_0 期肝细胞。这些被活化的转录因子可调控细胞周期以调控基因的表达。启动阶段表达的 19 种细胞周期调控基因中,绝大多数基因是抑制细胞周期的关卡基因,其中 GADD45、TIS21 和 p21 分别调控细胞周期的不同阶段。

目前已明确,TNF-α 及 IL-6 是共同启动肝再生阶段重要的信号调控分子,促使肝细胞自身从 G_0 期进入 G_1 期,进一步刺激启动肝细胞表达和分泌 TGF-α 及 EGF,使肝细胞 DNA 开始合成,进而向 G_1 期至 S 期演进。TNF-α 在肝再生的启动中主要是通过与 TNFR-Ⅰ(TNF-α Ⅰ型受体)结合而发挥作用,TNF-α 与 TNFR-Ⅰ 结合后,通过 NF-κB 的信号途径激活 IL-6 的分泌,继而激活 STAT-3,诱导 cyclin(细胞周期蛋白)D1 的转录,促进细胞增殖。IL-6 是 TNF-α 介导的肝再生信号通路中重要的下游信号分子。NF-κB,STAT-3 是转录因子。TNF-α 及 IL-6 协同激活 G_0 期肝细胞,启动肝再生,继而在 HGF、TGF-α 等生长因子的作用下不可逆地进入细胞周期。NF-κB 是这条转导通路上的关键环节,NF-κB 能活化 STAT-3,促进 TNF-α 诱导的 IL-6 分泌及 c-Myc 表达。TNF-α 可以通过诱导产生氧自由基(ROS)激活 NF-κB。IL-6 不仅可激活肝细胞,还可促进肝脏上皮祖细胞增殖,促使抗凋亡蛋白 FLIP、Bcl-2、Bcl-xL 表达,抵抗 Fas 介导的凋亡,这些生物效应主要通过 IL-6 受体 gp80 介导,但 IL-6/IL-6R 过度激活可抑制肝再生。

目前，对 TNF-α 启动肝细胞再生的作用有较深入的研究。Teoh 等采用小剂量 TNF-α 预处理能激活 NF-κB 和 STAT-3，上调 cyclin D1/CDK（细胞周期蛋白依赖激酶）4 的表达，具有促进肝再生和拮抗缺血再灌注损伤的作用。Webber 等通过 TNF-α 预处理后，将 HGF 和 TGF-α 由门静脉直接灌注入正常大鼠肝脏组织。结果发现，TNF-α 预处理能显著地增强肝细胞对 HGF、TGF-α 的反应，明显地提高肝细胞增殖能力；而未经 TNF-α 预处理的实验大鼠肝增殖反应显著降低。Yamada 等研究发现，TNF-α 是一个多效应的细胞因子，广泛地参与了肝脏急性时相反应。主要通过 2 个独立的受体 TNF-αⅠ型（p55）和 TNF-αⅡ型（p75）传递信号。TNF-α 是肝组织损伤后，启动增殖修复的重要因子，它通过与 TNFR-Ⅰ结合，实现了肝再生启动阶段的信号转导。Teoh 等研究发现，TNF-α 基因敲除的小鼠在经历肝缺血再灌注损伤后，PCNA 无明显表达，肝组织再生状态存在明显的抑制。另有研究发现，通过基因靶向敲除技术，TNFR-Ⅰ基因缺乏小鼠模型，术后存在严重的肝细胞再生功能缺陷。当 TNFR-（NF-κB 和 STAT-3）活性及 IL-6 表达均未受到明显的影响时，残肝仍保持有完全正常的 DNA 复制和细胞增殖功能。有学者采用基因敲除实验研究 TNFR-Ⅰ和 TNFR-Ⅱ缺失小鼠 PH 或 CCl₄ 损伤后的肝再生机制，发现 API 和 C/EBP 的活化延迟。缺乏功能性的 TNFR-Ⅱ的小鼠在 PH 后 DNA 复制完全正常并可恢复肝体积，提示 TNFR-Ⅱ信号通路不是肝细胞再生中的必要条件。但缺乏 TNFR-Ⅰ信号会严重影响 PH 后 DNA 复制，术后 24～40 h 死亡率明显增高，其分子机制可能是敲除 TNFR-Ⅰ基因，NF-κB 和 STAT-3 的活化被严重抑制，且 API 活性降低。

IL-6 主要来自于肝内 KC 等非实质细胞，其表达受 TNF-α 的调节。IL-6 与其受体 IL-6R 结合，IL-6R 又与两个亚单位的 gp130 结合，从而激活 JAK 的酪氨酸激酶活性，激活的 JAK 通过磷酸化再激活 STAT-3，活化的 STAT-3 和其他的转录因子（如 C/EBPβ、AP-1）大大增强了某些与细胞增殖有关因子的表达，如 c-Myc、c-Fos，与协同生长因子（如 HGF 和 EGF 等）共同促进肝细胞增殖。PH 后早期（肝再生启动阶段）IL-6 的浓度迅速增加，于术后 24 h 达高峰。TNF-α 通过与 KC 表面特异的受体 TNFR-Ⅰ结合，激活转录因子 NF-κB。NF-κB 具有多种转录活性，可直接上调 IL-6 基因表达，刺激 IL-6 合成及释放。研究发现，IL-6 基因敲除小鼠的肝再生存在着严重缺陷。与正常动物相比，这些小鼠在经历 PH 后，肝细胞再生能力明显受损，同时 cyclin D 及 STAT-3 的活性也有显著降低。Yamada 等的实验证实，IL-6 预处理可以明显地纠正 TNFR-Ⅰ缺乏所造成的小鼠 PH 后 DNA 合成受损。但外源性 TNF-α 的补充却不能改善 IL-6 基因敲除小鼠的肝细胞再生功能障碍。

NF-κB 在细胞再生进程中主要通过调控 TNF-α、IL-6 基因表达实现肝再生调控，亦可通过调控多个凋亡基因的表达而发挥作用。NF-κB 拥有 p65（RelA）/p50（最早被发现和具有最强转录活性）、p52、RelB、c-Rel 等亚基单位，是肝再生重要的转录调控因子。细胞处于静止状态时，NF-κB 与抑制蛋白（κIB）结合，并以三聚体形式存在于细胞质中，从而阻止 NF-κB 活化和核易位。PH 后，多种 NF-κB 激活剂如 ROS、细胞因子（如 TNF-α、IL-1）、细菌内毒素（endotoxin）及脂多糖（LPS）等释放增多，它们作用于肝细胞，激活 κIB 激酶（κIB kinase，IKK），使 κIB 某些特定位点的 Ser/Tyr 残基磷酸化，引发 κIB 与 NF-κB 解离，从而使 NF-κB p65/p50 二聚体得以释放、活化并向细胞核内移位，启动一系列基因转录。Iimuro 等通过腺病毒转染，实现抑制蛋白 κIB-α 在肝组织中过度表达，可以显著下调 NF-κB 活性，导致 PH 后，残肝组织中出现大面积的细胞凋亡现象，肝组织再生不良。小鼠 NF-κB/p65 基因敲除会导致大片肝细胞凋亡及胚胎死亡。

STAT-3 是一个重要的肝再生转录调控因子，广泛地参与细胞生长、发育、分裂及分化等多种生理过程。IL-6/STAT-3 可上调多种抗凋亡基因的表达，如 FLIP、Bcl-2 及 Bcl-xL 等，它还可抑制凋亡基因半胱天冬酶-8 的活化，发挥保护肝细胞的效应。IL-6/STAT-3 信号通路对 PH 后残肝组织增殖修复起着关键性作用。PH 术后 30 min 内，STAT-3 可被 IL-6 激活，在术后

3 h 时达到峰值。IL-6 与其配体结合后,诱导其受体 gp130 发生二聚化,进而结合成 JAK 并引发其酪氨酸磷酸化、活化,激活的 JAK 可导致细胞质中游离的无活性的 STAT-3 发生二聚化,同时使其磷酸化而活化。最终活化的 STAT-3 进入细胞核内,结合特定基因的启动子,调控多个基因的转录,引发多种生物效应。有研究表明,STAT-3 基因敲除的动物在 PH 后,肝细胞 DNA 合成水平显著降低,肝再生过程受限。

2. 增殖阶段

肝细胞进入细胞周期增殖阶段(G_1~S 期)后,受到延迟基因、cyclin、促进细胞增殖或抑制细胞增殖等多个因素的调控。延迟基因(如 Bcl-xL)是增殖阶段早期特异性表达的抗凋亡基因,其 mRNA 水平在 PH 后 4 h 开始增加,8 h 达到最高峰。细胞周期基因是继延迟基因后被激活的特异性基因,包括表达 p53、mdm2、p21、cyclin 及 CDK 等的基因。cyclin D1 是肝细胞进入细胞周期(G_1 期)的显著性标志,是促进肝细胞顺利通过细胞周期增殖阶段(G_1~S 期)的关键因子。肝细胞一旦通过 R 点并表达 cyclin D1,将不可逆转地进行细胞周期循环。cyclin D1/CDK4 能使抑制蛋白如 Rb 和 p130 磷酸化,诱导转录因子 E2F 活化释放。E2F 可以直接刺激细胞周期进程的运行,促使肝细胞越过 G_1 限制点,启动 DNA 复制。Jaumot 等研究发现,在大鼠模型中,PH 后 2 h,肝细胞 cyclin D1 mRNA 表达达到高峰,cyclin D1 在术后 12 h 表达增多,术后 24 h 达到高峰。在小鼠 PH 模型中,cyclin D1 的高峰略有延迟,在 36~72 h 达到最高峰,cyclin D1 mRNA 及其蛋白可超过 20 倍,先于肝细胞 DNA 合成高峰的时间。Kato 等的实验表明,肝硬化时,肝组织中 cyclin D1 活化及表达明显延迟,导致术后残肝再生能力显著降低。有关 cyclin D1 的活化机制,Teoh 认为,IL-6 和 HGF 是 cyclin D1 的正向调节剂。在原代培养大鼠肝细胞中,培养 6 h 后 cyclin D1 消失,若给予 HGF 刺激,cyclin D1 mRNA 及其蛋白又会成倍增加。在 IL-6 缺乏的小鼠中,cyclin D1 的表达受到抑制,PH 后肝再生能力也严重受损。用小剂量 TNF-α 预处理,能上调肝组织 cyclin D1 表达。而 IL-6 基因敲除的小鼠,肝部分(70%)切除后,cyclin D1 表达减少,提示细胞因子 TNF-α 和 IL-6 可能参与诱导 cyclin D1 的表达。在细胞周期 G_1 期向 S 期过渡阶段,cyclin E、cyclin A 表达也有增加,尤其是 cyclin E/CDK2 活性在移换时达到高峰,并且同样作用于 R 点。cyclin E/CDK2 同样可以磷酸化 Rb,p130 及 p107 等蛋白,释放 E2F 激活靶基因表达。cyclin A/B/CDK1 则促使肝细胞通过 G_2 期关卡进入 M 期。

CDK 抑制蛋白(CKI)是 CDK 的调节亚单位,主要结合 cyclin/CDK,对 CDK 活性有负性调节作用。大体可分两类:一类是 Cip/Kip 家族,包括 p21、p27、p57 等,对大多数 cyclin 有抑制作用;另一类是 INK4 家族,包括 p15、p16、p18、p19,它们特异性抑制 CDK4 和 CDK6。p21 又称 Sdil,当过量表达时能有效抑制 CDK4、CDK6 和 CDK2 的活性,导致细胞停滞于 G_1 期。p21 mRNA 在正常人肝组织中含量极低,但 PH 后 p21 的转录增加,它与 cyclin D1 和 CDK4 相互作用,在 G_1 和 S 期表达增强。p21 主要受肿瘤抑制因子 p53 的调节,是 p53 下游的靶分子,p21 启动子具有 p53 的结合位点。cyclin D1 和 CDK4 激活方式在肝脏正常发育和肝再生中必不可少,在转基因小鼠的肝细胞中有丰富的 p21 表达,PH 后其肝再生能力大大下降,肝细胞数目也大为减少。小鼠出生后肝脏缩小,身体发育障碍,死亡率增加。已知 cyclin 在肝细胞增殖中起主导作用,多种促肝细胞生长因子在此阶段也有重要作用。在生长因子的诱导下,从 G_0 到 G_1 期,有早期反应基因(c-Fos、c-Jun 等)的表达,随后延迟反应基因的表达,其中先有 cyclin D 的表达,并与 CDK2、CDK4 和 CDK5 结合,使 CDK 磷酸化而激活,其后有 cyclin E 的表达,并与 CDK2 结合磷酸化,促使细胞通过 G_1 限制点进入 S 期,此时 cyclin D 和 cyclin E 降解。然后在 S 期,cyclin A 合成,与 CDK2 结合活化,使转录因子 E2F 活化形成复合物,它可阻止细胞从 G_1 期向 S 期的转化。在 G_1 晚期,生长因子诱导促进 DNA 合成相关酶的基因表达,促进 DNA 合成。cyclin D1/CDK4 复合物能使 Rb 和 E2F 因子磷酸化而使细胞越过 G_1 限制点。因此 cyclin D/CDK4 阳性肝细胞可通过 G_1 限制点并向 G_1/S 过渡。p21 不仅是 cyclin D1 刺激因子,而且也激活抑制因子,如 TGF-β、p21 和 p53,刺激因子和抑制因子双向激活,使肝再生受到严格控制,不会失控而超过终止点。cyclin/CDK 作用的靶蛋白是一种抑癌基因 Rb,当细胞处于限制点时,Rb 磷酸化,cyclin D1 和 CDK4、CDK6 使 Rb 去磷酸化,细胞由 G_1 期向 S 期发展。Rb 的磷酸化和由此引起 E2F 激活是 S 期进程的一个关键点,E2F 从复合物中释放出来,E2F 具有转录活性,从而激活 S 期的转录基因,包装 S 期相关蛋白,在许多 DNA 合成基因和细胞生长调控基因 c-Myc、DNA 聚合酶、胸腺嘧啶核苷酸酶等基因启动子中都存在与 E2F 结合的位点,E2F 可直接活化这些基因,启动 DNA 的合成,使细胞进入 S 期。

细胞经过 G_1 期后,在无生长因子作用下仍可复制,提示 G_1 期存在一系列基因表达级联反应,可引发复制。此外,不少研究发现 cyclin D1 还是众多有丝分裂原的共同靶点。当肝细胞一旦通过这个限制点并表达 cyclin D1,将不可逆转地进行细胞周期复制。甲状腺激素 T_3 可促进 cyclin D1 mRNA 及蛋白表达水平早期增高,并伴随 DNA 合成快速启动。HGF 也通过活化 ERK1/2 激活 AP-1 和 NF-κB,促进 cyclin D1 表达。有研究表明,胆汁促进肝再生的作用是通过调节 cyclin E 激酶间接实现的。胰岛素、胰岛素样生长因子、胰高血糖素、肾上腺素、去甲肾上腺素、血管加压素及肝再生增强因子等辅有丝分裂原(comitogen)参与肝脏再生增殖阶段调控,其发挥作用的主要方式是增加促肝细胞生长因子增殖效应。

VEGF 结合内皮细胞触发 pro-HGF 的释放,由 u-PA 和纤溶酶裂解 pro-HGF 释放 HGF。实验证明,PH 后增殖的部分肝细胞可分泌肝血窦内皮细胞分裂增殖所需要的大部分 VEGF,并通过上调 VEGFR 调节肝血窦内皮细胞的增殖。肝血窦血管网重建是肝再生过程中的重要组成部分,它不仅能给肝细胞提供血供,而且能促进肝脏结构的重构。HGF 与肝细胞表面受体 Met 结合激活 PI3K、AKI、S6 激酶。生物相互交叉蛋白(AP-1、JNK、IGFBP)激活 TOR,从而增加 cyclin D 的表达,下调 p27 的水平。Huh 等使用特异基因敲除技术敲除 Met,发现 HGF-Met 途径能激活胞外 ERK1/2,促进 DNA 合成。

近些年来,研究较多的新型促肝再生生长因子有肝再生增强因子(augmenter of liver regeneration,ALR)。肝损伤后 ALR mRNA 的表达增加(12 h)早于肝细胞的 DNA 合成高峰(48 h),提示 ALR 可能是一种重要的肝再生刺激因子,但并不是启动肝再生的因子。在胞外,ALR 能通过与细胞表面的受体结合触发 MAPK(mitogen-activated protein kinase)途径从而导致线粒体的产生。在细胞质内,有一种内生性(intracrine)的蛋白 JAB1 和 ALR 共存于肝细胞和 COS-7 细胞中,两者共同作用激活线粒体产生的关键酶 AP-1。ALR 能够降低肝脏单个核细胞 INF-γ mRNA 的表达水平和肝脏 NK 细胞的 INF-γ 活性,从而加强线粒体转录因子 A 的表达,促进肝再生。ALR 也能通过刺激 KC,间接促进受损肝细胞的增殖。ALR 能以自分泌方式从肝细胞中释放,与间质细胞产生的肝再生调控因子相互作用,如抑制 TGF-$β_1$ 生物活性,间接促进 PH 后的再生过程。

3. 终止阶段

肝再生终止阶段的信号调控机制,目前研究较多的是 TGF-β 及凋亡机制参与信号调控,使细胞停止增殖,重返 G_0 期。肝再生终止阶段的信号调控主要基于强力生长抑制因子,如 TGF-β、激活素蛋白 A(activin A)等的表达活化。此外,肝再生进程中还存在着其他负性调节信号,如 CKI、IL-6/STAT-3 信号通路活性抑制因子(suppressor of cytokine signaling,SOCS)等。SOCS 能防止 STAT 蛋白酪氨酸的磷酰化,直接作用于磷酰化 JAK 激酶,防止 STAT 的激活,在肝再生进程中发挥着重要的负性调控效应。

TGF-β 是一种多功能细胞因子,参与调控肝细胞增殖和 ECM 的合成,除可抑制 EGF/HGF 继发的 DNA 合成外,还参与抑制 PH 后大鼠肝脏早期增殖反应。体内外研究表明,TGF-$β_1$ 是最有效的肝细胞增殖抑制因子,可促进 ECM 的合成和沉积。activin 属于 TGF-β 超家族,可阻断 IL-6 的活化作用,在肝细胞簇形成过程中促进 ECM 的合成,从而抑制肝再生。

TGF-β 表达活化是防止肝再生时无限制生长的重要机制之一,是肝再生或癌变的强力负性调控信号。在正常肝脏组织中,无法检测到 TGF-β 的表达。病理状态下,TGF-β 由 HSC、KC 及肝细胞产生。PH 后约 4 h 残肝组织中 TGF-β mRNA 表达增加,并于术后 72 h 时达到高峰。TGF-β 可抑制肝细胞 DNA 的复制,当 TGF-β 抗体预处理时可明显增加 PH 后的肝细胞 DNA 复制。TGF-β 负性调控作用的可能机制是促使 cyclin E/CDK2 失活,下调 CDK2 活性和 CDK4 转录活性,导致低磷酸化 Rb 聚集,阻止 E2F 激活,抑制细胞增殖反应。TGF-β 还能通过多种途径增强肝细胞凋亡反应,如促进线粒体释放细胞色素 C,影响凋亡基因 Bcl-xL、p53 及 Bax 等表达。TGF-β 在 PH 后继发性表达增加,但在肝脏再生早期肝细胞对其敏感性有所降低,其原因与 TGF-β 信号通路存在不同的调控机制有关。例如,TβRⅠ和 TβRⅡ下调,Snon 和 Ski 直接结合受体,下调信号转导复合物 Smad2/3/4,阻截 TGF-β 信号通路活化等。

肝细胞是如何拮抗 TGF-β 负性调节效应的机制尚不十分清楚。早期研究显示,去甲肾上腺素可以拮抗 TGF-β 介导的负性调控,而促进肝细胞增殖。目前研究发现,在正常肝再生期间,转录抑制因子(Snon、ski)活性上调能阻断 TGF-β 介导的负性调节效应。Snon、ski 是 TGF-β 信号通路的抑制剂,Snon 和 ski 表达可能是肝细胞拮抗 TGF-β 效应的重要机制之一。当肝再生接近尾声时,它们的表达水平又可明显地降低,TGF-β 信号通路恢复,适时地终止肝组织再生。

activin A 最早是从卵泡液中发现并分离出来,属于 TGF-β 超家族,也是肝再生的重要抑制因子。它能诱发细胞凋亡反应,降低肝组织增殖修复功能。在肝细胞再生的初始期间,肝细胞表面 activin A 受体表达显著降低,下调其负性调控效应,进而使肝细胞更好地对各种再生刺激信号做出应答反应。一旦肝组织损伤修复完成时,activin A 活性又可明显地恢复以及时终止肝组织再生进程。activin A 介导的信号通路受到多种细胞内外因素的调节,其中卵泡抑素(follistatin)是一个重要的调节因素。动物实验证实,卵泡抑素预处理可阻断 activin A 介导的信号通路,促进肝细胞的增殖反应。卵泡抑素与 activin A 之间有高度的亲和力,能阻断 activin A 与其受体的结合。

CKI 能下调 IL-6/STAT-3 信号通路活性,是一种 SOCS,在细胞因子介导的信号转导过程中起着重要的负性调控作用。它可以适时地阻断转录因子 STAT-3 的酪氨酸残基的磷酸化,抑制其激活。通过 SOCS 的负性调控,可以及时下调 IL-6/STAT-3 信号通路的活性,防止其过度激活导致或加重肝组织损害。CKI 活性缺失,会使 cyclin D1 调控位点功能失调,最终使肝组织增生反应过度地放大,导致再生肝组织体积增大。反之,若抑制 cyclin D1 的活化,会使再生肝组织体积减小。新近研究认为,TOR 可能是影响肝脏体积的又一重要因素。

凋亡是参与肝脏再生负性调控的重要机制之一。目前已知,Fas(CD95)是介导凋亡的重要膜受体,属于 TNF 受体家族的Ⅰ型膜蛋白,可通过结合 Fas 配体(Fas ligand,FasL)形成致死信号转导复合物而激活。多数研究表明,Fas/FasL 在再生终止阶段启动细胞凋亡,终止肝再生,在肝再生后期,细胞凋亡活性显著且持续增高并与应激反应无关,可能参与促进再生的终止和组织结构的重塑。外源性途径和内源性途径均可能参与凋亡酶的激活。有 200 余条凋亡相关基因参与肝再生的调控,其中包括激肽释放酶-激肽系统(KKS)内多个成分在内的 60 余条基因可能参与促进肝再生后期凋亡活性的增加,并参与肝再生的终止及肝脏组织结构的重塑。线粒体通透孔的开放状态对肝再生过程中凋亡酶的激活具有重要影响。环孢素通过特异性抑制线粒体通透孔的开放抑制肝再生过程中凋亡活性的增加,同时氧自由基含量也有所下降。KC 介导的外源性途径对肝再生过程中凋亡酶的激活具有重要影响。在肝再生后期,KC 通过 TNF-α 和 caspase 8 等介导的外源性途径参与激活凋亡执行酶 caspase 3。在肝再生后期,KKS 内浓度增高的活性产物 BK 可能通过 NO 等分子介导的信号途径,参与促进再生后期氧应激和凋亡酶的激活,并可能对肝再生的终止和肝脏组织结构重塑发挥重要调节作用。

(二)肝再生调控因子的分类

肝再生是对肝损伤的最基本病理生理应答,机体自分泌、旁分泌产生的大量 HGF 以及内分泌激素的综合作用是肝再生过程得以精确完成的重要调控机制。肝脏实质细胞与非实质细胞的相互作用调节着肝脏细胞的再生增殖,最终恢复肝脏正常的结构和功能。调节肝脏细胞再生的细胞因子(HGF、TGF-α、TGF-β 等)主要来自于 KC、HSC 等肝非实质细胞。肝细胞与 KC、HSC 在结构上的毗邻关系为实质细胞和非实质细胞的互相协调、互相影响奠定了形态学基础,KC 通过胞质突起附着于内皮细胞的窦侧或内皮细胞之间,有的突起穿过内皮细胞间隙或窗孔进入 Disse 间隙,从而与肝细胞直接接触。KC 和 HSC 位于肝血窦周围,易与外源性物质接触而活化,产生一系列生物活性物质。KC 是肝脏的细胞因子库,激活后能释放大量细胞因子和生长因子。HSC 位于窦周隙内与内皮细胞和肝细胞相邻,近旁有中间微丝可收缩调节和感知血流。肝再生过程中细胞与细胞之间相互作用的桥梁主要来自于细胞因子,根据这些细胞因子对肝再生的正、负调控作用,目前将肝再生调控细胞因子主要分为促进肝再生、抑制肝再生和双向调节肝再生的 3 大类细胞因子。但随着研究的不断深入,发现肝再生调控细胞因子的相互作用极其复杂,肝再生调控的结果并不是某一类细胞因子的单方面效应,某个细胞因子亦非只有单一的作用。上述细胞因子分类主要根据其肝再生调控的主要生物学效应和为了叙述上的方便,这种分类并非完全界定某类细胞因子只有其单方面的生物学效应,例如某些细胞因子在某个时候或某种条件下具有双向调节作用,或在不同条件下、不同时限内产生不同的生物学效应。

1. 促进肝再生因子

目前对促进肝再生因子的研究较多,已发现多种促进肝再生因子,现将研究得较深入的促进肝再生因子分述如下。

(1) HGF:也称为肝细胞增殖素 A(hepatopoietin A)。目前认为,它是启动与促进肝细胞增生的最重要的生长因子之一。HGF 由位于人类第 7 号染色体长臂(7q21.1)的 HGF 基因编码,其结构实质是含 728 个氨基酸的肝素结合糖蛋白。HGF 包含氨基末端结构域、4 个 Kringle 结构(扣环结构)域、类丝氨酸蛋白酶结构域(SPH)等 6 个结构域。HGF 在体内由单链前体合成,在蛋白水解酶作用下水解成有活性的双链分子,成熟的 HGF(活性形式)是在非还原状态下由30000的 α 链和60000的 β 链经一对二硫键连接而成的异二聚体,具有活化 c-Met 的功能。其中,4 个 Kringle 结构与纤溶酶原结构相似,而类丝氨酸蛋白酶结构域(SPH)与扩散因子(scatter factor,SF)有同源性,由同一基因编码,这种结构的特异性可能与 HGF 的促细胞运动作用有关。HGF/c-Met 信号通路广泛存在于各种细胞中,HGF 在促进肝细胞再生的同时还参与正常组织的损伤后修复、细胞的运动以及在肿瘤的形成、浸润和转移、分化、血管形成中都发挥重要的作用。HGF mRNA 存在于胎肝中,在 PH 及 CCl_4 诱发的肝损伤后肝再生时均有增加。目前认为,HGF 来源于肝内、外多种细胞,具有自分泌、旁分泌和内分泌多种方式。Stoker 等首先从培养肝细胞液中,提取到一种有丝分裂原即 HGF,具有促进肝细胞再生的作用,并证实 HGF 通过肝细胞自分泌的方式产生。后来的研究均证实 HGF 是培养肝细胞的强力促分裂增殖剂,HGF 的促肝细胞增殖作用比 EGF 或 TGF-α 的强 5～10 倍。在所有的肝再生相关因子中,最强有力的致分裂增殖因子是 HGF。HGF 的迅速升高与血源性再生因子出现的时间相吻合,亦与立即早期基因的迅速变化相吻合,这与 HGF 导致某些立即早期基因(LRE-1 和 IGFBP1)的表达密切相关,提示 HGF 可能是一个导致 PH 后基因表达的刺激因子。肝细胞 DNA 合成启动前数小时内均发生 HGF 受体 c-Met 的酪氨酸磷酸化,说明 HGF 确实参与了促细胞分裂增殖信号的产生。PH 大鼠模型血清中 HGF 水平和肝细胞表面 c-Met 表达都升高,而肝衰竭大鼠模型仅有血清 HGF 水平的升高,其肝细胞 c-Met 表达无显著变化,表明肝细胞再生需要 c-Met 的激活。HGF 分泌或 c-Met 表达的减少都不利于肝细胞的再生,肝衰竭患者体内 HGF 水平持续升高,而残存肝细胞 c-Met 表达的"失代偿"为肝细胞再生障碍的主要原因之一。

进一步研究发现,HGF 及其 mRNA 广泛存在于肝脏的非实质细胞内,主要是储脂细胞,其次是 KC 及窦内皮细胞,通过旁分泌方式发挥促肝细胞增殖作用。肝外组织(肺、肾和脾等)亦产生 HGF,可通过内分泌方式发挥肝再生的调控作用。由于 HGF 的来源及作用方式的多样性,对于 HGF 的认识总是在争论中发展。有研究发现,大鼠 PH 后血清或血浆中 HGF 水平明显增高,可超过原来 20 倍,24 h 后缓慢下降,72 h 后恢复正常水平。PH 后 3～6 h,Ito 细胞的 HGF mRNA 表达增加,持续 24 h;但这不能解释 PH 后 1 h,体内血浆中 HGF 水平即已升高的原因。人 PH 后血浆中 HGF 水平持续升高,且先于肝内 HGF mRNA 的表达,直到肝脏恢复原体积后下降。这些结果均提示血清中增高的 HGF 可能来自其他器官,而主要不是来自肝脏。有学者总结分析肝内、外 HGF 的作用,认为 HGF 存在血源性肝细胞生长因子(HGF-h)和胞源性肝细胞生长因子(HGF-c)两种形式。HGF-h 作为早期信号,启动肝细胞分裂;而 HGF-c 仅作用于感受态细胞,促进其分裂。正常情况下,肝脏可清除血液循环中过量的 HGF-h,使血浆中 HGF-h 的含量维持在一定水平。当 PH 后,由于大块的肝组织突然丢失(肝脏清除 HGF-h 的能力减弱或丧失),使 HGF 不能及时清除,从而血液循环中出现高水平的 HGF,导致血浆中 HGF-h 的含量上升,进而使肝再生得以启动,并开始肝细胞 DNA 的合成。此后,HGF-c 开始产生,继续促进肝细胞分裂。随着肝再生的进行,肝脏逐渐恢复清除 HGF-h 的能力,血浆中 HGF-h 的含量又很快恢复到正常水平,因此对肝外器官不会产生明显的促再生效应。HGF-c 虽然在肝再生启动后仍继续维持在较高水平,但其高度的器官特异性决定它对肝外器官没有作用。后来经研究发现,HGF 除具有强烈的刺激肝细胞增殖的活性外,它还具有刺激其他多种细胞增殖、促进细胞扩散和迁移、高浓度时抑制多种肿瘤细胞系生长等生物学活性,与肺、肾等重要器官的损伤修复及造血调控等也有密切关系。

为证实 HGF 是肝再生中的启动子,有学者观察到正常大鼠门静脉注射 HGF 导致肝细胞增殖的事实,但进入 DNA 合成的肝细胞较少且限制在汇管区周围,且不超过 2%。后来发现,肝细胞在对促分裂增殖信号(HG)做好反应准备前必须受到一连串的使之进入反应状态的"触发"因子的致敏作用。在大鼠 30% 肝切除(不能引起肝细胞 DNA 合成高峰)后立即输注 HGF,肝细胞的增殖显著增多。一些直接与间接的证据表明 PH 后很快就发生基质降解,而体外胶原酶的注入亦可导致类似的基质降解,营造出 PH 后相似的 HGF 作用环境。对 PH 后的早期生长因子信号转导研究证明在大鼠 2/3 肝切除后 1 min,HGF 相关信号转导链已被启动,表现出 HGF 受体 c-Met 磷酸化增高,并于 PH 后 1～5 min 及 60 min 出现两个高峰,术后 1 min 检测到 u-PA 及 u-PA 受体。而 u-PA 是 HGF 从单链到双链形式的促进剂,u-PA 能起到蛋白分解酶的作用,可激活纤维蛋白溶酶原为纤维蛋白溶酶,从而分解 ECM,而肝组织 ECM 内含有许多生长因子和抑制因子,分解 ECM 能一过性地释放出大量的亲肝生长因子与负性调节因子(包含 HGF,这就可以解释血中 HGF 为何迅速升高),从而在肝内引发信号转导,这样就构成一个"触发"反应,使肝细胞接受生长因子的致分裂增殖作用。

在注射 HGF 前先输注少量的胶原酶(本身并不具备促肝细胞增殖的作用),HGF 的促分裂增殖作用显著增强,超过 60% 的肝细胞发生 DNA 合成,从而证实了 HGF 的体内促肝细胞增殖作用。Winters 采用 30% 肝切除及 70% 肝切除后,发现胆汁外引流可导致肝细胞增殖受抑制,胆汁中 HGF 的水平与切肝量正相关,且胆汁外引流导致胆汁 HGF 水平明显升高,提示 HGF 在肝再生中发挥重要作用,胆汁中 HGF 浓度能良好地反映出肝脏对这一生长因子的合成,胆汁中 HGF 水平的增高可能是对外引流导致的富含 HGF 胆汁丢失的代偿性反应。Kaido 等进一步研究发现,rhHGF 能促进梗阻性黄疸大鼠的肝细胞 DNA 合成成倍增高,并能缓解高胆红素血症。HGF 转基因小鼠 70% 肝切除后肝脏复原的时间是正常小鼠的 1/2。对狒狒行

20%肝切除的研究发现血液循环中升高的 HGF 确实参与了肝细胞再生的启动。以上研究均证明 HGF 在肝再生调控中具有促进肝细胞增殖的作用。

HGF 除促进成熟肝细胞的增殖外，在干细胞向肝细胞的早期分化阶段，这种细胞生长因子似乎不可或缺。在发育的肝脏中，HGF 诱导 ALB 阴性的干细胞分化为 ALB 阳性的干细胞，然后在其他因素的作用下分化为成熟的肝细胞。

已有的实验证明，HGF 具有免疫调节作用。多种免疫细胞包括 T 细胞、活化的 B 细胞、树突状细胞等均表达 HGF 受体 c-Met，并且自分泌 HGF。有报道人源 HGF 基因在小鼠异基因骨髓移植模型中有免疫抑制和修复损伤作用。HGF 可抑制 GVHD 靶器官中细胞凋亡和淋巴细胞浸润，减轻组织损伤，抑制炎性因子表达，有助于建立宿主抗原免疫耐受，从而减轻 aGVHD 和 cGVHD 的发生。由于 HGF 对胸腺有保护作用，可促进骨髓 T 细胞再生及增强其对异基因抗原应答的能力，因而保留了 GVL 效应，提示 HGF 对预防移植后 GVHD 很有意义。

HGF 由于促进肝再生效应明确，在临床中已得到广泛应用，但其疗效并不显著。在临床研究中发现，肝损伤后外周血 HGF 水平明显增高，在急性重型肝炎可达正常人的 30 倍，并与患者的病情严重程度呈正相关，但高水平的 HGF 并未能有效挽救肝衰竭，临床上运用 HGF 治疗重型肝炎并未显著降低病死率，其临床疗效尚待进一步验证。HGF 临床治疗重型肝炎疗效欠佳的原因可能是患者肝脏并非不能再生，而是肝再生机制处于紊乱状态。一些肝组织活检及尸检结果表明，肝脏的增殖指数急剧增高，暴发性肝衰竭患者的不良预后不是肝细胞增殖不足，而是肝细胞过度且无用的增殖反应（相对未分化的、正分化的尚不完全具备特异性肝脏功能的再生细胞的广泛浸润）破坏了肝脏维持其一定水平特异性基因表达的能力，妨碍残存的肝细胞发挥其功能。对暴发性肝衰竭的动物及人类的肝脏标本进行评估后发现，由于 c-Met 表达降低，针对 HGF 的敏感性降低。结合大量有丝分裂原及增殖活跃肝细胞的存在，提示暴发性肝衰竭患者死亡的原因是肝功能不全，而非肝细胞增殖不足本身。因此，对于暴发性肝衰竭的治疗应着眼于保存尚存的肝脏特异性功能，在防止过度无用的肝细胞增殖的同时，保持适当的肝再生数量和速度，直到产生足够量的肝组织团块，而不是片面强调促进肝细胞再生。

目前的研究表明，HGF 的肝再生调控作用不是直接发挥的，而是通过原癌基因 c-Met 编码的跨膜 PTK 受体的磷酸化实现的。存在于肝脏间质细胞与肝外多种组织中的 HGF 通过血液循环或肝细胞基质直接与肝细胞膜 c-Met 受体结合，使 HGF 发生二聚化，然后才能与 c-Met 高亲和力结合，使 c-Met 的酪氨酸位点磷酸化，诱导 c-Met 受体蛋白构象发生改变，激活 c-Met 受体胞内蛋白激酶结构域中的 PTK，从而使 c-Met 受体自身的酪氨酸残基磷酸化。有学者研究认为，肝细胞再生取决于肝细胞表面细胞膜上 c-Met 的激活，而不是单纯 HGF 分泌的增加。HGF 分泌或 c-Met 表达的减少都不利于肝细胞的再生，肝衰竭患者体内 HGF 水平持续升高，而残存肝细胞 c-Met 表达的"失代偿"为肝细胞再生障碍的主要原因之一。HGF 与 c-Met 受体结合引起 c-Met 胞质内酪氨酸残基的自身磷酸化，提高肝细胞内游离钙离子浓度，进而影响肝细胞游走、生长及表型变化，促进肝细胞的生长。酪氨酸残基的磷酸化激活了 c-Met 胞质内蛋白激酶结构域中的 PTK，激活的 PTK 可引起 c-Met 羧基末端 Tyr349 和 Tyr356 的自身磷酸化，随后，使细胞信使蛋白磷酸化，从而启动包括 Ras/MAPK 和 P132K/PKB 在内的多条信号通路的激活，将增殖信号传至细胞核内，通过调节特定基因的表达而促进肝细胞的再生。c-Met 信号途径的激活诱导大量肝细胞出现有丝分裂、形态学改变和抗凋亡活性，从而在肝再生中发挥重要作用。

c-Met 位于人类 7 号染色体长臂（7q31）上。c-Met 胞外域具有 1 个 SEMA 域和 1 个花柄样结构，前者由 t3 螺旋组成，后者由 4 个 Ig 区构成，二者被一个小的富含胱氨酸的区域（CR）分离。此外，c-Met 还由一个富含半胱氨酸的模体（motif）和 1 个羧基末端的序列构成，称为 c-Met

相关序列（MRS），组成了该转导信号的下游。1991年，Bottaro等研究证实了HGF和c-Met的关系：c-Met受体为HGF特异性膜表面受体，介导HGF所有的生物学作用，具有PTK活性，参与细胞信息转导、细胞骨架重排的调控，是细胞增殖、分化、形态发生和侵袭运动的重要因素。HGF对肝再生影响的机制可通过HGF基因敲除小鼠进行研究，但这种动物多死于胚胎期。Huh等通过对敲除c-Met基因小鼠研究发现，c-Met基因在肝脏缺失会严重影响肝细胞的存活和肝组织的修复。

（2）IL：目前研究较多的肝内具有调控肝再生的IL主要有IL-1、IL-6和IL-10，它们均主要来源于KC，PH后3h内肝内IL-1、IL-6及IL-10一过性增高，也有报道在术后1h内肝内IL-1 mRNA增高。有研究表明，IL-1、IL-6和IL-10对肝再生起不同程度的调控作用，IL-6是肝细胞增殖启动阶段关键的启动因子之一，IL-1和IL-10则主要发挥肝细胞增殖抑制效应。

IL-6是相对分子质量为26000的糖蛋白，人IL-6基因位于染色体7p15-21，由5个外显子和4个内含子组成，启动子区上游有几个控制转录元件：糖皮质激素反应元件、AP-1结合位点、c-Fos血清反应元件同源物、核因子NF-κB结合位点、IL-6核因子结合位点，它们参与对IL-6基因表达的调控。IL-6的生物学活性是通过其受体（IL-6R）介导的。IL-6R由两条多肽链组成：α链是相对分子质量为80000的特异性配体结合链，一般称为IL-6R。β链即信号转导链，为130000的糖蛋白，也称gp130。IL-6R只在一些特定的组织细胞上表达，包括活化的B细胞、静息的T细胞、肝细胞及某些肿瘤细胞等，而gp130在机体的组织中广泛分布。IL-6促进肝细胞增殖的作用须得到TNF-α的协同，KC受TNF-α刺激后分泌IL-6，由于IL-6能激活STAT-3启动肝细胞增殖，故IL-6与TNF-α一样是启动肝再生的早期信号转导机制中不可缺少的重要组成部分，它们共同发挥促进肝再生的调控作用。有研究表明，IL-6基因敲除小鼠，在肝切除后肝脏再生能力严重受损，病死率明显增高，肝细胞G_1期异常，DNA合成下降，同时STAT-3、AP-1、cyclinD1等的活化表达降低，而在肝切除前注射IL-6可以纠正IL-6基因敲除小鼠肝再生的异常，恢复STAT-3的活化水平，防止肝衰竭的发生。另外，在TNFR-Ⅰ基因敲除小鼠中发现，肝切除后NF-κB活化受损，血清IL-6水平无明显升高，肝再生缺失。单剂IL-6可以恢复STAT-3的活化水平，逆转此动物肝细胞增生能力。目前认为肝切除后，TNF-α最先升高，通过NF-κB激活IL-6的表达，然后通过激活肝细胞gp130信号途径而触发肝细胞进入细胞周期进程。

IL-6不仅具有与TNF-α协同的促进肝再生效应，还具有独立的信号转导途径以发挥促进肝再生生物学效应。Ohira等报道IL-6皮下注射能促进大鼠肝细胞增殖，并发现注射IL-6后1天血及肝组织中的HGF增高，说明IL-6的促肝细胞增殖作用是由IL-6导致的HGF增高所介导的。但也有报道认为IL-6体外能抑制大鼠肝细胞增殖，只不过它的抑制作用与IL-1和TGF-β比较而言较弱。IL-6作用的不统一可能与种属差异有关，也可能与体内、体外实验的差异有关，因为IL-6仅在相当狭小的浓度范围内才促肝细胞增殖。

在大鼠肝硬化模型中，重组IL-6治疗促进代偿性肝再生，提高了肝硬化失代偿期大鼠的生存率。王传敏等进一步证实IL-6可增强PCNA的表达，抑制了caspase 3的表达，对急性肝衰竭大鼠有明显的促肝细胞增殖及抗肝细胞凋亡效应，改善肝功能及肝组织学状况，提高肝衰竭大鼠存活率，显示IL-6在治疗严重肝病尤其是急性肝衰竭方面的巨大潜能。

（3）TNF-α：主要由KC产生，与TNFR-Ⅰ结合后，依次激活NF-κB、IL-6、STAT-3，诱导相关基因表达，从而启动肝再生。TNF-α和IL-6是肝再生早期信号活化的重要成分。PH后TNF-α表达量显著增加，48h达到高峰；PH时给予TNF-α抗体可减弱肝再生。体外培养肝细胞，用内毒素刺激KC后可产生TNF-α。PH术前注射抗TNF-α的单克隆抗体，术后肝细胞DNA的合成减少。但是TNF-α不能直接刺激正常肝细胞增生，肝细胞原代培养和体内实验都不诱导DNA合成。TNF-α可以增强HGF等因子的促有丝分裂作用并调节IL-6的分泌。

IL-6是由免疫细胞分泌的参与炎性介质反应的一个信号分子,肝脏IL-6主要由KC产生。在肝脏炎性反应的急性期即分泌IL-6,IL-6可致肝细胞蛋白合成增加。PH后24 h内,血浆IL-6已达到高水平。IL-6是肝再生必需的细胞因子,PH后血清IL-6表达量迅速升高,细胞培养表明IL-6可以促进肝细胞和胆管上皮细胞有丝分裂,并改善肝脏局部缺血,恢复肝脏的再生功能。在动物实验中,IL-6和TNFR基因敲除小鼠PH后肝脏DNA合成及功能恢复严重受损。IL-6基因敲除小鼠PH后不出现STAT-3,TNFR基因敲除小鼠STAT-3和NF-κB均未被检出,提示IL-6和TNF-α是启动早期肝再生的重要细胞因子。小鼠PH后,阻断TNF-α与TNFR-Ⅰ结合后的信号转导会严重影响肝细胞内DNA合成,其转录因子NF-κB和STAT-3的水平较正常组织明显降低。TNF-α基因敲除小鼠肝再生能正常进行,而TNFR-Ⅰ基因敲除小鼠肝再生则存在缺陷。TNF-α和EGF联合能促进体内肝再生过程中DNA的复制。

(4) TGF-α和EGF:均具有促肝细胞增殖的作用。TGF-α是由50个氨基酸残基组成的多肽,与EGF具有30%～40%的同源性,并通过同一受体EGFR结合并激活EGFR的PTK自身和蛋白底物磷酸化,进而激活蛋白激酶C和cAMP依赖的蛋白酶,引起细胞的分裂增殖,促进肝再生,故又称TGF-α为EGF样生长因子。虽然TGF-α与EGF共同作用于EGFR,具有相同的生物学效应,但TGF-α促进肝细胞生长的能力明显强于EGF。在细胞培养液中加入TGF-α能明显刺激肝细胞DNA合成,其作用远大于EGF,TGF-α可能作用于已经进入细胞周期的细胞,作为推动细胞周期的因子。Tomiya等的研究表明肝内和血中的TGF-α水平与肝细胞增殖的相关性强于HGF,认为TGF-α在肝再生过程中起关键作用。

正常肝中几乎无TGF-α及其mRNA表达,其主要存在于胎肝、新生儿肝及成年再生肝,是体内肝细胞生长的重要刺激因子,在肝细胞从G_0期转化为G_1期进入细胞生长周期后发挥促进肝再生的作用。外源性TGF-α可以增加肝细胞DNA合成与肝细胞再生。用TGF-α或EGF处理培养的肝细胞,可促使其DNA合成明显增加,且呈剂量依赖关系刺激肝细胞DNA合成。外源性TGF-α也可增加肝细胞中TGF-α mRNA的表达。在不含TGF-α或EGF的递质中,肝细胞很少表达TGF-α mRNA。而当将TGF-α或EGF加入到递质中时,肝细胞内TGF-α mRNA水平增加近4倍。PH后患者与暴发性肝炎患者血中TGF-α水平增高,TGF-α mRNA的表达与流式细胞仪检测到的肝细胞DNA合成具有严格的相关性。Masson等研究发现70%肝切除后肝内TGF-α mRNA水平手术后24 h达到高峰,是基础水平的5倍左右,肝细胞胸腺嘧啶脱氧核苷激酶(TK)mRNA亦在术后24 h达到高峰(即肝细胞DNA合成高峰),而HGF的表达与肝细胞DNA合成高峰却没有如此密切相关,这就暗示TGF-α对肝细胞增殖不起最关键的作用,但可能是紧随HGF之后的关键因子。TGF-α通过EGFR起作用,TGF-α与EGF有40%的同源性,与EGFR结合并激活EGFR的PTK,PH后肝内TGF-α mRNA的表达趋势与EGFR mRNA的表达密切相关,二者同时达到高峰。EGF刺激肝细胞增殖的可能机制之一是EGF作用于肝细胞后能部分地引发连续的EGFR的PTK、Ras、Raf-1和ERK的激活,活化的ERK磷酸化和激活下游的细胞质与细胞核中的靶目标,包括磷脂酶A2、转录因子ELK-1、c-Myc及C/EBPβ,它们能介导多种肝细胞增殖所必需的基因表达。

EGF相对分子质量为6000000,曾被认为是肝细胞再生的主要刺激因子,EGF和HGF的作用方式相同,均沉积于门静脉周围的基质中。切除肝1/3后,EGF的血浆水平迅速升高,提示EGF在肝细胞有丝分裂的早期起重要作用。但有学者发现,PH后EGF的血浆水平仅轻微升高(很少超过30%)。EGF在体内或体外均有明显促进肝细胞DNA合成的作用。肝细胞膜及细胞质内存在着高密度的EGF受体。在体外,当EGF与其受体结合后,18 h内肝细胞DNA合成即增加。门管区具有很强的摄取EGF的系统,而此区再生也很明显。

2. 抑制肝再生因子

体内肝再生的正常过程受生(肝再生促进)克(肝再生抑制)制化(协同作用)调控机制的严

密作用。当在肝再生促进因子的作用下,肝脏细胞快速增殖,以适应损伤或缺失的肝脏组织结构的修复,但这种修复过程必须恰到好处,当肝脏体积恢复后,肝再生反应必须很快停止,这就需要肝再生抑制因子的强力作用。目前,研究较多的肝再生抑制因子主要是TGF-β_1及其受体。能与TGF-β结合的受体主要有TGF-βR Ⅰ、Ⅱ、Ⅲ。TGF-βR Ⅰ、Ⅱ是跨膜的丝氨酸/苏氨酸激酶,对配体的下行调节作用具有相对抗性,而其他多数生长因子的受体属于PTK。TGF-β产生生物学效应需要3种受体的配合作用,TGF-βR Ⅱ连接TGF-βR与TGF-β_1,TGF-βR Ⅰ负责传递TGF-β的信息。TGF-βR Ⅰ的转运与表达依赖于TGF-βR Ⅱ,将TGF-βR Ⅱ基因转入TGF-βR缺陷的细胞可导致TGF-βR Ⅰ、TGF-βR Ⅱ一起表达。TGF-β与TGF-βR Ⅰ、Ⅱ结合后形成异构体复合物,细胞对TGF-β刺激的应答在很大程度上依赖于TGF-βR Ⅰ、Ⅱ间的相互作用。TGF-βR Ⅲ并不直接参与信号的传递过程,也不介导任何已知的TGF-β生物学效应,但TGF-βR Ⅲ是TGF-β异侧复合体,与TGF-β有高亲和性,主要负责将TGF-β递呈给TGF-βR Ⅱ。

TGF-β_1由Ito细胞合成,具有自分泌、旁分泌和内分泌3种作用方式。TGF-β存在自分泌作用方式,不仅是导致转化细胞亚性增殖的一种途径,也是正常细胞生长调节的一个重要机制。TGF-β_1可以正向调节自身mRNA表达,使TGF-β_1分泌增加。TGF-β_1的自身调控主要与基因启动区域中的两个序列(转录起始部位5′上游,TGF-β_1基因两个起始部位之间)相关。TGF-β_1早期作用可增加转录因子c-Jun、Jun-B、c-Fos表达,AP-1也能活化c-Jun的表达。抑制肝细胞增殖的作用是TGF-β_1的主要旁分泌作用,体外培养证实TGF-β_1具有抑制肝细胞增殖的作用,去除肝细胞周围的TGF-β_1,肝细胞将恢复正常的细胞周期。PH 3~4 h后,肝脏中TGF-β_1 mRNA水平升高,48~72 h达到高峰,同时,肝细胞TGF-β_1受体敏感性下降,直到96 h后肝细胞恢复对TGF-β_1的敏感性,此时,肝细胞的增殖反应在72 h后已停止。此外,TGF-β_1对肝脏新细胞基质的合成及再生后肝细胞的重新排列均具有调节作用。另有研究表明,增加转基因小鼠肝脏中TGF-β_1的表达,肝再生的过程虽变迟缓,但仍可完成肝再生,其作用机制不清楚。TGF-β本身结构改变也是调节其生物学效应的一种方式,使TGF-β具有潜活、活性和失活3种功能特性。由培养细胞合成释放或重组表达的TGF-β均为无活性的蛋白,不能与受体结合,不被抗TGF-β抗体识别,也不具有TGF-β生物学活性。潜活的TGF-β及活性TGF-β与其他调节蛋白(LAP)结合而形成复合物。潜活的TGF-β的形式对其生物学活性的控制具有重要意义。生理条件下,活性TGF-β_1一旦被分泌,可迅速与细胞表面蛋白或组织间液中的抑制蛋白(α2巨球蛋白)结合而失活。体内外某些因素造成LAP-TGF-β复合物结构的微小破坏,即可导致TGF-β的解离而失活。与此相反,潜活TGF-β_1的质膜半衰期较长,游离后也不易被降解,可随血液循环到达远端靶器官,从而以内分泌方式发挥作用。

TGF-β基因敲除小鼠发育正常,并且不影响肝细胞再生,可能因为TGF-β是通过EGFR起作用,这些受体有其他配体,如HBEGF。研究发现,IL-1是除TGF-β之外的又一个强有力的肝细胞增殖抑制剂。IL-1在再生肝中的表达与肝细胞的增殖配合非常默契,而TGF-β却缺少如此密切的配合,故认为IL-1可能是肝细胞增殖的主要终止剂,而TGF-β可能只处于补充地位。Boulton等发现70%肝切除后的余肝IL-1 mRNA在肝细胞进入细胞周期和DNA合成开始启动的术后10 h下调,而在肝细胞增殖旺盛的术后24~48 h上调,几乎达到正常大鼠腹内注射LPS后肝脏表达IL-1的水平,在肝细胞DNA合成基本完成的术后72 h IL-1 mRNA水平又下调,同时发现IL-1能显著抑制PH后24 h增殖旺盛的肝细胞的DNA合成,增殖肝细胞对IL-1的抑制细胞分裂作用的敏感性高于非增殖肝细胞,以及IL-1能抑制人HepG2肝细胞的DNA合成与增殖,说明IL-1的抑制细胞分裂作用不仅限于大鼠肝细胞,而且对人类肝细胞亦具有同样的作用。IL-1在PH后的增高可能是由于门静脉血流中的内毒素刺激KC使其分泌大量的IL-1所致。在LPS的刺激下再生肝KC分泌IL-1的能力强于非再生肝KC。此外,由肝内KC产生的IL-10同样具有抑制肝再生的作用,其机制可能是阻止KC产生TNF及阻断

TNF源性细胞因子的生物学效应。

3. 双向调节肝再生因子

随着研究的深入,发现某些肝再生调控因子在不同的时限和不同的条件下对肝再生的调控表现为双向调节作用。已知TNF是肝再生启动的必要细胞因子,主要促进肝细胞增殖。但在它与放线菌素D和亚胺环己酮(可分别阻断基因转录或翻译)联合应用时,则会诱导肝细胞凋亡。TNF释放因子与毒性化合物(半乳糖胺等)的组合同样诱导肝细胞凋亡。在肝再生调控中,TNF产生过量的氧化性核素(ROS)。TNF诱导的肝细胞增殖和凋亡之间的平衡取决于肝细胞降解过量ROS的能力。谷胱甘肽和其他硫醇数量是这一过程的关键因素。正常肝细胞中过量的ROS主要被谷胱甘肽和其他硫醇所降解。而且ROS通过与IKK的作用而导致NF-κB活化。在再生肝内,TNF可增加ROS释放量,但过量的ROS在几小时后即被阻断,从而刺激增殖,防止凋亡。相反在TNF诱导凋亡过程中,由于谷胱甘肽的减少和γ-谷胺酰半胱氨酸合成酶缺陷,过量的ROS不能降解。在这种条件下,ROS引起线粒体膜结构损伤,降低其膜电位,在胞质内释放细胞色素C,引起caspase活化,最终诱导细胞死亡。

p21既可以作为装配因子,促进肝细胞增殖,又可以是抑制因子,阻碍肝细胞增殖。研究证实,这种双向调节作用取决于cyclin/CDK/p21的化学计量比。p21在低浓度时,有助于cyclin和CDK形成酶激活样复合物。在肝再生状态下,p21与cyclin D1一起激活CDK4,去除p21会显著降低CDK4的活性,在G_1期进展时可作为一种必不可少的正向调节剂。虽然cyclin D1/CDK4复合物出现在48~96 h,但p21/CDK4复合物仅能在48 h检测到,恰好与CDK4的峰时一致。高浓度p21可抑制CDK的活性,此时p21是CDK的抑制剂,亦即肝再生的反向调节剂。

目前的研究证实,在肝细胞增殖周期中就包括某些抑制基因的活化,如TGF-β、activin、p21和p53。p53作为转录因子在再生中主要活化相关效应基因,在肝脏损伤后的再生过程中具有双向调控作用。p53是肿瘤抑制基因产物,参与抑制细胞周期,造成DNA损伤及引发凋亡,具有抑制肝再生过程的作用。但近些年来发现,p53可与TGF-α、EGFR基因启动子结合,促进其表达,即HGF-p53参与介导肝细胞增殖调控,具有间接促进肝再生的作用。HGF可促进p53表达,这可能是内源性TGF-α表达依赖于HGF的原因。Fas作为诱导细胞凋亡的调控因子,参与肝再生终止过程,但也有实验证实,PH后激活Fas可加速肝再生,其分子机制与Fas引发的细胞凋亡机制不同,提示Fas在不同条件下对肝再生过程具有双向调节作用。

4. 肝再生调控的分子机制

随着分子生物学技术的发展,肝再生调控的分子机制不断被揭示。目前已认识到,肝再生过程具有感受态(G_0期→G_1期的转变)和进展态(G_1期→S期的转变)的肝再生调控的两个关键环节,感受态是肝再生的启动和准备阶段,需要多种相关基因的表达和细胞因子的调控,以决定肝再生的进程和时序。特定的生长因子参与了这两个关键环节的调控,任一步骤缺少一种或几种特定生长因子,肝细胞将不能进行增殖而返回G_0期或出现细胞程序性死亡。有研究表明,高于阈值的循环生长因子启动,可激活肝再生早期基因,肝损伤或丢失部分肝细胞后的肝组织即刻出现快速代谢适应,以使其对肝内、外生长因子产生反应,并激活大量反应性基因,触发细胞因子和细胞膜上特异性受体的相互作用。近年来在PH或化学性损伤动物模型中对于肝脏生长发育的调控机制进行了大量的研究,尤其是转基因和基因敲除小鼠动物模型的应用使肝再生的分子生物学研究取得突破性进展。发现了肝内存在着多种细胞因子,通过复杂的递质网络系统,调控着肝细胞再生的启动、终止及正常"静态"的维持。肝细胞生长因子与抑制因子在这一过程中发挥着重要作用。它们以自分泌或旁分泌机制作用于自身或邻近细胞,或由内分泌方式作用于远处细胞。

通过研究PH大鼠模型肝再生的分子机制,发现肝再生启动阶段(PH后4 h内),有约70种早期基因表达,其中包括转录因子基因、应激和炎症反应相关基因、调节细胞骨架和ECM基因、细胞周期调控基因等。Satyanarayana用高敏感度核电镜观察ESTs的199个基因,发现在G_1/S期中有的基因高表达而有的低表达。在大鼠PH后数分钟,新蛋白合成前,这些基因遵循严格的程序性表达。c-Jun mRNA在正常大鼠肝中几乎检测不到,PH后0.5 h,其表达即增高6倍,2 h左右达高峰;c-Fos术后表达立即增高,0.5 h左右达高峰;c-Myc也有类似的表达增强。NF-κB在PH后30 min之内甚至更早被激活,4~5 h后不再出现。NF-κB激活涉及IκB在关键的两个丝氨酸残基处的磷酸化,随后泛素参与并引起IκB的失活。该过程受IKK包括IKKα(IKK1)和IKKβ(IKK2)控制。小鼠IKKβ基因敲除会导致大片肝细胞凋亡及胚胎死亡。已证实JNK激酶在PH后被短暂激活。JNK作为肝生长发育必需基因,肝再生过程中可能通过c-Jun磷酸化发挥重要作用。在基因敲除小鼠体内,它的失活将导致肝形态发育异常和胚胎死亡。STAT-3磷酸化并到达细胞核,控制大量与炎症、急性时相反应和增殖相关的基因表达。

此外,PH后还有肌动蛋白、胞质蛋白、纤维连接蛋白、胰岛素样生长因子结合蛋白等基因的表达。由于这类基因(原癌基因)是大多数细胞增殖的最早分子表现,被认为是肝再生启动的标志。在PH后数小时,p53基因被激活,12~24 h Ha-ras、K-ras、H3-Histone等基因表达达到高峰,此时肝细胞由G_0期进入G_1期,形成感受态。已知多种条件可激活肝细胞表达上述早反应基因,但肝细胞并不进入增殖期,表明肝细胞早反应基因的激活并不意味着肝细胞即能自动进入细胞增殖周期,尚需在多种因素特别是细胞刺激因子的调控下,肝细胞才能进入S期,此时肝细胞膜发生许多改变,其中主要包括迅速的Na^+内流、Ca^{2+}外流、细胞内pH值增高等,细胞周期其余时相S→G_2→M期均按正常时序进行,较少受调控因素的调控,即肝细胞增殖迈入进展态。

PH后基因表达第二阶段称为延迟基因反应,这些基因转录受蛋白合成抑制物阻断,表明其激活是继发过程。Bcl-xL是一个典型的延迟基因,是肝内表达的主要抗凋亡基因,且其mRNA在PH小鼠体内升高,术后8 h达到最高峰。

有学者采用基因敲除技术使端粒酶减少则会减少肝细胞的生存时间,妨碍肝再生,提示端粒酶长度对于肝细胞复制能力(影响DNA合成)具有重要作用。

近些年来,学术界十分关注miRNA等一类具有内源性调控功能的非编码RNA调控肝再生的作用及机制研究。Song等研究发现肝再生中miRNA对肝细胞增殖的调控很重要,能影响细胞周期G_1期到S期的进程,其中miRNA-21是PH后肝细胞DNA合成所必需的,miRNA-378通过抑制鸟氨酸脱羧酶(或odc1),促进DNA合成。

(三)神经-内分泌-免疫-肝再生调控网络

肝再生的调控机制极其复杂,近20年来对肝脏调控的分子机制虽有了进一步的认识,但有许多问题至今仍不能回答,离揭示肝再生调控机制这一目标还相差甚远。越来越多的临床观察和实验研究表明,肝再生过程并不仅仅是肝脏局部孤立的病理生理过程,它是整体调节的综合结果,神经-内分泌-免疫网络是整体调节的综合系统,必然影响肝再生过程。现今已认识到,细胞因子对肝再生过程的调控并不是孤立事件,每一种细胞因子均有一套生物学反应的信号通路,涉及多个蛋白的表达与协调作用。不同细胞因子之间往往也需要相互配合和影响才能精确地完成肝再生过程,故肝再生是一种局部联系整体的网络式调控方式。大鼠脂多糖的产生障碍,将导致肝再生延迟。Campbell等对缺乏TLR2和TLR4、脂多糖辅助受体CD14和MyD88(TLR信号通路中的重要转导蛋白)的小鼠进行的研究表明,免疫系统介导的信号转导通路参与肝再生的启动,MyD88基因敲除小鼠PH后,IL-6和TNF-α的mRNA水平会下降。Vaquero等研究发现TLR4信号有助于IL-6激活,TLR4信号缺陷小鼠PH后IL-6衰减增加,表明LPS在启动IL-6激活中起作用。C3a、C5a通过增加IL-6和TNF-α的产量和释放,抑制上皮来源增殖细胞的凋亡来调节肝再生。C3a和C5a缺乏时,细胞因子信号通路激活降低,TNF-α和IL-6水平下降,NF-κB和STAT-3的活性受损,进而导致肝再生受阻。调控肝再生的细胞因子具有多种生物学效应（包括免疫功能），又往往具有旁分泌、自分泌和内分泌多种作用方式，故体内会存在以细胞因子为纽带的神经-内分泌-免疫-肝再生调控网络。在神经-内分泌-免疫-肝再生调控网络紊乱的状态下，正常的肝再生修复反应常被干扰以致出现不完全再生，或难以再生，或再生不足，或无序再生（包括质量表达紊乱、空间分布失衡、时间次序失常等），是肝脏病证发生发展的关键共同环节，故肝再生调控成为前景广阔的防治肝脏病证的策略及方向，研究如何影响神经-内分泌-免疫-肝再生调控网络会产生若干有效的防治肝脏病证的具体手段与方法。

1. 肝再生调控的三种方式

肝再生过程中细胞与细胞之间相互作用的桥梁主要来自于细胞因子，根据这些细胞因子对肝再生的正、负调控作用，目前将调控肝再生的细胞因子主要分为促进肝再生、抑制肝再生和双向调节肝再生的三大类细胞因子。许多细胞因子（IFN、TGF-β、TNF、IL等）在调控肝再生的同时，又影响肝损伤或调控免疫。目前认为，细胞因子对肝再生的调控至少存在自分泌、旁分泌及内分泌三种方式的调控机制。早期主要研究自分泌方式的调控机制，后来发现旁分泌方式的调控机制更为广泛，最近又证实了内分泌方式的调控机制的重要性。在所有的肝再生相关因子中，最强有力的致分裂增殖因子是HGF。Stoker等首先证实了HGF通过肝细胞自分泌产生。肝细胞DNA合成启动前数小时内均发生HGF受体c-Met的酪氨酸磷酸化，说明HGF确实参与了促细胞分裂增殖信号的产生。

进一步研究发现，旁分泌是调控肝再生的广泛方式。肝非实质细胞（KC、HSC）能产生一系列与肝再生调控相关的生物活性物质，它们通过旁分泌方式作用于邻近的肝细胞，使肝实质细胞与非实质细胞的再生过程相互影响、相互协调。

2. 肝内微环境对肝再生的影响

肝再生的启动是由于肝损伤后肝脏微环境发生改变，增强了对即将死亡的受损细胞的清除和对损伤较轻细胞的修复，并通过存活的实质或非实质细胞增殖及肝内、外干细胞增殖分化来取代死亡细胞。正常肝脏的成熟肝细胞基本保持不增殖状态，但肝损伤微环境的改变能使成熟肝细胞具有干细胞的增殖特性，能很快从基本不生长状态进入快速增殖状态，故学术界已将肝细胞划归肝干细胞范畴。

肝内微环境主要由肝脏干细胞/祖细胞与肝脏中的基质细胞（HSC、KC及窦状内皮细胞）、免疫细胞、ECM及神经系统所共同构成。损伤的肝细胞、KC和HSC均参与炎症诱导。属于固有免疫及适应性免疫的炎症细胞均参与肝损伤和肝再生，肝损伤与肝再生失衡决定肝病的发生发展。在肝内微环境中通过细胞接触，可溶性细胞因子和ECM成分以及局部的三维组织结构影响干细胞的活性与功能，通过微环境的信号调控干细胞的增殖与分化、对称与非对称性分裂，支持干细胞的自我更新、组织器官胚胎发育和成体再生中的肝组织重构，以及生理性应激反应等。肝内微环境包括胶原及非胶原结构糖蛋白、蛋白多糖在内的动态大分子复合物构成的肝脏ECM，在维持肝脏正常结构和细胞的增殖、迁移分化方面发挥重要作用。完全肝再生需要重新合成以前降解的ECM，内皮细胞需要与ECM接触来抑制接触诱导的凋亡。肝脏ECM还参与了新生肝细胞结节的窦状隙形成，窦状隙周围ECM的重建能稳定新产生的肝细胞。

HSC作为肝脏中的基质细胞的成分之一，不仅在肝纤维化中扮演了重要角色，而且作为干细胞的组成部分在肝再生过程中也发挥了重要作用。它通过ECM的产生与重建、细胞因子的产生以及窦孔的改变来调节肝再生的过程，在肝脏中执行重要的生理功能。近些年来有研究表明，HSC还具有多向分化潜能，在一定条件下可分化为肝细胞及血管内皮细胞，可直接参与肝损伤修复的细胞再生。

3. 肝外大环境对肝再生的影响

越来越多的临床观察和实验研究表明，肝再生过程并不仅仅是肝脏局部孤立的病理生理过程(肝内微环境对肝再生的影响),而是整体调节的综合结果,其中包括肝外大环境对肝再生的影响和肝外大环境与肝内微环境相互作用的影响机制。最初发现肝外大环境对肝再生影响的显著事实是再生肝的体积变化随个体的大小而出现精确的适应性变化。后来,有研究证实,在 PH 后期,细胞因子的肝外表达增加,如白色脂肪组织,可以在肝损伤后导致全身性的细胞因子反应。IL-6 缺失者的骨髓移植实验结果表明,骨髓来源的细胞是肝再生过程中 IL-6 的另一细胞来源。起源于肝内的损伤相关信号可以促进肝外组织释放活性因子(如生长调控激素、神经递质、有丝分裂原、细胞因子等),以增强肝脏局部再生修复效果。

研究自分泌、旁分泌对肝再生的调控机制主要揭示肝内微环境对肝再生的影响,研究内分泌对肝再生的调控机制可以从一个侧面揭示肝外大环境对肝再生的影响。内分泌受高级神经中枢调控,下丘脑是调节内分泌活动的中心环节,在对下丘脑-垂体-性腺轴、下丘脑-垂体-胸腺轴、下丘脑-垂体-甲状腺轴、下丘脑-垂体-肾上腺轴进行广泛而深入研究的基础上,近几十年来,国内外学者已开始注重研究肝脏与高级神经中枢的关系。1982 年在意大利召开的首届"内分泌与肝脏"专题讨论会提出了"下丘脑-垂体-肝轴"的新概念,并把肝脏视为是使激素和其他细胞调节因子协调统一的一个重要部位。肝再生与神经-内分泌-免疫网络相互影响的结构功能系统构成了神经-内分泌-免疫-肝再生调控网络。

早有研究证实,激素类(如胰岛素、胰岛素样生长因子、胰高血糖素、甲状腺素、肾上腺素、去甲肾上腺素、瘦素等)对肝再生具有明确的调节作用,"二离子信号系统"可能是其作用机制之一。第一离子信号系统通过调节单价阳离子(特别是 Na^+、K^+)的流入而激活细胞膜系统。Na^+ 迅速流入以交换 H^+,增强 Na^+-K^+-ATP 酶活性,促进氨基酸转运、RNA 及蛋白合成。第二离子信号系统是通过 Ca^{2+} 流入 c-AMP,提高细胞质 c-AMP 水和 DNA 合成率。肝脏切除后的应激反应通过下丘脑-垂体-靶腺轴促使甲状腺、胰腺和肾上腺分泌甲状腺素、胰岛素和肾上腺素以适应肝再生修复的需要。

PH 再生过程受许多因素的调节,但目前的研究多集中在肝内生长调节因子和细胞因子的作用,而对 ECM 和肝外因素如下丘脑-垂体的作用了解不多。细胞与细胞及细胞与基质的接触可以影响肝再生过程,而纤维粘连蛋白又是肝内调节接触作用的主要 ECM,它可与肝表面受体整合蛋白接合,从而引起肝细胞内信号转导,调节肝细胞生长。有学者应用免疫组化法,观察并定量分析纤维粘连蛋白在肝内和垂体远侧部滤泡星状细胞的表达状况,实验室结果提示滤泡星状细胞通过纤维粘连蛋白影响垂体激素分泌细胞的功能进而调节肝再生。并认为,PH 后再生过程的调节,不仅有局部因素的作用,也可能存在"下丘脑-垂体-局部组织器官"的网络关系。

为深入研究神经-内分泌-免疫-肝再生调控网络对肝再生的影响及机制,笔者创建了 MSG-大鼠-肝再生模型。MSG 是一种神经毒素,大鼠出生后第 2、4、6、8、10 天皮下给予 MSG,可选择性地破坏下丘脑 ARN,进而引起复杂的神经-内分泌-免疫功能紊乱,其下丘脑-垂体-靶腺轴的功能异常尤其突出。下丘脑-垂体-肾上腺轴功能呈病理性亢进,其机理可能为 ARN 投射到室旁核(PVN)的抑制性纤维消失;下丘脑-垂体-性腺轴功能明显低下,机制可能为 ARN 中黄体激素释放激素(LHRH)神经元破坏,LHRH 分泌减少及垂体对 LHRH 的反应性降低,从而使性腺的发育受到影响;下丘脑-垂体-甲状腺功能改变则有亢进和低下的不同报道。神经-内分泌系统与免疫系统存在密切联系,MSG-大鼠的细胞免疫功能显著受抑制。MSG-大鼠-肝再生模型的创建为探讨病理状态(神经-内分泌-免疫-肝再生调控网络功能紊乱)下的肝再生机制和药物筛选奠定了坚实的实验基础。实验结果表明,MSG-大鼠-肝再生模型肝再生过程严重失调,表现为初期(术后 24 h 以前)肝再生较快,中晚期肝再生过程则受到显著抑制,最终在肝再生度、肝细胞分裂指数和肝重/体重之值等方面均不能恢复到正常水平。提示 MSG-大鼠-肝再生模型的肝再生过程受到肝外大环境的影响,包括高级神经中枢的调控,其调控的可能机制是通过下丘脑-垂体-肝轴与神经-内分泌-免疫-肝再生调控网络影响模型大鼠的肝再生过程。

4. 肝内外环境对肝再生的相互影响机制

有研究表明，HGF-h 可实现肝外环境对肝再生的影响，血浆中的 HGF-h 含量上升后通过内分泌方式使肝再生过程得以启动和进行。反之，HGF-c 可通过内分泌方式影响肝外组织器官的再生修复过程。肝外的 HGF-h 与肝内的 HGF-c 可形成反馈调节机制影响肝再生过程。

笔者在研究 MSG-大鼠-肝再生模型肝内、外环境对肝再生的相互影响机制后发现，MSG-大鼠-肝再生模型的再生肝和下丘脑 TGF-α、EGFR、TGF-β、TGF-βRⅠ、TGF-βRⅡ的基因表达失调：不仅表现在蛋白水平上，而且也表现在转录水平上；不仅表现在空间上，而且表现在时间上；不仅表现在数量上，而且表现在质量上。MSG-大鼠-肝再生模型肝内、外调控肝再生的基因表达失调的结果不仅最终表现为肝再生过程严重失常，而且能导致神经-内分泌-免疫-肝再生调控网络的进一步紊乱。

最近，笔者将 MSG-大鼠模型与 CCl_4 肝纤维化模型结合，创建新的 MSG-大鼠-肝纤维化模型，即 CCl_4 诱导 MSG-大鼠肝纤维化模型，用于研究肝内微环境与肝外大环境对肝再生异常（肝纤维化）的相互作用机制。

5. 中医药对神经-内分泌-免疫-肝再生调控网络的作用

中医药广泛用于急慢性肝病的治疗，其有效的作用机制可能是多途径、多层次、多系统、多靶点、多时限地调控肝再生过程，神经-内分泌-免疫-肝再生调控网络可能是其重要环节，很值得系统深入地研究。为探讨左归丸通过影响神经-内分泌-免疫-肝再生调控网络治疗肝病的作用及其机制，笔者采用免疫组化法观察左归丸影响 MSG-大鼠-肝再生模型再生肝和 ARN 的 TGF-α、β 及其受体的表达；Dig 标记探针原位杂交法检测 MSG-大鼠-肝再生模型再生肝和 ARN 的 TGF-α、$TGF-β_1$ mRNA；RT-PCR 加 Dot Blot 法定量检测 MSG-大鼠-肝再生模型再生肝 $TGF-β_1$ mRNA。结果发现，MSG-大鼠-肝再生模型与正常大鼠肝再生模型比较，其再生肝和 ARN 中的 TGF-α、TGF-α mRNA 和 EGFR 表达显著下调，$TGF-β_1$、$TGF-β_1$ mRNA、TGF-βRⅠ和 TGF-βRⅡ表达显著上调，左归丸能显著上调 MSG-大鼠-肝再生模型再生肝和 ARN 中的 TGF-α、TGF-α mRNA 和 EGFR 的表达和下调 $TGF-β_1$、$TGF-β_1$ mRNA、TGF-βRⅠ和 TGF-βRⅡ的表达。上述结果提示左归丸可通过影响神经-内分泌-免疫-肝再生调控网络在一定程度上改善 MSG-大鼠-肝再生模型的肝再生过程。为研究地五养肝胶囊（鄂药制字 Z20113160）对 MSG-大鼠-肝再生模型肝再生的影响及机制，采用复制 MSG-大鼠-肝再生模型，观察地五养肝胶囊对其肝再生紊乱的调控作用，用免疫组化法检测肝组织和垂体纤维粘连蛋白的表达。结果发现，地五养肝胶囊能在一定程度上改善 MSG-大鼠-肝再生模型的肝再生紊乱过程，其作用机制之一可能是通过下丘脑-垂体-肝轴影响神经-内分泌-免疫-肝再生调控网络改善肝内、外肝再生修复的环境。

六、肝再生研究的科学意义

肝病的发生发展不可避免地出现肝损伤，而肝再生是肝损伤修复的必然机制。在我国，当前乙型肝炎仍是严重危害人民健康的一种常见传染病，据不完全统计，全世界有 3 亿多 HBV 慢性携带者，每年有 100 万～150 万 HBV 携带者死于 HBV 感染。我国是 HBV 高流行区，历时 3 年的全国病毒性肝炎流行病学调查显示：我国乙型肝炎的人群平均感染率为 60%，HBsAg 人群携带率为 9.75%，一些特殊人群或高发地区的感染率更高。据最近的流行病学调查资料显示，我国 HBV 携带者数量仍高达 9000 多万，每年因慢性乙型肝炎（包括肝硬化、肝癌、肝衰竭）造成的直接经济损失约 9000 亿元人民币。随慢性乙型肝炎患者的病程进展，由于累积效应导致肝衰竭、肝硬化和肝癌的发病率呈上升趋势。慢性乙型肝炎的病因治疗（抗病毒）虽有一定进展，但其疗效远不理想。慢性 HBV 感染者约 25% 最终死于肝衰竭、肝硬化或 HCC。慢性乙型肝炎患者的预后显著不同：轻度慢性肝炎患者预后较好；重度慢性肝炎患者预后较差，约80%5年内发展成肝硬化，少部分可转化为HCC，5年存活率不超过50%；中度慢性肝炎患者预后居于轻度和重度之间。不同的预后除与HBV的复制程度、HBV突变、HBV整合机制密不可分外，主要取决于机体的不同反应机制。肝损伤与肝再生是慢性乙型肝炎病程进展中的重要而关键的病理生理反应机制，正常的肝再生是修复肝损伤的必然机制，以维持或促进肝脏组织结构和功能的恢复。肝再生修复机制的紊乱不仅是病毒性肝炎病程进展的关键病理环节，而且是各种慢性肝病向终末期病证（肝衰竭、肝硬化、肝癌）发展的共同病理环节。谁能真正有效地防治肝再生紊乱，谁就能控制（延缓、阻断、逆转）各种慢性肝病的病程进展。因此，研究肝再生的发生发展及其调控机制，对于维持正常的肝损伤后修复机制，防治肝衰竭、肝硬化和肝癌的发生发展具有十分重要的科学意义和临床价值。

（一）正常肝再生是肝损伤修复的必然机制

正常生理情况下，肝再生机制维持着肝脏存活。肝脏是成年人体内唯一在损伤后具有再生能力的重要器官。在健康成年人的肝脏中，每天会有一些肝细胞发生程序性死亡（即凋亡）。如果凋亡细胞不被取代，肝脏将逐渐萎缩。肝脏体积保持恒定是死亡细胞被一些存活细胞的增殖所取代。肝脏体积的大小最终取决于肝细胞增殖与死亡之间的比率。

病理情况下，无论肝脏何时受到损伤，肝再生反应总会发生。在许多不同类型的肝损伤发生后，必然启动肝再生机制使肝脏的框架结构和组织特异性功能得到完全恢复。肝组织活检显示，一些肝再生反应因子（如PCNA及Ki-67等）在肝组织增加的事实表明，慢性病毒性肝炎、发生排异反应的肝脏同种异体移植物、药物性肝炎及自身免疫性肝脏疾病等确实存在肝再生过程。肝再生的启动是由于肝损伤后肝脏微环境发生改变，增强了对即将死亡的受损细胞的清除和对损伤较轻细胞的修复，以及通过存活细胞的增殖来取代死亡细胞。

（二）肝再生异常的病理机制

肝再生异常的病理机制大致包括肝再生过亢、肝再生抑制和肝再生紊乱，其共同结果是损伤后的肝组织得不到完全再生修复（结构破坏和功能受损）。肝再生过亢主要指肝再生过程过快、肝再生程度过高和肝再生机制过强，反之则是肝再生抑制。肝再生紊乱主要是指数量变化失控、过程变化失序和空间分布失衡相互影响的肝再生异常的病理状态，是导致肝纤维化、肝硬化和肝癌的关键共同病理基础。

1. 肝再生过亢

肝再生过亢可见于暴发性肝衰竭，其患者死亡的原因并非缺乏肝再生。暴发性肝衰竭患者循环血中肝细胞有丝分裂原含量非常高，肝活检及尸检的肝脏增殖指数急剧增高。但暴发性肝衰竭患者常呈典型性地死于大块肝组织损伤所并发的感染、脑水肿、出血、低血糖或多器官功能衰竭。这些患者的死亡原因不是肝细胞增殖不足，而是肝细胞过度且无用的增殖反应破坏了肝脏维持其一定水平特异性基因表达的能力。如对暴发性肝衰竭的动物及人类的肝脏标本进行评估后发现，由于c-Met（HGF受体）表达降低，针对HGF的敏感性降低。因此，对于暴发性肝衰竭的治疗应着眼于保存尚存在的肝脏特异性功能，在防止过度无用的肝细胞增殖的同时，保持适当的肝再生数量和速度，直到产生足够量的肝组织团块。

2. 肝再生抑制

肝再生抑制最常见于酒精性肝病和非酒精性脂肪肝。动物实验证明，一次性给予醉酒量的酒精或慢性酒精中毒的实验大鼠，其肝细胞增殖反应显著受到抑制。在酒精性肝病患者中，其病死率上升与肝细胞增殖能力下降之间有显著相关。在体外培养的肝细胞中，低浓度的酒精可以抑制胰岛素样生长因子及EGF诱导的DNA合成，其作用机制可能是抑制多种不同生长因子增殖信号通路中的鸟氨酸脱羧酶的活化及多胺合成的激活等共有步骤。酒精的摄入在选择性地阻断由促炎因子 TNF-α 引发的增殖信号级联反应的同时,提高 TGF-β 的表达,以抑制肝细胞增殖。酒精能阻断磷酸化及 EGF 受体的循环。慢性酒精中毒大鼠的肝细胞循环的复制前期肝细胞相对过度表达抑制性三磷酸鸟苷结合蛋白,使激素诱导的腺苷酸环化酶减少及环磷酸腺苷储备下降。以上酒精对肝再生的抑制作用的净效应是将肝细胞禁锢于细胞周期的复制前期(G_1 期),使其不进入 S 期。

酒精不仅抑制肝内再生机制,而且抑制肝外再生机制,即慢性酒精摄入可抑制骨髓,因而阻止肝外骨髓来源的干细胞转化肝脏细胞的再生增殖反应,结果死亡的肝细胞将不能被取代。

酒精不仅抑制肝再生,使肝损伤修复机制受阻,而且影响肝脏的许多功能,其机制可能是一些酒精靶向的信号通路影响肝细胞的特异性基因表达。酒精既可干扰正常肝再生,又可通过改变肝细胞微环境中各种生长因子的平衡,或通过改变肝实质细胞的表型,逐步导致肝脏 ECM 的某些成分过度沉积、纤维化及肝硬化。鉴于酒精多层次、多靶点、多途径干扰正常肝细胞再生的种种证据,通过发挥中医药多层次、多靶点、多途径调控肝再生的特点和优势,使肝脏损伤后增殖反应正常化,改善患有多种肝脏疾病的酗酒患者的预后。

非酒精性脂肪肝在成年人群患病率较高,由肥胖导致肝脏脂肪变性的患者更易受到酒精及病毒的作用而出现肝硬化。非酒精性脂肪肝的肝再生能力受抑制的病理机制与酒精诱导的脂肪变性相似,对一些肝脏毒素、病毒及短暂的肝脏缺血非常敏感。动物实验表明,遗传性 fa/fa 大鼠与 ob/ob 肥胖小鼠肝脏的再生能力均严重受损,其 PH 后的死亡率升高。

3. 肝再生紊乱

目前已认识到,正常肝再生修复与异常肝纤维化在一定条件下相互联系、相互转化。二者均受某些细胞因子的影响,如 HGF、THF-α、TGF-β 等。正常的肝再生修复过程如果受到慢性肝损伤的作用就会转化为异常肝纤维化再生修复过程;反之,异常的肝纤维化再生修复过程在一定条件下也可逆地转化为正常的肝再生修复过程。在治疗策略上就可通过调控细胞因子以防止异常肝纤维化的发生发展,并促进异常肝纤维化的逆转。肝纤维化是一个可逆的肝再生紊乱的损伤修复反应,表现为损伤区域被 ECM 或者瘢痕所包裹,几乎在所有的慢性肝脏损伤患者身上发生。肝纤维化使 ECM 过度沉积,是肝硬化的重要病理基础。现在认为的 ECM 不是只起支架作用的静态堆积,而是高度有序排列并处于动态平衡的生物大分子,它们是由肝脏细胞合成、分泌的,而反过来对细胞的增殖、分化及代谢有重要影响。

肝癌的发生发展与肝再生的关系日益受到重视,尽管 HCC 的发病机制目前并不明确,但目前认为病毒性肝炎的慢性炎症导致肝细胞不断的破坏和再生是 HCC 发生的重要因素。20 世纪 90 年代,随着对细胞周期调控认识的不断深入,一系列细胞周期调节因子被证明与包括肝癌在内的一些实体肿瘤的发生发展有密切关系。细胞周期调控以监控点(check points)为其结构基础,通过正、负调控因子作用,保持动态平衡,来保证细胞周期的正常进行。其中任何一类调节因子过多、过少或非正常激活、灭活等,都会破坏相互间的动态平衡,影响监控点的正常功能,进而为异常细胞逃离正常细胞周期监测,形成自己独立的细胞周期,发生癌变提供了基础。加强肝再生的研究,必然加深对细胞周期调控的认识,从而对维持正常的肝再生过程,防止发生癌变的异常肝再生过程具有重要意义。

七、肝再生治疗

近几十年来,随着对肝再生机制研究的不断深入,肝再生治疗的研究及临床应用亦得到迅速发展。目前,活体肝脏移植被认为是肝再生治疗最有效的手段之一,在欧美有急速增长的趋势,在国内也已广泛开展,增长势头迅猛,临床效果不断提高。其原理就是利用肝组织细胞在体内旺盛的再生能力,通过移植的部分肝脏在受体内的再生增殖,实现受损肝组织功能修复和重建。但是,将健康人肝组织作为供体还有许多伦理学问题,由于脑死亡供体的不足,肝组织移植的组织来源远远不能满足临床上的实际需要,加上排异、感染、合适病例的选择等难以克服的问题极大地限制了其在临床上的进一步推广应用。

（一）肝细胞移植治疗

为克服肝组织移植复杂的临床问题,采用细胞治疗方法是目前重要的研究方向之一,但体外扩增肝细胞增殖面临严峻挑战。因为在普通培养条件下,肝细胞很难维持正常的增殖。一般来讲,用于肝组织再生的细胞来源包括原位肝细胞、肝内干/祖细胞和骨髓干细胞。正常成体肝细胞在体外只有维持1周左右的分化能力。将鼠的肝细胞与上皮细胞共同培养,使肝细胞的ALB合成功能维持了2个月。改变培养方法是提高肝细胞增殖能力和延长培养时间的重要途径。有人采用三重结构的培养方法使肝细胞能维持2个月左右的ALB分泌等正常机能。在培养基中加入新鲜人血清、胎牛血清、3T3细胞条件培养基、L-抗坏血酸-2-磷酸盐、生长因子、烟酰胺和二亚砜等,待正常的肝细胞形成集落后可以维持35天的稳定增殖,并且增殖的集落肝细胞数在31天内增殖了17倍,保持了至少70天的肝细胞的分泌功能。但是到目前为止,尚没有成功体外培养肝细胞达到既可长期保持肝细胞固有功能,又能稳定增殖的报告。

肝细胞移植一般采用经血管将肝细胞移植入肝脏和脾脏等部位的方法。与摘除受体脏器、植入供体脏器的脏器移植不同的是对受体的干扰较小。移植后的肝细胞在体内再生和增殖,可以补充肝功能的不足。目前,异位性肝细胞移植较多的部位有脾脏、腹腔内及肾皮质内等。移植到脾脏内的肝细胞可以形成组织集落块,并形成细小的胆管,胆汁可以直接排入血中,起到合成、代谢和解毒的作用。脾脏内移植肝细胞的60%～90%进入肝脏,如果能够逃过免疫系统的攻击,70%的肝细胞能够成活。但脾脏的容积有限,这是脾脏内移植的一个有待解决的问题。腹腔内有着很大的容积,但移植后的细胞仅能生存数周,提供短期的辅助功能。其他的研究,如微囊化腹腔内移植模型的研究、稳定型（SV40Tag）肝细胞移植的探讨、肝硬化大鼠的异种间的肝细胞移植的研究,都证明了肝细胞移植的有效性。有研究证实,鼠及人类肝细胞均具有很强的增殖能力。在鼠的急性肝衰竭实验中,新鲜的肝细胞和培养的肝细胞具有挽救生命的功能。最近在进行肝组织工程研究过程中,利用创伤修复时微血管再生的原理,以纤维蛋白凝胶作为基质支撑,以血管内皮细胞生长因子为诱导因子来模拟肉芽组织的微血管形成,同时以胶原蛋白作为基质,用利于维持肝细胞表型和功能的特殊培养方法及HGF和表皮细胞生长因子诱导骨髓来源干细胞的肝细胞样分化。

（二）调控肝再生与抗肝纤维化

肝纤维化（fibrosis of liver）是多种病因的慢性肝病向终末期发展的关键病理环节,抗肝纤维化是延缓、阻止甚或逆转其病情进展的重要策略与方法,一直是学术界的研究热点和重点。随着肝再生机制的研究不断进展,对肝纤维化的发生发展机制及其防治方法有了一些新的认识。从调控肝再生的新视角探讨肝纤维化的防治,可以提出新的防治策略与方法。

1. 调控肝再生的必要性与可行性

调控肝再生是指维持或促进正常肝再生,改善或纠正异常肝再生以防治肝脏病证的策略与方法。肝损伤与肝再生是否保持动态平衡是决定肝脏病证康复或恶化的关键环节。正常情况下,肝损伤可诱导肝再生修复机制而使损伤的肝脏完全恢复正常的结构和功能,疾病趋向康复。遗憾的是,许多肝脏病证在其发生发展过程中,其再生修复机制常常被多种因素干扰,或者难以发生,或者再生不足,或者过亢进展,或者无序发生发展（包括时间失序、空间失衡、数量失控等）而出现不完全肝再生。这种异常的不完全肝再生是肝衰竭、肝硬化及肝癌发生发展的关键病理环节。肝再生是肝衰竭患者存活的生机所在,若在有效的时间内,坏死的肝细胞得以正常再生,则患者存活；若不能及时获得足够的肝再生,则患者必至肝衰竭而亡。尽管肝硬化的病因多样,其发病机制各不相同,但都涉及肝细胞坏死、结节性再生和结缔组织增生这3个相互联系的病理过程。尽管 HCC 的发病机制并不明确,但目前认为病毒性肝炎的慢性炎症导致肝细胞不断的破坏和再生是 HCC 发生的重要因素。

从 1931 年 Higginst 和 Andergon 首次对大鼠 PH 后再生情况进行全面描述算起,对肝再生调控机制的研究已有 80 多年。肝再生调控存在肝内微环境与肝外大环境的相互影响、肝内微环境和肝外大环境分别及整体与肝再生的相互影响所形成的复杂机制,其中神经-内分泌-免疫-肝再生调控网络是其重要环节。在神经-内分泌-免疫-肝再生调控网络紊乱的状态下,正常的肝再生修复反应常被干扰以致出现不完全再生,促使肝衰竭、肝硬化及肝癌的发生,故调控肝再生成为前景广阔的防治肝脏病证的策略及方向,通过影响神经-内分泌-免疫-肝再生调控网络对肝再生进行调控以防治肝脏病证,不仅必要,而且可行。由于肝再生机制极其复杂多变,再好的单靶向作用的治疗手段必然不能兼顾到细胞中或细胞间生物大分子的互相影响,以及整个肝再生微环境的信号网络的互相联系,难以满足肝再生调控的多方面需要,而中药复方具有动态整体调节的特点和优势,可满足肝再生调控的多方面需要,是肝再生调控的有效途径与方法。

2. 肝再生紊乱与肝纤维化

肝纤维化是一种典型的不完全再生过程,是肝再生紊乱的一种形式或状态,肝硬化是这一过程的严重结局之一。肝纤维化向肝硬化发展的异常再生反应具有如下特征。①独特的结构改变。正常肝再生的结果是原有肝脏组织结构修复和功能的恢复,但肝纤维化的结果却改变了原有肝脏组织结构,降低了正常肝脏功能的发挥。肝纤维化既是对肝细胞功能的直接损害,也是门静脉阻力增加的直接原因。肝纤维化导致肝硬化,以结节形成和肝脏萎缩为特征。肝纤维化反应是所有肝脏疾病末期并发症的基础,包括门静脉高压、腹水、肝性脑病、合成功能障碍和代谢能力的损害。②非自限性的病理趋势。正常肝再生修复多发生于自限性肝损伤,可以实现完全再生,即使是幸存下来的急性重症肝炎患者,尽管有丰富的纤维原性刺激,如果不继发慢性肝损伤,不会形成肝脏瘢痕化。而肝纤维化发生于慢性非自限性肝损伤之后。③区域分布紊乱。正常的肝再生修复没有区域特征,但异常的肝纤维化再生修复最早发生在损伤最严重区域。例如,中心周围的损伤是酒精性肝炎的特征,中心周围纤维化(亦称硬化性玻璃样坏死或小静脉周围纤维化)的发生可能是向全小叶性硬化进展的早期标志。慢性病毒性肝炎的肝纤维化亦有类似特征。④肝硬化的再生紊乱。肝硬化是肝纤维化进展的结局之一,与肝纤维化不同,它是一个不可逆的肝再生紊乱的损伤修复反应。肝硬化一旦形成,由于结构的破坏会进一步加重肝再生的紊乱机制。尽管肝硬化的病因多样,其发病机制各不相同,但都涉及肝细胞坏死、结节性再生和结缔组织增生这 3 个相互联系的病理环节。肝硬化的各种病因均能引起坏死。尽管在肝硬化完全形成以后可能已见不到明显的炎症坏死,但至少在其发生发展过程中的某一阶段有过炎症坏死。只有肝实质细胞的炎症、坏死是慢性持续不断的,才能引起肝硬化。肝细胞再生或称代偿性增生(compensatory hyperplasia),是对病毒性、化学性、缺血性和免疫性损伤及 PH 的一种高度协调反应。在再生过程中,肝实质细胞及间质细胞(内皮细胞、储脂细胞、KC)要经历多轮 DNA 合成和细胞质的积累,最后恢复缺失的肝实质及细胞外基质。这是基因的再表达过程(reprogramming of gene expression),涉及细胞的增殖、分化及特殊的组织形式和表达特定的功能,它受控于许多调节过程及其复杂的相互作用。但是,各种慢性炎症坏死导致的再生是一种对损伤的修复。再生的肝细胞形态偏离正常,因 DNA 倍体不同而细胞核大小不一,双核细胞数目增加。从形态学的角度来看,再生的肝细胞不按正常的单细胞放射状排列,而是形成 2 层以上细胞的厚肝板,并相互挤压、扭曲,缺乏正常的血供系统,此即所谓再生结节。导致这种结节性再生的机理尚不清楚,缺乏抑制性细胞接触或某种细胞因子仅是一种推想。若肝细胞坏死超过其再生可引起肝脏功能急剧恶化(如酒精性肝硬化患者继续饮酒),若再生与肝细胞坏死相平衡可见不到结节形成,若再生超过肝细胞坏死则形成结节,并压迫周围的纤维组织,亦可进一步扩展而压迫血管、胆管及已经形成的分流血管,这种对血管的压迫或牵张会导致血流受阻,从而严重影响肝内这种特殊的低压循环系统,加重门静脉高压并加速侧支循环的形成。另外,门静脉末梢血供障碍使再生结节更依赖于动脉血供,当因结节继续增生而压迫肝动脉血管时,会因缺血而进一步发生肝细胞坏死,陷入如前所述的恶性循环。

3. 调控肝再生与抗肝纤维化

由于肝纤维化是异常肝再生的表现形式或结局之一,故抗肝纤维化是调控肝再生的方法之一。调控肝再生与抗肝纤维化既有区别,又有联系,具有包含与被包含的关系。即调控肝再生包含抗肝纤维化,抗肝纤维化被包含在调控肝再生的若干重要策略和方法之中。其主要区别在于:①抗肝纤维化强调对抗性反向调节,即延缓、阻止甚或逆转肝纤维化的进展,而调控肝再生注重双向调节,在反向调节的同时,更关注正向诱导,改肝纤维化的异常肝再生过程为正常的肝再生修复过程,促进肝病的康复。②抗肝纤维化主要采用对抗性的抑制手段,而调控肝再生综合运用促进与抑制策略,改善肝损伤与肝再生、异常肝再生与正常肝再生失调状态,朝有利于疾病康复的方向发展。③抗肝纤维化主要针对已形成的异常肝再生过程(过甚才抗),调控肝再生可使肝纤维化的异常肝再生过程少发生或不发生(未病先调)。抗肝纤维化重点在"治",调控肝再生强调"防治结合"。④抗肝纤维化主要针对肝纤维化的进展,调控肝再生能更全面地抗肝纤维化。

以往的研究者关注 HSC 在肝纤维化形成机制中的作用,随着研究的深入,近些年来发现,HSC 不仅本身具有多向分化潜能,在一定条件下可分化为肝细胞及血管内皮细胞,直接参与肝损伤修复的细胞再生,而且可通过 ECM 的产生与重建、细胞因子的产生等来调节肝再生过程。有研究证实 HSC 活化受限的小鼠在肝损伤模型中损伤持续加重,肝组织修复明显受限。有鉴于此,可采用调控肝再生的策略与方法,一方面促进 HSC 分化为肝细胞及血管内皮细胞,直接参与肝损伤的再生修复;另一方面防止 HSC 向肝纤维化发展的异常再生过程。促进正常再生有利于防治异常再生,防治异常再生有利于促进正常再生,二者相得益彰,可形成良性循环,是实现肝脏完全再生修复的理想状态。从调控肝再生角度考虑对 HSC 的影响,就不必一味强调抑制 HSC 的增殖与活化(以往一直重视抗肝纤维化的作用靶点或机制),更关注如何调控 HSC 的分化方向,促进肝再生修复的协调发展。

HSC 活化并转变为肌成纤维细胞(myofibroblasts,MFs),这一直被认为是肝纤维化的重要机制,HSC 的活化存在"旁分泌"和"自分泌"两种途径,且"自分泌"途径是病因去除后肝纤维化仍然主动进展的重要原因。近年来的研究发现静息 HSC 转化为 MFs 的过程类似 EMT。有学者研究了不同来源的肌成纤维细胞样 HSC,发现它们均共同表达间叶细胞及上皮祖细胞标志。一项利用细胞发育制图技术(fate-mapping)示踪 HSC 的小鼠实验表明,在肝损伤时 HSC 可以同时表达上皮祖细胞及间叶细胞标志,并最终能分化为肝细胞,表达 ALB。以上研究揭示了一个有趣的现象,即 HSC 活化为 MFs 在经历 EMT 的同时,还存在通过 MET 转化为肝细胞的再生机制,而且 MET 还可以促进其他形式的肝细胞再生机制。有研究显示外源性调控 MET 可以使发生 EMT 的肝细胞或胆管上皮细胞重新获得上皮细胞表型,并最终转化为正常的肝细胞或胆管上皮细胞,改善肝纤维化。因此,通过抑制 HSC 的 EMT 过程和(或)促进其 MET 过程(调控 EMT/MET 失衡)是防止肝纤维化发生发展和促进肝再生修复新的策略与方法。

为观察具有调控肝再生作用的地五养肝胶囊对 CCl_4 诱导的肝纤维化大鼠的作用及机制,笔者及其团队采用肝组织病理学方法检测肝纤维化程度,测定肝脏指数和羟脯氨酸含量,采用 RT-PCR 和 Western Blot 观察肝组织 E-钙黏蛋白(E-cadherin)、波形蛋白、TGF-β_1 和 BMP-7 的 mRNA 和蛋白表达。RT-PCR 和 Western Blot 所拍的图像用 Gel-pro analyzer 软件进行处理,选定分析区域,获取 IA。结果发现,CCl_4 诱导的大鼠肝纤维化存在 EMT/MET 失衡的异常肝再生机制,其肝组织上皮细胞标志物表达水平下调,而间质细胞标志物表达水平上调。地五养肝胶囊能延缓或减轻肝纤维化的发生发展,通过调节 EMT/MET 失衡(抑制 EMT 而促进 MET),改善肝再生过程可能是其作用机制之一。

八、调控肝再生的研究进展及展望

调控肝再生是指维持或促进正常肝再生,改善或逆转异常肝再生防治肝脏病证的策略与方法。目前学术界时常将"肝再生调控"与"调控肝再生"混用,细究起来,两者应有所区别。"肝再生调控"是指机体自身自然存在的肝再生调控机制,不以外人的意志为转移,属生物学的自然规律,而"调控肝再生"是干预肝再生过程和机制的策略与方法,体现人为的良好愿望,属医学的防治手段。揭示肝再生调控的生物学自然规律,重要目的之一就是利用肝再生调控机制防治肝病的发生发展。经过近一个世纪的努力,目前对肝再生调控机制的研究进展迅速。尽管有关调控肝再生策略与方法的研究进展相对缓慢,但近些年来在对如下几个方面的认识有了很大提高。

(一) 促进与抑制协调

由于肝再生是肝损伤后必然的修复机制,故过去一直注重研究如何促进肝再生的调控策略与方法。随着研究的深入逐渐认识到,肝再生紊乱不仅表现为不足的一面,而且大量存在肝再生过亢的紊乱机制。"不足"与"过亢"同样导致无法完全再生而使肝脏组织结构和功能得不到应有的修复,故调控肝再生必须做到促进与抑制协调。有研究表明,暴发性肝衰竭患者的死亡往往并非由于缺乏肝再生或肝细胞增殖不足,而是由于短期内大量急剧出现相对未分化的、尚不完全具备特异性肝脏功能的肝脏祖细胞,影响了残存成熟肝细胞的功能发挥。对于暴发性肝衰竭患者采用调控肝再生的策略与方法应该是适当抑制过度无用的增殖反应,使其不妨碍残存成熟肝细胞的功能发挥和保持适当数量新生肝细胞的成熟和功能发挥,以增加存活机会。有学者采用一种胆固醇生物合成抑制剂 lovastatin(东弗泰丁)治疗行 90% 的肝切除术所形成的暴发性肝衰竭大鼠,可以提高残存肝细胞的功能发挥。慢性肝衰竭患者同样不缺乏肝再生,但由于其组织结构的"不可逆性"破坏,往往是无效再生(再生的肝细胞无法发挥其功能)。通过研究左归丸调控肝再生的机制,结果发现左归丸下调与上调肝再生的相关基因及其信号通路同等重要,另外还发现,左归丸影响 MSG-大鼠-肝再生模型再生肝基因表达谱的变化,下调表达基因(272 条)多于上调表达基因(20 条)。采用左归丸和地五养肝方为基础辨证加减联合西医治疗慢性乙型肝炎肝衰竭,发现其能显著降低其病死率。

在肝衰竭的治疗中,调控肝再生的研究着眼点是研究如何促进 HGF/c-Met 信号通路的生物学效应,这是因为多个 c-Met 基因敲除的试验研究结果在基因水平上证实 c-Met 对肝脏再生过程起着关键的作用,而破坏 c-Met 基因则会影响肝细胞的生存、再生,进而引起肝组织重构障碍。但在肝癌的防治中,调控肝再生的着眼点则正好相反,是研究如何抑制 HGF/c-Met 信号通路的生物学效应。尽管 HGF/c-Met 信号通路在肝癌的发生过程中所起的作用一直存在争论,但关于 HGF 促进癌细胞增殖和侵袭的作用已受到足够重视。手术切除一直是治疗早期肝癌的有效方法,但即使完全手术切除肿瘤及转移区域(R0 切除),5 年转移复发率仍高达 38%~65%,5 年生存率仅 50%。复旦大学附属中山医院肝癌研究所的资料显示,住院肝癌患者的 5 年生存率由 1958—1967 年的 2.8% 增高至 1998—2009 年的 44.0%,主要归因于小肝癌切除比例由 0.9% 增高至 50.9%。甚至有学者发现,手术切除后有促进肝癌复发和转移的作用,推测与外科切除后形成的肝再生微环境诱导残癌包括剩余肝脏中的肝内微小转移灶(micrometastasis)和原发潜伏癌灶(de novo cancer)的播散、复燃有关。肝脏切除后,大量生成的 HGF 促进 c-Met 表达,增强残余肝癌增殖,上调 VEGF 促进肿瘤血管生成。目前,HGF/c-Met信号通路已经成为开发抗癌药物的热点。采用活性小分子、核酶、小分子干扰 RNA、中和单克隆抗体、可溶性 Met 受体等抑制 HGF/c-Met 信号通路防治癌症的生物学效应已经被证明,有的研究成果已用于临床。

(二)反向抑制与正向诱导

异常的肝再生过程必须适当反向抑制,而正常的肝再生过程亦须正向诱导。反向抑制异常的肝再生过程有利于正常的肝再生过程,正向诱导正常的肝再生过程有利于防治异常肝再生过程,二者相得益彰,形成良性循环以促进肝病的康复。长期以来,对于肝纤维化这一异常肝再生过程主要强调采用反向抑制的策略与方法。由于 HSC 的增殖与活化是肝纤维化发生发展的关键环节,抗肝纤维化就一味关注如何抑制 HSC 的增殖与活化。但近些年来的研究发现,HSC 的增殖与活化不仅与肝纤维化的发生发展有关,而且是肝再生修复不可或缺的机制之一。其中 EMT 机制促进肝纤维化的发生发展,而 MET 机制则促进肝再生修复。从调控肝再生的角度制订抗肝纤维化的策略与方法就不必过分强调抑制 HSC 的增殖与活化,而是在控制 EMT 机制以反向抑制肝纤维化发生发展的同时,促进 MET 机制以正向诱导肝再生修复,可以更全面、更有效地抗纤维化。Shen 等采用地五养肝胶囊通过下调 CCl_4 诱导的大鼠肝纤维化模型肝组织中的波形蛋白、$TGF-\beta_1$ 的表达以抑制 EMT,上调 E-cadherin、BMP-7 的表达以促进 MET,通过适当抑制 Hh(Hedgehog)信号通路、在促进 MET 的同时抑制 EMT,其结果是延缓或减轻了肝纤维化的异常肝再生过程,促进了肝再生修复。

(三)注重微调与预调

目前已认识到,肝病在其发生发展过程中存在正常肝再生与异常肝再生的失衡机制。当正常肝再生占主导地位时,疾病趋向好转和康复;当异常肝再生占主导地位时,疾病趋向恶化和进展。正常肝再生与异常肝再生在一定条件下可以相互转化,故调控肝再生不可以将某一肝再生机制完全"调死",否则不仅"阻死"了一条再生的通路,而且还会导致其他再生通路的异常。例如,采用 2-AAF 抑制肝细胞的再生通路就导致了 HOC 的过度增殖而诱发癌变。将一些与肝再生相关的基因敲除就能复制出肝再生紊乱的病理模型,其病程进展呈现不可逆性。故调控肝再生采用"微调"无疑是一种明智的策略,"过调"不仅"过犹不及",并且"过而有害"。"有利"的肝再生与"有害"的肝再生并无确切的界限,且二者之间还可以相互转化,关键是要通过"微调"以趋利避害,以形成有利于疾病康复的趋势。

调控肝再生的另一重要策略是"预调",肝再生机制一旦启动往往呈"瀑布式"进展,晚调不仅难调,而且调而无用。当异常肝再生破坏的组织结构"定型"后,正常肝再生的效能将大打折扣。如异常肝再生处于肝纤维化的可逆阶段,调之有效,如进入肝硬化的晚期阶段则调之罔效。做到"早调"必须把握一些关键节点,如在肝细胞周期中有两个主要调控点:一个调控点处于 G_1/S 期限制点,控制从 G_1 期进入 S 期;另一个调控点处于 G_2/M 期限制点,决定细胞分裂。不同类型的 cyclin 具有期相的特异性,分别在细胞周期的不同时期程序性合成与降解,cyclin A 和 cyclin B 主要作用于细胞周期的 S 后期和 M 期,cyclin C、D、E 主要作用于细胞周期的 G 期。cyclin 必须与 CDK 结合,并经磷酸化/去磷酸化修饰后才具有活性,从而促进细胞周期相关蛋白基因的表达。

防治肝癌手术后肝再生微环境紊乱导致肝癌的复发和转移同样强调"预调",因为肝切除术后 4~36 h 肝细胞 DNA 分裂逐步达到高峰,48 h 后 DNA 合成基本结束,故干预应在术后 24~48 h 内(甚至更早)即开始实施,以阻止异常肝再生微环境促进残余肝癌的增殖、侵袭。Zhao 等研究发现,地五养肝胶囊可提高 2-AAF/PH 模型大鼠存活率,减少肝脏的癌前病变,恢复肝脏组织结构和功能,其作用机制可能如下:早中期(肝切除术后 8~14 天),地五养肝胶囊促进骨髓干细胞和肝内 HOC 增殖和分化,有利于肝脏再生修复;中晚期(肝切除术后 17~22 天),地五养肝胶囊抑制 HOC 的过度增殖和异常分化,有利于防治肝细胞癌变。

(四)整体动态调控

目前已认识到肝再生调控不仅是肝脏局部的作用,而且是人体内动态变化的整体综合效应,故采用调控肝再生的手段与方法防治肝病必须坚持整体动态调控的理念,孤立片面的治疗方法往往无法满足多方面和千变万化的肝再生调控的需要。目前发现肝再生与神经-内分泌-免疫密切相关,存在神经-内分泌-免疫-肝再生调控网络,通过该网络有助于从整体上调控肝再生。近些年来,随着系统生物学的技术与方法在肝再生调控研究中的广泛应用,各种组学(如基因组学、转录组学、蛋白质组学、代谢组学等)的研究进展与成果极大地推进了调控肝再生防治肝病的研究。

(五)问题与展望

调控肝再生防治肝病存在诸多亟待解决的问题,目前急需解决的问题至少包括正常肝再生与异常肝再生如何区分界定？正常肝再生与异常肝再生相互转化的机制和条件是什么？能否建立适合临床应用的评价正常或异常肝再生客观量化的指标体系？能否提供机理明确、切实可行、安全有效和有一定循证医学证据的调控肝再生防治肝脏病证的具体技术与方法？飞速发展、不断完善的系统生物学、转化医学、循证医学的先进理念和技术方法将会极大地推进上述问题的解决。例如,可以将目前研究较为深入的实验成果尽快转化到临床运用,采用系统生物学的技术方法建立能反映肝再生状态的指标体系,结合循证医学的终点指标(如肝衰竭、肝硬化、肝癌发生率、病死率等)评价调控肝再生后的临床疗效,不断推进调控肝再生防治肝脏病证的研究及临床应用,提高肝脏病证的防治能力和水平。

参考文献

[1] Fausto N. Liver regeneration[J]. J Hepatol,2000,32(Suppl 1):19-31.

[2] 张瑞,郭善禹. 肝脏功能重建的细胞来源[J]. 世界华人消化杂志,2007,15(11):1261-1265.

[3] 狄军艳,秦海明,宋福林,等. 肝再生的研究进展[J]. 沈阳部队医药,2007,20(1):60-62.

[4] Azzarone A,Francavilla A,Carrieri G,et al. Effects on in vivo and in vitro hepatocyte proliferation of methylprednisolone, azathioprine, mycophenolic acid, mizoribine, and prostaglandin E1[J]. Transplant Proc,1992,24(6):2868-2871.

[5] Starzl T E,Fung J,Tzakis A,et al. Baboon-to-human liver transplantation[J]. Lancet,1993,341(8837):65-71.

[6] Maher J J,Friedman S L. Parenchymal and nonparenchymal cell interactions in the liver[J]. Semin Liver Dis,1993,13(1):13-20.

[7] 倪勇,邹声泉,王成友,等. 阻塞性黄疸大鼠术前胆道内、外引流对肝细胞再生能力的影响[J]. 中华普通外科杂志,2000,15(6):345-347.

[8] Palmes D,Spiegel H U. Animal models of liver regeneration[J]. Biomaterials,2004,25(9):1601-1611.

[9] 邓新宇,李文瑞,孙言伟,等. 肝再生[J]. 世界科技研究与发展,2006,28(6):1-8.

[10] Simpson G E,Finckh E S. The pattern of regeneration of rat liver after repeated partial hepatectomies[J]. J Pathol Bacteriol,1963,86:361-370.

[11] Dagradi A,Galanti G,Brearley R. Regeneration of the liver following multiple resection[J]. Surgery,1964,55:709-713.

[12] 徐存拴,李永辉,段瑞峰,等. 短间隔连续部分肝切除对大鼠生存和肝组织结构的影响[J]. 动物学报,2001,47(6):659-665.

[13] Gaub J,Iversen J. Rat liver regeneration after 90% partial hepatectomy[J]. Hepatology,1984,4(5):902-904.

[14] Court F G, Laws P E, Morrison C P, et al. Subtotal hepatectomy: a porcine model for the study of liver regeneration[J]. J Surg Res, 2004, 116(1): 181-186.

[15] Iwakiri Y, Cadelina G, Sessa W C, et al. Mice with targeted deletion of eNOS develop hyperdynamic circulation associated with portal hypertension[J]. Am J Physiol Gastrointest Liver Physiol, 2002, 283(5): 1074-1081.

[16] Meyer H P, Rothuizen J, van Sluijs F J, et al. Progressive remission of portosystemic shunting in 23 dogs after partial closure of congenital portosystemic shunts[J]. Vet Rec, 1999, 144(13): 333-337.

[17] Castro G D, Díaz Gómez M I, Castro J A. DNA bases attack by reactive metabolites produced during carbon tetrachloride biotransformation and promotion of liver microsomal lipid peroxidation[J]. Res Commun Mol Pathol Pharmacol, 1997, 95(3): 253-258.

[18] Keppler D, Lesch R, Reutter W, et al. Experimental hepatitis induced by D-galactosamine[J]. Exp Mol Pathol, 1968, 9(2): 279-290.

[19] 唐云安,刘玉清,王国钦.肝损伤动物模型研究进展[J].卫生毒理学杂志,2002,16(4): 236-238.

[20] Theocharis S E, Skopelitou A S, Margeli A P, et al. Proliferating cell nuclear antigen (PCNA) expression in regenerating rat liver after partial hepatectomy[J]. Dig Dis Sci, 1994, 39(2): 245-252.

[21] 杨晓明,贺福初,吴祖泽.肝再生调控研究[J].国外医学:生理、病理科学与临床分册, 1997,17(2):168-171.

[22] Koniaris L G, McKillop I H, Schwartz S I, et al. Liver regeneration[J]. J Am Coll Surg, 2003, 197(4): 634-659.

[23] Malik R, Selden C, Hodgson H. The role of non-parenchymal cells in liver growth[J]. Semin Cell Dev Biol, 2002, 13(6): 425-431.

[24] Sell S. Heterogeneity and plasticity of hepatocyte lineage cells[J]. Hepatology, 2001, 33(3): 738-750.

[25] Taniguchi E, Sakisaka S, Matsuo K, et al. Expression and role of vascular endothelial growth factor in liver regeneration after partial hepatectomy in rats[J]. J Histochem Cytochem, 2001, 49(1): 121-130.

[26] Sato T, El-Assal O N, Ono T, et al. Sinusoidal endothelial cell proliferation and expression of angiopoietin/Tie family in regenerating rat liver[J]. J Hepatol, 2001, 34(5): 690-698.

[27] 吴俊燏,刘耕陶.Kupffer 细胞在肝纤维化形成与转归中的作用[J].药学学报,2008,43(9):884-889.

[28] Date M, Matsuzaki K, Matsushita M, et al. Modulation of transforming growth factor beta function in hepatocytes and hepatic stellate cells in rat liver injury[J]. Gut, 2000, 46(5): 719-724.

[29] Hu Z, Evarts R P, Fujio K, et al. Expression of hepatocyte growth factor and c-met genes during hepatic differentiation and liver development in the rat[J]. Am J Pathol, 1993, 142(6): 1823-1830.

[30] Alison M R, Poulsom R, Jeffery R, et al. Expression of hepatocyte growth factor mRNA during oval cell activation in the rat liver[J]. J Pathol, 1993, 171(4): 291-299.

[31] Shiota G, Kunisada T, Oyama K, et al. In vivo transfer of hepatocyte growth factor gene accelerates proliferation of hepatic oval cells in a 2-acetylaminofluorene/partial hepatectomy model in rats[J]. FEBS Lett, 2000, 470(3): 325-330.

[32] He Z P, Tan W Q, Tang Y F, et al. Differentiation of putative hepatic stem cells derived from adult rats into mature hepatocytes in the presence of epidermal growth factor and hepatocyte growth factor[J]. Differentiation, 2003, 71(4-5): 281-290.

[33] Thorgeirsson S S. Hepatic stem cells in liver regeneration[J]. FASEB J, 1996, 10(11): 1249-1256.

[34] Wagers A J, Christensen J L, Weissman I L. Cell fate determination from stem cells[J]. Gene Ther, 2002, 9(10): 606-612.

[35] Zimmermann A. Liver regeneration: the emergence of new pathways[J]. Med Sci Monit, 2002, 8(3): 53-63.

[36] Ilan Y, Roy-Chowdhury N, Prakash R, et al. Massive repopulation of rat liver by transplantation of hepatocytes into specific lobes of the liver and ligation of portal vein branches to other lobes[J]. Transplantation, 1997, 64(1): 8-13.

[37] Werlich T, Stiller K J, Machnik G. Experimental studies on the stem cell concept of liver regeneration Ⅱ[J]. Exp Toxicol Pathol, 1999, 51(1): 93-98.

[38] Vessey C J, de la Hall P M. Hepatic stem cells: a review[J]. Pathology, 2001, 33(2): 130-141.

[39] Gordon G J, Coleman W B, Grisham J W. Temporal analysis of hepatocyte differentiation by small hepatocyte-like progenitor cells during liver regeneration in retrorsine-exposed rats[J]. Am J Pathol, 2000, 157(3): 771-786.

[40] Fausto N. Oval cells and liver carcinogenesis: an analysis of cell lineages in hepatic tumors using oncogene transfection techniques[J]. Prog Clin Biol Res, 1990, 331: 325-334.

[41] He Z P, Tan W Q, Tang Y F, et al. Activation, isolation, identification and in vitro proliferation of oval cells from adult rat livers[J]. Cell Prolif, 2004, 37(2): 177-187.

[42] Alison M. Hepatic stem cells[J]. Transplant Proc, 2002, 34(7): 2702-2705.

[43] Fujio K, Evarts R P, Hu Z, et al. Expression of stem cell factor and its receptor, c-Kit, during liver regeneration from putative stem cells in adult rat[J]. Lab Invest, 1994, 70(4): 511-516.

[44] Gordon G J, Coleman W B, Hixson D C, et al. Liver regeneration in rats with retrorsine-induced hepatocellular injury proceeds through a novel cellular response[J]. AM J Patbol, 2000, 156(2): 607-619.

[45] Hino H, Tateno C, Sato H, et al. A long-term culture of human hepatocytes which show a high growth potential and express their differentiated phenotypes[J]. Biochem Biophys Res Commun, 1999, 256(1): 184-191.

[46] Ikeda S, Mitaka T, Harada K, et al. Proliferation of rat small hepatocytes after long-term cryopreservation[J]. J Hepatol, 2002, 37(1): 7-14.

[47] Petersen B E, Goff J P, Greenberger J S, et al. Hepatic oval cells express the hematopoietic stem cell marker Thy-1 in the rat[J]. Hepatology, 1998, 27(2): 433-445.

[48] Theise N D, Badve S, Saxena R, et al. Derivation of hepatocytes from bone marrow cells in mice after radiation-induced myeloablation[J]. Hepatology, 2000, 31(1): 235-240.

[49] Lagasse E, Connors H, Al-Dhalimy M, et al. Purified hematopoietic stem cell can differentiate into hepatocytes in vivo[J]. Nat Med,2000,6(11):1229-1234.

[50] Alison M R,Poulsom R,Jeffery R,et al. Hepatocytes from non-hepatic adult stem cells [J]. Nature,2000,406(6793):257.

[51] Theise N D,Nimmakayalu M,Gardner R,et al. Liver from bone marrow in humans[J]. Hepatology,2000,32(1):11-16.

[52] 展玉涛,陈红松,刘宾,等.骨髓干细胞在大鼠肝再生环境中的分化[J].临床肝胆病杂志,2006,22(2):121-122.

[53] 姚鹏,王帅,胡大荣,等.肝动脉自体骨髓干细胞移植治疗失代偿期肝硬化30例[J].世界华人消化杂志,2005,13(13):1639-1640.

[54] 姚鹏,胡大荣,王帅,等.自体骨髓干细胞移植治疗慢性重症肝病60例[J].实用医学杂志,2005,21(19):2143-2145.

[55] 姚鹏,胡大荣,王帅,等.人自体骨髓干细胞移植治疗慢性肝功能衰竭的研究[J].中华肝脏病杂志,2005,13(12):941-942.

[56] Xiao J C,Ruck P,Kaiserling E. Small epithelial cells in extrahepatic biliary atresia: electron microscopic and immunoelectron microscopic findings suggest a close relationship to liver progenitor cells[J]. Histopathology,1999,35(5):454-460.

[57] Theise N D,Saxena R,Portmann B C,et al. The canals of Hering and hepatic stem cells in humans[J]. Hepatology,1999,30(6):1425-1433.

[58] Golding M,Sarraf C,Lalani E N,et al. Reactive biliary epithelium: the product of a pluripotential stem cell compartment? [J]. Hum Pathol,1996,27(9):872-884.

[59] Mitaka T. Hepatic stem cells: from bone marrow cells to hepatocytes[J]. Biochem Biophys Res Commun,2001,281(1):1-5.

[60] Crosby H A,Kelly D A,Strain A J. Human hepatic stem-like cells isolated using c-kit or CD34 can differentiate into biliary epithelium[J]. Gastroenterology,2001,120(2):534-536.

[61] Petersen B E,Bowen W C,Patrene K D,et al. Bone marrow as a potential source of hepatic oval cells[J]. Science,1999,284(5417):1168-1170.

[62] Grompe M. The role of bone marrow stem cells in liver regeneration[J]. Semin Liver Dis,2003,23(4):363-372.

[63] Oh S H,Witek R P,Bae S H,et al. Bone marrow-derived hepatic oval cells differentiate into hepatocytes in 2-acetylaminofluorene/partial hepatectomy-induced liver regeneration[J]. Gastroenterology,2007,132(3):1077-1087.

[64] Wang X,Foster M,Al-Dhalimy M,et al. The origin and liver repopulating capacity of murine oval cells[J]. Proc Natl Acad Sci U S A,2003,100 (Suppl 1):11881-11888.

[65] Crosbie O M,Reynolds M,McEntee G,et al. In vitro evidence for the presence of hematopoietic stem cells in the adult human liver[J]. Hepatology,1999,29(4):1193-1198.

[66] Thorgeirsson S S,Grisham J W. Overview of recent experimental studies on liver stem cells[J]. Semin Liver Dis,2003,23(4):303-312.

[67] Braun K M,Sandgren E P. Cellular origin of regenerating parenchyma in a mouse model of severe hepatic injury[J]. Am J Pathol,2000,157(2):561-569.

[68] 胡中杰,朗振为,宋晨朝,等.重型肝炎中肝前体细胞的检测及分布[J].中华肝脏病杂志,

2003,11(7):394-397.

[69] Yasui O,Miura N,Terada K,et al. Isolation of oval cells from Long-Evans Cinnamon rats and their transformation into hepatocytes in vivo in the rat liver[J]. Hepatology,1997,25(2):329-334.

[70] 邵润轩,王江滨,王宵伟.凋亡相关因子Fas/FasL在慢性肝炎、原发性肝癌表达的规律[J].世界华人消化杂志,2000,8(8):937-939.

[71] 赵彩彦,周俊英,张素环,等.原发性肝癌患者血清IL-6,IL-2与sIL-2R的变化[J].世界华人消化杂志,2000,8(1):105-106.

[72] 崔俊,杨冬华.CSF-1受体/c-fms与肝癌[J].世界华人消化杂志,2000,8(6):696-697.

[73] 张静,王文亮,李青,等.α-转化生长因子及其受体在人原发性肝细胞肝癌中的表达意义[J].世界华人消化杂志,1999,7(11):939-942.

[74] 孙宝华,武忠弼,阮幼冰,等.肝细胞癌mdm2基因表达及其与p53基因突变的关系[J].世界华人消化杂志,1999,7(4):291-292.

[75] 孙宝华,王涛,武忠弼,等.原发性肝细胞癌中cyclin D1基因表达与P16及CDK4蛋白表达的关系[J].世界华人消化杂志,2000,8(3):307-309.

[76] 范子荣,杨冬华,覃汉荣,等.肝癌和癌旁肝组织中IGF-Ⅰ,IGF-Ⅰ受体mRNA的表达[J].世界华人消化杂志,1999,7(10):848-850.

[77] 王影,杨素琼,王在国,等.原发性肝细胞癌中rasP21,C-erbB-2和P16蛋白的表达意义[J].世界华人消化杂志,1999,7(9):808-809.

[78] Wellmann A,Flemming P,Behrens P,et al. High expression of the proliferation and apoptosis associated CSE1L/CAS gene in hepatitis and liver neoplasms:correlation with tumor progression[J]. Int J Mol Med,2001,7(5):489-494.

[79] 张继增.实验性肝癌癌组织的发生和甲胎蛋白表达[J].临床与实验病理学杂志,1999,15(3):224-226.

[80] Ruck P,Xiao J C,Kaiserling E. Small epithelial cells and the histogenesis of hepatoblastoma. Electron microscopic,immunoelectron microscopic,and immunohistochemical findings[J]. Am J Pathol,1996,148(1):321-329.

[81] Robrechts C,De Vos R,Van den Heuvel M,et al. Primary liver tumour of intermediate (hepatocyte-bile duct cell) phenotype:a progenitor cell tumour? [J]. Liver,1998,18(4):288-293.

[82] Lowes K N,Brennan B A,Yeoh G C,et al. Oval cell numbers in human chronic liver diseases are directly related to disease severity[J]. Am J Pathol,1999,154(2):537-541.

[83] Germain L,Noël M,Gourdeau H,et al. Promotion of growth and differentiation of rat ductular oval cells in primary culture[J]. Cancer Res,1988,48(2):368-378.

[84] 龚加庆,方驰华,李雅,等.卵圆细胞参与实验性肝癌形成过程的研究[J].中华外科杂志,2004,42(5):291-295.

[85] 肖家诚,金晓龙,曾晓颖,等.肝细胞肝癌和肝硬化组织中的卵圆细胞:电镜与免疫电镜研究[J].检验医学,2004,19(1):47-50.

[86] 廖钢陵,陈晋彦,丁濂,等.大鼠肝癌前病灶与卵圆细胞的关系[J].中华病理学杂志,1998,27(2):87-90.

[87] 肖家诚,朱延波,朱上林,等.肝细胞肝癌中卵圆细胞的组织学与超微结构研究[J].临床与实验病理学杂志,2000,16(3):177-179.

[88] Lüdde T,Kubicka S,Plümpe J,et al. Ras adenoviruses modulate cyclin E protein

expression and DNA synthesis after partial hepatectomy[J]. Oncogene,2001,20(38):5264-5278.

[89] Fausto N,Riehle K J. Mechanisms of liver regeneration and their clinical implications[J]. J Hepatobiliary Pancreat Surg,2005,12(3):181-189.

[90] Fausto N. Liver regeneration:from laboratory to clinic[J]. Liver Transpl,2001,7(10):835-844.

[91] Zimmermann A. Regulation of liver regeneration[J]. Nephrol Dial Transplant,2004,19(Suppl 4):6-10.

[92] 谢伟,寸向农,杨开明. HGF 及受体 c-Met 信号在肝再生中的作用[J]. 四川解剖学杂志,2013,21(4):38-41.

[93] Su A I,Guidotti L G,Pezacki J P,et al. Gene expression during the priming phase of liver regeneration after partial hepatectomy in mice[J]. Proc Natl Acad Sci U S A,2002,99(17):11181-11186.

[94] Desmots F,Rissel M,Gilot D,et al. Pro-inflammatory cytokines tumor necrosis factor alpha and interleukin-6 and survival factor epidermal growth factor positively regulate the murine GSTA4 enzyme in hepatocytes[J]. J Biol Chem,2002,277(20):17892-17900.

[95] Ramadori G,Armbrust T. Cytokines in the liver[J]. Eur J Gastroenterol Hepatol,2001,13(7):777-784.

[96] Streetz K L,Luedde T,Manns M P,et al. Interleukin 6 and liver regeneration[J]. Gut,2000,47(2):309-312.

[97] Wallenius V,Wallenius K,Jannsson J O. Normal pharmacologically-induced, but decreased regenerative liver growth in interleukin-6-deficient (IL-6 (-/-)) mice[J]. J Hepatol,2000,33(6):967-974.

[98] Teoh N,Field J,Sutton J,et al. Dual role of tumor necrosis factor-alpha in hepatic ischemia-reperfusion injury:studies in tumor necrosis factor-alpha gene knockout mice[J]. Hepatology,2004,39(2):412-421.

[99] Teoh N,Leclercq I,Pena A D,et al. Low-dose TNF-alpha protects against hepatic ischemia-reperfusion injury in mice:implications for preconditioning[J]. Hepatology,2003,38(1):118-128.

[100] Webber E M,Bruix J,Pierce R H,et al. Tumor necrosis factor primes hepatocytes for DNA replication in the rat[J]. Hepatology,1998,28(5):1226-1234.

[101] Yamada Y,Webber E M,Kirillova I,et al. Analysis of liver regeneration in mice lacking type 1 or type 2 tumor necrosis factor receptor:requirement for type 1 but not type 2 receptor[J]. Hepatology,1998,28(4):959-970.

[102] Chen C,Edelstein L C,Gélinas C. The Rel/NF-kappaB family directly activates expression of the apoptosis inhibitor Bcl-x(L)[J]. Mol Cell Biol,2000,20(8):2687-2695.

[103] Liu H,Lo C R,Czaja M J. NF-kappaB inhibition sensitizes hepatocytes to TNF-induced apoptosis through a sustained activation of JNK and c-Jun[J]. Hepatology,2002,35(4):772-778.

[104] Li W,Liang X,Kellendonk C,et al. STAT3 contributes to the mitogenic response of hepatocytes during liver regeneration[J]. J Biol Chem,2002,277(32):28411-28417.

[105] Sakuda S, Tamura S, Yamada A, et al. Activation of signal transducer and activator transcription 3 and expression of suppressor of cytokine signal 1 during liver regeneration in rats[J]. J Hepatol, 2002, 36(3): 378-384.

[106] Nagano Y, Nagahori K, Yoshiro F, et al. Gene expression profile analysis of regenerating liver after portal vein ligation in rats by a cDNA microarray system[J]. Liver Int, 2004, 24(3): 253-258.

[107] Kato A, Bamba H, Shinohara M, et al. Relationship between expression of cyclin D1 and impaired liver regeneration observed in fibrotic or cirrhotic rats[J]. J Gastroenterol Hepatol, 2005, 20(8): 1198-1205.

[108] Takahashi H, Menjo M, Kaneko Y, et al. Cdk4 activation is dependent on the subunit rearrangement in the complexes[J]. Biochem Biophys Res Commun, 2000, 267(1): 388-393.

[109] Rozga J. Hepatocyte proliferation in health and in liver failure[J]. Med Sci Monit, 2002, 8(2): 32-38.

[110] Schrum L W, Bird M A, Salcher O, et al. Autocrine expression of activated transforming growth factor-beta(1) induces apoptosis in normal rat liver[J]. Am J Physiol Gastrointest Liver Physiol, 2001, 280(1): 139-148.

[111] Williams E, Iredale J. Hepatic regeneration and TGF-beta: growing to a prosperous perfection[J]. Gut, 2000, 46(5): 593-594.

[112] Enami Y, Kato H, Murakami M, et al. Anti-transforming growth factor-beta1 antibody transiently enhances DNA synthesis during liver regeneration after partial hepatectomy in rats[J]. J Hepatobiliary Pancreat Surg, 2001, 8(3): 250-258.

[113] Macias-Silva M, Li W, Leu J I, et al. Up-regulated transcriptional repressors SnoN and Ski bind Smad proteins to antagonize transforming growth factor-beta signals during liver regeneration[J]. J Biol Chem, 2002, 277(32): 28483-28490.

[114] Kiba T, Saito S, Numata K, et al. Fas(APO-1/CD95)mRNA is down-regulated in liver regeneration after hepatectomy in rats[J]. J Gastroenterol, 2000, 35(1): 34-38.

[115] Taira K, Hiroyasu S, Shiraishi M, et al. Role of the Fas system in liver regeneration after a partial hepatectomy in rats[J]. Eur Surg Res, 2001, 33(5-6): 334-341.

[116] Desbarats J, Newell M K. Fas engagement accelerates liver regeneration after partial hepatectomy[J]. Nat Med, 2000, 6(8): 920-923.

[117] Guidotti J E, Mallet V O, Parlier D, et al. Fas/CD95 pathway induces mouse liver regeneration and allows for highly efficient retrovirus-mediated gene transfer[J]. Hepatology, 2001, 33(1): 10-15.

[118] Michalopoulos G K, Zarnegav R. Hepatocyte growth factor[J]. Hepatology, 1992, 15(1): 149-155.

[119] Boros P, Miller C M. Hepatocyte growth factor: a multifunctional cytokine[J]. Lancet, 1995, 345(8945): 293-295.

[120] Michalopoulos G K, DeFrances M C. Liver regeneration[J]. Science, 1997, 276(5309): 60-66.

[121] Webber E W, Godowski P J, Fausto N. In vivo response of hepatocytes to growth factors requires an initial priming stimulus[J]. Hepatology, 1994, 19(2): 489-497.

[122] Winters Z, Arendse H, Tyler M, et al. The changes in circulating hepatocyte growth

factor after partial hepatectomy in the baboon[J]. S Afr J Surg,1999,37(2):31-37.

[123] Kaido T,Yoshikawa A,Seto S,et al. Hepatocyte growth factor supply accelerates compensatory hypertrophy caused by portal branch ligation in normal and jaundiced rats[J]. J Surg Res,1999,85(1):115-119.

[124] Ozaki I,Mizuta T,Zhao G,et al. Induction of multiple matrix metalloproteinase genes in human hepatocellular carcinoma by hepatocyte growth factor via a transcription factor Ets-1[J]. Hepatol Res,2003,27(4):289-301.

[125] Shiota G,Kawasaki H. Hepatocyte growth factor in transgenic mice[J]. Int J Exp Pathol,1998,79(5):267-277.

[126] Suzuki A,Iwama A,Miyashita H,et al. Role for growth factors and extracellular matrix in controlling differentiation of prospectively isolated hepatic stem cells[J]. Development,2003,130(11):2513-2524.

[127] Lázaro C A,Rhim J A,Yamada Y,et al. Generation of hepatocytes from oval cell precursors in culture[J]. Cancer Res,1998,58(23):5514-5522.

[128] Eguchi S,Kamlot A,Ljubimova J,et al. Fulminant hepatic failure in rats:survival and effect on blood chemistry and liver regeneration[J]. Hepatology,1996,24(6):1452-1459.

[129] Mizuguchi T,Kamohara Y,Hui T,et al. Regulation of c-Met expression in rats with acute hepatic failure[J]. J Surg Res,2001,99(2):385-396.

[130] 尤金 R 希夫,迈克尔 F 索雷尔,威利斯 C 马德里. 希夫肝脏病学[M]. 9版. 黄志强,译. 北京:化学工业出版社,2006.

[131] Arends B,Spee B,Hoffmann G,et al. In vitro and in vivo bioactivity of recombinant canine hepatocyte growth factor[J]. Vet J,2008,178(1):70-77.

[132] D'Errico A,Fiorentino M,Ponzetto A,et al. Liver hepatocyte growth factor does not always correlate with hepatocellular proliferation in human liver lesions:its specific receptor c-met does[J]. Hepatology,1996,24(1):60-64.

[133] 朱传龙,李毓雯,李文庭,等. HGF及其受体c-Met在肝衰竭与部分肝切除模型中表达差异性研究[J]. 实用肝脏病杂志,2011,14(6):401-403.

[134] Borowiak M,Garratt A N,Wüstefeld T,et al. Met provides essential signals for liver regeneration[J]. Proc Natl Acad Sci U S A,2004,101(29):10608-10613.

[135] Oe S,Fukunaka Y,Hirose T,et al. A trial on regeneration therapy of rat liver cirrhosis by controlled release of hepatocyte growth factor[J]. J Control Release,2003,88(2):193-200.

[136] Huh C G,Factor V M,Sánchez A,et al. Hepatocyte growth factor/c-met signaling pathway is required for efficient liver regeneration and repair[J]. Proc Natl Acad Sci U S A,2004,101(13):4477-4482.

[137] Crosby H A,Hubscher S,Fabris L,et al. Immunolocalization of putative human liver progenitor cells in livers from patients with end-stage primary biliary cirrhosis and sclerosing cholangitis using the monoclonal antibody OV-6[J]. Am J Pathol,1998,152(3):771-779.

[138] Tomiya T,Ogata I,Fujiwara K. Transforming growth factor alpha levels in liver and blood correlate better than hepatocyte growth factor with hepatocyte proliferation during liver regeneration[J]. Am J Pathol,1998,153(3):955-961.

[139] Scotté M,Laquerrière A,Masson S,et al. Transforming growth factor alpha(TGF-alpha)expression correlates with DNA replication in regenerating rat liver whatever the hepatectomy extent[J]. Liver,1997,17(4):171-176.

[140] Tomiya T,Fujiwara K. Serum levels of transforming growth factor—alpha in patients after partial hepatectomy as determined with an enzyme—linked immunosorbent assay[J]. Hepatology,1993,18(2):304-308.

[141] Tomiya T,Fujiwara K. Liver regeneration in fulminant hepatitis as evaluated by serum transforming growth factor alpha levels[J]. Hepatology,1996,23(2):253-257.

[142] Overturf K,Al-Dhalimy M,Ou C N,et al. Serial transplantation reveals the stem-cell-like regenerative potential of adult mouse hepatocytes[J]. Am J Pathol,1997,151(5):1273-1280.

[143] Roskamas T,De Vos R,Van Eyken P,et al. Hepatic OV-6 expression in human liver disease and rat experiments:evidence for hepatic progenitor cells in man[J]. J Hepatol,1998,29(3):455-463.

[144] Masson S,Daveau M,Hiron M,et al. Differential regenerative response and expression of growth factors following hepatectomy of variable extent in rats[J]. Liver,1999,19(4):312-317.

[145] Sell S. Comparison of liver progenitor cells in human atypical ductular reactions with those seen in experimental models of liver injury[J]. Hepatology,1998,27(2):317-331.

[146] Chiasson B J,Tropepe V,Morshead C M,et al. Adult mammalian forebrain ependymal and subependymal cells demonstrate proliferative potential,but only subependymal cells have neural stem cell characteristics[J]. J Neurosci,1999,19(11):4462-4471.

[147] 王玉梅,冯国和.实验性暴发性肝功衰竭大鼠肝再生与一氧化氮的关系[J].世界华人消化杂志,2000,8(1):109-110.

[148] Stolz D B,Mars W M,Petersen B E,et al. Growth factor signal transduction immediately after two-thirds partial hepatectomy in the rat[J]. Cancer Res,1999,59(16):3954-3960.

[149] St Hilaire R J,Jones A L. Epidermal growth factor:its biologic and metabolic effects with emphasis on the hepatocyte[J]. Hepatology,1982,2(5):601-613.

[150] Nakano K,Chijiiwa K,Tanaka M. Lower activity of CCAAT/enhancer-binding protein and expression of cyclin E,but not cyclin D1,activating protein-1 and p21(WAF1),after partial hepatectomy in obstructive jaundice[J]. Biochem Biophys Res Commun,2001,280(3):640-645.

[151] Pujol M J,Jaime M,Serratosa J,et al. Differential association of p21Cip1 and p27Kip1 with cyclin E-CDK2 during rat liver regeneration[J]. J Hepatol,2000,33(2):266-274.

[152] Crary G S,Albrecht J H. Expression of cyclin-dependent kinase inhibitor p21 in human liver[J]. Hepatology,1998,28(3):738-743.

[153] Albrecht J H,Meyer A H,Hu M Y. Regulation of cyclin-dependent kinase inhibitor p21(WAF1/Cip1/Sdi1)gene expression in hepatic regeneration[J]. Hepatology,1997,25(3):557-563.

[154] Inoue Y,Tomiya T,Yanase M,et al. P53 May positively regulate hepatocyte proliferation in rats[J]. Hepatology,2002,36(2):336-344.

[155] 戴尪戎,李惠武.再生医学[J].国际骨科杂志,2006,27(2):66-69.

[156] 段东明.肝脏再生医学的研究进展[J].国外医学:生物医学工程分册,2005,28(2):102-104.

[157] 赵莹莹,杨长青.肝再生调节的研究进展[J].国际消化病杂志,2013,33(2):78-81.

[158] 秦志华,丁博,王改平,等.大鼠肝硬化与肝再生的基因表达谱比较分析[J].解剖学报,2012,43(4):458-467.

[159] 徐存拴,张守兵,杨志利,等.蛋白质代谢、折叠、运输、定位、装配相关基因在大鼠肝再生中表达变化[J].分子细胞生物学报,2008,41(2):107-119.

[160] 周东勋,谈冶雄,胡和平,等.蛋白质组学技术筛选大鼠肝脏大部切除后肝再生相关差异表达蛋白[J].第二军医大学学报,2008,29(1):30-35.

[161] 赵培林,刘丽萍,童蓓燕,等.肝再生过程中肝和脑垂体纤维粘连蛋白表达的变化[J].解剖学杂志,1998,21(5):408-410.

[162] 李瀚旻.肝主疏泄与慢性肝病患者的心理调适[J].中华中医药学刊,2010,28(7):1349-1351.

[163] 李瀚旻.论"肝主生发"的养生观[J].中华中医药学刊,2013,31(10):2085-2087.

[164] Kawasaki S, Makuuchi M, Ishizone S, et al. Liver regeneration in recipients and donors after transplantation[J]. Lancet, 1992, 339(8793):580-581.

[165] 张伟,陈孝平,项帅,等.肝脏胞外基质成分参与卵圆细胞介导的肝再生[J].中国普通外科杂志,2009,18(1):58-62.

[166] Theise N D. Gastrointestinal stem cells. Ⅲ. Emergent themes of liver stem cell biology: niche, quiescence, self-renewal, and plasticity[J]. Am J Physiol Gastrointest Liver Physiol, 2006, 290(2):189-193.

[167] Snykers S, De Kock J, Rogiers V, et al. In vitro differentiation of embryonic and adult stem cells into hepatocytes: state of the art[J]. Stem Cells, 2009, 27(3):577-605.

[168] Fuchs E, Tumbar T, Guasch G. Socializing with the neighbors: stem cells and their niche[J]. Cell, 2004, 116(6):769-778.

[169] Martinez-Hernandez A, Amenta P S. The extracellular matrix in hepatic regeneration[J]. FASEB J, 1995, 9(14):1401-1410.

[170] Friedman S L. Hepatic fibrosis—overview[J]. Toxicology, 2008, 254(3):120-129.

[171] Kordes C, Sawitza I, Müller-Marbach A, et al. CD133$^+$ hepatic stellate cells are progenitor cells[J]. Biochem Biophys Res Commun, 2007, 353(2):410-417.

[172] Sakamoto T, Ezure T, Lunz J, et al. Concanavalin A simultaneously primes liver hematopoietic and epithelial progenitor cells for parallel expansion during liver regeneration after partial hepatectomy in mice[J]. Hepatology, 2000, 32(2):256-267.

[173] 曾民德,萧树东.肝脏与内分泌[M].北京:人民卫生出版社,1995.

[174] Taub R. Liver regeneration: from myth to mechanism[J]. Nat Rev Mol Cell Biol, 2004, 5(10):836-847.

[175] 李瀚旻,张六通,梅家俊,等.左旋谷氨酸单钠-肝再生-大鼠模型的建立[J].世界华人消化杂志,2000,8(7):824-826.

[176] 李瀚旻,杨木兰,梅家俊,等.MSG-大鼠-肝再生下丘脑神经细胞凋亡及相关基因TGF-β_1的表达[J].中国应用生理学杂志,2003,19(1):46-47,93.

[177] 杨木兰,李瀚旻,梅家俊,等.Dig标记探针原位杂交检测MSG-大鼠-肝再生下丘脑弓状核TGF-β_1 mRNA[J].中国组织化学与细胞化学杂志,2002,11(2):202-204.

[178] Li H M,Gao X,Yang M L,et al. Effects of Zuogui Wan on neurocyte apoptosis and down-regulation of TGF-beta1 expression in nuclei of arcuate hypothalamus of monosodium glutamate-liver regeneration rats[J]. World J Gastroenterol,2004,10(19):2823-2826.

[179] 李瀚旻,高翔,周密思.MSG-大鼠-肝再生再生肝组织基因表达谱分析[J].世界华人消化杂志,2005,13(4):448-451.

[180] 李瀚旻,杨木兰,梅家俊,等.左归丸对大鼠转化生长因子-α、β及其受体表达的影响[J].中华肝脏病杂志,2004,12(5):307-308.

[181] 李瀚旻,张六通,邱幸凡."肝肾同源于脑"与肝肾本质研究[J].中医杂志,2000,41(2):69-71.

[182] 李瀚旻,张六通,邱幸凡,等.左归丸改善MSG-大鼠-肝再生肝肾精血亏虚证的作用机制研究[J].湖北中医学院学报,2001,3(4):30-33.

[183] 李瀚旻,高翔,周密思.左归丸对MSG-大鼠-肝再生再生肝组织基因表达谱的影响[J].中华中医药杂志,2006,21(2):104-106.

[184] 宋红丽,李瀚旻,林立生,等.地五养肝胶囊对肝肾精虚大鼠肝再生的影响[J].中西医结合肝病杂志,2013,23(2):90-92.

[185] 李瀚旻.慢性肝病"肝肾精虚"证的客观量化标准[J].世界科学技术—中医药现代化,2013,15(6):1429-1432.

[186] Giordano S,Columbano A. Met as a therapeutic target in HCC:facts and hopes[J]. J Hepatol,2014,60(2):442-452.

[187] Akyol G,Dursun A,Poyraz A,et al. P53 and proliferating cell nuclear antigen(PCNA) expression in non-tumoral liver diseases[J]. Pathol Int,1999,49(3):214-221.

[188] Hughes R D,Zhang L,Tsubouchi H,et al. Plasma hepatocyte growth factor and biliprotein levels and outcome in fulminant hepatic failure[J]. J Hepatol,1994,20(1):106-111.

[189] Masuhara M,Yasunaga M,Tanigawa K,et al. Expression of hepatocyte growth factor,transforming growth factor alpha,and transforming growth factor beta 1 messenger RNA in various human liver diseases and correlation with hepatocyte proliferation[J]. Hepatology,1996,24(2):323-329.

[190] Riordan S M,Williams R. Fulminant hepatic failure[J]. Clin Liver Dis,2000,4(1):25-45.

[191] Wands J R,Carter E A,Bucher N L,et al. Inhibition of hepatic regeneration in rats by acute and chronic ethanol intoxication[J]. Gastroenterology,1979,77(3):528-531.

[192] Fang J W,Bird G L,Nakamura T,et al. Hepatocyte proliferation as an indicator of outcome in acute alcoholic hepatitis[J]. Lancet,1994,343(8901):820-823.

[193] Carter E A,Wands J R. Ethanol inhibits hormone stimulated hepatocyte DNA synthesis[J]. Biochem Biophys Res Commun,1985,128(2):767-774.

[194] Diehl A M,Wells M,Brown N D,et al. Effect of ethanol on polyamine synthesis during liver regeneration in rats[J]. J Clin Invest,1990,85(2):385-390.

[195] Akerman P A,Cote P M,Yang S Q,et al. Long-term ethanol consumption alters the hepatic response to the regenerative effects of tumor necrosis factor-alpha[J]. Hepatology,1993,17(6):1066-1073.

[196] de la Monte S M,Ganju N,Tanaka S,et al. Differential effects of ethanol on insulin-

[197] signaling through the insulin receptor substrate-1[J]. Alcohol Clin Exp Res,1999,23(5):770-777.

[197] Casey C A,Camacho K B,Tuma D J. The effects of chronic ethanol administration on the rates of internalization of various ligands during hepatic endocytosis[J]. Biochim Biophys Acta,1992,1134(2):96-104.

[198] Diehl A M,Yang S Q,Wolfgang D,et al. Differential expression of guanine nucleotide-binding proteins enhances c-AMP synthesis in regenerating rat liver[J]. J Clin Invest,1992,89(6):1706-1712.

[199] Yoshida Y,Komatsu M,Ozeki A,et al. Ethanol represses thymidylate synthase and thymidine kinase at mRNA level in regeneration rat liver after partial hepatectomy[J]. Biochim Biophys Acta,1997,1336(2):180-186.

[200] Meagher R C, Sieber F, Spivak J L. Suppression of hematopoietic-progenitor-cell proliferation by ethanol and acetaldehyde[J]. N Engl J Med,1982,307(14):845-849.

[201] Heermans E H. Booze and blood:the effects of acute and chronic alcohol abuse on the hematopoietic system[J]. Clin Lab Sci,1998,11(4):229-232.

[202] Moscatello K M,Biber K L,Jennings S R,et al. Effects of in utero alcohol exposure on B cell development in neonatal spleen and bone marrow[J]. Cell Immunol,1999,191(2):124-130.

[203] Prakash O,Rodriguez V E,Tang Z Y,et al. Inhibition of hematopoietic progenitor cell proliferation by ethanol in human immunodeficiency virus type 1 tat-expressing transgenic mice[J]. Alcohol Clin Exp Res,2001,25(3):450-456.

[204] Naveau S,Giraud V,Borotto E,et al. Excess weight risk factor for alcoholic liver disease[J]. Hepatology,1997,25(1):108-111.

[205] Adinolfi L E,Gambardella M,Andreana A,et al. Steatosis accelerates the progression of liver damage of chronic hepatitis C patients and correlates with specific HCV genotype and visceral obesity[J]. Hepatology,2001,33(6):1358-1364.

[206] Diehl A M. Nonalcoholic steatohepatitis[J]. Semin Liver Dis,1999,19(2):221-229.

[207] Selzner M,Clavien P A. Failure of regeneration of the steatotic rat liver:disruption at two different levels in the regeneration pathway[J]. Hepatology,2000,31(1):35-42.

[208] 李相成,王学浩,俞悦,等.大鼠肝移植后肝再生的实验研究[J].中国普外基础与临床杂志,2002,9(4):228-231.

[209] 王改平,李晓芳,陈莎莎,等.肝脏炎症反应与肝再生关系的研究进展[J].中国免疫学杂志,2015,31(8):1115-1119.

[210] 冯仁鑫,邓星,张新,等.肝再生研究进展[J].胃肠病学,2015,20(3):169-173.

[211] 郑捷.肝切除术后肝再生调控机制的研究进展[J].医学理论与实践,2014,27(18):2414-2415.

[212] 张航宇,窦科峰.肝再生过程中Notch信号通路的研究进展[J].细胞与分子免疫学杂志,2014,30(4):430-432.

[213] 刘俊,鄢业鸿.肝再生的研究进展[J].江西医药,2014,49(1):85-87.

[214] 陈二林,陈钟.肝细胞生长因子与肝脏疾病的研究进展[J].南通大学学报(医学版),2013,33(4):310-314.

[215] 武晓勇,黄博,冯变喜.肝再生的分子机制研究进展[J].中国医药科学,2012,2(9):64-66.

[216] 丁绍忠,房淑彬,董宗田.转化生长因子-α及β与肝再生关系研究进展[J].中国医学创新,2011,8(28):153-155.

[217] 王义周,刘妍,王蕾.左归丸与右归丸的药理研究进展[J].浙江中医药大学学报,2010,34(1):116-117,119.

[218] 陆琼,徐存拴.肝卵圆细胞的研究进展[J].解剖学报,2010,41(2):328-330.

[219] 农卡特,袁晟光.硬化肝脏再生研究进展[J].重庆医学,2010,39(5):606-608.

[220] Cai S R, Mptoyama K, Shen K J, et al. Lovastatin decreases mortality and improves liver function in fulminant hepatic failure from 90% partial hepatectomy in rats[J]. J Hepatol,2000,32(1):67-77.

[221] Li H M, Ye Z H, Zhang J, et al. Clinical trial with traditional Chinese medicine intervention "tonifying the kidney to promote liver regeneration and repair by affecting stem cells and their microenvironment" for chronic hepatitis B-associated liver failure [J]. World J Gastroenterol,2014,20(48):18458-18465.

[222] Matsumoto K, Nakamura T. Hepatocyte growth factor and the Met system as a mediator of tumor-stromal interactions[J]. Int J Cancer,2006,119(3):477-483.

[223] Tang Z Y, Ye S L, Liu Y K, et al. A decade's studies on metastasis of hepatocellular carcinoma[J]. J Cancer Res Clin Oncol,2004,130(4):187-196.

[224] 汤钊猷.肝癌研究的变迁与趋势[J].临床肝胆病杂志,2014,30(3):193-196.

[225] Suh S W, Lee K W, Lee J M, et al. Prediction of aggressiveness in early-stage hepatocellular carcinoma for selection of surgical resection[J]. J Hepatol,2014,60(6):1219-1224.

[226] Ding T, Xu J, Zhang Y, et al. Endothelium-coated tumor clusters are associated with poor prognosis and micrometastasis of hepatocellular carcinoma after resection[J]. Cancer,2011,117(21):4878-4889.

[227] Zhong C, Wei W, Su X K, et al. Serum and tissue vascular endothelial growth factor predicts prognosis in hepatocellular carcinoma patients after partial liver resection[J]. Hepatogastroenterology,2012,59(113):93-97.

[228] Shi J H, Liu S Z, Wierød L, et al. RAF-targeted therapy for hepatocellular carcinoma in the regenerating liver[J]. Surg Oncol,2013,107(4):393-401.

[229] Scarpino S, D'Alena F C, Di Napoli A, et al. Papillary carcinoma of the thyroid: evidence for a role for hepatocyte growth factor (HGF) in promoting tumour angiogenesis[J]. J Pathol,2003,199(2):243-250.

[230] Takeda S, Liu H, Sasagawa S, et al. HGF-MET signals via the MLL-ETS2 complex in hepatocellular carcinoma[J]. J Clin Invest,2013,123(7):3154-3165.

[231] Sattler M, Salgia R. The MET axis as a therapeutic target[J]. Update Cancer Ther, 2009,3(3):109-118.

[232] Nakamura T, Sakai K, Nakamura T, et al. Hepatocyte growth factor twenty years on: Much more than a growth factor[J]. J Gastroenterol Hepatol,2011,26 (Suppl 1):188-202.

[233] 张红卫,黄超有,林树文,等.索拉非尼对肝癌术后早期肝再生的影响[J].中华普通外科学文献(电子版),2013,7(6):40-43.

[234] Sicklick J K, Choi S S, Bustamante M, et al. Evidence for epithelial-mesenchymal transitions in adult liver cells[J]. Am J Physiol Gastrointest Liver Physiol,2006,291

(4):575-583.

[235] Yang L,Jung Y,Omenetti A,et al. Fate-mapping evidence that hepatic stellate cells are epithelial progenitors in adult mouse livers[J]. Stem Cells,2008,26(8):2104-2113.

[236] Swiderska-Syn M,Syn W K,Xie G,et al. Myofibroblastic cells function as progenitors to regenerate murine livers after partial hepatectomy[J]. Gut,2014,63(8):1333-1344.

[237] 李瀚旻.从调控肝再生探讨肝纤维化的防治[J].临床肝胆病杂志,2015,31(6):992-994.

[238] 李瀚旻,赵宾宾,高翔,等."补肾生髓成肝"改善肝再生微环境防治肝癌的作用及机制[J].湖北中医药大学学报,2015,17(1):5-8.

[239] 解景东,杨宝山.肝再生机制研究现况[J].肝脏,2014,19(12):979-982.

[240] 李瀚旻.神经-内分泌-免疫-肝再生调控网络[J].中西医结合肝病杂志,2014,24(4):193-196.

[241] 张一甫,秦兆宇,刘晓慧,等.应用8标iTRAQ技术结合2D LC-MS/MS分析大鼠再生肝的差异蛋白质组[J].分析测试学报,2010,29(5):421-429.

[242] 冯灿,李江林,曹锐,等.大鼠2/3肝切除72 h后再生肝脏质膜比较蛋白质组学研究[J].中国生物化学与分子生物学报,2012,28(8):751-760.

[243] Xu D,Yang F,Yuan J H,et al. Long noncoding RNAs associated with liver regeneration 1 accelerates hepatocyte proliferation during liver regeneration by activating Wnt/β-catenin signaling[J]. Hepatology,2013,58(2):739-751.

[244] Wang G,Li B,Hao Y,et al. Correlation analysis between gene expression profile of high-fat emulsion-induced non-alcoholic fatty liver and liver regeneration in rat[J]. Cell Biol Int,2013,37(9):917-928.

[245] Bollard M E,Contel N R,Ebbels T M,et al. NMR-based metabolic profiling identifies biomarkers of liver regeneration following partial hepatectomy in the rat[J]. J Proteome Res,2010,9(1):59-69.

第三章 临床运用

 重要观点

"肝主生发"的养生观提倡从肝藏来维护人体健康的养生策略与方法,至少包含"肝主生发"与顺应自然、"肝主生发"与心理调适、"肝主生发"与滋水涵木、"肝主生发"与春病冬治等养生思想与方法。

小柴胡汤是肝脏病证从肝藏论治的代表方之一,其"和解"的含义之一是指兼顾外邪与正气,扶正以祛邪,祛邪以扶正。其总体药理作用是清除或抑制病原微生物(多种细菌、病毒、寄生虫等),消除或减轻毒物的危害,调节内分泌免疫功能,调控病理损伤与再生修复失衡,抗炎,以减轻病理损伤,促进再生修复,重建组织结构,恢复功能发挥。

逍遥散是治疗情志所伤、肝脾失调之剂,广泛适用于肝郁血虚,肝病传脾之证,以调节神经-内分泌-免疫网络功能和调控病理损伤与再生修复失衡为药理作用基础。

以姜黄素为主要有效成分的消脂保肝胶囊和肝婷牌姜黄胶囊除具有消脂保肝的作用外,还有治疗毒物性肝损伤和增强免疫功能的功效,不仅常用于预防保健,而且配合应用治疗脂肪肝、药物性肝损伤、病毒性肝炎等慢性肝病,可降低患者肝硬化及肝癌发生的风险。

茵陈蒿汤是肝脏病证与他脏同治的代表方之一,主治黄疸为主的病证,通过调节病理损伤与再生修复失衡,发挥抗炎保肝、利胆退黄、调节血脂、降低血糖等作用。

实脾饮是肝脏病证从脾论治的代表方剂之一,辨证加减常用于治疗肝硬化腹水及肝癌的相关病证。

六味地黄丸、左归丸及其相关制剂治疗肝脏病证体现了"肝病从肾论治",六味地黄丸主要适用于肝肾阴虚,虚火上炎,脾肾湿浊的"虚中夹实"病证。通过调节神经-内分泌-免疫功能,减轻病理损伤,促进再生修复从而防治与"阴精亏虚"相关的多种病证。

左归丸主要适用于精髓内亏、津液枯涸的"纯虚无实或少实"病证,可通过影响神经-内分泌-免疫-肝再生调控网络防治肝病进程中的多种病证。

地五养肝胶囊、抗毒软坚胶囊及补肾消石退黄颗粒是自主开发的针对"髓失生肝"病因病机,调控肝损伤与肝再生失衡的有效中药新制剂。

络病存在血管系统损伤与再生修复失衡的病理机制,治疗络病的根本在于减少血管损伤,维持或恢复血管损伤后的正常再生修复,防止或延缓血管损伤后的异常再生修复。

根据"肝主生发"理论认识,妇科病与肝藏同治主要是通过影响神经-内分泌-免疫-肝再生调控网络,同时兼顾妇科病与肝病的治疗。自拟"补肾养肝活络方"加减除治疗乳腺病证外,还广泛用于治疗肝病兼妇科病者,常与养血活血的四物汤合方化裁,可使肝病与妇科病同时获得相应的疗效。

"肝脾肾同调"的中医理论认识对于肝源性糖尿病的辨证论治具有重要的指导意义,以自拟

"疏肝达脾降糖汤"治疗肝源性糖尿病。

肝癌的肝再生微环境是指肝损伤与肝再生失衡导致的有利于肝癌发生发展、复发与转移的恶化的肝再生微环境。

肝癌发生发展、复发与转移过程中存在"正常肝再生修复与异常肝再生紊乱的动态失衡"机制,当其机制趋向于异常肝再生机制时,则肝再生微环境恶化,肝癌发生风险增加,或肝癌进展加速,或促进肝癌复发与转移。当其机制趋向于正常肝再生修复机制时,则肝再生微环境改善,肝癌发生风险降低,或肝癌发展和转移进程延缓、阻断甚或逆转。存在于肝脏病证患者体内的异常的恶化的肝再生微环境是启动和促进肝癌发生发展、复发与转移的必要条件和关键因素,维持或促进正常肝再生微环境,避免或改善肝脏病证患者体内异常的恶化的肝再生微环境是延缓、阻断甚或逆转肝癌病程进展的有效途径。

调控"正常肝再生修复与异常肝再生紊乱的动态失衡"是通过改善肝再生微环境防治肝癌的重要策略。中药复方制剂具有多成分、多靶点、多层次、多途径、多时限地改善肝再生微环境的作用特点及优势。"补肾生髓成肝"具有调控"正常肝再生修复与异常肝再生紊乱的动态失衡",进而改善肝再生微环境防治肝癌的作用。

肝癌为保证其增殖及转移的营养需求会形成肝癌微循环系统。当肝癌高危患者体内血管生成因子和血管生成抑制因子的平衡状态被打破,血管生成因子的表达及作用超过血管生成抑制因子的表达及作用,肝癌血管便会新生,最终形成肝癌微循环系统。打破这种平衡,除肝癌组织自身固有的作用及机制外,近些年来发现肝癌的肝再生微环境又是一重要作用及机制。

通过改善肝再生微环境,影响肝癌微循环防治肝癌的策略至少包括三个方面:一是尽量减少或减轻肝损伤,避免形成恶化的肝再生微环境。二是在形成恶化肝再生微环境不可避免的情况下,调控正常肝再生与异常肝再生,促进正常肝再生完成结构和功能恢复,改善肝再生微环境,减少或减轻对肝癌微循环的不良影响。三是注重整体微调,满足肝再生多方面、多层次、多途径、多靶点、多时限、恰到好处的需求。近些年来,发现多种中药有效成分或复方具有上述作用特点和优势,其中姜黄素、脂质体-姜黄及含姜黄素的复方制剂(地五养肝胶囊、抗毒软坚胶囊、肝婷牌姜黄胶囊)具有抗炎保肝及调控肝再生的作用,有利于改善肝再生微环境,进而影响肝癌微循环,防治肝癌发生发展、复发与转移。

以往肝癌三级预防主要着眼于肝癌细胞本身,但当近些年来认识到肝癌微环境在肝癌发生发展、复发与转移过程中的重要作用后,肝癌三级预防的理念正在发生重大转变。在深入了解整个微环境对肝癌发生发展、复发与转移的各种影响及机制后,干预肝癌微环境防治肝癌是肝癌三级预防的新策略。

基于"补肾生髓成肝"的肝癌三级预防的新方案,根据干预肝癌的肝再生微环境防治肝癌是肝癌三级预防的新策略,在现有主要直接针对肝癌细胞制订的肝癌三级预防方案的基础上,采用"补肾生髓成肝"改善肝再生微环境,制订从直接干预肝癌细胞和改善肝再生微环境两方面共同发挥作用的肝癌三级预防方案。

第一节 肝主生发的养生观

中医学认为以发生发育和再生修复为生物学基础的"生机"是人体维持健康和疾病康复的根本,中医学承认、尊重、基于和利用人体的"生机"而养生健身、防病治病。肝主生发是"生机"的重要体现,关乎人体以肝再生为中心的再生修复调控网络的功能发挥。肝脏至少有5000多种生理生化功能,承担消化、内分泌、蛋白合成、解毒和代谢等十分繁重的工作。肝脏特别容易受到各种伤害,包括环境中的各种毒素、病毒、酒精、药物及在体内产生的多种代谢毒物均可能造成肝脏损伤,但肝脏具有强大、惊人和精细的再生修复功能,是减少或避免肝脏受损和修复或重建已损伤肝脏的关键机制。肝再生修复机制受各种致病因素的影响会出现肝再生紊乱,其结果会导致肝硬化、肝衰竭和肝癌的发生发展。肝主生发的理法方药包含各种调控以肝再生为中心的再生修复网络的手段与方法,以改善或纠正肝再生紊乱,防治肝硬化、肝衰竭和肝癌的发生发展。肝主生发的养生观对于维护肝脏的健康至关重要,至少包含肝主生发与顺应自然、肝主生发与心理调适、肝主生发与滋水涵木、肝主生发与春病冬治等养生思想与方法。

一、肝主生发与顺应自然

"生而勿杀,予而勿夺,赏而勿罚"是《内经》制订的养生法则,将其应用到肝主生发的养生观,是指要维护以肝再生为中心的再生修复调控网络的功能,保持身体健康或促进病体康复,就必须做到:运用各种手段与方法顺应"生机"的自然法则,时时处处维护"生机",而不能有任何伤害("勿杀");尽量给予"生机"发挥的机会,而不能有任何剥夺("勿夺");尽量鉴赏和利用"生机"的生命意义,而不能有任何戒罚的思想和行为("勿罚")。顺应自然是坚持肝主生发养生观的根本大法,如老子所言:人法地,地法天,天法道,道法自然。遵守自然规律,才能健康长寿。一般来讲,在运动、饮食和心情等诸方面做到顺应自然,就有助于维护以肝再生为中心的再生修复调控网络的功能,保持身体健康或促进病体康复。

(一)动静结合,顺应自然运动

"生命在于运动",在强调运动健身的好处的同时,要注意运动适度,以自然运动为主,如必要的体力劳动、走路或散步、健康体操等,防止刻意的过量运动或危险运动。

(二)营养均衡,顺应自然饮食

进食以天然、新鲜的有机食物为主,尽量避免变质或添加物过多的食物。做到营养多样化、均衡化,杜绝偏食、挑食的坏习惯。多方面摄取营养成分,才能使身体的各个器官、组织得到充分的营养,组织、器官的新陈代谢才能正常进行,人体才能处于健康状态。

(三)七情合和,顺应自然社会

保持良好的心理状态,适应社会的复杂变化。七情六欲、喜怒哀乐是人之常情,人遇到不高兴的事,心情不好是正常的心理反应。如果违背自然规律,硬要逼迫自己情绪好起来,那只能适得其反,使自己的情绪更糟。正确的做法应该是顺其自然,接受不好的情绪,并做一些高兴的事以转移不良情绪,让不好的情绪逐渐消失,心情会慢慢好转。做事得到社会的认可,内心有成就感,这固然好,但也不必强求。俗话说"一人难称百人心",也就是说,无论你将事情做得多么完美,都会有人不满意。如果只要有人不满意,你就备受挫折或打击,当然也就无法适应自然社会了。

二、肝主生发与心理调适

慢性肝病患者通常出现两大类临床表现:一类为消化道症状,表现为厌食、厌油、恶心、呃逆、呕吐、腹胀、腹泻、腹痛等;另一类为神经精神症状,表现为头晕、头昏、头痛、失眠、多梦、乏力、两胁不适、烦躁、易怒或抑郁、担心、恐惧等。这些症状的出现均与中医肝主疏泄的功能失常(肝失疏泄)密切相关,慢性肝病患者出现这类明显和顽固症状者,其病情常反复发作或持续进展,不易康复。部分病例单用药物治疗效果不佳,而在医护人员的引导下,对有情志变化的慢性肝病患者进行恰当的心理调适工作,有利于病情减轻和病体康复。其作用机理可能与"肝主疏泄"调控情志变化、神经-内分泌-免疫功能和肝再生密切相关。由于肝主生发的生物学基础是肝再生为中心的再生修复调控网络,故通过"肝主疏泄"的心理调适保持人体健康是实现肝主生发养生观的重要内容。

（一）肝主疏泄与情志变化

肝主疏泄功能维持正常的情志变化,异常的情志变化反过来影响肝主疏泄功能。肝失疏泄是心理应激反应的结果。心理应激是由于个体在生活适应过程中,因环境要求与自身应付能力不平衡所引起的一种身心紧张状态,这种紧张状态倾向于通过非特异的心理和生理反应表现出来。机体的心理应激机制与慢性肝病的发生发展和转归有着密切的关系。中医的"七情"理论与现代医学的"心理应激"理论有相通之处,而肝主疏泄又主管着情志变化。情志变化所表现出的喜、怒、忧、思、悲、恐、惊均直接或间接地影响慢性肝病患者病情变化和进展。喜本属心志,但部分慢性肝病患者表现为盲目乐观的"病态之喜",对病情的进展漠不关心,不检查、不治疗,不注意避免对肝病康复不利的生活环境因素(喝酒、抽烟、吃有损肝脏的药物或食品、接触伤肝的化学品等)。这种"心气涣散"对慢性肝病患者的康复有害无益。与此相反,悲哀亦伤肝,《灵枢·本神》曰:悲哀恸中则伤魂,肝主魂,魂伤则肝损。怒属肝志,过怒必伤肝,许多慢性肝病患者表现出性情急躁易怒,而急躁易怒的性情又影响病情的进展。故张景岳指出:恚怒忧思,气逆肝胆二经。朱丹溪认为:郁多缘于志虑不伸,而气先受病。气血郁滞是致病的根源,而气郁为诸郁的根本,诸郁皆起于肝失疏泄,故赵献可主张治郁应以解决木郁为先。情志活动以五脏功能活动为基础,而五脏的功能活动又有赖于气机的调畅,故情志活动与肝的疏泄功能密切相关,肝者,将军之官,谋虑出焉。肝的疏泄功能正常,则气机调畅,气血和调,精神舒畅。若肝的疏泄功能失常:一可因肝疏泄不及,肝气郁结,引起情志活动的抑郁,出现郁郁寡欢、善太息等;二可因肝疏泄太过,肝气上逆,引起情志活动的亢奋,常表现为急躁易怒、失眠多梦等。有学者检测了中医肝病常见证型患者的植物神经功能状态,发现患者普遍存在着植物神经功能状态失调,实证以交感神经功能偏亢为主,而虚证则以副交感神经功能偏亢为主。研究发现,肝气郁结与中枢神经对精神情绪调节功能的异常密切相关,通过心理干预,可以改善患者的心理健康水平,提高治疗的依从性和临床疗效。黄柄山等对肝郁气滞及其相关证候进行了现代病理生理学基础的临床观察,认为肝脏功能与大脑皮层的兴奋、抑制以及植物神经(特别是交感神经)功能等多种因素有很密切的关系。陈国桢等认为肝郁脾虚证主要变化之一是植物神经功能失调。金益强等认为情感精神异常是肝郁脾虚证的重要发病环节。张耀等从循证医学角度探讨慢性乙型肝炎患者心理干预的作用,应用 Meta 分析的方法比较心理干预组和非干预组在 SCL-90(焦虑评分、抑郁评分)、Zung 焦虑自评量表(SAS)评分及 Zung 抑郁自评量表(SDS)评分方面的差异,以加权平均数(WMD)为效应量进行合并分析。结果表明,通过情感关怀、互动交流、集体讲座及认知干预等方式,心理干预组的焦虑和抑郁评分低于非干预组,差异具有统计学意义($Z=2.43,P<0.05;Z=2.78,P<0.01$);干预组 SAS 评分和 SDS 评分也低于非干预组,差异具有统计学意义($Z=9.32,P<0.01;Z=5.75,P<0.01$)。上述结果提示通过心理干预,可以改善患者的心理健康水平,提高治疗的依从性。

（二）肝主疏泄与免疫功能

著名的神经-内分泌-免疫网络(NEI 网络)学说中 NEI 网络的整合中枢是下丘脑。下丘脑中促肾上腺皮质激素释放因子(CRF)主持调节下丘脑-垂体-肾上腺皮质轴功能,既可增加肾上腺皮质激素以抑制免疫,又可直接刺激细胞免疫,同时又接受淋巴系统细胞因子的调节。神经-内分泌-免疫网络的淋巴细胞可分泌脑啡肽、ACTH 等免疫递质、免疫激素,并似"漂移的大脑"在体内巡游,去感受不能直接被中枢感知的刺激,如细菌、肿瘤、病毒等,通过分泌免疫递质、激素将信息传递给神经-内分泌系统。神经-内分泌系统在感受情绪、化学、物理等刺激后将各种递质、激素、神经肽传递给免疫细胞。这样,过去认为各司其职的神经、内分泌、免疫三个系统构成了一个完整的网络系统。

现代心理应激理论以 NEI 网络为核心,心理应激导致的情志变化直接或间接地影响免疫功能,不仅可导致免疫功能低下,亦可导致免疫功能紊乱,从而影响慢性肝病的病程进展或康复。周氏认为慢性肝病发病机制可能与机体免疫内环境平衡紊乱有关,免疫调节细胞(Th、Ts)决定免疫反应的发生与否与发生类型,Th 与 Ts 相互诱导、制约,形成 T 细胞网络,起免疫调节作用,如 Th 和(或)Ts 的质和(或)量有缺陷,则 T 网络调节失衡而致病。同时认为,$T4^+T8^+$ 双标记阳性细胞可能为功能和表型均未完全成熟而提前释放入血的胸腺细胞,在一定内外条件刺激下可失去其中一个抗原,变为 $CD4^+8^-$ 或 $CD4^-8^+$ 细胞,从而改变 Th/Ts 值。周虎等研究显示,Th、Ts 和 $CD4^+8^+$ 变化与阴阳消长规律一致。肝郁脾虚证与湿热中阻证 Th、Ts 变化均在正常范围内,瘀血阻络证 Th 降低最为显著,脾肾阳虚证则次之;肝肾阴虚和脾肾阳虚证 Ts 升高最为明显。研究者们同时发现,$CD4^+8^+$ 在肝肾阴虚证中增多最为显著。

金实等报告肝肾阴虚型慢性乙型肝炎患者 HBsAg 滴度位于肝脾两虚证与湿热气滞证之间,γ-球蛋白升高较为突出,IgG 显著上升,C3 显著下降,Ea-RFc 明显减少,Es-RFc 明显增加,提示本证 HBV 复制比较显著,肝脏蛋白代谢明显异常,体液免疫功能亢进而细胞免疫功能低下。杨默等最近在权威杂志发表论文,提出影响人类情绪的血清素与骨髓干细胞的生长分化及移植有密切关系。情绪低落可导致血清素下降,从而引起干细胞功能受损,影响损伤细胞修复和血细胞再生,故影响身体免疫功能。

(三)肝主疏泄与肝再生

肝在五行属木,在季节为春,肝就像春天的树木一样,具有条达疏畅、充满生机、升发生长的特性。肝气通于春,内藏生升之气,肝气升发则生养之政可化,诸脏之气生生有由,化育既施,则气血冲和,五脏安定,生机不息。人体气血阴阳的运行,法于自然阴阳升降消长之道。其气机的升降出入运动,具体体现在脏腑经络的各种活动中。其中,肝脏对气机的影响主要表现为升举作用。其气以升发为顺,主人体一身阳气之升腾。肝主升发又"主生发",肝主升发的功能主要体现在肝藏对全身气机的升发推动方面,肝主生发主要体现肝脏独特、惊人的再生修复能力。从字面上考查,"生"字本义即发生、长成。用这个"生"字描述肝脏惊人的再生能力和生发向上的功能特点,最恰当不过。肝脏是成年人体内唯一在损伤后具有明显再生能力的重要器官。在急慢性肝病的发生发展过程中,肝再生与肝损伤在体内外多种因素的作用下保持动态平衡,是维持肝功能正常和影响预后的关键机制。遗憾的是,这种再生反应常常被干扰,或者难以发生,或者以一种无序的或不完全的方式再生。肝再生异常是肝衰竭、肝硬化及肝癌发生发展的关键病理机制。

中医学认为,主闭藏者肾也,司疏泄者肝也(《格致余论》)。"肝主生发"功能的正常发挥须赖"肝主疏泄"和"肾主闭藏"的协调统一。发生之纪,是谓启陈,土疏泄,苍气达。这表明肝脏的推陈至新,也就是维持肝脏再生机能的关键是需要木气条达,土得木制化而疏通,此处"土"特指肝脏再生的环境。肝主疏泄调控肝主生发(肝再生),疏泄不及与疏泄太过均会影响肝再生的发生发展,疏泄不及则体内缺乏促进肝再生的精微物质或肝再生过程障碍;疏泄太过则肝再生失控、紊乱,变生"坏证"。此外,肝主生发又受"肾主闭藏"的调控。肝属木藏,肾属水藏,木赖水生,肝脏的生发功能必赖肾水的涵养才能正常发挥;肾主水的功能恒需肝木的疏泄才能开合有度。故肝的生发与肾的涵养协调是机体的重要调控机制。病理上表现为调控的太过与不及两个方面:太过包括母气太过与子气太过,不及也包括母气不及与子气不及。如木衰水亏,是指肝气不及累及肾,亦称子盗母气,或肝虚及肾。常见肝阴虚导致肾阴亏损者,如目眩眼涩、双目昏花、虚烦不眠、失眠多梦、脑转耳鸣等。水不生木,是指肾气不及而导致肝脏生发功能紊乱的病变,亦为肾病及肝。由于肝木赖肾水涵养,才得生发条达,若肾水不足,可直接导致肝阴虚损,肝阴既虚,肝阳偏亢,故可见头目眩晕、口苦咽干、头痛耳鸣以及腰痛、不寐健忘、潮热盗汗等阴虚阳亢之证。

现代生命科学研究证实,心理调适不当会致神经-内分泌功能紊乱,而内分泌功能失调直接或间接地影响肝再生。1982 年在意大利召开的首届"内分泌与肝脏"专题讨论会提出了下丘脑-垂体-肝轴的新概念,并把肝脏视为是使激素和其他细胞调节因子协调统一的一个重要部位。鉴于 MSG-大鼠与慢性乙型肝炎患者体内均存在下丘脑-垂体-肝轴功能紊乱的病理状态,笔者创造性地将 MSG-大鼠模型和 PH 法结合起来,成功地复制出 MSG-大鼠-肝再生模型,为探讨病理状态(神经-内分泌-免疫网络功能紊乱)下的肝再生机制和筛选调节神经-内分泌-免疫网络功能紊乱和肝再生的有效手段或药物,奠定了坚实的实验基础。实验结果表明,MSG-大鼠-肝再生模型的肝再生过程不同于 PH 法正常大鼠模型,其神经-内分泌-免疫网络系统紊乱状况也不同于单纯的 MSG-大鼠模型。MSG-大鼠-肝再生模型肝再生过程严重失调,表现为初期(术后 24 h 以前)肝再生较快,中晚期肝再生过程则受到显著抑制,最终在肝再生度、肝细胞分裂指数和肝重/体重值等方面均远不能恢复到正常水平。

综上所述,"肝主疏泄"通过情志变化、免疫功能和肝再生等方面影响慢性肝病的病程进展或康复过程。慢性肝病除采用有效的药物治疗外,从心理调适的角度保护肝的疏泄功能,即保持心情舒畅,情绪愉快,使肝气舒畅条达,机体气血流畅,维持正常的免疫机能和肝再生功能,积极重视疾病的检查和治疗,但又需防止过重的心理负担和不必要的检查和治疗,就有助于维持以肝再生为中心的再生修复调控网络的功能,保持身体健康或促进病体康复。

三、肝主生发与滋水涵木

中医学认为:肝主精血,肾主藏精,精血互生,肾生骨、髓,髓生肝,故肝主生发的理论认识主要包含"髓生肝"的生理机制、"髓失生肝"的病因病机、"补肾生髓成肝"的治疗法则。"髓生肝"的生理机制主要是指"精髓生肝""骨髓生肝"和"脑髓生肝"的肝再生调控机制,即通过"精髓""骨髓""脑髓"调控和(或)转化生成肝。"髓失生肝"的病理机制主要是指"精髓失调""骨髓失调"和"脑髓失调"导致肝再生异常,进而导致所有脏腑组织再生修复调控网络的紊乱。"补肾生髓成肝"是针对"髓失生肝"病因病机的治疗法则,即补肾生精髓、骨髓和脑髓而调控转化生成肝,以维持正常的肝再生修复机制和防止异常再生紊乱机制,进而恢复以肝再生为中心的再生修复调控网络的功能。长期大量的临床实践证明,"肝肾同调"是实现肝主生发养生观的基本防治方法。"肝肾同调"的防治理念根源于古代哲学思想。古代河图洛书以数字之迷著称,蕴藏着人体的生命特征。水为河图生数一,水为肾主,封藏肾精。木为河图三之数,木为肝主,代表新生。肾水("一")通过化生肾阴、肾阳("二")以滋养肝木("三"),"三生万物"反映肝主生发(肝脏发生发育与再生修复)机制对于维持机体健康的重要性。

肝气生发为阳,肾精涵养为阴,肝主生发与滋水涵木调控体系是根于阴阳互根协调的基本道理。张景岳认为《内经》中"气归于精……精化于气"的论述,正是说明"精气相生"的妙理。因气为阳,阳必生于阴;精为阴,阴必生于阳。故以精气分阴阳,则阴阳不可离。组方配伍时则强调,善补阳者,必于阴中求阳,则阳得阴助而生化无穷;善补阴者,必于阳中求阴,则阴得阳升而泉源不竭;善治精者,能使精中生气;善治气者,能使气中生精。肝木的生发功能必赖肾水的滋养,故通过"滋水涵木"(补肾养肝)以维持生发-涵养调控体系的协调统一。

四、肝主生发与春病冬治

临床实践证实:温差较大的春季,是各类疾病多发的季节,急性病患者的就诊率明显高于其他季节的。有医院接治患者的资料统计,春季平均收诊率高于其他季节的 30% 左右,并且疾病的种类也比较多,如急性传染性疾病(如流行性感冒、传染性肝炎、手足口病、流行性结膜炎等)、皮肤过敏症、消化系统疾病、心血管系统疾病、泌尿系统疾病、妇科疾病等。慢性肝病患者也易于在春季复发或加重,医学统计表明,春季肝病患者的门诊就诊率和住院率显著增加,有的医院甚至成倍增加。究其原因,可能与患者在春季之前(尤其是冬季)过食肥甘厚腻,饮酒,休息不充分、不规律,过多户内活动,免疫及再生修复能力下降,接触不良环境毒素,以及有害食品或药物等直接或间接导致肝脏损伤有关。多种原因导致神经-内分泌-免疫-再生功能失调是导致慢性肝病复发或加重的常见原因。中医学认为,肝主生发,旺于春木,初生脆弱,容易受不良因素(湿热、毒邪等)侵害,故而"痼疾易犯"。此外,生机旺盛,对营养物质的需求增加,若不及时足量供应会妨碍肝脏再生修复。总之,凡体内外生态环境不利于以肝再生为中心的再生修复调控网络的功能发挥,均影响慢性肝病的稳定或病体的康复。

春病冬治是中医治未病(未病先防、既病防变、既变防重、慢病早治)思想的重要体现,慢性肝病受自然环境、体内变化的不同影响会出现规律性的复发或加重。针对慢性肝病这些变化规律,肝主生发的养生观通过"饮食养生""情志养生""运动养生""敷贴养生""膏方养生"等养生方法及手段实现未病先防、既病防变、既变防重、慢病早治,以达到减少复发率、降低病重率和死亡率、提高生活质量的目标。

(一)饮食养生

原则上做到摄入充足的蛋白质(如鱼虾、蛋类、奶类、瘦肉、豆制品等)、碳水化合物、维生素(新鲜水果、绿叶蔬菜等)和必要的脂肪(体重偏重者要适当限制脂肪的摄入)等必需营养物质。药食同疗可用乌龟(带甲)、甲鱼(带甲)、桑椹、枸杞子、荔枝、大枣、山药、薏苡仁、猪肝、绿豆等。忌酒(酒精不仅损伤肝脏,而且全面抑制肝再生功能),少食辛辣刺激食物(多食损伤肝脏)。不同体质的人群可进行不同的饮食调养:表现为不愿讲话、常叹息、情绪抑郁悲观的气机郁结者可以多吃些有发散作用的食品,如韭菜、大葱、豆芽、春笋等;表现为易暴躁、易动怒的气郁化火者,可以适当多吃些酸性、凉性、具有收敛效用的食品,如木瓜、乌梅等;表现为腰膝酸软、乏力、眼目干涩、头晕眼花等肝肾精虚者,可适当多吃些滋养肝肾的食品,如乌龟(带甲)、甲鱼(带甲)、猪肝、猪血等血肉有情之品。

(二)情志养生

避免情志对肝脏的不良影响是肝主生发养生观的重要内容。肝病患者应保持乐观健康的心态,正确对待社会和疾病,避免不良情绪对疾病的影响(如过怒伤肝、过思伤脾、过悲伤肺、过恐伤肾等)。既要坚定战胜疾病的信心,避免过度忧虑,又要重视疾病,坚持必要的检查与治疗。

(三)运动养生

适当锻炼,增强体质。根据身体状况,加强身体锻炼,如散步、打太极拳、游泳等,以不疲劳为宜,有利于增强体质,提高免疫力和再生修复能力(旺盛生机),减少肝病复发或加重,促进康复。

(四)敷贴养生

中医学认为:见肝之病,知肝传脾,当先实脾;见肝之病,知肝入肾,当先强肾。根据肝主生发的养生观,春病冬治,可选期门、足三里、涌泉三穴敷贴特制膏药。期门为足厥阴肝经穴,是肝之募穴,交会穴之一,足太阳膀胱经、足厥阴肝经、阴维脉之会。功能为健脾疏肝,理气活血。主治消化系统疾病:胃肠神经官能症,肠炎,胃炎,胆囊炎,肝炎,肝大。其他疾病:心绞痛,胸胁胀满,癃闭遗尿,肋间神经痛,腹膜炎,胸膜炎,心肌炎,肾炎,高血压。足三里是一个强壮身心的大穴,中医学认为,采用多种方式(敷贴是其方式之一)刺激足三里有调节机体免疫力、增强抗病能力、调理脾胃、补中益气、通经活络、疏风化湿、扶正祛邪的作用。涌泉在人体足底,位于足前部凹陷处第2,3趾的趾缝纹头端与足跟连线的前三分之一处,为全身腧穴的最下部,乃是肾经的首穴。《内经》中说:肾出于涌泉,涌泉者足心也。其意思是说:肾经之气犹如源泉之水,来源于足下,涌出灌溉周身四肢各处。所以,涌泉在人体养生、防病、治病、保健等各个方面显示出它的重要作用。敷贴膏方组成:肉桂、丁香、菟丝子等。

（五）膏方养生

膏方,也称膏滋,是具有补虚疗疾、调理机体、改善体质等作用的一种中药剂型。随着社会的进步,人民生活水平的提高,膏方,这个过去达官贵人的专用之品,也已进入寻常百姓家,成为人们调补机体、改善体质、治疗疾病的良药。

膏方调补,四季均可,但在民间有"冬令进补,春来打虎"之说,认为膏方养生治病,以冬季为佳。根据天人相应的观点以及"春生、夏长、秋收、冬藏"的四季特点分析,冬季乃封藏的季节,人体由于御寒的需要,所以在进食的数量和质量的需求方面,均较夏天为多和为高,反之,夏天服用则不易消化,这也是冬季服用膏方容易"补得进"的原因之一。冬季进补不仅满足当季的身体,更重要的是为来年做准备,使来年不生病、少生病,使精力充沛。肾所藏之精易损难补,故膏方以缓补为宜。膏方在冬季便于保存,不易变质也是冬季膏方进补的重要原因。因此,冬季膏方进补养生恰到好处。更由于肝主生发,肝病春发;肾主冬藏,肾主藏精;肾主冬水,肝主春木,"滋水涵木"(补肾养肝),故肝病患者冬季膏方养生是"春病冬治"的最佳方式之一。"滋水涵木"(补肾养肝)膏方药物可选:熟地黄、山药、枸杞子、山茱萸、龟板胶、鹿角胶、菟丝子、川牛膝、茵陈、五味子、甘草、姜黄等。又由于中医的肝藏系统涉及现代医学以肝脏为中心的多脏器、多系统,故"春病冬治"的膏方养生在防治肝脏病证的同时,对其他多脏器、多系统的病证亦有防治作用,可谓"一举多得"。

膏方进补的最佳时机,一般以冬至日算起50天左右为最佳,即"头九"到"六九"(冬至开始第一个九天为头九,第二个九天为二九,依此类推)为最佳时间。如果准备一冬服二料膏方,则可适当提前和延后。

参考文献

[1] 李瀚旻.虚证本质与生机学说[J].中华中医药学刊,2011,29(10):2157-2160.

[2] 李瀚旻.论"肝主生发"的养生观[J].中华中医药学刊,2013,31(10):2085-2087.

[3] 李瀚旻,张六通,梅家俊,等."肝肾精血亏虚"大鼠动物模型的建立[J].中国中医基础医学杂志,2001,7(4):51-53.

[4] 李瀚旻.肝主疏泄与慢性肝病患者的心理调适[J].中华中医药学刊,2010,28(7):1349-1351.

[5] 徐斌,王效道.心身医学——心理生理医学的基础与临床[M].北京:中国医药科技出版社,1990.

[6] 胡随瑜,潘其民,王勇华,等.中医肝病常见证型的植物神经功能状态研究[J].湖南中医杂志,1996,12(1):11-13.

[7] 陈泽奇,陈国林,石林阶,等.肝气郁结证患者血浆 L-ENK、AVP、ANP 含量分析[J].湖南中医学院学报,1997,17(3):37-38.

[8] 陈泽奇,陈国林,李学文,等.肝气郁结证患者血浆抗利尿激素的变化[J].世界华人消化杂志,1998,6(6):495-496.

[9] 陈国桢.肝郁脾虚证的本质探讨[J].中西医结合杂志,1985,5(12):732-735.

[10] 金益强,黎杏群,胡随瑜,等.肝风内动证三亚型的病理生理学基础研究[J].中国中西医结合杂志,1993,13(7):391-396.

[11] 张耀,周吉军,王宇明.心理干预对国内慢性乙型肝炎患者焦虑抑郁情绪影响的荟萃分析[J].世界华人消化杂志,2008,16(1):101-104.

[12] 周虎,周萍,俞庆福,等.慢性病毒性肝炎 T 淋巴细胞亚群、免疫球蛋白变化与中医证候

关系探讨[J].江西中医学院学报,2001,13(2):49-50.
[13] 李瀚旻.论"肝主生发"[J].中华中医药学刊,2009,27(10):2021-2025.
[14] 曾民德,萧树东.肝脏与内分泌[M].北京:人民卫生出版社,1995.
[15] 李瀚旻,张六通,梅家俊,等.左旋谷氨酸单钠-肝再生-大鼠模型的建立[J].世界华人消化杂志,2000,8(7):824-826.

第二节 肝脏病证从肝藏论治

中医治疗包括肝病在内的内科病证虽可采用多种方式方法,但常用的有效治疗方案是采用口服制剂,特别是体现个体化诊疗的汤药治疗,临床应用更为广泛,有其特点和优势。目前临床上中医药治疗的常见多发的肝脏病证主要有病毒性肝炎、脂肪肝、药物性肝损伤、肝硬化、肝癌、肝衰竭等,运用中医肝藏象理论指导中医药从肝藏论治可获得一定临床疗效。临床口服汤药治疗病证的关键环节是方剂的配伍与应用,法从理出,以法统方,方依证定,配药成方,方随证变,效不更方。本节主要从方剂这一关键环节阐述中医药调控肝再生防治肝脏病证的临床应用,探讨新的用药思路,揭示新的配伍规律,准确把握并扩大经方的临床应用,举例介绍笔者本人和相关名医家的经验方药的研究成果与临床应用。

一、肝脏病证的经方应用

(一)小柴胡汤治疗肝脏病证

小柴胡汤由柴胡、黄芩、半夏、人参、甘草、生姜、大枣组成,为肝脏病证肝藏论治的代表方之一。临床应用取其义而不泥其方,辨证加减,配伍及剂量变化非常丰富。若呕逆、舌苔白腻者,可配陈皮、茯苓、白豆蔻和胃降逆。若烦而不呕,未现虚象者,可去半夏、人参,配瓜蒌、枳壳宽胸除烦。若咳嗽痰稀,可去人参、大枣、生姜,配五味子、干姜、细辛化饮祛痰。若口渴津少者,可去半夏,配天花粉、石斛养阴生津。若口不渴,外有微热者,可去人参,配桂枝调和营卫。若虚烦不安者,配竹叶、粳米和胃除烦。若齿燥无津者,配石膏、粳米清热生津。若痰多色黄者,配瓜蒌、贝母清热化痰。若腹痛脉紧者,去黄芩,配芍药缓急止痛。若心下痞满、胁下痞硬者,去大枣,配牡蛎、郁金解郁散结。若心悸、小便不利者,去黄芩,配茯苓宁心利尿。若心下胀痛者,配青皮、芍药行气止痛。若黄疸、小便黄、大便秘结者,配茵陈、栀子、大黄清热利湿退黄。若寒热如疟,口苦胸闷,吐酸苦水或呕吐黄涎而黏者,用小柴胡汤合蒿芩清胆汤加减:柴胡、青蒿、黄芩、法半夏、陈皮、茯苓、竹茹、枳实、甘草、碧玉散。若虚烦不寐、胸满、口苦、惊悸或呕吐、呃逆及癫痫者,用小柴胡汤合温胆汤加减:柴胡、黄芩、法半夏、陈皮、茯苓、竹茹、枳实、生姜。若嗳气吞酸,恶心呕吐,脘腹胀满,不思饮食,口淡无味,舌苔白厚腻者,用小柴胡汤合平胃散加减:柴胡、黄芩、半夏、党参、苍术、厚朴、陈皮、甘草、生姜、大枣。若憎寒壮热、头痛呕逆、胸满腹胀、痰多气喘、霍乱吐泻、水土不服者,用小柴胡汤合藿香正气散加减:柴胡、黄芩、半夏、人参、藿香、大腹皮、白芷、茯苓、紫苏、陈皮、苍术、白术、厚朴、桔梗、生姜、大枣。

脉迟浮弱、恶风寒者,若出现"本渴,饮水而呕""食谷者哕"(停饮、停食)者,不宜使用小柴胡汤。随着小柴胡汤的广泛应用,不可避免地出现一些滥用或过用现象,导致一些毒副反应。常见的消化道症状包括胃部不适感、食欲不振、恶心呕吐、腹痛下痢等。使用不当(辨证不准,长期、大量、不加变化地服用)出现间质性肺炎、药物性肝脏损伤、醛固酮增多症(血压升高、水钠潴留、水肿、体重增加等)、药物性膀胱炎、过敏症等。临床应用除严格掌握适应证和禁忌证外,根据病情辨证加减,优化配伍是提高临床疗效和降低毒副反应的重要途径。

临床运用小柴胡汤,一日一剂,分3次服用。若取其抗炎、抗菌及解热作用,治疗急性病证,以煎煮 30 min 左右为宜。若取其抗肿瘤、抗病毒、抗溃疡、抗自由基、抗精神失常、利胆保肝及增强人体免疫力等作用,治疗慢性病证,以煎煮 50 min 左右为宜。

1. 古方古解

小柴胡汤为张仲景《伤寒杂病论》中的经典名方,古人认为其主治少阳证(伤寒邪入半表半里)。由于足少阳胆经与足厥阴肝经配对相连,故现代临床运用该方主治肝胆病证,视为肝脏病证肝藏论治的主方之一。少阳之为病,系外邪侵及半表半里,少阳枢机不利,症见往来寒热、胸胁苦满、嘿嘿不欲饮食、心烦喜呕、口苦、咽干、目眩,运用小柴胡汤和解少阳之枢机,方能疏泄肝藏气机,透邪外出。方中柴胡苦平而气质轻清,其气轻而升浮,味苦而降泄,升中有降,降中有升,升降协调能疏达少阳之气机,透解半表半里之邪气。黄芩苦寒降泄,清利少阳相火,与柴胡配伍,和解少阳。半夏、生姜辛温性升,和胃降逆止呕,与黄芩合用,辛升苦降,助柴胡升降之能。病在半表半里,邪正纷争,相持不下,恐正衰邪进,故用人参、甘草、大枣益气和中以扶正,以助柴胡、黄芩、半夏驱邪,使正胜邪退。全方寒温并用,升降协调,补泻兼施,不仅和解少阳,而且能疏利三焦,调达上下,宣通内外,和畅气机,扶正祛邪。少阳位于表里之间,为人体阴阳升降、气机出入之枢,故其病变可及表里内外、上下三焦。加之邪正交争,气机不和,升降不定,变化多端,临床必须辨证加减:若腹中痛者,去黄芩,加芍药三两;若胁下痞硬,去大枣,加牡蛎四两;若心下悸、小便不利者,去黄芩,加茯苓四两。腹中痛乃土虚木乘,脾络失和,故去苦寒之黄芩,加抑肝之芍药,缓急止痛。胁下痞硬,乃邪气久恋,气血瘀阻而生癥瘕积聚,去大枣免其甘腻增壅满,加牡蛎消痰软坚,配柴胡能入血分,行血中之气以利气机枢转,血运通畅;若心下悸、小便不利,乃三焦决渎失职,水饮内停,因水饮得寒则停,得淡则利,故去苦寒之黄芩,加淡渗之茯苓,以培土利湿。若阳明中风,腹部满,胁下及心痛,久按之气不通,一身及面目悉黄,诸黄,腹满而呕者,小柴胡汤亦主之,临床上常去温补壅滞之人参、生姜、大枣,以柴胡疏泄气机,配茵陈、栀子、大黄、甘草通腑利湿退黄,合黄芩清泄肝胆,半夏化湿和胃。

2. 古方新解

古人认为小柴胡汤和解枢机,疏泄肝气,扶正祛邪。"枢机"即外邪与正气相争的关键病机,"和解"即兼顾外邪与正气,扶正以祛邪,祛邪以扶正。"邪"即多余之物,泛指一切致病因素或病理产物,人体内不可多留的有害物质。"邪"分外来之邪与内生之邪,外来之邪多为疾病的原发病因,内生之邪既可是原发病因,又可是继发病因。不管是外来之邪,还是内生之邪;不管是原发病因,还是继发病因,均须及时清除,最好是"根除"。但根除致病之邪,绝非易事。目前,外来的致病之邪,如致病菌和寄生虫可用药物根除之,但病毒性外来之邪进入体内后多难被药物直接杀灭,主要依靠人体自身的免疫力(正气的主要生物学基础之一)清除之。人类进化到现在,不断完善的免疫机能是人类祛除病邪,维持生存繁衍的根本机制。免疫清除外邪的机制和过程非常复杂精细,许多具体细节尚未完全明确。总体上讲,循序渐进和适度适量是免疫清除的基本保证,任何一个失序、不足或过度反应均会加重免疫损伤或免疫失败(无法完全清除病邪)。"和解"的含义就是要适度适量循序地清除病邪,一方面要利用药物的作用尽量减轻邪毒的危害,另一方面在提升免疫、清除病邪的同时,要尽量避免因失序、不足或过度的免疫反应造成不必要的免疫损伤。方中柴胡、黄芩能抑制细菌和病毒的增殖,可以减轻炎症反应,具有清除内外病邪的作用。现代药理实验表明,柴胡有效成分制成的柴胡注射液对流感病毒有显著抑制作用,体外实验发现有抗结核杆菌作用。临床观察发现,柴胡注射液治疗单纯疱疹性角膜炎,能促进溃疡愈合,实质层浸润水肿消失,有助于恢复视力。柴胡挥发油和柴胡皂苷对伤寒和副伤寒疫苗、大肠杆菌液、发酵牛奶、酵母等所致发热有明显解热作用,且能使动物正常体温下降。而柴胡具有的解热镇痛、镇静及抗惊厥作用亦获得了实验研究的证实。柴胡皂苷对多种致炎剂所致的踝关节肿和结缔组织增生性炎症均有抑制作用。粗柴胡皂苷对醋酸、组胺和5-羟色胺引起的血管通透性增加具有抑制作用。柴胡皂苷提取物腹腔注射后,大鼠血浆皮质酮大量增加,其肾上腺重量也有不同程度增加,抗炎作用可能与刺激肾上腺,促进肾上腺皮质系统功能有关。柴胡多糖能增强白细胞吞噬功能和NK细胞功能,提高病毒特异性抗体滴度,提高淋巴细胞转核率。柴胡有效成分还具有抗肝损伤作用,可显著降低CCl_4或D-半乳糖胺引起的大鼠血清转氨酶升高,显著减轻肝细胞变性及坏死程度,使肝细胞内糖原及核糖核酸含量恢复正常。柴胡注射液能明显抑制肝匀浆丙二醛(MDA)的生成和H_2O_2引起的血浆MDA升高,抑制作用随剂量增加而加强,表明具有抗脂质过氧化的作用。细胞及动物实验表明,柴胡还具有一定的抗肿瘤作用。黄芩对多种革兰阳性菌、革兰阴性菌、致病性皮肤真菌有抑制作用。能显著抑制流感病毒、HBV,具有一定的抗病毒作用。黄芩有效成分黄芩素、黄芩苷具有抑制急性炎症反应的作用(减轻炎症渗出肿胀,降低毛细血管通透性),其可能机制是抑制炎性介质产生、释放,抗花生四烯酸代谢,抑制前列腺素E(PGE)、白细胞三烯(LT)的生成,减轻炎性介质扩张血管、增加血管壁通透性及白细胞趋化等作用。黄芩具有一定的抑制免疫反应的作用,尤其对Ⅰ型变态反应(过敏反应)作用显著,可以减轻免疫损伤。其可能的作用机制包括稳定肥大细胞膜,减少炎性介质释放,影响花生四烯酸代谢,抑制炎性介质的生成。黄芩的保肝作用与其抗氧自由基损伤有关。黄芩苷可提高巨噬细胞、NK细胞的生物学效应,促进免疫清除功能。黄芩还具有一定的解热、镇静作用。以上实验结果可能是柴胡、黄芩清热解毒祛邪的主要药理学基础。

人参、生姜、大枣合用增强人体免疫机能,调节损伤与再生失衡,扶正祛邪。现代药理实验表明,人参具有调节神经-内分泌-免疫网络的作用。人参及其有效成分对中枢神经系统的双向调节作用——对高级神经系统的兴奋过程和抑制过程均能产生促进或加强的影响,但总体以兴奋作用为主。人参对小鼠的中枢神经系统有抑制、安定和镇静作用,能产生中枢性肌肉松弛、降温、减少自发活动等生物学效应。人参水醇浸膏则兴奋大脑皮质,加强胆碱能神经功能,并使血压下降、呼吸兴奋。人参本身无肾上腺皮质激素样作用,但对垂体-肾上腺皮质系统呈双向调节作用,对正常或低下的垂体-肾上腺皮质系统呈刺激作用,人参皂苷为其主要有效成分,口服或腹腔注射均能增加肾上腺皮质激素的分泌,作用部位可能在垂体或垂体以上部分。但在应急状态下,人参能减少垂体-肾上腺轴活动,同时抑制ACTH和皮质酮的增加,避免发生垂体-肾上腺皮质系统的功能衰竭。人参无性腺激素样作用,但能增强性腺功能,主要是刺激性激素的合成和释放,能使幼年动物子宫和卵巢重量增加,加速大鼠性成熟,刺激大鼠和兔睾丸的精子形成,促进幼年期小鼠及大鼠出现动情期,并使性成熟的雌性大鼠动情期延长,促进大鼠的交配行为。人参醇提取物可促进家兔垂体前叶促甲状腺素(TSH)释放。人参及其有效成分能刺激或激活多种动物(如小鼠、大鼠、豚鼠等)的网状内皮系统的吞噬功能,能增强实验动物对血流中胶体碳粒、金黄色葡萄球菌等的吞噬能力,且呈剂量依赖关系。人参及其有效成分能增强小鼠腹腔渗出细胞吞噬活性和增加血清溶菌酶含量,在提高小鼠腹腔巨噬细胞吞噬指数的同时,增加巨噬细胞的面积,通过增加受体数及与靶细胞的接触面积提高吞噬功能。人参具有调节损伤与再生失衡的作用。人参及其有效成分具有抗氧化、抗应激及抗辐射损伤的作用。人参提取物能抗超氧化物阳离子自由基及氢氧自由基对血红蛋白的氧化损伤,抑制氢氧自由基及过氧化物引起的红细胞溶血及膜脂质过氧化,具有清除超氧化物阳离子自由基及氢氧自由基的功能和保护红细胞免受损伤的作用。人参及其有效成分通过对机体多种组织细胞的再生修复的调节,维持或促进各种生理功能的正常发挥,显示出抗衰老的作用,或通过改善异常再生过程防治癌变的发生发展。人参及其提取物能保护或促进骨髓的造血功能,可增加正常或贫血动物的红细胞数、血红蛋白含量、白细胞数,其机制可能是通过增进骨髓DNA、RNA、蛋白质和脂质的合成,促进骨髓细胞有丝分裂,刺激骨髓造血功能,或通过增强红细胞生成素等造血因子的活性间接促进骨髓造血,或通过作用于人类造血微环境的基质细胞,间接影响造血功能。临床应用发现人参在增加食欲、皮下脂肪和体重的同时,降低血液和肝中胆固醇、甘油三酯的含量,减轻脂肪肝。动物实验表明，人参能使雌性大鼠蛋白合成加强，并能改善因饥饿出现的肝DNA减少，促进蛋白合成，食欲增进，体重增加，生长加快。体外培养肝细胞研究表明，人参能显著促进肝细胞脂质合成。采用氚标记技术，发现人参对骨髓细胞、肝组织细胞和肾组织细胞的核酸和蛋白合成有促进作用。人参须糖浆可对抗二甲基奶油黄诱发的大鼠肝癌，使其肝癌发生率降低。人参对二乙基亚硝胺(DEN)诱导的大鼠肝癌发生发展有显著的抑制作用，其机制可能是抑制DEN所致的肝损伤，促进再生修复，使肝组织的DNA、RNA、$5'$-核苷酸、糖原、γ-谷氨酰转肽酶和琥珀酸脱氢酶均保持在相对正常的水平。人参对小鼠肉瘤S_{180}有明显的抑制作用，其机制可能是直接作用于肿瘤细胞，影响其增殖周期，或影响其代谢途径(抑制癌细胞的核酸代谢、糖代谢及能量代谢)，使其生长受到抑制或逆转，或通过调节免疫功能间接发挥抗肿瘤作用。

生姜具有多种药理作用，生姜提取液对金黄色葡萄球菌、白色葡萄球菌、伤寒杆菌、痢疾杆菌、铜绿假单胞菌均有明显抑制作用，其作用与浓度呈量效关系。生姜根提取物与HBsAg作用$1\sim3$ h可使HBsAg的P/N值显著下降。生姜根茎中的姜醇和姜酚具有杀灭软体动物和杀灭血吸虫的作用。生姜煎剂可显著减少盐酸性和应激性胃黏膜损伤，其保护机制可能与促进胃黏膜合成和释放内源性PG有关。生姜能使胃蛋白酶作用减弱，脂肪分解酶作用增强。生姜可通过破坏胰酶中的淀粉酶，使胰酶对淀粉的消化作用显著下降，还可抑制淀粉酶中的β-淀粉酶，阻碍淀粉糖化。生姜可作用于交感神经及迷走神经系统，有抑制胃功能及直接兴奋胃平滑肌的作用。生姜的水提取物有显著的吸收促进作用，增强其生物利用度。生姜油对小鼠、大鼠CCl_4或酒精性肝损伤有防治作用。生姜对中枢神经系统具有一定的抑制作用，生姜油能明显抑制小鼠自发活动，延长戊巴比妥钠睡眠时间，并能降低酵母致热大鼠的体温。生姜泥和生姜浸出液对创伤愈合有明显的促进作用。生姜汁液还能在一定程度上抑制癌细胞生长。实验还证实，生姜的抗炎作用可能与兴奋垂体-肾上腺皮质系统有关。

大枣中的多种有效成分有利于生物体内细胞分裂与分化、形态形成、糖原和脂肪分解、类固醇生成等多种生理生化过程。大枣中丰富的维生素C有很强的抗氧化活性及促进胶原蛋白合成的作用，可参与组织细胞的氧化还原反应，与体内多种物质的代谢有关。大枣中的维生素P含量较高，其具有维持毛细血管通透性、改善微循环等多种作用。另外，大枣中所含的皂类物质、黄酮类物质，具有调节人体代谢、增强免疫力、抗炎、抗变态反应、降低血糖和胆固醇含量等作用；所含芦丁有维持毛细血管通畅、防止血管壁脆性增加的功能。大枣中的果糖、葡萄糖、低聚糖、酸性多糖、维生素C等有利于抗肝损伤，具有一定的保肝作用。大枣能提高体内单核细胞的吞噬功能，促进淋巴细胞增殖，提高免疫功能。

半夏的和胃降逆的药理作用基础可能是其对呕吐中枢的抑制。半夏是胰蛋白酶抑制剂(大分子抑制剂)，主要抑制胰蛋白酶对酰胺、血红蛋白和酪蛋白的水解，不能抑制胰凝乳蛋白酶、舒缓激肽释放酶、枯草蛋白酶和木瓜蛋白酶对各自底物的水解。此外，半夏还有一定的抗癌作用，掌叶半夏的稀醇或水浸出液，对动物实验性肿瘤和Hela细胞都具有明显的抑制作用。从水溶部分得到的葫芦巴碱，对小鼠肝癌亦有明显的抑制作用。其所含的β-谷甾醇及类似物也有抑癌作用，并能明显促使癌细胞逐渐脱落而使癌体缩小或消失。临床药理观察发现半夏对宫颈癌有效，且有一定的局部清洁作用。

甘草，古称"国老"，和调诸药，有其独特的药理作用，例如，在抗炎保肝、抗肝损伤、抗肝纤维化的同时，具有一定的抑制病毒复制的作用。现代药理实验表明，甘草及其有效成分具有调节内分泌与免疫的作用，有抗炎和抗变态反应的功能，并对某些药物中毒、食物中毒、体内代谢产物中毒都有一定的解毒功能。解毒作用的有效成分为甘草甜素，其作用机制可能是其对毒物的吸附作用，甘草甜素水解产物葡萄糖醛酸能与毒物结合，以及甘草甜素有肾上腺皮质激素样作用，增强肝脏的解毒能力等综合作用的结果，这可能是其"和调诸药"药理作用基础之一。甘草常用于缓解咳嗽，祛痰，治疗咽痛、喉炎。甘草或甘草次酸有盐皮质激素类作用，对慢性肾上腺皮质功能减退有良好功效。甘草的黄酮具有消炎、解痉和抗酸作用；甘草制剂能促进胃部黏液形成和分泌，延长上皮细胞寿命，有抗炎活性，常用于慢性溃疡和十二指肠溃疡的治疗。大量的临床实践证明，甘草的皮质激素样作用是通过增强肾上腺皮质功能，减少患者对皮质激素的依赖，减轻激素撤除反应而发挥效应的，其机制可能是通过兴奋下丘脑-垂体-肾上腺轴而调节内分泌功能。甘草只对轻症的阿狄森病患者有效，而对完全丧失肾上腺功能的重症阿狄森病患者，或两侧肾上腺摘除的患者，即使剂量再大也无效。甘草及其有效成分对机体的免疫功能具有双向多方面的调节作用。甘草甜素能非特异性地增强巨噬细胞的吞噬活性和清除抑制性巨噬细胞的活性。甘草甜素可增强 ConA 诱导淋巴细胞分泌 IL-2 的能力，甘草多糖可刺激外周血单核细胞产生 IFN-γ，且增加产生 IFN-γ 细胞的数量。但有报道甘草酸单胺在体外对淋巴细胞的 DNA 合成有抑制作用。甘草甜素体外处理小鼠腹腔巨噬细胞可增加 IFN 的产生和诱导 M_1 细胞（由白血病小鼠骨髓细胞建立的巨噬细胞株）产生 IL-1，且与 IFN-γ 有协同效应。给小鼠静脉注射或腹腔注射甘草甜素能增强实验小鼠产生 IFN 的能力或增强 IFN 的活性。甘草甜素增强 IFN-γ 的机制可能是通过抑制 PG 合成的限速酶——磷脂酶 A_2 的活性来抑制 PG 的产生，并诱导 IL-1 产生，从而促进 IFN-γ 和 IL-2 的产生。给小鼠腹腔注射甘草甜素可增强肝脏中 NK 细胞的活性。给慢性乙型肝炎患者注射甘草甜素，亦可增强 NK 细胞活性。甘草及其有效成分在体外可增加抗体的产生，但在体内对抗体（IgG、IgM、IgE）具有明显的抑制作用。甘草粗提物能抑制致敏大鼠的抗体生成，有利于防治青霉素类过敏性休克。预先用甘草甜素处理过的肥大细胞被抗原刺激后不发生脱颗粒，组胺释放抑制率可达100%。若抗原刺激后再用甘草甜素，组胺释放抑制率则小得多。甘草甜素具有较强的补体抑制作用。甘草具有调节损伤与再生失衡的作用，甘草及其有效成分不仅对多种实验性胃溃疡形成具有抑制作用，而且可促进已形成的溃疡面再生修复。甘草锌 26～52 mg/kg 灌胃能对 4 种鼠溃疡模型（慢性醋酸型、应激型、利血平型、幽门结扎型）具有显著的保护作用，且呈良好的量效关系。能使实验性胃溃疡的面积缩小，胃黏膜的损伤程度、溃疡面的充血和出血程度减轻。甘草及其有效成分对肝损伤具有显著的保护作用，既能减轻肝脏损伤，又能促进肝脏再生修复。甘草及其有效成分可从多个途径减轻肝脏损伤：一是作用于致病因素（抗病毒、抗细菌、抗原虫、抗肝毒）；二是发挥抗炎机制；三是减轻免疫损伤；四是抗氧化损伤。实验及临床研究证明，甘草及其有效成分对人类免疫缺陷病毒、肝炎病毒、疱疹病毒、腺病毒具有直接或间接的抑制作用，对金黄色葡萄球菌、结核杆菌、大肠杆菌、阿米巴原虫均具有抑制作用，对多种肝毒物具有解毒作用（如吸附解毒、结合解毒、药酶诱导、稳定细胞膜等）。甘草苷元和异甘草苷元对大鼠肝脏线粒体单胺氧化酶的底物具有竞争性抑制作用。甘草类黄酮可明显抑制小鼠肝匀浆在振荡温育条件下出现的 MDA 升高，对碱性二甲基亚砜或黄嘌呤氧化酶体系生成的自由基有显著的清除作用，且呈浓度依赖关系。甘草及其有效成分既促进正常的再生修复，又可防治异常的再生修复。甘草锌可使细胞的核酸增多，增强细胞的蛋白合成能力和分裂增殖能力，并促进纤维成分和小血管再生。再生异常的重要结局之一是癌变，甘草及其有效成分可通过干预异常再生而防止癌变的发生发展。甘草的水提取物有抗突变作用，对致癌物黄曲霉素 B1 诱导的人外周血淋巴细胞染色体畸变和姐妹染色单体互换及 4 个菌株的突变均有很好的阻断作用，其阻断率呈良好的剂量关系。甘草酸对大鼠肝癌、小鼠艾氏腹水癌及多氧化联苯或甲基氨偶氮苯所致的小鼠肝癌均有抑制作用，超微结构观察其具有良好的细胞修复效果。

综上所述，由于小柴胡汤药物组成的丰富和显著的药理作用，包括清除或抑制病原微生物（如多种细菌、病毒、寄生虫等），消除或减轻毒物的危害，调节内分泌免疫功能，调节损伤与再生失衡，抗炎以减轻病理损伤，促进再生修复，重建组织结构，恢复功能发挥，故临床可适用于多种病证。

半夏泻心汤、甘草泻心汤、生姜泻心汤（简称"三泻心汤"）与小柴胡汤皆出自张仲景《伤寒论》,半夏泻心汤是小柴胡汤去柴胡加黄连,易生姜为干姜而成,甘草泻心汤由半夏泻心汤加重甘草用量而成,生姜泻心汤由半夏泻心汤加重生姜用量而成。近些年来的药理研究证明"三泻心汤"通过影响神经-内分泌-免疫网络功能而具有调控胃肠损伤与再生修复的作用,能增加胃黏蛋白的含量,显著降低溃疡指数,具有抗胃溃疡作用,是一个有效的胃黏膜保护剂。其可能作用机理除对幽门螺杆菌(HP)有一定的抑杀作用,增强机体免疫功能,抗致癌物的致突变,减轻或阻断胃癌前病变外,主要包括调节脑及胃内自主神经分泌,加强胃黏膜、黏液屏障作用,提高 SOD 活力,促进机体清除氧自由基,减轻或阻断组织的脂质过氧化反应,降低一氧化氮(NO)、IL-8、TNF、c-Kit 相关基因的表达,减轻胃黏膜的损伤,促进黏膜细胞再生修复、胃黏蛋白分泌及加强黏蛋白合成等,促进溃疡等损伤再生修复。有学者发现甘草泻心汤具有抗肝损伤的作用,其机制可能与其激活或促进肝微粒药酶生成,增强肝脏解毒功能有关。目前临床研究报道"三泻心汤"(以半夏泻心汤为主)主要应用于消化性溃疡、慢性浅表性胃炎、萎缩性胃炎、糜烂性胃炎、胃窦炎、胃脘痛、贲门痉挛、幽门梗阻、肠炎、腹泻、消化不良、肠易激综合征、复发性口疮等消化道疾病,妊娠恶阻等妇科疾病以及泌尿、生殖、呼吸、循环、血液等系统多种疾病。目前,采用半夏泻心汤及其类方治疗慢性肝病的临床报道较少,但笔者在临床实践中体会到,肝脏本属重要的消化器官之一,肝脏病变直接或间接影响胃肠功能、胃肠病变影响肝脏病变、肝脏病变合并胃肠病变的情况比较常见,而半夏泻心汤由治疗肝脏病变的小柴胡汤加减变化而来,同属肝脾(胃)同调之剂(肝病从脾胃论治),适应病证的主要病机为肝胆郁热,脾胃虚寒,同样具有通过影响神经-内分泌-免疫-肝再生调控网络,调控肝损伤与肝再生失衡的作用,故临床上遇肝脏病变合并胃肠病变者,笔者常采用半夏泻心汤辨证加减,兼治肝脏病变与胃肠病变。

3. 治疗病毒性肝炎

临床上除采用小柴胡汤原方原药应用于病毒性肝炎的治疗外,多采用小柴胡汤辨证加减:若胁肋疼痛、脘痞腹胀、情绪抑郁、纳食减少者,常加枳壳、芍药、茜草、延胡索等加强疏肝理气。若胃脘痞满、口苦纳呆、恶心、厌食油腻、身目发黄、舌红苔黄腻、脉滑数者,去人参、生姜、大枣,加茵陈蒿汤(茵陈、栀子、大黄)化裁。若病久瘀象显著者,则需加丹参、桃仁、红花、姜黄、茜草、土鳖虫等;若胁下痞硬,癥瘕积聚者,宜再加牡蛎、鳖甲、当归、赤芍等以活血软坚散积。若脾虚湿盛者,宜去黄芩加茯苓、黄芪、白术、桂枝以健脾通阳利水;若脾肾阳虚、腹水尿少者,宜合实脾饮加减化裁。杨勤龙等采用小柴胡汤加减治疗乙型肝炎转氨酶升高者 76 例,观察治疗前后的疗效,结果治愈 43 例,好转 23 例,无效 10 例。杨艳娜等将 60 例慢性乙型肝炎患者分为治疗组与对照组,对照组予常规保肝治疗,治疗组在对照组基础上加服小柴胡汤,结果发现治疗组总有效率与对照组的无显著性差异,但临床治愈率与对照组比较,有显著性差异($P<0.05$)。崔丽安等采用小柴胡冲剂治疗 104 例乙型肝炎患者,小柴胡冲剂每次 20 g,每日 2 次,3 个月为 1 个疗程。结果表明小柴胡冲剂治疗肝病对改善症状,恢复肝功能,减轻肝纤维化等均有较好的疗效。陈小桃等对比观察阿德福韦酯加用小柴胡汤治疗慢性乙型肝炎肝纤维化的疗效,治疗组和对照组各 60 例,治疗组用阿德福韦酯加小柴胡汤,对照组单用阿德福韦酯,疗程 12 个月。结果发现,治疗组肝功能和肝纤维化的各项指标的改善程度均明显优于对照组($P<0.01$)。吴俏青将乙型肝炎肝硬化患者 142 例分成 2 组,其中治疗组 69 例,采用小柴胡汤化裁治疗,对照组 73 例,采用西医护肝、降酶、抗肝纤维化及对症支持治疗。结果:经 6 个月治疗后,治疗组总有效率 94%,对照组总有效率 80%,两组比较,差异显著($P<0.05$)。两组患者治疗前后肝功能指标与肝纤维化指标检测结果比较,部分病例 3 年后随访死亡率与重要并发症发生情况比较,治疗组均优于对照组。怀平艾等为评价小柴胡汤联合聚乙二醇 IFN α-2a 治疗慢性丙型肝炎的临床效果,方法是将 50 例慢性丙型肝炎患者随机分成治疗组与对照组,治疗组 26 例,对照组 24 例。对照组给予聚乙二醇 IFN α-2a 治疗,治疗组患者在对照组治疗的基础上加用小柴胡汤。疗程 6 个月,两组停药后随访 6 个月。分别观察两组慢性丙型肝炎患者治疗前后的临床症状、生化应

答率、病毒应答率。结果发现,治疗结束时治疗组与对照组比较,差异无统计学意义($P>0.05$)。停药后 6 个月治疗组持续有效完全应答为 46.15%,而对照组为 16.67%,两组比较,差异有统计学意义($P<0.05$)。杨智海等治疗非酒精性脂肪肝,治疗组 48 例和对照组 42 例,采取增加运动、低脂饮食的方法,同时治疗组加服加减小柴胡汤。结果 3 个月后治疗组与对照组相比,ALT、AST、GGT、TCH、TC、HDL-C、肝脏形态差异有统计学意义($P<0.05$ 或 $P<0.01$)。

小柴胡汤治疗病毒性肝炎的研究除发现具有一定的抑制 HBV 复制的作用外,主要是通过调节机体免疫机能和调控肝损伤与肝再生的机制治疗病毒性肝炎。温志坚等利用细胞 HBV 体外培养系统证实,用大孔树脂提取的小柴胡汤提取物有一定的抗 HBV 活性。李建蓉等通过实验研究,认为小柴胡汤的抗 HCV 不是通过抑制 HCV mRNA 的转录,而可能是通过调节机体免疫功能而发挥作用。张磊等发现,小柴胡汤提取物可增强小鼠特异性体液免疫功能及非特异性免疫功能。周红等的实验研究表明,小柴胡汤对免疫功能具有双向调节作用,其中以免疫抑制最为有效,能对垂体-肾上腺皮质系统起明显改善作用,但也能抑制过亢的免疫机能。王文杰通过实验研究发现,小柴胡汤可使实验性肝损伤小鼠血清 IFN-γ 含量升高,IL-4 含量下降,从而使 Th1/Th2 免疫平衡失调得到纠正。黄秀深等通过测定小柴胡汤不同剂量组与荷瘤模型组间红细胞 c3b 花环结合率及红细胞免疫复合物 IC 花环率来分析小柴胡汤在红细胞免疫方面的作用,结果发现小柴胡汤的抑瘤作用与提高红细胞免疫功能有关。不同学者多个实验结果均表明,小柴胡汤有明显的改善肝功能和抗纤维化的作用。有学者预先投予小柴胡汤,可使 PH(70%)大鼠的各种酶活性明显降低,具有减轻肝损伤的作用。切除第 3 天起肝脏的再生速度较对照组的明显加快(肝细胞有丝分裂指数为对照组的 2 倍),RNA 等显著上升,具有促进肝再生的作用。其作用机制可能是小柴胡汤通过加速细胞周期,作用于细胞后期(细胞准备复制 DNA 的时期)而促进了肝脏的再生。并发现该作用与肝再生调节因子胰岛素、胰高血糖素有协同效果。

4. 防治肝癌

冲田极等观察小柴胡汤对化学致癌剂诱发大鼠肝癌的防护作用,结果发现小柴胡汤治疗组大鼠肝细胞未发现癌变,癌前病变增生性结节的形成也受到抑制。冈博子氏通过动物实验也证明了小柴胡汤能够抑制肝硬化向癌变转化。李舜等将 90 例住院的原发性肝癌伴发热患者随机分为 3 组,每组 30 例。治疗组 1:给予消炎痛栓治疗。治疗组 2:给予小柴胡汤加减+消炎痛栓治疗。对照组:安慰剂组。给药方法:小柴胡汤,柴胡 12 g,黄芩 12 g,半夏 10 g,生姜 3 g,人参 10 g,甘草 3 g,大枣 5 枚。若气阴两虚者,配生脉注射液(红参、麦冬、五味子)40 mL,静脉滴注,每日 1 次。若热毒积盛、高热不退者,加生石膏 30 g,知母 10 g,连翘 20 g,芦根 15 g。若湿热蕴结加生薏苡仁 30 g,茵陈 15 g,黄柏 10 g,杏仁 10 g。中药先用水浸泡 30 min 后再煎,每剂煎两汁,共 300~400 mL,每天分两次温服(上午 10 时和下午 2 时),每日 1 剂。消炎痛栓,直肠给药,每次 100 mg。体温下降至正常后,停消炎痛栓,小柴胡汤继续服用 1~2 周。结果发现,消炎痛栓联合小柴胡汤加减退热效果优于消炎痛栓退热效果。

张丰华等通过体内实验得出小柴胡汤中、小剂量有明显的抑瘤作用($P<0.05$),且在量效关系上呈负相关。用小柴胡汤联合 20 Gy 照射荷瘤小鼠,抑瘤率高达 67%;光镜下观察该组肿瘤坏死、出血、癌细胞退变、毛细血管增生、炎性细胞浸润及不完全坏死的程度显著优于其他各组的。另有实验结果显示小柴胡汤中、小剂量组抑瘤作用明显,且各剂量组均无引起荷瘤小鼠体重下降的趋势,提示小柴胡汤可能是一种低毒的抗癌中药方剂。国外一些体内动物实验也证明小柴胡汤具有剂量依赖性抑制癌变的作用。神代正道通过实验表明,正常的肝细胞在小柴胡汤浓度很高时也不会完全死亡,而肝癌和胆管细胞癌培养细胞则随小柴胡汤浓度增高而不断死亡,癌细胞的存活率明显降低。小柴胡汤可能是通过增强 NK 细胞活性、提高 TNF-α 和 IL-2 水平来发挥抑瘤作用的。多个实验证实,小柴胡汤在体外的作用可能和脂多糖(LPS)的作用相

同,即为激活单核巨噬细胞,稳定地诱导 TNF-α 产生。某体外实验采用脂多糖作为对照药,结果显示小柴胡汤和脂多糖具有同样的诱导外周血单核细胞产生 TNF-α 的作用,而且 TNF-α 的产生量呈浓度依赖性增加。周真认为小柴胡汤的抗肝癌作用与其能够诱导 TNF-α 的产生可能有着密切关系。其实验得出不同浓度的小柴胡汤对健康成人单核细胞的 TNF-α 产生量均有促进作用,且与浓度呈正相关关系。方乐垚等通过实验显示不同浓度的复方小柴胡汤均可显著提高 EAC 荷瘤小鼠脾细胞 IL-2 的水平和血 $CD4^+/CD8^+$ 值($P<0.05$)。茅敏等通过体内实验得出小柴胡汤抗肿瘤的作用机制可能与其诱导肿瘤细胞凋亡有关;另一重要作用机制是影响肿瘤细胞周期,使肿瘤细胞阻滞于细胞周期的 G_0/G_1 期,从而进入 S 期,即 DNA 合成期的细胞数减少,造成其增殖指数降低,在一定程度上控制了肿瘤的增殖。刘应柯等观察到加味小柴胡汤大剂量可增强顺铂诱导的肝癌细胞凋亡,凋亡率为 58%,而小剂量则不明显,凋亡率为 53%。张丰华等检测肿瘤细胞悬液微血管密度(MVD)和 VEGF,发现小柴胡汤 3 个剂量组对于 VEGF 都有显著抑制作用($P<0.05$),且在量效关系上呈负相关趋势,有较明显的剂量依赖性。

(二)逍遥散治疗肝脏病证

逍遥散出自于《太平惠民和剂局方》:逍遥散,治血虚劳倦,五心烦热,肢体疼痛,头目昏重,心烦颊赤,口燥咽干,发热盗汗,减食嗜卧;及血热相搏,月水不调,脐腹胀痛,寒热如疟;柴胡去苗,当归去苗微炒、白芍、白术、茯苓去皮白者各一两,甘草微炙赤五钱。原方是用这六味加"煨生姜一块,薄荷少许"同煎服,后世多以八味药共同配制成逍遥散的不同剂型。汤剂多由柴胡、当归、白芍、白术、茯苓各 15 g,生姜、薄荷、炙甘草各 6 g 组成,临床上常用于两胁作痛,头痛目眩,口燥咽干,神疲食少,或月经不调,乳房胀痛,脉弦而虚的肝郁脾弱血虚之证。肝郁气滞较甚者,加香附、郁金、陈皮以疏肝解郁;血虚者,加熟地黄以养血,名黑逍遥散,主治肝郁血虚,胁痛头眩,或胃脘当心而痛,或肩胛绊痛,或时眼赤痛,连及太阳,及妇人郁怒伤肝,致血妄行,赤白淫闭,沙淋崩浊。肝郁化火者,加丹皮、栀子,名加味逍遥散或丹栀逍遥散,增强清泻郁热之功。主治肝郁血虚,内有郁热之证:潮热盗汗,烦躁易怒,或自汗盗汗,或头痛目涩,或面颊赤、口干,或月经不调,少腹胀痛,或小便涩痛,舌红苔薄黄,脉弦虚弱。

逍遥散类方虽为妇科名方,但由于肝病患者常见肝郁脾虚之证,正符合逍遥散的组方要义,故临床运用逍遥散为基础方辨证加减治疗肝脏的相关病证常获良效。

1. 古方古解

逍遥的本义为心境致远而无近忧,是《庄子集释》提倡的"调畅逸豫之意。夫至理内足,无时不适,止怀应物,何往不通"的精神和行为境界。逍遥散因其有"解郁"之功而治肝郁之证而得其名。如阳动冰消,虽耗不竭其本,舟行水摇,虽动不伤其内。肝木之所以郁者,其说有二:一为土虚不能升木也;一为血少不能养肝也。盖肝为木气,全赖土以滋培,水以灌溉。柴胡"生发助阳"而"达木郁",疏肝解郁以利于肝之条达,为君药,芍药滋阴柔肝、当归养血活血,二者相合养肝体以助肝用,并可兼制柴胡疏泄太过,为臣药。再加白术、茯苓、甘草健脾益气,使营血生化有源,更取"见肝之病,知肝传脾,当先实脾"之义。生姜温胃和中,薄荷可助柴胡疏肝而散郁热。柴胡又为"厥阴报使"引达药性至肝藏,故柴胡类方多从肝藏论治。诸药相配,疏养并施,共奏疏肝解郁、健脾养血之功。主治本虚(脾气虚、肝血虚)标实(肝气郁结)之证,以两胁作痛、神疲食少、脉弦而虚为辨证要点。肝气郁结,肝失其疏泄之功,则肝经循行部位出现病变,如两胁胀痛,或月经不调、乳房胀痛、经前腹痛(脐腹胀痛)等症状;脾气虚弱失其运化之司,故有神疲乏力、食少便溏(减食嗜卧)等症状;结合肝开窍于目、肝主藏血、血主濡之等生理特点,血虚则失濡养及肝失藏血,故头痛目眩(头目昏重);然气郁化火及血虚生热,则出现五心烦热、颊赤、口燥咽干、发热盗汗等症状;脉弦为气郁,脉虚则为脾虚、血虚。

2. 古方新解

现代药理实验对逍遥散进行了一系列较深入的研究,发现了多方面的药理作用机制,概括起来逍遥散主要以调节神经-内分泌-免疫网络功能和调控病理损伤与再生失衡为药理作用基础。调控病理损伤与再生失衡是治疗虚证(脾虚、血虚)的主要疗效机制,调节神经-内分泌-免疫网络功能是治疗肝郁证的主要疗效机制,亦是其抗抑郁作用的主要生物学基础。临床应用逍遥散可显著改善患者精神状态,使患者神经中枢代谢趋于正常。其主要作用机制是逍遥散选择性地影响脑纹状体和下丘脑中的多巴胺和去甲肾上腺素的含量及代谢,可使多巴胺含量升高,从而使抑郁表现减轻,其作用于相应的信号通路及相关神经递质从而显著改善和控制神经中枢的活动。有研究表明,大脑 5-羟色胺(5-HT)失调有可能是抑郁症的重要发病机制之一。逍遥散对实验动物具有较好的抗抑郁作用,其作用机制可能和拮抗 5-HT2A 受体功能异常上调有关。此外,逍遥散还具有一定的镇痛、镇静和抗惊厥作用。

　　机体应激作用主要是由于下丘脑-垂体-肾上腺轴及交感神经系统的兴奋引起的,并通过其分泌的神经激素、递质、细胞因子等影响免疫系统。拘束应激损伤模型的研究表明,当机体受到应激反应、遭到损伤后,免疫力会显著降低,表现为溶血素低和脾脏淋巴细胞转化率的下降,给予逍遥散后,上述指标水平明显上升,提示逍遥散有提高细胞免疫和体液免疫的能力,使机体免受应激损伤。应激反应被证明是多种疾病的病理基础或关键环节之一,应激抑郁症模型小鼠脑内海马和皮层脑源性神经营养因子(BDNF)的表达明显下降;临床也发现抑郁症患者血清 BDNF 较正常人的低,并与抑郁程度、病程呈负相关。环磷腺苷反应元件结合蛋白(CREB)是核转录因子家族中的一员,在抑郁症的发病机制中,BDNF 能通过诱导 CREB 的表达及其诱导的基因转录,发挥细胞修复、再生作用。现代药理实验表明,逍遥散具有抗应激作用,可使慢性多相性应激模型大鼠体重明显增加($P<0.01$),血清皮质酮(CORT)明显下降($P<0.01$),血清胃泌素(GAS)与血浆胃动素(MOT)也明显回升($P<0.05$),空肠活动次数明显增加($P<0.01$)。柴胡的活性成分柴胡皂苷有抑制中枢的作用,可提高 T、B 细胞的转化率,而有效应对应激损伤;白芍总苷也可以降低应激产生的促肾上腺皮质激素浓度,促进免疫细胞增殖。彭希等发现逍遥散能显著提高慢性温和不可预知应激(CUMS)小鼠海马部位 CREB、BDNF mRNA 及皮质部位 BDNF mRNA 的表达量,其机制可能是通过 BDNF/CREB 信号通路促进应激损伤神经元的恢复而发挥抗抑郁作用。进一步研究证明,逍遥散全方可通过刺激海马神经调节 HPA 轴而发挥作用,其机制可能是通过抑制海马突触体内 Ca^{2+} 浓度升高而调节神经细胞功能,从而间接调节 HPA 轴,并通过减少应激对原有的突触及突触连接的损伤,以及促进新的突触与突触连接的形成间接调节海马对 HPA 轴的活性作用。逍遥散还可显著下调慢性应激损伤大鼠下丘脑室旁核 CRH 阳性表达而直接调节 HPA 轴亢进。逍遥散还能够显著降低应激损伤大鼠的心率,有效抑制缺血性脑血管疾病恢复期的脂蛋白代谢异常及高黏滞血症。逍遥散可使家兔乳腺厚度及乳腺直径明显缩小,垂体催乳素及雌二醇水平明显降低($P<0.05$),孕酮和睾酮水平回升($P<0.05$)。加味逍遥散对家兔增生模型有明显防治作用,能调整家兔体内的性激素分泌。对黄褐斑模型的小鼠,逍遥散可使雌二醇水平降低、睾酮水平升高,逍遥散还可提高酪氨酸酶活性,减少黑素细胞的合成。逍遥散口服液能使小鼠子宫重量显著增加、阴道角化上皮细胞改善和诱发未成熟雌性小鼠动情,表明具有一定的雌激素样作用。

　　肝郁可导致血瘀,血瘀有时是肝郁病证的表现之一,化瘀有利于解郁,逍遥散活血化瘀的药理作用有可能是其解郁的疗效机制之一。有研究表明,血栓素 A2(TXA2)能使血小板聚集和血管收缩,而前列环素(PGI2)是目前所知最有效的抑制血小板聚集的物质和扩张血管的物质。PGI2 分泌减少,TXA2 增多,可导致血管痉挛加重、血栓形成加速,后者又继发性地激活血小板,催化释放肾上腺素,反馈加速血小板聚集和血栓形成。逍遥散可使大鼠肝郁模型中 TXA2 的代谢产物 TXB2 值下降,PGI2 的代谢产物 6-酮前列环素值升高。逍遥散还具有改善微循环的作用,能使肝郁模型大鼠的肝微区、胃微区微循环血流量增加,血流速度加快。

　　逍遥散可通过抑制脂质过氧化反应来实现减轻肝损伤的作用,可通过促进肝再生来实现肝脏的修复。有研究表明，MDA 是脂质过氧化过程中的主要降解产物，它可严重损伤肝细胞膜结构，导致肝细胞的坏死、肿胀。SOD 是体内自由基的重要清除剂，能够防止生物膜过氧化引起的毒性作用。各型肝病患者 SOD 活性均明显下降，且与肝脏病理损伤严重程度呈正相关。GSH-Px 能够防止肝细胞膜过氧化过程中氧化物的生成，这是重要的解毒物质和抗氧化物质，肝脏毒性与 GSH-Px 呈负相关。逍遥散能显著降低 CCl_4 致大鼠肝脏损伤率和死亡率，其血清丙氨酸氨基转移酶(ALT)、门冬氨酸氨基转移酶(AST)和 MDA 的水平显著降低，谷胱甘肽巯基转移酶(GST)的活性升高。另有研究发现，丹栀逍遥散可明显降低 D-氨基半乳糖所致急性肝损伤模型中 ALT 和 AST 的水平。其中，当归、白芍具有减轻肝损伤，促进肝再生的作用。茯苓被证实具有降低 MMP 的组织抑制因子-1(TIMP-1)的表达，促进 ECM 降解，减少肝纤维结缔组织沉积以防止肝纤维化等护肝作用。此外，逍遥散能显著减轻雷公藤所致的肝损伤，病理观察能减轻肝细胞变性（水肿变性、脂肪变性）、坏死，可有效降低大鼠血清 ALT、AST 和 MDA 的水平($P<0.05$)，并可提高 GSH-Px 水平($P<0.05$)，提高 SOD 水平($P<0.05$)。

此外，有药理研究证实，逍遥散具有胃肠双向调节作用，改善胃肠运动障碍，其作用机制可能与其影响胃肠激素分泌紊乱有关。

3. 治疗病毒性肝炎

临床采用逍遥散治疗病毒性肝炎常以逍遥散为基础方进行加味：当归 15 g，柴胡 15 g，炒白术 15~30 g，白芍 15~40 g，茯苓 15~30 g，炙甘草 6~15 g，生姜 3~5 g，薄荷 10 g，生黄芪 30 g，党参 20 g，丹参 15~30 g，郁金 15 g，叶下珠 10~15 g，白花蛇舌草 15~30 g，土茯苓 100 g。辨证加减：毒邪亢盛、湿热黄疸者可选加鸡骨草、田鸡黄、茵陈、栀子；胁痛纳差者可选加生薏苡仁、鸡内金、神曲；胸腹胀满、呃逆、背沉者加竹茹、半夏、枳壳；血瘀者选加丹参、郁金、桃仁、红花，重者选加三棱、莪术。王芳梅等运用逍遥散合茵陈蒿汤加减治疗（急性）黄疸型肝炎 336 例，以黄疸消退，肝脾肿大回缩，肝功能恢复正常为临床治愈标准，以临床症状明显改善，黄疸基本消退，肝脾肿大回缩不明显，肝功能改善而未完全恢复正常为好转标准。结果发现临床治愈 282 例，占 84%，好转 44 例，占 13%。

笔者在临床中，若遇慢性乙型肝炎患者胸胁隐痛、胀痛、刺痛，心烦易怒，睡眠差，倦怠乏力，呃逆泛呕，舌质暗红、边尖为甚，肝硬化结节形成，或见肝囊肿，AFP 升高者，常采用丹栀逍遥散加减：柴胡、当归、白芍、黄芪、党参、白术、茯苓、甘草、丹皮、栀子、菟丝子、露蜂房、皂角刺、生牡蛎、薄荷、姜半夏、竹茹，3 个月为 1 个疗程，可连续使用 2~3 个疗程，除临床症状显著改善外，肝功能可恢复正常，AFP 水平降低。配合西药抗病毒治疗可提高临床疗效。

4. 治疗脂肪肝

乔成安等将 60 例非酒精性脂肪肝患者随机分为治疗组与对照组，每组 30 例。治疗组给予逍遥散加减（柴胡、当归、白芍、白术、山楂、丹参、茯苓各 15 g，薄荷 6 g，炙甘草 3 g），每天 1 剂，水煎 200 mL，分 2 次温服。对照组口服护肝片，每次 4 片，一日 3 次；熊去氧胆酸，每日 8~10 mg/kg，一日 2 次，早、晚进餐时分次给予。4 周为 1 个疗程，3 个疗程结束后评价临床疗效。结果发现，治疗前后比较，治疗组与对照组 ALT、AST 和谷氨酰转移酶均有改善，总胆固醇、甘油三酯较治疗前显著降低，高密度脂蛋白较治疗前显著升高，经统计学处理，差异显著($P<0.01$)。治疗后，治疗组改善情况均优于对照组，差异显著($P<0.01$)。于汝胜等运用逍遥散加减治疗脂肪肝患者 64 例。药用柴胡 12 g，当归 12 g，白芍 15 g，茯苓 12 g，枳实 12 g，香附 10 g，山楂 20 g，姜黄 12 g，决明子 20 g。瘀血阻滞型加血府逐瘀汤，痰湿困阻型加二陈汤。每日 1 剂，水煎服，1 个月为 1 个疗程。结果：治愈 33 例，占 51.6%；显效 16 例，占 25%；有效 14 例，占 21.9%；无效 1 例，占 1.6%。陈利群等观察逍遥散合当归芍药散治疗痰瘀互阻型非酒精性脂肪肝的临床疗效，将 120 例患者随机分为两组，治疗组 60 例给予逍遥散合当归芍药散，对照组 60 例给予胆维他，3 个月为 1 个疗程。观察临床症状、体重指数、腰臀变化，进行肝功能、血脂、B

超等客观量化指标的检查,结果发现,逍遥散合当归芍药散总有效率 88.33% 高于对照组的 77.33%。

二、肝脏病证的验方应用

笔者在总结中医药治疗肝脏病证的临床与实验研究的基础上,在中医肝藏象理论的指导下,肝病从肝藏论治,选用主入肝经的具有柔肝通络作用的姜黄、赤芍配伍或姜黄、五味子配伍(姜黄偏刚偏散偏燥,赤芍与白芍相比偏散偏泻,但相对于姜黄则偏柔偏收偏润,五味子具有酸收润补之性,姜黄、赤芍或姜黄、五味子相配可有刚柔相济、收散相合、润燥相依之效),这是笔者临床应用的常用药对。在临床实践的基础上,将姜黄、赤芍采用现代制药工艺制成胶囊制剂——消脂保肝胶囊,将姜黄、五味子采用现代制药工艺制成肝婷牌姜黄胶囊(国食健字 G20040809,专利号 ZL02149639.0),除具有消脂保肝的作用外,还有减轻毒物性肝损伤和增强免疫机能的功效,不仅常用于预防保健,而且配合应用治疗脂肪肝、药物性肝损伤、病毒性肝炎等慢性肝病,可降低患者肝硬化及肝癌发生的风险。大量的临床与实验研究表明,姜黄素具有抗氧化、抗炎、抑制病毒和抗肿瘤的作用,用于治疗肝癌,具有抑制肝癌细胞增殖,诱导肝癌细胞凋亡,抑制肝癌血管新生的作用。由于姜黄素不溶于水,故含姜黄素的中药(姜黄、郁金、五味子等)水煎剂疗效有限,通过现代制药工艺处理可显著提高其生物利用度,更好地发挥临床疗效。建议临床用于肝硬化及肝癌的防治,在辨证论治汤剂治疗的基础上,配合应用肝婷牌姜黄胶囊或消脂保肝胶囊可提高临床疗效,亦可长期口服用于早期预防和巩固疗效。

陈藏器认为:此药(姜黄)辛少苦多,性气过于郁金,破血立通,下气最速,凡一切结气积气,癥瘕瘀血、血闭痈疽,并皆有效,以其气血兼理耳。缪希雍认为:木芍药色赤,赤者主破散,主通利,专入肝家血分,故主邪气腹痛。其主除血痹、破坚积者,血瘀则发寒热,行血则寒热自止,血痹疝瘕皆血凝滞而成,破凝滞之血,则痹和而疝瘕自消。凉肝故通顺血脉,肝主血,入肝行血,故散恶血,逐贼血。营气不和则逆于肉里,结为痈肿,行血凉血,则痈肿自消。妇人经行属足厥阴肝经,入肝行血,故主经闭。肝开窍于目,目赤者肝热也,酸寒能凉肝,故治目赤。肠风下血者,湿热肠血也,血凉则肠风自止矣。

根据中医学对脂肪肝的病因病机、临床表现和治疗效果的认识与总结,可将其归属于中医的肥气、胁痛、痞满、积聚、黄疸、臌胀等病的范畴。中医学认为其病因多为饮食不节、起居无常、情志失调、久病体虚、痰湿瘀积。病位主要在肝,与胆、脾、肾关系密切。病机多为肝失疏泄,脾失健运,湿邪内生,痰浊内蕴,肾精亏损,痰浊不化等导致肝、脾、肾三脏功能失调,湿热痰瘀互结于肝而致。证候多为本虚标实,本虚以脾肾亏虚为主,标实主要与气滞、痰湿、血瘀有关。但其具体的病因病机和证候演变规律,各家认识的重点有所不同。治疗方法常采用辨病论治结合辨证论治。辨病论治是指根据现代医学对非酒精性脂肪肝的病理生理认识,主要采用经现代药理学实验证明具有消脂保肝、抗肝纤维化等功效的中药防治脂肪肝。临床常用的消脂保肝的中药有水飞蓟、丹参、泽泻、草决明、柴胡、制首乌、虎杖、茵陈、白术、山楂、枸杞子、郁金、姜黄、海藻等。具有保肝降酶退黄作用的常用中药有田基黄、垂盆草、山豆根、五味子、甘草、茵陈、金钱草、玉米须等。具有抗肝纤维化作用的常用中药(有效单体)有汉防己(汉防己甲素)、冬虫夏草(虫草菌丝)、丹参、五味子(五味子乙素、五仁醇)、柴胡、黄芪、茯苓、三七、苦参(苦参碱)、甘草(甘草皂苷、甘草次酸)、桃仁、银耳、白芍等。

脂肪肝的临床结局之一是肝硬化,肝纤维化是其向肝硬化发展的中间病理过程。阻止肝纤维化的发生发展,是防治脂肪肝的重要而关键的环节。ECM 合成与降解失衡导致 ECM 过度沉积就会形成肝纤维化。HSC 在肝纤维化的病理生理过程中起着十分关键的作用。当肝细胞发生损伤之后,HSC 活化、增生、分化为肌成纤维细胞(myofibroblast),可合成多种与肝纤维化有关的 ECM。因此,HSC 被认为是肝纤维化过程中肝脏 ECM 的主要来源,并表达多种细胞因子和炎症递质,参与肝纤维化的发生发展,同时还可通过合成 MMP 和 TIMP 来调节 ECM 的降解,最终使 ECM 合成增多而降解减少,导致肝纤维化的发生发展。现代药理研究表明,姜黄中的主要有效成分——姜黄素具有抑制炎症、抗氧化、降脂、抗肿瘤等多方面的重要作用。在对食饵性高脂血症的大鼠的研究中,姜黄素组能明显地降低大鼠血清以及肝脏组织内的总胆固醇和甘油三酯的水平,其机制可能是姜黄素显著提高血清脂肪代谢相关酶的活性,从而降低血脂。姜黄醇提取液、姜黄挥发油和姜黄素都有明显的降低血清胆固醇、甘油三酯、β-脂蛋白的作用。Nanji 等发现姜黄素能够预防酒精诱导的大鼠肝脏脂肪变性、坏死、炎症,其作用机制之一可能是通过抑制 NF-κB 活化,进而防止细胞因子、趋化因子、COX 2、iNOS 和硝基酪氨酸的诱生。赵志光等观察了姜黄素对非酒精性脂肪肝(NAFLD)家兔的肝脏病理学变化及肝组织 TNF-α 表达水平的影响,结果发现,姜黄素组 TNF-α 表达较模型组显著降低($P<0.05$),肝炎症活动及纤维化程度明显好转。姜黄素组 TNF-α 表达水平与肝炎症活动度、纤维化呈正相关($P<0.05$),提示姜黄素可有效改善肝脏炎症活动及纤维化程度,从而防治非酒精性脂肪肝。另有研究表明,姜黄素能消除胰岛素对 HSC 活化的刺激作用,其机制可能是通过抑制 HSC 的 InsR 基因表达,阻断胰岛素信号转导通路。姜黄素可抑制 HSC 中瘦素受体的基因表达,减少与 HSC 活化相关的基因。姜黄素能激活 PPAR-γ 合成谷胱甘肽并减少氧化应激,阻断瘦素的信号转导通路。姜黄素诱导和激活 PPAR-γ 基因,PPAR-γ 调节参与脂质合成的基因表达。姜黄素可改善肝脂肪变性和抗肝纤维化,其机制可能是通过阻断 PDGF、EGF 及 TGF-β 信号通路,抑制 PDGF-β 及 TGF-β 的受体磷酸化,从而抑制肝纤维生成。姜黄素可通过对肝脏 PGC-1α 启动子区发生去甲基化作用而改善大鼠肝脏脂肪变性。

现代药理研究表明,现代药理已证实赤芍有调节再生与调节免疫、抗肝损伤、解痉止痛等多种药理作用。赤芍的多种提取物对 D-半乳糖胺所致的肝损伤和 SGPT 升高有明显的对抗作用,能使 SGPT 降低,并使肝细胞的病变和坏死恢复正常。赤芍的酒精提取物能使黄曲霉素 B1 引起的大鼠急性肝损伤所表现出来的乳酸脱氢酶及同工酶的总活性升高得以降低。赤芍的主要有效成分亦为芍药总苷,动物实验证实,芍药总苷可抑制 CCl_4 所致小鼠血浆 GPT 和乳酸脱氢酶升高,并对肝脏组织嗜酸性变性、坏死有一定的对抗作用。有学者认为,CCl_4 所致的肝损伤是因细胞膜结构发生过氧化作用而被破坏,使血中 ALT 和乳酸脱氢酶升高,芍药总苷可能对肝细胞损伤具有保护作用,因此可使转氨酶降低。

赤芍对巨噬细胞的吞噬功能有增强作用。芍药总苷对脂多糖诱导的大鼠腹腔巨噬细胞产生 IL-1 具有低浓度促进和高浓度抑制的作用,由于 IL-1 在免疫调节及慢性炎症性疾病的形成中均起重要作用,因此可以认为,芍药总苷调节 IL-1 的产生可能是其发挥免疫调节及防治关节炎的机制之一。IL-1 具有调节肝再生的作用,提示芍药总苷亦可通过调节 IL-1 的产生影响肝再生过程。

参考文献

[1] 胡紫景,郑星宇,薛善乐,等.小柴胡汤的临床应用进展[J].现代中西医结合杂志,2011,20(2):254-256.

[2] 雨谷荣,周德文,张凤竹.小柴胡汤对肝损伤的保护作用[J].国外医药:植物药分册,1990,5(6):254-256.

[3] 姜雪,李佳.小柴胡汤的临床应用与药理研究[J].长春中医学院学报,2006,22(1):81-82.

[4] 梁靓靓,殷东风.小柴胡汤抗肿瘤作用的实验研究进展[J].甘肃中医学院学报,2008,25(5):51-53.

[5] 巫协宁.非酒精性脂肪性肝炎的病理变化及其发生机制和姜黄素抗肝纤维化机制[J].肝脏,2014,19(2):134-136.

第三节 肝脏病证与他藏同治

根据《内经》"肾生骨、髓，髓生肝"和李中梓"乙癸同源，肾肝同治"的理论认识，肝脏病证的防治重视"先天肾之本"，补肾生髓成肝是肝脏病证与他藏同治的重要治疗法则之一，包括肝病从肾论治、肝病肾肝同治、肝病与他藏整体协调同治等方面。根据《金匮要略》"见肝之病，知肝传脾，当先实脾"的理论认识，肝脏病证的防治重视"后天脾之本"，肝病从脾（胃）论治，肝病与肝脾（胃）同治亦是肝脏病证与他藏同治的重要治疗法则之一。下文将举例叙述肝脏病证与他藏同治的临床应用。

一、肝藏病证的经方应用

肝藏病证包括肝脏病证，故用治肝藏病证的经方除常用于肝脏病证的防治外，亦常兼治他脏病证，即部分经方常用于包括肝脏在内的多脏器病证。例如，一贯煎除用治肝脏病证外，亦常用于治疗胃病、肾病、高血压、妇科病、眼科病及肿瘤放化疗后等肝肾阴虚、肝气不疏之证。

（一）茵陈蒿汤治疗肝脏病证

茵陈蒿汤首见于东汉张仲景《伤寒论》和《金匮要略》，分别治疗阳明实热病证和谷疸。《伤寒论》236条：阳明病，但头汗出，身无汗，剂颈而还，小便不利，渴引水浆者，此为瘀热在里，身必发黄，茵陈蒿汤主之。《伤寒论》260条：伤寒七八日，身黄如橘子色，小便不利，腹微满者，茵陈蒿汤主之。《金匮要略》载：茵陈蒿汤方，茵陈六两，栀子十四枚，大黄二两，黄从小便去也。黄疸本属肝胆病之主症，但《金匮要略》认为：趺阳脉紧而数，数则为热，热则消谷；紧则为寒，食即为满；尺脉浮为伤肾，趺阳脉紧为伤脾，风寒相搏，食谷即眩，谷气不消，胃中苦浊，浊气下流，小便不通，阴被其寒，热流膀胱，身体尽黄，名曰谷疸。黄疸病位在肝胆，但病因来自于脾胃，甚则伤肾，茵陈清脾胃湿热而除肝胆之黄疸，以防湿热伤阴耗肾，故该方是肝藏病证他脏（脾胃兼肾）论治的代表方剂之一。

1. 古方古解

《医方集解》：茵陈蒿汤（湿热阳黄，仲景）治伤寒阳明病，但头汗出，腹满口渴，二便不利，湿热发黄，脉沉实者。经曰：阳明病发热汗出，此为热越，则不发黄。若但头汗身无汗，小便不利，渴饮水浆，此为瘀热，在里必发黄，黄者，脾胃之色也，热甚者，身如橘色，汗如檗汁。头为诸阳之会，热蒸于头，故但头汗而身无汗。夫热外越则不里郁，下渗则不内存。今便既不利，身又无汗，故郁而为黄。内有实热故渴，热甚则津液内竭，故小便不利。凡瘀热在里，热入血室，及水结胸，皆有头汗之证，乃伤寒传变，故与杂病不同。湿在经则日晡发热、鼻塞，在关节则身痛，在脏腑则濡泄、小便反涩、腹或胀满、湿热相搏则发黄。干黄，热胜色明而便燥。湿黄，湿胜色晦而便溏。又黄病与湿病相似，但湿病在表，一身尽痛，黄病在里，一身不痛。茵陈六两，大黄二两（酒浸），栀子十四枚（炒），此足阳明药也。成无己曰：小热凉以和之，大热寒以散之。发黄者，湿热甚也，非大寒不能彻其热，故以茵陈为君（茵陈发汗利水，以泄太阴阳明之湿热，故为治黄主药），栀子为臣，大黄为佐，分泄前后，则腹得利而解矣（茵陈、栀子能导湿热由小便出，大黄能导湿热由大便出）。本方大黄易黄连，名茵陈三物汤，治同。本方加厚朴、枳实、黄芩、甘草、入生姜、灯草煎，名茵陈将军汤（节庵），治同。本方去栀子、大黄，加附子、干姜，治寒湿阴黄。前证为阳黄，如身黄而色暗者为阴黄，宜此汤。大抵治以茵陈为主，各随寒热用药。诸疸，小便黄赤不利为里实，宜利小便，或下之。无汗为表实，宜汗之，或吐之。若小便清，是无热也。仲景云：发黄小便自利，当与虚劳小建中汤。自利腹满而喘，不可除热，而除之必哕，宜小半夏汤主之。王海藏曰：内感伤寒,劳役形体,饮食失节,中州变寒,病生黄,非外感而得,只宜理中,大小建中足矣,不必用茵陈。

2. 古方新解

现代药理研究证实,茵陈蒿汤主要通过抗炎保肝、利胆退黄、调节血脂、降低血糖等发挥调节病理损伤与再生修复失衡。茵陈蒿汤通过消除自由基、抗脂质过氧化反应发挥抗炎保肝作用,栀子苷的肠道细菌代谢产物京尼平是茵陈蒿汤的主要有效成分之一,其与茵陈色原酮能显著抑制 ConA 介导的 IFN-γ 和 IL-12 的生成而对肝脏起保护作用。可以使肝脏细胞膜保持良好的完整性和通透性,防止线粒体等细胞器的损伤,使损伤的肝细胞及时再生修复,恢复肝脏功能。Canbay 等认为,有害刺激条件下发生的"病理性"凋亡可导致趋化性 P 炎性因子的释放,因而可加重肝损伤并激活 HSC。HSC 与 KC 一样能吞噬凋亡的肝实质细胞,并释放出促进凋亡的配体和致纤维化的因子。肝细胞的凋亡是肝纤维化的早期事件,抑制肝细胞凋亡对于抗肝纤维化具有重要意义。研究发现,茵陈蒿汤可以通过抑制肝细胞凋亡、抑制 HSC 活化及胶原合成等作用来抑制肝纤维化。采用茵陈蒿汤灌胃可防治大鼠胆石症的形成,其利胆的主要有效成分为 6,7-二甲氧基香豆素(6,7-DME),具有抗肝损伤的作用。兰邵阳等采用免疫组化和荧光定量 RT-PCR 的技术,研究茵陈蒿汤对肝内胆汁瘀积湿热证大鼠肝组织中牛磺胆酸钠共转运多肽(NTCP)表达的影响,实验结果发现茵陈蒿汤能通过上调 NTCP 的表达来促进胆盐转运系统功能的恢复,促进胆红素的排泄,通过提高胆红素的转运来减轻胆红素对动物的损害,从而产生利胆作用。药动学研究发现,大黄、栀子中的成分影响着茵陈蒿汤 6,7-DME 的药动学参数,足见其配伍的科学性和实用性。慕永平等发现茵陈蒿汤和熊脱氧胆酸合用,可使胆汁瘀积大鼠的胆汁流量恢复至接近正常。茵陈蒿汤还能使急性胰腺炎大鼠的胰腺细胞总膜、线粒体膜和溶酶体膜流动性恢复至接近正常,降低大鼠外周及门静脉血内毒素含量。香豆素类化合物是茵陈中的主要有效成分之一,其能够促使血管内皮细胞释放一氧化氮和前列环素,具有扩张血管、降血脂、防止氧自由基的生成、抗凝血等作用。林曼婷等通过研究茵陈蒿汤调节高脂饮食诱导大鼠脂质代谢紊乱的作用机制,发现茵陈蒿汤可使大鼠肝组织甘油三酯含量和血清甘油三酯、血清低密度脂蛋白含量明显降低,高密度脂蛋白含量则显著增加,说明茵陈蒿汤可有效改善大鼠高脂血症、高胆固醇血症及脂肪肝等脂质代谢紊乱的病理状态。有研究表明,茵陈蒿汤对正常小鼠和多种糖尿病动物模型的血糖有影响,其不仅能够拮抗四氧嘧啶(ALX)诱导的小鼠高血糖($P<0.01$),还能够明显降低正常小鼠和四氧嘧啶致糖尿病小鼠的空腹血糖,改善地塞米松致胰岛素抵抗模型大鼠的糖耐量降低,具有与磺脲类药物和双胍类药物相类似的降糖作用。

3. 用治黄疸为主证的肝胆病证

茵陈蒿汤是治疗黄疸的有效经典方药,对肝细胞性黄疸、胆汁瘀积性黄疸、新生儿黄疸和溶血性黄疸均有一定疗效,尤其对前三者的疗效肯定,临床应用十分广泛。临床应用多以茵陈蒿汤辨证加减:一般可选加芍药、丹参、黄芩、黄连、金钱草、田鸡黄、败酱草、甘草等增强清热退黄作用。素体脾胃虚寒者可合平胃散。重度黄疸,湿热重,有热入营血者,可加丹参、赤芍、生地黄、丹皮等。大便秘结不明显,大便溏薄有秽气者,可用黄连换大黄,或用酒制大黄,并与他药同时久煎。腹胀甚者,加厚朴、枳实、黄芩、甘草、生姜、灯心草等。阴黄者,茵陈蒿汤去大黄、栀子,加附子、干姜、白术、甘草。李绍佐等将急性黄疸型肝炎 210 例分成治疗组 120 例(茵陈蒿汤加减配合西医常规对症支持治疗),对照组 90 例(采用西医常规对症支持治疗),20 天为 1 个疗程,以临床症状改善和肝功能指标为疗效评价标准。结果发现,治疗组总有效率为 92.50%,显著高于对照组(72.22%),$P<0.05$。李娟将 114 例急性黄疸型肝炎患者采用随机数字表法随机分为观察组和对照组,各 57 例。观察组使用茵陈蒿汤加减(茵陈、丹参、板蓝根、栀子、大黄、黄柏、黄芩等)治疗,对照组使用甘利欣胶囊治疗,观察比较两组患者的临床疗效。结果发现,观察组临床治疗总有效率为 80.70%,明显高于对照组(64.91%),$P<0.05$。辛平年等采用茵陈

蒿汤加金钱草、柴胡、赤芍等水煎服,配合常规保肝疗法治疗急性黄疸型肝炎 40 例,对照组 28 例仅予常规保肝治疗。治疗 20 天后,治疗组临床症状、体征、肝功能指标改善情况明显优于对照组,$P<0.05$。王志炜等选择甲型、乙型、戊型及乙型重叠戊型肝炎患者,对照组 52 例采用常规护肝降酶治疗,治疗组 56 例在对照组治疗基础上用茵陈蒿汤加泽泻、茯苓、赤芍等。疗程为 1 个月。以肝功能指标恢复正常,症状、体征基本消失为疗效判断标准,治疗组总有效率为 91.6%,显著高于对照组(57.7%),$P<0.05$。毛建华等将慢性重症肝炎患者 68 例随机分为治疗组和对照组,每组各 34 例。治疗组与对照组均采用常规西药治疗,治疗组在常规西药治疗基础上配合茵陈蒿汤加赤芍、茜草、茯苓等水煎服。疗程 4 周,随访 1 年。主要以临床症状及体征消失,肝功能恢复正常为疗效判断标准,结果显示治疗组显效 21 例,有效 11 例,总有效率为 94.1%;对照组显效 12 例,有效 9 例,总有效率为 61.8%,组间比较,差异显著,$P<0.01$。郑颖俊等以加味茵陈蒿汤(茵陈蒿汤加白茅根、丹参、鳖甲、炒白术、鬼箭羽等)联合熊去氧胆酸治疗原发性胆汁性肝硬化,获得了比单独西医治疗更好的临床疗效。吴建新等将 102 例肝癌术后黄疸患者随机分为治疗组(57 例)和对照组(45 例),用加味茵陈蒿汤治疗。治疗组采用茵陈蒿汤加柴胡、黄芩、赤芍、金钱草、薏苡仁等水煎剂治疗。对照组用葡萄糖醛酸内酯、维生素 C 针治疗。两组疗程均为 1 个月。结果:治疗组疗效显著优于对照组,$P<0.05$。

临床研究显示对于阻塞性黄疸患者,胆道引流配合茵陈蒿汤联合运用可提高临床疗效。高奇峰采用加味茵陈蒿汤治疗胆管结石并阻塞性黄疸患者 21 例,对照组 21 例采用葡萄糖醛酸内酯治疗。所有病例均酌情采用抗生素消炎,使用糖皮质激素对症治疗,必要时手术治疗。结果显示,两种治疗方法具有一定疗效,其中采用茵陈蒿汤加减治疗的患者肝功能恢复较快。缪玉辉对茵陈蒿汤加减治疗妊娠期肝内胆汁瘀积症(ICP)进行回顾性对比分析,结果发现茵陈蒿汤加减治疗 ICP,可缓解患者的皮肤瘙痒和黄疸,且能改善肝功能及妊娠结局。杨艳芳等将 60 例 ICP 患者随机分为治疗组、西医对照组、正常对照组 3 组,每组各 30 例,西医对照组予西医基础治疗,治疗组在西医基础治疗的同时加用茵陈蒿汤治疗,正常对照组选正常妊娠孕妇 30 例,不做任何干预措施。研究结果表明,茵陈蒿汤联合西药基础治疗干预 ICP,有助于缓解瘙痒,降低血胆汁酸水平,改善新生儿出生情况,降低羊水污染率。

廖金莲回顾性分析 90 例新生儿溶血性黄疸临床资料,对照组采用传统蓝光治疗,观察组在对照组的治疗基础上联合静脉滴注茵栀黄注射液。结果发现,观察组黄疸消退时间明显短于对照组,血清总胆红素下降水平均明显高于对照组,$P<0.05$。颜廷飞等回顾性分析 212 例母儿 ABO 血型不合的孕妇,了解内服中药预防新生儿溶血性黄疸的效果。孕妇血型均为 O 型,血清 IgG 抗 A(123 例)或抗 B(89 例)抗体滴度均不低于 1:64。预防用药以茵陈蒿汤为基础辨证加味,25 天为 1 个疗程。有死胎、流产病史的孕妇,从准备再次受孕起开始服药。其中 186 例血清抗体效价下降,占总治疗数的 87.7%。治疗后的孕妇,在小孩出生后胎黄的发生率明显下降,即使有黄疸出现也症状轻微,大多数不需治疗便可自行恢复,59 例使用了蓝光照射辅助治疗。

杨火莲等将符合蓝光治疗指征的病理性黄疸患儿 126 例,随机分为治疗组(70 例)与对照组(56 例)。其中对照组仅予以单纯的蓝光照射治疗,治疗组在蓝光照射治疗的基础上给予加味茵陈蒿汤治疗。结果发现,治疗组患儿的血清胆红素下降速度、平均退黄时间及总有效率均显著优于对照组,$P<0.05$。

茵陈蒿汤虽主要用于以黄疸为主证的肝胆病证,但临床对于辨证为脾胃或肝胆湿热的无黄疸的肝病患者亦广泛选用茵陈蒿汤辨证加减,同样可获得一定疗效。

(二)一贯煎治疗肝脏病证

一贯煎是清代魏之琇之名方,由生地黄、枸杞子、当归、沙参、麦冬、金铃子(川楝子)组成,主治阴虚肝郁,主要症状有胸脘胁痛、吞酸吐苦、咽干口燥、舌红少津、脉细弱或虚弱。现代药理研究证实,本方具有抗肝损伤、抗胃溃疡、抗疲劳、镇静、抗炎及增强免疫力等作用,临床广泛用于肝病、胃病、肾病、高血压、妇科病、眼科病及肿瘤放化疗后等肝肾阴虚、肝气不疏之证。

1. 古方古解

一贯煎的方名源自《论语》"吾道一以贯之"和《后汉书》"故能一贯万机,靡所疑惑"的论述,该方贯通养阴与疏肝,养阴不影响肝气条达,疏肝不损伤肝肾阴液。肝脏体阴而用阳,其性喜条达而恶抑郁。肝阴不足,肝失所养,治宜以滋养肝脏阴血为主,配伍疏解肝气之品。方中重用生地黄,配枸杞子滋水益肾为君药,滋水涵木;沙参、麦冬育阴涵阳、清补脾胃,兼养肺阴,共为臣药;当归入肝,补血活血,乃血中之气药,用以为佐药;更加一味川楝子,功能疏肝泄热、理气止痛,遂肝木条达之性,用以为使药。全方补、清、疏并用,寓疏于补清之中。

2. 古方新解

现代药理实验证实,一贯煎可通过调节肝损伤与肝再生失衡而治疗肝脏病证。申定珠等发现一贯煎可降低CCl_4致大鼠肝硬化模型的谷胱甘肽合成酶的表达,提高SOD、DJ-1、谷胱甘肽S-转移酶、醛酮还原酶等抗氧化应激功能相关蛋白的表达,提示可通过抗氧化而减轻肝损伤。刘文兰等观察到一贯煎对TNF-α致肝炎小鼠模型的抗炎作用及其影响TNF-α信号通路的作用机制。林红仁等发现一贯煎可通过ROS介导内在细胞凋亡途径抑制α-SMA的表达,抑制HSC的激活而阻止肝纤维化的发生发展。胡兵等发现一贯煎可在体外诱导caspase介导的BEL 7402人肝癌细胞失巢凋亡,其机制可能与下调p38 MAPK有关。朱英等发现一贯煎能影响DNA诱导的大鼠肝纤维化模型的HOC增殖分化,促进肝细胞再生和肝损伤修复。病理组织学检测结果表明,一贯煎能诱导HOC向肝细胞分化,促进肝硬化的逆转。近年来有研究表明,BMSCs具有逆转肝纤维化的作用,一贯煎对该过程具有促进作用,其机制可能是促进BMSCs募集到肝脏,并阻止BMSCs向肌成纤维细胞分化,从而发挥抗肝纤维化的作用。

除一贯煎全方的药理研究外,其方中主要药物的药理作用亦反映其药效学基础。现代药理实验证实,生地黄具有抗辐射、保肝、抗溃疡、降血糖、强心、止血、利尿、抗真菌和升高血压的作用。环烯醚萜苷是生地黄的主要成分,梓醇在环烯醚萜中含量最高,是生地黄中的主要活性成分,具有抗癌、保护神经、抗炎、利尿、降血糖,以及抗肝炎病毒保肝等作用。生地苷A和D含量均较高,较梓醇稳定,具有滋阴补血的作用。生地黄多糖中的水苏糖在实验性肝硬化大鼠模型中,能显著降低IL-6的含量,有效调整肝硬化状态下肠道菌群失调,并降低血浆内毒素,对肝脏有保护作用。枸杞子具有调节免疫、抑制肿瘤、延缓衰老、抗脂肪肝、降血脂、降血糖和抗疲劳等作用。邵鸿娥等发现枸杞子可降低CCl_4致小鼠肝损伤模型的TNF-α、IL-6、IL-8水平,发挥抗炎保肝作用。黄培池等发现枸杞多糖可显著降低CCl_4致小鼠肝损伤模型的血清AST、ALT、AKP水平。沙参具有免疫调节、抗癌、抗氧化等药理作用。沙参酒精提取物可增加CCl_4致大鼠肝损伤模型的SOD和CAT的活性,减少MDA的含量。麦冬具有抗氧化、抗衰老作用,采用体外实验测定,麦冬总黄酮的抗氧化效果较优,能减轻血管内皮细胞损伤。当归具有抗损伤、抗肿瘤、调节子宫平滑肌、抗感染等作用。宁康健等发现当归水提醇沉液能减轻CCl_4致小鼠肝损伤模型肝细胞内线粒体及内质网结构受损伤程度。柳茜等发现当归多糖能有效预防小鼠急性CCl_4性肝毒效应。有学者发现当归多糖能抑制T细胞的活化和IFN-γ、TNF-α、NO的释放,对刀豆蛋白A(ConA)诱导的小鼠免疫性肝损伤具有保护作用。现代药理实验证实,川楝子中含有川楝素及具有较强的抗氧化活性的总黄酮和多糖类成分。川楝子有小毒,有药物性肝损害的可能,必用时须少用、短用。一般以延胡索、郁金等代用为佳。

3. 临床应用

一贯煎临床上用于治肝胆病证,主要包括慢性病毒性肝炎、脂肪肝、血吸虫肝病、肝硬化、肝癌等,这些病证的基本病机为肝肾阴虚兼肝气不疏,常辨证加减。黄疸型肝炎患者,症见周身黄染,两目为甚,胸胁支满,中脘不时作痛,口苦咽干,恶心不欲食,小便色黄,大便干燥,舌红少津,脉弦数,常用一贯煎加柴胡、茵陈、炒枳实、瓜子仁、田基黄、郁金、甘草等。肝硬化患者纳差、乏力、腹胀、尿少或黄、肝病面容,或可见肝掌、蜘蛛痣、皮肤巩膜黄染、腹水征阳性、脾大;血常规三系细胞低、出、凝血时间延长,凝血酶原活动度降低,ALB降低,胆红素升高;B超检查见肝光点粗大,脾大,脾门静脉增宽,不同程度腹水者,常用一贯煎加女贞子、鳖甲、丹参、车前子、赤芍、大腹皮、葫芦瓢、白花蛇舌草等。治疗脂肪肝可在一贯煎中加入丹参、山楂、白芍、荷叶、决明子等。慢性胆囊炎常采用一贯煎合小柴胡汤加减治疗。胆囊切除后,部分患者出现右上腹痛,伴腹胀、恶心,严重者可出现胆绞痛样疼痛等肝阴不足、肝失疏泄的病证,采用一贯煎以滋阴柔肝,疏肝解郁,可获良效。胁腹部胀痛甚者,加柴胡、郁金、青皮、陈皮、山楂等;胁肋灼痛、口苦、咽干、尿黄、舌红苔黄腻者,加茵陈、虎杖、白花蛇舌草、半边莲等;胁痛呕恶者,加薏苡仁、木香、藿香、佩兰、炒谷芽、炒麦芽、白豆蔻等,去生地黄、麦冬,或减量;右胁刺痛、肝大、舌边有瘀点者,加丹参、赤芍、红花、五灵脂、蒲黄等。肝癌患者,见肝区疼痛,口干目涩,大便偏干,舌质红,苔薄黄干,脉弦细滑数者,常加白花蛇舌草、夜交藤、丹参、鸡血藤、柴胡、姜黄、郁金、薄荷、黄连等以增强疏肝通络、祛邪解毒之功效。大便干结者,生地黄可加量至30 g,并减少煎药时间,首煎20 min即可;大便偏溏者,生地黄酌减用量,并增加煎药时间,首煎可煎至1 h;肝区疼痛较重者,加延胡索;腹胀明显者,加砂仁、莱菔子;合并黄疸者,加茵陈、甘草、枳壳、垂盆草、制大黄等。

（三）甘露消毒丹治疗肝脏病证

甘露消毒丹为叶天士名方,由滑石、黄芩、茵陈、藿香、连翘、石菖蒲、白豆蔻、薄荷、木通、射干、川贝母等药组成。"甘露"为太平之瑞兆,老子云:天地相合,以降甘露。王晋三《古方选注》云:消暑在于消湿去热,湿热既去,一若新秋甘露降而暑气潜消矣。"消毒",意指消除毒疫之气,"丹"为丸剂,此处有"灵丹妙药"之寓意。本方融清热解毒、淡渗利湿、芳香化浊于一体,用治湿温疫毒诸证,疗效甚佳,以消除湿热毒邪,有如"甘露"降临,故称"甘露消毒丹"。肝脏病证多由肝炎病毒引起,属"毒疫之气",故甘露消毒丹常用治肝脏病证。现已将水丸剂型开发成胶囊剂、片剂、颗粒剂等多种剂型,临床辨证论治的水煎剂应用亦十分广泛。据研究认为:其胶囊剂从服用、体内吸收、制剂稳定、质量标准控制等方面都优于水丸剂型。

1. 古方古解

针对湿热邪气致病,根据《素问·奇病论篇》提出的"治之以兰,除陈气也"的治疗法则,叶天士治疗外感湿热病证的用药规律以芳香化浊、甘淡利湿为主,配以清热解毒、轻清宣透之品,全方具有"开上、畅中、渗下"的功能。方中以藿香、白豆蔻、石菖蒲芳香化浊,开泄气机。其中,藿香芳香而不嫌其猛烈,温煦而不偏于燥热,能祛除阴霾湿邪而助脾胃正气,为湿困脾阳,怠倦无力,饮食不甘,舌苔浊垢者最捷之药。白豆蔻辛温芳香,入肺、脾、胃经,温通香窜,能行三焦之滞气而宽中快胃,尤善疏散肺中滞气。为肺家散气要药,其辛温香窜,流行三焦,温暖脾胃。石菖蒲辛温,但温而平和,疏散开达,其气清爽芬芳。入中焦则宣化湿浊,醒脾开胃,增进饮食,入胸膈则疏达凝聚之痰浊,升发清阳,开通心窍则聪耳健脑。方中以茵陈、木通、滑石渗利湿热,以导邪下行。其中茵陈味苦而微寒,其气清芬,功专利湿热、退黄疸。茵陈乃治脾胃二家湿热之专药,皆胃土蕴湿积热之证,古今皆以此物为主,其效甚速,荡涤肠胃。滑石甘淡,性寒滑利,淡以渗湿,甘以和胃气止烦满,滑能利窍通壅滞,寒以散积热,有清热涤暑、利湿通淋之功。滑石体滑主利窍,味淡主渗热,能荡涤六腑而无克伐之弊（《药品化义》）。木通有宣通气血、降火利尿之功。茵陈、滑石、木通合用体现王伦"治暑之法,清心利小便最好"及刘河间"治湿不利小便,非其治也"之旨。黄芩、连翘、薄荷清热透邪。其中黄芩苦寒,能燥湿清热而坚阴。连翘味苦性寒,苦以泄火,寒能清热,且轻清上浮,透散表里,以清心及散上焦之热为能,另有利小便作用。薄荷辛凉,质轻气香,轻浮上升,又芳香而通窍,能疏肝,辟秽。射干、川贝母清咽化痰,开宣肺气。其中射干苦寒入肺,长于降火解毒,行血消痰。射干之主治,虽似不一,实则降逆开痰,破结泄热二语,足以概之（《本草正义》）。川贝母苦甘微寒,入肺心二经。川贝母,开郁、下气、化痰之药也,配黄芩、黄连可以清痰降火，配连翘可解郁毒。诸药配合，芳香化浊、渗下利湿、清热解毒，开上、畅中、渗下，使三焦通调，气机升降，着眼于给邪以出路，祛邪扶正。

2. 古方新解

现代药理实验证实了甘露消毒丹的多种疗效机制，治疗肝病的药理机制主要有抗病毒、抗炎保肝、调节再生与免疫等几个方面。有学者发现加减甘露消毒丹对鸭乙型肝炎病毒（DHBV）引起的肝炎有一定的治疗作用，在体内能够抑制DHBV的复制，促进ALT、AST复常及减轻肝脏的炎症。张志明等发现甘露消毒丹能治疗病毒性肝炎小鼠的湿热证，能降低实验小鼠的体温，增加耗食量和饮水量，其机制可能是抑制TLR2、TLR4、NF-κB p65蛋白及mRNA表达，保护细胞膜，减轻炎症反应。杨平等发现甘露消毒丹对D-氨基半乳糖和内毒素脂多糖所致急性肝衰竭大鼠有保护作用，能降低实验大鼠血清TBil、ALT、AST及TNF-α、IL-6水平，$P<0.01$或$P<0.05$，组织病理学检测能明显改善肝脏损害。程方平等观察甘露消毒丹对温病湿热证大鼠细胞内毒素特异性受体（肝巨噬细胞LBP mRNA及NF-κB）的激活具有动态干预作用，能中止炎症介质的转录，限制急性炎症反应。田展飞观察到甘露消毒丹对D-氨基半乳糖和内毒素脂多糖所致急性肝衰竭大鼠的肝细胞凋亡具有一定的抑制作用，能降低肝细胞凋亡率及肝细胞Fas/FasL的表达。甘露消毒丹能改善CCl_4和酒精灌胃等复合因素诱导的大鼠肝纤维化，可显著降低实验大鼠血清TBil、ALT、AST、HA、LN、PCⅢ、肝组织HYP，显著改善肝组织纤维化程度。有学者证实甘露消毒丹对温病湿热证大鼠的脂质代谢指标高密度脂蛋白、低密度脂蛋白具有一定的调控作用。对温病湿热证大鼠的肝再生及免疫指标SIgA、TNF-α、IL-18水平具有调节作用。

3. 临床应用

甘露消毒丹临床上常用于轻、中、重度病毒性肝炎（乙型、丙型、戊型肝炎）及脂肪肝患者辨证为外感湿热毒邪或肝胆湿热证，以身热困倦、口渴尿赤、苔黄腻为辨证要点。黄疸明显（中、重度高胆红素血症）者，可加大黄、栀子、姜黄清湿热退黄。湿盛腹胀者，可加猪苓、泽泻、枳壳祛湿消胀。食积腹胀者加厚朴、炒莱菔子。胁痛者加柴胡、延胡索疏肝止痛。气虚乏力明显者，可加太子参、白术健脾益气。脾虚生痰者可加二陈汤健脾化痰。慢性肝炎疫毒炽盛，迅速深入营血者，可加用赤芍、丹参凉血活血，以助退黄。若口苦口干好转，苔转白腻者，可加柴胡、郁金、白花蛇舌草。发热神昏者用安宫牛黄丸。中、重度患者多配合西医治疗。

（四）实脾饮治疗肝脏病证

实脾饮出自《重订严氏济生方》，是肝脏病证从脾论治的代表方剂之一，由白术、茯苓、附子、干姜、草果、厚朴、木香、木瓜、大腹皮、炙甘草、生姜、大枣等组成。功能健脾温肾、行气利水。主治脾肾阳虚、水停气滞之阴水。临床辨证要点：全身水肿，腰以下尤甚，胸腹胀满，身重厌食，手足不温，口不渴，小便清，大便溏，舌苔厚腻而润，脉沉迟。

1. 古方古解

实脾饮治肢体水肿，色悴声短，口中不渴，二便通利。脾胃虚寒，土不能制水，故水妄行而水肿。因无郁热，故口不渴而无便秘。此为阴水，严氏曰：治阴水发肿，用此先实脾土。此方中方药为足太阴药也，脾虚故以白术、茯苓、草果补之，脾寒故以生姜、附子、草果温之，脾湿故以大腹皮、茯苓利之，脾满故以木香、厚朴导之（木香行气，平肝实肠，厚朴散满，行水平胃）。然土之不足，由于木之有余，木瓜酸温，能于土中泻木，兼能行水，与木香同为平肝之品，使木不克土而肝和，则土能制水而脾实矣。《医方集解》曰：湿胜则地泥，泻水正所以实土也。

2. 临床应用

实脾饮用治肝脏病证主要用于肝硬化腹水和肝癌患者。目前临床消除肝硬化腹水多采用西药利尿剂，但部分患者腹水消退后由于电解质紊乱等原因常出现乏力、纳差、腹胀等症状，应用实脾饮可显著改善临床症状，稳固临床疗效，提高生存质量。部分顽固性腹水患者，单用利尿剂消除腹水效果欠佳,合用实脾饮可显著提高临床疗效。西医基础治疗包括病因治疗(病毒性肝炎患者针对性选用抗病毒药,血吸虫肝病患者若有必要采用杀虫治疗,消除酒精及药物性损害等),适当限制水、钠的摄入量,适当补充人ALB,合理运用保钾与排钾利尿剂,防治并发感染(合理使用抗生素、微生态治疗)等。脾肾阳虚证患者,常用实脾饮原方辨证加减,合五苓散可增加利尿消肿的效果。气虚血瘀者,加党参、丹参等。腹胀胁痛者,加郁金、延胡索、青皮、陈皮等。肝肾阴虚者,常用实脾饮去附子、干姜,合六味地黄丸或左归丸(饮)治疗。阴虚血瘀者,可加制鳖甲、泽兰、益母草、葫芦瓢等。气阴两虚者,加人参(或太子参)、麦冬、五味子等。气虚水肿不消者,再重加黄芪、露蜂房等。小便短少,腹水量多者,加猪苓、商陆、车前子等。腹泻者,加石榴皮、薏苡仁等。肝郁气滞,胁下胀痛较甚,得嗳气则舒者,加郁金、青皮、香附等。肝脾肿大者,加穿山甲、泽兰、生牡蛎等;肝区疼痛者,重用白芍,加延胡索;兼湿热者,加黄连、大黄等;腰膝酸软者,加牛膝、桑寄生等;口干口苦者,加栀子、丹皮等。

笔者在临床上采用实脾饮辨证加减治疗肝癌患者,获得减轻临床症状、稳定或缩小肝癌肿块、延缓病程进展、延长生存时间、提高生存质量的临床疗效。典型病例,某程姓男患者,82岁,患慢性丙型肝炎超过15年,诊断:慢性丙型肝炎,肝炎后肝硬化(腹水),肝癌。因年龄较大,患者及家属放弃手术、放化疗及介入治疗。就诊时患者自觉乏力、纳差、腹胀、胁痛,舌苔厚腻,舌暗红,脉滑数。ALT 22 U/L,AST 45 U/L,GGT 88 U/L,TP 64.28 g/L,ALB 25.7 g/L,GLOB 38.5 g/L,DBil 9.8 μmol/L。血小板70×10⁹/L。AFP 6958.8 ng/mL,CA 125 96.5 U/mL。B超检查发现肝S4段见一大小约4.4 cm×3.3 cm中等回声团块,边界欠清晰,内部回声欠均匀,周围可见血流信号。脾厚约4.5 cm,长约14.3 cm。超声造影:经肘静脉注射Sonovue 1.5 mL后,动脉期增强,延迟期见低增强结节。诊断:肝S4段占位性病变,超声造影提示肝癌。治疗采用厚朴、槟榔、木香、木瓜、太子参、灵芝、郁金、茯苓(免煎颗粒剂)为主方辨证加减。金龙胶囊,每次4粒,每日3次口服(后因过敏反应停服)。抗毒软坚胶囊(榔桑寄、菟丝子、姜黄、白花蛇舌草、薏苡仁),每次6粒,每日3次。治疗2个月后自觉症状明显改善,复查结果:ALT 52 U/L,AST 93 U/L,GGT 54 U/L,TP 76.4 g/L,ALB 30.6 g/L,GLOB 48.5 g/L,总胆红素(TBil)17.9 μmol/L,DBil 8.1 μmol/L,AFP 44.93 ng/mL。B超检查:肝S4段见一大小约3.2 cm×2.6 cm中等回声团块,边界欠清晰,内部回声欠均匀,周围可见血流信号。脾厚4.6 cm,长约14.5 cm。治疗4个月时再次复查:ALT 31 U/L,AST 47 U/L,GGT 50 U/L,TP 74.5 g/L,ALB 30.2 g/L,GLOB 44.3 g/L,TBil 10.2 μmol/L,DBil 4.4 μmol/L。AFP 26.62 ng/mL,癌胚抗原(CEA)7.86 U/mL。治疗半年复查结果:AFP 11.85 ng/mL,血小板100×10⁹/L。治疗8个月复查结果:ALT 56 U/L,AST 90 U/L,GGT 50 U/L,TP 75.2 g/L,ALB 31.6 g/L,GLOB 43.6 g/L,TBil 14.1 μmol/L,DBil 6.1 μmol/L。AFP 12.3 ng/mL,CA125 10.8 U/mL,CA153 21.8 U/mL,CA199 0.05 U/mL,CEA 4.31 U/mL。血小板96×10⁹/L。B超发现肝左叶内有一大小约3.9 cm×2.6 cm中等回声团块,边界欠清晰,内未见明显血流信号,肝右前叶可见一横径为0.47 cm的强回声斑,后伴彗尾。诊断:肝左叶实质性占位性病变(肝癌)。治疗1年时,AST 90 U/L,ALB 32.8 g/L,血小板12.5×10⁹/L,CEA 7.97 U/mL,AFP 12.42 ng/mL。B超发现肝左叶内有一大小约3.7 cm×2.3 cm中等回声团块,边界欠清晰,内未见明显血流信号。目前患者已存活4年多,仍在坚持中医药为主的综合治疗。

(五)六味地黄丸治疗肝脏病证

六味地黄丸出自宋代钱乙《小儿药证直诀》中的一首千古名方,来源于张仲景的《金匮要略》中(八味)肾气丸(桂附地黄丸)。原方组成:生地黄、山药、山茱萸、泽泻、丹皮、茯苓、桂枝、附子(后世将生地黄换成熟地黄,桂枝改为肉桂,效果更好)。男子消渴,小便反多,以饮一斗,小便一斗,肾气丸主之。虚劳腰痛,少腹拘急,小便不利者,八味肾气丸主之。转胞不得尿,宜肾气丸主之。钱乙在其基础上减去桂枝、附子,改生地黄为熟地黄,化为补肾阴的名方六味地黄丸。钱乙认为,仲阳意中,谓小儿阳气甚盛,因去桂附而创立此丸,以为幼科补肾专药。原治小儿肾怯失音,囟开不合,神不足,目中白睛多,面色㿠白的病证,后世扩大为治疗肝肾阴虚的基础方剂,主治腰膝酸软、头晕目眩、耳鸣耳聋、盗汗、遗精、消渴、骨蒸潮热、手足心热、口燥咽干、牙齿动摇、足跟作疼、小便淋沥,以及小儿囟门不合、舌红少苔、脉沉细数。目前临床上除六味地黄丸(胶囊)成药被广泛应用外,以辨证加减为基础的汤剂运用亦十分普遍。受"补肾生髓成肝"的理论指导,采用六味地黄丸、胶囊(软胶囊)、片剂、颗粒剂及汤剂治疗肝脏病证,是"肝病从肾论治"的重要体现之一。

1. 古方古解

《医方集解》云:六味地黄丸(补真阴,除百病,钱氏仲阳因仲景八味丸减去桂附,以治小儿,以小儿纯阳,故减桂附,今用通治大小证),地黄(砂仁酒拌九蒸九晒,八两),山茱萸(酒润)、山药(四两)、茯苓(拌乳)、丹皮、泽泻(三两)、蜜丸。钱氏加减法:血虚阴衰,熟地黄为君;精滑头昏,山药为君;小便或多或少,或赤或白,茯苓为君;小便淋沥,泽泻为君;心虚火盛及有瘀血,丹皮为君;脾胃虚弱,皮肤干涩,山药为君。言为君者,其分用八两,地黄只用臣分两。此足少阴厥阴药也,熟地黄滋阴补肾,生血生精。山茱萸温肝逐风,涩精秘气。牡丹泻君相之伏火,凉血退蒸(李时珍曰,伏火即阴火也,阴火即相火也,世人专以黄柏治相火,不知丹皮之功更胜也。丹者,南方火色。牡而非牝,属阳,故能入肾,泻阴火,退无汗之骨蒸)。山药清虚热于肺脾,补脾固肾(能涩精)。茯苓渗脾中湿热,而通肾交心。泽泻泻膀胱水邪,而聪耳明目。

2. 古方新解

概括六味地黄丸药理作用机制主要为通过调节神经-内分泌-免疫功能,减轻病理损伤,促进再生修复而防治与"阴精亏虚"相关的多种病证。六味地黄丸中含有锌、锰、铜、铁等多种微量元素,可以提高机体相关酶的活性,改善脏腑器官功能活动,尤其是内分泌功能,从而达到预防保健和防治疾病的目的。陈攀等发现六味地黄丸含药血清对体外培养海马神经干细胞(NSCs)的增殖、迁移及分化具有协调平衡的调控作用,其机制可能与影响经典 Wnt 信号通路及非经典 Wnt 信号通路有关。有研究表明,六味地黄丸能促进细胞增殖,有激活骨髓造血干细胞的作用。六味地黄丸不是单纯的免疫促进剂或免疫抑制剂,而是通过调节机体免疫平衡而发挥作用。目前研究表明,山茱萸对非特异性免疫功能有增强作用,能促进巨噬细胞的吞噬功能;丹皮主要成分丹皮酚有显著抗变态反应的作用,同时不抑制特异性抗体的生成,这可能是通过非特异性抗炎机制发挥作用,也可能与抑制血清补体活性有关;茯苓中的茯苓糖对免疫功能有增强作用,能增强巨噬细胞的吞噬功能,使脾脏抗体分泌细胞数明显增多。六味地黄汤能提高模型动物的 IL-2 活性,IL-2 是由脾细胞分泌的一种细胞因子,具有促进并维持 T 细胞在体内外的生长,参与 T 细胞抗体产生,诱导 NK 细胞增殖分化及产生 IFN 等作用。在适当浓度范围内,六味地黄丸对多形核白细胞的免疫功能起明显的双向调节作用,外周血中多形核白细胞的杀菌能力和超氧基释放水平较乳中高。谭峰等发现六味地黄丸水提液可以提高 SD 大鼠 BMSCs 的体外增殖能力。刘妍等发现六味地黄丸能降低对实验性自身免疫性脑脊髓炎(EAE)小鼠的神经功能评分,缩短病程,将外周血淋巴细胞亚群中的 $CD8^+$、$CD4^+/CD8^+$ 值及 NK 细胞水平调节至正常水平。六味地黄丸能激活细胞免疫及抗体生成反应,提高细胞免疫功能,促进扁桃体细胞诱生 IFN,提高血清 IFN 水平。闫盈滨等发现再生障碍性贫血患者在常规治疗基础上加用六味地黄丸能明显升高骨髓造血细胞生长因子 EPO(促红细胞生成素)、SCF(干细胞生长因子)的分泌水平,升高慢性再生障碍性贫血患者的白细胞、血红蛋白、血小板,促进骨髓造血,改善临床症状。唐莹报道服用六味地黄丸能使实验大鼠的细胞生成溶酶体的速度明显加快,从而提高了细胞的解毒能力而改善肾功能。六味地黄汤可使衰老小鼠卵巢重量增加,卵泡发育,具雌激素样作用;并能增加衰老小鼠子宫中腺体及血管数量,使子宫内膜肌层增厚,缓解子宫萎缩。其机制可能与调节下丘脑-垂体-卵巢轴的功能,提高雌激素水平有关。王彬等基于代谢组学的研究发现六味地黄丸对甲亢大鼠机体内的三羧酸循环障碍,及糖、脂质、氨基酸代谢出现的紊乱具有一定纠正作用。姜荣燕等观察到加味六味地黄丸对环磷酰胺致大鼠肝损害有一定的保护作用,可降低实验大鼠血清中 ALT、AST,病理组织学检测发现能明显减轻肝细胞水肿。六味地黄丸常用于肿瘤的防治,目前的研究证明其对放疗、化疗、手术、内分泌治疗及自杀基因治疗有减毒和(或)增效作用。从六味地黄汤中逐步分离获得了六味地黄多糖 CA4-3B 和 P-3,对小鼠淋巴细胞白血病细胞系(L1210)和人早幼粒白血病细胞系(HL-60)细胞具有抑制增殖和克隆形成的作用。同时有研究表明,自杀基因系统联合六味地黄丸对癌细胞有协同增效作用。

3. 临床应用

据不完全统计,在各种文献报道中,六味地黄丸治疗的病证至少涉及 137 种。常用于高血压、肾脏病、糖尿病、骨质疏松、更年期综合征等疾病的治疗和肿瘤的辅助治疗,可取得良好效果。但临床辨证为阳虚(肾阳虚、脾阳虚)、脾虚胃弱、肝脾湿热、肺热者,为相对禁忌证,一般不可单独应用,或长期大量应用。笔者在临床上遇肝肾阴虚兼脾胃虚弱的患者,用香砂六味地黄方(六味地黄丸加木香、砂仁)或枳术六味地黄方(六味地黄丸加枳壳、白术)可扩大适应证和提高临床疗效。对于肝病患者主要适用于中晚期出现肝肾阴虚证的患者。笔者常将六味地黄汤用治肝硬化腹水患者,腹水明显期用实脾饮合方化裁加减。稳定期出现腹胀满、尿少、纳呆、乏力、形体瘦弱、大便秘结、舌质红绛无苔、脉细数者,以生地黄、熟地黄、山茱萸、山药、丹皮、泽泻、茯苓、玄参、麦冬、五味子、沙参、知母、黄柏、菟丝子、丹参、赤芍、白芍、当归、柏子仁、枳壳、炙甘草、怀牛膝为基本方辨证加减,配合西医基础治疗,长期应用,病情可稳定好转,能提高 ALB 水平,降低 AFP,减少并发症,生存质量显著提高。

(六)左归丸治疗肝脏病证

左归丸出自《景岳全书》,是由六味地黄丸加减衍化而来。组成:熟地黄、炒山药、枸杞子、山茱萸、川牛膝(酒洗蒸熟)、菟丝子(制)、鹿角胶(敲碎,炒珠)、龟板胶(敲碎,炒珠)。功能:填精补髓,益肾滋阴。主治:真阴不足,肝肾亏虚。主证:形体虚亏,腰酸咽干,舌光红,脉细数。

1. 古方古解

"左归"之名以其深刻的文化内涵体现了张景岳的学术思想。张景岳在《治形论》中指出:凡欲治病者必以形体为主,欲治形者必以精血为先,此实医家之大门路也。他常用的补益精血的药物有熟地黄、当归、枸杞子等,尤以熟地黄为首选。形体之本在精血。熟地黄以至静之性,以至甘至厚之味,实精血形质中第一品纯厚之药。尽管他创制的左归丸、右归丸有"阴中求阳""阳中求阴"或"精中生气""气中生精"的区别,但都是在填补肾精真阴的基础上协调阴阳。右归丸实际上是在左归丸的基础上增加了温壮阳气的药物。故治水治火,皆从肾气,此正重在命门,而阳以阴为基也。老子曰:知其雄,守其雌,夫雄动而作,雌静而守,然动必归静,雄必归雌,此雄之不可不知,雌之不可不守也。邵子曰:三月春光留不住,春归春意难分付,凡言归者必归家,为问春家在何处。夫阳春有脚,能去能来,识其所归,则可藏可留,而长春在我矣。"归"者,元精归藏于肾家也。强调虚证"宜壮水之主,以培左肾之元阴,而精血自充矣。"因张景岳最善用熟地黄而被众医家冠以"张熟地"之名号。熟地黄甘湿质润,补阴益精以生血,为养血补虚之要药。又其质润入肾,善滋补肾阴,填精益髓,又为补肾阴之要药,古人云其"大补五脏真阴""大补真水"。《药品化义》曰:熟地黄,藉酒蒸熟,制黑而为纯阴,味苦化甘,性凉变温,专入肝脏补血。因肝苦急,用甘缓之,兼主温胆,能益心血,更补肾水。凡内伤不足,苦志劳神,忧患伤血,纵欲耗精,调经胎产,皆宜用此。安五脏,和血脉,润肌肤,养心神,宁魂魄,滋补真阴,封填骨髓,为圣药也。张景岳对熟地黄的药性、临床配伍与主治病证、用量、炮制及时医的误用等问题一一做了详细的阐述。

左归丸重用熟地黄滋肾以填真阴,配枸杞子、山茱萸以益精涩精。龟板胶、鹿角胶,为血肉有情之品,鹿角胶偏于补阳,龟板胶偏于滋阴,两胶合力,沟通任督二脉,益精填髓,蕴含"阴中求阳""阳中求阴""水火既济"和"阴阳协调"之义。菟丝子配川牛膝，补肾精，强腰膝，健筋骨。炒山药滋益脾肾。治真阴肾水不足，不能滋溉营卫，渐至衰羸，凡精髓内竭、津液枯涸等证，俱速宜壮水之主，以培左肾之元阴，此方主之。左归丸组方纯补无泻，与六味地黄丸"三补三泻"的配伍特点不同。张景岳认为：补阴不利水，利水不补阴，治疗真阴亏损之证，补之犹恐不及，何必更添渗利而减其功。清代医家顾松园十分推崇张景岳的这一学术思想，指出：凡五液皆主肾，故凡属阴分之药，亦无不皆能走肾，有谓必须引导者，皆属不明耳。左归丸虽为滋补肾阴的方剂，但在用药上又配伍了鹿角胶这一温补肾阳的药物，体现张景岳重视"阴阳互根""阳中求阴"(善补阴者，必于阳中求阴，则阴得阳升而泉源不竭)的学术思想。清代名医徐大椿十分赞赏，指出：然甘平之剂，不得阳生之力，而真阴之枯槁者，何以遽能充足乎？故少佐鹿角胶以壮肾命精血，则真阴无不沛然矣，何虚燥虚烦之足患哉？

左归丸与六味地黄丸均为补肾名方，但由于其组方要义不同，临床适应证必须严格掌握，左归丸主要适用于精髓内亏、津液枯涸的"纯虚无实或少实"病证，而六味地黄丸主要适用于肝肾阴虚、虚火上炎、脾肾湿浊的"虚中夹实"病证。

2. 古方新解

现代药理学对左归丸的疗效机制进行了较系统深入的研究，用治肝脏病证的主要药理机制可以概括如下：左归丸主要通过影响神经-内分泌-免疫-肝再生调控网络发挥多方面的治疗作用，对肝病进程中的多种病证具有一定的防治作用。蔡定芳等研究了左归丸对MSG-大鼠下丘脑-垂体-肾上腺轴(HPA轴)的影响，发现左归丸能有效地改善HPA轴的功能亢进状态，显著降低MSG-大鼠血氢化可的松(CORT)、ACTH和下丘脑促肾上腺皮质激素释放激素(CRH)异常升高的含量，并能减轻MSG-大鼠下丘脑的病理损害。高唱等发现左归丸可显著降低MSG-大鼠的脑神经细胞凋亡率，其作用机制可能与影响Akt信号通路有关。进一步研究发现，左归丸能拮抗MSG对NSC增殖分化相关蛋白(Notch1、hes5、Mash1、NeuroD)表达的抑制。在体外干细胞培养体系中，同样证实了左归丸能在一定程度上拮抗MSG对NSC增殖分化的抑制。张涛涛等发现左归丸水提液浓度依赖性地逆转低钾所致的大鼠小脑颗粒神经元凋亡，这种逆转作用不能被ERK抑制剂PD98059所阻断，但可被PI3K抑制剂LY294002阻断，提示左归丸水提液对低钾所致的大鼠小脑颗粒神经元凋亡有保护作用，其作用机制可能与影响PI3K/Akt信号通路有关。朴钟源等发现左归丸能明显抑制痴呆鼠脑组织中AchE活性，上调HSP70表达，抑制神经细胞凋亡。赵刚等证明左归丸通过不同程度地纠正老年大鼠海马和杏仁核脑区氨基酸类和单胺类神经递质的紊乱状态，使兴奋性和抑制性神经递质趋向平衡，从而改善大脑边缘系统，延缓机体衰老。

程彬彬等观察左归丸对实验性阴虚证雌性小鼠生殖内分泌的影响，结果发现左归丸组及左归丸去温阳药组雌二醇(E2)含量较模型组高，且左归丸对改善胸腺质量的作用更显著。朱玲等发现左归丸能使免疫性卵巢早衰(POF)小鼠的动情周期时间延长。进一步研究证实，左归丸能改善POF小鼠卵巢间质病理损害(淋巴细胞浸润，生长卵泡及成熟卵泡数减少)，能调节POF小鼠外周血FSH、E2、抗卵巢抗体表达紊乱，能提高卵母细胞卵巢组织生长分化因子-9(GDF-9)mRNA阳性细胞数，从而减轻卵巢免疫性炎症的损伤，防治POF。

姚成芳等发现左归丸能改善阴虚阳亢模型小鼠的免疫功能紊乱，可显著提高IL-10的转录水平，调节IFN-γ/IL-10值失衡，重建Th1/Th2的平衡状态。朱玲等发现左归丸能通过调节免疫反应及细胞毒性淋巴细胞功能，改善$CD4^+/CD8^+$失衡及Fas/FasL系统失衡，从而减轻卵巢免疫炎性反应，改善POF小鼠卵巢的免疫性损伤，防治卵巢功能破坏和衰竭。刘洋等发现左归丸对小鼠脾脏Treg亚群($CD4^+/CD25^+$)及相关细胞因子(Foxp3、IL-10、TGF-β、IFN-γ)的表达具有一定调节作用。

笔者及其团队通过一系列动物实验及细胞实验研究，发现左归丸能通过调控MSG-大鼠-肝再生模型再生肝和 ARN 中的 TGF-α、TGF-α mRNA、EGFR、TGF-$β_1$ 及其受体的表达,影响神经-内分泌-免疫-肝再生调控网络而在一定程度上改善 MSG-大鼠-肝再生模型的肝再生过程。同时发现,MSG-大鼠-肝再生模型出现"肝肾精虚"的典型证候,左归丸可以通过影响神经-内分泌-免疫-肝再生调控网络而改善该模型大鼠的肝肾精血亏虚状态,其分子机制可能是影响了再生肝组织的基因表达谱的变化。进一步研究发现,左归丸能够促进交叉性别骨髓移植模型小鼠骨髓干细胞转化肝细胞,其机制可能在于调节全身机能和改善肝脏微环境,有利于骨髓细胞移行至肝脏并转化为肝细胞;其分子机制在于影响肝组织基因表达谱的变化及网络式双向调控肝再生相关信号通路的基因表达。体外细胞实验证实,左归丸含药血清能提高 BMSCs 向肝细胞的转化率。进一步采用蛋白质质谱分析技术、酵母双杂交和免疫共沉淀技术提示了左归丸影响骨髓干细胞转化肝细胞的几个关键蛋白质及其作用机制,并通过系统生物学技术发现了左归丸通过多个信号通路调控肝再生过程。

3. 临床应用

左归丸在糖尿病、心脑血管疾病及神经病、生殖病、骨科病、妇科病等中应用较为广泛,在肝病的防治方面一度不够重视。笔者通过长期研究补肾生髓成肝的治疗法则和一系列深入的实验与临床研究证实,体现"补肾生髓成肝"治疗法则的左归丸能通过影响神经-内分泌-免疫-肝再生调控网络而防治肝脏病证,扩大了左归丸在肝病的临床应用,提高了临床疗效。慢性肝病的病位在肝,根据"肝肾同源"的理论认识,在其病程进展中可出现肝病及肾病、肝肾同病之证,见肝之病,知肝入肾,当先强肾,临床可选用左归丸加减以补肾养肝,延缓、阻止甚或逆转肝病的病程进展,降低慢性肝病转重的发生率,减少肝病的严重结局事件(如肝衰竭、肝硬化、肝癌)。重症肝炎属"急黄""瘟黄"范畴,由于本病之热邪最易耗损肝肾之阴,故病情好转,黄疸消退,湿热将尽,进入恢复期,患者常出现头晕目眩、疲乏无力、口干心烦、腰腿酸痛、夜眠不宁、舌质红、苔薄黄少津等肝肾阴虚证候,可选用左归丸等滋养肝肾,促进肝再生修复。难治性肝硬化腹水属臌胀病晚期,表现为大量腹水,持续 3 个月以上,治疗棘手而迁延难愈或病情进行性加重。久病及肾,肝肾亏损是难治性腹水的重要病机。此证与临床误治失治密切相关,如过用逐水利尿药或反复大量抽取腹水均可耗伤脏腑气血津液,造成电解质紊乱,加重低蛋白血症,使有效循环血量减少,肾灌注不足。症见腹大如鼓,面呈虚脱之象,四肢消瘦,二便艰涩,舌红少苔或舌干裂少津,脉细涩。除静脉补充血浆、ALB 等对症支持疗法外,可用左归丸加减:重用熟地黄(可至 120 g),配以枸杞子、山茱萸、山药、鹿角胶、龟板胶、牛膝等厚味滋填,育阴化气,可酌加桂枝以化气利水,并随症加减。此乃张景岳"下虚自实,中满自除"之义,用于临床确有效验。临床根据辨证结果,采用左归丸合六味地黄丸、实脾饮加减治疗肝硬化腹水,配合必要的现代医学治疗,可显著提高临床疗效,降低并发症和复发率,提高患者的生存质量。RCT 结果表明,左归丸合地五养肝胶囊辨证加减化裁的中西医结合方案显著降低了慢性乙型肝炎肝衰竭患者的死亡率,减轻了并发症,提供了疗效提高的较高级别的循证医学证据,其作用机制之一可能是调控肝再生紊乱。

二、肝脏病证的验方应用

验方通常指非古典医书的流传方,经临床经验证明确有疗效的固定药方。此处重点简要介绍笔者在临床实践的基础上自主研究开发的有效方药(地五养肝胶囊、抗毒软坚胶囊、补肾消石退黄颗粒)的临床应用,以及举例介绍其他医家重点验方(扶正化瘀胶囊)的临床应用。

(一)地五养肝胶囊治疗肝脏病证

地五养肝胶囊是笔者在中医理论创新和临床实践的基础上,研究开发出的体现"补肾生髓成肝"治疗法则(肝肾与他脏整体协调同治)的经验方之一。主要针对慢性肝病"髓失生肝"的病因病机和本虚(肝肾精虚)标实(湿热毒结、瘀血阻络)的证候特点。肝脏形质毁坏是慢性肝病"肝肾精虚"的"金标准",而"形体之本在精血。熟地黄以至静之性,以至甘至厚之味,实精血形质中第一品纯厚之药"(张景岳《治形论》)。故方中重用熟地黄补肾填精扶正,五味子配熟地黄增强补肾功能,共为君药;茵陈清热利湿祛邪,甘草配茵陈增强清热解毒功能,共为臣药;姜黄辛温软坚、活血化瘀为佐药;方中甘草健脾益气,又能调和诸药,行使药之能。全方共奏补肾养肝、清热利湿、化瘀软坚之功。经长期临床应用证明,其具有一定防治慢性肝炎肝硬化及肝癌的疗效,主要适用于慢性肝炎病情活动期、进展期,临床及实验证明具有调控肝再生与抗病毒、抗肝损伤、抗肝纤维化、防治肝癌的协同作用机制,主要针对慢性肝炎有发生肝硬化、肝癌风险的人群(以病毒复制、炎症、肝损伤、肝纤维化、肝癌癌前病变为主)。

地五养肝胶囊开发研究的依据主要包括以下几个方面:一是 HBeAg 阴性慢性乙型肝炎已达到全部慢性乙型肝炎患者的一半以上,且呈快速上升趋势。与 HBeAg 阳性的慢性乙型肝炎患者比较,HBeAg 阴性慢性乙型肝炎抗病毒治疗的疗效较差,进展为肝硬化、肝癌的风险更高,已成为新的临床治疗难题。二是抗炎保肝治疗获得重新认识和重视,是不可或缺的治疗慢性肝病的重要途径与方法。三是调控肝再生防治肝脏病证已成为新的前景十分广阔的策略与方法。四是中医药"生机学说"和"肝主生发"的理论创新及其提高临床疗效的前期研究基础。地五养肝胶囊是中医"生机学说""肝主生发"理论创新的物化成果之一。"肝主生发"的理论认识揭示了肝再生修复机制是肝脏病证发生发展的重要生物学基础,调控肝再生是防治肝脏病证前景十分广阔的有效途径与方法。"生机学说"的理论认识揭示了虚证本质的生物学基础是组织损伤与再生修复的失衡,即病理损伤超过再生修复,或再生不足以修复病理损伤,或持久或反复的病理损伤导致过多的再生反应而增加其紊乱的概率或程度,或病程发展到某些阶段即使炎症损伤得到控制,但不受干预的异常再生过程仍然导致病情反复、持续,甚至迅速进展。肝再生的机制研究进展很快,但西医尚缺乏调控肝再生的手段与方法。美国《希夫肝脏病学》虽专章介绍了肝再生的病理生理和临床病证,但却没有具体的调控手段与方法。目前临床上通过调控肝再生防治肝脏病证的有效药物十分有限。

目前,经过国家正式批准上市的保肝药物种类繁杂,包括各种医院内自制的药物在内,保肝药物达数百种之多,但过去众多的"抗炎保肝"药多只注重减轻"损伤"的作用,而忽视了肝脏再生修复的重要机制。地五养肝胶囊是根据目前慢性肝病治疗通过抗炎保肝与调控肝再生共同发挥疗效的临床需求而开发出的新型复方中药制剂,具有调控肝损伤与肝再生失衡的药理作用机制是其区别于其他同类中成药的特点和优势。主要针对抗病毒治疗无效、低效、耐药,或暂不需要抗病毒治疗,或无法接受(患者拒绝、经济条件限制、禁忌证)抗病毒药治疗的 HBeAg 阴性慢性乙型肝炎患者发挥治疗作用,亦可配合抗病毒药发挥协同治疗作用,为解决 HBeAg 阴性慢性乙型肝炎的临床治疗难题提供新的有效药物。地五养肝胶囊亦可适用于肝损伤与肝再生失衡的其他慢性肝病(脂肪肝、药物性肝损伤、自身免疫性肝炎等)患者的抗炎保肝治疗。

目前认为,NF-κB 作为连接炎症与肿瘤的关键环节,在慢性肝炎恶性转化中发挥重要作用,而地五养肝胶囊的主要有效成分(甘草酸及其衍生物)具有抑制 NF-κB 表达生物学效应的作用,姜黄素具有抗氧化、抗炎、抑制病毒和抗肿瘤的作用,配合茵陈和五味子,其抗肝损伤、调控肝再生、抗炎防治炎症恶性转化的生物学效应明显放大。更重要的是,上述防治肝癌发生发展的生物学效应由于与熟地黄的配伍得到稳定和加强(有效成分量的增加和效应加强)。地五养肝胶囊已申请国家发明专利(一种调控肝再生的药物及其制备方法),并获授权(专利号:ZL 201210580999.2)。采用 RCT,开展地五养肝胶囊调控肝再生治疗慢性乙型肝炎的临床研究,获得疗效提高的较高级别的循证医学证据。

在现有的慢性肝病(病毒性肝炎占大多数)治疗的研究中,关于病毒因素的研究较多,例如病毒载量、病毒基因型、病毒变异及耐药等与预后的关系,但对于宿主因素(遗传、年龄、性别、免疫状态、肝再生状态、行为习惯、心理因素、工作情况、饮食生活、药源性肝损伤、环境因素等)的研究却很少。中医药对肝炎病毒(HBV、HCV 等)的直接作用不及现在的西医抗病毒药,但中医药通过干预某些宿主因素(如调控肝再生、调节免疫等)阻止或延缓病程进展、促进康复是其优势所在,研究其作用及机制具有重要的科学意义和临床价值。

病毒是导致病毒性肝炎的病因,没有病毒就没有病毒性肝炎,只要消灭了病毒这一致病因素,病毒性肝炎就能痊愈。但遗憾的是,目前而言,人类尚未找到真正意义上"清除"慢性肝炎患者体内病毒的药物,故慢性病毒性肝炎尚缺乏"根治"疗法。更重要的是,在慢性病毒性肝炎病程进展中,病毒并不是疾病发生发展的唯一因素,即病毒不能完全决定慢性病毒性肝炎的病程进展和转归,宿主因素(机体对病毒的反应机制)是决定慢性肝炎病程进展和转归的"内因"。

肝再生是决定肝病发生发展的重要宿主因素,中医药调控肝再生是其影响宿主因素,从而防治慢性肝病发生发展的重要机制。肝脏具有独特惊人的再生修复机制,它是机体对肝损伤后的组织修复与代偿性增生反应,表现为肝实质细胞、间质细胞及 ECM 的增生。在急慢性肝病的发生发展过程中,肝再生与肝损伤在体内外多种因素的作用下保持动态平衡,是维持肝功能正常和影响预后的关键机制。然而,在慢性肝病病程进展中,其肝再生过程受到干扰,处于肝再生失调的紊乱状态,使受损的肝脏无法正常再生修复。肝再生失调与肝衰竭、肝硬化和肝癌的发生发展密不可分。肝再生是肝衰竭患者存活的生机所在,若在有效的时间内,坏死的肝细胞得以正常再生,则患者存活;若不能及时获得足够的肝再生,则患者必因肝衰竭而死亡。尽管肝硬化的病因多样,其发病机制各不相同,但都涉及肝细胞坏死、结节性再生和结缔组织增生这 3 个相互联系的病理过程。尽管 HCC 的发病机制目前并不明确,但目前认为病毒性肝炎的慢性炎症导致肝细胞不断被破坏和再生是 HCC 发生的重要因素。调控肝再生是治疗急慢性肝病的关键环节,谁能真正调控肝再生,谁就能有效治疗大多数急慢性肝病。中医药广泛用于急慢性肝病的治疗,其作用机制可能是多途径、多层次、多系统、多靶点、多时限地调控肝再生过程,可能是中医药治疗急慢性肝病的"优势环节"之一。

肝再生机制极其复杂,近些年来,国内外有关肝损伤的肝再生修复机制研究进展较快,但西医尚缺乏具有循证医学证据的调控肝再生的有效药物。中医药广泛应用于急慢性肝病的治疗,除已知的作用机制(抗病毒、抗肝损伤、抗肝纤维化、调节免疫)外,其未知的值得全面、系统、深入研究的作用机制有可能是多靶点、多环节、多途径、多时限地调控肝再生过程,此为新的作用靶点和机制。中医治疗慢性乙型肝炎的优势在于注重肝脏本身强大的代谢、代偿与再生修复功能,注重人体自然的防御能力,用天然的、低毒低害的动植物类药物,对人体进行动态的整体调节,强调人体内环境的动态平衡以及人体与外环境之间的动态平衡。中医药通过发挥绿色天然中药复方的多重、综合、双向调节的整体效应,调动人体的自然防御能力、调节免疫、增强抵抗力,改变病毒的生态环境,间接消除病毒;减少肝损伤,调控肝再生,恢复肝功能,防止肝衰竭、肝硬化和肝癌的发生发展,达到治本的目的,是一个因势利导的治疗过程。这就是中医治病(证)的特色和优势所在。中医药治疗慢性乙型肝炎的研究历经抗病毒、抗肝损伤、抗肝纤维化、调节免疫等热点,对于实现目前国内外公认的治疗慢性乙型肝炎的方法的总体目标发挥了不可磨灭的作用,但其疗效尚待进一步提高。有鉴于此,有必要从调控肝再生这一新的切入点发挥中医药的作用和提高临床疗效。地五养肝胶囊是通过调控肝再生治疗肝病的中药新制剂,为从干预宿主因素和同时干预宿主和病毒因素的方面治疗肝病提供了有效药物。实验研究证实,地五养肝胶囊对 PH+2-AAF 大鼠肝癌癌前病变具有显著的防治作用,其可能的作用机制在于改善肝再生微环境,表现为地五养肝胶囊可双向调节 HOC 增殖,早中期(术后 8~14 天)促进 HOC 增殖有利于肝脏再生,中晚期(术后 17~22 天)抑制 HOC 增殖能防治肝癌癌前病变。地五养肝组对肝癌癌前病变肝组织多种肝再生细胞因子的表达具有调节作用:与模型组相比,地五养肝胶囊可显著下调表达 TGF-β_1、VEGF、IL-1。给药 7 天和 12 天时,地五养肝组能够持续增加模型动物体内 IFN-γ 的表达,提示地五养肝胶囊可能是通过促进 IFN-γ 分泌,发挥免疫调节、抗肝纤维化、抗肝癌癌前病变的作用,降低模型动物死亡率。地五养肝胶囊能延缓或减轻 CCl_4 诱导的大鼠肝纤维化,调节 EMT/MET 失衡(抑制 EMT 而促进 MET),这可能是其抗肝纤维化的作用机制之一。地五养肝胶囊在一定程度上抑制 Solt-Farber 肝癌大鼠模型的肝癌发生发展,其效果不低于索拉非尼。其可能作用机制是通过抑制骨髓干细胞转化为肝癌干细胞,调控 EMT/MET 失衡(抑制 EMT,促进 MET),影响 JAK/STAT、Ras/Raf/Mek/Erk 信号通路,改善肝再生微环境,抑制肝癌的发生发展。

临床应用亦可采用中药饮片或者是中药免煎颗粒,基本处方为地五养肝加减方:熟地黄 5～30 g,五味子 3～15 g,茵陈 5～30 g,姜黄 3～9 g,甘草 3～12 g,叶下珠 5～15 g,白花蛇舌草 5～30 g,茯苓 5～30 g,薏苡仁 5～30 g,丹参 5～30 g,菟丝子 3～12 g,桑寄生 5～15 g,临床辨证论治加减。满足调控肝再生和肝损伤失衡的多方面需求,或联合应用西药抗病毒病因治疗以防治病毒性肝炎、肝硬化及肝癌。

(二) 抗毒软坚胶囊治疗肝脏病证

抗毒软坚胶囊是笔者研究开发出的体现"补肾生髓成肝"治疗法则(肝肾协调同治)的经验方之一,由槲桑寄、菟丝子、姜黄、白花蛇舌草、薏苡仁组成(获湖北省食品药品监督管理局中药新制剂批准文号:鄂药制字 Z20113151),具有补肾养肝、活血通络、软坚解毒的功效。主要用于急慢性肝病患者出现的肝肾虚损,瘀血阻络,毒结成坚诸证。研究资料显示,槲桑寄治疗癌症的适应证很广,不仅对动物移植性肿瘤具有较强的抑制作用,而且还具有较明显的抑制肿瘤细胞转移的作用。槲桑寄所含主要有效成分(槲皮素)抗肝癌作用已有大量的实验及临床研究。槲皮素能抑制 HBV X 蛋白的作用,增加细胞 P21waf1/cipl 表达,阻滞细胞周期于 G_0/G_1 期。菟丝子及其有效成分能兴奋下丘脑-垂体-性腺(卵巢)功能,具有雌激素样活性,并具有抗损伤和癌变的作用。白花蛇舌草具有提高免疫功能和广谱的抗肿瘤作用。姜黄素具有抗氧化、抗炎、抑制病毒和抗肿瘤的作用。

目前认为,肝纤维化是促进肝癌发生发展的恶化肝再生微环境,抗肝纤维化可以通过改善恶化的肝再生微环境防治肝癌的发生发展。为观察抗毒软坚胶囊治疗肝炎后肝纤维化的临床疗效,采用 RCT,选择湖北省中医院慢性乙型肝炎肝肾阴虚证的患者 122 例。随机分为治疗组 61 例、对照组 61 例,进行临床观察。结果显示,治疗前,抗毒软坚胶囊治疗组(以下简称"治疗组")和对照组血清肝纤维化标志物 PCⅢ、HA 的水平无显著差异,$P>0.05$;治疗后,治疗组的 PCⅢ、HA 的水平均显著低于对照组的,$P<0.01$。治疗前两组全部病例 ALT 均有不同程度的异常,治疗后,治疗组复常率为 62.3%,对照组复常率为 33.33%。两组相比,$P<0.05$,有显著差异。治疗前两组全部病例 AST 均有不同程度的异常,治疗后治疗组复常率为 54.10%,对照组复常率为 26.66%。两组相比,$P<0.05$,有显著差异。治疗组 HBeAg 转阴率为 26.22%,HBV DNA 转阴率为 24.59%,对照组分别为 13.33%、11.66%,两组相比较,有显著差异,$P<0.05$。治疗 3 个月后,治疗组患者胁肋疼痛、腰膝酸软、失眠多梦、头晕耳鸣、手足心热或低热、咽干口燥等症状较对照组有明显改善,$P<0.05$;舌象、脉象改善较对照组有显著差异,$P<0.05$;黄疸消退较对照组有显著差异,$P<0.05$。

综合疗效判定结果,治疗组临床治愈 13 例(21.3%),显效 22 例(36.1%),有效 21 例(34.4%),无效 5 例(8.2%),总有效率为 91.8%;对照组临床治愈 4 例(6.6%),显效 11 例(18.0%),有效 21 例(34.4%),无效 25 例(41.0%),总有效率为 59.0%。治疗组疗效优于对照组,经统计学处理,差异显著,$P<0.05$。上述结果提示抗毒软坚胶囊对血清肝纤维化标志物指标有显著改善作用,在改善临床证候、恢复肝功能、抑制 HBV 复制方面也有良好作用,提示抗毒软坚胶囊具有抗 HBV 和抗肝纤维化的协同治疗作用。

(三) 补肾消石退黄颗粒治疗肝脏病证

补肾消石退黄颗粒是笔者在承担湖北省"九五攻关"项目——中医药防治慢性肝病肝硬化

肝癌的新药开发研究（鄂科技（97）30号/96IP1702）中研发并临床应用5年以上的系列中药之一。该药自开发成功后，一直用于临床治疗胆囊炎、胆石症（包括肝内胆管结石）、瘀胆型肝炎、药物性肝损伤等肝脏病证，获得良好临床疗效。该药已取得湖北省食品药品监督管理局中药新制剂批准文号：鄂药制字Z20150013。

胆囊炎、胆石症（胆结石）是中老年人的常见病、多发病。相关调查显示，40岁之后，人体便会出现较大的变化，众多的因素综合，导致胆囊功能减弱、胆汁滞留，容易诱发胆囊炎和胆石症。胆石症常促发胆囊炎，胆囊炎又可诱发胆石症，两者关系密切，常为并发。成年女性的胆石症发病率达12%，65岁以上的老年女性发病率达20%。在有家族成员患病的人群中，胆石症的发病率显著提高，是普通人群患病率的10倍。尤其是女性、肥胖者、40岁以上者、多产妇者更易患上胆石症。目前，市面上有治疗胆囊炎、胆石症的药物，如消炎利胆片、胆舒胶囊等，但均以消炎止痛为主，根据中医"年老多虚""久病入肾"的认识，目前市面上治疗胆囊炎、胆石症的药物尚未顾及"肾虚"一面。

肝内胆管结石是胆管结石的一种类型，是指左、右肝管汇合部以上各分支胆管内的结石。它可以单独存在，也可以与肝外胆管结石并存，一般为胆红素结石。肝内胆管结石常合并肝外胆管结石。本病可引起严重并发症，是死亡的重要原因。肝内胆管结石可弥漫存在于肝内胆管系统，也可发生在某肝叶或肝段的胆管内，且左叶明显多于右叶。患者症状一般不典型，在病程的间歇期多无症状，或仅表现为右上腹部轻度不适；在急性期则可出现急性化脓性胆管炎的症状（如黄疸、畏寒、发热等）。肝内胆管结石的诊断比较复杂，除根据患者的临床表现外，还可通过B超和经皮肝穿刺胆管造影（PTC）检查，以显示肝内胆管结石的分布和胆管的狭窄及扩张情况。此外，CT检查对肝内胆管结石也有重要的诊断意义，特别是对于并发胆汁性肝硬化和癌变者。肝内胆管结石常并发胆管梗阻，容易诱发局部感染及继发胆管狭窄，使结石难以自行排出，病情迁延不愈。

瘀胆型肝炎是因多种原因引起肝细胞和（或）毛细胆管胆汁分泌障碍，导致部分或完全性胆汁流阻滞为特征的综合征，占黄疸型肝炎的2%~8%。病毒性瘀胆型肝炎患者约占病毒性肝炎患者的3%，甲、乙、戊型肝炎均可引起，多发生于急性肝炎发病数周之后。瘀胆型肝炎治疗的基本原则与普通肝炎相似，但是以消退黄疸为主要目的。临床常采用熊去氧胆酸、苯巴比妥和肾上腺皮质激素治疗，但熊去氧胆酸制剂价格较贵，药源由于受法律的限制，十分有限。苯巴比妥对肝脏有一定损害，肝功能改变明显者应慎用，有乏力、困倦、皮疹等副反应。肾上腺皮质激素不良反应较重，一般谨慎使用。

药物性肝损伤（DILI）可由多种药物引起，如抗肿瘤的化疗药、抗结核药、解热镇痛药、免疫抑制剂、降糖降脂药及抗细菌药、抗真菌药、抗病毒药等。最近研究显示中药所致DILI占临床DILI的4.8%~32.6%，已成为一个不容忽视的问题，另外一些保健品及减肥药也经常引起DILI，需引起高度注意。DILI占非病毒性肝病的20%~50%，占暴发性肝衰竭的15%~30%。据法国一项调查研究显示，3年内DILI的发生率约每年14人/10万居民，其中12%的患者住院，6%的患者死亡。可见住院患者中的DILI只占全部DILI人群中的一小部分。在我国肝病中，DILI的发生率仅次于病毒性肝炎及脂肪肝（包括酒精性及非酒精性），发生率较高，但由于临床表现不特异或较隐匿，常不能被发现或不能被确诊。DILI可表现为肝内瘀胆型药物性肝炎，包括：①单纯瘀胆型，临床表现为起病隐匿，常无前驱症状，发病时无发热、皮肤痛或嗜酸性粒细胞增多。黄疸轻，于停药后很快消失。生化检查示AST增高，碱性磷酸酶和胆固醇大多正常。②瘀胆型，可有发热、畏寒、恶心、腹胀、乏力、皮疹，随后出现黄疸、皮肤瘙痒、大便色浅、肝大并压痛、嗜酸性粒细胞增多。生化检查示胆红素、ALT、AST、胆固醇及碱性磷酸酶均中高度升高。

根据"异病同治"的中医学理论，胆囊炎、胆石症（包括肝内胆管结石）、瘀胆型肝炎虽分属不同的疾病,但上述疾病发展的某一阶段会出现相同的"肝肾精虚,肝气郁结,瘀黄石结"的证候。"肝肾精虚"证是慢性肝病病程进展中的基础证候,常见的"肝肾阴虚""脾肾阳虚""肾虚邪实"诸证均在"肝肾精虚"证的基础上发展而来。现行的几种中医肝病证候行业标准均包括"肝肾阴虚""脾肾阳虚"之证。笔者及其团队从全国不同层次、不同地区88所中医医院大样本流行病学资料中得出慢性肝病"肝肾阴虚"证的分布规律,在中医肝(系)病前10位证候中列第3位,且为虚证的第一证候(10.62%)。在西医肝病中,"肝肾阴虚"证多见于病毒性肝炎、肝硬化、肝脓肿和慢性肝病后遗症、肝和肝内胆管的恶性肿瘤等。较典型的"肝肾阴虚"证主要见于慢性肝病的中晚期,符合中医学"久病入肾"的认识。"肝肾阴虚"与"肝肾精虚"既有区别,又密切联系。"肝肾精虚"贯穿于慢性肝病病程进展的始终,"肝肾阴虚"由"肝肾精虚"发展而来,多在病程的中晚期或病情严重时出现。一般而言,先有"肝肾精虚",病情较轻较早,多为"隐性证候",有一定可逆性;后有"肝肾阴虚",病情较重较晚,多为"显性证候",可逆性较差。"肝肾精虚"是进展到"肝肾阴虚"的基础,"肝肾阴虚"是"肝肾精虚"进一步发展的趋势性证候之一。慢性肝病的进退取决于正邪斗争的结果或状态,正胜邪衰则病愈,正虚邪盛则病进,正邪交织则病重,正衰邪留则病深。在积极祛邪的同时,时时顾护正气是治疗的基本思想。肝病进入慢性阶段正气均有所损伤或不足,故"肝肾精虚"是"髓失生肝"病因病机的基础证候。笔者通过诠释"生机学说"的科学内涵,提出组织损伤与再生修复失衡是"虚证本质"的全新认识。"形质毁坏"是诊断虚证的"金标准",再生机制不足以修复损伤的组织,导致功能受损是虚证的本质特征,减少组织损伤与促进再生修复是防治虚证的基本方法。慢性肝病"肝肾精虚"的本质是肝损伤与肝再生失衡("肝失生发""髓失生肝"),即反复或持续的肝损伤和异常的肝再生过程不足以修复肝脏组织,以致肝脏"形质毁坏"(组织受损,功能受伤)、"形质衰败"(组织异构,功能衰竭),甚或"形体衰败"(肝衰渐进,累及全身)。肝病由于肝损伤与肝再生失衡出现的"肝肾精虚"会影响"肝主疏泄"的功能,从而导致肝气郁结、瘀黄石结之证。在疾病早期阶段,采用补肾消石退黄胶囊可防止肝气郁结、瘀黄石结之证的发生发展(降低和减轻结石、黄疸的发生率和严重程度),在疾病的中晚期阶段,应用补肾消石退黄颗粒具有消石退黄的作用,促进结石的消散和黄疸的消退。

方中女贞子补肾养肝,乌须明目,主治肝肾阴虚、腰酸耳鸣、须发早白、眼目昏暗、视物昏暗、阴虚发热、胃病、痛风和高尿酸血症。现代药理研究发现女贞子具有保肝抗炎、调节神经-内分泌-免疫、降脂、降血糖、抗癌、抗突变等多种药理作用,有激素样作用而无严重激素副作用的药理特点。采用多种实验炎症模型证实女贞子用12.5 g/kg及25 g/kg的剂量每日灌胃注射,连续5日,对二甲苯引起小鼠耳廓肿胀、乙酸引起的小鼠腹腔毛细血管通透性增加及角叉菜胶、蛋清、甲醛性大鼠足垫肿胀均有明显抑制作用;女贞子20 g/kg×3日,灌胃注射,可显著降低大鼠炎症组织PGE的释放量;女贞子20 g/kg×7日可抑制大鼠棉球肉芽组织增生,同时伴有肾上腺重量的增加。其抗炎机制可能涉及以下几个方面:①激活垂体-肾上腺皮质系统,促进皮质激素的释放;②抑制PGE的合成或释放。另外女贞子能降低豚鼠血清补体活性,对抗炎症介质组胺引起的大鼠皮肤毛细血管通透性增高。金钱草具有清热解毒、散瘀消肿、利湿退黄之功效,可用于热淋、沙淋、尿涩作痛、黄疸尿赤、痈肿疔疮、毒蛇咬伤、肝胆结石、尿路结石等症。现代研究发现,该品主要含酚性成分和甾醇、黄酮类、氨基酸、挥发油、胆碱、钾盐等,还具有排石、抑菌、抗炎作用,对体液免疫、细胞免疫均有抑制作用。茵陈清热利湿,退黄。主治:黄疸、小便不利、湿疮瘙痒、传染性黄疸型肝炎等。药理学研究显示茵陈有利胆(促进胆汁分泌,增加胆汁中胆酸和胆红素排出)保肝、解热、抗炎(抑制多种致病性皮肤真菌与细菌)、驱除蛔虫、降血脂、降压、扩冠等作用。鸡内金消积滞,健脾胃。张锡纯认为:鸡内金,鸡之脾胃也。中有瓷石、铜、铁皆能消化,其善化瘀积可知,不但能消脾胃之积,无论脏腑何处有积,鸡内金皆能消之。

补肾消石退黄颗粒以女贞子配伍金钱草清热解毒,散瘀消肿,利湿退黄;茵陈清热利湿退黄,共为君臣药。鸡内金消积滞,健脾胃,为佐使药。鸡内金配伍金钱草利水通淋而排石,二者合用增强消石排石、运脾利水之功效。全方具有补肾养肝,疏肝解郁,消石退黄功能。主治:胆石症、胆囊炎和瘀胆型肝炎等出现胁肋胀痛、刺痛、隐痛,腰膝酸软,咽干口渴,失眠多梦,黄疸,胃脘不适诸证。

收集近5年来123例采用补肾消石退黄颗粒治疗的患者资料,对其临床疗效和安全性进行评价,结果发现,治疗前后比较,或与阳性对照药(茵胆平肝胶囊、胆舒胶囊)比较,补肾消石退黄颗粒具有降低GGT、ALP、TBil、DBil水平,消炎利胆退黄,消散或防治胆囊或肝内胆管结石形成等作用,改善临床症状,无明显毒副反应,安全有效。

临床应用除采用上述补肾消石退黄颗粒成方成药外,还可以补肾消石退黄颗粒(女贞子、茵陈、金钱草、鸡内金)为基础方(中药饮片或颗粒配方)辨证加味甘草、薄荷、郁金、枳壳、海金沙、白芍、白术、穿心莲等。

(四)扶正化瘀胶囊(片)治疗肝脏病证

扶正化瘀胶囊是上海中医药大学肝病研究所刘平教授及其学术团队研究开发的抗肝纤维化中药新药,于2002年经SFDA(现更名为CFDA)批准上市。扶正化瘀方的新剂型扶正化瘀片于2006年底获美国FDA批准,并在美国开展了治疗慢性丙型肝炎的Ⅱ期临床试验。扶正化瘀胶囊抗肝纤维化的临床疗效获得10个以上的较高级别的循证医学证据的支持,大量的实验研究从不同角度较充分地揭示了扶正化瘀方抗肝纤维化的作用机制。概括扶正化瘀胶囊的疗效机制,笔者认为其主要通过调控损伤与再生失衡而防治多种病证。从再生医学的角度分析,肝纤维化是异常肝再生的一种常见形式或病理状态,扶正化瘀胶囊(片)能通过多途径、多靶点、多层次防治肝纤维化,即充分表明扶正化瘀胶囊(片)可通过抑制异常肝再生(肝纤维化)而促进正常肝再生过程。根据"生机学说"的理论认识,损伤与再生失衡是虚证本质的重要生物学基础,能调控损伤与再生失衡是扶正化瘀胶囊(片)能"扶正"(治疗虚证)的根本机制。根据"肝主生发"的理论认识,肝再生的调控机制可以影响他脏的再生修复过程,故调控肝再生的药物有可能抗其他脏腑组织的异常再生(纤维化)。近些年来,一些学者关于扶正化瘀胶囊不仅抗肝纤维化,而且能抗心脏、肾脏及肺脏组织的纤维化的研究发现为这一理论认识提供了实验与临床依据。

参考文献

[1] 康庆伟,阎姝.茵陈蒿汤的药理作用及临床应用进展[J].中国中西医结合外科杂志,2013,19(4):473-475.

[2] 陈荣添,黄蕾,熊文生.茵陈蒿汤治疗黄疸性疾病概述[J].江西中医学院学报,2013,25(3):90-92.

[3] 胡炼夫,姜锦林.茵陈蒿汤在肝病中的临床运用[J].光明中医,2014,29(3):622-624.

[4] 宁冰冰,边艳琴,张文萌,等.一贯煎保肝作用研究[J].长春中医药大学学报,2012,28(3):546-548.

[5] 王顺仙.甘露消毒丹方源考证及其现代研究概况[J].时珍国医国药,2007,18(特刊):88-90.

[6] 许柳,张树峰.六味地黄丸的药理作用及临床应用研究[J].河北医学,2013,19(4):616-619.

[7] 吴梅艳,李平.六味地黄丸的药理作用及临床运用综述[J].世界中西医结合杂志,2014,9(9):1023-1025.

[8] 孙琳林,康广盛,韩海荣,等.左归丸实验研究概况[J].中成药,2010,32(3):477-480.

[9] 徐列明.扶正化瘀胶囊的后续研究[J].药品评价,2008,5(5):198-200.

[10] 刘成海,卞化石,闻集普.扶正化瘀片抗慢性丙型肝炎肝纤维化美国临床试验介绍[J].药

品评价,2008,5(5):201-203.
- [11] 杨瑞华,李芹,陈玮.扶正化瘀胶囊治疗慢性乙型肝炎肝纤维化疗效的 Meta 分析[J].中华肝脏病杂志,2015,23(4):295-296.
- [12] 胡志勇,肖绍树,陈红.扶正化瘀胶囊治疗肝纤维化[J].肝脏,2015,20(7):558-560.

第四节 他脏病证与肝藏同治

医者善于调肝,乃善治百病。凡病之气结、血凝、痰饮、肿、臌胀,皆肝病之不能舒畅所致也(《读医随笔》)。肝再生修复机制是"肝主生发"的重要生物学基础,"肝失生发"(肝再生修复机制失常)是肝病发生发展的关键病理基础与环节,中医药"从肝藏论治"通过调控肝再生防治肝脏病证的同时,亦可通过神经-内分泌-免疫-肝再生调控网络影响其他脏腑组织的再生修复,故他脏病证可从肝藏论治,多数情况是他脏病证与肝藏同治。以下笔者从血管病与妇科病两方面举例示范性说明他脏病证与肝藏同治的临床应用。

一、血管病与肝藏同治

叶天士是近代络病理论的奠基人,将络脉学说从经络学说中独立出来,提出了络病理论的完整理法方药,为络病理论的发展奠定了坚实的基础。1988 年,湖北中医药大学邱幸凡教授对中医络病理论进行了系统总结和论述,著有学术专著《络病理论与临床》,极大地推进了络病理论的继承与创新。该书从理论到实践,从病证到治疗,发幽明之微蕴,集古今之大成,论络脉说理透彻,讲病证分析入微,用方药独特有效。吴以岭院士及其学术团队对中医络病理论的发扬光大做出了重大贡献,揭示了络脉实质的重要生物学基础是血管系统,建立了"络病证治"的理论体系,构建了气络学说和脉络学说,形成了一批专利新药(包括通心络胶囊、参松养心胶囊、芪苈强心胶囊、津力达颗粒、养正消积胶囊、连花清瘟胶囊等),产生了巨大的社会及经济效益,极大地推动了中医药学术的创新与发展。2004 年,由吴以岭院士主编的《络病学》出版,成为络病理论发扬光大的里程碑事件之一。血管遍布全身所有脏腑组织,血管病变几乎涉及所有脏腑组织的病变,故运用络病理论指导防治血管系统病证具有重大的科学意义和广泛的临床应用价值。笔者从"肝主生发"和"生机学说"的理论新认识出发,以吴以岭院士的通心络为例,探讨血管病变从肝藏论治的科学意义和临床价值。

吴以岭院士认为,络病治疗的核心理念是"承制调平"。"承"是对生命运动自稳态的内在调节机制的高度概括,"制"反映了病态时机体自我代偿性的调节能力,"调"即通过"调和"的机制减少病理损伤因素,提高机体保护机制,"平"则指复方中药多组分、多途径干预人体这一复杂系统达到相对平衡的一种系统效应。通心络是吴以岭院士络病理论的代表方剂之一,针对络病的"络脉瘀阻"(微血管硬化阻塞、血液黏稠凝聚)与"络脉拙急"(微血管的痉挛状态)的两大主要病机,采用水蛭和土鳖虫疏通络脉瘀阻、降脂抗凝、溶栓;虫类通络药物全蝎、蜈蚣和蝉蜕可用来通络止痛、缓解心脑血管痉挛、保护血管内皮结构及功能;植物类补气药人参可补益心气,活血药物赤芍可活血化瘀,冰片可用来芳香通窍,檀香、降香、制乳香顺气通络止痛,炒酸枣仁可宁心安神。大量的实验研究与临床应用证明,通心络具有降低血清脂质水平,减轻动脉粥样硬化斑块炎症和增强动脉粥样硬化易损斑块的稳定性,减少心肌无复流及缺血再灌注损伤、调节血管内皮功能的作用。自 1996 年中国国家食品药品监督管理总局批准通心络用于治疗心绞痛和缺血性卒中以来,通心络已在中国 600 万以上的心脑血管病的患者中应用,其对多种血管相关性疾病有着确切的疗效,如动脉粥样硬化、心绞痛、心肌梗死等病证,后又扩大到高血压病、糖尿病和中风等病证的治疗,其疗效获得多个循证医学证据的肯定。

通心络组方体现叶天士倡导的"络以辛为泄"的用药原则。要疏通,离不开肝疏泄,又主藏血,维持气机冲和调达是络脉通畅和气血正常运行的必要条件,正如《血证论·脏腑病机论》所言:木之性主乎疏泄,肝属木,木气冲和条达,不致遏郁则心脉得畅。方中檀香、降香、制乳香、冰片等主要发挥辛香通络、辛温通络的功能,水蛭、全蝎、蝉蜕、土鳖虫、蜈蚣等虫类搜剔药主要体现辛润通络的作用。"润"者,谓血肉有情之品,辛通之中有润养之义。辛香、辛温、辛润和用,共奏化瘀通络之效。方中用人参、赤芍、炒酸枣仁的本义是针对络虚而设,以防辛味太过耗气伤阴,起益气活血化瘀、宁心安神之效。至于络虚本质,根据"肝主生发""生机学说"的理论认识,笔者认为,血管系统损伤与再生失衡是络虚本质的生物学基础,治疗络虚的根本在于减少血管损伤,维持或恢复血管损伤后的正常再生修复,防止或延缓血管损伤后的异常再生修复。防治络虚并非人参、赤芍、炒酸枣仁单独取效,而是与辛香、辛温、辛润通络之药共同发挥作用。通心络的拆方研究证实,全方的疗效优于各单药的疗效,其药物配伍的奥妙值得进一步深入研究。

近些年来的研究发现,慢性肝病在其肝纤维化进展中存在肝窦毛细血管化的重要病理过程,与HSC的活化密切相关,不仅发生较早,而且参与促进形成肝硬化门静脉高压症,严重影响肝细胞功能的恢复与发挥。如果其持续存在,肝纤维化逆转的可能性就越来越小,病情必将进一步发展,故肝窦毛细血管化是肝络瘀阻的重要生物学基础之一。目前认为,血管过度新生是肿瘤发生发展的重要环节,肝癌是一个血管富集的实体肿瘤,由于其生长速度快,肝癌细胞需要过度新生的血管不断运送足够的养料和氧气来维持其生存和快速增殖,并排出其代谢废物。又由于新生血管的基底膜不完善,肝癌细胞易透过血管进入循环系统,从而形成肝癌的转移。因此,改善肝再生微环境,减轻、延缓、甚或阻止血管的过度增生是防治肝癌的重要策略。故肝癌的血管过度新生是肝络病的重要生物学基础之一。基于"肝主生发""生机学说"的理论认识,笔者认为络病存在血管系统损伤与再生修复失衡的病理机制。治疗络病主张"通"的含义可以理解为:维持、恢复、促进血管系统的正常畅通,延缓、阻止、逆转血管系统的异常通路(不通、难通、乱通、过通均属"非通")。调节血管系统损伤与再生修复失衡是达到"通络"目标的重要手段与方法,是不可或缺的治疗靶点和关键环节。针对肝络病的病因病机特点,临床上通常采用以下两种基本治疗方案。一是在辨证使用地五养肝胶囊、抗毒软坚胶囊、补肾消石退黄颗粒等成方成药的同时,配合使用通心络胶囊,除主要适用于慢性肝病合并心脑血管病、糖尿病等病证外,亦可分别提高慢性肝病或心脑血管病、糖尿病患者的临床疗效。二是自拟通肝络方:地黄(生地黄或熟地黄)、茵陈、姜黄、五味子、甘草、水蛭、全蝎、蜈蚣、土鳖虫、生牡蛎。常用辨证加减:脾虚者,选加白术、茯苓、党参、太子参、人参、黄芪等;肾虚重者,选加山茱萸、菟丝子、黄精、制首乌、女贞子、桑椹、龟甲、鳖甲等;肝郁重者,选加柴胡、八月札、郁金、川芎、香附、佛手等;郁而有热者,选加丹皮、栀子、地骨皮、丹参、知母、黄柏等;肝癌或肝癌风险高者,选加半枝莲、白花蛇舌草、皂角刺、白苋休、金龙胶囊等;腹水者,合实脾饮加减。临床应用时姜黄、五味子、水蛭、全蝎、蜈蚣、土鳖虫均采用现代提取工艺制成的颗粒剂,其他药物可选用水煎剂或颗粒剂。

二、妇科病与肝藏同治

叶天士"女子以肝为先天"的学术思想是妇科病从肝藏论治或与肝藏同治的主要理论依据之一,认为妇科杂病,偏于肝者居半。男女均以肾为先天,但女子二七而天癸至,任脉通,太冲脉盛,月事以时下(《内经》)。天癸既行,皆从厥阴论之(《河间六书》)。肝藏体阴而用阳,肝藏血,主疏泄,调血海,喜条达,恶抑郁,喜柔养,忌耗散。肝主藏血与肝主疏泄必须相互协调,异常则气血失调,变生妇科诸多病证,又常累及脾肾肺胃,虚实夹杂。妇科病治肝之法,强调在"柔肝"的基础上"疏肝",兼顾"补肾""健脾""养血""活血""祛邪",充分体现妇科病与肝藏同治的治疗理念。

笔者根据"肝主生发"新的理论认识,认为妇科病与肝藏同治主要是通过影响神经-内分泌-免疫-肝再生调控网络同时兼顾妇科病与肝脏病证的治疗,故在临床中针对肝脏病证合并妇科病证的患者,疏肝健脾常以逍遥散加减,疏肝养血常自拟补肾养血疏肝方(柴胡、当归、阿胶、女贞子、覆盆子、丹参、香附)加减,补肾养肝常自拟补肾养肝活络方(山茱萸、黄精、旱莲草、菟丝子、全当归、赤芍、天冬、生牡蛎、八月札、郁金、丹参、玄胡)加减治疗肝病兼妇科者,常与养血活血的四物汤合方化裁,可使肝病与妇科病同时获得相应的疗效。乳房气滞胀痛者,选加枳实、枳壳、青皮、陈皮等。乳房郁热胀痛或者产后肝郁缺乳者,加蒲公英、八月札、青橘叶等。胀痛结块或癥瘕者加鹿角片、穿山甲、猫爪草、山慈菇、大贝、鸡内金、海浮石等。痛经气滞有热者,加益母草、枳壳、香附、丹皮、栀子、甘草等。痛经寒凝气滞者,加桂枝、艾叶、独活、藁本、威灵仙等。痛经、月经量少、经期前后诸证、产后身痛者,加川芎、白芍、熟地黄、制首乌、桑寄生、续断、枸杞子等。妊娠恶阻、肝胃不和者,合黄连、吴茱萸、苏叶、陈皮、生姜等。漏下者,加柴胡、升麻、荆芥等。倒经、经前期紧张综合征者,加沙参、麦冬、杏仁、苏子、白芥子、桑白皮、瓜蒌壳、枇杷叶、栀子、黄芩、地骨皮等。月经提前者,加丹皮、栀子等。月经延后者,加沉香、乌药、红花等。子宫内膜异位症者,加三棱、莪术。月经先期、量多、崩漏、逆经、乳汁自流、肝热犯胃者,加丹皮、栀子、桑叶、石决明、白芍、生地炭、旱莲草、绿萼梅,甚者再加血见愁、槐米、炒茜草、白茅根、藕节炭、川牛膝等。绝经前后诸证、经行头痛、子晕、先兆子痫、产后痓症者,合用羚羊钩藤汤、三甲复脉汤加减。其中石决明、龙骨、牡蛎重用,配伍夏枯草、桑叶、钩藤、白芍、女贞子、生地黄、潼蒺藜等。带下脾虚风胜者,加白芷、防风、山药等;带下湿热下注者,方选龙胆泻肝汤加减,选加土茯苓、苦参、夏枯草、白花蛇舌草、败酱草、忍冬藤等。月经后期、量少、崩漏、闭经、不孕者,选加生地黄、熟地黄、枸杞子、山茱萸、玉竹、黄精、制首乌、炙龟甲、旱莲草、女贞子、潼蒺藜、白蒺藜、菟丝子、桑寄生、覆盆子等。月经先期、量多、崩漏、乳汁自出、阴挺者属脾虚下陷者,重用人参、白术、黄芪,配补骨脂、菟丝子、巴戟天、阿胶、升麻、柴胡、炮姜、柯子炭、赤石脂、禹余粮等。血瘀轻症者选加蒲黄、五灵脂、泽兰等,中症者选加赤芍、川芎、桃仁、红花等,重症者选加三棱、莪术及虫类药(水蛭、虻虫)等。

三、糖尿病与肝藏同治

糖尿病是由胰岛素分泌缺陷和(或)胰岛素作用障碍所致的以高血糖为特征的慢性代谢性疾病,病情持续发展可出现眼、肾、心血管及神经系统的损害及其功能障碍,甚至衰竭的严重并发症。其中Ⅱ型糖尿病发病率在全球范围内呈逐年增高趋势,尤其在发展中国家增加速度将更快,预计到2025年可能增加170%。遗传因素、不良生活方式(能量摄入增加和运动减少)、人口老龄化等可能是其发病率迅速增加的重要原因。以往中医学界主流学者认为糖尿病属"消渴病"范畴,病位主要在肺、胃、肾,主要病理变化是阴虚燥热,但随着临床实践和研究的深入,发现Ⅱ型糖尿病与肝脾密切相关。肝主疏泄,具有疏畅气血、调节情志、控制胆汁分泌与排泄、协调脾胃消化吸收和能量代谢等作用。中焦脾虚在糖尿病的发生发展中也占有重要地位。脾病者,身重善饥(《素问·脏气法时论》)。脾脆,善病消瘅。近些年来的临床和实验研究发现,胰腺分泌胰岛素的功能与"脾"的功能密切相关,即"脾"涵盖了胰腺的功能。因糖尿病以尿甘为主证,甘味属脾;糖尿病的多饮多食、肢体瘦削,均与脾有关。脾主运化,为气血津液生化之源。脾胃虚弱,气血津液生化乏源,脾气不能散精上输于肺,肺津无以输布,则口渴思饮;脾虚不能为胃行其津液,燥热内盛,消杀水谷,则消谷善饥;脾虚不能转输水谷精微,水谷精微下流膀胱,则小便频多而味甘;水谷精微不能濡养肌肉,故形体日渐消瘦。林佩琴《类证治裁·三消论治》说:小水不臭反甜者,此脾气下脱,症最重。可见糖尿病的病位主要在脾,脾的散精功能失常是其关键病机之一。"肝木达脾土"集中反映了肝的疏泄作用对脾的影响,肝脾协调共同维持脾胃消化吸收和能量代谢功能的正常。若肝疏泄不及,就会出现"木不疏土"的肝气郁结证;若肝疏泄太过,就会出现"木旺克土"的肝气横逆证。故临床治疗必须注重肝脾同调,"见肝之病,知肝传脾,当先实脾""疏肝达脾"。与此同时,笔者认为,治肝必须兼顾其肾,因"见肝之病,知肝入肾,当先强肾"。

"肝脾肾同调"的中医理论认识对于肝源性糖尿病的辨证论治具有重要的指导意义。国外学者对Ⅱ型糖尿病治疗的认识已从单纯增加胰岛素的量转移到提高胰岛素的敏感性。提出Ⅱ型糖尿病患者更理想的治疗是通过提高胰岛素的敏感性来改善对血糖的控制,此法不会或很少引起低血糖,并可在并发症出现前安全地开始治疗,故一些不刺激胰岛素分泌,而是增加靶组织对胰岛素的敏感性的降糖药物(胰岛素增敏剂)相继研制成功。中医药在这方面亦发挥着良好的作用。加拿大学者发现,人体对胰岛素的敏感性或耐药性与肝脏中一种化学物质有关,即肝脏与糖尿病的发生之间存在联系,它很可能是生物体内最大的胰岛素调节器官。主要研究对象是猫和老鼠,重点是肝脏副交感神经所释放的与胰岛素敏感性有关的一种化学物质,在正式命名前,暂定为肝胰岛素敏感性物质(HISS),是一种当体内葡萄糖水平异常增加时就释放并激发胰岛素分泌的敏感物质。食物在Ⅱ型糖尿病患者体内消化后,血液中葡萄糖水平增加,引起胰腺释放胰岛素,同时激活肝脏的副交感神经释放乙酰胆碱,引起 HISS 释放,而 HISS 能使骨骼肌储存胰岛素,以便摄取更多的葡萄糖。可以说,骨骼肌是餐后最大的葡萄糖储存中心。肝脏神经受到损害或神经功能不全时,HISS 不能释放,骨骼肌便得不到足够的葡萄糖。这些研究支持中医关于"肝为罢极之本""脾主四肢肌肉"的认识。研究人员首先给动物注射少量胰岛素,观察其反应,然后切断神经再给少量胰岛素,此时机体几乎对胰岛素无反应。

中国科学院上海生命科学研究院营养科学研究所郭非凡研究团队在一项研究中,阐明了下丘脑催乳素受体(PRLR)提高外周肝脏胰岛素敏感性的分子机制,揭示了下丘脑 PRLR 调节外周代谢稳态的新功能。郭非凡研究团队的研究认为,PRLR 主要通过间接调节胰岛密度、β 细胞数目和大小来调节胰岛素分泌,进而调节血糖水平。研究者分别构建了过表达和抑制长型催乳素受体(lPRLR)表达的腺病毒。通过向小鼠第三脑室注射腺病毒发现,在下丘脑过表达 lPRLR 能够提高肝脏的胰岛素敏感性,而敲除 lPRLR 将降低肝脏胰岛素敏感性。lPRLR 对外周糖代谢的调节是通过下丘脑 STAT-5 信号通路以及肝脏迷走神经信号传递的。同时,研究还发现胰岛素抵抗模型 db/db 小鼠下丘脑中 lPRLR 表达显著低于野生型小鼠;向 db/db 小鼠第三脑室注射 lPRLR 过表达腺病毒能够提高其全身的胰岛素敏感性。

现代医学认为,精神紧张是引起糖尿病的重要原因之一,而中医学则认为,精神紧张等情志致病就会导致"肝失疏泄",进而出现"木不疏土"或"木旺克土"等"肝木不达脾土"的病理变化。清代名医黄坤载认为"消渴之病,独责肝木",故"疏肝达脾"是治疗糖尿病的重要治法。有学者总结"糖尿病从肝论治"5 法,即疏肝解郁、补肝养血、平肝潜阳、清肝降糖和补气温肝,方以柴胡疏肝散、补肝养血汤、清肝降糖汤等加减化裁。常用药物有柴胡、白芍、地黄、枸杞子、女贞子、玉米须等。由此可见,糖尿病从肝肾论治已成常法。

笔者根据中医"肝木达脾土"的功能结构体系,采用"疏肝达脾",兼顾肾虚的治法对肝源性糖尿病进行治疗,获得一定临床疗效。处方根据肝"体阴而用阳"生理病理特点,认为"疏肝"之意不是单指用柴胡等发散之品,因"肝木不达脾土"的根本病机是肝的疏泄功能不足以维持脾的运化功能正常,"子虚补其母",故用六味地黄汤合补肝汤、一贯煎加减化裁以养肝疏肝;"太阴湿土,得阳始运",故再加甘温升发之品以肝脾同调,共同组成疏肝达脾降糖汤的基础方,由熟地黄、山茱萸、山药、泽泻、丹皮、茯苓、沙参、麦冬、枸杞子、木瓜、黄芪、人参、升麻、柴胡等为主组成,临床辨证加减。

参考文献

[1] 刘美之,贾振华,魏聪,等.通心络超微粉对兔动脉粥样硬化早期外膜微血管新生的影响

[J].中医杂志,2015,56(3):240-245.
[2] 吴以岭,魏聪.通络药物治疗心脑血管病现状与展望[J].疑难病杂志,2015,14(1):1-5.
[3] 吴以岭,魏聪,贾振华,等.脉络学说概要及其应用[J].中医杂志,2014,55(3):181-184.
[4] 魏聪,吴以岭,贾振华,等.营卫承制调平指导血管病变防治[J].中医杂志,2013,54(2):110-113.
[5] 袁国强,吴以岭,魏聪,等.脉络病变基本病机探析[J].中医杂志,2012,53(13):1088-1091.
[6] 崔应珉,张笑菲,徐江雁.糖尿病治脾说略[J].中国医药学报,1998,13(5):370-372.
[7] 潘朝曦.论糖尿病不可均按消渴辨治[J].江苏中医,1998,19(7):7-9.
[8] 周建扬.糖尿病从肝治验[J].光明中医,1998,13(77):32-34.
[9] Lasker R D. The diabetes control and complications trial implication for policy and practice[J]. N Engl J Med,1993,329(14):1035-1036.
[10] 史文丽,刘飞飞,张晓锋,等.肝源性糖尿病的中医证候特点及疗效分析[J].中西医结合肝病杂志,2015,25(4):212-214.
[11] 李瀚旻.肝藏象肝脏中心说[J].世界中医药,2011,6(1):11-15.

第五节 肝主生发与肝癌防治

"肝主生发"以肝再生修复机制为其重要的生物学基础之一,肝再生微环境是影响肝癌发生发展、复发与转移的关键环节,"肝主生发"的理论体系概括总结了中医药调控肝再生的有效措施与方法,故"肝主生发"对于中医/中西医结合防治肝癌具有重要的临床指导价值。

一、肝癌的肝再生微环境

肝癌的肝再生微环境是指肝损伤与肝再生失衡导致的有利于肝癌发生发展、复发与转移的恶化肝再生微环境。肝癌是公认的重大疑难疾病,但由于对其确切发病机制还不十分清楚,目前缺乏可靠的防治措施。历来防治肝癌的努力主要着眼于肝癌细胞本身,但当近些年来认识到肝癌微环境在肝癌发生发展过程中的重要作用后,防治肝癌的理念正在发生重大转变。肝癌微环境一般分为细胞微环境和非细胞微环境,而肝癌的肝再生微环境几乎全部涉及两者的病理生理变化。其中,神经-内分泌-免疫-肝再生调控网络对肝癌的发生发展及转移至关重要。

(一)肝再生微环境与肝癌发生发展

肝癌的发生发展实质上是肝再生失控的严重结局之一,肝癌的病程进展必然处于异常肝再生的微环境之中。从再生医学角度来看,任何导致肝脏损伤的因素都会导致组织再生修复的发生,肝脏损伤的结局取决于肝组织再生修复的机制和过程是否正常。慢性肝病在其病程进展中的肝再生过程往往受到多种因素的干扰而不能完全再生修复,形成异常肝再生(炎症诱导纤维化、细胞因子紊乱等)微环境,这种恶化的肝再生微环境为肝癌的发生发展提供了必要条件。

近些年来,随着医学科技的迅速发展,有关肝癌的发病机制与肝癌微环境的相互关系有诸多新的发现。其中,肝再生微环境的机制研究提高了人们对肝癌发生发展的认识。目前已知肝癌是多因素、多步骤、多基因、多突变的结果,其发病机制虽有多种假说,但确切机制至今尚未明确,这是妨碍提高其防治水平的关键科学问题。研究者们一直试图阐明肝癌的发生机制及细胞起源。近年肿瘤干细胞理论备受人们关注,认为肿瘤可能是正常干细胞在长期自我更新过程中,细胞微环境、致癌剂和遗传因素作用于干细胞,引起生长分化调控途径中某些分子发生遗传或表观遗传学改变,导致表达异常,进而引起细胞过度异常增殖。肿瘤不单是一种基因病,而且是一种干细胞病。基因突变作用于干细胞,干细胞突变成为肿瘤干细胞,这是肿瘤发生、再生、转移和复发的关键。最新研究表明,原发性肝癌可能是肝干细胞在自我更新过程中失控导致未分化或分化不全的结果,肝干细胞的表观遗传改变可能是其重要机制之一,而异常肝再生微环境在这一过程中发挥至关重要的作用。有研究表明,肝脏炎症和纤维化所形成的异常肝再生微环境在肝癌发生发展中起重要作用,约80%的肝癌发生在慢性病毒性肝炎引起的慢性炎症和纤维化背景下,肝癌治疗和预后也因肿瘤分期和肝功能异常程度不同而复杂化。大多数慢性肝病均以弥漫性慢性炎症、坏死和纤维化为特点。慢性炎症和纤维化发生是一个积聚淋巴细胞、巨噬细胞、基质细胞分泌和旁分泌相互作用的动态过程。属于固有免疫及适应性免疫的炎症细胞均参与肝损伤和肝再生,肝损伤与肝再生平衡失调决定肝纤维化的发生发展。损伤的肝细胞、KC 和 HSC 均参与炎症诱导。基质微环境、基质与浸润淋巴细胞的相互作用在决定肝脏慢性炎症性疾病的纤维化的发生发展的同时,亦影响肝癌的发生发展。已证明,慢性病毒性肝炎患者体内紊乱的肝再生过程产生大量 TGF-β_1,它是导致肝纤维化异常再生微环境影响肝癌发生发展的关键因素。首先,TGF-β/Smads 信号通路发生障碍,细胞生长周期紊乱,肝细胞癌变;其次,由于 TGF-β 的受体在肝癌细胞表达降低,而失去对可能残留肝癌细胞增殖的抑制作用;再者,由于高浓度 TGF-β_1 的免疫抑制作用和促进体内血管形成作用,反而造成有利于肝癌产生或复发的组织微环境。

目前的研究认为 EMT 不仅存在于胚胎发育过程中,而且参与组织再生、器官纤维化及肿瘤发生、浸润和转移。EMT 及其逆过程(MET)的发生是因组织微环境因子作用于细胞受体,诱导细胞通路的改变,最终导致基因表达的改变。在慢性肝病病程进展中存在的 EMT/MET 失衡是形成异常肝再生微环境的重要机制之一。EMT/MET 失衡除可能通过肿瘤干细胞途径(成熟肝细胞、胆管上皮细胞、HSC 转化为肝癌干细胞)直接参与肝癌的发生,还通过形成肝纤维化的异常肝再生微环境影响肝癌的发生发展。EMT 已成为通过影响肝再生微环境防治肝癌的靶点。

随着对干细胞及干细胞小境(stem cell niche)的存在及其重要性认识的加深,肝再生微环境在 HOC 激活增殖分化过程中的调控作用受到了广泛关注。恶化的肝干细胞小境是其转化为肝癌干细胞的肝再生微环境,慢性炎症和损伤后的再生愈合过程失去时序性和调控就可能发生肝癌。恶性转化的肝细胞可替代再生过程中不典型改变的增生结节,其中存在的肝癌干细胞决定肝癌的发生发展。低氧和炎症也是刺激可促进肝癌生长的血管增生的主要因素。TLR-4、NF-κB 等炎症相关信号可通过产生大量细胞因子、趋化和生长因子、血管和淋巴管增生因子及改变基质促进肝癌细胞增生和迁移。总之,肝再生微环境紊乱是形成肝癌微环境的必要条件之一。

将组织微环境理论与干细胞表观遗传理论相结合,为认识肝癌的肝再生微环境提供了新的视角,有望提出防治肝癌的新策略。肝脏在弥漫性肝炎、肝纤维化的肝再生微环境下,正常组织结构的微环境被破坏,干细胞(肝细胞已被视为肝再生修复的重要干细胞之一)表观遗传修饰出现异常,干细胞分化增殖发生变异,正常的增殖分化成熟在肝组织微环境遭破坏的情况下不能进行,有可能停滞在某一分化状态,最终不能产生有正常功能的成熟细胞。如甲基化、去甲基化、乙酰化、去乙酰化、基因沉默等可能共同导致干细胞分化障碍,从而使异常增生的细胞聚集。在异常的肝再生微环境和高度异常的增殖状态下,管家基因产生突变,持续的增殖信号刺激促使干细胞不停地增殖分化,不典型增生形成,继而肝再生微环境进一步被破坏、免疫抑制,包括肝细胞在内的干细胞不停地增殖,致癌信号产生,肝癌必然发生发展。

近年来,随着对 miRNA 研究的不断深入,发现了 miRNA 在肿瘤发生发展中所起的作用,包括调节肿瘤细胞增殖、分化和凋亡。这些作用主要是靠调控信号分子(如细胞因子、生长因子、转录因子、促凋亡因子和抗凋亡因子等)的表达来实现的,这些信号分子通过激活原癌基因的表达以及抑癌基因的突变、缺失,导致肿瘤的发生发展。自从 Murakamil 等首次报道原发性肝癌中 miRNA 异常表达以来,多项研究证实了 miRNA 的异常表达与原发性肝癌的发生发展密切相关,而且 miRNA 的变化可能在肝细胞癌变的早期,即在慢性肝炎、肝硬化的异常肝再生微环境中就已存在 miRNA 异常表达。miRNA 对肝再生微环境及其肝癌发生发展的影响机制日益受到重视。

(二) 肝再生微环境与肝癌复发转移

手术切除一直是治疗早期肝癌的有效方法,但即使完全手术切除肿瘤及转移区域(R0 切除),5 年转移复发率仍高达 38%～65%,5 年生存率仅 50%。甚至有学者发现,手术切除有促进肝癌复发和转移的作用,推测与外科切除后形成的肝再生微环境诱导残癌包括剩余肝脏中的肝内微小转移灶(micrometastasis)和原发潜伏癌灶(de novo cancer)的播散、复燃有关。肝脏切除后,肝内实质细胞分泌 HGF、EGF 和 TGF-α、TGF-β 等;肝内非实质细胞(KC、HSC)活化并分泌 IL-1、IL-6 和 TNF-α。大量生成的 HGF 促进 c-Met(HGF 受体)表达,增强残余肝癌增殖,上调 VEGF 促进肿瘤血管生成。在 HGF 转基因小鼠模型中,HGF 自分泌途径促进 VEGF 表达,肿瘤微血管明显增多;HGF 还直接促进癌细胞增殖、浸润及血管生成,特别是肝切除术后肝癌组织中 c-Met 蛋白过量表达为 HGF 提供了受体,术后肝癌发生概率显著增加。同时,HGF 也增加残余肝癌的转移能力。HGF 受体由原癌基因 c-Met 编码,在上皮细胞膜上表达,可以抑制肿瘤细胞凋亡。正常肝细胞通过降低 c-Met 表达来调控对 HGF 的反应,而肝脏切除后 HGF 过度表达,并导致残余肝癌细胞上 c-Met 也持续过度表达,致使肝癌细胞大量增殖。RT-PCR 分析证实 HGF/c-Met 过度表达时,HGF 通过渗透作用进入肝细胞基质中,大大增加肝癌细胞的增殖侵袭能力,与 HGF 调节转录因子 Ets1 诱导 MMP-1、MMP-3、MMP-7 促进肝癌侵袭性有关。HGF/c-Met 过度表达还可引起 MMP-2、MMP-9 分泌增加,加快基底膜降解,促进肝癌侵袭转移。与肝脏再生相关的原癌基因激活程度增加,则移植瘤生长加快、转移增加,研究发现 c-Fos miRNA 表达随肝切除量增加而增多,70% 肝切除术时表达达到极限。目前研究表明肝切除术后 4～36 h 肝细胞 DNA 分裂逐步达到高峰,48 h 后 DNA 合成基本结束,大鼠和小鼠术后 7～10 天肝脏恢复术前体积,因此,干预应在术后 24～48 h 内即开始实施,以阻止肝再生促进残余肝癌的增殖、侵袭。

(三) 肝再生微环境与肝癌防治策略

肝癌发生发展及转移过程中存在"正常肝再生修复与异常肝再生紊乱的动态失衡"机制,当其机制趋向于异常肝再生紊乱时,则肝再生微环境恶化,肝癌发生风险增加,或肝癌进展加速,或促进肝癌复发和转移。当其机制趋向于正常肝再生修复机制时,则肝再生微环境改善,肝癌发生风险降低,或肝癌发展和转移进程延缓、阻断,甚至逆转。存在于慢性肝病患者体内的异常肝再生的恶化微环境是启动和促进肝癌发生发展及转移的必要条件和关键因素,维持或促进正常肝再生微环境,避免或改善慢性肝病患者体内异常肝再生的恶化微环境是延缓、阻断、逆转肝癌病程进展的有效途径。调控"正常肝再生修复与异常肝再生紊乱的动态失衡"是通过改善肝再生微环境防治肝癌的重要策略。

肝癌的发病机制及其与之相关的肝再生微环境极其复杂,再好的单靶向作用的治疗手段必然不能兼顾到细胞中或细胞间生物大分子的互相影响,以及整个肝癌微环境的信号网络的互相联系,故期望通过单靶向的药物或治疗手段获得满意的肝再生调控,进而防治肝癌的效果,至今未能实现,今后亦很困难。研究多成分、多靶点、多层次、多途径、多时限地改善肝再生微环境而延缓、阻止,甚或逆转肝癌的发生发展和转移的手段与方法是防治肝癌的有效途径。

(四) 肝再生微环境与肝癌中医防治

笔者在多项国家及省部级课题的资助下,历经 20 多年的艰苦努力,进行了一系列临床及实验研究,在"补肾生髓成肝"治疗法则的指导下,运用自主开发的地五养肝胶囊(肝肾与他脏整体协调同治)和抗毒软坚胶囊(肝肾协调同治)等中药复方制剂和经典古方左归丸(滋水涵木/补肾养肝/肝病从肾论治)开展防治慢性肝病肝硬化及肝癌的临床及应用基础研究。获得的循证医学证据表明,"补肾生髓成肝"具有降低慢性乙型肝炎患者肝癌发生风险的作用。应用基础研究结果表明,"补肾生髓成肝"对神经-内分泌-免疫-肝再生调控网络具有多组分、多途径、多环节和多靶点的整合调节作用。其疗效机制涉及下丘脑-垂体-肝轴、神经-内分泌-免疫网络、骨髓干细胞转化肝细胞、肝内微环境等多个途径与环节,可能通过影响肝再生微环境使与肝癌发生发展密切相关的 Wnt、MAPK、TGF-β、JAK/STAT、TLR 等多个信号通路基因表达紊乱。笔者及其团队最近的研究发现,地五养肝胶囊通过调节 EMT/MET 失衡而改善肝纤维化的异常肝再生微环境,并通过双向调节 HOC 增殖和分化、促进 γ-IFN 分泌和下调表达 $TGF-\beta_1$、VEGF、IL-1而防止肝癌癌前病变。

综上所述,恶化的肝再生微环境是肝癌发生发展及转移的必要条件,改善肝再生微环境是防治肝癌的新策略,中药复方制剂具有多成分、多靶点、多层次、多途径、多时限地改善肝再生微环境的作用特点。前期的临床及实验研究表明,"补肾生髓成肝"具有调控"正常肝再生修复与异常肝再生紊乱的动态失衡",进而改善肝再生微环境防治肝癌的作用。

二、肝癌微循环与肝再生微环境

肝癌微循环是指肝癌组织形成的满足肝癌细胞增殖及转移的微血管系统。目前认识到,肝癌中血管的改变主要体现为动脉化和肝窦毛细血管化,肝癌的血管新生是形成肝癌微循环系统的主要途径与机制。肿瘤在没有新生血管提供足够氧气和营养的情况下,生长通常不会超过 $2 mm^3$,但肿瘤直径长至 1~2 mm 时,肝癌组织会诱导血管新生以满足其自身无限增殖的营养需求。肝癌是一个血管富集的肿瘤,目前研究已经证实肝癌生长直径超过 0.5 mm 会诱导血管内皮细胞增殖并促进癌组织进一步恶化。研究肝癌微循环必须建立在对 HCC 的血管生成模式及相关机制的充分理解和深入认识的基础之上。建立肝癌微循环血管生成的出芽方式是一直以来研究较为深入的一种内皮依赖性血管生成方式。除此之外,套叠式血管生成、充塞式血管生成、内皮前体细胞募集、原血管协调、血管生成拟态及马赛克肿瘤血管(mosaic tumor vessels, MTV)等血管新生方式的研究新近取得很大进展,但不管何种血管新生方式,血管新生的内在机制是形成肝癌微循环系统的关键环节。

(一)肝再生微环境影响肝癌微循环的构建

当肝癌组织小于 $2 mm^3$ 时,若血管生成因子和血管生成抑制因子处于平衡状态,没有血管新生。当这种平衡被打破,血管生成因子表达及作用超过血管生成抑制因子的表达及作用,肝癌血管便会新生,最终形成肝癌微循环系统。打破这种平衡,除肝癌组织自身固有的作用及机制外,近些年来发现肝癌的肝再生微环境是另一重要作用及机制。

肝癌的肝再生微环境是指满足肝癌细胞增殖与转移的恶化再生微环境。目前已认识到异常表达的肝再生相关的细胞因子是恶化肝再生微环境的重要表现。这些细胞因子在发挥调控肝再生过程重要作用的同时,影响着肝癌的血管新生以形成肝癌微循环系统,满足肝癌增殖与转移的需求。迄今为止,至少有 30 种血管生成因子被发现。目前研究较多的血管生成因子主要有 VEGF、EGF、HGF、bFGF、PDGF、血管生成素(angiopoietin,Ang)、IL-8、$TGF-\beta_1$ 等。VEGF 是目前发现作用最强、特异性最高的血管生成因子,尤其是 VEGF-A。VEGF 和内皮细胞上 VEGFR 结合后,可诱导血管渗漏,刺激血管内皮细胞增殖、迁移,在肝癌血管生成及促进肝癌生长、转移和预后中发挥了重要作用。肝癌生长过程中 MMP 及 IFN-α、IFN-γ,以及 NF-κB 等的活化,使 VEGF 的表达和分泌增加。血管生成抑制因子主要有胶原ⅩⅧ水解片段 Endostatin,胶原Ⅳ水解片段 Canstatin、Tumstat 等。同一细胞因子也会因不同的浓度、不同的时限对肝癌血管新生产生不同的调控作用。某些细胞因子对血管新生具有双向调节作用,例如,一方面 MMP 通过水解 ECM,促进内皮细胞侵入间质细胞有利于肝癌血管新生,MMP-9 还可以通过释放 VEGF 促进血管新生;另一方面其又可以通过水解 ECM 释放出内皮细胞抑制因子来阻碍病理性的血管新生,MMP-9 表达的上调可减缓肝癌的生长和其微循环系统的形成。TGF-β 在低剂量时可以上调血管生成因子和 ECM 降解酶,而在高剂量时,可以抑制内皮细胞的生长,促进基底膜的重构和平滑肌细胞的分化。新近发现,肝癌微循环构建过程中存在 VEGF/Notch 失衡机制,VEGF 作为血管生成的刺激因子,可启动血管生成,而 Notch 信号通路则发挥负反馈作用,防止血管过度生成。有关 VEGF/Notch 信号网络在肝癌新生血管中的作用,已成为从肝癌微循环角度防治肝癌的研究热点之一。低氧和炎症也是刺激可促进肝癌生长的血管增生的主要因素。TLR-4、NF-κB 等炎症相关信号可通过产生大量细胞因子、趋化和生长因子、血管和淋巴管增生因子以及改变基质促进肝癌细胞增生和迁移。总之,肝再生微环境紊乱是形成肝癌微循环的必要条件之一。

(二)通过调控肝再生改善肝癌微循环防治肝癌的策略

通过调控肝再生改善肝癌微循环防治肝癌的策略至少包括以下三大方面:

一是减少或减轻肝损伤,避免形成不必要的肝再生微环境。如一直以来强调手术切除肝癌的疗效,但近些年发现手术切除肝组织后所形成的肝再生微环境促进了肝癌的复发和转移,故有学者提倡在切除肝癌的时候尽量减少正常组织的损失。已有循证医学证据表明,采用损伤较小的各种介入治疗杀灭肝癌细胞与采用手术切除肝癌的疗效相当。目前手术与介入治疗在清除肝癌组织的同时,尽量减少或减轻正常肝组织的损伤,以避免形成异常再生微环境对肝癌复发与转移的不利影响已成为共识和更加努力的方向。

二是在形成肝再生微环境不可避免的情况下,调控正常肝再生与异常肝再生失衡,促进正常肝再生完成结构和功能恢复,改善肝再生微环境,减少或减轻对肝癌微循环的不良影响。新近的临床及实验研究表明,采用体现"补肾生髓成肝"治疗法则的地五养肝胶囊、抗毒软坚胶囊、左归丸(左归饮)、姜黄胶囊及其相关制剂(如饮片水煎剂、颗粒剂等),通过调控"正常肝再生修复与异常肝再生紊乱的失衡"而改善肝再生微环境,与现有主要直接针对肝癌细胞的肝癌三级预防方案分级配合应用而构建的肝癌三级预防新方案相比,能更全面、更有效地防治肝癌发生发展,已获得初步的循证医学证据和明确的部分疗效机制。

三是注重整体微调。整体强调的是尽量避免片面针对单一或少数靶点或环节。再好的单靶向作用的治疗手段必然不能兼顾到肝癌细胞中及与相关细胞间生物大分子的互相影响,以及整个肝癌微环境的信号网络的互相联系,难以获得理想的疗效。微调提倡的是避免"矫枉过正"对肝再生微环境和肝癌微循环系统所造成的不良影响,"过调"不仅"过犹不及",并且"过而有害"。

(三)中医药调控肝再生改善肝癌微循环的研究进展

通过抑制血管新生防治肝癌已成为研究重点和热点,一些具有血管抑制剂作用的药物治疗肝癌已在临床应用,遗憾的是并未出现人们期望的奇迹般的临床效果。其主要原因可能是血管新生的机制极其复杂多变,单一或少数靶点作用的药物很难发挥理想的疗效。肝再生微环境对肝癌血管新生的影响机制更为复杂,发挥中医药多靶点、多途径、多层次、多时限整体微调的特色优势已成为重要的有前途的研究方向之一。近些年来,发现多种中药有效成分或复方具有抑制肝癌血管新生,降低肝癌微血管密度,延缓甚或阻止肝癌发生发展的作用及机制。

目前,肝癌介入疗法的基本思路是采用"毒性"或"损伤性"抗癌药物或手段(化疗药物及栓塞剂)引起肝癌细胞或组织坏死,介入治疗后毒副反应较大,如常见的肝损伤、骨髓抑制、免疫功能受损、癌组织坏死后引起的发热等术后综合征等。由于许多肝癌患者是在慢性肝病肝硬化的基础上发病,肝脏储备功能较差,"毒性"药物肝癌介入疗法会进一步损伤肝脏储备功能,肝衰竭发生率较高,部分患者虽获得肝癌肿块暂时缩小的疗效,但生存率不仅未获得提高,反而有所下降。近些年来,国内外大量临床与实验研究发现,姜黄素对多种肿瘤(包括肝癌)有抑制作用,具有抑制癌基因表达、诱导肿瘤细胞凋亡、抑制肿瘤血管形成、增加肿瘤细胞对化疗的敏感性以及抗氧化损伤等多种作用机制。笔者前期研究发现,脂质体-姜黄素在解决姜黄素不溶于水等"瓶颈"问题的同时,能提高姜黄素抑制肝癌的治疗指数。在国家自然科学基金的资助下,进一步研究开发治疗肝癌的脂质体-姜黄素介入制剂,采用无毒的姜黄素抑制肝癌细胞增殖和血管新生。由于姜黄素不仅不会造成新的损伤,更重要的是具有抗炎保肝作用,有利于改善肝再生微环境,进而影响肝癌微循环,防治肝癌复发与转移。通过观察地五养肝胶囊对 2-AAF/PH 模型大鼠肝癌癌前病变的影响机制,结果发现地五养肝胶囊通过调节 EMT/MET 失衡而改善肝纤维化的异常肝再生微环境,提高 2-AAF/PH 模型大鼠存活率,减少肝脏的癌前病变,恢复肝脏组织结构和功能,其机制可能是通过双向调节 HOC 增殖和分化、促进 γ-IFN 分泌和下调表达 TGF-β_1、VEGF、IL-1 而预防肝癌癌前病变。采用 Solt-Farber 二步法复制肝癌大鼠模型,观察到地五养肝胶囊抑制肝癌发生发展的作用不低于索拉非尼,具有抑制肝癌细胞增殖和血管新生的作用及机制,延缓、阻止,甚或逆转肝癌微循环系统的形成或进展。

三、基于"补肾生髓成肝"的肝癌三级预防方案

肝癌包括原发性肝癌和转移性肝癌,其中原发性肝癌主要有 HCC(超过 80%)、胆管细胞癌(CCA)和混合型肝癌,其病死率居全球恶性肿瘤第 3 位。在我国已上升为恶性肿瘤的第 2 位,每年 13 万人死于肝癌,占全球肝癌死亡总数的 42%。2008 年全世界估计有 748300 例新发肝癌病例和 695900 例癌症死亡病例,据估计这些新发病例和死亡病例有一半发生在中国。肝癌由于其发病隐匿、发病率高、死亡率高、年增长率高、复发率高、转移率高而被公认为重大疑难疾病。由于对其确切发病机制还不十分清楚,有效防治措施一直在探索之中。

(一)肝癌的三级预防

癌症的三级预防源于 1981 年世界卫生组织(WHO)提出的防治癌症的"三个 1/3 学说",即 1/3 的癌症可以预防,1/3 的癌症若能早期发现可以治愈,还有 1/3 不能治愈的癌症可以通过多学科的综合治疗和护理提高生存率。肝癌一级预防同样强调病因预防。由于我国有 70%～80% 肝癌发生与 HBV 感染有关,慢性 HBV 感染个体的 HCC 发病率比无感染者高 100 倍,而出生时即感染 HBV 的男性 HCC 发病的风险接近 50%,故 HBV 相关的肝癌第一级预防的主要措施是预防接种乙型肝炎疫苗。婴幼儿注射乙型肝炎疫苗可产生非常显著的预防效果,HBV 新感染人群大量下降,但 9000 多万的已感染者不能通过注射乙型肝炎疫苗获得肝癌第一级预防效果。近些年来兴起抗病毒的肝癌一级预防措施给人们带来新的希望,但现有的抗病毒治疗尚不能达到从人体完全清除 HBV 的目标,诸如细胞核内 HBV cccDNA、HBV 基因突变及核苷类抗病毒药物可能诱发 HBV rtA181 突变并增加肝癌发生概率等关键科学问题未能解决,又增加了人们对 HBV 相关性肝癌的担忧。肝癌第二级预防强调"三早",即早期发现、早期诊断、早期治疗,主要目的是寻找可手术切除的早期小肝癌。但即使完全手术切除肝癌组织及转移区域,5 年转移复发率仍高达 38%～65%,5 年生存率仅为 50%。甚至有学者发现,手术切除后有促进肝癌复发和转移的作用,推测与外科切除后形成的肝再生微环境诱导残癌包括剩余肝脏中的肝内微小转移灶和原发潜伏癌灶的播散、复燃有关。肝癌第三级预防,主要是对中晚期肝癌患者进行积极、综合、特异的治疗,达到延缓、阻止甚或逆转病程进展,防治并发症,提高生存质量和延长生存期的目的。传统的全身化疗对原发性肝癌的疗效甚微,目前主要配合应用于肝癌及其局部组织的多种方式的介入治疗。内科治疗重点是生物治疗和基因治疗,即通过相关基因的修复、替代或反义封闭等进行治疗,具体技术包括抑癌基因导入、自杀基因治疗、反义技

术、免疫基因治疗、干扰 RNA 技术、基因疫苗接种等。但由于人类肿瘤细胞抗原的免疫原性很弱，不足以刺激宿主免疫系统产生足够的免疫应答，临床价值有限。基因治疗中用于基因修复的体细胞，其自然生命周期有限，很快进入凋亡，难以实现治疗肝癌的目标。近些年将 ASC 应用于肝癌基因治疗的研究成为热点，但其技术成熟和临床应用尚待时日。靶向药物以癌细胞为治疗靶点，直接抑制或杀死癌细胞，应用于肝癌有一定疗效。索拉非尼作为第一个应用于肝癌的靶向药物具有抑制肝癌细胞增殖和抑制肝癌血管新生的双重作用，有循证医学证据表明其具有一定延长晚期肝癌患者生存期的疗效。其他的靶向药物（如厄洛替尼、西妥昔单抗、依维莫司等）用于肝癌的研究主要还是与索拉非尼进行对比，但靶向药物用治肝癌除了毒副反应限制其临床应用外，主要还是远期疗效有限。总之，目前的肝癌三级预防方案有诸多关键科学问题尚待解决，防治理念及具体措施均亟待改进和完善。

（二）肝癌三级预防的新策略

以往肝癌三级预防主要着眼于肝癌细胞本身，但当近些年来认识到肝癌微环境在肝癌发生发展、复发与转移过程中的重要作用后，肝癌三级预防的理念正在发生重大转变。在深入了解整个微环境对肝癌发生发展、复发与转移的各种影响及机制后，干预肝癌微环境防治肝癌是肝癌三级预防的新策略。

鉴于慢性乙型肝炎尚缺乏根除病因的疗法，从宿主因素寻找新的肝癌预防策略是目前重点关注的学术方向之一。肝再生机制是影响肝癌发生发展、复发与转移的重要宿主因素，肝癌的发生发展、复发与转移实质上是肝再生失控的严重结局之一，肝癌的病程进展必然处于异常肝再生的微环境之中。肝癌发生发展、复发与转移过程中存在"正常肝再生修复与异常肝再生紊乱的失衡"机制，当其机制趋向于异常肝再生紊乱时，则肝再生微环境恶化，肝癌发生风险增加，肝癌发生发展加速，或促进肝癌复发与转移。当其机制趋向于正常肝再生修复机制时，则肝再生微环境改善，肝癌发生风险降低，肝癌发生发展、复发与转移的进程延缓、阻断，甚至逆转。存在于慢性肝病患者体内的异常肝再生的恶化微环境是启动和促进肝癌发生发展、复发与转移的必要条件和关键因素，改善慢性肝病患者体内异常肝再生的恶化微环境是延缓、阻断，甚或逆转肝癌病程进展的有效途径。肝癌的发病机制及其相关的肝再生微环境极其复杂，再好的单靶向作用的治疗手段必然不能兼顾细胞中或细胞间生物大分子的互相影响，以及整个肝癌微环境的信号网络的互相联系，难以满足调控肝再生的多方面需求。通过调控肝再生、改善肝再生微环境必须做到促进与抑制协调，反向抑制与正向诱导，注重微调与预调，整体动态调控。笔者前期一系列深入的实验与临床研究结果表明，"补肾生髓成肝"具有通过调控肝再生防治肝癌的作用，其作用机制在于多成分、多靶点、多层次、多途径、多时限地改善肝再生微环境而延缓、阻止，甚或逆转肝癌的发生发展、复发与转移。

根据中医"生机学说"和"肝主生发"新的理论认识，肝癌发生发展、复发与转移的过程中存在肝主生发/肝失生发、髓生肝/髓失生肝的失衡机制，当髓失生肝、肝失生发的肝再生恶化微环境机制占主导地位时，肝癌发生风险增加，肝癌发生发展、复发与转移加速，病情趋向恶化。当髓生肝、肝主生发正常的肝再生微环境机制占主导地位时，肝癌发生风险降低，肝癌发生发展、复发与转移延缓、阻断，甚至逆转，病情趋向好转和康复。"补肾生髓成肝"通过调控肝主生发/肝失生发、髓生肝/髓失生肝失衡，即维持或促进髓生肝、肝主生发（正常肝再生微环境）机制，改善或逆转髓失生肝、肝失生发（异常肝再生微环境）机制而防治肝癌的发生发展、复发与转移，具有未病先防和既病防变的作用，在肝癌的三级预防中发挥重要作用。采用"补肾生髓成肝"改善肝再生微环境防治肝癌是现有肝癌三级预防方案的补充和完善，由此构建的基于"补肾生髓成肝"的肝癌三级预防的新方案同时兼顾肝癌细胞及其微环境，防治效果显著增强，能提高中医/中西医结合防治肝癌的临床能力和水平，具有重大的科学意义和临床价值。

(三)肝癌三级预防的新方案

基于"补肾生髓成肝"的肝癌三级预防的新方案,干预肝癌的肝再生微环境防治肝癌是肝癌三级预防的新策略,在现有主要直接针对肝癌细胞制订的肝癌三级预防方案的基础上,采用"补肾生髓成肝"改善肝再生微环境,制订从直接干预肝癌细胞和改善肝再生微环境两方面共同发挥作用的肝癌三级预防方案。根据前期"补肾生髓成肝"治疗肝病的基础与临床应用研究成果,在现有肝癌第一级预防的基础上,增加地五养肝胶囊或地五养肝方(熟地黄、五味子、茵陈、姜黄、甘草等)的饮片煎剂、颗粒剂等配合应用姜黄胶囊,改善肝再生微环境降低慢性乙型肝炎患者肝癌发生率或肝癌发生风险,构成肝癌第一级预防的新方案。在现有肝癌第二级预防的基础上,增加地五养肝胶囊加抗毒软坚胶囊,或地五养肝方加抗毒软坚方(槲寄生、菟丝子、姜黄、白花蛇舌草、薏苡仁等)的饮片煎剂、颗粒剂等配合应用姜黄胶囊,改善肝再生微环境,降低肝癌手术后肝癌复发率和转移率,构成肝癌第二级预防的新方案。在现有肝癌第三级预防的基础上,增加地五养肝胶囊、抗毒软坚胶囊和左归丸(或左归丸的其他剂型),或地五养肝方、抗毒软坚方、左归饮(熟地黄、山药、枸杞子、炙甘草、茯苓、山茱萸等)的饮片煎剂、颗粒剂合方化裁,配合应用姜黄胶囊,改善肝再生微环境,以提高肝癌综合治疗的疗效,构成基于肝癌第三级预防的新方案。姜黄素是地五养肝胶囊和抗毒软坚胶囊的主要有效成分之一,大量临床与实验研究表明姜黄素具有抗氧化、抗炎、抑制病毒和抗肿瘤的作用,用于治疗肝癌,具有抑制肝癌细胞增殖,诱导肝癌细胞凋亡,抑制肝癌血管新生的作用。由于姜黄素不溶于水,故含姜黄素的中药(如姜黄、郁金等)水煎剂疗效有限,通过现代工艺处理可显著提高其生物利用度,更好地发挥临床疗效。故临床如不能直接使用地五养肝胶囊和抗毒软坚胶囊时,可改用地五养肝方、抗毒软坚方的饮片煎剂、颗粒剂等,配合口服姜黄胶囊。对于 HBV 相关性肝癌患者,一般可参照各类指南配合抗病毒治疗,若无法、不能或暂时无需抗病毒治疗者亦可单用体现"补肾生髓成肝"治疗法则的相应方药进行分级防治。可将临床辨证论治方药、脂质体姜黄素介入治疗肝癌的技术、ASC 在肝癌治疗中的应用和基于神经-内分泌-免疫-肝再生调控网络的肝癌非药物防治技术作为补充措施。随着相关研究方药与技术的成熟,可不断补充基于"补肾生髓成肝"的肝癌三级预防方案。

(四)研究进展及应用前景

前期实验及临床研究结果表明,体现"补肾生髓成肝"治疗法则的左归丸(饮)、地五养肝胶囊、抗毒软坚胶囊、姜黄胶囊、补肾消石退黄颗粒等系列方药具有通过调控肝再生防治肝癌发生发展的作用及其机制。在此基础,笔者及其团队进一步通过观察地五养肝胶囊对 2-AAF/PH 模型大鼠肝癌癌前病变的影响机制,发现地五养肝胶囊通过调节 EMT/MET 失衡而改善肝纤维化的异常肝再生微环境。进一步研究发现,地五养肝胶囊具有提高 2-AAF/PH 模型大鼠存活率,减少肝脏的癌前病变,恢复肝脏组织结构和功能的作用,其作用机制可能是:早中期(肝切除术后 8~14 天)地五养肝胶囊促进骨髓干细胞和 HOC 增殖和分化,有利于肝脏再生修复;中晚期(肝切除术后 17~22 天)地五养肝胶囊抑制 HOC 的过度增殖和异常分化,有利于防治肝细胞癌变。通过双向调节 HOC 增殖和分化、促进 γ-IFN 分泌和下调表达 TGF-$β_1$、VEGF、IL-1而预防肝癌癌前病变。采用 Solt-Farber 二步法复制肝癌大鼠模型(存在肝细胞再生受抑制,HOC 过度增殖的肝再生微环境),HCC 的发生发展存在骨髓干细胞转化肝癌干细胞的病理机制,地五养肝胶囊抑制肝癌发生发展的作用不低于索拉非尼,并能通过影响肝再生微环境,抑制骨髓干细胞转化肝癌干细胞的病理机制,具有促进肝细胞再生修复,抑制 HOC 过度增殖的作用,其作用机制可能是通过调控 EMT/MET 失衡(抑制 EMT,促进 MET),影响 JAK/STAT、Ras/Raf/Mek/Erk 信号通路相关蛋白的表达,改善肝再生微环境而抑制肝癌发生发展,提示基于"补肾生髓成肝"的肝癌三级预防方案具有降低慢性乙型肝炎患者肝癌发生率,或发生风险,降低肝癌手术后复发率和转移率,提高患者生存质量,延长生存时间的作用。

"补肾生髓成肝"通过调控"正常肝再生修复与异常肝再生紊乱的失衡"而改善肝再生微环境,构建的基于"补肾生髓成肝"的肝癌三级预防方案可针对肝癌细胞及其微环境同时发挥作用,体现先进的防治理念,能更全面、更有效地防治肝癌的发生发展,已获得初步的循证医学证据和明确的部分疗效机制,随着研究的不断深入,方案的不断完善,应用前景将越来越好,最终形成更加完善的基于中医/中西医结合的肝癌三级预防方案。

参考文献

[1] Jemal A,Bray F,Center M M,et al. Global cancer statistics[J]. CA Cancer J Clin,2011,61(2):69-90.

[2] Parkin D M,Bray F,Ferlay J,et al. Global cancer statistics,2002[J]. CA Cancer J Clin,2005,55(2):74-108.

[3] Chen J G,Zhang S W. Liver cancer epidemic in China:past,present and future[J]. Semin Cancer Biol,2011,21(1):59-69.

[4] Ferlay J,Shin H R,Bray F,et al. Estimates of worldwide burden of cancer in 2008:GLOBOCAN 2008[J]. Int J Cancer,2010,127(12):2893-2917.

[5] 李瀚旻. 神经-内分泌-免疫-肝再生调控网络[J]. 中西医结合肝病杂志,2014,24(4):193-196.

[6] Choi S S,Diehl A M. Epithelial-to-mesenchymal transitions in the liver[J]. Hepatology,2009,50(6):2007-2013.

[7] 成军. 蛋白质组学与肝脏疾病研究[J]. 世界华人消化杂志,2004,12(10):2276-2279.

[8] 周庚寅,蔡永萍. 上皮间叶转化的研究进展[J]. 郑州大学学报(医学版),2010,45(3):353-355.

[9] 陆虹旻,马俐君. 上皮间质细胞转化的分子机制及其在肿瘤转移中的作用[J]. 中国肿瘤生物治疗杂志,2009,16(5):541-545.

[10] Katsuno Y,Lamouille S,Derynck R. TGF-β signaling and epithelial-mesenchymal transition in cancer progression[J]. Curr Opin Oncol,2013,25(1):76-84.

[11] 李瀚旻. 上皮-间质转型/间质-上皮转型失衡与髓失生肝[J]. 中西医结合肝病杂志,2012,22(1):1-4.

[12] Okamoto K,Tajima H,Nakanuma S,et al. Angiotensin Ⅱ enhances epithelial-to-mesenchymal transition through the interaction between activated hepatic stellate cells and the stromal cell-derived factor-1/CXCR4 axis in intrahepatic cholangiocarcinoma[J]. Int J Oncol,2012,41(2):573-582.

[13] Dooley S,ten Dijke P. TGF-β in progression of liver disease[J]. Cell Tissue Res,2012,347(1):245-256.

[14] Wang Y P,Yu G R,Lee M J,et al. Lipocalin-2 negatively modulates the epithelial-to-mesenchymal transition in hepatocellular carcinoma through the epidermal growth factor(TGF-$β_1$)/Lcn2/Twist1 pathway[J]. Hepatology,2013,58(4):1349-1361.

[15] Xie G,Diehl A M. Evidence for and against epithelial-to-mesenchymal transition in the liver[J]. Am J Physiol Gastrointest Liver Physiol,2013,305(12):881-890.

[16] Lu H,Liu J,Liu S,et al. Exo70 isoform switching upon epithelial-mesenchymal transition mediates cancer cell invasion[J]. Dev Cell,2013,27(5):560-573.

[17] Tam W L,Weinberg R A. The epigenetics of epithelial-mesenchymal plasticity in

cancer[J]. Nat Med,2013,19(11):1438-1449.

[18] Zhang W,Chen X P,Zhang W G,et al. Hepatic non-parenchymal cells and extracellular matrix participate in oval cell-mediated liver regeneration[J]. World J Gastroenterol, 2009,15(5):552-560.

[19] Suh S W,Lee K W,Lee J M,et al. Prediction of aggressiveness in early-stage hepatocellular carcinoma for selection of surgical resection[J]. J Hepatol,2014,60(6): 1219-1224.

[20] Ding T,Xu J,Zhang Y,et al. Endothelium-coated tumor clusters are associated with poor prognosis and micrometastasis of hepatocellular carcinoma after resection[J]. Cancer,2011,117(21):4878-4889.

[21] Zhong C,Wei W,Su X K,et al. Serum and tissue vascular endothelial growth factor predicts prognosis in hepatocellular carcinoma patients after partial liver resection[J]. Hepatogastroenterology,2012,59(113):93-97.

[22] Shi J H,Liu S Z,Wierod L,et al. RAF-targeted therapy for hepatocellular carcinoma in the regenerating liver[J]. J Surg Oncol,2013,107(4):393-401.

[23] Taub R. Liver regeneration:from myth to mechanism[J]. Nat Rev Mol Cell Biol,2004, 5(10):836-847.

[24] Huh C G,Factor V M,Sánchez A,et al. Hepatocyte growth factor/c-met signaling pathway is required for efficient liver regeneration and repair[J]. Proc Natl Acad Sci U S A,2004,101(13):4477-4482.

[25] Scarpino S,D'Alena F C,Di Napoli A,et al. Papillary carcinoma of the thyroid: evidence for a role for hepatocyte growth factor (HGF) in promoting tumour angiogenesis[J]. J Pathol,2003,199(2):243-250.

[26] Takeda S,Liu H,Sasagawa S,et al. HGF-MET signals via the MLL-ETS2 complex in hepatocellular carcinoma[J]. J Clin Invest,2013,123(7):3154-3165.

[27] Schoedel K E,Tyner V Z,Kim T H,et al. HGF,MET,and matrix-related proteases in hepatocellular carcinoma, fibrolamellar variant, cirrhotic and normal liver[J]. Mod Pathol,2003,16(1):14-21.

[28] 张一甫,秦兆宇,刘晓慧,等.应用8标iTRAQ技术结合2D LC-MS/MS分析大鼠再生肝的差异蛋白质组[J].分析测试学报,2010,29(5):421-429.

[29] 冯灿,李江林,曹锐,等.大鼠2/3肝切除72h后再生肝脏质膜比较蛋白质组学研究[J].中国生物化学与分子生物学报,2012,28(8):751-760.

[30] Xu D,Yang F,Yuan J H,et al. Long noncoding RNAs associated with liver regeneration 1 accelerates hepatocyte proliferation during liver regeneration by activating Wnt/β-catenin signaling[J]. Hepatology,2013,58(2):739-751.

[31] Wang G,Li B,Hao Y,et al. Correlation analysis between gene expression profile of high-fat emulsion-induced non-alcoholic fatty liver and liver regeneration in rat[J]. Cell Biol Int,2013,37(9):917-928.

[32] 李瀚旻."藏象本质"与"白马非马"[J].医学与哲学:人文社会医学版,2010,31(9): 62-64.

[33] 李瀚旻,桂文甲,李晶津,等.左归丸对同种异性骨髓移植小鼠肝再生相关基因信号通路的影响[J].中国组织工程研究与临床康复,2008,12(31):6069-6073.

[34] 李瀚旻.虚证本质与生机学说[J].中华中医药学刊,2011,29(10):2157-2160.

[35] 高翔,李瀚旻,晏雪生.左归丸对同种异性骨髓移植小鼠肝组织 Wnt 信号通路的影响[J].中西医结合肝病杂志,2010,20(1):29-31.

[36] 蒋国梁,朱雄增.临床肿瘤学概论[M].上海:复旦大学出版社,2005.

[37] 王艳煜,张建兵,杨欣荣.肝癌的三级预防研究进展[J].中华实验和临床感染病杂志,2007,1(3):178-180.

[38] 高歌,徐永红,张凤娟,等.肝硬化患者 HBV rtA181T 突变与肝癌发生相关分析[J].中国肝脏病杂志,2015,7(1):95-101.

[39] 孙凯,卫立辛,吴孟超.组织微环境对肿瘤发生发展的影响[J].第二军医大学学报,2008,29(10):1239-1241.

[40] 李瀚旻.从调控肝再生探讨肝纤维化的防治[J].临床肝胆病杂志,2015,31(6):992-994.

[41] 李瀚旻.调控肝再生的研究进展及展望[J].世界华人消化杂志,2015,23(21):3337-3343.

[42] 李瀚旻,赵宾宾,高翔,等."补肾生髓成肝"改善肝再生微环境、防治肝癌的作用及机制[J].湖北中医药大学学报,2015,17(1):5-8.

[43] 李瀚旻,高翔,晏雪生.基于骨髓干细胞与肝细胞共培养体系的左归丸血清药理学研究[J].中国组织工程研究与临床康复,2010,14(19):3527-3532.

[44] Shen X,Cheng S,Peng Y,et al. Attenuation of early liver fibrosis by herbal compound "Diwu Yanggan" through modulating the balance between epithelial-to-mesenchymal transition and mesenchymal-to-epithelial transition[J]. BMC Complement Altern Med,2014,14:418.

[45] 李瀚旻.慢性乙型肝炎证候系统生物学的研究思路与方法[J].中华中医药学刊,2009,27(6):1130-1134.

[46] 李瀚旻."补肾生髓成肝"治疗肝脏病的基础及临床应用[J].世界科学技术—中医药现代化,2013,15(6):1425-1428.

[47] Gripon P,Diot C,Thézé N,et al. Hepatitis B virus infection of adult human hepatocytes cultured in the presence of dimethyl sulfoxide[J]. J Virol,1998,62(11):4136-4143.

[48] Ryan C M,Carter E A,Jenkins R L,et al. Isolation and long-term culture of human hepatocytes[J]. Surgery,1993,113(1):48-54.

[49] Clement B,Guguen-Guillouzo C,Campion J P,et al. Long-term co-cultures of adult human hepatocytes with rat liver epithelial cells:modulation of albumin secretion and accumulation of extracellular material[J]. Hepatology,1984,4(3):373-380.

[50] Kusano M,Mito M. Observations on the fine structure of long-survived isolated hepatocytes inoculated into rat spleen[J]. Gastroenterology,1982,82(4):616-628.

[51] Umehara Y,Hakamada K,Seino K,et al. Improved survival and ammonia metabolism by intraperitoneal transplantation of microencapsulated hepatocytes in totally hepatectomized rats[J]. Surgery,2001,130(3):513-520.

[52] Cai J,Ito M,Nagata H,et al. Treatment of liver failure in rats with end-stage cirrhosis by transplantation of immortalized hepatocytes[J]. Hepatology,2002,36(2):386-394.

[53] Nagata H,Ito M,Cai J,et al. Treatment of cirrhosis and liver failure in rats by hepatocyte xenotransplantation[J]. Gastroenterology,2003,124(2):422-431.

[54] 施维群.关于抗病毒与抗肝纤维化治疗并重的理念[J].中西医结合肝病杂志,2013,23(5):257-258.

[55] 李瀚旻.全面系统深入地研究中医药调控肝再生[J].中西医结合肝病杂志,2007,17(3):

129-132.

[56] Bollard M E, Contel N R, Ebbels T M, et al. NMR-based metabolic profiling identifies biomarkers of liver regeneration following partial hepatectomy in the rat[J]. J Proteome Res, 2010, 9(1): 59-69.

[57] 李瀚旻. 中医再生医学概论[J]. 中华中医药学刊, 2008, 26(11): 2309-2312.

[58] 李瀚旻. 论"补肾生髓成肝"治疗法则[J]. 中华中医药学刊, 2012, 30(5): 937-940.

[59] Choi S S, Omenetti A, Witek R P, et al. Hedgehog pathway activation and epithelial-to-mesenchymal transitions during myofibroblastic transformation of rat hepatic cells in culture and cirrhosis[J]. Am J Physiol Gastrointest Liver Physiol, 2009, 297(6): 1093-1106.

[60] Sicklick J K, Choi S S, Bustamante M, et al. Evidence for epithelial-mesenchymal transitions in adult liver cells[J]. Am J Physiol Gastrointest Liver Physiol, 2006, 291(4): 575-583.

[61] Yang L, Jung Y, Omenetti A, et al. Fate-mapping evidence that hepatic stellate cells are epithelial progenitors in adult mouse livers[J]. Stem Cells, 2008, 26(8): 2104-2113.

[62] Yue H Y, Yin C, Hou J L, et al. Hepatocyte nuclear factor 4alpha attenuates hepatic fibrosis in rats[J]. Gut, 2010, 59(2): 236-246.

[63] Cai S R, Motoyama K, Shen K J, et al. Lovastatin decreases mortality and improves liver functions in fulminant hepatic failure from 90% partial hepatectomy in rats[J]. J Hepatol, 2000, 32(1): 67-77.

[64] 李瀚旻, 高翔, 周密思. 左归丸针对性调节 MSG-大鼠-肝再生模型再生肝组织基因表达[J]. 中国中医基础医学杂志, 2005, 11(8): 595-598.

[65] 李瀚旻, 高翔, 晏雪生, 等. 左归丸促进骨髓形成肝细胞的分子机制研究[J]. 中医杂志, 2006, 47(10): 778-780.

[66] Li H M, Ye Z H, Zhang J, et al. Clinical trial with traditional Chinese medicine intervention "tonifying the kidney to promote liver regeneration and repair by affecting stem cells and their microenvironment" for chronic hepatitis B-associated liver failure[J]. World J Gastroenterol, 2014, 20(48): 18458-18465.

[67] Matsumoto K, Nakamura T. Hepatocyte growth factor and the Met system as a mediator of tumor-stromal interactions[J]. Int J Cancer, 2006, 119(3): 477-483.

[68] Tang Z Y, Ye S L, Liu Y K, et al. A decade's studies on metastasis of hepatocellular carcinoma[J]. J Cancer Res Clin Oncol, 2004, 130(4): 187-196.

[69] 汤钊猷. 肝癌研究的变迁与趋势[J]. 临床肝胆病杂志, 2014, 30(3): 193-195.

[70] Sattler M, Salgia R. The MET axis as a therapeutic target[J]. Update Cancer Ther, 2009, 3(3): 109-118.

[71] Nakamura T, Sakai K, Nakamura T, et al. Hepatocyte growth factor twenty years on: much more than a growth factor[J]. J Gastroenterol Hepatol, 2011, 26(Suppl 1): 188-202.

[72] 张红卫, 黄超有, 林树文, 等. 索拉菲尼对肝癌术后早期肝再生的影响[J]. 中华普通外科学文献(电子版), 2013, 7(6): 40-43.

[73] Swiderska-Syn M, Syn W K, Xie G, et al. Myofibroblastic cells function as progenitors to regenerate murine livers after partial hepatectomy[J]. Gut, 2014, 63(8): 1333-1344.

[74] 李瀚旻. 髓本质研究进展[J]. 湖北中医药大学学报, 2015, 17(6): 100-103.

[75] 李瀚旻.基于"补肾生髓成肝"的肝癌三级预防方案的构建与应用[J].中西医结合肝病杂志,2015,25(6):369-372.
[76] 李瀚旻.肝硬化"虚积互生"的病机探讨[J].中华中医药学刊,2015,33(12):2825-2827.
[77] Li H M. Microcirculation of liver cancer, microenvironment of liver regeneration, and the strategy of Chinese medicine[J]. Chinese Journal of Integrative Medicine, 2016, 22(3):163-167.

第四章 基础研究

▶▶ **重要观点**

传统文化承载中医,现代科技发展中医。

经验只能解决现象问题,理论才能解决本质问题。

中医药理论概括总结了几千年以来运用中医药防治疾病的经验,其中必然包含某些真知灼见。以患者为研究对象所获得的不同时期、不同地区的大样本临床资料十分宝贵,其安全性和有效性的可靠度很高,可获得在细胞和动物层面所无法了解的重要信息,除了临床推广应用的价值外,不可忽视其进一步研究的启发价值。

再生医学的迅速发展为肝病的防治与研究提供了新视角和新机遇。关于中医药调控肝再生的若干关键科学问题的研究,极大地激发了中医理论创新及其应用基础研究。

肝再生是决定多种肝脏病证发生发展的共同关键环节,肝再生异常是影响肝脏病证病程进展的重要宿主因素。中医药治疗肝病历经抗肝损伤、抗病毒、调节免疫、抗肝纤维化、抗肝癌的研究热点,调控肝再生是中医药治疗肝病新的作用靶点和机制,正在成为新的研究热点。

"补肾生髓成肝"通过调控肝再生治疗肝脏病证及其相关病证,为提高临床疗效提供了多种有效的技术方法和方案,提高了中医/中西医结合防治肝脏病证及其相关病证的能力和水平。

《素问·阴阳应象大论》的"肾生骨髓,髓生肝"存在句逗错误,正确的读法应为"肾生骨、髓,髓生肝"。

"髓"本质的生物学基础是干细胞及其组织微环境,肝藏精髓的生物学基础是肝干细胞及其组织微环境。中医"生髓"治疗多种病证的疗效机制之一是通过影响干细胞及其组织微环境。"生髓"即"使髓生",维护或促进髓处于正常的生理状态。综合运用以下两方面的策略,一方面维护或促进干细胞及其组织微环境的正常生理状态,另一方面防止或改善异常干细胞及其组织微环境的异常病理状态,二者相得益彰。

"肾藏精"主要包括肾藏生殖之精、骨髓之精、脑髓之精、脏腑之精、生克之精等生理功能。

采用肝脏细胞条件培养基作诱导剂或肝细胞与骨髓干细胞共培养技术观察到 BMSCs 体外能分化为肝细胞的实验结果,为揭示"髓生肝"的生物学基础提供细胞实验的科学依据。

采用交叉性别骨髓移植小鼠模型发现骨髓干细胞转化肝细胞(髓生肝)的生理过程,采用基因芯片技术揭示这一过程中基因表达谱的变化规律,发现涉及肝再生相关的信号通路主要有细胞凋亡信号通路、FOCAL ADHESION 信号通路、MAPK 信号通路、Wnt 信号通路、TLR 信号通路、JAK/STAT 信号通路、VEGF 信号通路、TGF-β 信号通路。发现 HGF 表达上调,TGF-β 表达下调,MAPK 和 Wnt 与肝再生相关的经典信号通路的相关基因表达下调。

"髓失生肝"的病因病机至少存在两种病理模式:一是由"髓"本身的异常导致肝脏病证的发生发展,二是"髓"转化生成肝的机制发生紊乱导致肝脏病证的发生发展。

创建的MSG-大鼠-肝再生模型和MSG-大鼠-肝纤维化模型是"髓失生肝"病证结合的动物模型。

MSG-大鼠-肝再生模型的肝再生过程失调,最终表现为肝再生严重受抑的实验观察结果,提供了高级神经中枢(下丘脑)对肝再生起调控作用的较为直接的新实验依据。MSG-大鼠-肝再生模型对于深入研究肝再生与高级神经中枢、下丘脑-垂体-肝轴和神经-内分泌-免疫网络的相关机制非常有用,具有重要的科学意义。实验结果发现MSG-大鼠-肝再生模型再生肝和ARN中相关细胞因子的表达与正常大鼠比较有显著不同。采用基因芯片技术发现MSG-大鼠-肝再生模型肝再生紊乱的分子机制。

创建MSG-大鼠-肝纤维化模型用于研究肝内微环境与肝外大环境对肝再生异常(肝纤维化)的相互作用机制,以及肝纤维化中TGF-β与EMT/MET失衡相关信号通路的交联机制,有重要的科学意义。

"虚""损""积"三者之间通过肝再生修复机制存在如下关系:肝损伤后通过正常肝再生修复而不会形成虚证,肝再生修复机制受到干扰后会出现虚证与实证两种结果,并会形成"因虚致实""因实致虚"的恶性病理循环。肝再生紊乱是肝纤维化向肝硬化进展中出现"因实致虚"("积生虚损")"因虚致实"("虚损生积")两种病机转换("虚积互生")的关键环节。治疗主张协调运用"扶正除积"与"除积复正"。

采用交叉性别骨髓移植小鼠模型研究左归丸促进骨髓干细胞转化肝细胞的作用及其机制。采用肝细胞培养的条件培养液或肝细胞与骨髓干细胞共培养技术,运用血清药理学方法,观察左归丸含药血清影响骨髓干细胞转化肝细胞过程中的作用及其机制,揭示"补肾生髓成肝"的疗效机制。

采用骨髓干细胞-肝细胞共培养体系获取转化后的细胞标本,运用蛋白质组学相关质谱技术,发现"补肾生髓成肝"至少通过影响5种关键蛋白质(14-3-3蛋白、GRP78、组蛋白H4、多种酶类)的表达而调控骨髓干细胞转化肝细胞的过程。采用免疫共沉淀技术发现上述关键蛋白质的相互作用机制。

创建MSG-大鼠-肝再生模型,发现左归丸通过改善神经-内分泌-免疫网络功能调控肝再生的作用及其机制。左归丸对MSG-大鼠-肝再生模型再生肝组织基因表达谱有显著影响,在所检测的1176条基因中,治疗组相对于模型组的差异表达基因有292条,其中上调的基因有20条,下调的基因有272条。

补肾复方具有防护老年大鼠肝肾线粒体老化的作用。

地五养肝胶囊能改善MSG-大鼠-肝再生模型紊乱的肝再生过程,具有改善"髓失生肝"病因病机的疗效机制。

采用CCl_4诱导大鼠肝纤维化的经典动物模型和创建MSG-大鼠-肝纤维化模型,发现地五养肝胶囊具有抗肝纤维化作用。通过调控EMT/MET失衡,抑制肝纤维化组织中Hh信号通路的过度激活可能是其作用机制之一。

采用2-AAF/PH大鼠模型,发现地五养肝胶囊在促进HOC的再生修复机制,提高2-AAF/PH大鼠模型存活率的同时,还可抑制肝癌癌前病变,恢复肝脏组织结构和功能。其作用机制可能是地五养肝胶囊能调控骨髓干细胞及HOC的增殖与分化过程。地五养肝胶囊抑制Wnt/β-catenin信号通路的过度激活可能是其抑制HOC过度增殖、异常分化的分子机制,调控2-AAF/PH大鼠模型多个肝再生相关细胞因子(TNF-α、IL-1、GRO/KC、VEGF、IFN-γ)的表达,使之更加趋向于正常组,从而改善肝再生微环境,抑制HOC的过度增殖和异常分化,防治肝癌癌前病变的发生发展。

采用Solt-Farber二步法复制的肝癌大鼠模型存在肝细胞再生受到抑制、HOC过度增殖的异常肝再生微环境,进而影响骨髓干细胞转化肝癌干细胞,促进肝癌的发生发展。地五养肝胶

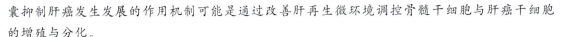

囊抑制肝癌发生发展的作用机制可能是通过改善肝再生微环境调控骨髓干细胞与肝癌干细胞的增殖与分化。

采用德国宝灵曼公司的脂质体（liposome）形成脂质体-姜黄素复合物，通过融合、内吞等方式将所携带的姜黄素送入人肝癌细胞 Bel-7402 内，在减少姜黄素用量的同时，可显著增加抗肝癌的生物学效应，提高治疗指数，并解决了姜黄素不溶于水等"瓶颈"问题。

20 多年来，笔者及其团队对"肝主生发"理论体系中有关"髓生肝"的生理机制、"髓失生肝"的病理机制和"补肾生髓成肝"的疗效机制进行了一系列深入的研究，揭示了"肝主生发"的科学内涵和生物医学基础，丰富和发展了生机学说，提高了临床疗效，提升了中医/中西医结合防治肝脏病证及其相关病证的能力和水平。

第一节　现代科技发展中医

中医学界一直存在"唯传统文化论"的思潮，其对中医学术发展的危害不可漠视。这种思潮通常片面强调传统文化和中医学的"等值性"和"人文性"，认为只有传统文化复兴，中医才能发展，而现代实验研究对中医学的传承和发展来说则不是推动而是一种茧缚。

一、传统文化与中医学的区别与联系

笔者认为，传统文化与中医学是两个完全不同的概念，不能混为一谈，完全将传统文化与中医学等同起来不利于中医学术的发展。传统文化是指由历史沿袭而来的风俗、道德、思想、艺术、制度、生活方式等一切物质和精神文化现象的有机复合体。传统文化包含着有形的物质文化，但更多地体现在无形的精神文化方面，体现在人们的生活方式、风俗习惯、心理特征、审美情趣、价值观念上，内化、积淀、渗透于每一代社会成员的内心深处。中医学是中国古代流传下来的，以保护与增进人类健康，预防和治疗疾病为研究内容的医学科学。中医学关乎人的健康，且伴随着传统文化的发生与发展；人是文化的载体，患者和医生都是人，故中医学必然要受传统文化的影响，这是一个不争的事实，但中医学并不能完全等同于传统文化。中医学是一门增进健康、防治疾病的科学技术，不能仅仅停留在精神文化和内心深处的层面上，而忽视它的客观性、物质性、科学性和可操作性。一个医生没有文化不行，但仅有文化也不行。没有传统文化的医生不能成为好中医师，仅有传统文化的医生亦难以成为现代好中医师。如果仅靠精神文化和内心深处去解决所有的医疗问题就难免"巫术""迷信"之嫌。人的文化素养千差万别，现代中医不能仅靠传统文化去应对不同文化素养的人，面对众多深受现代文化影响的人，不用现代科技说明中医的科学道理，还中医科学的本来面目，人们就不明白、不理解、不接受，甚至有人反对，中医治疗的对象就会越来越少，疗效不仅难以提高，而且还可能下降，如此一来，中医学术谈何发展？谈何跨出国门、走向世界？

传统文化和中医学也需要与时俱进，这是由传统文化和中医学的新旧交融性所决定的。传统文化和中医学是从过去一直发展到现在的东西，是过去与现在交融的结果，渗入了每一个时代的新思想、新血液，并非古人的独创，更不能囿于传统之说而拒绝先进科技的影响。

二、中医学术必须与时俱进

中医理论的突破与创新是中医学术发展的必由之路，"肾生骨、髓，髓生肝"的精辟论断虽早见于《内经》，但对其科学内涵的揭示主要得力于现代实验和临床研究。若不采用现代科技对其进行系统深入的研究，就无法深刻理解"肾"不仅生"骨"，而且还生"髓"；"髓"不仅是"骨髓"，而且还有"脑髓""精髓"等含义，如此才充分发挥了"补肾生髓壮骨""补肾生髓健脑""补肾生髓填精"的理论认识与临床实践，不仅扩大了治疗病种（包括许多传统无法认识的疾病），而且提高了临床疗效。例如，通过现代实验和临床研究发现，补肾的左归丸至少可治疗西医50种以上的疾病，尽管其适用于临床的病证复杂多变，但总与神经-内分泌-免疫网络功能的衰退和（或）失调密切相关，辨证要点为"形衰精亏"。

长久以来，由于人们对"髓生肝"缺乏系统深入的研究，以致以往在给学生讲授《内经》时，也只能将"髓生肝"念一遍，无法做进一步的解释。这主要是因为传统经典胚胎发育学认为在发育过程中一种胚层的细胞不能转化为另一种胚层的细胞，源于中胚层的骨髓不会产生源于内胚层的肝脏。受此观点限制，长久以来缺乏对于"肾藏精、精生髓成肝"的研究，"髓生肝"只能是尚无现代科学依据的科学假说，其临床指导价值没有得到应有的发挥。近些年来，国内外学者突破传统经典胚胎发育学的某些固有认识，获得了一系列创新性强和应用前景广阔的研究成果。不仅先是在动物实验中揭示了"骨髓干细胞转化肝细胞"的转化关系，而且在后来证实了人体生理病理条件下同样可以发生"髓生肝"这一过程。在此基础上，笔者从中医的病因病机出发，认为肝再生的正常生理机制是"髓生肝"，而"髓失生肝"是肝再生异常的病机。将"髓生肝"与肝再生结合起来进行研究，提出"补肾生髓成肝"的科学假说，进行了一系列实验与临床研究，所取得的成果不仅丰富了中医的理论认识，而且显著提高了临床疗效。"补肾生髓成肝"是通过补肾生精髓、骨髓和脑髓而调控转化生成肝，以维持肝再生正常。补肾至少可通过三个途径或机制调控肝再生：①补肾通过影响神经-内分泌-免疫网络而调控肝再生（补肾养脑髓生肝）；②补肾通过影响骨髓干细胞转化为肝脏细胞而调控肝再生（补肾养骨髓生肝）；③补肾通过影响肝内环境（包括调控肝再生的细胞因子、肝内干/祖细胞等）而调控肝再生（补肾养精髓生肝）。通过研究"补肾生髓成肝"调控肝再生的作用和机制，可以为"肝再生"这一重大的基础科学问题提供更全面和更丰富的实验与临床资料，推进骨髓干细胞转化为肝细胞的机制研究和临床运用，阐明慢性肝病"髓失生肝"新的病因病机认识，为提高补肾维持正常肝再生以防治肝损伤、肝硬化和肝癌的临床疗效，提供科学的实验依据和基础理论支持，使"补肾生髓成肝"的科学假说成为临床切实可行的新治则治法。

李中梓是一位具有深厚传统文化的明代医家，其在《乙癸同源论》提出著名的"乙癸同源，肾肝同治"的理论观点，其论述的哲学思想取自《易经》的"卦爻"。他运用藏象与卦象的结合阐发"乙癸同源"的哲学依据，制订"肾肝同治"的治疗法则（现多简称为"肝肾同源"），对中医学术的发展做出了历史贡献，但这一理论的许多基本问题长久未获解决。"肝肾"的概念如何？"肝肾"同源于何处？"肝肾"如何同源？补肾通过什么途径治疗肝病？补肾具体的方法和措施有哪些？补肾治疗肝病的作用靶标（分子及蛋白质调控网络）是什么？若不解决这些基本问题，必然严重影响"肝肾同源"的理论观点对临床的具体指导作用。笔者通过初步研究，在这一系列问题上取得了若干进展，将过去"肝肾同源于精血"的认识，推进到"肝肾同源于脑""肝肾同源于肝-肾轴""肝肾同源于下丘脑-垂体-肝轴""肝肾同源于神经-内分泌-免疫网络""肝肾同源于髓-肝转化"等。尽管笔者的研究是初步的，但"不积跬步，无以至千里；不积小流，无以成江海"。"千里之行，始于足下"，中医学的发展需要的是更多实实在在的工作（包括采用传统文化的研究方法取得有价值的新成果），而少一些空洞或外行的评价与指责，因为这对中医学术的发展有害无益。

传统文化与现代科技对中医学的发展完全可以相辅相成，传统文化承载中医学，现代科技发展中医学。采用现代科技手段研究中医学，不是对传统文化和中医学的否定。恰好相反，通过揭示中医学中基本理论观点的科学内涵，不仅证明了中医学的科学性，更重要的是丰富了中医学的理论内容和提高了临床疗效，发展了中医学术；不仅是肯定了传统文化，而且是发扬了传统文化。现代西医学已从分析走向综合,已从注重局部走向关注整体的联系;疾病的概念已从单一的病因或病理变化扩展到人-社会-自然的范畴;已将实验研究结果结合到临床循证医学。这些研究思路的变化建立在系统深入的分析研究基础上,且随现代科技的发展而发展,其发展的速度令人惊叹! 现代西医学能吸取所有先进的东西(包括中医学的先进理念),中医学为什么就不能利用先进的科学技术来发展自己? 中医学的"还原分析"一课不仅要补,而且要尽好、尽快、尽多地补! 说"还原分析法"不适合中医学是一种偏见,中医学没有的正是其所缺的。中医学与西医学的科学本质是一样的,其服务对象和防治疾病的功能也是完全一样的,为什么适合西医学的研究方法就一定不适合中医学呢? 为什么西医学就可以采用适合中医学的研究方法,而反过来中医学就一定不能采用适合西医学的研究方法? 中医与西医走了完全不同的两条研究道路,而且人们也认识到这两种不同的研究方法各有其优缺点,为什么将两种研究方法结合起来进行研究就不行了呢? 西医学可以通过取长补短,取得长足进步,而中医学为什么就一定要拒绝先进方法,裹足不前呢? 如果能以海纳百川的胸怀吸取一切先进的东西,中医学的发展必然大有希望! 如果硬要说,中医学本身是科学的,不需要也不允许别人去证明,中医学是传统文化,讲整体、认功能,不需要现代科技。这不显得故步自封、孤芳自赏、蛮不讲理了吗? 这不是在维护中医,而是在自我毁灭中医。完全不用担心"传统文化的串线断了",中医学"这串珍珠就会散失",即使真的因为现代研究使中医学"这串珍珠"暂时分散了,我们还可以用"尼龙线""电线""光纤线"等重新将中医学"这串珍珠"按新的科学方式串起来,使其功能更强,价值更高,更加璀璨夺目!

参考文献

[1] 闵莉,林雪娟,杜含光,等.中医诊断学发展中存在的问题与展望[J].中医杂志,2015,56(4):271-273.
[2] 中科院科技政策与管理科学研究所.我国"中医药传承与创新发展"优先主题科技创新回顾与展望——兼述《国家中长期科技发展规划纲要(2006—2020年)》人口与健康领域科技工作实施进展[J].世界科学技术—中医药现代化,2014,16(4):676-682.
[3] 尚楠.中医现代化是系统工程[J].国际中医中药杂志,2013,35(2):147-149.
[4] 李盈文.中医现代化几个问题的思考[J].中国中医药现代远程教育,2010,8(8):170-171.
[5] 乔明琦,张惠云.中医基础理论的发展方向——由现象描述向本质阐明的变革[J].世界科学技术—中医药现代化,2010,12(5):740-746.

第二节 基础理论继承创新

经验只能解决现象问题,理论才能解决本质问题。中医药基础理论的继承创新是决定中医药学术生存和发展的战略性问题。医药一体,医靠药存,药据医用,药为基础,医为主导。中医药理论概括总结了几千年以来运用中医药防治疾病的经验,其中必然包含某些真知灼见。以患者为研究对象所获得的不同时期、不同地区的大样本临床资料十分宝贵,其安全性和有效性的可靠度很高,可获得只在细胞和动物层面所无法了解的重要信息,其转化推广应用的价值极大。能上升为中医药理论的防治疾病的共性认识一般基于长期大量的临床实践,继承并研究其科学价值十分必要。不加任何分析和验证的全盘否定是对医生和患者共同以生命价值换来的宝贵资料的一种漠视,是一种极大的浪费。为"验药"而"验药",为"废医"而"验药"或"存药"过于片面、武断,不符合科技发展的规律。提倡在中医药理论指导下"验药",为"存医"和"强医"而"验药",去粗取精,去伪存真,继承创新,与时俱进,有利于进一步推动中医药理论的创新与发展,更好地提高中医药防治疾病的能力和水平,造福人类。

一、临床难题亟待理论创新

我国慢性肝炎的病因以肝炎病毒为主,其中又以HBV占绝大部分(超过70%)。近年来,由于累积效应和慢性乙型肝炎缺乏"根治"疗法等,与其相关的肝衰竭、肝硬化、肝癌等慢性肝病的结局性病证的发病率、病死率呈上升趋势。中医药治疗慢性肝病已在临床广泛应用,但其临床疗效亟待进一步提高。长期以来,在中医药防治肝病的临床实践中存在一个"理论"与"临床"脱节的重要问题。由于中西医认识上的差异和哲学上的认识误区,肝藏象本质研究偏向"月经病"和"情志病",导致肝脏病证及其相关病证的防治缺乏中医肝藏象理论的指导依据,严重妨碍中医药防治肝脏病证及其相关病证的能力和水平的提高。为提高中医药防治肝脏病证及其相关病证的能力和水平,提高中医药治疗肝脏病证及其相关病证的临床疗效,首先必须解决相关基础理论的继承创新。

HBV是慢性乙型肝炎发生发展的明确病因,没有HBV就没有慢性乙型肝炎已成为学术界的共识,故一直以来,有关慢性乙型肝炎的治疗与研究主要针对或关注HBV。中医药抗HBV的研究,以国家科技部从"六五"至"十二五"连续资助的重大医学攻关项目或重大专项为代表,已开展了大量广泛的临床实践和研究。总的研究结果表明,中医药治疗慢性乙型肝炎确有一定疗效,但直接抗病毒的作用并不显著,随着西医抗病毒药的迅速发展和广泛运用,采用中医药进行抗病毒治疗已在事实上"退居二线"。目前,学术界的共识是直接抗病毒作用,这并不是中医药的优势。

核苷(酸)类似物(NA)作为抗HBV药物的问世是慢性乙型肝炎治疗史上的里程碑之一,但是随着NA的广泛应用,在为慢性乙型肝炎患者带来福音的同时,也带来了较为严重的耐药、HBV基因突变等问题。耐药变异株的出现不但使HBV的治疗面临困境,更有大量研究表明耐药株可以导致病毒水平、ALT水平升高及疾病的进一步发展,甚者可以导致肝功能失代偿、肝衰竭而死亡。有数据表明,成人感染HBV仅有0.5%~1%呈暴发性肝炎,但耐药变异株发病率为9%~13%。

目前国内外公认的治疗慢性乙型肝炎的总体目标如下:最大限度地长期抑制或清除HBV;减轻肝细胞炎症及肝纤维化;延缓和阻止病情进展;减少和防止肝功能失代偿、肝硬化、原发性肝癌及其并发症的发生;改善生活质量和延长存活时间(详见《慢性乙型肝炎防治指南》)。当前在临床上所能采取的治疗措施还无法达到上述各个环节的理想目标。以抗病毒治疗为例,至少有如下问题尚未很好解决:对抗病毒治疗的作用及其机制的研究(只能抑制HBV的复制,不能清除或杀灭HBV)远未达到理想的目标;可靠的疗效(应答)预测指标和合理的疗程没有统一的标准,亦没有最佳的治疗方案;病毒变异和停药后复发,甚至部分患者不停药亦会出现病情加重等。国内外大量的临床和研究报道,有的难以重复,有的差距甚大,有的意见相左。总而言之,目前的抗病毒治疗远未解决慢性乙型肝炎的临床治疗问题。

随着慢性乙型肝炎的病程进展,HBV与宿主之间的关系会出现一些变化,即HBV不能完全决定慢性乙型肝炎的病程进展,宿主对HBV的反应状态在一定时间内、一定程度上会上升为矛盾的主要方面。例如,同样是感染HBV,但有人会不治而愈、有人会长期稳定、有人会进展迅速,有人会患肝衰竭、有人会患肝硬化、有人会患肝癌,病情的进展和结局会大不相同,可见宿主因素有时甚至可决定慢性乙型肝炎的病情进展。过去有关慢性乙型肝炎的临床治疗和研究的疗效考核指标主要追求血清学转换(HBeAg转阴、HBeAb转阳),但已发生血清学转换患者(HBeAg阴性慢性乙型肝炎患者)的病情并未"根治",许多患者HBV复制虽处于低水平,但肝衰竭、肝硬化、肝癌的发生风险仍然存在,部分患者甚至会更高。近年来,HBeAg阴性慢性乙型肝炎患者有增加趋势。HBeAg阳性慢性乙型肝炎和HBeAg阴性慢性乙型肝炎的病原学、流行病学和临床特点、预后及治疗策略等不完全相同。与HBeAg阳性慢性乙型肝炎比较,HBeAg阴性慢性乙型肝炎一般病程较长,年龄相对较大,男性较为多见,常有持续或间歇性病毒复制及HBV基因组前C区或C启动子变异,血清ALT和HBV DNA水平常波动,病情自发减轻较为少见,常有严重肝组织坏死炎症和进行性肝纤维化,抗病毒药物治疗的效果相对较差,停药后更易复发。有研究表明,HBeAg阳性的患者ETV治疗1年达到HBV DNA转阴且HBeAg消失者停药24周时,HBeAg血清转换率降至77%,ALT复常率降至79%,HBV DNA转阴率降至37%。而在HBeAg阴性的患者队列中,对于ETV治疗2年并达到病毒学应答后停药的患者随访24周,ALT复常率降至49%,HBV DNA转阴率降至3%。其他NA治疗存在同样的问题。NA治疗慢性乙型肝炎停药后复发几乎不可避免,2011年欧洲肝脏研究协会(EASL)年会公布的一项研究观察了一组分别接受拉米夫定(LAM)、阿德福韦酯(ADV)和替比夫定(LDT)治疗的患者,长期治疗(3～7年)后获得持续的HBV DNA抑制,但治疗停止1～12个月后,75%的患者出现病毒学及生化学复发。将慢性乙型肝炎分为HBeAg阳性和HBeAg阴性对制订治疗策略具有重要意义。

在现有的慢性乙型肝炎治疗的研究中,关于病毒因素的较多,如病毒载量、病毒基因型、病毒变异及耐药等与预后的关系,但对于宿主因素(如遗传、年龄、性别、免疫状态、肝再生状态、行为习惯、心理因素、工作情况、饮食生活、药源性肝损伤、环境因素等)的研究很少。中医药对HBV的直接作用虽不及现在的西药抗病毒药,但中医药通过改善某些宿主因素(如调节免疫、调控肝再生等)阻止或延缓病程进展、促进康复是其优势所在,研究其作用及机制具有重要的科学意义和临床价值。

二、科学问题激发理论创新

再生医学的迅速发展为肝脏病证及其相关病证的防治与研究提供了新视角和新机遇。肝再生在所有重要生命器官组织再生中最为奇特、显著和复杂。肝再生是机体对肝损伤后的组织修复与代偿性增生反应,主要表现为肝实质细胞、间质细胞及ECM的增生。肝损伤后肝再生修复机制是否正常发挥是决定慢性肝病进展的关键宿主因素。在慢性肝病的病程进展中,肝损伤会反复或持续出现,正常的肝再生是肝损伤修复的必然机制,决定肝病的组织重构和功能恢复,而肝再生失常与肝衰竭、肝硬化和肝癌的发生发展密不可分。肝再生的机制研究进展迅速,但由于肝再生调控机制的极其复杂性,西医尚缺乏成熟可靠的调控手段与方法,中医药调控肝再生治疗慢性肝病有现实和潜在优势,通过中医药多成分、多靶点、多途径、多层次、多时限调控复杂多变的肝再生过程是提高慢性肝病临床疗效的重要途径,可显著提高中医药防治肝病的能力和水平,对我国社会和经济均会产生积极影响。自中医药抗肝损伤、抗病毒、调节免疫和抗肝纤维化研究热点之后,中医药调控肝再生防治肝病是全新的研究领域,有重大的科学意义和临床运用价值。

解决中医药调控肝再生的若干关键科学问题,极大地激发了中医理论创新。笔者围绕中医药调控肝再生防治肝病的研究方向,在临床实践和系统研究的基础上进行理论思考,在虚证本质、髓本质、肝藏象的定位及结构功能、病因病机、治则治法等中医基础理论上取得若干创新性成果。笔者在系统总结中医有关"生机"的理论认识与临床实践的基础上,提出"生机学说"的新认识是对中医理论精髓的继承创新,首次概括总结了"生机"的核心内容和科学内涵,提出了"生机学说"的新概念和研究范畴,并从"生机学说"的新视角揭示了虚证及肝肾精虚证的本质。虚证本质的生物学基础是各种损伤与再生修复的失衡。肝肾精虚证本质的生物学基础是肝损伤与肝再生修复的失衡。笔者初步提出了"肝肾精虚"的临床辨证和疗效考核的客观量化标准,解决了"肝肾精虚"临床"无症可辨"的临床难题,极大地推进了虚证本质的研究与临床运用,不仅为提高临床疗效提供了中医理论依据和现代生物学基础,而且开辟了"中医再生医学"新的研究领域。

创立"肝主生发"的肝藏象结构功能体系是对"生机学说"的创新。笔者首次论述和研究了肝藏象"肝主生发"的结构功能系统,揭示了中医药防治肝病以"肝再生"修复机制为主的生物学基础,引领了中医药调控肝再生防治肝病疗效机制的新研究方向。笔者在继承"髓生肝"理论认识的基础上,揭示了干细胞及其组织微环境是髓本质的生物学基础,肝干细胞及其组织微环境是肝藏精髓本质的生物学基础,提出"髓失生肝"的病因病机和"补肾生髓成肝"治疗法则等新的理论认识。鉴于肝脏病证及其相关病证的发生发展过程中存在肝损伤与肝再生失衡机制,中医药广泛用于肝脏病证的治疗,其作用机制可能是多途径、多层次、多系统、多靶点、多时限地调控肝损伤与肝再生失衡。中医药调控肝再生正是利用肝脏的自然愈合能力使肝损伤得以修复,重建肝脏的功能,具有顺其自然、因势利导、逆转病势、双向调节、安全性高和有效性肯定的特点。通过中医药调控肝再生的作用,不仅可促进和维持正常的肝再生,而且可防治肝再生异常,从而降低肝硬化、肝衰竭、肝癌发生发展的风险。

肝再生是决定多种肝病发生发展的共同关键环节,肝再生异常是影响肝脏病证病程进展的重要宿主因素。谁能真正调控肝再生,谁就能有效防治大多数肝脏病证。中医药治疗肝脏病证及其相关病证历经抗肝损伤、抗病毒、调节免疫、抗肝纤维化、抗肝癌的研究热点,调控肝再生是治疗肝脏病证及其相关病证的新作用靶点和机制,中医药调控肝再生防治肝脏病证及其相关病证的基础与临床应用研究是中医再生医学新研究领域的重要研究方向之一,正在成为新的研究热点。"补肾生髓成肝"调控肝再生治疗肝脏病证及其相关病证的基础与临床应用是本研究领域的创新性成果,在国内同行业处领先地位。近些年来,现代医学有关肝再生的机制研究进展较快,但仍然缺乏可靠的调控肝再生的具体手段与方法。"补肾生髓成肝"治疗法则强调在"补肾"的治疗手段与"成肝"的治疗结果之间,以"髓"为作用的中心环节和治疗靶点。目前,学术界认为肝细胞、小肝细胞、HOC及骨髓干细胞是肝再生修复的主要干细胞,其中,肝细胞对肝再生而言是最高效的"干细胞",故肝脏精髓本质的生物学基础是肝干细胞及其组织微环境。通过维持或改善干细胞的微环境,以保持发生发育和再生修复的生命状态是"生髓"的重要作用机制。肝脏病证主要通过"生髓"实现维持或促进"髓生肝""肝主生发"(完全再生修复)的生理状态,预防或改善"髓失生肝""肝失生发"的病理状态(改"不生"或"乱生"为"完全再生",使其恢复到"髓生肝""肝主生发"的生理状态),防治肝再生异常的严重结局(肝衰竭、肝硬化、肝癌)。"补肾生髓成肝"通过调控肝再生治疗肝脏病证及其相关病证为提高临床疗效提供了多种有效的技术方法和方案,提高了中医药/中西医结合防治肝脏病证及其相关病证的能力和水平。

参考文献

[1] 李瀚旻,高翔."肾生骨髓,髓生肝"的科学内涵[J].中医杂志,2006,47(1):6-8.
[2] 李瀚旻.论"肝主生发"[J].中华中医药学刊,2009,27(10):2021-2025.
[3] 李瀚旻.论藏象概念的三种演变形式[J].湖北中医杂志,2001,23(1):7-8.
[4] 李瀚旻."肾藏精"的科学内涵[J].中医杂志,2009,50(12):1061-1064.
[5] 李瀚旻."藏象本质"与"白马非马"[J].医学与哲学:人文社会医学版,2010,31(9):62-64.
[6] 李瀚旻.虚证本质与生机学说[J].中华中医药学刊,2011,29(10):2157-2160.
[7] 李瀚旻."补肾生髓成肝"治疗肝脏病的基础及临床应用[J].世界科学技术—中医药现代化,2013,15(6):1425-1428.

第三节 髓本质研究

《素问·五藏别论》指出：脑、髓、骨、脉、胆、女子胞，此六者，地气之所生也，皆藏于阴而象于地，故藏而不泻，名曰奇恒之腑。由此可见，"髓"为奇恒之府之一，故《素问·阴阳应象大论》的"肾生骨髓，髓生肝"存在句逗错误，正确的读法应为"肾生骨、髓，髓生肝"。根据《素问·解精微论篇》中"髓者，骨之充也"的理论认识，"髓"从"骨"，故现代"髓"本质研究的基本共识是"髓"本质的生物学基础包括"脑髓""脊髓""骨髓""牙髓"等。采用中医药治疗"脑髓""脊髓""骨髓""牙髓"的相关病证，没有太大争议，但中医理论还有"精髓"之说，其本质的生物学基础一直没有定论。笔者认为，"髓"本质的生物学基础是干细胞及其组织微环境，其中骨组织内的干细胞及其微环境为"骨髓"，脑组织内的干细胞及其微环境为"脑髓"，脊椎组织内的干细胞及其微环境为"脊髓"，牙骨组织内的干细胞及其微环境为"牙髓"，所有脏腑组织的干细胞及其微环境统称"精髓"（包括骨髓、脑髓、脊髓、牙髓、脏腑精髓、先天之精髓、后天之精髓）。只有"种子"与"土壤"共同配合才能决定植物的生长，由于干细胞相当于人体再生修复的"种子"，干细胞及其微环境是人体再生修复的"土壤"，故只有干细胞及其微环境共同作用才能完成人体组织及器官的完全再生修复。中医"生髓"治疗多种病证的疗效机制之一是通过影响干细胞及其组织微环境。"生髓"即"使髓生"，维护或促进髓处于正常的生理状态。综合运用以下两方面的策略，一方面维护或促进干细胞及其组织微环境的正常生理状态，另一方面防止或改善异常干细胞及其微环境的异常病理状态，二者相得益彰。基于这一认识，近些年来的有关髓本质的研究有了很大进展。

一、中医药影响骨髓干细胞修复神经的作用及机制

一直认为，脑内的中枢神经具有不可再生性，但随着近些年来的研究发现，BMSCs 是来源于骨髓的 ASC，具有多方向分化潜能，包括再生修复中枢神经的能力。彭氏等体外扩增培养大鼠股骨骨髓细胞。采用补肾益脑胶囊（由红参、鹿茸、酸枣仁、熟地黄、茯苓、玄参、远志、朱砂、麦冬、五味子、当归、川芎、牛膝、山药、补骨脂、枸杞子等组成）内药粉溶解液含 10% 胎牛血清的 L-DMEM 预诱导 24 h 后，在无血清 L-DMEM 内加入补肾益脑胶囊内药粉溶解液以正式诱导 MSC 分化成神经细胞。通过倒置显微镜对比观察细胞前后的形态变化，神经细胞特征性结构则以尼氏染色法来观察，以免疫细胞化学鉴定有神经干细胞标志物巢蛋白（nestin）、胶质纤维酸性蛋白（GFAP）和神经元特异性烯醇化酶（NSE）的表达。结果发现，通过贴壁法成功将大鼠 BMSCs 分离并在体外大量扩增，补肾益脑胶囊诱导 3 h 后，BMSCs 形态转变为典型的神经样细胞。许世刚等利用左归丸和鼠神经生长因子促进 BMSCs 体外分化，提高神经干细胞（NSCs）转化率，探索脑瘫早期治疗的新途径和补肾益髓中药作用机制，结果发现，左归丸能够促进 BMSCs 转化为 NSCs，在体移植实验表明 BMSCs 诱导获得的 NSCs 能够部分修复脑组织缺损，移植 3 周后大鼠脑瘫模型运动功能逐步改善。

二、中医药影响骨髓干细胞修复心脏的作用及机制

骨髓干细胞主要包括造血干细胞和 BMSCs，定居于骨质腔内的干细胞及其组织微环境属于中医学"骨髓"范畴，定居于其他组织（如脂肪）的 BMSCs 分属中医"精髓"范畴。近些年来，中医药影响 BMSCs 修复心脏的作用及其机制已成为研究热点之一。王艳等应用计算机检索 CNKI 数据库中 2001 年 1 月至 2013 年 1 月关于中药诱导 BMSCs 分化为心肌细胞的文章，以"中药""骨髓间充质干细胞""心肌细胞"或"bone marrow mesenchymal stem cells""myocardial cells"为检索词进行检索,排除陈旧及重复实验的文献,重点对36篇文献进行分析。结果发现,经三七总皂苷、丹酚酸B、加味丹参饮、淫羊藿苷、黄芪甲苷等不同的中药诱导制剂诱导BMSCs向心肌细胞分化,诱导后细胞免疫组化和RT-PCR检测结果显示肌细胞纤维蛋白、心肌肌钙蛋白I和主要组织相容性复合体表达均呈阳性,阳性细胞呈梭形和成纤维细胞样形态,即表明有促进增殖分化的作用。张彤等探讨了补肾活血中药(如女贞子、沙苑子、肉桂、黄芪、川芎、三七粉等)对心肌梗死(MI)模型大鼠外周血、缺血心肌组织EPC数量及血管内皮功能的影响,结果发现,补肾活血中药具有动员骨髓EPC进入血液循环、修复血管内皮损伤的作用。李鑫辉等研究了加味丹参饮(丹参、檀香、赤芍、川芎、当归、红花、生地黄、黄芪)对心肌缺血再灌注损伤(IRI)鼠心肌细胞$CD34^+$蛋白表达及心功能的影响,并探讨其对骨髓干细胞动员作用及心肌IRI保护作用机制,结果发现,与重组人红细胞生成素(rhEPO)动员组和加味丹参饮组比较,加味丹参饮联合动员组$CD34^+$蛋白表达和心功能明显升高($P<0.05$或$P<0.01$)。上述结果提示加味丹参饮联合动员骨髓干细胞可以提高心肌IRI鼠干细胞动员作用,提高心功能,从而对IRI心肌具有保护作用。刘新灿等观察了参麦注射液联合自体骨髓干细胞心脏移植治疗难治性心力衰竭(RHF)的临床疗效,结果发现,联合治疗组治疗后心功能指标左心室射血分数(LVEF)、左心室短轴缩短率(FS)、左心室收缩期末内径(LVESD)均较治疗前明显升高,左心室舒张期末内径(LVEDD)及BNP水平均较治疗前明显降低;再住院率较对照组明显降低(24% vs 48%,$P<0.01$),总有效率较对照组明显提高(94% vs 76%,$P<0.05$);提示参麦注射液联合自体骨髓干细胞心脏移植治疗RHF能提高临床疗效。

三、中医药影响骨髓干细胞修复骨组织的作用及机制

根据《内经》"肾生骨、髓"(肾主骨生髓)的理论认识和大量的临床实践,补肾影响骨髓干细胞修复骨组织一直是研究重点和热点。刘光旺等探讨了补肾填精中药血清对小鼠骨髓干细胞增殖、分化、矿化功能的影响及其机制,结果发现,补肾填精中药血清促进了去势小鼠BMSCs的增殖、成骨基因的表达和钙结节的形成,β-catenin、LRP-5、TCF显著上调,提示补肾填精中药血清促进了小鼠BMSCs的成骨分化与矿化能力,这种促进作用与Wnt/β-catenin信号通路存在密切关系。孙月娇等观察了左归丸、右归丸含药血清对体外培养的大鼠BMSCs向成骨细胞分化过程中TGF-$β_1$及其信号转导蛋白Smad2/3表达的影响,结果发现左归丸、右归丸含药血清诱导BMSCs成骨后I型胶原蛋白、TGF-$β_1$、Smad2/3蛋白表达高于空白组、诱导剂组,差异有显著性意义($P<0.05$),且左归丸优于右归丸($P<0.05$)。上述结果提示左归丸、右归丸含药血清能通过TGF-$β_1$调节Smad2/3信号通路促进BMSCs成骨分化,且左归丸组效果更好,表明中医"滋肾阴"法更能有效地促进BMSCs的成骨分化。另有学者采用醋酸泼尼松注射6周建立兔SANFH模型,观察右归饮协同骨髓干细胞转染VEGF移植对激素性股骨头坏死家兔模型骨修复的影响,结果发现右归饮协同转染VEGF的BMSCs移植治疗SANFH能发挥更好的疗效,有较好的改善血运与骨修复重建作用。李会珍等应用数据库文献检索的方法获取淫羊藿对BMSCs成骨分化影响研究的文献,对符合研究标准的文献进行深入的分析,结果发现,淫羊藿对BMSCs的影响呈剂量依赖性,在诱导培养的早期淫羊藿苷可以提高细胞的磷酸酶活性,在诱导培养的晚期增加细胞钙化结节数,促进骨钙素分泌量,显著提高TGF-$β_1$、骨形成蛋白2、胰岛样生长因子1、骨桥蛋白和骨涎蛋白等的表达水平。淫羊藿对BMSCs的增殖和成骨分化有促进作用,可作为一种良好的骨诱导活性因子。

近些年来,学术界扩大了除补肾外的其他中药影响骨髓干细胞修复骨组织的研究。齐振熙等观察了葛根素干预激素诱导大鼠BMSCs成脂分化过程中Wnt信号途径相关基因及关键蛋白β-catenin表达的变化,采用细胞药理学方法,运用RT-PCR法检测Wnt/β-catenin信号通路主要成员Wnt10b mRNA、GSK3β mRNA、β-catenin mRNA的表达,Western Blot法对β-catenin的

表达。结果发现,与激素组比较,葛根素各干预组 Wnt10b mRNA、β-catenin mRNA 及 β-catenin 的表达水平均显著升高;GSK3β mRNA 的表达水平显著降低。提示葛根素对激素诱导 BMSCs 成脂分化的抑制作用可能通过调节信号通路的 Wnt10b mRNA、GSK3β mRNA、β-catenin mRNA 及 β-catenin 的表达来实现。葛根素防治激素性股骨头缺血坏死的机制不仅是改善股骨头局部的微循环,而且还与其抑制激素诱导下 BMSCs 的成脂分化有关。仲卫红等采用血清药理学方法,运用同位素标记相对和绝对定量技术(iTRAQ)标记 3 组样本的蛋白质,二维液相色谱质谱仪(2D LC-MS/MS)鉴定蛋白质并进行相对定量分析,探讨了土鳖虫含药血清干预 BMSCs 后抑制成脂分化和促进成骨分化的靶位蛋白或相关蛋白,结果发现,以激素组为对照,在空白对照组中共有 15 种蛋白质出现显著的表达上调,12 种出现下调;在土鳖虫组中共有 16 种蛋白质出现显著的表达上调,14 种出现显著下调。其中 Hspa1L 和 PrxⅤ蛋白可能是土鳖虫抗细胞凋亡的作用靶点。Serpinh 1 和 ADP/ATP translocase 1 蛋白可能是土鳖虫促进成骨分化的作用靶点。

四、中医药影响肝干细胞修复肝脏的作用及机制

肝干细胞及其微环境是肝损伤后肝再生修复的重要生物学基础,肝干细胞包括肝细胞、小肝细胞、HOC、骨髓干细胞等。近 20 多年来,笔者及其团队在揭示髓本质的生物学基础是干细胞及其组织微环境的基础上,为探讨补肾生髓成肝治疗法则的疗效机制,开展了一系列深入实验与临床研究。其结果表明,补肾生髓成肝具有延缓、阻止,甚或逆转慢性肝病肝衰竭、肝硬化及肝癌的发生发展的作用,获得较高级别循证医学证据。体现补肾生髓成肝治疗法则的左归丸(滋水涵木/补肾养肝/"从肾论治")、地五养肝胶囊("肝肾与他脏整体协调同治",鄂药制字 Z20113160)、抗毒软坚胶囊("肝肾协调同治",鄂药制字 Z20113151)等的疗效机制涉及下丘脑-垂体-肝轴、神经-内分泌-免疫-肝再生调控网络、骨髓干细胞转化肝细胞、肝组织微环境等多个途径与环节。采用交叉性别骨髓移植模型、MSG-大鼠-肝再生模型、骨髓干细胞与肝细胞共培养技术、基因芯片技术、蛋白质质谱分析技术、酵母双杂交和免疫共沉淀技术揭示了多个补肾生髓成肝影响骨髓干细胞转化肝细胞的关键蛋白质(14-3-3 蛋白、GRP78、组蛋白 H4 及多种酶类)及其相互作用机制。通过系统生物学研究,发现多个补肾生髓成肝调控肝再生相关的信号通路,主要包括 Wnt、MAPK、TGF-β、JAK/STAT、细胞凋亡、TLR 信号通路等。这些信号通路中 Wnt1、EGF、FGF2、FGF16、MAPKK1、E2F、CSF3、Myd88、sFRP1、sFRP5、CSF2 受体、CNTF 受体、caspase 12 等基因表达上调,MAPK9、Rac1、GSK3、Wnt10a、IL-12a、蛋白激酶 Cγ、Akt2、activin A 受体等基因表达下调。这些受补肾生髓成肝调控的信号通路与肝干细胞及其微环境密切相关。

肝纤维化是异常肝再生过程,抗肝纤维化的目的在于促进正常肝再生修复。近些年来的研究发现,骨髓干细胞在一定条件下具有抗肝纤维化的作用。Parekkadan 等研究发现,将 HSC 与 MSC 共培养后,受活性 HSC 分泌的 IL-6 刺激,MSC 分泌 IL-IO、TNF-Ot 和 HGF。这使得 HSC 增殖激活明显受抑制,凋亡增加,胶原合成显著减少。进一步研究发现,中医药可以通过影响骨髓干细胞及其微环境促进肝再生修复。杜超等探讨了红景天苷联合瘀胆大鼠血清体外诱导大鼠 BMSCs 向肝细胞分化的作用机制,结果发现,与传统瘀胆血清体外诱导相比,红景天苷联合瘀胆血清能更有效诱导 BMSCs 向肝样细胞分化。陈艳等研究了姜黄素体外细胞培养条件下诱导大鼠 BMSCs 分化为肝细胞的作用,结果发现,大鼠 BMSCs 细胞表面抗原 CD34、CD14、CIM5 阴性表达,CIM4、CD73、CD90 阳性表达;姜黄素诱导后光镜下观察到 BMSCs 由梭形渐变成圆形,诱导分化后的细胞表达肝特异性蛋白 HNF-3B,提示姜黄素具有促进 BMSCs 分化为肝细胞的作用。体现补肾生髓成肝治疗法则的地五养肝胶囊主要通过调控 EMT/MET 失衡、"刺猬"信号通路相关蛋白质表达而影响 HSC 的增殖分化方向(抑制肝纤维化,促进肝再生)

防治肝脏病证。

总之,中医药影响干细胞及其微环境促进再生修复的研究方兴未艾,存在诸多亟待解决的问题。目前,多数研究集中于中医药对骨髓干细胞的影响,但 ASC 不仅只有骨髓干细胞,如与肝再生相关的肝细胞、小肝细胞、HSC 和其他组织内的干细胞及"亚全能干细胞"都是值得研究的髓本质生物学基础。ESC 属中医"精髓"范畴,目前中医药对 ESC 及其微环境的影响及机制的研究较少,亦应成为髓本质研究重要方向之一。更重要的是,中医药对干细胞微环境的影响有丰富的潜在优势和研究前景,目前对该研究的重视不够,应是今后的重点努力方向。随着以干细胞为中心的再生医学研究的不断快速深入,以及系统生物学、转化医学、循证医学等先进技术方法的不断完善和发展,将极大地推进中医药影响干细胞及其微环境促进再生修复的研究,在揭示髓本质生物学基础的同时,提高中医药防治疾病的能力和水平。

参考文献

[1] 李瀚旻."肾藏精"的科学内涵[J].中医杂志,2009,50(12):1061-1064.

[2] 李瀚旻.中医再生医学概论[J].中华中医药学刊,2008,26(11):2309-2312.

[3] 李瀚旻.论"补肾生髓成肝"治疗法则[J].中华中医药学刊,2012,30(5):937-940.

[4] 彭志强,黄天华,郭杼强,等.补肾益脑胶囊将大鼠骨髓间质干细胞诱导为神经细胞的研究[J].中医临床研究,2014,6(12):34-36.

[5] 王艳,王海萍,吕洋.中药制剂诱导骨髓间充质干细胞向心肌细胞的分化[J].中国组织工程研究,2014,18(1):155-160.

[6] 张彤,刘元峰,宋宪波,等.补肾活血中药动员大鼠骨髓 EPC 修复内皮功能的实验研究[J].中西医结合心脑血管病杂志,2014,12(1):76-78.

[7] 李鑫辉,黄政德,葛金文,等.加味丹参饮对心肌 IRI 大鼠骨髓干细胞动员作用的影响[J].中西医结合心脑血管病杂志,2014,12(6):723-725.

[8] 刘新灿,李胜军,张晓毅,等.参麦注射液联合自体骨髓干细胞心脏移植治疗难治性心力衰竭的临床观察[J].中国中西医结合急救杂志,2013,20(6):362-365.

[9] 刘光旺,高娟,郭含军,等.补肾填精中药血清对去势小鼠骨髓干细胞 Wnt /β-catenin 成骨分化信号通路的影响[J].中国骨质疏松杂志,2013,19(4):324-329.

[10] 孙月娇,宋囡,何文智,等.左、右归丸对大鼠骨髓间充质干细胞成骨诱导中转化生长因子β1 及 Smad2/3 的影响[J].中国组织工程研究,2014,18(10):1496-1501.

[11] 李会珍,李蒙,李瑞玉,等.淫羊藿对骨髓间充质干细胞成骨分化的影响[J].中国组织工程研究,2014,18(6):979-984.

[12] 齐振熙,张占勇,万甜,等.葛根素干预激素诱导骨髓间充质干细胞成脂分化的 Wnt 信号途径[J].中国组织工程研究,2014,18(10):1502-1507.

[13] 仲卫红,齐振熙.土鳖虫含药血清干预骨髓间充质干细胞的蛋白组学差异[J].中国组织工程研究.2013,17(1):98-105.

[14] 李瀚旻."补肾生髓成肝"治疗肝脏病的基础及临床应用[J].世界科学技术—中医药现代化,2013,15(6):1425-1428.

[15] Li H M, Ye Z H, Zhang J, et al. Clinical trial with traditional Chinese medicine intervention "tonifying the kidney to promote liver regeneration and repair by affecting stem cells and their microenvironment" for chronic hepatitis B-associated liver failure [J]. World J Gastroenterol,2014,20(48):18458-18465.

[16] Parekkadan B, van Poll D, Megeed Z, et al. Immunomodulation of activated hepatic

stellate cells by mesenchymal stem cells[J]. Biochem Biophys Res Commun,2007,363(2):247-252.
[17] 杜超,蒋明德,曾维政,等.红景天苷与淤胆血清诱导骨髓间充质干细胞向肝样细胞分化[J].中国组织工程研究,2013,17(49):8512-8519.
[18] 陈艳,邹文静,王盛丰,等.姜黄素诱导骨髓间充质干细胞分化成肝细胞[J].中成药,2014,36(6):1124-1128.
[19] 李瀚旻.髓本质研究进展[J].湖北中医药大学学报,2015,17(6):100-103.

第四节 髓生肝的生理机制

"髓生肝"的生理机制来源于《素问·阴阳应象大论》"肾生骨、髓，髓生肝"的理论认识，但长期以来，对其科学内涵和生物医学基础缺乏明确的阐述。笔者及其团队通过一系列深入研究发现，关乎肝再生修复的包括骨髓、脊髓、脑髓、精髓在内的干细胞及其组织微环境是髓生肝生理机制的重要生物医学基础。下文主要从干细胞及其组织微环境的新视角探讨"肾藏精"与"髓生肝"的相互关系及其理论意义。

一、肾藏精的科学内涵

"生之来,谓之精"(《灵枢·本神》)，"夫精者,生之本也"(《素问·金匮真言论》)，认为精是人体发生发育、再生修复和维持生命的根本。"两神相搏,合而成形,常先身生,是谓精"(《灵枢·阴阳脉解》)，此为"先天之精"。"先天之精"在人体出生以后转化为"生殖之精""骨髓之精""脑髓之精""脏腑之精""生克之精"等"后天之精"，供机体生长发育和再生修复之用。"气归精,精归化"(《素问·阴阳应象大论》)，脏腑组织的功能(气)源于精的转归化生。"五脏之阴气非此不能滋，五脏之阳气非此不能发"，肾所藏先、后天之精是维持人体繁衍生殖、生长发育、再生修复和衰老等重要生理功能的物质基础，出生以后随年龄增长而盛，中年以后随年龄增加而衰，"年四十而阴气自半"，肾精渐趋耗竭，则生命走向终结。

"肾藏精"是中医"精气"学说的重要理论基础。肾是具有藏精、主水、作强等生物学效应的组织结构和功能系统的组合体。广义的"精"泛指人体内具有重要生物学效应的精微物质，狭义的"精"特指具有发生发育或再生修复效应的基本物质。"先天之精"与"后天之精"的划分大致以人体出生为界限，人体胎孕期间胎体所藏之精为"先天之精"(包含胚胎及ASC)，人体出生后体内所藏之精即为"后天之精"(包含ASC)，故"后天之精"由"先天之精"转化而来，无法截然划分。自然条件下，"先天之精"主宰人体脏腑组织的发生发育，"后天之精"主宰人体脏腑组织的再生修复。男女生殖之精结合形成先天之精(包含ESC)。尚未结合的男女生殖之精即"天癸"，本属"后天之精"，但又是形成"先天之精"的物质基础，故"后天之精"在一定条件下又转化为"先天之精"。"后天之精"具有储藏、归巢、激活、化生、动用等生命状态或生理过程。"储藏"的目的是"动用"，在"储藏"与"动用"之间必须经历"归巢""激活"和"化生"等过程，故"藏精"主要指人体内调控精的储藏、归巢、激活、化生、动用(再生修复)等一系列"肾"的生理功能。肾精藏于人体五脏六腑、奇恒之腑等各种脏腑组织之中。"生克之精"主要指能影响"先天之精"发生发育和调控"后天之精"储藏、归巢、激活、化生、动用等病理生理过程的精微物质。换言之，对"藏精"发挥"生克制化"调控作用的精微物质统称"生克之精"，故"肾藏精"主要包括肾藏生殖之精、骨髓之精、脑髓之精、脏腑之精、生克之精等生理功能。

尽管"精"有广义与狭义之分，先天与后天之别，随所藏脏腑组织的不同和功能的差异又有生殖之精、骨髓之精、脑髓之精、脏腑之精、生克之精的区别，但它们均由"肾"所主宰，故"肾藏精"是指肾主宰人体脏腑组织发生发育或再生修复的精微物质。补肾生精防治相关病证的关键机制是调控脏腑组织的发生发育或再生修复。

虚证本质的生物学基础是病理损伤与发生发育或再生修复失衡。在病理损伤得到控制的前提下，人体发生发育或再生修复能力不足（再生障碍或紊乱）是精虚的重要病因病机，形体衰败是精虚的外在表现，补虚的根本措施之一在于恢复、促进、维持人体发生发育或再生修复能力，补肾生精是其基本治疗法则。肾精能转化生成、修复衰败形体，形体得以恢复是精虚得以填补的"金指标"。

补肾生精调控脏腑组织再生完全是利用脏腑组织的自然再生能力使脏腑组织的损伤得以修复，重建脏腑组织的功能，具有顺其自然、因势利导、逆转病势、整体调节、安全性高和有效性肯定的特点。长期的临床实践和现代实验研究证明，补肾生精调控脏腑组织发生发育或再生修复可以有效防治肾、脑、骨、生殖、肝脏等多种病证。

（一）肾藏生殖之精

人始生，先成精，精成而脑髓生，骨为干，脉为营，筋为刚，肉为墙，皮肤坚而毛发长，谷入于胃，脉道以通，血气乃行（《灵枢·经脉》）。父母所藏生殖之精在胎孕期间（先天）主宰人体发生发育，故称"先天之精"。人体出生后所藏的生殖之精随人体发育而生长盈满，在人体发育至一定的年龄阶段，产生出"天癸"物质促使女子"任脉通，太冲脉盛，月事以时下"，男子"精气溢泻"，使人体具有了生育能力，为繁衍下一代生命个体提供物质基础。命门为生殖之精的藏所，即精室，内涵命火，是精与火的聚集体，为水火之宅，居于两肾之间，其体非脂非肉，白膜裹之，在上七节之旁，且命门有门户，为一身巩固之关也，男子为精关，女子为产门。主闭藏而不妄开，因其藏精气而不泄。生殖之精涵养化生命火，命门之火温养全身各脏腑组织，维持人体的生命活动，且为脏腑经络化生的原动力，正所谓"阳在外阴之使也，阴在内阳之守也"。因此，精室藏精而为阴，内寓命火，性专温煦而为阳，故命门体阴而用阳，正如张景岳所说，两肾属水，有阴阳之分，命门属火在二阴之中。根据"肾藏精"的理论，生殖之精皆为肾所主藏，有关生殖之精的病证从肾论治有肯定疗效，其中"补肾生精促孕"治疗男性不育或女性不孕有独特疗效。

干细胞是一类具有自我更新与增殖分化能力的细胞，能产生表现型与基因型和自己完全相同的子细胞。来自父母的精子与卵子结合成受精卵，由此获得具有分化成所有脏腑组织的全能干细胞（ESC），故先天之精包括全能干细胞内的全部遗传物质及其蕴藏的种属特异的发育信息。从功能角度，其繁衍生殖功能由生殖干细胞完成（包括ESC的功能）；生长发育功能，与基因控制为主的ASC的增殖分化机制相关，故肾在藏先天之精的基础上，又藏后天之精（包括ASC的功能）。

（二）肾藏骨髓之精

肾藏精，主骨生髓，髓藏于骨腔内，滋养骨骼，骨的生长发育依赖肾精的滋养。《素问·阴阳应象大论》曰：肾主骨髓，在体为骨。《素问·上古天真论》指出：女子七岁，肾气盛，齿更发长，四七筋骨坚，发长极，身体盛壮，丈夫八岁，肾气实，发长齿更，四八筋骨隆盛，肌肉壮满，八八天癸绝，精少，肾脏衰，形体皆极，则齿发去。由此可见从儿童时期开始，随着肾中精气的逐渐充盛，人体出现"齿更"等生长发育的现象。在青壮年阶段，肾中精气充盛，则骨坚且隆盛，肌肉壮满，身体盛壮。中年之后，随着肾中精气的逐渐衰少，形体也衰败而步入老年阶段。由于肾中精气的盛衰能够影响骨的代谢，故骨骼的生长强弱能反映肾中精气的盛衰。肾精充实，则骨髓化生有源，骨骼坚固，强健有力；肾精虚弱，则骨髓乏源，骨骼失养，脆弱无力。《素问·痿论篇》曰：肾气热则腰脊不举，骨枯而髓减，发为骨痿。由肾藏骨髓之精的理论观点出发，骨质疏松等骨病的病因病机主要是由于各种病因及年老而致的肾精不足，不能充骨养髓，骨骼失养所致。

近些年来的实验研究表明，BMSCs是存在于骨髓中的一类多能干细胞，在一定诱导条件下具有向成骨细胞、成软骨细胞、肌细胞、脂肪细胞、神经细胞等多个胚层细胞尤其是骨向分化的能力，其作为骨组织工程的种子细胞治疗骨相关疾病及作为载体用于基因治疗显示出远大前景。临床实践中经常会遇到大范围的骨缺损（如在创伤、炎症和肿瘤外科手术治疗以后等），重建大范围的骨缺损仍是临床治疗面临的一个难题，目前尚没有有效的治疗手段，骨髓来源干细胞及其他来源干细胞都可以分化得到成骨细胞，通过将细胞与支架材料结合后移植于受损部位，用于修复骨缺损的实验研究首先在小动物体内实现，随后在大动物体内亦得到证实，证明了ASC应用于修复骨缺损的可行性，随后的临床试验研究证明，此方法是治疗骨骼疾病的一种有效方法。有研究表明补肾生精法能诱导BMSCs定向成骨分化，这是用现代科学技术更完善地阐释补肾生精法的理论依据。"补肾生精壮骨"对防治骨质疏松症、骨坏死、骨缺损等病证有重大价值。

（三）肾藏脑髓之精

《内经》虽无骨髓、脊髓与脑髓之明确区分，但已肯定髓上通于脑，脑为髓聚而成，髓为肾中精气化生，故《灵枢·经脉》曰：精成而脑髓生。《灵枢·海论》曰：脑为髓之海。《素问·五藏生成》曰：诸髓者皆属于脑。肾精所生，精足则髓足，所以能作强。精以生神，精足则神强，自多伎巧。病理情况下，髓不足者力不强，精不足者智不多。故《灵枢·海论》曰：髓海有余，则轻劲多力，自过其度，髓海不足，则脑转耳鸣，胫酸眩冒，目无所见，懈怠安卧。凡脑髓之病，无不与肾相关。

ASC及其子代细胞移植或动员脑组织内的干细胞被认为是将来治疗神经退行性疾病的有效方法。考虑到人脑结构和功能的复杂性，通过替代疾病中丢失的细胞来恢复损伤的功能听起来是不现实的，然而动物模型研究已证实神经元替代修复损坏的神经通路是可行的，临床试验研究也证实在人脑中细胞替代治疗同样能达到症状缓解。ASC用于治疗帕金森病、中风、肌萎缩性侧索硬化症、亨廷顿病，甚至精神分裂症等神经系统疾病，对此均进行了大量的研究。"补肾生精健脑"在大量临床实践的基础上，已得到大量现代实验研究的证实。

（四）肾藏脏腑之精

肾藏于脏腑组织（包含奇恒之腑）具有发生发育或再生修复的基本物质（干细胞及其组织微环境）统称"脏腑之精"。脏腑组织的发生发育或再生修复和功能维持均有赖于肾所藏"脏腑之精"的滋养，五藏之阴气，非此不能滋，五藏之阳气，非此不能发，肾精耗则诸脏之精亦耗，肾精竭则诸脏之精亦竭（《杂病源流犀烛·卷十八》）。肾藏脏腑之精是维持脏腑组织健全的根本之所在。精神内伤，身必败亡（《素问·疏五过论》）。百岁，五脏皆虚，神气皆去，形骸独居而终矣（《灵枢·天年》）。故明代著名医家张景岳非常强调脏腑之精与脏腑之形的相互依赖关系。形者神之体，神者形之用；无神则形不可活，无形则神无以生（《类经》）。

现代生物学研究表明，发生发育过程通常是新基因的首次表达，是一种有性过程，而再生修复是一种无性过程，已分化的细胞或未分化的细胞（如干细胞）均起始在已分化的环境中。在再生的过程中，细胞是在已建立的环境中发育，而发育的过程中细胞通过分裂来建立细胞环境。再生过程新结构的形成是新细胞分裂、重排和已有细胞重新分化的结果。到目前为止，大量的研究结果揭示干细胞不仅存在于骨髓之中，也存在于机体的各种组织和器官中。利用存在于组织和器官中的干细胞治疗临床上的各种疾病的研究，已经广泛展开。一些研究已经表明发育调控基因在再生过程中也有表达，这是中医学"先天之精"促进"后天之精"的重要科学依据。

ASC是存在于胎儿和成体不同组织内的多潜能干细胞，这些细胞具有自我复制能力，并能产生不同种类的具有特定表型和功能的成熟细胞的能力，能够维持机体功能的稳定，发挥生理性的细胞更新和修复组织损伤作用。随着 ASC 研究的深入，研究者观察到 ASC 可以突破其"发育限制性"，跨系甚至跨胚层分化为其他类型组织细胞。例如，骨髓来源的干细胞在特定环境中可向肝脏、胰腺、肌肉及神经细胞分化，肌肉、神经干细胞也可向造血细胞分化。

现代再生医学主要研究干细胞如何发育成组织，并应用干细胞的这种潜能进行组织替代疗法，从而恢复受损组织的正常结构和功能。随着研究的深入，利用干细胞具有向各种细胞分化转变的能力，治疗临床上众多的用常规手段治疗效果不佳的变性、坏死性和损伤性疾病，有显著、独特的医疗效果。

人体重要生命器官的再生能力以肝再生最为惊人、最为复杂和最为奇特。在肝病的发生发展过程中，肝再生与肝损伤在体内外多种因素的作用下保持动态平衡，是维持肝功能正常和影响预后的关键机制。"肾藏精"是指肾主宰人体脏腑组织发生发育或再生修复的精微物质。肾藏肝藏之精，一荣共荣，一损俱损。慢性乙型肝炎肝肾虚证的本质之一是肝再生功能不足或紊乱，故"肾藏精"是"肝肾精虚""肝肾阴虚证"发生发展的基础。采用补肾生髓成肝是防治慢性乙型肝炎"肝肾精虚""肝肾阴虚证"的根本大法。笔者前期的研究表明：补肾生髓成肝至少可通过影响神经-内分泌-免疫网络、骨髓干细胞转化为肝脏细胞和肝内环境（包括调控肝再生的细胞因子、肝内干/祖细胞）等多个途径或机制调控肝再生。临床采用补肾生髓成肝治疗肝脏病证，提高了临床疗效。

（五）肾藏生克之精

中医"生克制化"的调控机制源于《内经》的"阴阳互根"与"阴阳平衡"思想，阴在内，阳之守也，阳在外，阴之使也，阴平阳秘，精神乃治，阴阳离决，精气乃绝。肾所藏生殖之精、骨髓之精、脑髓之精及脏腑之精均只是人体脏腑组织生长发育和再生修复的"种子"，而决定"种子"发芽、生根、开花、结果则有赖于"阴平阳秘"的"土壤环境"。人们将促进这一过程（生）的阳性精微物质称为"生之精"，而抑制这一过程（克）的阴性精微物质称为"克之精"。肾藏生殖之精、骨髓之精、脑髓之精及脏腑之精要完成人体脏腑组织生长发育或再生修复的生理过程，必须依赖"生克之精"行使"生克制化"的调控机制。"生克之精"影响肾藏精的功能；反之，肾藏精功能异常亦导致阴阳失去平衡，影响"生克之精"行使"生克制化"的调控机制。

多细胞生物的发育需要无数次复杂的高度有序的细胞增殖和分化的过程。建立和维持正确的身体模式的先决条件是细胞间相互作用的协调，包括高度保守的多信号转导系统，接受细胞外信号，其转导入细胞，引发次级信使扩增信号，调整基因表达等一系列复杂过程。在再生的过程中也是如此，激活细胞复制和分化的信号受体和转导分子与其他激活系统没有差别，再生过程受到信号系统的精密调控（包括促进与抑制因素的协同作用），各类分化细胞不仅必须维持正确的相对量，还必须维持正确的相对位置和次序。

（六）肾藏精与组织再生

人体内虽然存在再生修复机制，但在病理情况下，其再生修复过程常受到干扰以致不能正常完成。同样存在干细胞（狭义的精），但有组织再生、纤维化和（或）癌变等截然不同的转归。中医再生医学在"既病防变""治未病"思想的指导下，研究重点不仅在于如何利用中医药维持或促进机体的正常再生修复，而且更关注如何利用中医药调控再生修复机制以减少或防止机体的异常再生病变。基于"肾藏精"的脏腑组织再生修复机制，在病理状态下，"形质毁坏"不仅是精亏不足所致，也可由于肾精在储藏、归巢、激活、化生、动用等一系列过程中任何一个环节发生障碍或紊乱所致。研究维护生机和既病防变的疗效机制对于揭示"肾藏精"的科学内涵可以实现中医基础理论的若干突破与创新。

机体损伤和疾病康复过程中受损组织和器官的修复与重建，仍然是生物学和临床医学面临的重大难题。再生医学为解决这些难题应运而生，它是借助于现代科学技术的发展，研究如何使受损的组织、器官获得完全再生，或在体外复制出所需要的组织或器官，进行替代性治疗，已成为现代生物学、基础医学和临床医学关注的焦点。现代再生医学的内涵不断扩大，包括组织工程、细胞和细胞因子治疗、基因治疗、微生态治疗等。干细胞是近年来再生医学研究及其临床应用中进展最为迅速的领域之一，干细胞在细胞治疗、组织器官修复、发育生物学、药物学等方面都显示出了巨大的发展潜力。

组织器官再生可分为体内再生和体外再生两大类：体内再生是指损伤的诱导和促进组织在体内进行自我修复；体外再生是指在体外形成组织器官，然后植入体内相应的部位。近年来再生医学领域的研究主要集中于组织干细胞和组织工程学的研究，特别是骨髓来源干细胞的分化潜能为许多疾病提供了细胞移植与再生修复新的治疗手段。组织工程产品如皮肤、骨和肌腱等已经应用于临床，复杂组织和器官制造的研究也取得许多令人振奋的进展。但是，构建不同的具有正常生理功能的器官，特别是重要的生命器官，难度却非常大，甚至是否具有形成复杂器官的能力目前还不清楚。

近年来之所以有许多研究者大力开展体内再生的研究，主要是因为它不需要完整地重建体外再生工程时所需的苛刻条件。更重要的是，组织器官再生不可能脱离整体而长期存在，脱离整体的组织器官再生即便能长期存在也失去了恢复人体健康的意义，体外再生工程最终都要过渡到体内再生才具有实际意义。虽然只有在整体内才可能提供组织再生所需的各种条件，但在病理条件下，提供组织再生的条件时常受到破坏，因而不利于组织再生。除再生组织局部的再生调控因素外，机体整体的变化均可影响局部的组织再生。例如，肠道菌丛作为影响人类健康的一个因素，一旦失衡（如数量和品种的巨变、代谢障碍等）就会产生疾病，影响组织的再生和修复。因此，有学者将体内微生态平衡也列入再生医学范畴。此外，在组织再生的过程中，由于再生环境条件的改变，不利的环境因素不仅会导致不完全再生，还会诱导纤维化或癌变。由于干细胞具有生长最迅速、最具侵袭力的特征，类似于癌细胞，故有学者认为癌症的产生可能是由于干细胞在组织再生的过程中出现差错所致，有些干细胞可能变为肿瘤细胞。研究癌细胞的"干细胞特性"将有助于人们早期发现并有效治疗肿瘤，国外报道已发现一种新的基因信号能阻止或允许干细胞发展成特定的细胞类型。有研究表明，HOC既是肝再生的肝内干细胞，又可能是HCC发生的"祖细胞"，如何诱导HOC向正常肝再生方向发展，防止其向肝癌方向诱变是重要的研究课题。中医药以其自然成分、整体调节和既病防变的多种治疗优势不仅可能在体外对组织再生产生影响，而且可在体内组织再生中发挥多方面的调控作用，以维持或促进正常组织再生修复，防止异常再生（再生不足、纤维化、癌变）。

（七）肾藏精研究的发展趋势

"补肾生精"调控脏腑组织发生发育或再生修复具有多靶点、多途径、多层次、多环节、多时限整体调控的作用机制，具有不可替代的潜在优势，但给研究又带来难以克服的困难。方法学创新是解决这一难题的关键所在，纵观以往有关"肾藏精"和"补肾生精"的研究虽取得了若干进展和积累了大量的资料，但资料系统、结论公认的成果较少，不少研究结果甚至还受到中医学界的质疑和非议。这不是"还原论"方法本身的错，而是人们未能采用将"整体论"与"还原论"完美结合的创新性方法，只注重用个别或少数生物学指标揭示"肾藏精"及"补肾生精"理论的科学内涵，未能从整体上把握系统生物学信息。只有系统生物学的成熟和飞速发展才能给我们提供将"整体论"与"还原论"完美结合的创新性方法，采用系统生物学方法研究"肾藏精"和"补肾生精"的科学内涵将是主要发展趋势。系统生物学可以将孤立在基因水平、蛋白质水平、代谢水平的各种信息的相互作用，各种代谢途径，调控途径，基因、蛋白质和代谢网络之间，所有的功能模块和系统都偶联整合起来，用以说明生物整体。陈竺院士指出：中医强调整体论，西医则强调还原论，所以多年来许多学者认为两者格格不入，但事实证明，到了系统生物学时代，它们找到了共同语言。

采用系统生物学研究思路和方法,致力于探索"信息整合→计算建模→产生假设→观测验证"的"肾藏精"及"补肾生精"调控脏腑组织发生发育或再生修复的新研究模式,在方法上强调理论与临床、计算与实验的互动与结合。首先,在大规模数据整合基础上建立计算系统模型,突出计算系统模型对于"肾藏精"及"补肾生精"治疗法则研究的指导作用。其次,在实验方面,则强调基于计算系统模型的预测与假设,从而形成"肾藏精"及"补肾生精"治疗法则计算与实验的交融。如此,有望突破既往研究中"直觉假设→实验→数据分析"研究模式的局限。在海量数据基础上,针对"肾藏精"及"补肾生精"治疗法则的系统内涵,通过"计算"产生假设,通过"实验"验证假设,则一方面能够弥补单纯实验观测方法的不足,降低单纯实验研究的消耗;另一方面,又能够促使系统科学、复杂性科学的理念与方法论深入到"肾藏精"及"补肾生精"治疗法则研究的具体实践中去,最终可以获得"肾藏精"及"补肾生精"治疗法则的相关病理生理过程的基因表达调控图、全局信号网络图和标志性代谢图的总体规划等系统生物学结果。

二、髓生肝的细胞实验

"髓生肝"的理论认识最早见于《内经》,但其科学内涵一直未被揭示,缺乏明确的生物学基础。近些年的许多研究证明,骨髓中的干细胞在特定环境下可分化成为多种组织细胞(视网膜、肺、骨骼肌、肝、肠、肾、脾、血液、皮肤等)。骨髓干细胞转化为肝细胞的生理机制可能是"髓生肝"的重要生物学基础之一,其研究成果为肝病的防治提供了新的思路和途径。由于BMSCs取材容易,细胞增殖快,从患者本身取材,培养扩增,定向诱导分化成肝细胞,再植入患者体内,避免了异体的排斥反应和可能存在的交叉感染等风险,亦可成为生物人工肝的肝细胞来源。更重要的是,在体内通过改善干细胞的组织微环境,维持或促进"髓生肝"的生理机制是防治肝脏病证的重要途径,具有广阔的临床应用前景和深远的科学意义。肝脏细胞体外培养可合成、分泌多种诱导肝细胞再生的营养因子和细胞因子。本研究从大鼠骨髓中分离培养间质细胞,采用肝脏细胞条件培养基作诱导剂,观察到BMSCs体外能分化为肝细胞的实验结果,为揭示髓生肝的生物学基础提供细胞实验的科学依据。

(一) 实验方法

采用细胞培养体系动态观察肝细胞培养上清在体外诱导骨髓干细胞转化肝细胞的作用及机制,探讨"髓生肝"的生理机制。

1. BMSCs 的分离及培养

Wistar大鼠(雌雄不限,120 g左右)经戊巴比妥钠麻醉后剪取股骨,除去骨周围的肌肉组织,剪开骨两端,用注射器吸取 1.5 mL α-MEM 培养基(含 20%FBS(胎牛血清))、2 mmol/L谷氨酰胺(Sigma),从骨的一端缓慢地冲洗骨髓腔,所得的细胞悬液按 $1×10^6$/mL 的密度进行培养,2天后换液,换液前用 0.01 mol/L 的 PBS(磷酸盐缓冲液)轻轻冲洗培养细胞的表面,以除去未贴壁的细胞,继续用以上培养基进行培养(37 ℃,5% CO_2),以后每隔2天换液。当细胞铺满培养瓶底后,用 1.25 g/L 胰蛋白酶(Sigma)消化,将1瓶传至3瓶,传至第6代后,培养基改用 DMEM 培养基(含 20%FBS),加 2 mmol/L 谷氨酰胺(Sigma)。反复传代后即获得高纯度的BMSCs。

2. 肝脏细胞的分离培养及培养上清的收集

Wistar大鼠(雌雄不限,乳鼠,2日龄),消毒后剖开腹部,充分暴露肝脏,剪下肝叶,除去肝筋膜及包膜,用 D-Hank's 液清洗 3 遍,用眼科手术剪剪碎,加入培养基 2 mL,反复吹打后自然沉降,弃去上清。用吸管吸取肝组织块种植于培养瓶壁上,贴壁 60 min 后,加入 DMEM 培养基培养。每日洗去悬浮细胞,更换培养液,待贴壁的细胞长满瓶底 70% 时开始收集条件培养基,每周收集 3 次。将收集的条件培养基经 0.22 μm 孔径的滤器过滤,以除去杂质和细胞碎片,然后将此诱导液 4 ℃保存备用。

3. 肝脏细胞培养上清诱导大鼠 BMSCs

大鼠 BMSCs 培养至 6 代,加入 1 μg/L 碱性成纤维生长因子(bFGF,Sigma)以促进细胞分裂。诱导培养液为 DMEM+20%FBS+2 mmol/L 谷氨酰胺+50%肝细胞条件培养基,诱导时间持续 28 天,每隔 2 天换一次新鲜诱导液和培养液。对照组的细胞则一直采用 DMEM+20% FBS+2 mmol/L 谷氨酰胺进行培养,每隔 2 天换液一次。每组 10 个复孔(孔内均放置有无菌处理的小玻片做细胞爬片用),分别于培养的第 0、7、14、21、28 天时取出细胞爬片,用 PBS 冲洗 2 遍后,用冷丙酮固定 10 min,空气干燥后密封置于－80 ℃冰箱保存,以备统一检测。

4. 免疫细胞化学法检测 CK18、AFP、ALB

留取的细胞爬片从冰箱取出后放置至室温后用 PBS 冲洗干净,加过氧化物酶阻断剂 37 ℃孵育 10 min,PBS 冲洗 3 遍,每次 3 min,再滴加非免疫血清,37 ℃孵育 10 min,直接甩干多余血清,分别滴加一抗 CK18、AFP、ALB 工作液(其中 AFP 用无菌 PBS 1∶200 稀释,ALB 用无菌 PBS 1∶300 稀释),每片滴加 50 μL,37 ℃孵育 2 h,PBS 冲洗 3 遍,每次 3 min;再滴加生物素标记的二抗 37 ℃孵育 10 min;PBS 冲洗后滴加过氧化物酶标记的卵白素 37 ℃孵育 10 min,PBS 冲洗;DAB 镜下显色,冲洗使显色终止,梯度酒精脱水,二甲苯透明,中性树胶封片,镜下观察,选数个高倍视野进行细胞计数,并计算阳性细胞数。

5. PAS 染色检测糖原

留取的第 0、7、14、21、28 天的细胞爬片,用 95%酒精固定 10 min,冲洗干净;1%过碘酸水溶液反应 10 min,冲洗,晾干;加 Schiff 试剂 30 min,亚硫酸溶液洗 3 遍,自来水冲洗、脱水、透明、中性树胶封片,镜下计数并计算阳性细胞率。

(二)实验结果

有学者根据细胞共培养体系中观察到的细胞融合现象质疑干细胞"横向分化"机制,否认骨髓干细胞转化肝细胞的可能性。本研究采用肝细胞培养上清,为骨髓干细胞向肝细胞转化提供诱导分化的微环境,在排除细胞融合的条件下观察到骨髓干细胞向肝细胞的"横向分化"现象,提供了"髓生肝"的体外实验依据。

1. BMSCs 的生长情况

在原代培养过程中,种植后约 24 h 间质细胞开始贴壁生长,呈梭形。血细胞和造血干细胞呈圆形,漂浮在培养液中。用 0.01 mol/L 的 PBS 轻轻冲洗培养细胞的表面,去除非贴壁细胞。间质细胞在培养的第 3 天数量开始急剧增多,呈集落性生长,然后增殖趋于平缓,10 天左右细胞铺满瓶底。当细胞传代后,细胞形态仍保持梭形,细胞增殖旺盛。每隔 3 天传代 1 次,反复传代后可获得高纯度的 BMSCs。

2. 肝脏细胞条件培养基对大鼠 BMSCs 的诱导

诱导前培养基中加入 1 μg/L bFGF,促进间质细胞增殖。24 h 后,改用诱导液培养,诱导后 3 天左右即有少量细胞形态开始变化,表现为肝细胞样细胞形态;7～8 天呈多边形,细胞质丰富,核大;10 天左右与肝细胞体外贴壁形态几乎一样。随着诱导时间的延长,肝细胞样的细胞数量也逐渐增多。诱导后 28 天,肝细胞样的细胞仍存活。对照组的细胞仍然呈梭形,传代至 15 代时细胞开始变得宽大、扁平、逐渐脱壁死亡。

3. 免疫细胞化学结果

0 天时,AFP、ALB 仅有极少数细胞表达,CK18 未见表达。7、14、21、28 天依次增强(与 0 天相比,$P<0.05$)。7 天时,AFP 表达明显升高(与 0 天相比,$P<0.05$),14、21、28 天依次减弱(与 7 天相比,$P<0.05$)。结果详见表 4-1。

表 4-1　AFP、CK18 和 ALB 在不同时间点的阳性率/(%)

成分	0 天	7 天	14 天	21 天	28 天
CK18	0.0	15.6	56.2	82.3	83.5
ALB	1.5	12.3	68.4	86.6	89.8
AFP	3.2	73.2	38.9	8.3	2.0

4. PAS 糖原染色结果

未诱导的 BMSCs 未发现糖原染色阳性细胞，诱导 7、14 天时有少数肝细胞样细胞表达糖原，21、28 天逐渐升高，其阳性率见表 4-2。

表 4-2　糖原染色不同时间点的阳性率/(%)

成分	0 天	7 天	14 天	21 天	28 天
糖原	0.0	1.6	8.9	61.2	87.3

（三）结果分析

BMSCs 来源于中胚层发育的早期间充质干细胞，通过与造血细胞密切接触，分泌细胞外间质和多种细胞因子调节造血，是造血诱导微环境的重要组成部分。近些年来的研究证明，BMSCs 本身具有增殖和多向分化潜能，在体外能被诱导分化为成骨细胞、软骨细胞、肌肉细胞及脂肪细胞。骨髓内含有多种细胞类型，具体是哪种细胞群体能分化为肝细胞，各家报道尚不一致。本实验根据造血干细胞呈悬浮生长，BMSCs 呈贴壁生长的特点，经多次换液及传代培养，除去悬浮的血细胞和造血干细胞，以获得高纯度的 BMSCs。BMSCs 多向分化潜能在特定的微环境下则呈定向分化，故用肝脏细胞培养基上清进行诱导分化，肝脏细胞合成、分泌的多种营养因子和细胞因子起关键作用。本实验所检测的肝系细胞表型和功能两个方面的多个指标随着诱导时间的延长，肝细胞标志逐渐出现和成熟，表明 BMSCs 能被肝脏细胞培养基上清诱导分化成肝细胞。

AFP、ALB、CK18、糖原等观察指标均为肝系细胞特异性标志。AFP 是一种细胞质蛋白，由肝前体细胞分泌，随着细胞逐渐成熟而消失，成熟肝细胞不表达 AFP。ALB 是最常用和可靠的一个肝细胞功能的检测标志，因为 ALB 主要由肝细胞合成分泌，其他组织细胞分泌极少，用免疫细胞化学方法很难检测到。CK18 是肝细胞相对特异性的标志，这种角蛋白在幼稚的肝前体细胞中不表达。在体内肝脏是糖原合成和储存的唯一部位，肝细胞的特征性功能是合成和储存糖原。实验结果表明，未经诱导的 BMSCs 基本不表达 AFP，经肝脏细胞培养基上清诱导 7 天时表达较高，而诱导 14、21、28 天时表达依次减少。诱导 7 天、14 天时少量表达 CK18 和糖原，至 21 天、28 天时表达显著增多。多个指标的检测结果支持 BMSCs 向成熟肝细胞的分化方向，且随诱导培养时间的延长，具有肝细胞分泌 ALB 功能的细胞逐渐增多，诱导培养 7 天、14 天时，有少数细胞表达，21 天、28 天时细胞表达的 ALB 显著增多，提示此类细胞具有成熟肝细胞的功能。

本实验采用肝脏细胞条件培养基诱导大鼠 BMSCs 转化肝细胞，此实验结果为"髓生肝"的理论认识提供了细胞实验的科学依据。

三、髓生肝的动物实验

骨髓干细胞转化肝细胞是髓生肝的重要生物医学基础之一，揭示其科学内涵有助于提高髓生肝的中医理论认识，为提高临床疗效奠定理论基础。骨髓干细胞向肝细胞的横向分化已被越来越多的实验研究所证实，这一领域的研究推动和丰富了肝再生修复机制的拓展和深化。探讨骨髓干细胞转化肝细胞的分子机制为推进骨髓干细胞在肝病治疗方面的研究和应用具有重要意义。本实验采用交叉性别骨髓移植小鼠模型研究骨髓干细胞转化肝细胞（髓生肝）的生理过程，采用基因芯片技术研究这一过程中基因表达谱的变化规律。

（一）实验方法

采用交叉性别骨髓移植模型和基因芯片技术探讨实验小鼠肝组织中骨髓干细胞转化肝细胞（髓生肝）的基因表达谱。

1. 实验动物

BABL/C 小鼠，4 周龄，SPF 级，湖北省预防医学科学院实验动物研究中心提供，实验动物生产许可证号为 SCXK（鄂）2003-0005。

2. 骨髓移植

雄性小鼠颈椎脱臼处死，75％酒精浸泡 10 min，无菌条件下取股骨，剪开干骺端，用 5 mL 注射器吸取 0.5 mL RPMI-1640 冲出骨髓，过 6 号针头 3 次、4 号针头 2 次制成单个细胞悬液，记数并调整细胞浓度为 1×10^7/mL。雌性小鼠接受 ^{60}Co 源 γ 射线全身照射，总剂量 9Gy，然后经尾静脉输入制备好的雄性小鼠骨髓细胞悬液 0.2 mL（约 2×10^6 个细胞）。移植雄性小鼠骨髓的雌性小鼠饲养于 SPF 级动物房（华中科技大学同济医学院实验动物中心），饮水中加入红霉素（250 mg/L）和庆大霉素（320 mg/L），每天更换垫料和饮水，垫料、饲料和饮水均经高温消毒。

3. 标本采集

骨髓移植 6 个月后，颈椎脱臼处死小鼠，无菌条件下切取肝组织用液氮速冻后保存于 −80 ℃待测。

4. 基因芯片检测

小鼠 16K v1.0 基因表达谱寡核苷酸芯片及其检测试剂盒由上海生物芯片公司提供。抽提并纯化总 RNA 后完成如下操作。

（1）cDNA 探针制备：在 cDNA 第一链合成过程中，通过反转录酶将 CyDye 标记核苷酸直接掺入到 cDNA 链中制备荧光探针。使用 QIAquick Nucleotide Removal Kit 纯化荧光探针，将纯化好的探针转入酶标板，分别测定 A_{260}、A_{550}、A_{650} 以定量，Cy3 probe(pmol/L)＝A_{550}×洗脱体积/0.15，Cy5 probe(pmol/L)＝A_{650}×洗脱体积/0.25。将探针吸回 PCR 管，真空加热抽干，避光保存于 −20 ℃，待杂交。移植雄性小鼠骨髓的雌性小鼠(Cy3 标记)与正常雌性小鼠(Cy5 标记)合做芯片。

（2）芯片杂交：洗涤盖玻片，用 3 个 50 mL 离心管分别放入 ddH_2O、95％酒精、ddH_2O 并置于沸水中加热，将盖玻片依次放入 ddH_2O、95％酒精、ddH_2O 各 3 min，最后放入 50 mL 离心管中 1000 r/min 离心 3 min，去除残留的水渍，放置备用。用纯水配制 PBS 溶液，杂交前加入适量到杂交盒内以保持杂交体系 100％ 的湿度。平衡杂交炉，用水平仪校准杂交炉，保持水平，确保杂交芯片的均一性。配制洗片液，洗液Ⅰ为 1×SSC 里含 0.1％ SDS，洗液Ⅱ为 0.1×SSC。

（3）检测与分析：使用 Agilent Scanner 获取图像，利用 Split-tiff 软件和图像分析软件 Imagene，确定杂交点的范围，过滤背景噪音，提取得到基因表达的荧光信号强度值。将所得数据导入分析软件 Genespring 进行数据标准化处理，计算得到 ratio 值（即两种荧光 Cy3 与 Cy5 的比值）。一般认为 0.5＜ratio 值＜2.0 的基因不存在显著的表达差异，而在该范围之外的基因则被认为表达出现显著改变，ratio 值≤0.5 为基因表达水平下调，ratio 值≥2 为基因表达水平上调。

（二）实验结果

本实验初步观察交叉性别骨髓移植小鼠模型肝组织基因表达谱的变化规律，发现了部分上调或下调的基因。

1. 交叉性别骨髓移植小鼠模型肝组织基因表达谱的差异

在所检测的基因中,模型组相对于正常雌性小鼠的差异表达基因有865条,已知功能基因有447条,其中上调基因92条、下调基因355条,见图4-1、图4-2。

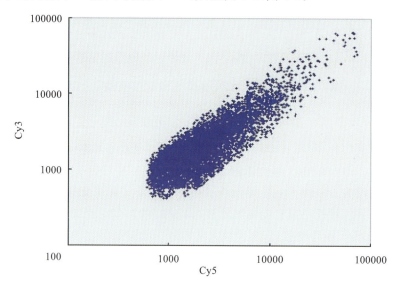

图4-1 Cy3与Cy5标记差异表达基因散点图

图4-2 差异表达基因杂交图

2. 骨髓干细胞转化肝细胞的上调表达基因

上调表达的已知功能分类基因中有14条基因的表达产物为细胞内效应器,11条基因的表达产物参与新陈代谢,6条基因的表达产物与转录相关,5条基因的表达产物参与蛋白质翻译后修饰,4条基因的表达产物为细胞黏附受体,4条基因的表达产物为细胞外转运蛋白,4条基因的表达产物为细胞受体,4条基因的表达产物为细胞外通讯蛋白,2条基因的表达产物为打靶蛋白,2条基因的表达产物与翻译相关,2条基因的表达产物为凋亡相关蛋白,2条基因的表达产物参与RNA加工、更新和转运,2条基因的表达产物参与蛋白更新,2条基因的表达产物为细胞骨架蛋白,1条基因的表达产物为细胞表面抗原,1条基因的表达产物为膜通道转运子,1条基因的表达产物为ECM蛋白,1条基因的表达产物为DNA结合蛋白,1条基因的表达产物参与DNA合成、重组和修复。

3. 骨髓干细胞转化肝细胞的下调表达基因

下调表达的已知功能分类基因中有51条基因的表达产物参与新陈代谢,40条基因的表达产物为细胞内效应器,26条基因的表达产物与转录相关,20条基因的表达产物为细胞受体,19条基因的表达产物与翻译相关,16条基因的表达产物参与蛋白更新,15条基因的表达产物为细胞外转运蛋白,14条基因的表达产物为膜通道转运子,14条基因的表达产物为细胞骨架蛋白,13条基因的表达产物为打靶蛋白,12条基因的表达产物参与蛋白质翻译后修饰,11条基因的表达产物为细胞外通讯蛋白,10条基因的表达产物为细胞黏附受体,6条基因的表达产物为张力感应蛋白,5条基因的表达产物为免疫系统蛋白,5条基因的表达产物为凋亡相关蛋白,5条基因的表达产物为DNA结合蛋白,4条基因的表达产物为细胞表面抗原,4条基因属于癌基因和肿瘤抑制基因,4条基因的表达产物参与DNA合成、重组和修复,3条基因的表达产物与细胞周期有关,3条基因的表达产物为ECM蛋白,2条基因的表达产物参与RNA加工、更新和转运。

（三）结果分析

经典的胚胎发育学认为3个主要的细胞系(外胚层、中胚层、内胚层)在胚胎囊胚期分化,不同胚层的细胞之间不能相互转化,骨髓细胞和肝、胆管细胞分属于中胚层和内胚层细胞,因此并不存在骨髓细胞形成肝细胞的可能性。近些年来,随着研究的深入,越来越多的证据已改变和突破了这一传统观点。交叉性别骨髓移植和交叉性别肝脏移植的研究结果证实了骨髓细胞转化为肝细胞的事实。骨髓干细胞的研究进展亦证实骨髓干细胞确实可以横向分化为肝细胞,但对这一过程的分子机制尚未深入研究。

在体内骨髓干细胞转化肝细胞这一过程可以分为骨髓细胞迁移至肝脏和骨髓细胞在肝脏分化为肝细胞两个阶段,从骨髓干细胞的相关研究可以发现能够引起骨髓干细胞动员和归巢的信号主要有SDF-1及其受体CXCR4、SCF及其受体c-Kit、CSF、VEGF、整合素等。脏器损伤可以引起一系列信号释放,刺激骨髓动员多种干细胞迁移至病变处,进而分化为相应的组织细胞进行自然的代偿性修复,而通过各种途径引入体内的外源性骨髓干细胞也可接受上述信号的刺激,定向归巢至损伤处,发挥增殖修复作用。

骨髓干细胞转化肝细胞动物模型的基因表达谱与正常雌性小鼠相比,细胞因子/生长因子类表达上调的有HGF、VEGF,表达下调的有TGF-β_2、BMP-2、BMP-4等;受体类表达上调的有G-CSF3受体、TNFRSF-12、IL-6Rα、神经生长因子受体(nerve growth factor receptor,NGFR)等,表达下调的有内皮素B型受体(endothelin receptor type B,ET_B)、胰高血糖素受体(glucagon receptor)、PGE_1受体等;激素类表达下调的有促甲状腺激素释放激素(thyrotropin releasing hormone,TRH)等。

HGF是肝细胞生长和DNA合成最有力的刺激因子,HGF主要由肝脏间质细胞如Ito细胞、KC和内皮细胞等产生,通过与细胞膜上特异性受体c-Met基因表达产物结合发挥生物学效应。成纤维细胞、角化细胞、黑色素细胞、造血细胞及多种肿瘤细胞表面也表达c-Met受体,HGF对这些细胞也可产生作用。有研究显示,在经全身照射建立的小鼠应激模型中SDF-1在肝脏的表达增加,从而诱导$CD34^+$造血干细胞归巢肝脏,HGF、MMP-9对此过程也起重要作用。另外,体外培养实验证实HGF、FGF、EGF对骨髓细胞转化为肝细胞具有特异性的调控作用。Seh-Hoon Oh等将不同浓度(5 ng/mL～1 μg/mL)的HGF加入体外成年大鼠骨髓细胞培养体系,发现部分骨髓细胞表达c-Met基因和AFP mRNA,培养后可以表达ALB mRNA,因此提出骨髓细胞含有表达AFP mRNA的肝前体细胞,HGF能有效地诱导它们分化为肝细胞,且与HGF的浓度相关。Aital等用HGF体外诱导$\beta_2 m^-/Thy_1^+$的骨髓细胞,培养后的细胞表达肝细胞特异性标志(如ALB、AFP、CK18等),并且能够合成尿素,电镜下可观察到肝细胞特有的超微结构。Miyazaki等用HGF和EGF体外诱导骨髓干细胞也成功得到肝细胞样细胞。用HGF和FGF-4体外培养大鼠及人骨髓来源的多能成体祖细胞，同样可以得到具备肝细胞表型和部分功能的细胞。因此，在放射照射结合交叉性别骨髓移植造成的骨髓干细胞转化肝细胞动物模型中，高表达的HGF可以协助骨髓细胞归巢肝脏，进而诱导其形成肝细胞。

VEGF在肝脏主要由肝细胞、KC、HSC等分泌，通过与血管内皮细胞的受体结合发挥作用，能特异地直接作用于血管内皮细胞，刺激血管内皮细胞的分裂、增殖，增加微血管通透性并诱导血管的形成。VEGF也是刺激骨髓干细胞动员和归巢的信号之一，局部组织缺血时，损伤组织内源性VEGF表达增加，上调的VEGF可刺激骨髓中EPC的释放，快速增加循环中EPC的数量，诱导EPC迁移至损伤组织，增强损伤组织血管新生。有研究显示BMP对VEGF的表达起正向调控作用，BMP-2能够促进骨髓基质细胞表达VEGF并存在明显的剂量依赖关系。

骨髓干细胞转化肝细胞动物模型的肝组织中G-CSF3、TNF-α、IL-6α、NGF等细胞因子/生长因子的受体表达上调。CSF是刺激骨髓干细胞动员和归巢的信号之一，主要包括G-CSF、GM-CSF，G-CSF广泛用于干细胞的动员和归巢，但其中机制尚不明确；GM-CSF可引导人$CD34^+$造血祖细胞骨髓归巢，还能增加骨髓内皮前体细胞和肌源性前体细胞的动员。TNF-α主要由活化的单核巨噬细胞产生，抗原刺激的T细胞、活化的NK细胞和肥大细胞等也能分泌，其生物学活性取决于浓度的高低，低浓度的TNF-α作用于局部的白细胞和血管内皮细胞中，诱发炎症反应，而高浓度的TNF-α则可进入血流引起全身反应。IL-6主要由单核细胞、淋巴细胞、成纤维细胞产生，是B细胞终末分化因子、造血前体细胞克隆刺激因子，对早期的造血干细胞的增殖分化起重要作用，能刺激粒系和巨噬系造血祖细胞集落的形成，能促进巨核细胞的增殖分化而加速血小板的再生。

PGE_1能与肝细胞膜上的特异受体结合，激活腺苷酸环化酶，导致肝细胞内cAMP含量增多，可抑制磷酸酯酶活性，从而保护肝细胞膜及溶酶体膜，防止肝细胞坏死。PGE_1还能通过蛋白激酶系统解除核内组蛋白对DNA合成的阻遏，促进肝细胞再生，从而有利于肝细胞中的胶原酶及溶酶体中的透明质酸酶对Ⅳ型胶原和透明质酸的降解。PGE_1具有扩张血管、改善肝脏微循环的作用，有利于病变的肝细胞和内皮细胞的修复与再生。

TRH是最早从下丘脑分离出来的一种小分子多肽，其主要的生理功能是促进垂体促甲状腺细胞分泌TSH，从而促进甲状腺激素的合成和分泌。甲状腺激素包括T_4和T_3，主要生理作用为促进机体的生长发育，增加代谢率和氧耗量。其中T_3为肝细胞的促分裂剂，通过参与肝细胞的增殖和凋亡过程，使肝细胞的增殖功能加强。

以上初步研究结果虽为揭示骨髓干细胞转化肝细胞（"髓生肝"）提供了分子机制的实验依据，但考虑到基因表达谱的变化从整体调控角度反映分子网络作用的复杂性，以上讨论只涉及一些细胞因子/生长因子、激素及其受体相互作用的部分机制，有关信号通路、代谢酶等作用机制尚待进一步分析。此外，许多未知功能的基因与骨髓干细胞转化肝细胞的相关机制尚待进一步深入研究。

四、髓生肝的信号通路

目前在学术界，骨髓干细胞向肝细胞横向分化的潜能虽渐趋获得共识，但骨髓干细胞转化肝细胞的分子机制，特别是有关这一过程的相关基因的信号转导通路尚缺乏系统深入的研究。本研究利用交叉性别骨髓移植小鼠模型（骨髓干细胞转化肝细胞的经典动物模型），采用小鼠基因表达谱寡核苷酸芯片技术，在探讨肝再生过程中基因表达谱变化规律的基础上，进一步对交叉性别骨髓移植小鼠模型骨髓移植后肝组织相关基因的信号通路进行分析。

在上述交叉性别骨髓移植小鼠实验和小鼠基因表达谱寡核苷酸芯片的基础上，甄选出肝再生相关的差异表达的基因，登录京都基因和基因组百科全书（KEGG）的网页，搜取相关基因的资料,并得出相关信号通路的图示,分析髓生肝过程中差异表达的基因的相关信号通路。结果发现,涉及肝再生相关的信号通路主要有细胞凋亡信号通路、FOCAL ADHESION 信号通路、MAPK 信号通路、Wnt 信号通路、TLR 信号通路、JAK/STAT 信号通路、VEGF 信号通路、TGF-β 信号通路等。其中主要有 45 条差异表达基因(含不同信号通路中相同的基因),见图 4-3、表 4-3。

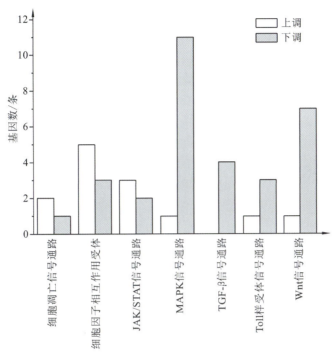

图 4-3 肝再生相关信号通路差异表达基因示意图

表 4-3 肝再生相关信号通路差异表达基因

信号通路	信号比值	基因缩写	基因名称
细胞凋亡信号通路	0.367	NF-κB2	Nuclear factor of kappa light polypeptide gene enhancer in B-cells 2,p49/p100
	2.951	MAP3K14	Mitogen-activated protein kinase kinase kinase 14
	2.733	Pik3r1	Phosphatidylinositol 3-kinase, regulatory subunit, polypeptide 1(p85 α)
细胞因子相互作用受体	0.481	BMP-2	Bone morphogenetic protein-2
	0.25	TGF-$β_2$	Transforming growth factor-β2
	2.136	HGF	Hepatocyte growth factor
	2.001	VEGFC	Vascular endothelial growth factor C
	0.231	IL-12R$β_2$	Interleukin-12 receptor β2
	2.001	CSF3r	Colony stimulating factor 3 receptor(granulocyte)
	2.026	IL-6Rα	Interleukin-6 receptor α
	0.493	IL-13	Interleukin-13
	2.05	NGFR	Nerve growth factor receptor

续表

信号通路	信号比值	基因缩写	基因名称
JAK/STAT 信号通路	2.733	Pik3r1	Phosphatidylinositol 3-kinase, regulatory subunit, polypeptide 1(p85 α)
	2.001	CSF3r	Colony stimulating factor 3 receptor(granulocyte)
	0.231	IL-12R$β_2$	Interleukin-12 receptor,β2
	2.026	IL-6Rα	Interleukin-6 receptor,α
	0.493	IL-13	Interleukin-13
MAPK 信号通路	0.475	Ppm1b	Protein phosphatase 1B, Magnesium dependent, β isoform
	0.298	Pla2g1b	Phospholipase A2,group IB,pancreas
	0.367	NF-κB2	Nuclear factor of kappa light polypeptide gene enhancer in B-cells 2,p49/p100
	2.951	MAP3K14	Mitogen-activated protein kinase kinase kinase 14
	0.463	Prkcb	Protein kinase C,β
	0.442	MAP3K6	Mitogen-activated protein kinase kinase kinase 6
	0.25	TGF-$β_2$	Transforming growth factor-$β_2$
	0.376	MAPK8ip2	Mitogen-activated protein kinase 8 interacting protein 2
	0.238	Hspa5	Heat shock 70000 protein 5(glucose-regulated protein,78 000)
	0.338	Hspa8	Heat shock 70000 protein 8
	0.35	Hspa1l	Heat shock 70000 protein 1-like
	0.263	Fos	FBJ osteosarcoma oncogene
TGF-β 信号通路	0.25	TGF-$β_2$	Transforming growth factor-$β_2$
	0.429	Dcn	Decorin
	0.481	BMP-2	Bone morphogenetic protein-2
	0.429	BMP-4	Bone morphogenetic protein-4
TLR 信号通路	0.367	NF-κB2	Nuclear factor of kappa light polypeptide gene enhancer in B-cells 2,p49/p100
	0.263	Fos	FBJ osteosarcoma oncogene
	0.395	Tirap	Toll-interleukin 1 receptor (TIR) domain-containing adaptor protein
	2.733	Pik3r1	Phosphatidylinositol 3-kinase, regulatory subunit, polypeptide 1(p85 α)
Wnt 信号通路	0.463	Prkcb	Protein kinase C,β
	0.479	Wnt 4	Wingless-related MMTV integration site 4
	0.332	Fosl1	Fos-like antigen 1
	2.357	CSNK1α1	Casein kinase 1,α1

续表

信号通路	信号比值	基因缩写	基因名称
Wnt信号通路	0.436	2410091N08Rik	RIKEN cDNA 2410091N08 gene
	0.334	Frat1	Frequently rearranged in advanced T-cell lymphomas
	0.263	CSNK1ε	Casein kinase 1, epsilon
	0.262	LRP-5	Low density lipoprotein receptor-related protein 5

（一）髓生肝基因表达谱的变化

采用致死性放射损伤方法复制交叉性别骨髓移植小鼠模型，在损伤骨髓的同时，造成了肝脏损伤。骨髓移植成功后，实验小鼠体内会产生骨髓干细胞动员和归巢的信号释放，主要有SCF及其受体c-Kit、SDF-1及其受体CXCR4、VEGF、CSF、整合素等。这些信号因子刺激骨髓动员多种干细胞迁移至肝损伤处，进而分化为肝组织细胞进行自然的代偿性修复。

采用表达谱芯片检测交叉性别骨髓移植小鼠的肝组织，发现多个与骨髓干细胞转化肝细胞（"髓生肝"）相关的基因表达上调，主要有G-CSF3、TNF、IL-6、NGF等。G-CSF3是刺激骨髓干细胞动员和归巢的信号之一，TNF和IL-6除与免疫细胞增殖分化和血小板再生相关外，亦是启动肝再生修复的必备细胞因子。

（二）髓生肝相关信号通路的变化规律

交叉性别骨髓移植小鼠模型骨髓移植后，其肝组织与肝再生相关基因涉及多条信号通路。其中HGF表达上调，TGF-β表达下调，MAPK和Wnt与肝再生相关的经典信号通路的相关基因表达下调。HGF是一种多功能因子，参与组织再生、肿瘤入侵和多种细胞修复过程。HGF的受体c-Met具有酪氨酸激酶活性，能介导各种HGF信号的传递。蛋白激酶C和A的激活、cAMP浓度的升高、细胞因子和炎症因子都可促进HGF的表达。HGF与其受体结合并激活受体上的PTK后，受体Y1349VHV及Y1356VNV序列中的Tyr首先自身磷酸化，该磷酸化序列被含SH2或SH3区蛋白质，如PI23K所识别，使两者短暂结合，受体PTK进而使之磷酸化。这些靶蛋白中的磷酸化Tyr序列再被其他含SH2或SH3区的蛋白质所识别。通过这种识别和结合机制，几条信号通路同时被启动，经瀑布式的磷酸化反应，将信号逐级放大，最终传到细胞核内的转录机构，导致细胞的增殖分化。交叉性别骨髓移植小鼠模型骨髓移植后，其肝组织HGF表达上调，提示通过激活其信号通路，有利于肝组织细胞的增殖分化。

TGF-β信号通路是正常肝再生的负性调控通路，肝再生失调时TGF-β通过Smads信号通路激活HSC，促进胶原蛋白基因表达，使ECM合成、沉积而促进肝纤维化。TGF-β与受体TGF-βR结合后使Smad2/3磷酸化，随即与Smad4形成异源寡聚体复合物，转入胞核与相应转录因子作用，调节靶基因的转录，促进HSC增殖，产生胶原，同时抑制ECM降解，加速肝纤维化的发展。在信号传递的过程中，Smad7发挥负反馈的调节作用，它与Smad2/3竞争性地与TGF-βR$_1$结合，抑制Smad2/3的磷酸化及其下游的信号转导。交叉性别骨髓移植小鼠模型骨髓移植后，其肝组织TGF-β呈下调表达，提示可通过抑制TGF-β信号通路激活的复杂作用而有利于肝再生（包括骨髓干细胞转化为肝细胞的机制）。MAPK和Wnt与肝再生相关的经典信号通路的相关基因表达下调，其可能的作用机制和意义尚需进一步研究。

参考文献

[1] Mignon A, Guidotti J E, Mitchell C, et al. Selective repopulation of normal mouse liver by

Fas/CD95-resistant hepatocytes[J]. Nat Med,1998,4(10):1185-1188.
[2] 李瀚旻.全面系统深入地研究中医药调控肝再生[J].中西医结合肝病杂志,2007,17(3):129-132.
[3] 李瀚旻.中医再生医学概论[J].中华中医药学刊,2008,26(11):2309-2312.
[4] 葛建立.命门独为一脏论[J].河北医学,1996,2(4):376-378.
[5] 李显澎,范海蛟,樊粤光,等.补肾法诱导骨髓间充质干细胞定向成骨分化的研究进展[J].中医药导报,2007,13(12):81-82.
[6] 习佳飞,王韫芳,裴雪涛.成体干细胞及其在再生医学中的应用[J].生命科学,2006,18(4):328-332.
[7] 李瀚旻,张六通,邱幸凡."肝肾同源于脑"与肝肾本质研究[J].中医杂志,2000,41(2):69-71.
[8] 齐莉萍,戈峰.再生研究与再生医学[J].生命的化学,2003,23(3):201-203.
[9] Davies S J,Fitch M T,Memberg S P,et al. Regeneration of adult axons in white matter tracts of the central nervous system[J]. Nature,1997,390(6661):680-683.
[10] Gardiner D M,Carlson M R,Roy S. Towards a functional analysis of limb regeneration [J]. Semin Cell Dev Biol,1999,10(4):385-393.
[11] Weissman I L. Stem cells:units of development,units of regeneration,and units in evolution[J]. Cell,2000,100(1):157-168.
[12] 王正国.再生医学路还长[J].医学研究杂志,2007,36(11):1-2.
[13] 王正国.再生医学——机遇与挑战[J].中华创伤杂志,2006,22(1):1-4.
[14] 王正国.再生医学研究进展[J].中华创伤骨科杂志,2006,8(1):1-3.
[15] 赵春华,廖联明.对成体干细胞可塑性的新认识及其在再生医学中的意义[J].中华血液学杂志,2003,24(2):57-58.
[16] Prockoop D J. Marrow stromal cells as stem cells for nonhematopoietic tissues[J]. Science,1997,276(5309):71-74.
[17] Caplan A I. The mesengenic process[J]. Clin Plastic Surg,1994,21(3):429-435.
[18] Pittenger M F,Mackay A M,Beck S C,et al. Multilineage potential of adult human mesenchymal stem cells[J]. Science,1999,284(5411):143-147.
[19] Hanada K,Dennis J E,Caplan A I. Stimulatory effects of basic fibroblast growth factor and bone morphogenetic protein-2 on osteogenic differentiation of rat bone marrow-derived mesenchymal stem cells[J]. J Bone Miner Res,1997,12(10):1606-1614.
[20] 李瀚旻,晏雪生,明安萍,等.肝脏细胞条件培养基诱导大鼠骨髓间质细胞分化为肝细胞的作用[J].中西医结合肝病杂志,2005,15(1):28-30.
[21] Theise N D,Badve S,Saxena R,et al. Derivation of hepatocytes from bone marrow cells in mice after radiation-induced myeloablation[J]. Hepatology,2000,31(1):235-240.
[22] 马军,葛均波.骨髓干细胞归巢损伤脏器机制的研究概况[J].中国临床医学,2004,11(3):453-454.
[23] Kollet O,Shivtiel S,Chen Y Q,et al. HGF,SDF-1,and MMP-9 are involved in stress-induced human CD34$^+$ stem cell recruitment to the liver[J]. J Clin Invest,2003,112(2):160-169.
[24] Oh S H,Miyazaki M,Kouchi H,et al. Hepatocyte growth factor induces differentiation of adult rat bone marrow cells into a hepatocyte lineage in vitro[J]. Biochem Biophys Res Commun,2000,279(2):500-504.

[25] Avital I, Inderbitzin D, Aoki T, et al. Isolation, characterization, and transplantation of bone marrow-derived hepatocyte stem cells[J]. Biochem Biophys Res Commun, 2001, 288(1):156-164.

[26] Miyazaki M, Akiyama I, Sakaguchi M, et al. Improved conditions to induce hepatocytes from rat bone marrow cells in culture[J]. Biochem Biophys Res Commun, 2002, 298(1): 24-30.

[27] Schwartz R E, Reyes M, Koodie L, et al. Multipotent adult progenitor cells from bone marrow differentiate into functional hepatocyte-like cells[J]. J Clin Invest, 2002, 109 (10):1291-1302.

[28] Park J E, Keller G A, Ferrara N. The vascular endothelial growth factor (VEGF) isoforms: differential deposition into the subepithelial extracellular matrix and bioactivity of extracellular matrix-bound VEGF [J]. Mol Biol Cell, 1993, 4 (12): 1317-1326.

[29] Chojkier M. Contribution of hepatocytes and nonparenchymal cells to hepatic collagen production[J]. Hepatology, 1992, 15(4):744-745.

[30] Deckers M M, van Bezooijen R L, van der Horst G, et al. Bone morphogenetic proteins stimulate angiogenesis through osteoblast-derived vascular endothelial growth factor A [J]. Endocrinology, 2002, 143(4):1545-1553.

[31] 刘建, 常祺, 胡蕴玉, 等. 骨形态发生蛋白-2对兔骨髓基质细胞生物行为的影响[J]. 中国临床康复, 2003, 7(20):2798-2800.

[32] Patchen M L, MacVittie T J, Williams J L, et al. Administration of interleukin-6 stimulates multilineage hematopoiesis and accelerates recovery from radiation-induced hematopoietic depression[J]. Blood, 1991, 77(3):472-480.

[33] 顾长海, 曹锐, 汪耕祥, 等. 前列腺素E对肝细胞的保护作用和早期治疗重型肝炎的价值[J]. 中华内科杂志, 1991, 30(1):17-20.

[34] 张剑波, 何泽宝. 前列腺素E1对肝纤维化指标的影响[J]. 浙江实用医学, 2001, 6(1): 15-16.

[35] Oren R, Dabeva M D, Karnezis A N, et al. Role of thyroid hormone in stimulating liver repopulation in the rat by transplanted hepatocytes[J]. Hepatology, 1999, 30 (4): 903-913.

[36] Obata T, Cheng S Y. Regulation by thyroid hormone of the synthesis of a cytosolic thyroid hormone binding protein during liver regeneration[J]. Biochem Biophys Res Commun, 1992, 189(1):257-263.

[37] Dennler S, Goumans M J, ten Dijke P. Transforming growth factor beta signal transduction[J]. J Leukoc Biol, 2002, 71(5):731-740.

[38] Petersen B E, Goff J P, Greenberger J S, et al. Hepatic oval cells express the hematopoietic stem cell marker Thy-1 in the rat[J]. Hepatology, 1998, 27(2):433-445.

[39] Omori N, Omori M, Evarts R P, et al. Partial cloning of rat CD34 cDNA and expression during stem cell-dependent liver regeneration in the adult rat[J]. Hepatology, 1997, 26 (3):720-727.

[40] Omori M, Omori N, Evarts R P, et al. Coexpression of flt-3 ligand/flt-3 and SCF/c-kit signal transduction system in bile-duct-ligated SI and W mice[J]. Am J Pathol, 1997, 150(4):1179-1187.

[41] Dennler S, Goumans M J, ten Dijke P. Transforming growth factor beta signal transduction[J]. J Leukoc Biol,2002,71(5):731-740.

[42] Theise N D,Nimmakayalu M,Gardner R,et al. Liver from bone marrow in humans[J]. Hepatology,2000,32(1):11-16.

[43] Patchen M L,MacVittie T J,Williams J L,et al. Administration of interleukin-6 stimulates multilineage hematopoiesis and accelerates recovery from radiation-induced hematopoietic depression[J]. Blood,1991,77(3):472-480.

[44] 李瀚旻.左归丸现代临床应用和实验研究进展[J].中国实验方剂学杂志,2004,10(1):58-60.

[45] Avital I,Inderbitzin D,Aoki T,et al. Isolation,characterization,and transplantation of bone marrow-derived hepatocyte stem cells[J]. Biochem Biophys Res Commun,2001,288(1):156-164.

[46] Attisano L,Wrana J L. Signal transduction by the TGF-beta superfamily[J]. Science,2002,296(5573):1646-1647.

[47] Issa R,Williams E,Trim N,et al. Apoptosis of hepatic stellate cells:involvement in resolution of biliary fibrosis and regulation by soluble growth factors[J]. Gut,2001,48(4):548-557.

[48] Benyon R C,Iredale J P. Is liver fibrosis reversible? [J]. Gut,2000,46(4):443-446.

[49] Shek F W,Benyon R C. How can transforming growth factor beta be targeted usefully to combat liver fibrosis? [J]. Eur J Gastroenterol Hepatol,2004,16(2):123-126.

[50] Nakamura T,Ueno T,Sakamoto M,et al. Suppression of transforming growth factor-beta results in upregulation of transcription of regeneration factors after chronic liver injury[J]. J Hepatol,2004,41(6):974-982.

[51] Schnabl B,Kweon Y O,Frederick J P,et al. The role of Smad3 in mediating mouse hepatic stellate cell activation[J]. Hepatology,2001,34(1):89-100.

[52] Zhang L H,Pan J P,Yao H P,et al. Intrasplenic transplantation of IL-18 gene-modified hepatocytes:an effective approach to reverse hepatic fibrosis in schistosomiasis through induction of dominant Th1 response[J]. Gene Ther,2001,8(17):1333-1342.

[53] Zhang L,Mi J,Yu Y,et al. IFN-gamma gene therapy by intrasplenic hepatocyte transplantation:a novel strategy for reversing hepatic fibrosis in Schistosoma japonicum-infected mice[J]. Parasite Immunol,2001,23(1):11-17.

[54] 李瀚旻.论"肝主生发"[J].中华中医药学刊,2009,27(10):2021-2025.

[55] 李瀚旻."肾藏精"的科学内涵[J].中医杂志,2009,50(12):1061-1064.

[56] 李瀚旻."藏象本质"与"白马非马"[J].医学与哲学:人文社会医学版,2010,31(9):62-64.

[57] 李瀚旻.虚证本质与生机学说[J].中华中医药学刊,2011,29(10):2157-2160.

[58] 李瀚旻.论"肝主生发"的养生观[J].中华中医药学刊,2013,31(10):2085-2087.

[59] 李瀚旻.神经-内分泌-免疫-肝再生调控网络[J].中西医结合肝病杂志,2014,24(4):193-196.

[60] 李瀚旻.髓本质研究进展[J].湖北中医药大学学报,2015,17(6):100-103.

[61] 李瀚旻,高翔,晏雪生,等.骨髓形成肝细胞的基因表达谱分析[J].中西医结合肝病杂志,2006,16(4):212-214,217.

第五节 髓失生肝的病因病机

当"髓"与肝再生修复之间出现病理机制而导致肝脏病证的发生发展就形成"髓失生肝"的病因病机。"髓失生肝"的病因病机至少存在两种病理模式：一是由"髓"本身的异常导致肝脏病证的发生发展；二是"髓"转化生成肝的机制发生紊乱导致肝脏病证的发生发展。有学者观察到，当将异常的骨髓移植给正常小鼠体内可导致受体小鼠肝损伤和肝再生修复异常，这是由"骨髓"异常导致肝脏病证的发生发展的重要实验依据。笔者及其团队在创建 MSG-大鼠-肝再生模型和 MSG-大鼠-肝纤维化模型基础上所进行的相关研究，提供了由"脑髓"异常导致肝脏病证发生发展的实验依据，并在"髓"转化生成肝的机制发生紊乱导致肝脏病证发生发展方面进行了较为深入的研究。

一、髓失生肝病证结合动物模型的创建

病证结合是中西医结合的重要成果之一。中医学强调辨证论治，同时也重视辨病论治；辨病论治与辨证论治相结合，才能诊断准确并取得满意的治疗效果。病证结合模型是中医证候模型在西医疾病上的具体化，又是西医疾病模型的中医证候化。它能提供出比单纯的疾病模型或单纯的证候模型更多的信息，可以较贴切地模拟中医证候与西医病理的对应关系，能更准确地指导中医/中西医结合临床实践和更深入地探讨病证相关的生物学基础。但迄今为止，公认的病证结合模型非常少，主要是因为中医证候诊断疾病的标准是患者表现出来的客观症状和患者的主观感受相结合，这对于应用动物造模是难以实现的。这是基于"显性证候"的要求复制病证结合模型的思路，但临床上许多患者在病程进展的若干阶段可以没有明显自觉症状，难以根据症状进行辨证论治，但疾病的病因病机始终存在，需要治疗的证候必然存在，这种"隐性证候"临床大量存在。将"隐性证候"转化为"显性证候"是临床辨证论治的需要。根据病证发生发展的主要病因病机进行审因论治、审机论治是针对"隐性证候"进行辨证论治的重要途径与方法。故能复制出反映某一证候发生发展的主要病因病机的动物模型，探讨其病证发生发展的规律和生物学基础，就能实现将"隐性证候"转化为"显性证候"的需求，解决病证结合的动物模型的动物不能叙述病情的关键科学问题。笔者从生机学说的新视角探讨虚证本质，提出虚证的共同本质之一是组织结构毁损导致的功能衰退、缺失或各种病因导致的损伤与再生修复的失衡。肝损伤与肝再生失衡既是肝肾精虚/肝肾阴虚证本质的生物学基础，又是肝脏病证发生发展的关键病理学基础。肝脏形质的缺失和恢复是反映肝肾阴虚/肝肾精血亏虚证的重要客观量化指标，可通过肝再生能力的强弱观察肝肾阴虚/肝肾精血亏虚和其恢复的程度。实验结果表明，CCl_4 诱导 MSG-大鼠肝纤维化模型（MSG-大鼠-肝纤维化模型）是一个病（肝病）证（肝肾精虚兼夹证）结合的动物模型，对于研究肝病肝肾精虚兼夹证的发生发展机制和防治措施具有重要科学意义和临床价值。

有鉴于此，笔者及其团队创建了两个髓失生肝病证结合的动物模型，一是 MSG-大鼠-肝再生模型，二是 MSG-大鼠-肝纤维化模型。MSG-大鼠是出生时下丘脑 ARN 受损后出现神经-内分泌-免疫紊乱的大鼠模型，成年 MSG-大鼠再行 PH 就复制出神经-内分泌-免疫紊乱状态下的肝再生大鼠模型。采用 CCl_4 诱导 MSG-大鼠肝纤维化就复制出神经-内分泌-免疫紊乱状态下的肝纤维化大鼠模型。这两个大鼠模型的"病"即神经-内分泌-免疫紊乱状态下的肝脏疾病，MSG-大鼠-肝再生模型的"证"以肝肾精虚/肝肾阴虚/肝肾精血亏虚为主，MSG-大鼠-肝纤维化模型的"证"则为肝肾精虚兼夹（湿热、瘀血）证为主。

（一）MSG-大鼠-肝再生模型的复制及其意义

创建MSG-大鼠-肝再生模型，采用Wistar新生大鼠于出生后第2、4、6、8、10天皮下注射MSG，每次4 mg/g（医用生理盐水溶解MSG），生理盐水组大鼠皮下注射等体积医用生理盐水，正常对照组大鼠不做处理。光照时间12 h（8:00—20:00），温度24 ℃左右。28天后离乳，分笼饲养，动物自由饮水摄食。至8周时，将上述方法复制的MSG-大鼠在乙醚麻醉下，再按肝标准切除法，切除肝的左叶和中叶（约占全肝的68%）即复制出MSG-大鼠-肝再生模型。所有大鼠均于8:00—12:00进行无菌手术，避免昼夜节律对肝再生的影响，动物自由饮水摄食。

MSG是一种神经毒素，大鼠出生后第2、4、6、8、10天皮下给予MSG，可选择性地破坏下丘脑ARN，进而引起复杂的神经-内分泌-免疫网络功能紊乱，其下丘脑-垂体-靶腺轴的功能异常尤其突出。下丘脑-垂体-肾上腺轴功能呈病理性亢进，其可能机制为ARN投射到室旁核（PVN）的抑制性纤维消失；下丘脑-垂体-性腺轴功能明显低下，机制可能为ARN中黄体激素释放激素（LHRH）神经元破坏，LHRH分泌减少及垂体对LHRH的反应性减低，从而使得性腺的发育受到影响；下丘脑-垂体-甲状腺功能改变则有亢进和低下的不同报道。神经-内分泌系统与免疫系统存在密切联系，MSG-大鼠的细胞免疫功能显著受抑。目前，国内外许多学者常利用这一模型探讨ARN对神经-内分泌-免疫的调控，但目前尚未见有人利用这一模型研究下丘脑-垂体-肝轴对肝再生的影响及机制的报道。迄今为止，研究肝脏再生的实验动物模型主要有两种：PH和肝脏中毒（如CCl_4中毒等）法。前者于1931年由Higgins等首先建立，采用切除大鼠肝脏体积的2/3，因大鼠肝呈分叶状，切除完整的肝叶后，不损伤余下的肝脏，余肝将增大弥补被切除肝叶的体积，整个再生过程持续5～7天。PH法优于肝脏中毒法，因肝脏中毒法伴随肝损害和炎症，其再生过程难以准确描述。但经典PH法切除的是正常大鼠的肝脏，与人体内病理状态下的肝损伤后肝再生修复反应有所不同，因而得出的结果并不完全适用于人，例如，慢性乙型肝炎患者的免疫功能紊乱，细胞免疫低下是其重要的表现之一，其体内出现的肝损伤后肝再生修复过程与经典的PH后大鼠肝再生过程大不相同；因此，有必要建立一种病理状态下的肝再生实验动物模型，其病理状态与慢性乙型肝炎患者免疫功能紊乱的体内环境越接近越有价值。

越来越多的临床观察和实验研究表明，肝再生过程并不仅仅是肝脏局部孤立的病理生理过程，它是整体调节的综合结果，神经-内分泌-免疫网络是整体调节的综合系统，必然影响肝再生过程。鉴于MSG-大鼠与慢性乙型肝炎患者体内均存在细胞免疫低下的病理状态，笔者及其团队创造性地将MSG-大鼠模型和PH法结合起来，成功地复制出MSG-大鼠-肝再生模型。为探讨病理状态（神经-内分泌-免疫网络功能紊乱）下的肝再生机制和筛选调节神经-内分泌-免疫网络功能紊乱和肝再生的有效手段或药物，奠定坚实的实验基础。实验结果表明，MSG-大鼠-肝再生模型的肝再生过程不同于PH法正常大鼠模型；其神经-内分泌-免疫网络功能紊乱状况也不同于单纯的MSG-大鼠模型。MSG-大鼠-肝再生模型的肝再生过程严重失调，表现为初期（术后24 h以前）肝再生较快，中晚期肝再生过程则受到显著抑制，最终在肝再生度、肝细胞分裂指数和肝重/体重值等方面均远不能恢复到正常水平。正常对照组和生理盐水组的肝再生度术后第5天已分别达（0.70±0.09）、（0.70±0.06），术后第11天分别达（0.85±0.02）、（0.86±0.03）；而MSG-大鼠-肝再生模型的肝再生度术后第5天仅（0.42±0.04），术后第11天也仅为（0.58±0.03）；其肝重/体重值和肝细胞分裂指数亦出现相应的变化。上述结果表明MSG-大鼠-肝再生模型的肝再生过程受到高级神经中枢的调控，其调控的可能机制是通过下丘脑-垂体-肝轴影响大鼠的肝再生过程，也可能是通过神经-内分泌-免疫网络的复杂联系影响大鼠的肝再生过程。

有学者采用大动物（犬和灵长类）研究肝再生，结果表明，即便切除小部分肝脏（体积<10%），

肝脏最终也将恢复其原来的体积。有趣的是，将大犬的肝移植给小犬，肝脏将不断变小，直到适合小犬的身体比例为止；而Starzl报道2例将狒狒肝移植给人，移植肝迅速增大，一周内已达到人肝脏的大小。这些实验结果提示肝脏再生过程精确的调节机制不仅与肝脏自身的再生机制有关，而且与机体的整体性调节有关。神经-内分泌-免疫网络是机体重要的整体性调节系统，意识是大脑的机能并具有能动作用，而脑和脊髓构成的中枢神经系统是具有能动作用的最高反映控制中心，受到机体的整体性调节的肝脏再生过程也必然直接或间接地被高级神经中枢所调控。笔者及其团队创建的MSG-大鼠-肝再生模型的肝再生过程失调，最终表现为肝再生严重受抑的实验观察结果提供了高级神经中枢（下丘脑）对肝再生起调控作用的新的较为直接的实验依据。MSG-大鼠-肝再生模型对于深入研究肝再生与高级神经中枢、下丘脑-垂体-肝轴和神经-内分泌-免疫网络的相关机制非常有用，且具有重要的科学意义。

（二）MSG-大鼠-肝纤维化模型的复制及其意义

先按上述方法复制MSG-大鼠，大鼠出生后6周时，再采用50% CCl_4/大豆油溶液，1 mL/kg皮下注射，2次/周，至6周后即可复制出MSG-大鼠-肝纤维化模型。CCl_4是一种选择性肝脏毒性物质，它是应用最早、最广泛、最能诱导肝纤维化动物模型的化学毒物。低浓度长期反复染毒则易损害肝、肾。其作用机制：在肝细胞内质网中，CCl_4通过肝微粒体细胞色素P450氧化酶激活后生成三氯甲基自由基，三氯甲基自由基与肝细胞内大分子发生共价结合，破坏肝细胞功能。此外，三氯甲基自由基还可攻击肝细胞膜的不饱和脂质，引起脂质过氧化破坏膜性结构，损伤肝细胞，从而导致狄氏间隙内原本静止的储脂细胞活化，释放Ⅳ型胶原酶，降解Ⅳ型胶原。肝细胞从合成分泌Ⅳ型胶原转变为合成分泌Ⅰ型胶原，取代了Ⅳ型胶原，促使肝脏纤维化。

CCl_4中毒性肝纤维化动物模型制作是一种经典的造模方法。CCl_4进入体内15 min即可引起肝细胞损害，至48 h达到高峰，随后进入修复阶段。间隔3～4天注药1次，即在一次染毒造成肝损害后的修复期再次给药，重复损害-修复-损害的过程，诱导肝纤维化形成。CCl_4法的优点如下：在病理生理学方面与人类肝纤维化和肝硬化的某些方面相类似，如两者均有肝细胞坏死后的再生，肝硬化晚期纤维的浸润几乎不可逆；肝纤维化病程的进展和病变特征稳定，重复性好；具有造模简便、费用低廉、耗时短的优点。此方法可应用于体内研究肝纤维化发生的细胞及分子机制、血清学标志物与组织病理的相关性及抗纤维化药物的筛选。但是CCl_4慢性刺激诱导肝纤维化动物模型主要是引起在肝脏局部的损伤，较少有整体内环境的影响发生，而研究表明临床上慢性肝病患者体内的肝损伤过程并不单单是肝脏独立器官的病理生理过程，它是整体调节的综合结果，神经-内分泌-免疫网络是整体调节的综合系统，必然影响肝损伤（再生）过程。如慢性乙型肝炎的患者由于长期处于致病因素无法去除的状态下，其免疫系统会发生失调，机体的免疫系统会表现出功能低下或紊乱，这是临床上慢性肝脏疾病患者具有的常见表现，甚至出现神经-内分泌-免疫网络功能的不同程度紊乱。根据这些临床上常见的症状推论，患者在慢性肝病发生发展过程中反复出现慢性肝损伤，肝脏的再生修复过程必然与应用广泛的正常大鼠PH的体内肝损伤再修复再生过程大不相同；因此，建立一个类似临床患者已经患有慢性肝脏疾病且处于发展的病理状态下的肝损伤再修复再生的新的实验动物模型是非常必要的，对于研究临床上慢性肝病的发生发展、转归、药物疗效及预后都是有利的。前期创建的MSG-大鼠-肝再生模型，虽可用于研究肝内微环境与肝外大环境对肝再生的相互作用机制，但MSG-大鼠与PH结合复制的MSG-大鼠-肝再生模型不存在显著的肝纤维化过程，而且该模型仅仅是切除肝脏并不是临床上常见的致肝脏损伤机制。CCl_4诱导正常大鼠-肝纤维化虽是经典的动物模型，但不便于研究下丘脑-垂体-肝轴和神经-内分泌-免疫网络紊乱状态下的肝纤维化发生发展。鉴于此，笔者及其团队将MSG-大鼠模型与CCl_4肝纤维化模型结合，创建了MSG-大鼠-肝纤维化模型，用于研究肝内微环境与肝外大环境对肝再生异常（肝纤维化）的相互作用机制。

从本实验得到的数据来看，CCl₄诱导MSG-大鼠-肝纤维化要比CCl₄诱导正常大鼠-肝纤维化更严重。这可以说明，当下丘脑ARN破坏时，神经-内分泌-免疫网络紊乱对肝再生修复有影响，也间接说明肝再生并不是肝脏局部微环境能独立决定的。此外，下丘脑的损伤还会影响体内的激素水平，通过临床病理资料统计得知，女性患者相较于男性患者而言较少出现肝硬化腹水，这可能与雌激素水平有关，而有报道指出MSG-大鼠体内的雌激素水平有降低，这可能是CCl₄诱导MSG-大鼠-肝纤维化经典模型纤维化更严重的原因之一。

下丘脑-垂体-肝轴是重要的肝外大环境对肝再生的影响机制，EMT/MET的失衡是肝再生异常（肝纤维化）重要的肝内微环境的作用机制。TGF-β上调表达是导致MSG-大鼠肝再生过程紊乱的重要机制，TGF-β/Smads信号通路普遍认为是促进肝纤维化中发生EMT的主要机制，肝纤维化发生发展存在TGF-β与EMT/MET失衡相关信号通路的交联机制。故创建MSG-大鼠-肝纤维化模型研究肝纤维化中TGF-β与EMT/MET失衡相关信号通路的交联机制，不仅必要，而且可行，有重要的科学意义。

二、MSG-大鼠-肝再生模型肝再生相关调控基因的表达

MSG-大鼠-肝再生模型是神经-内分泌-免疫网络紊乱状态下的肝再生模型，实验结果表明，MSG-大鼠-肝再生模型的肝再生过程严重失调，主要表现为初期（术后第1天）肝再生较快，中晚期肝再生过程则受到显著抑制，最终在肝再生度、肝细胞分裂指数和肝重/体重值等方面均不能恢复到正常水平，与正常大鼠PH后的肝再生过程显著不同。为了探讨其肝再生过程紊乱的机制，笔者对肝再生促进因子TGF-α及其受体和肝再生抑制因子TGF-β₁及其受体的表达进行了研究。

（一）实验方法

采用免疫组化法、Dig标记探针原位杂交法和RT-PCR加Dot Blot法定量检测MSG-大鼠-肝再生模型再生肝组织和下丘脑相关细胞因子的表达。

1. MSG-大鼠-肝再生模型的建立与标本采集

采用切除MSG-大鼠大部分肝脏建立MSG-大鼠-肝再生模型，每组动物术后第1、3、5、11天分4批处死，取下丘脑和再生肝标本待测。从每批的每组动物随机取6只（雌雄各3只）。20%乌拉坦1 mL/200 g大鼠腹腔注射，麻醉后称大鼠体重。大鼠仰卧固定，打开腹腔和胸腔，充分暴露肝脏和心脏，留取肝脏标本后，从心脏灌注10%多聚甲醛溶液，然后取下丘脑标本。

2. 免疫组化法检测TGF-α、TGF-β₁、EGFR、TGF-βRⅠ、TGF-βRⅡ

采用SABC（strept avidin-biotin complex）法，DAB显色。细胞中有棕褐色、均质或细颗粒状物质存在为阳性，分布在细胞膜上和细胞质中，以细胞膜为主。每一切片随机取5个视野，测出阳性着色面积，再根据单位面积中的总细胞数计算出其中阳性细胞数，然后取5个视野平均值，求出该片中阳性细胞比例；用阳性细胞的百分比表示该组织中此物质的含量。

3. Dig标记探针原位杂交法检测TGF-α、TGF-β₁ mRNA

TGF-α cDNA和TGF-β₁ RNA探针由北京大学医学部提供，原位杂交试剂盒由Boehringer Mannheim公司提供，实验步骤按照说明书进行操作。阳性表达细胞呈紫蓝色，主要分布在细胞膜、细胞质中。每一切片随机取5个视野，测出阳性着色面积，再根据单位面积中的总细胞数计算出其中阳性细胞数，然后取5个视野平均值，求出该片中阳性细胞比例；用阳性细胞的百分比表示该组织中TGF-α、TGF-β₁ mRNA的大致含量。

4. RT-PCR加Dot Blot法定量检测TGF-β₁

参照试剂盒说明书和相关实验方法进行实验。

（1）引物和探针序列：TGF-β₁查自Gene Bank，在计算机上设计TGF-β₁扩增引物及探针序

列。TGF-β_1探针按缺口翻译试剂盒(美国 Promega 公司)标记^{32}P。

左侧(nt:510～530):5′-GCA AGA CCA TCG ACA TGG AG-3′。

右侧(nt:975～995):5′-GTC AGC AGC CGG TTA CCA AG-3′。

片断长度:466 bp。

探针序列:5′-CAG CTG TAC ATT GAC TTC CGC AAG GAC CT-3′。

(2) 总 RNA 提取:取 100 mg 液氮冻存的肝组织加入 1 mL TRIzol Regent,匀浆。30 ℃温育样本 5 min。加入 0.2 mL 氯仿,用力振摇 15 min。30 ℃温育 2 min。12000 r/min,4 ℃离心 15 min。吸出上层液相部分,转入另一 EP 管中。加入 0.5 mL 异丙醇,30 ℃温育 10 min。12000 r/min,4 ℃离心 10 min。弃上清,用 1 mL 75％酒精溶解沉淀的 RNA。轻轻混匀样本,4 ℃环境中 7500 r/min 离心 5 min。弃上清,沉淀再真空干燥 5 min。置无 RNase 水中－70 ℃保存备用,总体积 200 μL。取 10 μL 上述液体加入 490 μL DEPC 水中,分光光度计测定 260 nm 和 280 nm 处的吸光度,读出 A_{260}/A_{280} 值和 RNA 含量。

(3) 反转录:合成 cDNA,取上述提取的 RNA 5 μL 加入反转录混合液中,即 200 U MMLV-RT,4 μL first strand buffer,2 μL 100 mmol/L DTT,2 μL 2 mmol/L dNTP(美国 Promega 公司),TGF-β_1 上下游引物各 100 pmol/L,RNA sin 10 U,加 DEPC 水至总体积为 20 μL。于 41 ℃水浴 1 h,95 ℃灭活 5 min。阴性对照含有反转录所需的所有成分,但不加模板。

(4) PCR:取上述反转录产物 4 μL 加至 96 μL PCR 反应混合液中,即 78 μL dH$_2$O,10 μL 10×PCR 缓冲液,8 μL 2 mmol/L dNTP,TGF-β_1 上下游引物各 0.2 μL,Taq 酶 1 U。在 PCR 仪上 95 ℃变性 2 min 后进入 PCR 循环,94 ℃ 60 s,56 ℃ 60 s,72 ℃ 45 s,循环 35 次,最后在 72 ℃继续反应 10 min 后放 4 ℃环境中冷却。扩增产物用 20 g/L 琼脂糖凝胶电泳鉴定。阴性对照含有 PCR 所需的所有成分,但不加模板。

(5) Dot Blot 定量分析:PCR 产物各取 5 μL 点于硝酸纤维素膜上,经过变性、固定、预杂交、杂交后,放射自显影膜片斑点,用 DG3022 型酶联免疫检测仪检测 A 值(λ＝490 nm),以杂交斑点 A 值定量。

(二) 实验结果

实验结果发现 MSG-大鼠-肝再生模型再生肝和 ARN 中相关细胞因子的表达与正常大鼠的比较有显著不同。

1. MSG-大鼠-肝再生模型再生肝及下丘脑 TGF-α、EGFR、TGF-β_1、TGF-βRⅠ和 TGF-βRⅡ的表达

结果表明,MSG-大鼠-肝再生模型再生肝和 ARN 中的 TGF-α 和 EGFR 表达与正常大鼠肝再生模型比较显著降低,而 TGF-β_1、TGF-βRⅠ和 TGF-βRⅡ表达与正常大鼠肝再生模型比较显著增加。MSG-大鼠-肝再生模型再生肝 TGF-β_1 表达显著增加的时间相对提前,而维持较高表达的时间相对延长。具体数据见表 4-4、表 4-5。

表 4-4 MSG-大鼠-肝再生模型再生肝 TGF-α、EGFR、TGF-β_1、TGF-βRⅠ和 TGF-βRⅡ表达

(n＝6,阳性细胞百分比,$\overline{X}\pm S$)

检测指标	正常大鼠肝再生模型				MSG-大鼠-肝再生模型			
	术后第1天	术后第3天	术后第5天	术后第11天	术后第1天	术后第3天	术后第5天	术后第11天
TGF-α	24.1±2.5	19.5±2.6	11.2±2.1	6.8±0.6	15.3±3.6*	9.6±2.7*	6.3±1.4*	3.2±0.4*
EGFR	20.6±0.6	15.5±1.7	11.2±1.2	7.1±0.8	13.4±0.7*	8.7±1.5*	6.3±1.6*	3.2±0.4*
TGF-β_1	15.1±2.6	20.5±2.8	11.2±2.3	3.1±1.8	20.4±2.1*	26.7±2.5*	19.3±2.8*	9.2±1.4*

续表

检测指标	正常大鼠肝再生模型				MSG-大鼠-肝再生模型			
	术后第1天	术后第3天	术后第5天	术后第11天	术后第1天	术后第3天	术后第5天	术后第11天
TGF-βRⅠ	10.3±2.2	15.6±2.3	10.2±2.3	4.1±0.7	18.1±2.6☆	22.5±2.1☆	26.7±2.2☆	10.6±1.8☆
TGF-βRⅡ	8.3±2.6	13.4±2.3	7.2±1.9	3.8±0.6	16.4±2.1☆	20.2±2.8☆	13.1±2.3☆	7.9±2.3☆

注：与正常大鼠肝再生模型比较，☆$P<0.01$。

表4-5　MSG-大鼠-肝再生模型 ARN 的 TGF-α、EGFR、TGF-$β_1$、TGF-βRⅠ和 TGF-βRⅡ表达（$n=6$，阳性细胞百分比，$\bar{X}\pm S$）

检测指标	正常大鼠肝再生模型				MSG-大鼠-肝再生模型			
	术后第1天	术后第3天	术后第5天	术后第11天	术后第1天	术后第3天	术后第5天	术后第11天
TGF-α	8.3±2.2	13.4±2.1	16.2±2.3	12.8±1.1*	3.4±1.2☆	6.2±2.4☆	9.1±1.7☆	7.1±1.3☆*
EGFR	12.2±1.6	16.1±1.8	18.8±1.7	9.3±0.8*	16.5±2.1☆	9.2±2.3☆	10.9±1.3☆*	4.9±1.6☆
TGF-$β_1$	10.9±2.7	13.7±2.5	16.8±2.9*	12.6±1.6*	19.4±2.4☆	21.3±2.6☆*	25.1±2.9☆*	29.7±2.8☆*
TGF-βRⅠ	6.2±2.0	8.4±1.3	15.2±1.7*	8.8±1.1	12.4±2.3☆	15.2±2.8☆*	20.1±2.1☆#	17.9±2.8☆
TGF-βRⅡ	6.4±1.6	10.4±2.0*	12.2±1.3*	11.8±1.6*	11.6±2.2☆	17.2±2.5☆*	19.9±2.7☆*	17.9±2.1☆*

注：与正常大鼠肝再生模型比较，☆$P<0.01$；与术后第1天比较，*$P<0.01$；与术后第1天比较，#$P<0.05$。

2. MSG-大鼠-肝再生模型再生肝及 ARN 的 TGF-α、TGF-$β_1$ mRNA 表达

结果表明，MSG-大鼠-肝再生模型再生肝和 ARN 中的 TGF-α mRNA 表达与正常大鼠肝再生模型比较显著降低，而 TGF-$β_1$ mRNA 表达与正常大鼠肝再生模型比较显著增加，$P<0.01$（表4-6）。RT-PCR 加 Dot Blot 检测 MSG-大鼠-肝再生模型术后第1天和第11天再生肝 TGF-$β_1$ mRNA 水平亦显著高于正常大鼠肝再生模型，$P<0.01$（图4-4）。

表4-6　MSG-大鼠-肝再生模型术后第1天再生肝及 ARN 的 TGF-α mRNA 和 TGF-$β_1$ mRNA 的表达（$n=6$，阳性细胞百分比，$\bar{X}\pm S$）

检测指标	正常大鼠肝再生模型		MSG-大鼠-肝再生模型	
	再生肝	ARN	再生肝	ARN
TGF-α mRNA	20.1±1.3	10.2±1.2	13.3±1.4☆	4.3±1.1☆
TGF-$β_1$ mRNA	16.2±1.3	10.2±1.5	24.3±1.4☆	19.3±1.8☆

注：与正常大鼠肝再生模型比较，☆$P<0.01$。

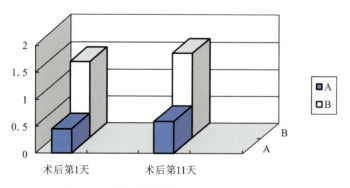

图4-4　MSG-大鼠-肝再生模型再生肝 TGF-$β_1$ mRNA 水平的变化

注：A 为正常大鼠肝再生模型，B 为 MSG-大鼠-肝再生模型。

(三) 结果分析

越来越多的临床观察和实验研究表明,肝再生过程并不仅仅是肝脏局部孤立的病理生理过程,它是整体调节的综合结果,神经-内分泌-免疫网络是整体调节的综合系统,必然影响肝再生过程。鉴于 MSG-大鼠存在神经-内分泌-免疫网络功能紊乱的病理状态,笔者及其团队将 MSG-大鼠模型和 PH 法结合起来,成功地复制出 MSG-大鼠-肝再生模型,为探讨病理状态(神经-内分泌-免疫网络功能紊乱)下的肝再生机制和筛选调节神经-内分泌-免疫网络功能紊乱和肝再生的有效手段或药物,奠定坚实的实验基础。

肝再生的机制极其复杂,近 20 年来对调控肝再生的分子机制虽有了进一步的认识,但有许多问题至今仍不能回答。目前比较一致的看法是,肝再生过程受肝再生促进因子和肝再生抑制因子严密地协调控制。其中 TGF-α 和 TGF-β 在这一调节中的作用近些年来受到极大重视。TGF-α 是存在于体内多种组织中的一种激素样多肽,由 50 个氨基酸组成,与 EGF 有 30%～40% 的同源性。这两种生长因子与胞质膜上的同一受体(EGF/TGF-α 受体)结合,通常有相同的生物学作用,故 TGF-α 又称为 EGF 样生长因子。最近的研究表明,TGF-α 在肝再生中具有举足轻重的作用。正常肝中几乎没有 TGF-α mRNA 表达,说明正常肝细胞不合成 TGF-α mRNA,而在肝再生期间及肝细胞培养时肝细胞内 TGF-α mRNA 表达增加,PH 后 24 h 达到高峰,术后 8～24 h 增加 9 倍,其高峰出现时间与 PH 后肝 DNA 合成高峰出现时间一致。TGF-α mRNA 主要存在于肝细胞内,KC 及肝内储脂细胞(FSC)也有表达。再生肝及细胞培养介质中 TGF-α 也明显增加,出现高峰也与 TGF-α mRNA 及肝细胞 DNA 合成高峰时间一致,提示 TGF-α 是细胞分裂与增殖的促进因子。外源性的 TGF-α 也可增加肝细胞中 TGF-α mRNA 的表达和增加肝细胞 DNA 合成和细胞再生。TGF-α 在肝细胞自分泌调节中起关键作用。另外,PH 后,TGF-α 受体减少,术后 12～24 h 受体数减少 30%～40%,而亲和力未变,且其受体的 mRNA 水平相应增加,提示肝细胞膜上 TGF-α 受体减少可能主要是 TGF-α 的增加所造成。

与 TGF-α 相反,TGF-β 是强有力的肝增生、再生及癌变肝细胞的负性调节剂。哺乳动物的 TGF-β 有 β_1、β_2 和 β_3 三种亚单位,均由 112 个氨基酸组成,其同源双体分别构成 TGF-β_1、TGF-β_2 和 TGF-β_3,三者的生物学作用相似,且具有极高的同源性。TGF-β 的受体的改变是 TGF-β 功能异常的关键。TGF-β 的受体有 TGF-βRⅠ、Ⅱ、Ⅲ 3 种,TGF-β 与 TGF-βRⅠ、TGF-βRⅡ 结合后形成异聚体复合物,TGF-βRⅡ 连接 TGF-βRⅠ 与 TGF-β,TGF-βRⅠ 负责传递 TGF-β 信息。TGF-β 信号转导依赖于 TGF-βRⅠ 和 TGF-βRⅡ 的共同存在。Ⅱ 型受体能自由与配体结合,Ⅰ 型受体只能识别配体与 Ⅱ 型受体结合的嵌合体,并与之结合形成四聚体。另有观点认为 TGF-βRⅠ 和 TGF-βRⅡ 之间存在固有的亲和力,只要两者表达至一定的水平就可形成功能性嵌合体,只是配体的加入使之更加稳固。在此嵌合体中通过转磷酸化作用促使 TGF-βRⅠ 和 TGF-βRⅡ 磷酸化,而它们的磷酸化作用是信号转导的关键。细胞对 TGF-β 刺激的应答在很大程度上依赖于 Ⅰ、Ⅱ 型受体间的相互作用。Ⅲ 型受体并不直接参与信号的传递过程,也不介导任何已知的 TGF-β 生物学效应。TGF-β 能拮抗 TGF-α 诱导的肝生长,TGF-β 可抑制再生时的 DNA 合成。当 TGF-β 与 TGF-α 同时或在 TGF-α 后 24 h 再加入到培养基中,肝细胞 DNA 合成可被抑制 70%。也有实验显示,将 PH 大鼠注射 TGF-β,可阻断肝细胞 DNA 合成。在体外即使在培养基中加入很低浓度的 TGF-β,也可抑制肝细胞的 DNA 合成。TGF-β 对肝细胞的抑制是可逆的,说明其并不是非特异性细胞毒作用。肝切除术后早期肝内 TGF-β mRNA 水平很低,且主要存在于肝间质细胞。其高峰比 TGF-α mRNA 高峰及肝细胞 DNA 合成高峰晚 2 天出现,于 PH 后 72 h 达到高峰,与肝细胞 DNA 下降时间相吻合。TGF-β mRNA 主要存在于肝间质细胞,包括内皮细胞、FSC 及 KC。肝细胞本身不合成 TGF-β,但可表达功能性受体,通过旁路调节机制对间质细胞产生的 TGF-β 发生反应,这可能是防止肝再生时无限制生长的一个重要机制。

Bedossa 等报道免疫组化分析和原位杂交试验均证明 TGF-β₁ mRNA 在肝细胞有高度表达，他们认为单用免疫组化分析有可能由于肝细胞的摄取影响检测结果的判断，单用原位杂交则不能测出蛋白质的进一步加工或转录后的激活，所以两法并用。笔者也考虑到综合分析的重要性，因而采取免疫组化分析、原位杂交和 RT-PCR 加 Dot Blot 定量分析三法联用，以期更全面且更准确地反映 TGF-β₁ 表达。试验结果表明，MSG-大鼠-肝再生模型 TGF-α、EGFR、TGF-β、TGF-βR Ⅰ、TGF-βR Ⅱ 的表达失调，不仅表现在翻译水平上，而且表现在转录水平上；不仅表现在空间上，而且表现在时间上；不仅表现在数量上，而且表现在质量上。在翻译水平上，免疫组化结果显示，MSG-大鼠-肝再生模型大鼠的再生肝和下丘脑 ARN 的神经细胞的 TGF-α 表达的阳性细胞数显著减少，TGF-β₁ 表达的阳性细胞数显著增加；在转录水平上，原位杂交和 RT-PCR 检测结果显示，MSG-大鼠-肝再生模型大鼠的再生肝和下丘脑 ARN 的神经细胞的 TGF-α mRNA 表达的阳性细胞数显著减少，TGF-β₁ mRNA 表达的阳性细胞数显著增加。在空间上，TGF-α 和 TGF-α mRNA 的表达分布面较小，以血管周围的细胞表达为主；TGF-β 和 TGF-β mRNA 的表达分布面较广，除血管周围的细胞表达外，其他部位的细胞亦有散在表达，在肝切除术后早期肝内 TGF-β mRNA 不仅存在于肝间质细胞，而且在肝实质细胞中亦有较普遍的表达。在时间上，TGF-α 维持较高表达的时间缩短（在 24 h 以后再生肝未再出现分泌高峰），而 TGF-β₁ 表达明显增加的时间提前和维持较高表达的时间延长。在数量上，TGF-α mRNA 表达的数量相对减少，TGF-β₁ mRNA 表达的数量相对增加。在质量上表现为接受和传达信号的有效性发生改变，即接受和传达 TGF-α 信号的受体（EGFR）相应减少，而接受和传达 TGF-β 的信号受体 TGF-βR Ⅰ、TGF-βR Ⅱ 的表达相应增加。体内外实验均表明 EGF 和 TGF-α 通过 EGFR 可强烈刺激肝细胞增殖，EGFR 是 EGF 和 TGF-α 在肝细胞的唯一受体，因此它作为一种信息传递途径在 EGF 和 TGF-α 的促肝细胞再生中起着关键作用。在肝脏中 TGF-β 主要由肝间质细胞产生，肝实质细胞不产生，正常肝细胞膜上也无 TGF-β 的特异受体；TGF-β 的基因的激活几乎与肝再生启动同步完成，其 mRNA 在 PH 后 4 h 即表达增加，72 h 达高峰，但此时 TGF-β 主要以一种高分子无活性形式存在，只有在大量再生肝细胞出现并在膜上表达出 TGF-β 的特异受体时，才由再生肝细胞对其高分子无活性形式进行分解，从而发挥其抑制肝细胞增殖的效应。此外，不同受体的表达水平亦会影响 TGF-β 发挥效应的质量。若 TGF-βR Ⅰ 水平不变，提高 TGF-βR Ⅱ 的表达水平则降低对 TGF-β 的敏感性；相反 TGF-βR Ⅱ 水平不变，提高 TGF-βR Ⅰ 的表达水平则增加了对 TGF-β 的敏感性。其原因可能为 TGF-βR Ⅱ 的表达水平的提高促进了 TGF-βR Ⅱ 二聚体的形成，而 TGF-βR Ⅱ 二聚体能够隐蔽 TGF-βR Ⅱ，使其不能与 TGF-βR Ⅰ 结合形成四聚体，进而影响 TGF-β 的信号转导。

实验结果表明，MSG-大鼠-肝再生模型出现的 TGF-α、TGF-β 及其受体的基因表达紊乱与 MSG-大鼠或 PH 大鼠模型比较有显著的不同。MSG-大鼠-肝再生模型的肝再生过程失调最终表现为肝再生严重受抑制，其可能机制是受损下丘脑和 PH 综合效应导致了 TGF-α、TGF-β₁ 及其受体的基因表达紊乱。

三、MSG-大鼠-肝再生模型再生肝组织基因表达谱分析

MSG-大鼠-肝再生模型的神经-内分泌-免疫网络功能紊乱，下丘脑-垂体-肾上腺轴功能亢进，肝再生过程紊乱。肝再生过程错综复杂，与多个基因的表达和调控密切相关，笔者利用基因芯片技术对 MSG-大鼠-肝再生模型再生肝的基因表达谱进行分析，探讨 MSG-大鼠-肝再生模型肝再生紊乱的分子机制。

（一）实验方法

Wistar 新生大鼠，雄性，由湖北省预防医学科学院实验动物研究中心提供；MSG 购自美国

Sigma 公司。TRIzol 购自 Gibco 公司。Oligotex mRNA midi Kit 购自德国 Qiagen 公司。

将实验大鼠分成 2 组,即 MSG-大鼠-肝再生模型组(简称模型组)、正常大鼠肝再生模型对照组(简称对照组)。模型组大鼠于出生后第 2、4、6、8、10 天皮下注射 MSG,每次 4 g/kg(用生理盐水溶解),对照组皮下注射等体积生理盐水。28 天后离乳,分笼饲养,光照时间 12 h(8:00—20:00),温度 24 ℃左右,动物自由饮水摄食。8 周后实验大鼠在乙醚麻醉下,按肝标准切除法,切除肝的左叶和中叶(约占全肝的 70%),然后缝合伤口。手术均为清洁手术,均于 8:00—12:00 进行手术,避免昼夜节律对肝再生的影响。动物自由饮水摄食。手术后第 5 天处死动物,取再生肝组织标本液氮冻存待测。选择 1176 条与细胞分化增殖相关的基因制作 cDNA 芯片,所用的 1176 个靶基因 cDNA 克隆由上海中科开瑞生物芯片科技股份有限公司提供。按常规方法提取实验大鼠再生肝组织总 RNA,用 Oligotex mRNA midi Kit 从总 RNA 中分离 poly+(A)mRNA。取分离得到的 mRNA 1 μg,加入随机引物(8 个碱基)3 μL,用 RNase-free Water 定容至 10 μL。70 ℃水浴 3 min 后冰上骤冷,依次加入 M-MLV5×缓冲液 6 μL、RNase 抑制剂 1 μL、dNTP(A−)1 μL、dATP 1 μL、M-MLV 酶 2 μL、[α-33P]dATP 10 μL 混匀。37 ℃水浴 30 min 后,再 42 ℃水浴 1.5 h。水浴结束后加 10 mol/L NaOH 1.5 μL,沸水浴 5～7 min,取出放冰上冷却 3 min 后离心机轻甩。依次加入冰醋酸 0.9 μL、醋酸钠 6.5 μL,混匀后再加入 2.5 倍体积无水酒精,彻底混匀,冰浴 30 min 后 15000 r/min 离心 10 min。弃上清,向沉淀中加入 DNase-free Water 40 μL 溶解,放置待用。经预杂交与杂交后,测量膜正面 Counts,根据 Counts 确定压屏时间和扫描时间,用 Fujifilm 公司 BAS-MS 2340 磷屏、FLA 3000 扫描仪压屏、扫描。将杂交膜上的信号灰度定量为数值,消除背景信号对实验信号的干扰,进行均一化处理以使结果具有可比性。所得数据利用 Microsoft Access、Microsoft Excel 软件处理,从而获得样本之间杂交信号比值(ratio 值)有差异表达(ratio 值≥2 为该基因上调表达,ratio 值≤0.5 为该基因下调表达)的基因及其分类,并用散点图体现样本之间的基因表达差异。

(二) 实验结果

模型组与对照组再生肝组织的基因芯片所检测的基因表达谱比较显著不同。在所检测的 1176 条与细胞分化增殖相关的基因中,模型组相对于对照组的差异表达基因有 256 条,其中上调的基因有 40 条,下调的基因有 216 条。在上调的 40 条基因中,有 12 条基因的表达产物与转录相关;有 2 条基因与细胞黏附受体相关,分别为基质黏附受体和细胞间黏附受体;有 3 条基因与细胞新陈代谢相关;有 9 条基因的表达产物与翻译后修饰、蛋白质折叠相关;有 2 条基因表达产物与 DNA 翻译相关,为翻译因子;有 2 条基因表达产物与 RNA 加工、翻折和转运相关;有 2 条基因表达产物与 DNA 结合、染色质蛋白相关;有 8 条基因表达产物与细胞受体(含配体)相关;有 1 条是衔接子和受体相关蛋白基因。有 11 条基因表达产物为质膜蛋白,9 条为细胞质蛋白,2 条为细胞外隐匿蛋白,3 条基因表达产物位于高尔基复合体,15 条为核蛋白。在下调的 216 条基因中,有 1 条基因的表达产物是细胞表面抗原;有 3 条基因表达产物与转录相关;有 7 条基因表达产物是细胞黏附受体;有 4 条基因表达产物是免疫系统蛋白;有 4 条基因表达产物为细胞外传输、运载蛋白;有 1 条基因的表达产物为张力反应蛋白,并与新陈代谢相关;有 7 条基因的表达产物为膜通道和传输蛋白;有 4 条基因表达产物为 ECM 蛋白;有 37 条基因表达产物为运输、打靶蛋白;有 95 条基因表达产物与新陈代谢有关;有 1 条基因表达产物与 RNA 加工、翻折和转运有关;有 2 条基因表达产物为细胞信号系统、细胞外联络蛋白;有 9 条基因表达产物为细胞内传感器/感受器/调制器;有 11 条基因表达产物与蛋白质翻折有关;有 2 条基因表达产物为细胞受体;有 5 条基因表达产物为细胞骨架/动力蛋白。从亚细胞定位来看,有 31 条基因的表达产物属于质膜蛋白,其中 1 条基因表达产物尚定位于高尔基复合体及微粒体蛋白;有 98 条基因表达产物属于细胞质蛋白,其中尚有 4 条基因定位于质膜蛋白,有 2 条定位于细胞外隐匿蛋白,有1条定位于高尔基复合体,有1条定位于细胞骨架蛋白,有1条定位于线粒体蛋白,有3条定位于核蛋白,有1条定位于核内体蛋白;有4条基因表达产物定位于内质网,其中有2条尚分别属于质膜蛋白和细胞质蛋白;18条基因表达产物属于细胞外隐匿蛋白;有6条基因表达产物定位于高尔基复合体,其中尚有1条属于细胞质蛋白;有5条基因表达产物属于细胞骨架蛋白;有3条基因的表达产物属于溶酶体蛋白,其中1条基因还定位于核内体蛋白和质膜蛋白;有19条基因表达产物属于线粒体蛋白,其中2条尚分别定位于细胞质蛋白和过氧化物酶蛋白;有8条基因表达产物属于核蛋白;有5条基因表达产物属于过氧化物酶蛋白;有5条基因表达产物属于微粒体蛋白,其中1条还属于质膜蛋白;有3条基因表达产物属于ECM蛋白;有3条基因的表达产物定位于核膜、核质和核孔。

(三)结果分析

MSG-大鼠-肝再生模型是神经-内分泌-免疫网络功能紊乱状态下的肝再生模型,肝再生过程严重失调,表现为初期(术后第1天)肝再生较快,中晚期肝再生过程则受到显著抑制,最终在肝再生度、肝细胞分裂指数和肝重/体重值等方面均不能恢复到正常水平。实验表明,MSG-大鼠-肝再生模型的神经-内分泌-免疫网络功能紊乱可能是其肝再生过程严重失调的重要机制。进一步用电镜、原位末端标记技术和免疫组化法对 MSG-大鼠-肝再生模型下丘脑 ARN 神经细胞凋亡状态及凋亡相关基因 TGF-β_1 的表达进行研究后发现,MSG-大鼠-肝再生模型下丘脑 ARN 神经细胞凋亡可能是其神经-内分泌-免疫网络功能紊乱的重要机制之一,随着 ARN 神经细胞凋亡指数增高,其 TGF-β_1 表达亦相应增强。上述结果提示神经元胞质钙离子过度负荷和 TGF-β_1 蛋白共同参与了 MSG-大鼠-肝再生模型下丘脑 ARN 神经细胞凋亡的调控。本结果表明,MSG-大鼠-肝再生模型再生肝组织基因表达谱的变化规律是与细胞分化增殖相关的基因以表达下调为主,在所检测的1176条基因中,差异表达基因有256条,其中下调的基因有216条,上调的基因仅40条,下调表达是上调表达的5倍多。上调的基因中,以细胞受体为主,如生长激素释放受体、降钙素受体样受体、外激素受体、孕酮受体、LIF 受体、促生长激素神经肽受体、细胞黏附受体等基因。这些受体高表达提示在 MSG-大鼠-肝再生模型再生肝组织中生长激素释放激素(growth hormone releasing hormone,GHRH)、降钙素(calcitonin,CT)、孕酮、促生长激素神经肽等激素及激素样物质分泌可能减少,导致其受体病理性增加,而这些激素及激素样物质分泌减少可导致 MSG-大鼠-肝再生模型肝再生受到抑制。下调的基因中,见于一些已知与肝再生相关的基因,如代谢酶(T_3、T_4、雌激素转磺酶、胰高血糖素、辅酶Q、甲状腺过氧化物酶、25-羟基维生素 D_3-1α-羟化酶等)及 LPS 诱导的 TNF-α 等基因,这些基因表达下调可能是 MSG-大鼠-肝再生模型肝再生受抑制的重要分子机制。

T_3 是甲状腺激素的主要活性成分,其主要生理作用为促进机体的生长发育,增加代谢率和耗氧量。研究证明,T_3 为肝细胞的促分裂剂,通过参与肝细胞的增殖和凋亡过程,使细胞的增殖功能增强。Oren 等用 T_3 注射给 PH 大鼠,发现可使组蛋白3 mRNA 和细胞周期素依赖性激酶2的表达增加,两者均为肝再生的标志。Knopp 等还发现大鼠 PH 后蛋白 S14 的基因表达下降,而 T_3 作为蛋白 S14 基因的强诱导剂可使蛋白 S14 基因的抑制状态逆转。TNF-α 能激活 DNA 结合蛋白包括 NF-κB、STAT 蛋白和 CCAAT/增强子结合蛋白(C/EBP),调节多种肝细胞特异基因转录,诱导肝细胞基因表达,增加正向急性期蛋白质合成,抑制负向急性期蛋白质,改变肝细胞与生长有关的基因表达。Yamada 等研究发现 TNF-αR I 缺乏导致小鼠 PH 后 DNA 合成严重受损,STAT-3 及 NF-κB 无增加,但抑制中性粒细胞的激活,当注入 IL-6 后能够纠正 TNF-αR I 的缺陷作用,表明 TNF-α 通过调节 IL-6 分泌而参与肝再生的过程。IL-6 由 KC 分泌,由 TNF-α 调节其分泌,是肝细胞急性期反应蛋白合成的主要刺激信号,PH 后血浆 IL-6 浓度增加,24 h 达高峰,纯合型 IL-6 基因缺失小鼠 PH 后肝细胞 DNA 合成受到抑制,myc、cyclin D 及 STAT-3 活性显著降低,应用 IL-6 后能够纠正 IL-6 基因缺陷引起的负面效应,表明IL-6亦是参与早期肝再生信号的细胞因子之一。其中一些上调或下调的基因与肝再生关系还不十分清楚,尚待进一步研究。

四、髓失生肝与虚积互生

"虚损生积"是上海中医药大学肝病研究所针对肝纤维化向肝硬化的病程进展提出的病机假说,其中"正虚血瘀"是其基础证候,据此提出"扶正化瘀"的治疗原则,并研究开发出扶正化瘀胶囊这种具有抗肝纤维化作用的有效药物。多年来,围绕扶正化瘀胶囊抗肝纤维化所进行的一系列深入的基础与临床应用研究充分证实了"虚损生积"的理论与临床价值。笔者从生机学说的新视角探讨肝硬化"髓失生肝"与"虚积互生"的病机理论,深化或拓展"虚损生积"的病机认识。

(一) 虚损生积的理论要点

上海中医药大学肝病研究所基于部分古典文献及前期的临床研究,提出"血瘀为积之体,虚损为积之根",形质损伤、因虚致瘀的肝硬化"虚损生积"的病机理论假说。通过系统分析"虚损生积"病机理论的历史沿革及其形成过程,紧密结合近现代名老中医对肝硬化病机理论的新认识,以及临床实践经验,提出肝硬化"虚损生积"的病机本质是肝脏形质损伤,阴精亏损,无以化气为用,以致气血不行,凝血蕴里不散而成积。治疗上当益精补虚、活血化瘀,促进精气来复,方能修复其形质损伤。刘平教授认为"积证"病在血分,是为脏病。狭义"虚损"指精气亏损、脏腑形质损伤。肝硬化"虚损生积"是指因肝脾肾精气亏虚不复、形质损伤,瘀血日结渐积成为癥积病证的一种因果关系。即肝脾肾精气亏虚不复、形质损伤,是肝硬化形成的主要病机。徐列明教授等认为,"虚损生积"中的正气虚即肝硬化的"本",包括气虚与肝肾阴虚两个方面。因肝脏具有体阴用阳的特点,所以肝肾阴虚更应尽早关注。"瘀血"为肝硬化的"标",已获得临床及实验研究的初步验证。20多年来,上海中医药大学肝病研究所对扶正化瘀胶囊治疗肝硬化的临床疗效和作用机制进行了一系列深入的研究,结果证实,扶正化瘀胶囊有确切的抗肝纤维化的疗效,这从反证角度揭示正虚血瘀证存在于肝硬化的病变过程之中。

概括以上"虚损生积"的理论要点:"虚损"是复合固定词组,表达的是一个结局性事件(病理状态),其基本含义是"肝脾肾精气亏虚不复、形质损伤","积"是有形的累积性病理改变。按古近代医家的认识,"积"相对于"聚"而言,"积"是肉眼看得见、肉体摸得着的累积性病理改变(积而有形),"聚"是肉眼看不见、肉体摸不着的聚散性病理改变(聚散无形)。由于现代科技水平的发展,人们认识能力的提高,学术界已将古近代医家部分"聚"的病理改变提升到"积"的认识,如肝纤维化及早期肝硬化被认为是"积"。"虚损"是"因""根"和"本","积"是"果""体"和"标"。狭义的"虚损生积"可理解为"正虚血瘀","正虚"主要包括精气亏虚和肝肾阴虚。治疗采用扶正(益气或养阴)以活血化瘀而除积。

(二) 虚损生积与积生虚损

笔者及其团队从生机学说角度探讨虚证本质,认为肝脏虚证的本质是肝损伤与肝再生失衡,故"虚损"是并列词组,分别表达"虚"与"损"两个相互关联的独立事件。"损"指肝病的发生发展不可避免地出现肝损伤的病理机制和过程,"虚"指肝脏组织结构破坏导致功能减退或丧失的结局性病理状态,"虚"与"损"之间存在不可或缺的肝再生修复的关键环节。肝损伤("损")是"因",肝脏组织结构破坏导致功能减退或丧失("虚")是肝损伤的"果"。但肝损伤后并非必然出现"虚证"的结果,因在正常情况下,肝损伤可诱导肝再生修复机制而使损伤的肝脏完全恢复正常的结构和功能,不会出现虚证。由于许多肝病在其病程中往往出现不完全再生("肝失生发"),这是导致虚证发生发展的关键环节和病因病机,但"肝失生发"并非全然出现虚证,实证亦是"肝失生发"结果之一,且往往出现因实致虚、因虚致实互为因果的恶性病理循环,故临床上

"虚实夹杂"是常态(可有先后、主次、轻重、缓急之分),很少有"纯虚""纯实"之证。"正虚血瘀"是这种"虚实夹杂"的代表证候之一,但绝非全部。除"因虚致实"的"虚损生积"病机转换外,"因实致虚"的"积生虚损"病机转换亦很重要。概括"虚损生积"与"积生虚损"的病因病机,合称"虚积互生"。根据"虚"与"积"先后、主次、轻重、缓急的区别,具体防治措施应有所不同。一般来讲,肝病的初中期,"因实致虚"的"积生虚损"病因病机常占主导地位,"积"的发生发展为先、为主、为重、为急。中晚期,"因虚致实"的"虚损生积"病因病机常占主导地位,"虚"的发生发展为先、为主、为重、为急。病程中可能会出现难以区分先后、主次、轻重、缓急的"虚积夹杂"之证。肝病终末期,形成"虚积共生"的"死循环"。要打破"虚积互生"的恶性病机循环,切断"虚""损""积"之间的病机转换,调控肝损伤与肝再生失衡是其重要策略及方法。

综上所述,"虚""损""积"三者之间通过肝再生修复机制存在如下关系:肝损伤后通过正常肝再生修复不会形成虚证,肝再生修复机制受到干扰后会出现虚证与实证两种结果,并会形成"因虚致实""因实致虚"恶性病理循环。肝再生紊乱是导致肝纤维化向肝硬化进展中出现"因实致虚"("积生虚损")"因虚致实"("虚损生积")两种病机转换("虚积互生")的关键环节。治疗主张协调运用"扶正除积"与"除积复正"。

(三)虚积互生与肝肾精虚

虚证的基本物质基础是"精髓、阴阳、气血",其中"精"是具有重要生物学效应并可化生其他生命物质的精微物质(干细胞属"精"的范畴)。"髓"是包括干细胞在内的组织微环境,其中骨组织内的干细胞及其微环境为"骨髓",脑组织内的干细胞及其微环境为"脑髓",脊椎组织内的干细胞及其微环境为"脊髓",所有脏腑组织的干细胞及其微环境统称"精髓"(包括骨髓、脑髓、脊髓等)。"精"可化生"阴性"和"阳性"物质,"阴性"与"阳性"物质相互作用在化生新的物质的同时产生能量和生物学效应,统称为"气"。"气血""精血"在一定条件下可以互生。故"精"是决定虚证发生、发展的原始物质。由于肝损伤与肝再生失衡是肝脏虚证的本质,肝再生修复机制是决定肝脏虚证发生、发展的关键环节,故"精虚"是其他虚证的根本,"肝肾精虚"是肝病病程进展中的基础证候,常见的"肝肾阴虚""脾肾阳虚""肾虚邪实"诸证均在"肝肾精虚"的基础上发展而来。"肝肾精虚"亦影响"肝郁脾虚"的发生、发展。"肝肾精虚"与"肝肾阴虚"既有区别,又有密切联系。"肝肾精虚"贯穿于慢性肝病病程进展的始终,"肝肾阴虚"由"肝肾精虚"发展而来,多在病程的中晚期或病情严重时出现。一般而言,先有"肝肾精虚",病情较轻较早,多为"隐性证候",有一定可逆性,后有"肝肾阴虚",病情较重较晚,多为"显性证候",可逆性较差。"肝肾精虚"是进展到"肝肾阴虚"的基础,"肝肾阴虚"是"肝肾精虚"进一步进展的趋势性证候之一。故肝病的防治应该针对"肝肾精虚"的"隐性证候"尽早干预,当肝病进入"虚积互生"的肝硬化阶段,出现"肝肾阴虚""脾肾阳虚"等"显性证候"时,会显著增加其治疗难度。

笔者及其团队20多年来的一系列实验与临床研究证实,采用"补肾生髓成肝"可以通过调控肝损伤与肝再生失衡,打破"虚积互生"的恶性病理循环,显著提高肝脏病证防治的临床疗效。"补肾生髓成肝"基于机体存在的正气与邪气、损伤与再生、肝主生发与肝失生发、髓生肝与髓失生肝等阴阳互根转化、对抗协调机制发挥治疗作用。在"补肾"的治疗手段与"成肝"的治疗结果之间,以"髓"为作用的中心环节和治疗靶点。"髓"是包括肝干细胞在内的肝再生修复的组织微环境,通过维持或改善肝干细胞的肝再生微环境以保持发生、发育和再生修复的生命状态是"生髓"的重要作用机制。通过"生髓"实现维持或促进"髓生肝"的生理状态,预防或改善"髓失生肝"的病理机制(改"不生或乱生"为"完全再生",使其恢复到"髓生肝"的生理状态)。对肝病的"肝肾精虚"的"隐性证候"进行早期干预,可以打破"虚积互生"的恶性病机循环,切断"虚""损""积"之间的病机转换,降低"肝郁脾虚""脾肾阳虚""肝肾阴虚"等"显性证候"的发生率,提高其治愈率,具有防治肝硬化和肝癌发生、发展的重要临床价值。

参考文献

[1] 李瀚旻,张六通,梅家俊,等.左旋谷氨酸单钠-肝再生-大鼠模型的建立[J].世界华人消化杂志,2000,8(7):824-826.

[2] 杨木兰,李瀚旻,梅家俊,等.Dig标记探针原位杂交检测MSG-大鼠-肝再生模型下丘脑弓状核TGF-β_1 mRNA[J].中国组织化学与细胞化学杂志,2002,11(2):202-204.

[3] 李瀚旻,张六通,邱幸凡."肝肾同源于脑"与肝肾本质研究[J].中医杂志,2000,41(2):69-71.

[4] 李瀚旻,杨木兰,梅家俊,等.MSG-大鼠-肝再生模型下丘脑神经细胞凋亡及相关基因TGF-β_1的表达[J].中国应用生理学杂志,2003,19(1):46-47,93.

[5] 李瀚旻,张六通,邱幸凡,等.左归丸改善MSG-大鼠-肝再生模型肝肾精血亏虚证的作用机制研究[J].湖北中医学院学报,2001,3(4):30-33.

[6] Derynck R. Transforming growth factor alpha[J]. Cell,1988,54(5):593-595.

[7] Mead J E,Fausto N. Transforming growth factor alpha may be a physiological regulator of liver regeneration by means of an autocrine mechanism[J]. Proc Natl Acad Sci U S A,1989,86(5):1558-1562.

[8] Maher J J,Friedman S L. Parenchymal and nonparenchymal cell interactions in the liver[J]. Semin Liver Dis,1993,13(1):13-20.

[9] Takehara T,Hayashi N,Mita E,et al. Delayed Fas-mediated hepatocyte apoptosis during liver regeneration in mice:hepatoprotective role of TNF alpha[J]. Hepatology,1998,27(6):1643-1651.

[10] Dixon M,Agius L,Yeaman S J,et al. Inhibition of rat hepatocyte proliferation by transforming growth factor beta and glucagon is associated with inhibition of ERK2 and p70 S6 kinase[J]. Hepatology,1999,29(5):1418-1424.

[11] 杜静,龚非力.转化生长因子β的结构、受体及作用方式[J].国外医学:免疫学分册,1996,19(6):22-25.

[12] Diehl A M. Cytokine regulation of liver injury and repair[J]. Immunol Rev,2000,174:160-171.

[13] Matsuoka M,Tsukamoto H. Stimulation of hepatic lipocyte collagen production by Kupffer cell-derived transforming growth factor beta:implication for a pathogenetic role in alcoholic liver fibrogenesis[J]. Hepatology,1990,11(4):599-605.

[14] Bedossa P,Peltier E,Terris B,et al. Transforming growth factor-beta 1(TGF-beta 1) and TGF-beta 1 receptors in normal, cirrhotic, and neoplastic human livers[J]. Hepatology,1995,21(3):760-766.

[15] Marti U,Burwen S J,Wells A,et al. Localization of epidermal growth factor receptor in hepatocyte nuclei[J]. Hepatology,1991,13(1):15-20.

[16] Baldwin R L,Friess H,Yokoyama M,et al. Attenuated ALK5 receptor expression in human pancreatic cancer:correlation with resistance to growth inhibition[J]. Int J Cancer,1996,67(2):283-288.

[17] DeCoteau J F,Knaus P I,Yankelev H,et al. Loss of functional cell surface transforming growth factor beta(TGF-beta)type 1 receptor correlates with insensitivity to TGF-beta in chronic lymphocytic leukemia[J]. Proc Natl Acad Sci U S A,1997,94(11):

5877-5881.

[18] 李瀚旻,杨木兰,梅家俊,等.左归丸对大鼠转化生长因子-α、β及其受体表达的影响[J].中华肝脏病杂志,2004,12(5):307-308.

[19] Malik R, Mellor N, Selden C, et al. Triiodothyronine enhances the regenerative capacity of the liver following partial hepatectomy[J]. Hepatology,2003,37(1):79-86.

[20] Lotková H, Rauchová H, Drahota Z. Activation of mitochondrial glycerophosphate cytochrome c reductase in regenerating rat liver by triiodothyronine[J]. Physiol Res,2001,50(3):333-336.

[21] Oren R, Dabeva M D, Karnezis A N, et al. Role of thyroid hormone in stimulating liver repopulation in the rat by transplanted hepatocytes[J]. Hepatology,1999,30(4):903-913.

[22] Knopp J, Hudecova S. Expression of S14 protein gene in rat liver in response to partial hepatectomy, and its regulation with T3 and sucrose[J]. J Lipid Mediat Cell Signal,1995,11(3):253-260.

[23] Russell W E, Kaufmann W K, Sitaric S, et al. Liver regeneration and hepatocarcinogenesis in transforming growth factor-alpha-targeted mice[J]. Mol Carcinog,1996,15(3):183-189.

[24] Greenbaum L E, Li W, Cressman D E, et al. CCAAT enhancer-binding protein beta is required for normal hepatocyte proliferation in mice after partial hepatectomy[J]. J Clin Invest,1998,102(5):996-1007.

[25] Diehl A M, Yang S Q, Yin M, et al. Tumor necrosis factor-alpha modulates CCAAT/enhancer binding proteins-DNA binding activities and promotes hepatocyte-specific gene expression during liver regeneration[J]. Hepatology,1995,22(1):252-261.

[26] Scotté M, Masson S, Lyoumi S, et al. Cytokine gene expression in liver following minor or major hepatectomy in rat[J]. Cytokine,1997,9(11):859-867.

[27] Fujita J, Marino M W, Wada H, et al. Effect of TNF gene depletion on liver regeneration after partial hepatectomy in mice[J]. Surgery,2001,129(1):48-54.

[28] Yamada Y, Kirillova I, Peschon J J, et al. Initiation of liver growth by tumor necrosis factor:deficient liver regeneration in mice lacking type I tumor necrosis factor receptor[J]. Proc Natl Acad Sci U S A,1997,94(4):1441-1446.

[29] Zimmers T A, Pierce R H, McKillop I H, et al. Resolving the role of IL-6 in liver regeneration[J]. Hepatology,2003,38(6):1590-1591.

[30] Taub R. Hepatoprotection via the IL-6/Stat3 pathway[J]. J Clin Invest,2003,112(7):978-980.

[31] James L P, Lamps L W, McCullough S, et al. Interleukin 6 and hepatocyte regeneration in acetaminophen toxicity in the mouse[J]. Biochem Biophys Res Commun,2003,309(4):857-863.

[32] Kariv R, Enden A, Zvibel I, et al. Triiodothyronine and interleukin-6 (IL-6) induce expression of HGF in an immortalized rat hepatic stellate cell line[J]. Liver Int,2003,23(3):187-193.

[33] Blindenbacher A, Wang X, Langer I, et al. Interleukin 6 is important for survival after partial hepatectomy in mice[J]. Hepatology,2003,38(3):674-682.

[34] Selzner N, Selzner M, Odermatt B, et al. ICAM-1 triggers liver regeneration through

leukocyte recruitment and Kupffer cell-dependent release of TNF-alpha/IL-6 in mice[J]. Gastroenterology,2003,124(3):692-700.

[35] Hui T T,Mizuguchi T,Sugiyama N,et al. Immediate early genes and p21 regulation in liver of rats with acute hepatic failure[J]. Am J Surg,2002,183(4):457-463.

[36] Aldeguer X,Debonera F,Shaked A,et al. Interleukin-6 from intrahepatic cells of bone marrow origin is required for normal murine liver regeneration[J]. Hepatology,2002,35(1):40-48.

[37] Li W,Liang X,Leu J I,et al. Global changes in interleukin-6-dependent gene expression patterns in mouse livers after partial hepatectomy[J]. Hepatology,2001,33(6):1377-1386.

[38] Cressman D E,Greenbaum L E,DeAngelis R A,et al. Liver failure and defective hepatocyte regeneration in interleukin-6-deficient mice[J]. Science,1996,274(5291):1379-1383.

[39] 谭春雨,刘平.肝硬化"虚损生积"病机理论溯源及其临床意义[J].上海中医药大学学报,2010,24(4):25-28.

[40] 刘崇敏,徐列明.从"虚损生积"论治肝硬化[J].中医杂志,2011,52(14):1190-1193.

[41] 李瀚旻.虚证本质与生机学说[J].中华中医药学刊,2011,29(10):2157-2160.

[42] 李瀚旻.中医再生医学概论[J].中华中医药学刊,2008,26(11):2309-2312.

[43] 李瀚旻.论"肝主生发"[J].中华中医药学刊,2009,27(10):2021-2025.

[44] 李瀚旻,张六通,梅家俊,等."肝肾精血亏虚"大鼠动物模型的建立[J].中国中医基础医学杂志,2001,7(4):51-55.

[45] 李瀚旻."肝肾同源"的理论探讨[J].中国中医基础医学杂志,2000,6(7):5-9.

[46] 李瀚旻,厉晶萍,毛树松,等.肝病肝肾阴虚证型临床分布规律的研究——1994年全国88所中医医院出院患者病案资料分析[J].中西医结合肝病杂志,2004,14(5):287-289.

[47] 李瀚旻."肾藏精"的科学内涵[J].中医杂志,2009,50(12):1061-1064.

[48] 李瀚旻.慢性肝病"肝肾精虚"证的客观量化标准[J].世界科学技术—中医药现代化,2013,15(6):1429-1432.

[49] 李瀚旻.肝硬化"虚积互生"的病机探讨[J].中华中医药学刊,2015,33(12):2825-2827.

[50] 李瀚旻.髓本质研究进展[J].湖北中医药大学学报,2015,17(6):100-103.

[51] 李瀚旻.神经-内分泌-免疫-肝再生调控网络[J].中西医结合肝病杂志,2014,24(4):193-196.

[52] 李瀚旻.上皮-间质转型/间质-上皮转型失衡与髓失生肝[J].中西医结合肝病杂志,2012,22(1):1-4.

[53] Li H M,Gao X,Yang M L,et al. Effects of Zuogui Wan on neurocyte apoptosis and down-regulation of TGF-beta1 expression in nuclei of arcuate hypothalamus of monosodium glutamate-liver regeneration rats[J]. World J Gastroenterol,2004,10(19):2823-2826.

[54] 李瀚旻,高翔,周密思.MSG-大鼠-肝再生再生肝组织基因表达谱分析[J].世界华人消化杂志,2005,13(4):448-451.

[55] 李晶津,李瀚旻,高翔,等.移植雄性骨髓的雌性小鼠肝组织肝再生相关基因的信号通路[J].世界华人消化杂志,2008,16(2):150-155.

第六节 补肾生髓成肝的疗效机制

"补肾生髓成肝"是针对"髓失生肝"病因病机提出的新治疗法则。根据中医"以法统方"的理论原则,"补肾生髓成肝"统领一系列治疗肝肾相关病证为主的有效方药。20 多年来,笔者及其团队着重对左归丸、地五养肝胶囊、益肝康冲剂、补肾复方防治肝脏病证,春回金颗粒防治雷公藤(雷公藤甲素)引起肝肾损伤的疗效机制进行了一系列较深入的研究。

一、左归丸促进交叉性别骨髓移植小鼠骨髓干细胞转化肝细胞的研究

"肝肾同源"的理论基础源于《素问·阴阳应象大论》"肾生骨、髓,髓生肝"的精辟论断。由于受经典胚胎发育学有关源于中胚层的骨髓不会产生源于内胚层的肝脏等固有认识的限制,长久以来缺乏对"肾藏精,精生髓成肝"的研究。近些年来,国内外学者突破经典胚胎发育学的某些固有认识,获得了一系列创新性强和应用前景广阔的研究成果。特别是随着骨髓干细胞研究的深入,"髓生肝"的科学内涵逐渐被揭示。在此基础上,笔者提出"补肾生髓成肝"的科学假说,开展了补肾促进骨髓干细胞转化肝细胞的实验研究。

(一) 实验方法

复制交叉性别骨髓移植小鼠模型,采用雄性性别决定基因 Sry 基因探针、ALB mRNA 探针方法探讨左归丸补肾对骨髓干细胞转化肝细胞的影响机制。

1. 实验动物与分组

BABL/C 小鼠,4 周龄,雌性 120 只、雄性 60 只,SPF 级,湖北省预防医学科学院实验动物研究中心提供。雌性小鼠随机分为补肾组[7 g/(kg·d)左归丸灌胃]、补气血组[7 g/(kg·d)八珍汤灌胃]、移植对照组(等体积生理盐水灌胃),每组 40 只,骨髓移植术前 1 周起,饮水中加入红霉素(250 mg/L)和庆大霉素(320 mg/L)以清洁消化道。

左归丸由熟地黄、山药、枸杞子、山茱萸、菟丝子、川牛膝、鹿角胶、龟板胶依次按 8:4:4:4:4:3:4:4 称重,前六味水煎,后两味烊化加入其中,用蒸馏水调浓度为 100 g/100 mL,0.1 MPa×15 min 灭菌,4 ℃保存。八珍汤由人参 10 g、白术 10 g、茯苓 10 g、甘草 6 g、当归 15 g、川芎 10 g、白芍 15 g、熟地黄 15 g 组成。

2. 骨髓移植

雄性小鼠颈椎脱白处死,75%酒精浸泡 10 min,无菌条件下取股骨、剪开干骺端,用 5 mL 注射器吸取 0.5 mL RPMI-1640 液冲出骨髓,过 6 号针头 3 次、4 号针头 2 次制成单个细胞悬液,记数并调整细胞浓度为 $1×10^7$/mL。雌性小鼠接受 ^{60}Co 源 γ 射线全身照射,总剂量 9Gy,然后经尾静脉输入制备好的雄性小鼠骨髓细胞悬液 0.2 mL(约 $2×10^6$ 个细胞)。交叉性别骨髓移植小鼠被饲养于 SPF 级动物房,饮水中加入红霉素(250 mg/L)和庆大霉素(320 mg/L),每天更换垫料和饮水,垫料、饲料和饮水均经高温消毒。

3. 标本采集与处理

分别于给药第 2、4、6 个月后,颈椎脱白处死小鼠,无菌条件下切取肝脏左叶,16 g/L 甲醛固定,石蜡包埋。取实验动物肝组织蜡块切取厚度为 5 μm 的连续切片,45 ℃水洗,附贴于载玻片,干燥后 60 ℃烘烤至石蜡完全熔化。二甲苯脱蜡,依次用 100%、95%、85%、70%酒精处理,水洗,空气中干燥备用。以正常雄性小鼠肝组织切片作为阳性对照,RNase 处理的正常雌性小鼠肝组织切片作为阴性对照。

4. 杂交探针制备

雄性性别决定基因 Sry 基因探针根据小鼠 Y 染色体性别决定区序列(GenBank 登记号:

NM 011564)设计,ALB mRNA 探针根据小鼠 ALB mRNA 序列(GenBank 登记号:AJ011413)设计。Sry 基因探针用地高辛标记,ALB mRNA 探针用生物素标记。探针序列如下。

Sry 基因探针:TCAGTGGCTT TTAGCTCTTA CACTTTAAGT TTTGACTTCT GTATCTGTCT GTCTCTGTCT GTCTCTGTCT GTCTGTCTGT CTTTGTCTGT CTGTCTGTTT CTCTTTGCAT CACATCTCTG TCTTTTTGGT TGCAATCATA ATTCTTCCAT TATGTTCAGC ATTTCAGATC TTGATTTTTA GTGTTCAGCC CTACAGCCAC ATGATATCTT AAACTCTGAA GAAGAGACAA GTTTTGGGAC TGG。

ALB mRNA 探针:ACCAAAGTCA ACAAGGAGTG CTGCCATGGT GACCTGCTGG AATGCGCAGA TGACAGGGCG GAACTTGCCA AGTACATGTG TGAAAACCAG GCGACTATCT CCAGCAAACT GCAGACTTGC TGCGATAAAC CACTGTTGAA GAAAGCCCAC TGTCTTAGTG GGTGGAGCAT GACACCATGC CTGCTGATCT GCCTGCCATT GCTGCTGATT TTGTTGA。

5. 杂交

石蜡切片 60 ℃ 热固定过夜,切片在二甲苯中浸泡 10 min、晾干,甲醇与乙酸按体积比 3∶1 浸泡 30 s、晾干,滴加 10 μL 蛋白酶 K(10 mg/L),37 ℃ 消化 20 min。2×SSC 洗 10 min,ddH$_2$O 冲洗,依次用 70%、85%、100% 酒精脱水。将载玻片放入变性液(70% 甲酰胺,2×SSC,75 ℃)中变性 5 min,经 70%、85%、100% 酒精脱水,置空气中干燥。阴性对照切片杂交前用 20 mg/L RNase 消化 15 min,缓冲液 A(0.15 mol/L NaCl,0.1 mol/L Tris-HCl,pH7.5)冲洗 5 min 2 次,空气中干燥备用。将 7 μL 原位杂交缓冲液、2 μL 探针(Sry 基因探针、ALB mRNA 探针各 1 μL)、1 μL Cot-1 DNA 混匀,95 ℃ 预杂交 5 min 后滴加在载玻片上,盖上原位杂交专用盖玻片,放入湿盒,置 37 ℃ 恒温箱内杂交过夜。甲酰胺洗液 45 ℃ 洗 10 min 2 次,Tween(吐温)洗液室温洗 2 min 2 次,4×SSC 室温洗 2 min,滴加鼠抗地高辛抗体 40 μL 孵育 2 h,0.5 mol/L PBS 洗 5 min 3 次。滴加 TRITC 标记山羊抗鼠(1∶50)、FITC 标记的卵白素(1∶50)孵育 2 h,缓冲液 B(1 g 牛血清 ALB/100 mL 缓冲液 A)洗 2 min 3 次,缓冲液 C(0.1 mol/L NaCl,0.1 mol/L Tris-HCl,pH 8.0)洗 2 min,DAPI(1 mg/L)复染,37 ℃,15 min。荧光信号增强封片剂封片,镜下观察。

6. 图像采集与分析

荧光显微镜下观察,TRITC 激发波长 568 nm、发射波长 585 nm;FITC 激发波长 488 nm、发射滤片波长 568 nm;DAPI 激发波长 372 nm,发射波长 488 nm。Leica FISH 软件进行图像采集,每张切片随机选取 10 个视野(油镜),每个视野细胞数 10~30 个,记录双阳性细胞率,所得数据用统计软件 SPSS 10.0 分析。

(二)实验结果

本实验结果发现左归丸具有促进交叉性别骨髓移植小鼠骨髓干细胞转化肝细胞的作用。

1. 荧光原位杂交检测 Sry 基因和 ALB mRNA 结果

FISH 图像中肝细胞自发荧光呈绿色,Sry 基因用 TRTIC 显色,呈红色或浅红色,ALB mRNA 用 FITC 显色,呈黄绿色,DAPI 复染后细胞核呈蓝色(图 4-5)。Sry 基因阳性说明该细胞源于移植的雄性骨髓,ALB mRNA 阳性说明该细胞具有成熟肝细胞产生 ALB 的功能,因此图像中的双阳性细胞就是骨髓来源的肝细胞,阳性细胞率在目前是反映骨髓干细胞转化肝细胞的转化率的可靠指标。

2. 骨髓干细胞转化肝细胞的转化率

各组实验小鼠不同时间点阳性细胞率有显著变化,补肾组、补气血组和移植对照组的阳性细胞率均随着骨髓移植时间的延长而增加,移植后 6 个月时间点的阳性细胞率与移植后 2 个月、4 个月时间点的阳性细胞率相比明显升高,差异具有显著性($P<0.01$)。同一时间点不同组

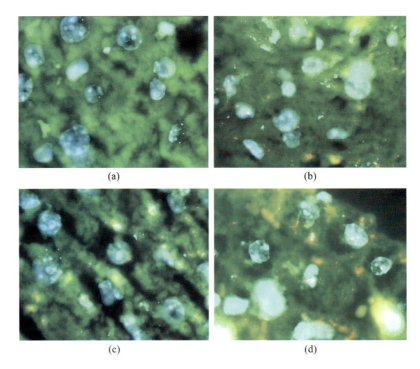

图 4-5　荧光原位杂交检测实验小鼠肝组织切片 Sry 基因和 ALB mRNA

注：(a)阴性对照(雌性小鼠)，细胞核上未见 Sry 基因；(b)阳性对照(雄性小鼠)，细胞核上见 Sry 基因；(c)移植对照组(6 个月)，细胞核上可见少量 Sry 基因；(d)补肾组(6 个月)，细胞核上可见较多 Sry 基因(100×)。

实验小鼠的阳性细胞率之间有显著差异，骨髓移植后 2 个月补肾组阳性细胞率高于补气血组和移植对照组($P<0.01$)，移植后 4 个月时补肾组阳性细胞率高于补气血组($P<0.01$)，移植后 6 个月时补肾组阳性细胞率高于补气血组和移植对照组($P<0.01$)，具体见表 4-7。

表 4-7　各组实验小鼠不同时间点阳性细胞率测定(%, $\bar{X}\pm S$)

骨髓移植后时间	n	补肾组	补气血组	移植对照组
2 个月	15	4.00±1.73△□	1.20±0.45	1.00±0.61
4 个月	15	4.80±1.30△	1.40±0.55	4.80±1.64*
6 个月	24	18.25±3.36*#△□	7.20±1.33*#	9.25±1.31*#

注：与同组移植后 2 个月比较，* $P<0.01$；与同组移植后 4 个月比较，# $P<0.01$；与补气血组比较，△ $P<0.01$；与移植对照组比较，□ $P<0.01$。

（三）结果分析

已有研究证明，骨髓中的干细胞在特定环境下可分化成为多种组织细胞，骨髓干细胞向肝细胞横向分化的潜能已得到肯定。但是，骨髓干细胞转化肝细胞的自然转化率较低(2%左右)，不能满足临床细胞治疗的需求。因此，如何提高其转化率，使之能够满足临床细胞治疗和促进体内再生是目前学术界关注的热点和难点。

笔者及其团队根据《内经》"肾生骨、髓，髓生肝"的理论认识，结合现代"肾生骨髓"和"髓生肝"研究基础，提出补肾生髓成肝的治疗法则，开展补肾促进骨髓干细胞转化肝细胞的实验研究，探讨补肾促进骨髓干细胞转化肝细胞的方法和机制，为进一步运用左归丸及其活性成分从骨髓诱导分化、扩增肝细胞产生人工肝及在临床中运用补肾结合骨髓移植(或骨髓干细胞移植)治疗肝脏疾病，奠定坚实的实验基础和提供分子生物学的理论指导，揭示"肾生骨、髓，髓生肝"的科学内涵和补肾生髓成肝的疗效机制。

笔者及其团队前期研究结果显示，MSG-大鼠-肝再生模型肝再生过程严重失调，肝再生度、肝细胞分裂指数和肝重/体重值等均低于正常水平，同时出现骨髓造血机能减退，应用左归丸补肾能使模型动物的上述指标显著回升，明显促进肝再生，并通过刺激骨髓有核细胞增生而恢复其造血功能，这就提示了通过补肾促进骨髓干细胞转化肝细胞的可能性。为了研究补肾能否提高骨髓干细胞转化肝细胞的转化率，笔者及其团队采用交叉性别骨髓移植小鼠模型(致死性放射骨髓受损的雌性小鼠接受雄性小鼠骨髓移植)对比观察补肾(左归丸)对实验小鼠骨髓干细胞转化肝细胞的影响。利用γ射线致死剂量照射破坏雌性小鼠骨髓后，进行同种系雄性小鼠全骨髓细胞移植，术后分别给予补肾方药(左归丸)、补气血方药(八珍汤)和生理盐水灌胃，通过测定小鼠肝组织切片中雄性性别决定基因Sry基因和ALB mRNA双阳性细胞(即骨髓来源的肝细胞)来观察不同药物对骨髓干细胞转化肝细胞的影响。实验结果显示，灌胃给药2个月后补肾组小鼠肝组织切片双阳性细胞率高于补气血组和移植对照组(生理盐水组)，给药4个月后补肾组双阳性细胞率高于补气血组，给药6个月后补肾组双阳性细胞率高于补气血组和移植对照组，统计分析证明其差别具有显著性，提示补肾(左归丸)能够促进骨髓干细胞转化肝细胞，且其作用优于补气血(八珍汤)。其作用机制可能是在于调节全身机能和改善肝脏微环境，有利于骨髓干细胞移行至肝脏并转化为肝细胞。本研究结果为"补肾生髓成肝"的理论认识提供了实验依据，揭示了滋水涵木的科学内涵之一，为骨髓干细胞在肝病临床应用奠定了坚实的实验基础，为扩大左归丸的临床应用范围提供了科学依据。

二、左归丸促进骨髓干细胞转化肝细胞的分子机制

为了研究补肾(左归丸)提高骨髓干细胞转化肝细胞的转化率，前期采用交叉性别骨髓移植小鼠模型对比观察补肾(左归丸)对实验小鼠骨髓干细胞转化肝细胞的影响。实验结果显示，灌胃给药2、4、6个月后补肾组小鼠骨髓干细胞转化肝细胞的阳性率高于补气血组和移植对照组，经统计学处理，有显著性差异，提示补肾(左归丸)能够促进骨髓干细胞转化肝细胞，且其作用优于补气血(八珍汤)。本实验采用基因芯片技术研究补肾(左归丸)促进骨髓干细胞转化肝细胞的分子机制。

（一）实验方法

采用基因芯片技术检测交叉性别骨髓移植小鼠肝组织基因表达谱的变化规律。

1. 实验动物与分组

BABL/C小鼠，4周龄，SPF级，湖北省预防医学科学院实验动物研究中心提供。雌性小鼠随机分为补肾组(灌服左归丸溶液，40只)和模型组(灌服生理盐水，40只)，骨髓移植术前1周起饮水中加入红霉素(250 mg/L)和庆大霉素(320 mg/L)以清洁消化道。

2. 实验药物

左归丸由熟地黄、山药、枸杞子、山茱萸、菟丝子、川牛膝、鹿角胶、龟板胶依次按8∶4∶4∶4∶4∶3∶4∶4称重，前六味水煎，后两味烊化加入其中，用蒸馏水调浓度为100 g/100 mL，0.1 MPa×15 min灭菌，4 ℃保存。

3. 骨髓移植与标本采集

雄性小鼠颈椎脱臼处死，75%酒精浸泡10 min，无菌条件下取股骨、剪开干骺端，用5 mL注射器吸取0.5 mL RPMI-1640液冲出骨髓，过6号针头3次、4号针头2次制成单个细胞悬液，记数并调整细胞浓度为1×10^7/mL。雌性小鼠接受^{60}Co源γ射线全身照射，总剂量9Gy，然后经尾静脉输入制备好的雄性小鼠骨髓细胞悬液0.2 mL(约2×10^6个细胞)。移植雄性小鼠骨髓的雌性小鼠饲养于SPF级动物房，饮水中加入红霉素(250 mg/L)和庆大霉素(320 mg/L)，每天更换垫料和饮水，垫料、饲料和饮水均经高温消毒。骨髓移植6个月后，颈椎脱臼处死小鼠，无菌条件下切取肝组织用液氮速冻后保存于−80 ℃待测。

4. 基因芯片检测

小鼠 16K v1.0 基因表达谱寡核苷酸芯片及其检测试剂盒由上海生物芯片有限公司提供。抽提并纯化肝组织总 RNA 后完成如下操作。

(1) cDNA 探针制备：在 cDNA 第一链合成过程中，通过反转录酶将 CyDye 标记核苷酸直接掺入到 cDNA 链中制备荧光探针。使用 QIAquick Nucleotide Removal Kit 纯化荧光探针。将纯化好的探针转入酶标板，分别测定 A_{260}、A_{550}、A_{650} 以定量，Cy3 probe(pmol/L)＝A_{550}×洗脱体积/0.15，Cy5 probe(pmol/L)＝A_{650}×洗脱体积/0.25。将探针吸回 PCR 管，真空加热抽干，避光保存于－20 ℃，待杂交。Cy3 标记补肾组，Cy5 标记模型组。

(2) 芯片杂交：洗涤盖玻片，用 3 个 50 mL 离心管分别配制 ddH_2O、95％酒精、ddH_2O，并置于沸水中加热，将盖玻片依次放入 ddH_2O、95％酒精、ddH_2O，各 3 min，最后放入 50 mL 离心管中以 1000 r/min 的速度离心 3 min，去除残留的水渍，放置备用。用纯水配制 PBS 溶液，杂交前加入适量到杂交盒内以保持杂交体系 100％ 的湿度。平衡杂交炉，用水平仪校准杂交炉，保持水平，确保杂交芯片的均一性。配制洗片液，洗液Ⅰ为 1×SSC(里含 0.1 ％ SDS)，洗液Ⅱ为 0.1×SSC。

5. 检测与分析

使用 Agilent Scanner 获取图像，利用 Split-tiff 软件和图像分析软件 Imagene，确定杂交点的范围，过滤背景噪音，提取得到基因表达的荧光信号强度值。将所得数据导入分析软件 Genespring 进行数据标准化处理，计算得到 ratio 值(即两种荧光 Cy3 与 Cy5 的比值)。一般认为 0.5＜ratio 值＜2.0 的基因不存在显著的表达差异，而在该范围之外的基因则被认为表达出现显著改变，ratio 值≤0.5 为基因表达水平下调，ratio 值≥2 为基因表达水平上调。

(二) 实验结果

在所检测的基因中，补肾组相对于模型组小鼠的差异表达基因有 1147 条，已知功能基因有 533 条，其中上调基因 264 条、下调基因 269 条。其差异表达基因中已知功能分类基因见表 4-8。

表 4-8　补肾组与模型组小鼠肝组织差异表达基因分类

基因分类 （按 GO 数据库功能分类）	GO 编号	差异表达基因数	
		上调基因数	下调基因数
定位	GO:0051179	51	80
形态发生	GO:0009653	50	33
应激反应	GO:0050896	41	32
器官发育	GO:0048513	43	32
细胞分化	GO:0030154	28	13
死亡	GO:0016265	11	13
信号转导器活化	GO:0004871	22	12
分子功能未知	GO:0005554	12	12
生物过程未知	GO:0000004	11	11
运动行为	GO:0007626	11	9
发育	GO:0007275	26	9
胚胎发育	GO:0009790	10	8
发育调节	GO:0050793	5	7
繁殖	GO:0000003	11	5
细胞发育	GO:0048468	5	3

续表

基因分类 （按 GO 数据库功能分类）	GO 编号	差异表达基因数	
		上调基因数	下调基因数
ECM 结构组成	GO:0005201	2	2
老化	GO:0007568	1	2
行为规制	GO:0050795	1	1
性别分化	GO:0007548	0	1
性别决定	GO:0007530	0	1
胚后发育	GO:0009791	0	1
中胚层发育	GO:0007498	1	1
膜融合	GO:0006944	1	1
器官间相互作用	GO:0044419	0	1
毛囊成熟	GO:0001943	1	1
毛囊发育	GO:0001942	1	1
生长	GO:0040007	3	1
摄食行为	GO:0007631	0	1
凝聚	GO:0050817	2	1
化学感应行为	GO:0007635	0	1
细胞外结构组成和生物转化	GO:0043062	1	0
成虫行为	GO:0030534	1	0

（三）结果分析

在体内骨髓干细胞转化肝细胞这一过程可以分为骨髓细胞迁移至肝脏和骨髓干细胞在肝脏分化为肝细胞两个阶段。补肾（左归丸）能够提高骨髓干细胞转化肝细胞的转化率，其分子机制可能是对骨髓干细胞转化肝细胞这一过程的基因表达谱亦产生了影响，体现了中医药多靶点、多途径、多层次综合作用的特点和优势。实验结果表明，补肾组小鼠的基因表达谱与模型组小鼠相比较，细胞因子/生长因子类表达上调的有 EGF、FGF-2、FGF-16、G-CSF3 等，表达下调的有 IL-18、IL-12α、TNFRSF-8 等；受体类表达上调的有 GM-CSF2 受体 β_2、促甲状腺激素受体（thyroid stimulating hormone receptor，TSHR）、睫状神经营养因子 CNTF 受体等；激素类 TRH 表达下调。

EGF 是最早发现的生长因子之一，通过靶细胞的特异受体起作用，具有刺激表皮细胞生长等多种生理作用。肝细胞膜上存在 EGF 受体，是 EGF 的靶细胞之一。EGF 单独或者和其他因子联合应用均能刺激体外培养肝细胞的 DNA 合成，体内实验也证明 EGF 具有刺激肝细胞增殖的作用。FGF 属于肝素结合生长因子家族，亦可刺激体外培养肝细胞的 DNA 合成，还可刺激成纤维细胞生长，促进实质细胞与 ECM 连接。EGF、FGF 对 HGF 诱导骨髓干细胞转化肝细胞的作用具有协同效应。而 G-CSF 是刺激骨髓干细胞动员和归巢的信号之一，广泛用于干细胞的动员和归巢。这些因子表达上调有利于动员骨髓干细胞向肝脏归巢，并诱导其向肝细胞方向转化。

IL-18 主要由活化的单核巨噬细胞、KC 等产生，在介导组织免疫、炎症损伤、免疫调节、抗病毒、抗肿瘤等方面均具有重要作用。IL-18 可通过促进 IFN-γ、TNF、Fas 配体（FasL）的表达使肝细胞坏死，是内毒素所致肝损伤的重要诱导因子。IL-12 是由巨噬细胞、B 细胞等抗原提呈细胞在免疫应答中产生的细胞因子，具有显著的抗肿瘤和移植癌转移的作用。IL-12 作用于正常小鼠可引起肝实质中单核细胞包括 CD8⁺ 细胞、NK 细胞和单细胞的多处浸润，引起髓外造血细胞增生，抑制骨髓中的造血细胞生成，造成小鼠肝损伤和贫血。此外还有研究提出 IL-12 可通过激活 IL-12/STAT-4/IFN-γ 信号途径而诱导同种 PH 发生排斥反应。TNF 能增强多聚酶活性，使 DNA 复制增加，诱使内皮细胞和成纤维细胞增殖。有研究显示，TNF 对体外培养肝细胞的 DNA 代谢呈双相影响，低浓度 TNF 能刺激 DNA 合成，高浓度 TNF 则使 DNA 复制受阻，并造成肝细胞损伤。这些因子有可能起到保护肝细胞、减少肝损伤的作用。

GM-CSF2 受体、TSHR、CNTF 受体等上调表达可能反映了 GM-CSF2、TSH 及 CNTF 的表达下调，造成相应受体病理性上调表达。GM-CSF 也是刺激骨髓干细胞动员和归巢的信号之一，可引导人 CD34⁺ 造血祖细胞骨髓归巢，还能增加骨髓内皮前体细胞和肌源性前体细胞的动员。GM-CSF 能诱导 c-Fac 基因及 IL-1、IL-6、G-CSF 及 TNF-α 基因表达，增加中性粒细胞存活率，增加其胞外基质的酪氨酸磷酸化，调节其细胞膜表面表型，增加中性粒细胞在趋化作用中的氧化代谢能力，还能增加中性粒细胞及单核细胞黏附因子的表达。CNTF 属于神经调节细胞因子家族，与造血细胞因子如 IL-6、LIF、抑瘤素 M(OSM) 及骨髓单核细胞生长因子等有相似的螺旋框架结构，故被认为是造血因子超家族的成员之一。CNTF 具有多种生物活性，能调节神经细胞的生长分化，诱导急性期反应蛋白的产生，还可调节某些癌基因的表达，参与肿瘤生长和分化调控。GM-CSF、CNTF 及 TSH 表达减少可能与机体抑制肝细胞过度增殖有关。

补肾（左归丸）促进骨髓干细胞转化肝细胞的基因表达谱变化从整体调控角度反映了分子网络作用的复杂性，以上讨论只涉及细胞因子/生长因子、激素及其受体相互作用的部分机制，有关信号通路、代谢酶等作用机制尚待进一步分析。此外，许多未知功能的基因与骨髓干细胞转化肝细胞的相关机制尚待进一步深入研究。

三、左归丸对交叉性别骨髓移植小鼠肝再生相关基因信号通路的影响

肝再生是肝脏修复损伤的必需和必然过程，维持正常的肝再生是避免肝纤维化和肝癌发生发展的重要机制和关键环节。近年来，随着中医药治疗肝炎、肝纤维化、HCC 等肝脏疾病的临床和基础研究的开展，中医药调控肝再生的相关机制也逐渐被揭示。中医药调控肝再生主要反映在单味或复方中药对肝细胞、间质细胞、骨髓干细胞等多种细胞增殖或转化的调控，但对肝再生进程相关信号通路的调控尚缺乏深入研究。本研究利用交叉性别骨髓移植小鼠模型和生物信息学技术探讨左归丸对肝再生相关信号通路的调控机制，为揭示中医药调控肝再生的作用机制提供实验依据。

（一）实验方法

利用基因芯片检测交叉性别骨髓移植小鼠肝组织基因表达谱数据库，进一步采用系统生物学分析方法，探讨左归丸对肝再生相关信号通路的调控机制。

1. 实验动物与分组

BABL/C 小鼠，4 周龄，SPF 级，由湖北省预防医学科学院实验动物研究中心提供。雄性小鼠 10 只，作为供体；雌性小鼠随机分为 2 组，A 组为模型组（移植雄性骨髓的雌性小鼠），B 组为治疗组（雌性小鼠移植雄性骨髓后给予左归丸治疗），每组 40 只。

2. 主要试剂与仪器

Cy5 dCTP、Cy3 dCTP(Amersham)；RNA 抑制剂(Takara)；QIAquick Nucleotide Removal Kit(QIAGEN)；小鼠 16K v1.0 基因表达谱寡核苷酸芯片由上海生物芯片有限公司提供；UVP 杂交炉；Agilent 扫描仪；Agilent 2100 Bioanalyzer 等。

3. 骨髓移植与处理

雄性小鼠颈椎脱臼处死，75％酒精浸泡 10 min，无菌条件下取股骨、剪开干骺端，用 5 mL 注射器吸取 0.5 mL RPMI-1640 液冲出骨髓，经过 6 号针头 3 次、4 号针头 2 次冲洗制成单个细

胞悬液,记数并调整细胞浓度为 1×10^7/mL。雌性小鼠接受 ^{60}Co 源 γ 射线全身照射,总剂量 9 Gy,然后经尾静脉输入制备好的雄性小鼠骨髓细胞悬液 0.2 mL(约 2×10^6 个细胞)。移植雄性小鼠骨髓的雌性小鼠饲养于 SPF 级动物房,按 7 g/(kg·d)的剂量,治疗组给予左归丸(由熟地黄、山药、枸杞子、山茱萸、菟丝子、川牛膝、鹿角胶、龟板胶组成,依次按 8∶4∶4∶4∶4∶3∶4∶4 称重,前六味水煎,后两味烊化加入其中),模型组给予生理盐水灌胃,饮水中加入红霉素(250 mg/L)和庆大霉素(320 mg/L),每天更换垫料和饮水,垫料、饲料和饮水均经高温消毒。

4. 标本采集与检测

骨髓移植 6 个月后,颈椎脱臼处死小鼠,无菌条件下切取肝组织用液氮速冻后保存于 −80 ℃待测。肝组织标本抽提并纯化总 RNA 后完成如下操作。

(1) cDNA 探针制备:在 cDNA 第一链合成过程中,通过反转录酶将 CyDye 标记核苷酸直接掺入到 cDNA 链中制备荧光探针。使用 QIAquick Nucleotide Removal Kit 纯化荧光探针。将纯化好的探针转入酶标板,分别测定 A_{260}、A_{550}、A_{650} 以定量,Cy3 probe(pmol/L)= $A_{550}\times$ 洗脱体积/0.15,Cy5 probe(pmol/L)= $A_{650}\times$ 洗脱体积/0.25。将探针吸回 PCR 管,真空加热抽干,避光保存于 −20 ℃环境中,待杂交。治疗组小鼠肝组织标本用 Cy3 标记,模型组小鼠肝组织标本用 Cy5 标记。

(2) 芯片杂交:洗涤盖玻片,用 3 个 50 mL 离心管分别配制 ddH_2O、95%酒精、ddH_2O,并置于沸水中加热,将盖玻片依次放入 ddH_2O、95%酒精、ddH_2O,各 3 min,最后放入 50 mL 离心管中以 1000 r/min 的速度离心 3 min,去除残留的水渍,放置备用。用纯水配制 PBS 溶液,杂交前加入适量到杂交盒内以保持杂交体系 100%的湿度。平衡 UVP 杂交炉,用水平仪校准 UVP 杂交炉,保持水平,确保杂交芯片的均一性。

(3) 检测与分析:使用 Agilent Scanner 获取图像,利用 Split-tiff 软件和图像分析软件 Imagene,确定杂交点的范围,过滤背景噪音,提取得到基因表达的荧光信号强度值。将所得数据导入分析软件 Genespring 进行数据标准化处理,计算得到 ratio 值(即两种荧光 Cy3 与 Cy5 的比值),ratio 值≤0.5 为基因表达水平下调,ratio 值≥2 为基因表达水平上调。利用 GenBank ID 检索 UniGene 数据库,将实验小鼠肝组织基因表达谱中差异表达基因聚类;以筛选的 UniGene 基因簇为基础,检索 LocusLink 数据库并采用国际标准的 GO(GO 的全称为 Gene Ontology,即基因本体,是生物信息领域中一个极为重要的方法和工具)分类法确定差异表达基因的分类,并按 GO 分类将差异表达基因归类;检索 KEGG 数据库查询差异表达基因所涉及的信号通路。

(二) 实验结果

左归丸影响交叉性别骨髓移植小鼠肝再生相关信号通路主要有 Wnt、MAPK、TGF-β、JAK/STAT、细胞凋亡及 TLR 信号通路,至少有 70 种差异表达基因涉及代谢及信号通路,并与肝再生相关。

1. 左归丸治疗组与模型组小鼠肝组织基因表达谱的差异

在所检测的基因中,治疗组相对于模型组小鼠的差异表达基因有 1147 条,已知功能基因有 533 条,其中上调基因 264 条,下调基因 269 条。差异表达基因按 GO 分类,得到分子功能、生物过程等的归类统计,详见图 4-6 和图 4-7。

2. 左归丸影响模型小鼠肝再生相关的主要信号通路

在差异表达基因涉及的代谢及信号通路中与肝再生相关的信号通路主要有 Wnt 信号通路、MAPK 信号通路、TGF-β 信号通路、JAK/STAT 信号通路、细胞凋亡信号通路、TLR 信号通路,详见图 4-8。

3. 左归丸影响模型小鼠肝再生相关信号通路的差异表达基因

至少 70 种涉及代谢及信号通路的差异表达基因与肝再生相关,其中 23 条基因参与神经活

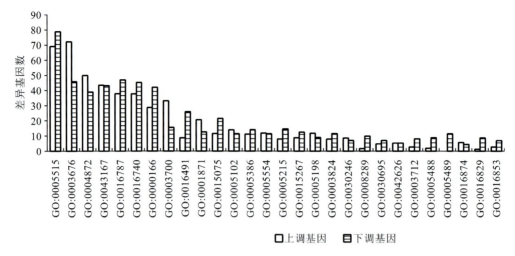

图 4-6　治疗组相对于模型组的差异表达基因 GO 分类（分子功能）统计

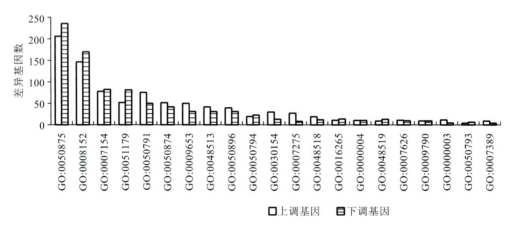

图 4-7　治疗组相对于模型组的差异表达基因 GO 分类（生物过程）统计

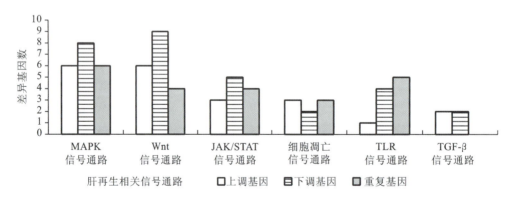

图 4-8　肝再生相关信号通路中差异表达基因统计

性配体受体反应,14 条基因涉及 MAPK 信号通路,12 条基因涉及 Wnt 信号通路,11 条基因参与细胞因子相互作用受体反应,10 条基因参与嘌呤代谢,8 条基因涉及 JAK/STAT 信号通路,7 条基因与核糖体相关,7 条基因参与 Cadherin 介导的细胞黏附,6 条基因参与酪氨酸代谢,5 条基因与细胞凋亡信号通路相关,5 条基因涉及 TLR 信号通路,5 条基因参与氧化磷酸化过程,5 条基因参与甘油酯代谢,4 条基因涉及 TGF-β 信号通路,4 条基因与补体和凝血级联反应相关,4 条基因参与红细胞糖苷酯代谢,4 条基因参与烟酰和烟酰胺代谢,4 条基因参与缬氨酸/亮氨酸/异亮氨酸降解,3 条基因参与嘧啶代谢,3 条基因参与糖酵解/糖异生,3 条基因与 Alzheimer's 病相关,3 条基因参与非乳糖系血型糖脂合成,详见图 4-9 和表 4-9。

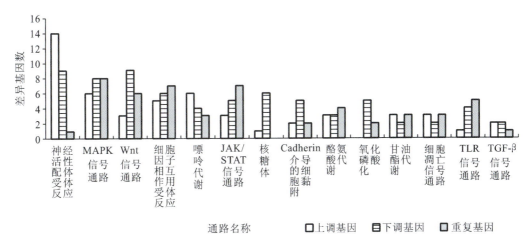

图 4-9 差异表达基因涉及的代谢及信号通路统计

表 4-9 左归丸影响模型小鼠肝再生相关信号通路中的差异表达基因

信号通路/KEGG 分析	上调基因	下调基因
Wnt 信号通路小鼠 04310	Wnt1（BC005449），sFRP1（NM_013834），sFRP5（NM_018780）	MAPK9（NM_016961），GSK3（NM_019827），Wnt10a（NM_009518），Rac1（BC003828），Frat1（NM_008043），Nfatc4（NM_023699），CSNK2β（NM_009975），Ppard（L28116），PKCγ（NM_011102）
MAPK 信号通路小鼠 04010	FGF16（NM_030614），Dusp14（NM_019819），EGF（NM_010113），FGF2（NM_008006），MAPKK1（NM_008927），Nf1（D30730）	MAPK9（NM_016961），Rac1（BC003828），Sos2（Z11664），Akt2（NM_007434），PKCγ（NM_011102），Pak1（NM_011035），Nfatc4（NM_023699），BDNF（NM_007540）
TGF-β 信号通路小鼠 04350	E2F5（NM_007892），Pitx2（NM_011098）	AcvR2（NM_007396），AcvRvl1（NM_009612）
JAK/STAT 信号通路小鼠 04630	CSF3（NM_009971），CNTFR（NM_016673），CSF2Rβ₂（NM_007781）	Akt2（NM_007434），Sos2（Z11664），STAT-6（NM_009284），IL-12α（NM_008351），IL-10Rβ（NM_008349）
细胞凋亡信号通路小鼠 04210	caspase 12（NM_009808），Myd88（BC005591），CSF2Rβ₂（NM_007781）	Akt2（NM_007434），Calpain5（U85020）
TLR 信号通路小鼠 04620	Myd88（BC005591）	Akt2（NM_007434），IL-12α（NM_008351），MAPK9（NM_016961），Rac1（BC003828）

（三）结果分析

左归丸出自《景岳全书》，由熟地黄、山药、枸杞子、山茱萸、川牛膝、菟丝子、鹿角胶、龟板胶组成。本方为真阴不足、精髓内亏所致诸症而设，具有滋补肾阴、填精补髓之功，临床至少可用于 50 个以上西医病种的治疗。基因芯片及生物信息学技术以其高通量、高效率的分析功能为研究中医药复方的作用机制提供了强有力的工具。笔者前期研究表明，左归丸可多途径、多层次、多系统、多靶点、多时限地调控肝再生过程，进一步探讨其作用机制，提示左归丸对交叉性别骨髓移植小鼠与肝再生相关的多个信号通路的基因表达产生了影响，下文将简要讨论产生主要影响的几个信号通路。

Wnt 信号通路的 β-catenin 信号途径可概括为 Wnt→Frz→Dsh→β-catenin 的降解复合体解散→β-catenin 积累并进入细胞核→TCF/LEF→基因转录。治疗组小鼠肝组织中 Wnt1 表达上调可激活 Wnt 信号通路，GSK3 表达下调也反映了该信号通路的激活，进而 β-catenin 的降解复合体活性被抑制，β-catenin 降解减少，细胞内 β-catenin 积累并进入细胞核，激活 c-Myc、cyclin D1 等靶基因转录，促进包括骨髓来源肝细胞在内的肝实质细胞增殖、再生，使左归丸治疗组小鼠肝组织中骨髓来源肝细胞大量增加。MAPK9、Rac1 表达下调可能抑制 ERK 信号通路的活化，使 ERK 信号通路仅短暂活化，而 ERK 信号通路短暂活化时可促进细胞增殖。sFRP 能与 Frz 竞争结合 Wnt 蛋白从而拮抗 Wnt 信号，是 Wnt 信号通路的抑制蛋白。而治疗组小鼠肝组织中 sFRP1、sFRP5 表达上调和 Wnt10α 表达下调可能是 Wnt 信号通路自身调控的负性调节，以防止肝细胞过度增生。蛋白激酶 C（PKC）属于丝氨酸/苏氨酸磷酸化酶激酶家族，通过催化酪氨酸蛋白激酶的丝氨酸/苏氨酸磷酸化而抑制 JAK2 活性。研究表明，PKC 是众多的肿瘤细胞株细胞增殖的活化因素，PKC 抑制剂可诱导肿瘤细胞凋亡。治疗组小鼠肝组织中蛋白激酶 Cγ 表达下调的作用可能在于防止肝再生过程中细胞过度增殖。

MAPK 信号通路参与细胞生长、发育、分裂及细胞间的功能协调等多种生理过程，并在细胞恶性转变中起重要作用，Ras-MAPK 信号通路是细胞因子实现生物学功能的主要途径之一。在信号传递的多级激酶级联反应中有 3 个关键激酶，即 MAPKKK、MAPKK 和 MAPK。MAPKKK 对 MAPKK 的丝氨酸/苏氨酸双位点磷酸化而将其活化，进而 MAPKK 又对 MAPK 丝氨酸/苏氨酸双位点磷酸化。治疗组小鼠肝组织中 EGF、FGF2、FGF16 表达上调，EGF、FGF 均可刺激肝细胞 DNA 合成，刺激成纤维细胞生长，促进实质细胞与 ECM 连接，对诱导骨髓干细胞转化肝细胞亦具有促进作用；MAPKK1 表达上调，通过 MAPK 信号通路经过多级激酶的级联反应放大相应的生物学效应，达到促进骨髓干细胞形成肝细胞的作用。Rac 是 RAS 家族成员，MAPK9、Rac 表达下调可能抑制 ERK 信号通路的活化，使 ERK 信号通路仅短暂活化，而 ERK 信号通路短暂活化时可促进细胞增殖。Akt（蛋白激酶 B）是一种丝氨酸/苏氨酸蛋白激酶，是磷脂酰肌醇 3 激酶（PI3K）信号通路的中心环节，其功能除了涉及细胞周期调控、凋亡启动等细胞生存调节外，还参与血管生成、端粒酶活性和细胞侵袭性等诸多重要的生理及病理过程。Akt 是肿瘤发生的重要信号分子，包含 Akt1、Akt2、Akt3 三种亚型，Akt2 活化后具有促进细胞增殖和抑制细胞凋亡的作用，在多种肿瘤中表达增加。治疗组小鼠肝组织中 Akt2 表达下调是机体对于肝再生过程中细胞增殖的负调控，可防止细胞过度增殖。

肝再生的负性调控主要体现在 TGF-β 信号通路激活、抑制细胞增殖。强力生长抑制因子的表达活化主要包括 TGF-β、activin A，它们参与了肝再生终止阶段的信号调控。TGF-β 是肝再生、增殖及癌变的强力负性调控信号，TGF-β 表达活化是防止肝再生时细胞无限制增殖的重要机制之一。治疗组小鼠肝组织 TGF-β 信号通路中上调的基因有 E2F 转录因子5（E2F5），下调的基因有激活素蛋白受体ⅡA（Acvr2）、activin A 受体。TGF-β 可以促使 cyclin E/Pcdk2 复合体失活，下调 cdk2 活性和 cdk4 转录活性，导致低磷酸化 Rb 聚集，阻止 E2F 激活，从而抑制细胞增殖反应；治疗组小鼠肝组织中 E2F 表达上调说明左归丸可能通过激活 E2F 来对抗 TGF-β 的负性调控以刺激细胞增殖，促进骨髓干细胞转化肝细胞。activin A 受体表达下调可能是 activin A 表达增加而出现的反馈性下调。activin A 是肝再生的重要抑制因子，属于 TGF-β 超家族，具有潜在抑制肝再生效应，能诱发细胞凋亡反应，降低肝组织增殖修复功能，及时终止肝组织再生进程。activin A 表达增加可能是机体对肝再生过程的负性调控，防止细胞过度增殖以维持正常的肝再生。

JAK/STAT 信号通路是细胞因子实现生物学功能的主要途径之一，JAK 激酶是一种非跨膜酪氨酸激酶，与细胞因子受体胞内区偶联，在细胞因子与受体结合后被迅速活化，进而信号蛋白 STATs 使其进入细胞核诱导目的基因表达。治疗组小鼠肝组织中 CSF3 上调表达，CSF 是刺激骨髓干细胞动员和归巢的信号之一，CSF3 表达上调可能通过 JAK/STAT 途径促进骨髓干细胞迁移至肝脏而参与肝再生过程。而 CSF2 受体、CNTF 受体上调表达的原因可能是 CSF2、CNTF 表达下调引起受体反馈性上调表达。

治疗组小鼠肝组织 TLR 信号通路中上调的基因有 Myd88，下调的基因有 Acvr2、IL-12α、MAPK9、Rac1。Myd88 上调表达可能是激活 MAPK、NF-κB，促进细胞增殖反应的原因之一。IL-12α 可为 PKC 的激活提供条件，PKC 是众多的肿瘤细胞株细胞增殖的活化因素，IL-12α 表达下调可减少 PKC 活化，防止肝再生过程中肿瘤形成。MAPK9、Rac 表达下调可能抑制 ERK 信号通路的活化，使 ERK 信号通路仅短暂活化而促进细胞增殖。

从左归丸对交叉性别骨髓移植小鼠模型肝再生相关信号通路基因表达的影响可以看出，左归丸可同时影响多个信号通路，并且各通路间存在重复基因，激活一个重复基因可激活多条信号通路，表明左归丸对肝再生相关信号通路的影响是多位点、多通路的网络式调控，通路之间存在着相互影响，且同一通路中往往同时激活肝再生的促进因素和抑制因素相关基因的表达，反映了左归丸在促进和抑制肝再生过程中维持平衡状态的双向调节机制，这种对肝再生信号通路双向调节的作用特点从一个侧面揭示了中医学的阴阳对立制约达到"阴平阳秘"动态平衡学术思想的科学内涵。

四、左归丸对交叉性别骨髓移植小鼠肝组织 Wnt 信号通路的影响

笔者及其团队以往的研究工作利用基因表达谱芯片技术从 DNA 转录方面分析了左归丸对同种异性骨髓移植小鼠肝组织基因表达谱的影响，结果显示左归丸对模型动物与肝再生相关的多个信号通路产生了影响。根据 Wnt 信号通路与细胞增殖、分化、细胞周期等细胞生长、发育过程密切相关，通路中 β-catenin 是激活下游基因、产生生物学效应的关键信号蛋白，笔者及其团队通过实验进一步研究了左归丸对模型动物肝组织 Wnt 信号通路相关基因和 β-catenin 表达的影响，以期阐明"补肾生髓成肝"调控肝再生的相关分子机制。

（一）实验方法

采用 Western Blot 技术检测 Wnt 信号通路 β-catenin 表达，进一步探讨左归丸影响交叉性别骨髓移植小鼠 Wnt 信号通路的作用机制。

1. 实验动物

BABL/C 小鼠，4 周龄，SPF 级，湖北省预防医学科学院实验动物研究中心提供。

2. 药物和试剂

左归丸由湖北省中医院中药研究室提供；小鼠 16K v1.0 基因表达谱寡核苷酸芯片由上海生物芯片有限公司提供；兔抗鼠 β-catenin 抗体购自 Sigma 公司，兔抗鼠 β-actin 抗体、HRP 标记羊抗兔二抗购自 Abcam 公司；ECL 化学发光试剂盒购自 Pierce 公司等。

3. 造模及取材

选用同父系 BALB/C 小鼠（每组 40 只）建立交叉性别骨髓移植模型，按 7 g/(kg·d) 分别给予左归丸、生理盐水灌胃，6 个月后颈椎脱臼处死小鼠，无菌条件下取其肝组织，液氮速冻后保存于 −80 ℃ 环境中待测。

4. 基因芯片检测及结果处理

分别采用模型对照组（简称对照组）和补肾组（给药 6 个月）的实验小鼠肝组织标本（液氮冻

存),基因芯片检测比较补肾组和对照组小鼠肝组织基因表达谱,检索公共数据库分析 Wnt 信号通路相关基因的表达。

5. Western Blot 检测 β-catenin 表达

取 50 mg 肝组织匀浆制备蛋白样本,进行 Western Blot 检测补肾组和对照组小鼠肝组织内 β-catenin 表达,将 β-actin 作为内参。

配制组织裂解液(50 mmol/L Tris-HCl,150 mmol/L NaCl,0.25% 去氧胆酸钠,1% NP-40,1 mmol/L EDTA,1 mmol/L PMSF,1 μg/mL aprotinin,1 μg/mL leupeptin,1 μg/mL pepstain),剪取 50 mg 肝组织,加入 1 mL 裂解液 4 ℃匀浆,组织匀浆液冰浴 10 min 后 4 ℃ 15000 r/min 离心 15 min,上清为蛋白样本,Bradford 法测定蛋白浓度。取等量的蛋白样本进行 SDS-聚丙烯酰胺凝胶(分离胶 8%、浓缩胶 3%)电泳,电泳结束后切取分离胶,利用化学发光法显示目的蛋白,X 光胶片曝光,显影定影后得到显示目的蛋白条带的胶片,分析胶片上的蛋白条带。

(二)实验结果

本实验结果进一步发现了左归丸影响交叉性别骨髓移植小鼠 Wnt 信号通路相关基因表达及 β-catenin 表达的作用机制。

1. 补肾组小鼠肝组织 Wnt 信号通路相关基因表达

补肾组相对于对照组小鼠肝组织 Wnt 信号通路中上调的基因有 Wnt1、分泌型 Frz 相关蛋白(secreted frizzled-related sequence protein,sFRP)1、sFRP5,下调的基因有糖原合成酶激酶 3β(GSK3β)、Wnt10a、Rac1、MAPK9、蛋白激酶 Cγ(Prkcγ)、Frat1、Nfatc4、Csnk2β、Pparδ 等,详见表 4-10。

表 4-10 补肾组小鼠肝组织 Wnt 信号通路的差异表达基因信息

基因类型	基因缩写	基因名称	Genbank ID	ratio
下调基因	GSK3β	Glycogen synthase kinase 3β	NM019827	0.482
	Prkcγ	Protein kinase C γ	NM011102	0.46
	Csnk2β	Casein kinase Ⅱ,beta subunit	NM009975	0.448
	Nfatc4	Nuclear factor of activated T-cells,cytoplasmic,calcineurin-dependent 4	NM023699	0.431
	Wnt10a	Wingless related MMTV integration site 10a	NM009518	0.415
	Frat1	Frequently rearranged in advanced T-cell lymphomas	NM008043	0.409
	MAPK9	Mitogen activated protein kinase 9	NM016961	0.393
	Pparδ	Peroxisome proliferator activator receptor δ	L28116	0.382
	Rac1	RAS-related C3 botulinum substrate 1	BC003828	0.381
上调基因	Wnt1	Wingless-related MMTV integration site 1	BC005449	2.53
	sFRP1	Secreted frizzled-related sequence protein 1	NM013834	2.094
	sFRP5	Secreted frizzled-related sequence protein 5	NM018780	2.585

2. Wnt 信号通路信号分子 β-catenin 表达

Western Blot 结果如图 4-10 所示,补肾组和对照组小鼠肝组织提取的蛋白样本在相对分子质量 42000、94000 处均有清晰条带,与对照组相比补肾组 β-catenin 条带明显,补肾组小鼠肝组织 β-catenin 表达显著增强。

(三)结果分析

"补肾生髓成肝"(包括补肾生精髓成肝、补肾生骨髓成肝、补肾生脑髓成肝)是根据《内经》

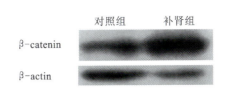

图4-10 对照组和补肾组小鼠肝组织 β-catenin、β-actin Western Blot 结果

"肾生骨、髓,髓生肝"的理论认识和临床实践,针对"髓失生肝"病机提出的治疗法则,即补肾生精髓、骨髓和脑髓而调控转化生成肝,以维持正常的肝再生。左归丸是体现"补肾生髓成肝"治疗法则的代表方剂之一。交叉性别骨髓移植小鼠模型建立时,受体雌性小鼠需要接受致死剂量的γ射线照射,在破坏雌性小鼠骨髓的同时会导致放射性肝损伤,从而引发肝组织损伤的再生修复反应,在"补肾生髓成肝"治疗原则的指导下,采用左归丸补肾养肝(滋水涵木)对同种异性骨髓移植小鼠的肝再生过程产生了良好影响,调控多个与肝再生相关的信号通路是其重要的分子机制。本次实验重点研究左归丸对模型动物肝组织 Wnt 信号通路相关基因和 β-catenin 表达的影响,进一步揭示"补肾生髓成肝"调控肝再生的分子机制。

Wnt 信号通路是由信号蛋白 Wnt、跨膜受体蛋白 Frizzled 及细胞内多种蛋白协同作用将信号由细胞表面传至细胞核内的细胞信号转导系统,通过一系列复杂的胞内信号传递反应完成细胞生长、发育信号的转导。Wnt 信号蛋白通过跨膜蛋白受体 Frizzled 和脂蛋白相关蛋白受体 LRP5、LRP6 将信号传入胞内后分为 β-catenin 信号通路、JNK 信号通路、Wnt/Ca^{2+} 信号通路3条信号途径,其中 β-catenin 信号通路也称作 Wnt 经典途径,在正常情况下 β-catenin、GSK3β 与 APC 蛋白形成多聚蛋白复合体(β-catenin 降解复合体),GSK3β 通过直接磷酸化 β-catenin 使其降解,并且磷酸化 APC 蛋白以促进 β-catenin 降解,从而使细胞质中的游离 β-catenin 保持在较低水平。Wnt 经典途径激活时 Wnt 信号传入胞内经 Dsh 蛋白传至 GSK3β,使 β-catenin 降解复合体解散,游离 β-catenin 在细胞质内积累并进入细胞核,作为 Tcf/Lef 的辅助激活剂参与调节靶基因的表达,在调节细胞增殖、抑制分化、调控细胞周期中起重要作用。β-catenin 是由原癌基因 CTNNB1 编码的蛋白质,具有多种生物学功能。β-catenin 在细胞生长发育中的作用与它作为 Wnt 信号通路经典途径关键的胞内效应分子、调节分子密切相关。Wnt 信号转导取决于 β-catenin 在细胞内的水平,当 β-catenin 水平低下时,Wnt 途径关闭;β-catenin 水平升高时,Wnt 途径开启。Wnt 途径的中枢是 β-catenin-Tcf/Lef 复合体,Wnt 途径激活使 β-catenin 从降解复合体游离,在细胞质内积累并进入细胞核,作为 Tcf/Lef 的辅助激活剂参与调节 c-Myc 和 cyclin D1 等靶基因的表达,从而影响细胞生长发育。

生物体内各种生物功能的主要体现者是蛋白质,基因激活后 DNA 转录并经过修饰、翻译产生活性蛋白才能发挥生物学效应。根据基因表达谱芯片研究结果和肝再生相关基因信号通路的分析,补肾组小鼠肝组织 Wnt 信号通路中 Wnt1 基因高表达、GSK3β 基因低表达,Wnt1 基因高表达可激活 Wnt 信号通路,引起胞内 β-catenin 积累,同时 GSK3β 基因低表达,β-catenin 降解复合体活性被抑制,β-catenin 降解减少,胞内 β-catenin 积累并进入细胞核,激活下游靶基因转录,发挥多种生物学效应。Western Blot 结果显示,补肾组小鼠肝组织 β-catenin 表达显著增强,提示左归丸补肾养肝(滋水涵木)激活 Wnt 信号通路、β-catenin 表达增强可能是"补肾生髓成肝"调控肝再生的重要分子机制之一。

五、左归丸药物血清促进 BMSCs 转化肝细胞的作用

骨髓干细胞的研究进展已经证实骨髓干细胞确实可以分化为肝细胞,但骨髓干细胞向肝细胞分化的事实和机制在学术界有不同认识,有学者根据"融合现象"质疑骨髓干细胞的"横向分化"理论,认为骨髓细胞可通过自发细胞融合表达其他细胞的表型。为进一步证实"补肾生髓成

肝"的科学性,控制转化过程中骨髓干细胞与肝细胞融合的条件,笔者采用体外细胞培养诱导分化和药物血清学实验方法,研究左归丸含药血清对 BMSCs 向肝细胞分化的影响,为骨髓干细胞转化肝细胞的"横向分化"理论提供新的实验依据,探讨骨髓干细胞转化肝细胞的促进因素及提高其转化率的可靠方法。

(一) 实验方法

采用肝细胞培养的条件培养液诱导骨髓干细胞转化肝细胞和血清药理学方法,观察左归丸影响骨髓干细胞转化肝细胞过程中的作用及其机制。

1. BMSCs 的分离及培养

Wistar 大鼠(雌雄不限)经戊巴比妥钠麻醉后剪取股骨,除去骨周围的肌肉组织,剪开骨两端,用注射器吸取 1.5 mL α-MEM 培养基(含 20%FBS)、2 mmol/L 谷氨酰胺,从骨的一端缓慢地冲洗骨髓腔,所得的细胞悬液按 1×10^6/mL 的密度进行培养,次日换液,换液前用 0.01 mol/L 的 PBS 轻轻冲洗培养细胞的表面,以除去未贴壁的细胞,继续用以上培养基进行培养(37 ℃,5%CO_2),以后每隔两天换液。当细胞铺满培养瓶底后,用 1.25 g/L 胰蛋白酶消化,将 1 瓶传至 3 瓶,传至第 6 代后,培养基改用 DMEM 培养基(含 20%FBS,2 mmol/L 谷氨酰胺),反复传代培养后即获得高纯度的 BMSCs。

2. 肝脏细胞的培养及条件培养液的收集

Wistar 大鼠(雌雄不限,乳鼠,2 日龄),消毒后剖开腹部,充分暴露肝脏,剪下肝叶,除去肝筋膜及包膜,用 D-Hanks 液清洗 3 遍,以眼科手术剪反复剪碎,加入培养基 2 mL,反复吹打后自然沉降,弃去上清。用吸管吸取肝组织块种植于培养瓶壁上,贴壁 60 min 后,加入 DMEM 培养基培养。每日洗去悬浮细胞,更换培养液,待贴壁的细胞长满瓶底 70%时开始收集条件培养液,每周收集 3 次。将收集的条件培养液经 0.22 μm 孔径的滤器过滤,以除去杂质和细胞碎片,然后将此诱导液保存在 4 ℃环境下备用。

3. 含药血清的制备

纯系 Wistar 大鼠(180～220 g)45 只,随机分为生理盐水组、左归丸组、八珍汤组,每组 15 只。室内清洁消毒后,加饲料及水饲养。生理盐水组、左归丸组、八珍汤组大鼠依次用生理盐水、中药左归丸浓缩煎剂(100%)、中药八珍汤(由人参 10 g、白术 10 g、茯苓 10 g、甘草 6 g、当归 15 g、川芎 10 g、白芍 15 g、熟地黄 15 g 组成)浓缩煎剂(100%)以 10 mL/kg 的量灌胃(灌胃量以生药 10 g/kg 计算),1 次/天。第 15 天灌胃后 2 h,戊巴比妥钠腹腔注射麻醉,常规消毒后暴露颈动脉,颈动脉插管取血,分管盛装,分组放置。血清过滤除菌后在 4 ℃环境下保存备用。

4. 诱导大鼠 BMSCs 转化肝细胞

大鼠 BMSCs 传代培养至第 6 代,加入 1 μg/L bFGF 以促进细胞分裂。诱导培养分为如下 6 组:A(常规培养组)始终使用常规培养液进行培养;B(HGF 诱导组)以常规培养液＋25 ng/mL HGF＋10^{-7} mol/L 地塞米松进行培养;C(HGF 加左归丸组)以常规培养液＋25 ng/mL HGF＋10^{-7} mol/L 地塞米松＋10%的左归丸含药血清进行培养;D(条件培养液加对照血清组)以常规培养液＋50%的条件培养液＋10%正常大鼠血清进行培养;E(条件培养液加八珍汤组)以常规培养液＋50%的条件培养液＋10%八珍汤含药血清进行培养;F(条件培养液加左归丸组)以常规培养液＋50%的条件培养液＋10%左归丸含药血清进行培养。诱导培养时间持续 28 天,每隔 2 天换一次新鲜诱导培养液。每组 10 个复孔(孔内放置细胞爬片),分别于培养的第 0、7、14、21、28 天时取出细胞爬片,用 PBS 冲洗 2 遍后,用冷丙酮固定 10 min,空气干燥后密封置于 -80 ℃ 冰箱保存,以备统一检测 CK18、AFP、ALB。

5. 免疫细胞化学法检测 CK18、AFP、ALB

诱导培养第 0、7、14、21、28 天的细胞爬片用 Carnoy 固定液固定 10 min,用 PBS 冲洗干净后,加过氧化物酶阻断剂反应 10 min,PBS 冲洗 3 遍,每次 3 min 后,滴加非免疫血清,37 ℃ 孵育 10 min,直接甩干多余血清,分别滴加一抗 CK18、AFP、ALB 工作液(其中 AFP 用无菌 PBS 1:200 稀释,ALB 用无菌 PBS 1:300 稀释),每片滴加 50 μL,37 ℃孵育 2 h,PBS 冲洗 3 遍,每次 3 min;再滴加生物素标记的二抗37 ℃孵育 10 min;PBS 冲洗后滴加过氧化物酶标记的卵白素 37 ℃孵育 10 min,PBS 冲洗;新配制的 DAB 镜下显色,显微镜下监测其颜色变化,自来水冲洗使显色终止,苏木素复染,梯度酒精脱水,二甲苯透明,中性树胶封片,镜下观察,阳性标准为细胞质内出现棕黄色颗粒,选数个视野进行细胞计数,并计算阳性细胞数(%)。

6. PAS 染色检测糖原

诱导培养第 0、7、14、21、28 天时留取的细胞爬片,即刻用 95%酒精固定 10 min,蒸馏水冲洗数次,待干;1%过碘酸水溶液反应 10 min,蒸馏水冲洗数次,晾干,加 Schiff 试剂反应30 min,亚硫酸溶液洗 3 遍,自来水充分冲洗 5 min、晾干;2%甲基绿复染 15 min,常规脱水、透明、中性树胶封片。细胞质内出现弥散状、颗粒状或块状红色阳性物者为阳性细胞,镜下计数阳性细胞率(%)。

7. 统计分析方法

标本在统一放大倍数(400×)下,随机取数个视野,计算阳性细胞率(%),比较不同培养组之间差异。阳性细胞率以 $\overline{X} \pm S$ 表示,$P<0.05$ 为统计学有显著性差异。

(二) 实验结果

左归丸含药血清的实验组(HGF 加左归丸组、条件培养液加左归丸组)与对照组(常规培养组、HGF 诱导组、条件培养液加对照血清组和条件培养液加八珍汤组)比较,在相同时间点 AFP、ALB、CK18 及糖原阳性细胞率显著增高,AFP 阳性细胞率第 7 天时增高显著,其他时间又显著低于对照组,经统计学处理,差异有显著性($P<0.01$)。HGF 加左归丸组与条件培养液加左归丸组相同时间点各指标比较,阳性细胞率在第 7、14 天时差异不显著($P>0.05$);条件培养液加左归丸组的 ALB 阳性细胞率在第 14 天(64.2%±2.6%)、第 21 天(78.1%±3.0%)、第 28 天(89.0%±2.9%)时较高,与 HGF 加左归丸组第 14 天(58.9%±3.2%)、第 21 天(68.7%±2.6%)、第 28 天(78.8%±3.4%)时比较,差异有显著性;条件培养液加左归丸组的 AFP 阳性细胞率在第 7 天(82.5%±3.0%)时显著高于 HGF 加左归丸组(78.9%±3.1%),HGF 加左归丸组的 AFP 阳性细胞率在第 14 天(20.6%±2.6%)、第 21 天(6.6%±1.2%)、第 28 天(3.9%±0.9%)时较条件培养液加左归丸组第 14 天(22.8%±1.6%)、第 21 天(4.4%±1.1%)、第 28 天(2.2%±0.6%)时高,经统计学处理,差异有显著性。条件培养液加对照血清组组、条件培养液加八珍汤组相同时间点各指标比较,第 21 天时条件培养液加对照血清组的阳性细胞率 CK18(62.1%±2.3%)、ALB(60.4%±2.6%)较条件培养液加八珍汤组 CK18(56.2%±2.3%)、ALB(54.6%±2.4%)高,第 28 天时条件培养液加对照血清组的阳性细胞率 CK18(69.2%±2.6%)、ALB(66.2%±2.4%)较条件培养液加八珍汤组 CK18(62.8%±2.3%)、ALB(60.5%±2.3%)高,经统计学处理,差异有显著性;条件培养液加八珍汤组的 AFP 阳性细胞率在第 14 天(32.0%±1.6%)时较条件培养液加对照血清组第 14 天(29.4%±1.3%)时高,第 7 天(43.0%±2.3%)时较条件培养液加对照血清组第 7 天(46.3%±1.8%)时低,经统计学处理,差异有显著性。各时间点不同处理的细胞 AFP、CK18、ALB 和糖原的阳性细胞率(%)见表 4-11 至表 4-15。条件培养液加左归丸组诱导培养第 28 天 CK18、ALB、AFP 和糖原的阳性表达见图 4-11。

表 4-11 诱导培养第 0 天时诱导细胞表达 AFP、ALB 的阳性细胞率($\%, n=10, \overline{X} \pm S$)

项目	常规培养组	HGF 诱导组	HGF 加左归丸组	条件培养液加对照血清组	条件培养液加八珍汤组	条件培养液加左归丸组
ALB	1.8±0.5	1.6±0.6	2.2±0.8	1.7±0.4	2.0±0.7	1.8±0.6

续表

项目	常规培养组	HGF诱导组	HGF加左归丸组	条件培养液加对照血清组	条件培养液加八珍汤组	条件培养液加左归丸组
AFP	2.6±0.4	2.8±0.6	2.4±0.8	3.0±0.9	2.4±0.6	3.2±0.9

注：相同指标各组间比较均无显著差异，$P>0.05$。

表4-12 诱导培养第7天时诱导细胞表达AFP、CK18、ALB和糖原的阳性细胞率（%，$n=10$，$\bar{X}\pm S$）

项目	常规培养组	HGF诱导组	HGF加左归丸组	条件培养液加对照血清组	条件培养液加八珍汤组	条件培养液加左归丸组
CK18	0.0*	18.8±1.4	26.2±1.3#	20.1±1.6	18.5±1.2△	27.8±1.3#△☆
ALB	1.6±0.4*	15.3±1.4	28.4±2.1#	16.6±1.4	14.8±1.3△	29.6±1.8#△☆
AFP	2.4±0.4*	63.2±2.6	78.9±3.1#	46.3±1.8#	43.0±2.3#△	82.5±3.0#△☆
糖原	0.0*	1.8±0.5	3.9±0.8#	2.5±0.6▲	2.2±0.7△	4.8±1.2#□☆

注：与其他各组比较，$*P<0.01$；与HGF诱导组比较，$\#P<0.01$，$\blacktriangle P<0.05$；与条件培养液加对照血清组比较，$\triangle P<0.01$，$\square P<0.05$；与条件培养液加八珍汤组比较，$\star P<0.01$。

表4-13 诱导培养第14天时诱导细胞表达AFP、CK18、ALB和糖原的阳性细胞率（%，$n=10$，$\bar{X}\pm S$）

项目	常规培养组	HGF诱导组	HGF加左归丸组	条件培养液加对照血清组	条件培养液加八珍汤组	条件培养液加左归丸组
CK18	0.0*	38.2±1.9	54.3±2.4#	40.2±3.1	36.8±2.2△	56.5±2.3#△☆
ALB	2.0±0.6*	40.5±2.0	58.9±3.2#	49.8±2.4#	42.8±2.1▲△	64.2±2.6#△☆
AFP	3.0±0.7*	23.1±1.5	20.6±2.6*	29.4±1.3#	32.0±1.6#△	22.8±1.6△☆
糖原	0.0*	8.6±1.3	15.8±1.7#	9.8±1.4	8.1±1.5	17.2±1.8#△☆

注：与其他各组比较，$*P<0.01$；与HGF诱导组比较，$\#P<0.01$，$\blacktriangle P<0.05$；与条件培养液加对照血清组比较，$\triangle P<0.01$；与条件培养液加八珍汤组比较，$\star P<0.01$。

表4-14 诱导培养第21天时诱导细胞表达AFP、CK18、ALB和糖原的阳性细胞率（%，$n=10$，$\bar{X}\pm S$）

项目	常规培养组	HGF诱导组	HGF加左归丸组	条件培养液加对照血清组	条件培养液加八珍汤组	条件培养液加左归丸组
CK18	0.0*	55.3±2.2	66.8±2.6#	62.1±2.3#	56.2±2.3△	75.2±3.3#△☆
ALB	1.8±0.6*	50.5±1.4	68.7±2.6#	60.4±2.6#	54.6±2.4#△	78.1±3.0#△☆
AFP	2.6±0.7*	13.2±1.6	6.6±1.2#	8.3±1.7	7.2±1.4	4.4±1.1#△☆
糖原	0.0*	40.6±2.2	54.8±2.5#	51.2±3.1#	48.7±2.7#△	78.8±2.9#△☆

注：与其他各组比较，$*P<0.01$；与HGF诱导组比较，$\#P<0.01$；与条件培养液加对照血清组比较，$\triangle P<0.01$；与条件培养液加八珍汤组比较，$\star P<0.01$。

表4-15 诱导培养第28天时诱导细胞表达AFP、CK18、ALB和糖原的阳性细胞率（%，$n=10$，$\bar{X}\pm S$）

项目	常规培养组	HGF诱导组	HGF加左归丸组	条件培养液加对照血清组	条件培养液加八珍汤组	条件培养液加左归丸组
CK18	0.0	60.7±2.3*	72.6±2.7*#	69.2±2.6*#	62.8±2.3*△	82.2±2.9*#△☆
ALB	2.2±0.8	61.3±2.6*	78.8±3.4*#	66.2±2.4*#	60.5±2.3*△	89.0±2.9*#△☆
AFP	2.8±0.5	6.2±1.2*	3.9±0.9*#	2.5±0.7*	3.2±1.2#	2.2±0.6#△○

续表

项目	常规培养组	HGF诱导组	HGF加左归丸组	条件培养液加对照血清组	条件培养液加八珍汤组	条件培养液加左归丸组
糖原	0.0	52.6±2.7*	69.2±2.8*#	61.4±2.1*#	59.8±2.4*#△	89.3±3.2*#△☆

注：与常规培养组比较，*$P<0.01$；与HGF诱导组比较，#$P<0.01$；与条件培养液加对照血清组比较，△$P<0.01$；与条件培养液加八珍汤组比较，☆$P<0.01$，○$P<0.05$。

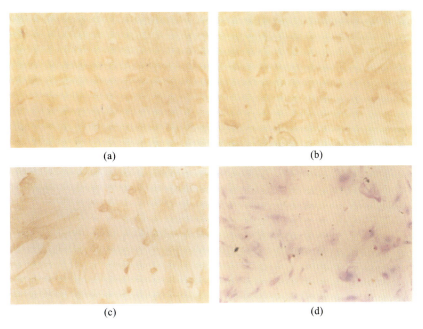

图 4-11　条件培养液加左归丸组诱导培养的 BMSCs

注：(a)诱导培养第 28 天时 CK18 的表达情况；(b)诱导培养第 28 天时 ALB 的表达情况；(c)诱导培养第 7 天时 AFP 的表达情况；(d)诱导培养第 28 天时细胞糖原染色情况(100×)。

（三）结果分析

骨髓具有向肝细胞转化的潜能干细胞包括造血干细胞(haematopoietic stem cells，HSC)、间充质干细胞和更早期的多能干细胞，最初的研究主要集中于 HSC。近年来发现，作为组织工程的种子细胞，BMSCs 自身的优点如下：①细胞处于未分化状态，且增殖能力强，具有贴壁特性，易于大量体外培养扩增，并可在体外长时间保持未分化状态；②体外基因转染率高，并能稳定高效地表达外源基因。虽然多数学者认为 BMSCs 本身具有多向分化潜能，可以横向分化为肝细胞，但 BMSCs 向肝细胞的横向分化事实和机制存在若干争议。部分学者认为 BMSCs 首先与肝细胞融合，然后进一步转化为肝细胞，其实验依据如下：ESC 与 BMSCs 在体外培养条件下具有融合倾向，骨髓细胞进入肝组织后也有与肝细胞融合的现象。约 36% 正常妊娠男胎的妇女的肝组织中存在 Y 染色体阳性细胞，也许目前报道的骨髓和肝移植患者肝组织中的 Y 染色体阳性细胞本来就已存在。骨髓来源的单核细胞，例如，巨噬细胞或其前体细胞进入肝脏后，可吞噬肝细胞，然后在肝特定的微环境中被诱导分化为肝细胞，提示巨噬细胞或其前体细胞足以通过融合方式再生肝脏功能。

笔者早先采用交叉性别骨髓移植小鼠模型的实验，虽然可以证实补肾（左归丸）能够提高雄性性别决定基因 Sry 与 ALB mRNA 双阳性细胞率，补肾可以促进骨髓干细胞转化肝细胞的事实，在整体上初步支持"补肾生髓成肝"理论认识的科学性。但体内环境复杂，其"补肾生髓成肝"的具体机制仍未明了，该实验不能排除骨髓干细胞进入肝组织后与肝细胞融合及骨髓中吞噬细胞吞噬肝细胞的可能，不能完全肯定骨髓干细胞向肝细胞的直接转化关系。体外实验可以控制转化过程中骨髓干细胞与肝细胞的融合。本实验以纯化的 BMSCs 为对象进行体外诱导培养,培养全过程都没有与外来肝细胞接触的可能,排除了体内多组织、多器官及多种复杂体内因素的影响,从 BMSCs 诱导分化后的细胞具有肝细胞功能。本实验在基本排除 BMSCs 与肝细胞的融合及吞噬细胞吞噬肝细胞进而分化为肝细胞的可能的实验条件下,进一步证实了骨髓干细胞向肝细胞直接转化的"横向分化"机制的存在。

笔者的实验结果提示,左归丸含药血清对 BMSCs 向转化过程中的肝细胞标志物产生了显著影响,左归丸含药血清的实验组(HGF 加左归丸组、条件培养液加左归丸组)与对照组(常规培养组、HGF 诱导组、条件培养液加对照血清组和条件培养液加八珍汤组)比较,在相同时间点 AFP、ALB、CK18 及糖原阳性细胞率显著增高,经统计学处理,差异有显著性($P<0.01$);在不同时间点,以含有左归丸药物血清实验组的肝细胞标志物曲线变化幅度较高。该实验不但进一步证明了"补肾生髓成肝"理论认识的科学性,而且提示补肾可以促进 BMSCs 直接转化为肝细胞,为骨髓干细胞横向分化为肝细胞的理论提供了新的实验依据,为体外促进 BMSCs 转化肝细胞(提高转化率,维持转化后的肝细胞功能)奠定了实验基础。

六、基于骨髓干细胞与肝组织细胞共培养体系的血清药理学研究

笔者前期研究工作表明,左归丸可以显著提高交叉性别骨髓移植小鼠骨髓干细胞转化肝细胞的转化率,左归丸含药血清可促进 BMSCs 转化肝细胞。为了进一步观察肝组织细胞生长环境下骨髓干细胞转化肝细胞的情况,笔者利用透过性支持物(聚酯 Transwell® 透明嵌套)建立骨髓干细胞与肝组织细胞共培养体系,动态观察左归丸含药血清对骨髓干细胞转化肝细胞的影响,为探讨补肾生髓成肝关键蛋白质的相互作用机制奠定坚实的实验基础。

(一)实验方法

采用透过性支持物构建的骨髓干细胞与肝组织细胞共培养体系和血清药理学方法研究左归丸对骨髓干细胞转化肝细胞的影响。

1. 实验材料

实验动物由湖北省预防医学科学院实验动物研究中心提供,Wistar 大鼠,SPF 级,2 日龄 4 只,1 月龄 4 只,2 月龄 40 只。左归丸方药由湖北省中医院中药房提供。AFP 一抗、CK18 一抗购自 Abcam 公司,ALB 一抗购自 Axxora 公司;PAS 糖原染液购自 Baso 公司;免疫组化试剂盒购自晶美公司。聚酯 Transwell® 透明嵌套购自美国 Corning Costar 公司等。

2. 含药血清的制备

纯系 2 月龄 Wistar 大鼠 40 只,随机分为左归丸组和空白组,每组 20 只。左归丸 0.1 MPa×15 min 灭菌,4 ℃冰箱保存,以 10 mL/kg 剂量灌胃;空白组以等体积生理盐水灌胃,每天 1 次。灌胃 15 天,第 15 天灌胃后 2 h,各组大鼠依次称重,以 3%戊巴比妥钠腹腔注射麻醉,常规消毒后暴露颈动脉,颈动脉插管取血,分管盛装,分组放置。2 h 后 2500 r/min 离心 20 min,取上层血清,同组混合,0.22 μm 微孔滤膜过滤除菌后保存在 4 ℃冰箱备用。

3. 肝组织细胞培养

2 日龄 Wistar 大鼠乙醚麻醉,常规皮肤消毒,剖开腹腔、暴露肝脏,无菌条件下剪取肝组织,放入无血清的 DMEM/F12 培养基漂洗以除去血液,肝组织放入无菌平皿,除去包膜等结缔组织,使用眼科剪将其剪成 1 mm³ 左右的组织块,加入无血清培养基吹打数次,静置 30 s,组织块自然沉降,反复用无血清培养基漂洗后的肝组织块接种于培养瓶,加入 DMEM/F12 培养基(含 10%FBS),37 ℃、5%CO_2 条件下培养,待细胞长满瓶底 70%时传代。

4. 骨髓干细胞的分离培养

1 月龄雄性 Wistar 大鼠,颈椎脱臼处死,无菌条件下取股骨、剪开干垢端,用 DMEM 培养基冲洗骨髓腔,然后经 200 目不锈钢筛网过滤,滤液轻柔吹打混匀,所得细胞加入 H-DMEM 培

养基(含15%胎牛血清),以1×10^6/mL的密度接种于培养瓶,37 ℃、5%CO_2条件下培养,24 h后更换培养基,3天换液1次,定期观察细胞形态。待细胞长满瓶底70%时传代,倒出培养基,用PBS冲洗2次,2.5 g/L的胰蛋白酶消化3 min,细胞回缩成圆形时倒掉胰蛋白酶,向培养瓶中加入10 mL L-DMEM培养基(含15%FBS),吹打数次,分为两瓶,传代三次后用于共培养。

5. 骨髓干细胞与肝组织细胞共培养

肝组织细胞传代时接种于6孔板,传代3次的骨髓干细胞接种于透过性支持物,培养皿置于种有肝组织细胞的6孔板内建立骨髓干细胞-肝组织细胞共培养体系,使用含15%FBS的DMEM-F12培养基。根据以往工作基础和MTT实验结果,共培养的细胞按组别分别加入10%含药血清、10%空白血清,每3天更换半量培养基1次,每14天更换共培养体系中的肝组织细胞(将透过性支持物转移至重新接种肝组织细胞的新6孔板)。每天定时观察细胞形态,培养皿内放置10%多聚赖氨酸包被的玻片,定期收集细胞片用于检测糖原、AFP、CK18、ALB。

6. PAS法糖原染色

骨髓干细胞与肝组织细胞共培养于第7、14、21、28、35天时分别取透过性支持物中的细胞片用PAS法进行糖原染色,原代培养的肝细胞片作为阳性对照,传代3次的骨髓干细胞片作为阴性对照。细胞片用95%酒精固定10 min,蒸馏水冲洗数次,待干;1%过碘酸水溶液反应10 min,蒸馏水冲洗数次,晾干,加Schiff试剂反应30 min,亚硫酸水洗3遍,自来水充分冲洗5 min、晾干;2%甲基绿复染15 min,常规脱水、透明、中性树胶封片。镜下观察(200×),细胞质内出现弥散状、颗粒状或块状红色阳性物者为阳性细胞,随机选取10个视野计数阳性细胞,将阳性对照片的阳性细胞率作为100%,比较各组不同时间点的阳性细胞率(%)。

7. ICC法检测肝组织细胞标志物

骨髓干细胞与肝组织细胞共培养于第7、14、21、28、35天时分别取透过性支持物中的细胞片用免疫细胞化学方法(immunocytochemistry,ICC)检测肝组织细胞特异性标志物AFP、CK18、ALB的表达;原代培养的细胞片作为阳性对照,传代3次的骨髓干细胞片作为阴性对照。细胞片用4%多聚甲醛固定90 min,用PBS冲洗干净后加过氧化物酶阻断剂反应10 min,PBS冲洗3遍,每次3 min后,滴加封闭血清,37 ℃孵育10 min,直接甩干多余血清,分别滴加一抗AFP、CK18、ALB工作液(其中AFP用无菌PBS 1∶200稀释,CK18用无菌PBS 1∶100稀释,ALB用无菌PBS 1∶200稀释),37 ℃孵育2 h,PBS冲洗3遍,每次3 min;再滴加生物素标记的二抗37 ℃孵育10 min;PBS冲洗后滴加过氧化物酶标记的亲和素37 ℃孵育10 min,PBS冲洗;新配制的DAB镜下显色,显微镜下监测其颜色变化,自来水冲洗使显色终止,苏木素轻度复染,梯度酒精脱水,二甲苯透明,中性树胶封片。镜下观察(200×),阳性标准为细胞质内出现棕黄色颗粒,随机选取10个视野计数阳性细胞,比较各组不同时间点的阳性细胞率(%)。

8. 统计分析

使用SPSS 11.5统计软件进行统计分析,阳性细胞率以$\bar{X}\pm S$表示,$P<0.05$为有显著性差异。

(二)实验结果

本实验结果发现左归丸含药血清具有促进透过性支持物构建的骨髓干细胞与肝组织细胞共培养体系中骨髓干细胞转化肝细胞的作用。

1. 骨髓干细胞与肝组织细胞共培养体系的细胞形态变化

左归丸组加药后第3天有少部分骨髓干细胞开始表现出肝细胞样细胞形态,第7天时约30%的细胞表现为肝细胞体外贴壁形态、细胞呈多边形、细胞质丰富、核大或多核;空白组第3天后仅极少数细胞表现出肝细胞样形态,第7天时约20%的细胞表现为肝细胞体外贴壁形态(图4-12)。

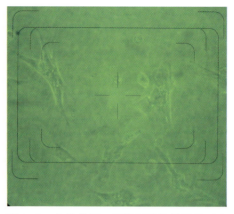

图 4-12　共培养第 7 天肝细胞体外贴壁形态

2. 糖原染色结果

阳性对照的肝细胞内可见大量糖原颗粒,阴性对照的骨髓细胞内无糖原颗粒。左归丸组与空白组比较,在相同时间点糖原阳性细胞率增高,差异有显著性,详见图 4-13 和表 4-16。

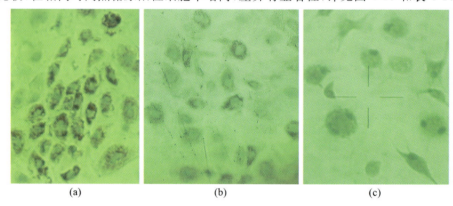

(a)　　　　　　　　　　(b)　　　　　　　　　　(c)

图 4-13　糖原染色结果

注:(a)肝细胞片糖原染色,视野内大多数细胞呈现阳性,细胞质内可见大量红色糖原颗粒;(b)骨髓细胞诱导第 35 天后的糖原染色结果,视野内多数细胞呈阳性;(c)骨髓细胞片糖原染色,呈现阴性,细胞质内无红色糖原颗粒,细胞核清晰可见。

表 4-16　共培养条件下骨髓干细胞不同时间点糖原染色阳性细胞率(%, $n=10, \overline{X} \pm S$)

时间	左归丸组	空白组
共培养第 7 天	5.13±1.82#	2.61±0.89
共培养第 14 天	19.88±2.07*	10.11±1.74
共培养第 21 天	80.08±3.01*	50.72±2.91
共培养第 28 天	82.76±3.12*	60.74±1.96
共培养第 35 天	81.04±2.95*	65.37±3.25

注:与相同时间点空白组比较,* $P<0.01$,# $P<0.05$。

3. ICC 结果

原代培养的肝细胞片作为阳性对照,传代 3 次的骨髓干细胞片作为阴性对照,阳性标准为细胞质内出现棕黄色颗粒。左归丸组与空白组比较,共培养第 7 天时 AFP 阳性细胞率显著增高,$P<0.01$;第 14、21、28、35 天时 AFP 阳性细胞率显著下降,$P<0.01$ 或 $P<0.05$。左归丸组与空白组比较,相同时间点 CK18、ALB 阳性细胞率显著增高,详见图 4-14 和表 4-17 至表 4-19。

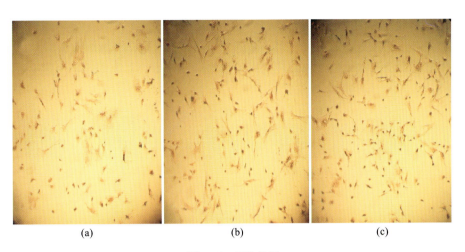

(a) (b) (c)

图 4-14　ICC 结果

注：(a)共培养第 7 天时左归丸组骨髓干细胞转化的肝细胞 AFP 表达情况，视野内多数细胞细胞质内可见棕黄色颗粒；(b)共培养第 35 天时左归丸组骨髓干细胞转化的肝细胞 CK18 表达情况，视野内多数细胞细胞质呈现棕黄色；(c)共培养第 35 天时左归丸组骨髓干细胞转化的肝细胞 ALB 表达情况，视野内多数细胞细胞质内可见棕黄色颗粒。

表 4-17　共培养条件下骨髓干细胞不同时间点 AFP 阳性细胞率($\%, n=10, \overline{X} \pm S$)

时间	左归丸组	空白组
共培养第 7 天	83.49±2.80*	48.93±3.58
共培养第 14 天	23.28±1.56*	30.11±2.73
共培养第 21 天	3.99±0.98#	8.42±1.88
共培养第 28 天	2.02±0.47#	2.55±0.68
共培养第 35 天	1.98±0.44#	2.43±0.86

注：与相同时间点空白组比较，* $P<0.01$，# $P<0.05$。

表 4-18　共培养条件下骨髓干细胞不同时间点 ALB 阳性细胞率($\%, n=10, \overline{X} \pm S$)

时间	左归丸组	空白组
共培养第 7 天	30.76±2.18*	17.15±2.44
共培养第 14 天	65.72±2.87*	49.72±2.10
共培养第 21 天	80.01±3.13*	61.41±2.86
共培养第 28 天	90.02±3.22*	67.02±2.44
共培养第 35 天	89.55±3.51*	70.11±3.02

注：与相同时间点空白组比较，* $P<0.01$。

表 4-19　共培养条件下骨髓干细胞不同时间点 CK18 阳性细胞率($\%, n=10, \overline{X} \pm S$)

时间	左归丸组	空白组
共培养第 7 天	28.77±1.59#	21.31±2.92
共培养第 14 天	57.65±2.13#	41.82±4.19
共培养第 21 天	77.02±3.68#	63.21±7.34
共培养第 28 天	82.12±2.87*	69.89±3.75
共培养第 35 天	82.72±2.31*	72.66±3.51

注：与相同时间点空白组比较，* $P<0.01$，# $P<0.05$。

（三）结果分析

前期采用肝组织细胞培养的条件培养液诱导骨髓干细胞转化肝细胞和血清药理学方法，初步观察到左归丸具有促进骨髓干细胞转化肝细胞的作用。本研究采用透过性支持物，构建细胞分隔而培养液共通的培养体系，建立骨髓干细胞与肝组织细胞共培养体系，进一步观察左归丸含药血清对骨髓干细胞转化肝细胞的作用及机制。

1. 骨髓干细胞与肝组织细胞共培养体系的建立

近些年来的研究证明，在骨髓组织中存在具有向肝细胞转化的潜能干细胞，包括造血干细胞、BMSCs 和更早期的多能干细胞，这些细胞可能来源于骨髓中分化潜能更大的 ESC 样细胞，这种干细胞向肝细胞转化的能力更强。其中 BMSCs 相关研究较多，这些干细胞不仅可以在肝内定居，而且可以在肝内分化形成肝细胞和胆管细胞，参与肝损伤后修复与再生。多数学者认为 BMSCs 具有横向分化为肝细胞的潜能，但另有学者质疑 BMSCs 向肝细胞的横向分化机制，认为是 BMSCs 与肝细胞的融合。笔者及其团队前期采用的交叉性别骨髓移植小鼠模型虽从整体上证明左归丸补肾具有促进 BMSCs 转化肝细胞的事实，但在体内复杂环境下尚无法完全排除 BMSCs 进入肝组织后与肝细胞的融合及骨髓中吞噬细胞吞噬肝细胞的可能。为排除这种融合和吞噬的可能，笔者及其团队前期在细胞培养条件下，用肝脏细胞培养基上清诱导 BMSCs 转化肝细胞，加入补肾药物（左归丸）血清不仅可显著提高骨髓干细胞转化肝细胞的转化率，而且能维持已转化为肝细胞的细胞功能，进一步证实补肾能够促进骨髓到肝的直接转化，为骨髓干细胞向肝细胞横向分化理论提供新的实验依据。但是，肝细胞培养基上清只能反映收集时的细胞培养环境，是固定、单一时间点下的某种特定培养条件。为了进一步观察无细胞融合时在肝细胞实时、动态的生长代谢和再生环境下骨髓干细胞转化肝细胞的情况，笔者通过透过性支持物建立骨髓干细胞与肝组织细胞共培养体系，将肝组织细胞种于 6 孔板，骨髓干细胞种于透过性支持物，形成细胞分隔而培养液共通的培养体系，这种共培养方法具有如下优点：①透过性支持物底部 PET 膜具有孔径 3.0 μm 的微孔，在保证培养基中各组分共享的同时避免了不同种类细胞的接触，排除了细胞融合的可能；②PET 膜具有良好的透光性，利于在培养过程中动态观察细胞形态；③6 孔板培养面积为 9.5 cm²，选用的透过性支持物培养面积为 4.2 cm²，同等细胞密度接种时 6 孔板中的肝细胞明显占有数量优势，培养环境趋于肝细胞生长环境，使得观察肝细胞实时生长代谢环境对骨髓干细胞转化肝细胞的影响成为可能；④6 孔板中的肝细胞接种时是单个细胞悬液，贴壁生长增殖体现了肝实质细胞增殖这一肝再生过程，共培养体系也反映出肝再生微环境对骨髓细胞的影响。

2. 血清药理学在骨髓干细胞与肝组织细胞共培养体系中的应用

中药血清药理学是近 10 余年来才兴起的一种中药药理实验方法，是将中药或中药复方经口给动物灌服一定时间后采集动物血液、分离血清，用此含有药物成分的血清进行体外实验的一种实验技术。这种新的实验方法克服了中药粗提制剂本身的理化性质对实验结果的干扰，更接近于药物在体内产生效应的内环境。同时中药粗提制剂口服后经消化液和肠内菌群代谢，或未被吸收（如某些高分子化合物）而排泄出体外，或吸收至肝，经代谢转化，再进入血液循环，直接产生药理效应，或者通过第二信使而间接地产生作用，这些体内作用过程都能够被经过生物转化后的药物血清真实反映出来。

根据笔者目前的研究发现，利用骨髓干细胞与肝组织细胞共培养体系实现补肾（左归丸）促进骨髓干细胞转化肝细胞并维持其肝细胞功能时，在给药方式上使用左归丸含药血清的效果要明显优于使用左归丸粗提制剂。有学者通过研究证实未灭活血清具有不同于灭活血清的生物效应，故含药血清收集完毕后，大多要经过 56 ℃、30 min 进行灭活，以消除补体等活性成分的作用，突出血清中药物成分的影响。但是，根据笔者以往的工作基础，补肾（左归丸）促进骨髓干细胞转化肝细胞的机制主要是通过调节机体内环境使之利于骨髓干细胞归巢和转化肝细胞，体现了多成分、多靶点、多通路、多环节、多途径、多层次、多时限中药复方的整体调节特点,而不单单是药物成分的药理效应。因此笔者采集左归丸含药血清后并未进行灭活处理,以期最大限度保留左归丸复方对机体内环境作用的多种活性成分(包括药物有效成分、代谢后活性成分及药物作用后机体产生的活性产物等),进而观察这一内环境中各种活性成分对共培养体系细胞的整体影响。实验结果表明,在骨髓干细胞与肝组织细胞共培养体系中使用左归丸含药血清(不灭活)是促进骨髓干细胞转化肝细胞并维持其肝细胞功能的较好培养条件,为进一步探讨"补肾生髓成肝"关键蛋白的相互作用机制奠定坚实的实验基础。

七、左归丸影响骨髓干细胞转化肝细胞的拆方研究

笔者前期研究工作表明,左归丸可以显著提高交叉性别骨髓移植小鼠骨髓干细胞转化肝细胞的转化率,左归丸药物血清可促进 BMSCs 转化肝细胞。本实验利用透过性支持物(聚酯 Transwell® 透明嵌套)建立骨髓干细胞与肝组织细胞共培养体系,对左归丸进行拆方,对比观察不同拆方制剂对骨髓干细胞转化肝细胞的影响,为进一步探索左归丸的有效成分奠定实验基础。

(一) 实验方法

采用透过性支持物建立骨髓干细胞与肝组织细胞共培养体系,对比观察左归丸拆方草本药制剂、动物药制剂的粗提溶剂对骨髓干细胞转化肝细胞的作用。

1. 实验材料

实验动物由湖北省预防医学科学院实验动物研究中心提供,Wistar 大鼠,SPF 级,2 日龄 4 只,1 月龄 4 只,2 月龄 40 只。左归丸方药及实验制剂由湖北省中医院中药房提供。AFP 一抗、CK18 一抗购自 Abcam 公司,ALB 一抗购自 Axxora 公司,PAS 糖原染液购自珠海贝索生物技术有限公司,聚酯 Transwell® 透明嵌套购自美国 Corning Costar 公司等。

2. 左归丸拆方制剂的制备

将左归丸粗拆为左归丸草本药制剂(熟地黄 80 g、山药 40 g、枸杞子 40 g、山茱萸 40 g、菟丝子 40 g、川牛膝 30 g,简称左归 1 号)和左归丸动物药制剂(鹿角胶 40 g、龟板胶 40 g,简称左归 2 号)。左归 1 号加入 12 倍体积自来水浸泡 30 min,加热煎煮两次,每次 1 h,煎液用多层纱布过滤,放置沉降过夜,取上清浓缩至 1 : 1,自然冷却后加入 95% 酒精充分搅拌至含醇量达 70%,放置过夜,过滤取上清,回收酒精并浓缩至无酒精味,加新鲜蒸馏水配至 1 : 2,冷藏过夜,滤纸过滤,调 pH 值至 7.0,微孔滤膜过滤,分装灭菌,制成 200%(相当于 2 g/mL,即每毫升粗提制剂中含 2 g 生药)左归 1 号制剂。左归 2 号药材敲碎后加 6 倍量自来水,文火加热,边加热边搅拌直至全部溶化,放置过夜,4000 r/min 离心 20 min,取上清用新鲜蒸馏水配至 1 : 1,滤纸过滤,调 pH 值至 6.5,微孔滤膜过滤,分装灭菌,制成 100%(相当于 1 g/mL,即每毫升粗提制剂中含 1 g 生药)左归 2 号制剂。

3. 肝组织细胞培养

2 日龄 Wistar 大鼠乙醚麻醉,常规皮肤消毒,剖开腹腔、暴露肝脏,无菌条件下剪取肝组织,放入无血清的 DMEM/F12 培养基漂洗以除去血液,肝组织放入无菌平皿,除去包膜等结缔组织,使用眼科剪将其剪成 1 mm³ 左右的组织块,加入无血清培养基吹打数次,静置 30 s,组织块自然沉降,反复用无血清培养基漂洗后的肝组织块接种于培养瓶,加入 DMEM/F12 培养基(含 10% 胎牛血清),37 ℃、5% CO_2 条件下培养,待细胞长满瓶底 70% 时传代。

4. 骨髓干细胞的分离培养

1 月龄雄性 Wistar 大鼠,颈椎脱臼处死,无菌条件下取股骨,剪开干骺端,用 DMEM 培养基冲洗骨髓腔,然后经 200 目不锈钢筛网过滤,滤液轻柔吹打混匀,所得细胞加入 H-DMEM 培养基(含 15% 胎牛血清),以 $1×10^6$/mL 的密度接种于培养瓶,37 ℃、5% CO_2 条件下培养,24 h

后更换培养基,3 天换液 1 次,定期观察细胞形态。待细胞长满瓶底 70% 时传代,倒出培养基,用 PBS 冲洗 2 次,2.5 g/L 的胰蛋白酶消化 3 min,细胞回缩成圆形时倒掉胰蛋白酶,向培养瓶中加入 10 mL L-DMEM 培养基(含 15% 胎牛血清),吹打数次,分为两瓶,传代 3 次后用于共培养。

5. 左归丸拆方制剂用量的确定

传 3 代的骨髓细胞以 1×10^5/mL 的密度接种于 96 孔板(180 μL/孔),37 ℃、5% CO_2 条件下培养 24 h 后分别按 100、50、25、12.5、6.25、3.125、1.5625 mg/mL 剂量(培养基倍比稀释)加入左归 1 号制剂、左归 2 号制剂、左归 1 号和 2 号混合制剂(即左归 1 号和 2 号按原方生药比例混合)20 μL,每组每种剂量 5 个复孔,同时设置空白孔(加入培养基、MTT、二甲基亚砜)和对照孔(加入细胞、培养基、MTT、二甲基亚砜)。37 ℃、5% CO_2 条件下培养 48 h 后吸去上清,加入 80 μL 新鲜培养基,每孔再加入 5 mg/mL MTT 溶液 20 μL,孵育 4 h 后终止培养,小心吸弃孔内上清,每孔加 150 μL DMSO,低速振荡 10 min。490 nm 波长下测定各孔吸光度 A,根据公式[抑制率=$(1-A_{给药}/A_{对照})\times100\%$]计算各浓度抑制率,选择共培养用药剂量。

6. 骨髓干细胞与肝组织细胞共培养

肝细胞传代时接种于 6 孔板,传代 3 次的骨髓干细胞接种于透过性支持物,培养皿置于种有肝细胞的 6 孔板内,建立骨髓干细胞与肝组织细胞共培养体系,使用含 15% 胎牛血清的 DMEM/F12 培养基。根据以往工作基础和 MTT 实验结果,在上述共培养体系中按组别分别加入 12.5 mg/mL、6.25 mg/mL、3.125 mg/mL 左归 1 号、左归 2 号及左归 1 号和 2 号混合制剂,另设空白对照组,每 3 天半量更换培养基 1 次,每 14 天更换共培养体系中的肝组织细胞(将透过性支持物转移至重新接种肝组织细胞的新 6 孔板)。每天定时观察细胞形态,培养皿内放置 10% 多聚赖氨酸包被的玻片,定期收集骨髓干细胞爬片用于检测糖原、AFP、CK18、ALB。

7. PAS 法糖原染色

骨髓干细胞与肝组织细胞共培养第 7、14、21、28、35 天时分别取透过性支持物中的细胞片用 PAS 法进行糖原染色,原代培养的肝细胞片作为阳性对照,传代 3 次的骨髓干细胞片作为阴性对照。细胞片用 95% 酒精固定 10 min,蒸馏水冲洗数次,待干;加 1% 过碘酸水溶液反应 10 min,蒸馏水冲洗数次,晾干,加 Schiff 试剂反应 30 min,亚硫酸水洗 3 遍,自来水充分冲洗 5 min,晾干;2% 甲基绿复染 15 min,常规脱水、透明、中性树胶封片。镜下观察(200×),细胞质内出现弥散状、颗粒状或块状红色阳性物者为阳性细胞,随机选取 10 个视野计数阳性细胞,将阳性对照片的阳性细胞率作为 100%,比较各组不同时间点的阳性细胞率(%)。

8. ICC 检测肝细胞特异性标志物

骨髓干细胞与肝组织细胞共培养第 7、14、21、28、35 天时分别取透过性支持物中的细胞片用 ICC 检测肝细胞特异性标志物 AFP、CK18、ALB 的表达;原代培养的肝细胞片作为阳性对照,传代 3 次的骨髓干细胞片作为阴性对照。细胞片用 4% 多聚甲醛固定 90 min,用 PBS 冲洗干净后加过氧化物酶阻断剂反应 10 min,PBS 冲洗 3 遍,每次 3 min 后,滴加封闭血清,37 ℃ 孵育 10 min,直接甩干多余血清,分别滴加 AFP 一抗、CK18、ALB 一抗工作液(其中 AFP 一抗用无菌 PBS 1∶200 稀释,CK18 用无菌 PBS 1∶100 稀释,ALB 一抗用无菌 PBS 1∶200 稀释),37 ℃ 孵育 2 h,PBS 冲洗 3 遍,每次 3 min;再滴加生物素标记的二抗 37 ℃ 孵育 10 min;PBS 冲洗后滴加过氧化物酶标记的亲和素 37 ℃ 孵育 10 min,PBS 冲洗;新配制的 DAB 镜下显色,显微镜下监测其颜色变化,自来水冲洗使显色终止,苏木素轻度复染,梯度酒精脱水,二甲苯透明、中性树胶封片。镜下观察(200×),阳性标准为细胞质内出现棕黄色颗粒,随机选取 10 个视野计数阳性细胞,比较各组不同时间点的阳性细胞率(%)。

9. 统计分析

使用 SPSS11.5 统计软件进行统计分析,阳性细胞率以 $\overline{X}\pm S$ 表示,$P<0.05$ 为有显著性差异。

（二）实验结果

本实验结果发现左归丸拆方草本药制剂、动物药制剂的粗提制剂很难找到一个合适的剂量浓度观察其对骨髓干细胞转化肝细胞的影响。

1. 左归丸拆方制剂的用量

按 100、50、25、12.5、6.25、3.125、1.5625 mg/mL 剂量分别加入左归 1 号、左归 2 号、左归 1 号和 2 号混合制剂 48 h，根据 490 nm 处吸光度计算骨髓干细胞的增殖抑制率（%），结果见表 4-20。根据 MTT 实验确定共培养体系预实验浓度梯度 6.25、3.125、1.5625 mg/mL，预实验提示在共培养体系中左归丸拆方制剂使用 6.25 mg/mL 浓度时培养第 7 天细胞出现明显损伤性反应、细胞衰退、部分细胞膜不完整，第 14 天时细胞基本全部死亡；3.125 mg/mL 浓度时培养 10 天细胞出现空泡、破裂等损伤；1.5625 mg/mL 浓度时培养 14 天细胞生长状态较好，未出现明显的细胞损伤。根据实验结果选择相当于原生药 1.5625 mg/mL 的浓度用于共培养体系。

表 4-20　不同浓度左归丸粗提制剂的细胞增殖抑制率（%，$n=5$，$\bar{X}\pm S$）

分组	100 mg/mL	50 mg/mL	25 mg/mL	12.5 mg/mL	6.25 mg/mL	3.125 mg/mL	1.5625 mg/mL
左归 1 号组	41.32±0.07	40.40±0.07	42.01±0.11	39.35±0.10	24.51±0.14	34.33±0.11	22.23±0.06△
左归 2 号组	47.07±0.05	38.88±0.07	44.01±0.10	42.16±0.04	39.40±0.08	38.19±0.05	29.43±0.06△
左归 1 号和 2 号组	46.33±0.07	41.80±0.03	39.57±0.06	37.28±0.03	29.23±0.14	29.98±0.05	22.66±0.05△

注：同等浓度下左归 1 号、左归 2 号组的细胞增殖抑制率无显著性差异，$P>0.05$；与浓度大于 1.5625 mg/mL 的各浓度组比较，差异显著，△$P<0.01$。

2. 糖原染色结果

原代培养的肝细胞片作为阳性对照，传代 3 次的骨髓干细胞片作为阴性对照，阳性标准为细胞质内出现弥散状、颗粒状或块状红色阳性物。相当于原生药 1.5625 mg/mL 浓度的左归 1 号、左归 2 号、左归 1 号和 2 号混合制剂作用于共培养体系，第 7、14、21、28、35 天各组糖原染色阳性细胞率组间比较，无显著性差异，$P>0.05$（表 4-21）。

表 4-21　共培养条件下不同时间点骨髓干细胞糖原染色阳性细胞率（%，$n=10$，$\bar{X}\pm S$）

项目	空白对照组	左归 1 号组	左归 2 号组	左归 1 号和 2 号组
共培养第 7 天	2.61±0.89	3.05±1.27	3.39±0.92	3.00±0.91
共培养第 14 天	10.11±1.74	12.13±1.96	10.87±1.11	10.94±2.13
共培养第 21 天	50.72±2.91	51.01±2.01	53.14±3.13	51.03±0.79
共培养第 28 天	60.74±1.96	60.15±3.14	61.04±2.45	61.12±3.03
共培养第 35 天	65.37±3.25	62.09±3.56	63.97±3.22	67.01±3.69

注：相同时间点组间比较，$P>0.05$。

3. ICC 结果

原代培养的肝细胞片作为阳性对照，传代 3 次的骨髓干细胞片作为阴性对照，阳性标准为细胞质内出现棕黄色颗粒。相当于原生药 1.5625 mg/mL 浓度的左归 1 号、左归 2 号、左归 1 号和 2 号混合制剂作用于共培养体系，第 7、14、21、28、35 天各组 AFP、CK18、ALB 阳性细胞率组间比较，无显著性差异，$P>0.05$，见表 4-22 至表 4-24。

表 4-22　各组不同时间点骨髓干细胞 AFP 阳性细胞率（%，$n=10$，$\bar{X}\pm S$）

项目	空白对照组	左归 1 号组	左归 2 号组	左归 1 号和 2 号组
共培养第 7 天	48.93±3.58	47.01±3.05	48.21±3.11	45.71±2.82

续表

项目	空白对照组	左归1号组	左归2号组	左归1号和2号组
共培养第14天	30.11±2.73	29.00±3.01	30.52±2.93	31.71±3.63
共培养第21天	8.42±1.88	9.12±3.85	8.01±2.01	7.86±1.91
共培养第28天	2.55±0.68	3.51±1.17	4.07±1.22	2.89±1.62
共培养第35天	2.43±0.86	2.27±0.75	2.31±1.82	2.06±1.71

注：相同时间点各实验组比较，$P>0.05$。

表 4-23　各组不同时间点骨髓干细胞 ALB 阳性细胞率（%，$n=10$，$\bar{X}\pm S$）

项目	空白对照组	左归1号组	左归2号组	左归1号和2号组
共培养第7天	17.15±2.44	16.99±2.61	17.11±2.24	17.10±2.15
共培养第14天	49.72±2.10	48.01±2.35	48.08±3.17	49.06±2.31
共培养第21天	61.41±2.86	61.01±4.11	60.68±3.43	61.13±4.99
共培养第28天	67.02±2.44	67.13±3.63	68.05±2.89	67.02±3.13
共培养第35天	70.11±3.02	71.40±2.99	70.91±3.15	70.95±4.88

注：相同时间点各实验组比较，$P>0.05$。

表 4-24　各组不同时间点骨髓干细胞 CK18 阳性细胞率（%，$n=10$，$\bar{X}\pm S$）

项目	空白对照组	左归1号组	左归2号组	左归1号和2号组
共培养第7天	21.31±2.92	23.02±2.83	22.77±3.15	21.96±3.25
共培养第14天	41.82±4.19	41.79±4.86	42.11±3.01	41.65±4.96
共培养第21天	63.21±7.34	64.00±2.14	63.91±5.35	63.94±7.53
共培养第28天	69.89±3.75	71.06±6.82	70.93±5.94	74.41±3.01
共培养第35天	72.66±3.51	73.19±3.10	71.02±3.29	73.82±4.31

注：相同时间点各实验组比较，$P>0.05$。

（三）结果分析

笔者利用透过性支持物建立的骨髓干细胞与肝组织细胞共培养体系，可以在避免细胞融合的条件下实时、动态地观察肝再生环境下骨髓干细胞转化肝细胞的变化情况。

笔者以往的研究结果表明，10%左归丸含药血清可以促进骨髓干细胞转化肝细胞。但左归丸为复方制剂，药物成分复杂，含药血清的成分更加复杂，其发挥作用的主要药物成分不得而知，为探讨左归丸影响骨髓干细胞转化肝细胞的有效成分，笔者及其团队将左归丸粗拆为左归丸草本药制剂（熟地黄、山药、枸杞子、山茱萸、菟丝子、川牛膝，简称左归1号）和左归丸动物药制剂（鹿角胶、龟板胶，简称左归2号），对比观察不同制剂对骨髓干细胞转化肝细胞的影响。结果显示，在共培养体系中左归丸拆方制剂使用 6.25 mg/mL 浓度时培养第7天骨髓干细胞出现损伤性反应，第14天时细胞几乎全部死亡，3.125 mg/mL 浓度时培养第10天细胞出现空泡、破裂等损伤，1.5625 mg/mL 浓度时培养第14天细胞生长状态较好，未出现明显的细胞损伤。最终选定 1.5625 mg/mL 水煮醇提制剂左归1号、左归2号、左归1号和2号组进行平行对照实验，共培养第7、14、21、28、35天时分别取细胞片用 PAS 法检测糖原，免疫细胞化学方法检测肝细胞特异性标志物 AFP、ALB、CK18 的表达，结果平行对照各组无显著性差异，$P>0.05$。提示骨髓干细胞对环境条件比较苛刻，对不利的影响因素比较敏感，采用水煮醇提的粗提制剂浓度高于 1.5625 mg/mL 时，影响骨髓干细胞的存活，而浓度为 1.5625 mg/mL 时，对骨髓干细胞转化肝细胞的影响不大，提示今后采用骨髓干细胞与肝组织细胞共培养体系研究中药有效成分对骨髓干细胞的影响，除可选用血清药理学方法外，其中药有效成分制剂必须精制，以尽量避免不利成分对骨髓干细胞的影响。

本实验结果结合前期的研究结果还提示另外一种可能的作用机制，即左归丸影响骨髓干细胞转化肝细胞的作用主要不是药物成分的直接影响，而是通过改善肝再生微环境间接产生影响，故采用不灭活的含药血清可获得较好的实验结果。

八、补肾生髓成肝影响骨髓干细胞转化肝细胞关键蛋白的相互作用机制

"补肾生髓成肝"是在深入挖掘"肾生骨、髓，髓生肝"这一精辟论断科学内涵的基础上，总结多年来的基础研究成果和临床诊疗经验，在继承中医生机学说的理论基础上创新提出的"肝主生发"肝藏象理论体系中针对髓失生肝病因病机的治疗法则。前期研究结果表明，"补肾生髓成肝"治疗法则至少可通过补肾生精髓成肝（补肾生精髓而调控转化生成肝）、补肾生骨髓成肝（补肾生骨髓而调控转化生成肝）和补肾生脑髓成肝（补肾生脑髓而调控转化生成肝）三个途径和机制维持正常的肝脏发生发育和再生修复机制、防止肝再生紊乱，从而防治肝脏疾病的发生发展。肝脏具有惊人而独特的器官再生能力，肝再生是肝损伤修复必需和必然的过程，维持正常的肝再生过程是避免肝脏疾病发生发展的重要机制和关键环节。骨髓干细胞转化肝细胞是肝再生的重要机制之一。"补肾生髓成肝"防治肝脏疾病是该研究领域具有原创性的研究方向，具有重要的科学意义和广阔的临床运用前景。其中，随着BMSCs多向分化潜能的证实，特别是肝细胞分化的实验证据的累积，"补肾生骨髓成肝"的实验基础日益坚实。

随着人类基因组计划的完成和科学技术的发展，生命科学研究已进入后基因组时代，众多研究领域的研究重心也从揭示生命的所有遗传信息转移到在整体水平上对功能的研究。蛋白质作为生物功能的主要体现者，蛋白质的表达水平、存在方式及相互作用等都与其承担和实现的生物功能直接相关。蛋白质组能够实时动态反映生物系统所处状态，蛋白质组学研究可以提供精确而详细的关于细胞或组织所处状态的分子信息，通过蛋白质组学分析能够揭示蛋白质合成、降解、修饰及相互作用的调控过程。蛋白质也是中药发挥生物学效应的物质基础，"补肾生髓成肝"治疗法则反映了中医学多途径、多靶点、多环节、多层次和多时限的整合调节作用的特色，研究补肾（左归丸）对骨髓干细胞转化肝细胞过程的蛋白质网络的调控作用有助于揭示其药物作用靶点和作用机制。利用蛋白质组学的研究思路和研究手段确定在补肾生髓成肝过程中起关键作用的蛋白质及其之间的相互作用机制，能够比较全面地收集信息，尽可能地反映补肾生髓成肝整体调节的全貌，反映补肾生髓成肝过程多途径、多靶点、多环节和多层次调节蛋白质表达及其相互作用的机制。

本研究在"补肾生髓成肝"治疗法则的临床和实验研究基础上，运用蛋白质组学的研究思路和方法技术整体分析补肾（左归丸）调控BMSCs转化肝细胞这一过程中蛋白质组的差异表达并确定关键蛋白质，运用免疫共沉淀技术研究其关键蛋白质的相互作用，以期真实地反映补肾（左归丸）在调控骨髓干细胞转化肝细胞过程中所涉及的关键蛋白质靶点，为骨髓干细胞转化肝细胞的临床运用和补肾治疗肝病的临床应用提供科学的实验依据，进一步揭示"肾生骨、髓，髓生肝"和"肝肾同源"的科学内涵，丰富"髓失生肝"新的病因病机认识，探讨"补肾生髓成肝"治疗法则的疗效机制，在继承中医理论认识的基础上有所创新和发展。

前期研究工作表明，使用肝细胞培养上清能够诱导骨髓干细胞转化肝细胞，利用透过性支持物建立的骨髓干细胞与肝细胞共培养体系既杜绝了两种细胞融合的可能，又体现了肝细胞生长代谢环境对骨髓干细胞的实时影响作用，反映了肝细胞增殖的肝再生微环境对骨髓干细胞转化肝细胞的影响，较好地模拟了体内"髓生肝"的生理状态。根据以往的研究结果，在骨髓干细胞与肝细胞共培养体系中补肾（左归丸药物血清）能够促进骨髓干细胞转化肝细胞，并维持其肝细胞功能，是体外研究"补肾生髓成肝"治疗法则的优化细胞模型。本实验研究采用骨髓干细胞与肝细胞共培养体系，结合蛋白质组学相关质谱技术和免疫共沉淀技术研究骨髓干细胞转化肝

细胞的蛋白质表达变化,探讨"补肾生髓成肝"关键蛋白质及其相互作用的机制,为阐明"补肾生髓成肝"的生物学基础,确定促进骨髓干细胞转化肝细胞的作用靶点奠定坚实的实验基础。

(一)实验方法

采用骨髓干细胞与肝细胞共培养体系获取转化后的细胞标本,蛋白质组学相关质谱技术探讨左归丸"补肾生髓成肝"的关键蛋白质,免疫共沉淀技术分析关键蛋白质的相互作用机制。

1. 实验材料

实验主要在湖北省中医院肝病研究所细胞分子生物学三级实验室、湖北省中医院中药研究室、湖北中医药大学中医药实验中心、武汉大学生命科学院蛋白质组学及质谱学共享实验室进行。实验相关主要仪器如下:FACSCalibur 型流式细胞仪、插入式培养皿、GIS 300 凝胶成像分析系统、串联四极杆线性离子肼质谱仪。

实验大鼠为湖北省预防医学科学院实验动物研究中心 Wistar 大鼠,SPF 级,2 日龄 4 只,2 月龄 40 只。OriCell™ Wistar 大鼠 BMSCs(RAWMX-01001),购自赛业(广州)生物科技有限公司。

左归丸方药由湖北省中医院中药房提供,生理盐水由湖北省中医院西药房提供。采用大剂量水煎剂给大鼠灌胃方法制备左归丸药物血清,2 月龄 Wistar 大鼠 40 只,随机分为含药血清组和空白血清组,20 只/组。室内清洁消毒后,加饲料及水饲养。左归丸药液按 10 mL/(kg·d) 剂量灌胃;空白血清组给予同等剂量的生理盐水灌胃,连续给药 15 天。第 15 天给药后 2 h,各组大鼠依次称重,按 40 mg/kg 剂量给予 3% 戊巴比妥钠腹腔注射麻醉,常规消毒后颈动脉插管取血。室温放置 2 h 后 2500 r/min 离心 20 min,取同组上层血清混合,0.22 μm 微孔滤膜过滤除菌,4 ℃保存备用。

DMEM/F12 培养基、100×青-链霉素购自 Gibco 公司。胎牛血清购自杭州四季青生物工程材料有限公司。流式细胞仪检测抗体:CD44 抗体购自英国 AbD Serotec 公司,CD34 抗体购自美国 Santa Cruz 公司,CD90、CD11b、CD45、CD106 抗体购自美国 BioLegend 公司。AFP 抗体、CK18 抗体购自美国 Abcam 公司,ALB 抗体购自美国 Axxora 公司。PAS 糖原检测试剂盒购自珠海贝索生物技术有限公司。SABC 免疫组化试剂盒、正常兔 IgG 购自武汉博士德生物工程有限公司。通用型蛋白质提取试剂(非变性型)、BCA 法蛋白质定量试剂盒购自上海捷瑞生物工程有限公司。14-3-3 蛋白抗体、GRP78 抗体、组蛋白 H4 抗体和蛋白 A/G PLUS 琼脂糖珠均购自美国 Santa Cruz 公司。

2. 肝细胞的分离培养

2 日龄 Wistar 大鼠用乙醚麻醉,75% 酒精常规消毒皮肤,剖开胸腹腔皮肤、暴露肝脏,无菌条件下剪取肝组织,放入无血清的 DMEM/F12 培养基漂洗以除去血液,肝组织放入无菌平皿,用镊子撕去包膜等结缔组织,再次用无血清培养基漂洗,使用眼科剪将其剪碎成 1 mm³ 左右大小的组织块,加入无血清培养基吹打数次,静置 30 s,待组织块自然沉降后吸去上层含红细胞的培养基,重复洗涤 3 次以尽量去除红细胞,然后将组织块接种于培养瓶,加入 DMEM/F12 培养基(含 10% 胎牛血清、100 U/mL 青霉素、0.1 mg/mL 链霉素)中,37 ℃、5% CO_2 培养箱培养,待肝细胞长满瓶底 80% 时用 0.25% 胰蛋白酶消化传代。

3. 大鼠 BMSCs 的复苏与传代培养

引进赛业(广州)生物科技有限公司 OriCell™ Wistar 大鼠 BMSCs,OriCell™ Wistar 大鼠 BMSCs 完全培养基在 37 ℃ 水浴预温后,取 9 mL 完全培养基加入 15 mL 离心管中。取出液氮冻存的 OriCell™ Wistar 大鼠 BMSCs,37 ℃ 水浴中缓慢摇动使其在 1 min 内完全解冻(注意不能让冻存管口进入水中以免污染),迅速用 75% 酒精消毒冻存管外壁,将解冻的细胞悬液小心吸出,缓慢滴加至已装有完全培养基的 15 mL 离心管中,并用 1 mL 完全培养基稍洗冻存管以便收集解冻的全部细胞。收集细胞的 15 mL 离心管以 800 r/min 的速度离心 5 min 后尽量吸弃上层培养基,细胞沉淀中加入 3 mL 预温的完全培养基,轻柔吹打以重悬细胞,然后将细胞悬液接种于培养瓶并补足 5 mL 培养基,水平方向轻轻晃动培养瓶以便使细胞分布均匀,37 ℃、5% CO_2 培养箱培养。24 h 后更换新鲜的完全培养基,以后每 3 天更换 1 次完全培养基,待细胞长满瓶底 80% 后用 0.125% 胰蛋白酶消化并传代。

4. BMSCs 与肝细胞共培养体系的建立和诱导培养

肝细胞传代时接种于 6 孔板中,BMSCs 传代时接种于插入式培养皿,待细胞贴壁后将培养皿置于种有肝细胞的 6 孔板内,建立 BMSCs 与肝细胞共培养体系。共培养体系使用适合肝细胞生长的 DMEM/F12 培养基(含 15% 胎牛血清、100 U/mL 青霉素、0.1 mg/mL 链霉素),按组别分别加入 10% 左归丸药物血清和 10% 空白血清,每 3 天半量更换培养基 1 次,每 10 天更换共培养体系中的肝细胞 1 次即将插入式培养皿转移至重新接种肝细胞的新 6 孔板以保证肝细胞增殖活力。插入式培养皿内预先放置 10% 多聚赖氨酸包被的小玻片,定期收集细胞爬片用于检测糖原、AFP、CK18、ALB 表达。在共培养第 15 天和第 30 天时收集插入式培养皿内的细胞,冻存备用。

5. PAS 法检测糖原表达

共培养第 7、15、30 天时分别取插入式培养皿内细胞爬片用 PAS 法染色检测诱导细胞的糖原表达情况,以原代培养的肝细胞爬片作为阳性对照,传代 3 次的 BMSCs 爬片作为阴性对照。细胞爬片用 95% 酒精固定 10 min,蒸馏水冲洗数次,室温放置、自然风干;滴加适量 1% 过碘酸水溶液反应 10 min,蒸馏水冲洗数次,室温晾干;滴加适量 Schiff 试剂作用 30 min,亚硫酸水洗 3 遍,自来水充分冲洗 5 min 后室温晾干;滴加适量 2% 甲基绿染液复染 15 min,自来水洗去多余染液,常规脱水、透明、中性树胶封片。镜下观察(200×),细胞质内出现弥散状、颗粒状或块状红色为阳性细胞,随机选取 10 个视野计数阳性细胞,将阳性对照片的阳性细胞率作为100%,比较两组不同时间点的阳性细胞率(%)。

6. ICC 检测肝细胞特异性标志物

共培养第 7、15、30 天时分别取插入式培养皿内细胞爬片用 ICC 检测肝细胞特异性标志物 AFP、CK18、ALB 的表达;以原代培养的肝细胞爬片作为阳性对照,传代 3 次的 BMSCs 爬片作为阴性对照。细胞爬片用 4% 多聚甲醛固定 90 min,1× PBS 冲洗干净后滴加适量过氧化物酶阻断剂反应 10 min,1× PBS 冲洗 3 min,重复 3 次,滴加适量封闭血清,37 ℃ 孵育 10 min,直接甩干多余血清后,分别滴加适量 AFP、CK18、ALB 一抗工作液(无菌 1× PBS 稀释,其中 AFP 一抗按 1∶200 稀释、CK18 一抗按 1∶100 稀释、ALB 一抗按 1∶200 稀释),37 ℃ 孵育 2 h,1× PBS 冲洗 3 min,重复 3 次;再滴加生物素标记的二抗 37 ℃ 孵育 10 min;1× PBS 冲洗后滴加过氧化物酶标记的亲和素 37 ℃ 孵育 10 min,1× PBS 冲洗;滴加适量新鲜配制的 DAB 显色工作液,显微镜下监测其颜色变化,自来水冲洗以终止显色,苏木素轻度复染细胞核,常规脱水、透明、中性树胶封片。镜下观察(200×),阳性标准为细胞质内出现棕黄色颗粒,随机选取 10 个视野计数阳性细胞,将阳性对照片的阳性细胞率作为 100%,比较两组不同时间点的阳性细胞率(%)。

7. 诱导培养肝细胞的蛋白质组学研究

配制 RIPA 裂解液(50 mmol/L Tris-HCl(pH 7.4)、150 mmol/L NaCl、0.25% 脱氧胆酸钠、1% NP-40、1 mmol/L EDTA、1 mmol/L PMSF 临用前加入)。按 $5×10^6$ 个细胞加入 500 μL 细胞裂解液的剂量加入试剂,充分吹打后冰浴 30 min,4 ℃、14000 r/min 离心 5 min,上清即为总蛋白质样本,BCA 法蛋白质定量试剂盒测定总蛋白质样本浓度。蛋白质样品加入 1/5 体积的 5× Loading buffer 后沸水浴 3 min 用于 SDS-PAGE(聚丙烯酰胺凝胶电泳)。配制 30% 丙烯酰胺溶液(丙烯酰胺∶甲叉双丙烯酰胺 = 29∶1),配制 5% 浓缩胶-12% 分离胶进行 SDS-PAGE,蛋白质上样量为每个样品 200 μg,浓缩时恒压 140 V、分离时恒压 100 V。电泳结束后,凝胶用考马斯亮蓝染色,GIS300凝胶成像分析系统获取图像并进行图像分析,确定差异表达的条带,用干净的手术刀切取差异条带进行蛋白质质谱分析。

8. 差异表达的蛋白质质谱检测

将切下的差异条带胶块切成1 mm³左右的小块装入Eppendorf管中,用50% ACN(乙腈)/100 mmol/L NH_4HCO_3(pH 8.0)浸洗胶块10 min,重复3次,吸弃洗液,用Speed Vac真空浓缩仪将胶块抽干;将胶块浸入50 mL 10 mmol/L DTT、50 mmol/L NH_4HCO_3(pH 8.0)中温育1 h(温度逐渐升高到65 ℃),吸弃浸液,将胶块浸入50 mL 55 mmol/L iodoacetamide、50 mmol/L NH_4HCO_3(pH 8.0),室温下避光温育30 min后吸弃浸液;将胶块用100 mL 10 mmol/L NH_4HCO_3浸洗10 min,吸弃溶液后再用100 mL ACN浸洗10 min,重复100 mL 10 mmol/L NH_4HCO_3浸洗过程1次,吸弃上清,用Speed Vac真空浓缩仪将胶块抽干5 min;向装有胶块的Eppendorf管中加入5 mL稀释的胰蛋白酶液(美国Promega公司),待胶块完全吸收酶液后加入足量的10 mmol/L NH_4HCO_3以覆盖吸胀的胶块,37 ℃温育3 h;加入等体积的60% ACN/5%甲酸,超声波振荡10 min,离心2 min,收集并保存上清;向剩下的胶块再加入约40 mL 60% ACN/5%甲酸,超声波振荡10 min,离心2 min,收集并保存上清;将收集保存的上清抽干约1 h,用ZipTipC18脱盐,基质液洗脱。利用串联四极杆线性离子肼质谱仪进行质谱检测,通过自动进样器进样15 μL,毛细管液相分离后肽段通过质谱进行分离得到相关的肽段信息。根据测定肽段的信息使用MASCOT软件搜索Swiss-Prot数据库,比对与测定肽段对应的蛋白质,软件自动分析评定分数,45分以上为有效信息。检索NCBI公共数据库、InterPro数据库(http://www.ebi.ac.uk/interpro)和UniProtKB数据库(http://www.uniprot.org/uniprot/)检索相关蛋白质的详细信息,获得蛋白质家族、区域、功能位点等描述以进行生物信息学分析。

9. 免疫共沉淀检测

检测"补肾生髓成肝"关键的相互作用的蛋白质,选用通用型蛋白质提取试剂(非变性型,上海捷瑞生物工程有限公司),临用前加入终浓度为1 mmol/L的PMSF溶液。正常Wistar大鼠(SPF级)2月龄1只,颈椎脱臼处死,无菌条件下剪取50 mg肝组织加入1 mL蛋白质提取试剂匀浆,匀浆冰浴30 min后4 ℃、14000 r/min离心5 min,上清即为蛋白质样本(非变性型)。蛋白质样本中加入1 μg/mL正常兔IgG和20 μL/mL蛋白A/G PLUS琼脂糖珠,轻柔吹打混匀后4 ℃孵育30 min,4 ℃、2500 r/min离心5 min,取上清1 mL分别加入2 μg 14-3-3蛋白一抗、GRP78一抗、组蛋白H4一抗,混匀后4 ℃孵育60 min,再加入20 μL蛋白A/G PLUS琼脂糖珠轻柔吹打混匀,4 ℃缓慢摇动过夜。4 ℃、2500 r/min离心5 min,小心吸弃上清,沉淀用1×PBS洗涤4次后用40 μL 1×Loading buffer溶解,煮沸3 min后进行SDS-PAGE。配制30%丙烯酰胺溶液(丙烯酰胺:甲叉双丙烯酰胺=29:1),利用5%浓缩胶-12%分离胶进行SDS-PAGE,蛋白质上样量为20 μL,浓缩时恒压140 V、分离时恒压100 V。电泳结束后,凝胶用考马斯亮蓝染色,用GIS300凝胶成像分析系统获取图像并进行图像分析,确定差异表达的条带,用干净的手术刀切取差异条带进行蛋白质质谱分析。酶切和蛋白质质谱检测方法参照前述"差异表达的蛋白质质谱检测"操作步骤。

10. 统计分析

使用SPSS 11.5统计软件进行统计分析,阳性细胞率以$\overline{X}\pm S$表示,$P<0.05$时结果具有显著性差异。

(二)实验结果

实验获得左归丸诱导骨髓干细胞转化肝细胞的细胞培养结果、转化后肝细胞蛋白质质谱分析结果、免疫共沉淀检测结果及生物信息学分析结果。

1. OriCell™ Wistar 大鼠 BMSCs 生长状态

冻存代次为第 5 代,复苏后观察形态较均一、饱满,多呈梭性,传至第 33 代时,细胞仍较有活力。在 1∶2 的分种率下在 72 h 内可长满,形态亦多呈梭形,呈极性排列(图 4-15、图 4-16)。

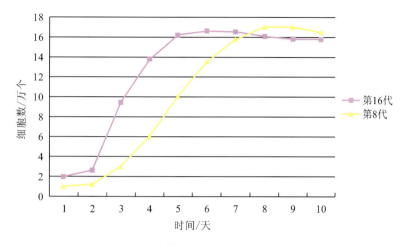

图 4-15 OriCell™ Wistar 大鼠 BMSCs 生长曲线

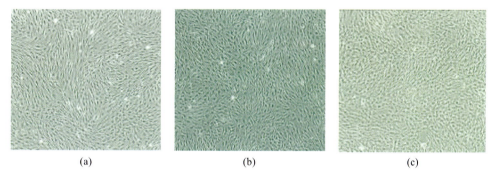

图 4-16 OriCell™ Wistar 大鼠 BMSCs 第 6 代、第 10 代、第 21 代细胞形态

注:形态较均一、饱满,多呈梭形,呈极性排列。

2. OriCell™ Wistar 大鼠 BMSCs 表面标记检测报告

流式细胞术鉴定 BMSCs 表面标记的操作过程如下:将细胞消化制备成单细胞悬液,每个样品约需 3×10^5 个细胞,离心后以 100 μL 流式检测 buffer 重悬,将细胞悬液转移至流式检测管中,加入 5 μL 检测抗体(CD44、CD34、CD90、CD11b、CD45、CD106)。室温避光孵育 30 min。加入 2 mL 流式检测 buffer,1000 r/min 离心 5 min,弃上清以洗脱未结合的检测抗体。加入 300 μL 流式检测 buffer 重悬细胞,流式细胞仪检测。分析结果见图 4-17。

3. BMSCs 诱导后的形态改变

10% 含药血清组加药后第 3 天有小部分 BMSCs 开始表现出肝细胞样细胞形态、细胞呈多边形、细胞质丰富、核大或多核,第 15 天时约 50% 的细胞表现为肝细胞样细胞形态,第 30 天时 80% 细胞呈肝细胞样细胞形态(图 4-18)。

4. 糖原染色结果

阳性对照的肝细胞内可见大量糖原颗粒,阴性对照的 BMSCs 内无糖原颗粒。含药血清组共培养第 30 天的肝细胞糖原染色阳性细胞率(81.39%±4.72%)高于空白血清组(67.59%±6.83%)和含药血清组共培养第 15 天的结果(21.11%±6.70%),差异具有显著性,$P<0.05$,见表 4-25。

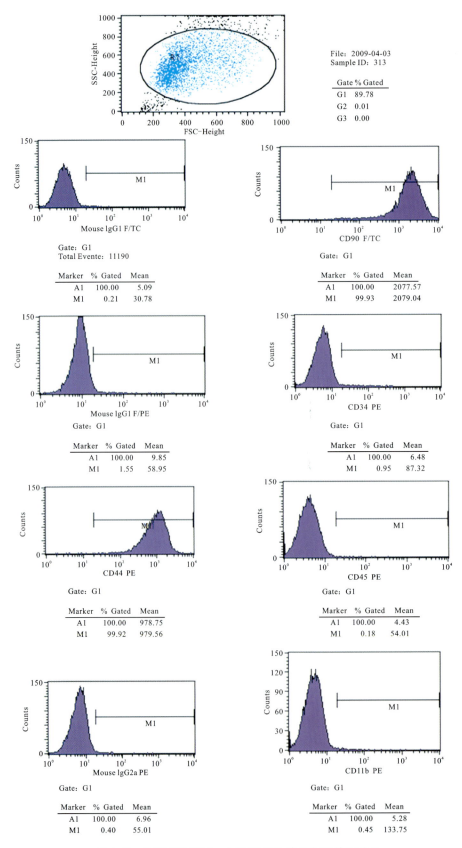

图 4-17 OriCell™ Wistar 大鼠 BMSCs 表面标记检测结果

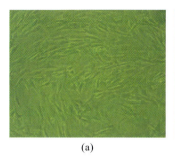 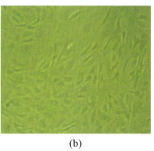 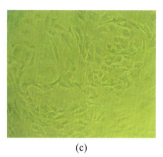

(a) (b) (c)

图 4-18 BMSCs 的形态变化

注:(a)诱导培养前的 BMSCs,大多呈长梭形;(b)诱导培养第 15 天的肝细胞,部分细胞表现为上皮样细胞形态;(c)诱导培养第 30 天的肝细胞,随着诱导时间的延长呈肝细胞样细胞形态。

表 4-25　各组不同时间点细胞糖原染色阳性细胞率(%,$n=10$,$\overline{X}\pm S$)

时间点	组别	
	含药血清组	空白血清组
共培养第 7 天	4.92±2.13	2.77±1.61
共培养第 15 天	21.11±6.70	15.28±4.50
共培养第 30 天	81.39±4.72*#	67.59±6.83

注:与空白血清组相比,*$P<0.05$;与同组共培养第 15 天相比,#$P<0.05$。

5. ICC 结果

原代培养的肝细胞片作为阳性对照,传代 3 次的 BMSCs 片作为阴性对照,阳性标准为细胞质内出现棕黄色颗粒。共培养第 30 天的肝细胞 AFP 阳性细胞率(3.74%±0.47%)显著低于共培养第 15 天的肝细胞 AFP 阳性细胞率(19.36%±2.66%),$P<0.05$。共培养第 30 天的肝细胞 CK18 阳性细胞率(91.14%±7.03%)显著高于共培养第 15 天的肝细胞 CK18 阳性细胞率(59.21%±3.61%),$P<0.05$。共培养第 30 天的肝细胞 ALB 阳性细胞率(88.72%±4.35%)显著高于共培养第 15 天的肝细胞 ALB 阳性细胞率(60.27%±5.13%),$P<0.05$,具体见表 4-26 至表 4-28。

表 4-26　各组不同时间点细胞 AFP 阳性细胞率(%,$n=10$,$\overline{X}\pm S$)

时间点	组别	
	含药血清组	空白血清组
共培养第 7 天	78.63±5.72*	45.33±4.61
共培养第 15 天	19.36±2.66*	28.54±6.37
共培养第 30 天	3.74±0.47#△	2.86±1.15

注:与空白血清组相比,*$P<0.01$,#$P<0.05$;与同组共培养第 15 天相比,△$P<0.05$。

表 4-27　各组不同时间点细胞 CK18 阳性细胞率(%,$n=10$,$\overline{X}\pm S$)

时间点	组别	
	含药血清组	空白血清组
共培养第 7 天	30.46±3.88#	23.49±3.10
共培养第 15 天	59.21±3.61*	42.42±5.00
共培养第 30 天	91.14±7.03*△	73.05±6.75

注:与空白血清组相比,*$P<0.01$,#$P<0.05$;与同组共培养第 15 天相比,△$P<0.05$。

表 4-28　各组不同时间点细胞 ALB 阳性细胞率（%，$n=10$，$\bar{X}\pm S$）

时间点	组别	
	含药血清组	空白血清组
共培养第 7 天	32.15±3.27*	19.30±4.61
共培养第 15 天	60.27±5.13*	52.07±5.17
共培养第 30 天	88.72±4.35*△	73.29±4.08

注：与空白血清组相比，*$P<0.05$；与同组共培养第 15 天相比，△$P<0.05$。

6. SDS-PAGE 结果

利用 GIS300 凝胶成像分析系统获取凝胶图像，进行图像分析，选定差异条带（图 4-19）。

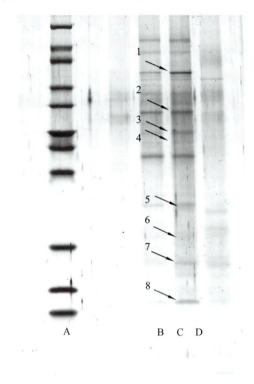

图 4-19　SDS-PAGE 图像

注：A，蛋白质标准，从上往下依次为 120000、100000、85000、70000、60000、50000、40000、30000、25000、20000、10000；B，诱导 15 天的肝细胞蛋白质（第 15 天组）；C，诱导 30 天的肝细胞蛋白质（第 30 天组）；D，未诱导的 BMSCs 蛋白质（BMC 组）；箭头标示所选差异条带（选取第 30 天组中灰度值强于第 15 天组和 BMC 组的条带进行质谱分析）。

7. 质谱分析结果

根据质谱分析所得肽段信息检索 Swiss-Prot 56.6 数据库，种属为大鼠，利用 Mascot 软件对各肽段评分，分值高于 45 为有意义信息。质谱实验中角蛋白、胰蛋白酶为常见干扰因素，因而从 Mascot 软件检索结果中去除角蛋白、胰蛋白酶选项，得到初步筛选结果，具体见表 4-29。

表 4-29　诱导培养的 BMSCs 差异表达蛋白质质谱分析结果

数据库：Swiss-Prot 56.6（405506 sequences；146166984 residues）		
Taxonomy：Rattus（7254 sequences）		
BAND 1 Protein hits	GRP78_RAT	78000 glucose-regulated protein
	ENPL_RAT	Endoplasmin
	HS71L_RAT	Heat shock 70000 protein 1L

续表

数据库:Swiss-Prot 56.6(405506 sequences;146166984 residues)		
Taxonomy:Rattus(7254 sequences)		
BAND 1 Protein hits	ATX1_RAT	Ataxin-1
	EF2_RAT	Elongation factor 2
	IMA5_RAT	Importin subunit alpha-5
BAND 2 Protein hits	PDIA3_RAT	Protein disulfide-isomerase A3
	PDIA1_RAT	Protein disulfide-isomerase A
	VIME_RAT	Vimentin
	KPYM_RAT	Pyruvate kinase isozymes M1/M2
	DPYL2_RAT	Dihydropyrimidinase-related protein 2
	G6PI_RAT	Glucose-6-phosphate isomerase
	ERO1A_RAT	ERO1-like protein alpha
BAND 3 Protein hits	ENOA_RAT	Alpha-enolase
	PDIA6_RAT	Protein disulfide-isomerase A6
	ATPB_RAT	ATP synthase subunit beta,mitochondrial
	TBA1A_RAT	Tubulin alpha-1A chain
	ACTA_RAT	Actin,aortic smooth muscle
	EF1A2_RAT	Elongation factor 1-alpha 2
	EF1A1_RAT	Elongation factor 1-alpha 1
	H4_RAT	Histone H4
	ATX1_RAT	Ataxin-1
	FRAP_RAT	FKBP12-rapamycin complex-associated protein
	GGLO_RAT	L-gulonolactone oxidase
	PDIA3_RAT	Protein disulfide-isomerase A3
	PDIA1_RAT	Protein disulfide-isomerase A
	GFAP_RAT	Glial fibrillary acidic protein
	PGCP_RAT	Plasma glutamate carboxypeptidase
	DPP2_RAT	Dipeptidyl-peptidase 2
	DYH7_RAT	Dynein heavy chain 7,axonemal
	IMA5_RAT	Importin subunit alpha-5
	IDE_RAT	Insulin-degrading enzyme
BAND 4 Protein hits	EF1A1_RAT	Elongation factor 1-alpha 1
	EF1G_RAT	Elongation factor 1-gamma
	GUAD_RAT	Guanine deaminase
	OST48_RAT	Dolichyl-diphosphooligosaccharide-protein glycosyltransferase 48000 subunit

续表

数据库:Swiss-Prot 56.6(405506 sequences;146166984 residues)		
Taxonomy:Rattus(7254 sequences)		
BAND 4 Protein hits	ENOA_RAT	Alpha-enolase
	VIME_RAT	Vimentin
	TRY3_RAT	Cationic trypsin-3
	GFAP_RAT	Glial fibrillary acidic protein
	ATPA_RAT	ATP synthase subunit alpha,mitochondrial
	ACTA_RAT	Actin,aortic smooth muscle
	FUCO_RAT	Tissue alpha-L-fucosidase
	ATX1_RAT	Ataxin-1
	PDE1B_RAT	Calcium/calmodulin-dependent 3′,5′-cyclic nucleotide phosphodiesterase 1B
BAND 5 Protein hits	G3P_RAT	Glyceraldehyde-3-phosphate dehydrogenase
	ALDR_RAT	Aldose reductase
	ALDOA_RAT	Fructose-bisphosphate aldolase A
	ACTB_RAT	Actin,cytoplasmic 1
	ANXA2_RAT	Annexin A2
	LDHA_RAT	L-lactate dehydrogenase A chain
	ANXA1_RAT	Annexin A1
	ADIP_RAT	Afadin-and alpha-actinin-binding protein
	CAZA1_RAT	F-actin-capping protein subunit alpha-1
	EF1A1_RAT	Elongation factor 1-alpha 1
	IMA5_RAT	Importin subunit alpha-5
	IF2A_RAT	Eukaryotic translation initiation factor 2 subunit 1
BAND 6 Protein hits	ANXA5_RAT	Annexin A5
	VDAC1_RAT	Voltage-dependent anion-selective channel protein 1
	MDHM_RAT	Malate dehydrogenase,mitochondrial
	ANXA1_RAT	Annexin A1
	EF1A1_RAT	Elongation factor 1-alpha 1
	NB5R3_RAT	NADH-cytochrome b5 reductase 3
	ANXA4_RAT	Annexin A4
	ATPG_RAT	ATP synthase subunit gamma,mitochondrial
	PNPH_RAT	Purine nucleoside phosphorylase
	AQP1_RAT	Aquaporin-1
	LDHA_RAT	L-lactate dehydrogenase A chain
	TPM2_RAT	Tropomyosin beta chain
	TPM4_RAT	Tropomyosin alpha-4 chain

续表

数据库:Swiss-Prot 56.6(405506 sequences;146166984 residues)		
Taxonomy:Rattus(7254 sequences)		
BAND 6 Protein hits	VDAC2_RAT	Voltage-dependent anion-selective channel protein 2
	ACTA_RAT	Actin,aortic smooth muscle
	MPCP_RAT	Phosphate carrier protein,mitochondrial
	DECR_RAT	2,4-dienoyl-CoA reductase,mitochondrial
	ALDR_RAT	Aldose reductase
	NQO1_RAT	NAD(P)H dehydrogenase [quinone] 1
	RS2_RAT	40S ribosomal protein S2
	RS3A_RAT	40S ribosomal protein S3a
	GRP78_RAT	78000 glucose-regulated protein
	DHI1_RAT	Corticosteroid 11-beta-dehydrogenase isozyme 1
	ROA3_RAT	Heterogeneous nuclear ribonucleoprotein A3
	TPM1_RAT	Tropomyosin alpha-1 chain
	TPM3_RAT	Tropomyosin alpha-3 chain
	1433F_RAT	14-3-3 protein eta
	1433B_RAT	14-3-3 protein beta/alpha
	ANXA2_RAT	Annexin A2
	RS3_RAT	40S ribosomal protein S3
	LANC1_RAT	LanC-like protein 1
	TBB3_RAT	Tubulin beta-3 chain
	GBB1_RAT	Guanine nucleotide-binding protein G(I)/G(S)/G(T)subunit beta-1
	OMD_RAT	Osteomodulin
	CPSF7_RAT	Cleavage and polyadenylation specificity factor subunit 7
BAND 7 Protein hits	PGAM1_RAT	Phosphoglycerate mutase 1
	PSA3_RAT	Proteasome subunit alpha type-3
	ADT1_RAT	ADP/ATP translocase 1
	ADT2_RAT	ADP/ATP translocase 2
	1433G_RAT	14-3-3 protein gamma
	1433Z_RAT	14-3-3 protein zeta/delta
	HPRT_RAT	Hypoxanthine-guanine phosphoribosyltransferase
	ACTB_RAT	Actin,cytoplasmic 1
	1433B_RAT	14-3-3 protein beta/alpha
	LEG3_RAT	Galectin-3
	EF1A2_RAT	Elongation factor 1-alpha 2
	1433E_RAT	14-3-3 protein epsilon
	RL8_RAT	60S ribosomal protein L8

续表

数据库：Swiss-Prot 56.6(405506 sequences；146166984 residues)		
Taxonomy：Rattus(7254 sequences)		
BAND 7 Protein hits	CATB_RAT	Cathepsin B
	EPDR1_RAT	Mammalian ependymin-related protein 1
	ETFB_RAT	Electron transfer flavoprotein subunit beta
	6PGL_RAT	6-phosphogluconolactonase
	KAD2_RAT	Adenylate kinase isoenzyme 2，mitochondrial
	RS4X_RAT	40S ribosomal protein S4，X isoform
	LXN_RAT	Latexin
	PSA7_RAT	Proteasome subunit alpha type-7
	LZTL1_RAT	Leucine zipper transcription factor-like protein 1
	D3D2_RAT	3,2-trans-enoyl-CoA isomerase，mitochondrial
	ATX1_RAT	Ataxin-1
	IMA5_RAT	Importin subunit alpha-5
	PSA4_RAT	Proteasome subunit alpha type-4
	H12_RAT	Histone H1.2
	MYOG_RAT	Myogenin
	A1M_RAT	Alpha-1-macroglobulin
BAND 8 Protein hits	PRDX1_RAT	Peroxiredoxin-1
	SODM_RAT	Superoxide dismutase [Mn]，mitochondrial
	RAB1A_RAT	Ras-related protein Rab-1A
	PSB6_RAT	Proteasome subunit beta type-6
	RAB1B_RAT	Ras-related protein Rab-1B
	RAB10_RAT	Ras-related protein Rab-10
	RAB35_RAT	Ras-related protein Rab-35
	RAB15_RAT	Ras-related protein Rab-15
	GSTP1_RAT	Glutathione S-transferase P
	SAR1B_RAT	GTP-binding protein SAR1b
	ACTA_RAT	Actin，aortic smooth muscle
	RAB7A_RAT	Ras-related protein Rab-7a
	RAP1A_RAT	Ras-related protein Rap-1A
	UBIQ_RAT	Ubiquitin
	RAB43_RAT	Ras-related protein Rab-43
	RAB4B_RAT	Ras-related protein Rab-4B
	RAB3D_RAT	GTP-binding protein Rab-3D
	RAB12_RAT	Ras-related protein Rab-12(Fragment)
	RAB26_RAT	Ras-related protein Rab-26
	LIPA4_RAT	Liprin-alpha-4(Fragment)

续表

数据库:Swiss-Prot 56.6(405506 sequences;146166984 residues)		
Taxonomy:Rattus(7254 sequences)		
BAND 8 Protein hits	PSB2_RAT	Proteasome subunit beta type-2
	G3P_RAT	Glyceraldehyde-3-phosphate dehydrogenase
	GRIA1_RAT	Glutamate receptor 1
	CAC1S_RAT	Voltage-dependent L-type calcium channel subunit alpha-1S(Fragment)
	PGRC1_RAT	Membrane-associated progesterone receptor component 1
	AIFM1_RAT	Apoptosis-inducing factor 1,mitochondrial
	WASF1_RAT	Wiskott-Aldrich syndrome protein family member 1
	EF1A1_RAT	Elongation factor 1-alpha 1
	KIF1C_RAT	Kinesin-like protein KIF1C
	ATX1_RAT	Ataxin-1
	TRAK2_RAT	Trafficking kinesin-binding protein 2
	PRDX2_RAT	Peroxiredoxin-2
	ADCYA_RAT	Adenylate cyclase type 10
	ARMX1_RAT	Armadillo repeat-containing X-linked protein 1

8．免疫共沉淀及质谱分析结果

免疫共沉淀产物经 SDS-PAGE,结果见图 4-20,按图示编号切取胶条进行质谱检测。根据质谱分析所得肽段信息检索 Swiss-Prot 56.6 数据库,种属为大鼠,利用 Mascot 软件对各肽段

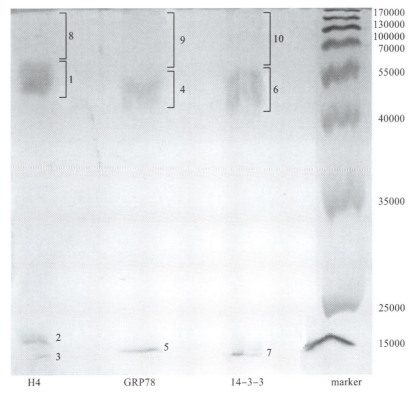

图 4-20 免疫共沉淀产物 SDS-PAGE 图像,按图示编号切取胶条进行质谱检测

评分,分值高于45为有意义信息。质谱实验中角蛋白、胰蛋白酶为常见干扰因素,需从Mascot软件检索结果中去除角蛋白、胰蛋白酶;因实验过程中加入了IgG,考虑结果中的IgG为假阳性,应删除相应结果;根据蛋白质标准的相对分子质量,横向比较相对分子质量相近的BAND,去掉非特异性结果和相对分子质量不符的结果,得到初步筛选结果,见表4-30。

表4-30 BMSCs转化肝细胞关键蛋白质中相互作用蛋白质的质谱分析结果

关键蛋白质	相互作用蛋白质的质谱分析		
	条带	蛋白质编号	蛋白质名称
H4	BAND 1	NPTX1	Neuronal pentraxin-1
		CATA	Catalase
		OGG1	N-glycosylase/DNA lyase
		IMA5	Importin subunit alpha-5
		VIME	Vimentin
	BAND 2	GSTA5	Glutathione S-transferase alpha-5
		TM196	Transmembrane protein 196
	BAND 3	NEST	Nestin
	BAND 8	DDX25	ATP-dependent RNA helicase DDX25
GRP78	BAND 4	AL1A7	Aldehyde dehydrogenase, cytosolic 1
		AL1B1	Aldehyde dehydrogenase X, mitochondrial
		AL1A1	Retinal dehydrogenase 1
		AL1A2	Retinal dehydrogenase 2
		UD2B2	UDP-glucuronosyltransferase 2B2
		UD2B8	UDP-glucuronosyltransferase 2B8
		ACTB	Actin, cytoplasmic 1
		GRK5	G protein-coupled receptor kinase 5
		DPYS	Dihydropyrimidinase
	BAND 5	GSTM1	Glutathione S-transferase Mu 1
		GSTA2	Glutathione S-transferase alpha-2
		GSTA3	Glutathione S-transferase alpha-3
		G3P	Glyceraldehyde-3-phosphate dehydrogenase
	BAND 9	ACSL1	Long-chain-fatty-acid--CoA ligase 1
		ACSL5	Long-chain-fatty-acid--CoA ligase 5
		PYC	Pyruvate carboxylase, mitochondrial
		GRP78	78000 glucose-regulated protein
		ECHP	Peroxisomal bifunctional enzyme
		TRHDE	Thyrotropin-releasing hormone-degrading ectoenzyme
		CES3	Carboxylesterase 3
		ODP2	Dihydrolipolylysine-residue acetyltransferase component of pyruvate dehydrogenase complex, mitochondrial
		ARNT2	Aryl hydrocarbon receptor nuclear translocator 2

续表

关键蛋白质	相互作用蛋白质的质谱分析		
	条带	蛋白质编号	蛋白质名称
		HMCS1	Hydroxymethylglutaryl-CoA synthase，cytoplasmic
		NEST	Nestin
		CP2CN	Cytochrome P450 2C23
		CP2CB	Cytochrome P450 2C11
14-3-3	BAND 7	NMS	Neuromedin-S
	BAND 10	IMA5	Importin subunit alpha-5
		EF2	Elongation factor 2
		CARD9	Caspase recruitment domain-containing protein 9
		RAF1	RAF proto-oncogene serine/threonine-protein kinase

9. 生物信息学分析结果

运用 DAVID(database for annotation，visualization and integrated discovery)工具分析，蛋白质组中差异表达的蛋白质给予功能注释，并给予聚类分析和信号通路分析，给予蛋白质各种不同方式聚类分析，从 PIR(protein information resource)中找出的聚类见图 4-21。

Sublist	Category	Term	RT	Genes	Count	%	P-Value	Benjamini
	SP_PIR_KEYWORDS	acetylation	RT		81	62.8	5.1E-36	1.2E-33
	SP_PIR_KEYWORDS	phosphoprotein	RT		77	59.7	2.7E-9	9.2E-8
	SP_PIR_KEYWORDS	cytoplasm	RT		54	41.9	1.3E-10	7.6E-9
	SP_PIR_KEYWORDS	nucleotide-binding	RT		34	26.4	1.2E-6	2.5E-5
	SP_PIR_KEYWORDS	transport	RT		26	20.2	5.9E-3	3.6E-2
	SP_PIR_KEYWORDS	mitochondrion	RT		20	15.5	2.0E-5	3.6E-4
	SP_PIR_KEYWORDS	gtp-binding	RT		18	14.0	1.2E-8	3.2E-7
	SP_PIR_KEYWORDS	methylation	RT		17	13.2	7.8E-11	6.1E-9
	SP_PIR_KEYWORDS	endoplasmic reticulum	RT		15	11.6	2.1E-3	1.8E-2
	SP_PIR_KEYWORDS	lipoprotein	RT		14	10.9	1.6E-3	1.5E-2
	SP_PIR_KEYWORDS	oxidoreductase	RT		14	10.9	3.9E-3	2.5E-2
	SP_PIR_KEYWORDS	P-loop	RT		13	10.1	2.1E-11	2.5E-9
	SP_PIR_KEYWORDS	nucleotide binding	RT		12	9.3	2.3E-10	1.1E-8
	SP_PIR_KEYWORDS	prenylation	RT		12	9.3	4.6E-9	1.4E-7
	SP_PIR_KEYWORDS	protein transport	RT		12	9.3	6.6E-4	7.4E-3
	SP_PIR_KEYWORDS	cytoskeleton	RT		12	9.3	1.3E-3	1.2E-2
	SP_PIR_KEYWORDS	GTP binding	RT		10	7.8	2.1E-9	8.3E-8
	SP_PIR_KEYWORDS	protein biosynthesis	RT		10	7.8	2.0E-4	2.9E-3
	SP_PIR_KEYWORDS	isopeptide bond	RT		10	7.8	3.4E-4	4.2E-3
	SP_PIR_KEYWORDS	Protease	RT		10	7.8	3.1E-2	1.5E-1

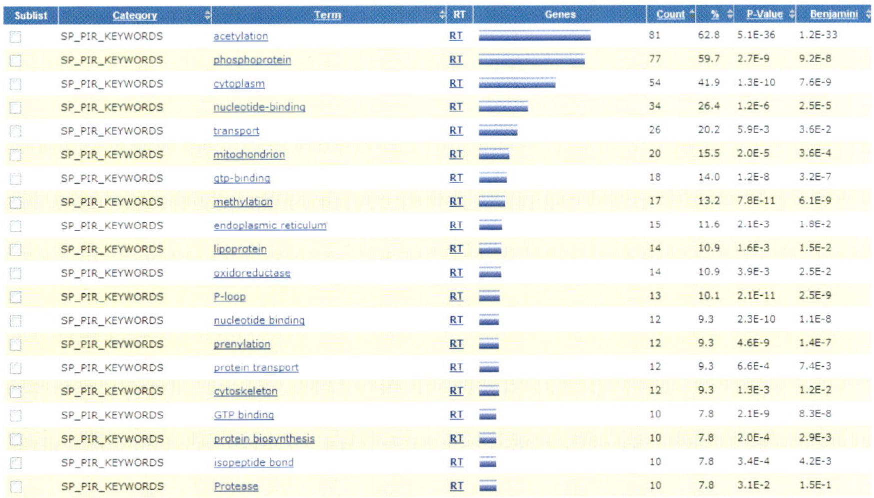

图 4-21　BMSCs 转化肝细胞关键蛋白质功能注释和信号通路聚类分析

关键蛋白质中的相互作用蛋白质包括小 GTP 结合蛋白、Ras、Ras GTPase、Ras small GTPase、硫氧还蛋白折叠、14-3-3 蛋白、蛋白酶体亚基 α/β、烟酰酰胺腺嘌呤二核苷酸结合域、原肌球蛋白、膜联蛋白、内质网、核糖体蛋白、二硫化物异构酶、蛋白酶体 α 亚基保守位点、泛素、蛋白合成因子(GTP-binding)、转录延长因子 EFTu/EF1A、蛋白酶体 β 亚基保守位点、线粒体底物载体、ATP 酶等，具体见图 4-22。

GO 数据库对蛋白质参与的生物学过程进行聚类分析，包括蛋白的转运、蛋白的定位、凋亡的调节、细胞内信号、氧化还原反应、能量代谢、小 GTP 酶的信号调节、自稳态等，结果见图4-23。

在 KEGG 中信号通路分析，包括帕金森病、亨廷顿病、核糖体、糖酵解/糖异生、肥厚性心肌病、扩张性心肌病、嘌呤代谢、心肌收缩、神经营养因子信号通路、钙信号通路、蛋白酶体、卵母细胞减数分裂、细胞周期丙酮酸代谢、磷酸戊糖途径等。在此分析中，各个蛋白质的分类和通路结

Sublist	Category	Term	RT	Genes	Count	%	P-Value	Benjamini
	INTERPRO	Ras small GTPase, Rab type	RT		11	8.5	7.5E-11	2.2E-8
	INTERPRO	Small GTP-binding protein	RT		14	10.9	2.1E-9	2.9E-7
	INTERPRO	Ras	RT		12	9.3	1.3E-8	1.2E-6
	INTERPRO	Ras GTPase	RT		12	9.3	1.5E-8	1.0E-6
	INTERPRO	14-3-3 protein	RT		5	3.9	7.4E-7	4.3E-5
	INTERPRO	Tropomyosin	RT		4	3.1	7.2E-6	3.4E-4
	INTERPRO	Proteasome, subunit alpha/beta	RT		5	3.9	4.6E-5	1.9E-3
	INTERPRO	Annexin	RT		4	3.1	1.4E-4	5.2E-3
	INTERPRO	Annexin repeat, conserved site	RT		4	3.1	1.4E-4	5.2E-3
	INTERPRO	Annexin repeat	RT		4	3.1	1.4E-4	5.2E-3
	INTERPRO	Thioredoxin-like	RT		5	3.9	3.1E-4	9.7E-3
	INTERPRO	Ribosomal protein S27a	RT		3	2.3	4.5E-4	1.3E-2
	INTERPRO	Ribosomal protein L40e	RT		3	2.3	4.5E-4	1.3E-2
	INTERPRO	Disulphide isomerase	RT		3	2.3	8.9E-4	2.3E-2
	INTERPRO	Thioredoxin fold	RT		6	4.7	2.8E-3	6.6E-2
	INTERPRO	Proteasome, alpha-subunit, conserved site	RT		3	2.3	3.0E-3	6.5E-2
	INTERPRO	Endoplasmic reticulum, targeting sequence	RT		4	3.1	3.0E-3	6.0E-2
	INTERPRO	Thioredoxin-like subdomain	RT		3	2.3	4.0E-3	7.4E-2
	INTERPRO	Ubiquitin subgroup	RT		3	2.3	5.1E-3	8.8E-2
	INTERPRO	Protein synthesis factor, GTP-binding	RT		3	2.3	6.3E-3	1.0E-1
	INTERPRO	Translation elongation factor EFTu/EF1A, domain 2	RT		3	2.3	6.3E-3	1.0E-1
	INTERPRO	Proteasome, beta-type subunit, conserved site	RT		3	2.3	7.7E-3	1.2E-1
	INTERPRO	Thioredoxin, conserved site	RT		3	2.3	2.0E-2	2.6E-1
	INTERPRO	Translation elongation factor EF1A, eukaryotic and archaeal	RT		2	1.6	2.4E-2	3.0E-1

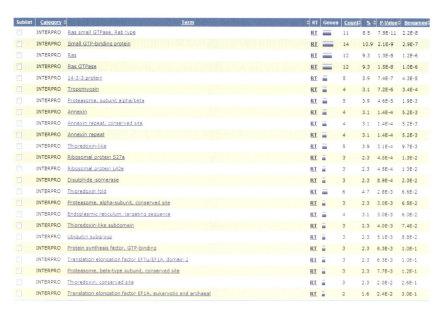

图 4-22　BMSCs 转化肝细胞关键蛋白质中相互作用蛋白质功能注释和信号通路聚类分析

Sublist	Category	Term	RT	Genes	Count	%	P-Value	Benjamini
	GOTERM_BP_FAT	protein transport	RT		19	14.7	5.1E-6	6.6E-4
	GOTERM_BP_FAT	establishment of protein localization	RT		19	14.7	5.8E-6	6.8E-4
	GOTERM_BP_FAT	protein localization	RT		19	14.7	5.8E-5	6.2E-3
	GOTERM_BP_FAT	regulation of apoptosis	RT		19	14.7	8.4E-5	7.7E-3
	GOTERM_BP_FAT	regulation of programmed cell death	RT		19	14.7	9.9E-5	8.5E-3
	GOTERM_BP_FAT	regulation of cell death	RT		19	14.7	1.0E-4	8.4E-3
	GOTERM_BP_FAT	intracellular signaling cascade	RT		19	14.7	3.3E-3	7.4E-2
	GOTERM_BP_FAT	response to organic substance	RT		16	12.4	3.4E-2	3.1E-1
	GOTERM_BP_FAT	intracellular transport	RT		15	11.6	2.8E-4	1.4E-2
	GOTERM_BP_FAT	oxidation reduction	RT		15	11.6	2.3E-3	5.9E-2
	GOTERM_BP_FAT	generation of precursor metabolites and energy	RT		14	10.9	4.8E-7	7.8E-5
	GOTERM_BP_FAT	small GTPase mediated signal transduction	RT		13	10.1	2.0E-6	2.9E-4
	GOTERM_BP_FAT	translation	RT		13	10.1	8.8E-4	2.9E-2
	GOTERM_BP_FAT	positive regulation of catalytic activity	RT		13	10.1	1.2E-3	3.8E-2
	GOTERM_BP_FAT	positive regulation of molecular function	RT		13	10.1	3.6E-3	8.0E-2
	GOTERM_BP_FAT	homeostatic process	RT		13	10.1	4.3E-2	3.6E-1
	GOTERM_BP_FAT	negative regulation of molecular function	RT		12	9.3	1.1E-4	8.6E-3
	GOTERM_BP_FAT	regulation of cellular protein metabolic process	RT		12	9.3	2.3E-3	6.0E-2
	GOTERM_BP_FAT	cellular homeostasis	RT		12	9.3	4.4E-3	8.9E-2
	GOTERM_BP_FAT	positive regulation of apoptosis	RT		11	8.5	1.3E-3	4.1E-2
	GOTERM_BP_FAT	positive regulation of programmed cell death	RT		11	8.5	1.4E-3	4.1E-2
	GOTERM_BP_FAT	positive regulation of cell death	RT		11	8.5	1.5E-3	4.3E-2
	GOTERM_BP_FAT	cell death	RT		11	8.5	6.7E-3	1.2E-1
	GOTERM_BP_FAT	death	RT		11	8.5	7.5E-3	1.2E-1

图 4-23　BMSCs 转化肝细胞关键蛋白质中相互作用蛋白质参与的生物学过程聚类分析

果主要集中在物质代谢(如糖代谢、嘌呤代谢、丙酮酸代谢、磷酸戊糖途径等)、细胞分裂和细胞周期、核糖体、蛋白酶体及钙信号通路。

运用 Cytoscape 软件绘制蛋白质相互作用图,发现 DDX25 为数据库中已知可与 H4 特异结合的蛋白质,RAF1、IMA5 为已知可与 14-3-3 蛋白特异结合的蛋白质,NEST、ACSL1、G3P 为已知可与 GRP78 特异结合的蛋白质,而且 VIME、IMA5、G3P、ACTB 也是诱导的 BMSCs 中差异表达的蛋白质,详见图 4-24。

综合考虑与关键蛋白质 H4、14-3-3 蛋白和 GRP78 相互作用的蛋白质,绘制关键蛋白质相互作用网络图,详见图 4-25。

（三）结果分析

本实验研究采用的透过性支持物建立的骨髓干细胞与肝细胞共培养体系,既可避免两种细胞发生融合,又可实时动态观察肝细胞生长代谢环境对骨髓干细胞的诱导分化作用,较直观地

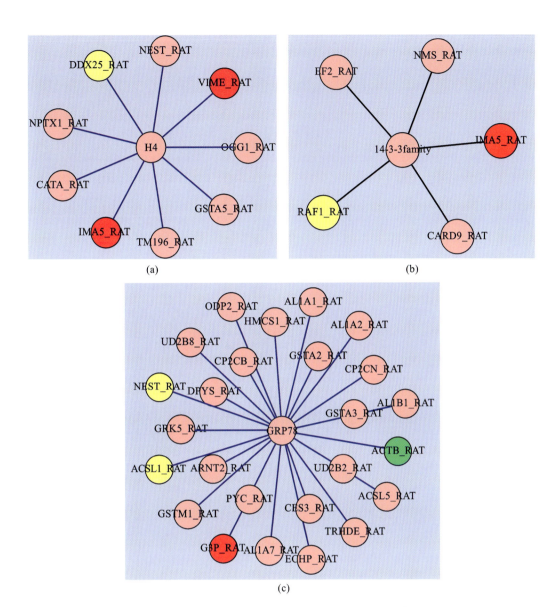

图 4-24 BMSCs 转化肝细胞关键蛋白质相互作用示意图

注：(a) H4 及其结合蛋白，(b) 14-3-3 蛋白及其结合蛋白，(c) GRP78 及其结合蛋白；图中黄色表示数据库中已知的结合蛋白，(a)、(b) 中红色和 (c) 中绿色表示诱导 BMSCs 中差异表达的蛋白质，(c) 中红色表示既是已知的结合蛋白又是差异表达的蛋白质。

反映了肝细胞增殖的肝再生内环境对骨髓干细胞增殖分化的影响，揭示"髓生肝"的肝再生组织微环境诱导骨髓干细胞转化肝细胞的生物学基础。根据笔者及其团队前期的研究基础，在骨髓干细胞与肝细胞共培养体系中加入补肾（左归丸）药物血清可以促进骨髓干细胞转化肝细胞，并维持其肝细胞功能，从体外细胞实验揭示了"补肾生髓成肝"具有促进骨髓干细胞转化肝细胞的作用。为进一步深入探讨这一作用的疗效机制，本实验采用蛋白质质谱技术和免疫共沉淀技术研究骨髓干细胞转化肝细胞的过程中蛋白质质谱的变化规律，以及"补肾生髓成肝"影响的关键蛋白质及其相互作用的机制，为探讨"补肾生髓成肝"的生物学基础、确定促进骨髓干细胞转化肝细胞的作用靶点奠定坚实的实验基础，为临床应用"补肾生髓成肝"治疗肝脏病证提供科学依据。

1. 左归丸影响骨髓干细胞转化肝细胞的多种蛋白质表达

从蛋白质质谱检测的初步筛选结果可以获得差异表达的蛋白质至少包括 5 种 14-3-3 蛋白（14-3-3β、14-3-3ε、14-3-3η、14-3-3γ、14-3-3ζ）、GRP78、组蛋白 H4 及多种酶类，提示"补肾生髓成肝"至少通过影响包括上述蛋白质的表达而调控骨髓干细胞转化肝细胞的过程。左归丸在骨

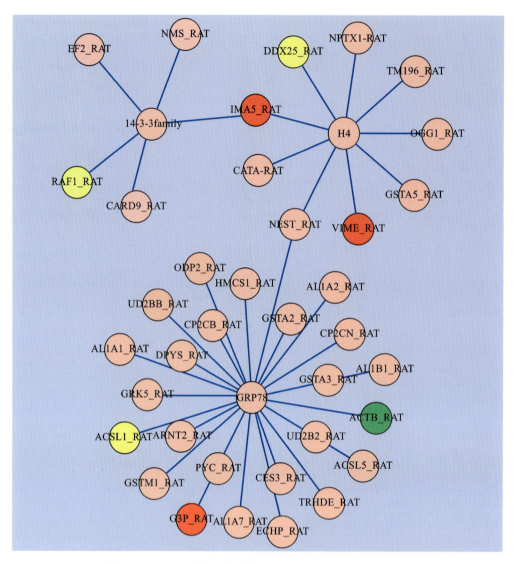

图4-25 BMSCs转化肝细胞关键蛋白质相互作用网络示意图

髓干细胞转化肝细胞的过程中诱导14-3-3蛋白的高表达。14-3-3蛋白是一个在真核生物中广泛表达的酸性蛋白家族,有7个同工蛋白(β、ε、γ、η、σ、τ和ζ),在目前研究过的所有类型的真核细胞中都有不同的14-3-3家族基因的表达,自然状态的14-3-3蛋白都是以同二聚体(homodimer)或异二聚体(heterodimer)的形式存在,通过磷酸化丝/苏氨酸作用与靶蛋白或靶蛋白的2个结构域结合。14-3-3蛋白的主要功能就是作为接头蛋白与靶蛋白结合,进而调节靶蛋白的生物学功能,因此14-3-3蛋白参与许多生物学过程,如应激、细胞周期和细胞凋亡的调控,有时还作为接头蛋白激活剂或抑制剂。14-3-3蛋白的生物学功能是通过与靶蛋白相结合来发挥其独特的作用,目前已知的14-3-3蛋白配体已达100种以上。14-3-3蛋白结合靶蛋白可以起到以下作用:①改变其配体与其他靶蛋白结合的能力,如ISR21与14-3-3蛋白结合后其激活PI23激酶的能力被减弱;②改变其配体的亚细胞定位,如14-3-3蛋白与Cdc25结合后可以阻断Cdc25的核易位从而使细胞周期中止;③易化其配体与蛋白间的相互作用,这一作用被Raf-PKC及Raf-A20间的相互作用所证明;④改变其配体的催化活性,如Raf与14-3-3蛋白结合后其丝氨酸和酪氨酸羟化酶激酶活性有所增强;⑤保护其配体不被去磷酸化或水解。上述作用对某一个具体的14-3-3蛋白配体来说可以同时存在,例如,14-3-3蛋白配体与磷酸化的Bad结合既可以保护Bad不被去磷酸化,又阻断了Bad进入线粒体同Bcl-2-xL的结合。另外,一些

14-3-3蛋白配体可以有多个14-3-3蛋白结合位点,如已知Raf和Bad有3个不同的14-3-3蛋白结合位点,这些不同的14-3-3蛋白结合位点是否与14-3-3蛋白不同的作用机制有关还不清楚。14-3-3蛋白的结合能力及其多样化的功能提示14-3-3蛋白可能是细胞内处理蛋白间相互作用的中心,14-3-3蛋白二聚体能同时结合两个不同的信号分子,协调不同的信号转导通路。已有研究表明,14-3-3蛋白通过结合靶蛋白、介导蛋白-蛋白间作用,改变靶蛋白生物学功能,从而在细胞生长、增殖和凋亡过程中发挥重要的调控作用。

笔者前期复制交叉性别骨髓移植模型,采用雄性染色体基因Sry与ALB mRNA双阳性细胞率的检测指标,在动物体内验证了"髓生肝"(骨髓干细胞转化肝细胞)的生物学基础。为排除动物体内转化过程中骨髓细胞与肝细胞融合的可能,笔者在细胞培养条件下,分别采用肝细胞培养基上清诱导BMSCs转化肝细胞的实验体系和透过性支持物建立骨髓干细胞与肝细胞共培养体系,为骨髓向肝细胞"横向分化"理论提供了新的实验依据,进一步揭示了"髓生肝"的科学内涵。目前,骨髓干细胞向肝细胞的"横向分化"理论已成为学术界的"主流观点",支持这一理论的实验依据越来越多,反对的声音越来越小。但骨髓干细胞转化肝细胞的具体机制尚不十分清楚,笔者前期采用骨髓干细胞与肝细胞共培养体系和蛋白质质谱分析的系统生物学方法,不仅首次发现了14-3-3蛋白影响骨髓干细胞转化肝细胞,而且提示了补肾生髓成肝可通过上调14-3-3蛋白表达而促进骨髓干细胞转化肝细胞并维持其肝细胞功能的作用及机制。在笔者前期的实验研究中,发现左归丸可激活Wnt/β-catenin信号通路,这可能是左归丸促进骨髓干细胞转化肝细胞的重要分子机制之一。近来也有学者报道Wnt/β-catenin信号通路参与调节间充质干细胞向神经元分化的过程。因此,笔者推测14-3-3蛋白与某些信号通路(如Wnt信号通路)构成的信号传递网络在调控骨髓干细胞转化肝细胞过程中起着重要作用,是"髓生肝"的关键生物学基础之一。

有研究表明,14-3-3蛋白可能是细胞内处理蛋白间相互作用的中心,其调控机制通常是诱导目标磷蛋白构象改变,改变催化活性、细胞内定位或与其他蛋白间的相互作用;此外,14-3-3蛋白可作为支架蛋白引导目标磷蛋白形成多蛋白复合体。因此,14-3-3蛋白参与许多重要的依赖磷酸化作用的信号通路,许多研究表明14-3-3蛋白相互作用的机制及其在转录中的角色是复杂多变的,并且可能包括尚未确定的额外组分参与其中。为了应对体内环境因素,14-3-3蛋白在控制多种生理和病理过程的不同信号通路中动态调节蛋白活性,通过复杂的分子相互作用网络把高度有序的信号流协调地结合起来以产生良好的生理效应,如细胞增殖或分化。

目前已有研究者报道14-3-3蛋白参与调节多种ASC的增殖、分化过程,但其对BMSCs转化肝细胞的作用及机制,尚未见文献报道。有学者进行了人BMSCs细胞表面蛋白组的谱系和半定量分析的实验研究,使用含或不含bFGF的培养基进行BMSCs培养的对比观察,结果发现bFGF能够影响多种细胞表面蛋白,这些蛋白与细胞增殖率、分化潜能及BMSCs体外培养形态变化相关,研究者在含bFGF培养基培养的人BMSCs表面蛋白中分离出涉及bFGF介导的信号转导的三种14-3-3蛋白(14-3-3ε、14-3-3η、14-3-3β)。此外,有学者在人BMSCs成骨分化的实验过程中观察到后期14-3-3γ表达上调;14-3-3σ也称人分层蛋白(stratifin),近期其功能被揭示为与皮肤成层现象和分化有关,有研究调查了14-3-3蛋白在角膜上皮细胞增殖和分化中的作用,结果显示14-3-3σ通过调控Notch活性和Notch1/2转录调节角膜上皮增殖分化,这一过程在角膜上皮增殖分化中至关重要;还有学者在肠干细胞(intestine stem cells,ISCs)研究中发现14-3-3蛋白与干细胞内多种信号通路交互作用密切相关,BMP、PTEN和Wnt/β-catenin信号通路是三种控制正常肠发育和肠再生的信号通路,小鼠实验显示在肠干细胞内BMP信号通过抑制Wnt/β-catenin信号通路来抑制ISCs自我更新,这种交互作用通过PTEN/Akt信号通路进一步由14-3-3ζ实施。TAZ被鉴定为一种含PDZ结合基序的14-3-3结合蛋白,能够调节BMSCs分化;TAZ在以往的研究中已被确认为Hippo信号通路的信号中介,现有学者提出

TAZ 在 Wnt 信号通路中充当 Wnt/β-catenin 信号级联的下游中介，TAZ 的降解依赖于磷酸化 β-catenin 将其桥接至 TAZ 的泛素配基 β-TrCP，在 Wnt 信号分子未激活时 β-catenin 复合体的组分（APC、Axin 和 GSK3）使 TAZ 保持在低水平，Wnt 信号通路的激活则伴随着 β-catenin 和 TAZ 积聚。在基因组水平上很大一部分 Wnt 转录反应是由 TAZ 介导的，TAZ 激活是 Wnt 信号通路的普遍特性，具有调整 Wnt 生物学效应的功能。

综合上述新研究进展和 KEGG 数据库中相关信号通路的资料，结合笔者及其团队前期的研究基础，提出一个骨髓干细胞转化肝细胞（"髓生肝"）调控机制的科学假说，即 14-3-3 蛋白可能通过其结合蛋白 TAZ 参与 Wnt/PI3K-Akt/MAPK 信号通路网络调控骨髓干细胞转化肝细胞的肝再生修复机制是"髓生肝"的重要生物学基础，如图 4-26 所示。

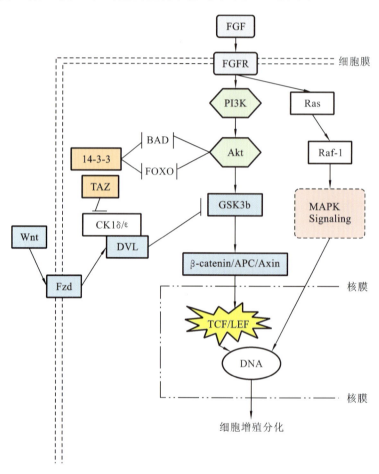

图 4-26　14-3-3 蛋白可能通过其结合蛋白 TAZ 参与 Wnt/PI3K-Akt/MAPK 信号通路网络调控骨髓干细胞转化肝细胞的肝再生修复机制示意图

2. 左归丸（补肾）在骨髓干细胞转化肝细胞的过程中诱导 GRP78 的高表达

GRP78 与热休克蛋白 70（Hsp70）家族具有高度同源性，被认为是 Hsp70 家族的成员之一。综合近年来的研究资料，GRP78 的生物学功能如下：①分子伴侣功能，GRP78 作为分子伴侣参与蛋白质的折叠和转运，促进正常生长状态下细胞蛋白质成熟、维系细胞机能和生命。生理情况下，GRP78 在真核生物内质网膜上与新生多肽以非共价键形式短暂结合后松开，从而促进蛋白质的正确折叠和装配，并协助蛋白质跨内质网膜转运，将其转运到一定的位置。②细胞内保护性作用，GRP78 是一种钙结合蛋白，也是内质网上的一种应激蛋白，在低糖、低氧、低 Ca^{2+} 等应激状态下其基因的转录活性可提高 10～25 倍，GRP78 大量表达可以维持内质网钙稳态及内环境的稳定。另外，GRP78 能转移内质网腔内的错误折叠蛋白，保持细胞在应激状态下继续合成蛋白质;降低细胞对杀伤性 T 细胞的敏感性,阻止细胞凋亡;参与分泌性蛋白的合成和运输,可通过介导蛋白质构型变化参与生物信号传递旁路系统的构筑。

3. 左归丸(补肾)在骨髓干细胞转化肝细胞的过程中诱导组蛋白 H4 的高表达

组蛋白是真核生物染色体的结构蛋白,有 H1、H2A、H2B、H3、H4 等五种类型,与 DNA 组成核小体,其生物学意义如下:一是通过改变染色体的结构直接影响转录活性;二是核小体表面发生改变使其他调控蛋白易于和染色质相互接触,从而间接影响转录活性。

4. 左归丸(补肾)促进骨髓干细胞转化肝细胞过程中多种酶类高表达

蛋白质质谱初步筛选结果的差异蛋白质中 1/3 属于各种酶类,如 ADP/ATP 转位酶 1、ADP/ATP 转位酶 2、SOD、peroxiredoxins(prxs)、3,2-反烯酰 CoA 异构酶、二烯酰辅酶 A 还原酶 1、NADH-细胞色素 b5 还原酶 3、6-磷酸葡糖酸内酯酶(PGLS)、腺苷酸环化酶 10、果糖二磷酸醛缩酶 A、醛糖还原酶、ATP 合成酶、组织蛋白酶 B、皮质激素 11β 脱氢酶同工酶 1、二肽基肽酶 2、二氢嘧啶酶相关蛋白 2、α 烯醇酶、α-L-岩藻糖苷酶、甘油醛-3-磷酸脱氢酶(GAPDH)、L-古洛糖酸内酯氧化酶(L-异葡萄糖氧化酶)、谷胱甘肽 S-转移酶 P、鸟嘌呤脱氨酶、次黄嘌呤-鸟嘌呤磷酸核糖转移酶、胰岛素降解酶、腺苷酸激酶同工酶、丙酮酸激酶同工酶、L-乳酸脱氢酶 A 链、苹果酸脱氢酶、多萜长醇二磷酸寡糖蛋白环糊精糖基转移酶、钙/钙调蛋白依赖的 3′,5′-环核苷酸磷酸二酯酶 1B、蛋白二硫异构酶、磷酸甘油酸变位酶 1、基质谷氨酸羧肽酶、嘌呤核苷磷酸化酶、蛋白水解酶复合体等。

ADP/ATP 转位酶在线粒体能量生成及利用的过程中发挥着关键作用,它对腺苷酸交换的速率直接影响着整个细胞能量代谢的全过程。SOD 为自由基清除剂,能清除超氧阴离子自由基;prxs 是一类过氧化物酶,也属于抗氧化蛋白超家族。自由基是一种活性很强的炎性介质,主要破坏膜脂质,缩短多不饱和脂肪酸链的长度,从而使膜流动性降低。而膜流动性降低对膜系统(如 ATP 酶、细胞色素氧化酶等)产生抑制,膜受体功能由于受到损害而不能发挥正常的生理功能,进而抑制了线粒体的呼吸功能。ADP/ATP 转位酶 1、ADP/ATP 转位酶 2、SOD、prxs 的表达改变可能与 ADP 存在一定的关联。

5. 左归丸补肾生髓成肝关键蛋白质的相互作用机制

蛋白质是生物功能的主要体现者,蛋白质的表达水平、存在方式及相互作用等与生物功能直接相关,蛋白质之间的相互作用存在于生物体每个细胞的生命活动过程中,是细胞生理活动的重要基础。研究蛋白质相互作用有助于蛋白质功能分析、正常生理机制和疾病致病机理的阐明、疾病治疗、新药开发等。近年来,随着蛋白质组学研究技术的发展,蛋白质相互作用的研究方法日趋成熟和完善,其中,免疫共沉淀技术发展较早,是验证蛋白质相互作用真实性的最常规手段之一。免疫共沉淀技术的优点如下:其一是检测的产物为蛋白质粗提物,样品制备简便易行;其二是待测抗原与其结合蛋白直接从细胞中提取,避免了体外表达体系中过量表达所造成的人为效应;其三是目的蛋白及与其他蛋白质结合后形成的复合体都是以翻译后修饰的天然状态存在,蛋白质的相互作用发生在自然状态下,既避免了人为因素对蛋白质相互作用的影响,又可以得到自然状态下相互作用的蛋白复合体。为了揭示补肾生髓成肝影响骨髓干细胞转化肝细胞关键蛋白质与其他蛋白质之间的相互作用机制,将免疫共沉淀技术与质谱技术结合运用,利用免疫共沉淀技术获取几个关键蛋白质(14-3-3 蛋白、组蛋白 H4、GRP78)与其他蛋白质相互作用的蛋白复合体,再利用质谱技术对蛋白复合体进行肽段分析,经生物信息学处理后确定与目的蛋白相互作用的蛋白质,探讨左归丸补肾生髓成肝影响骨髓干细胞转化肝细胞的关键蛋白质与相关蛋白质的相互作用机制。

(1) 补肾生髓成肝关键蛋白质 14-3-3 蛋白与靶蛋白的相互作用机制:实验研究结果显示,补肾生髓成肝关键蛋白质 14-3-3 蛋白与神经调节肽 S(neuromedin S,NMS)、核转运蛋白 α6(KPNA5)、延伸因子 2(elongation factor 2,EF2)、半胱天冬酶募集结构域蛋白 9(CARD9)、

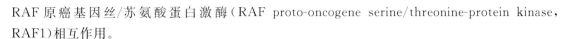

RAF原癌基因丝/苏氨酸蛋白激酶(RAF proto-oncogene serine/threonine-protein kinase, RAF1)相互作用。

神经调节肽(neuromedin)又称神经介素,是包括神经介素B、神经激肽B、K物质、神经调节肽U、神经调节肽S等多种蛋白质的神经肽家族。神经调节肽S是2005年发现的一种新的含36个氨基酸的神经肽,因主要位于视交叉上核而命名为神经调节肽S,具有影响摄食、饮水、交感神经活动和生物节律等多种生理功能。近年来,有研究发现神经调节肽S对神经内分泌和生殖有影响,下丘脑神经调节肽S表达水平与性腺轴功能相关。还有研究者报道神经调节肽S可以通过CRHR1信号通路激活下丘脑-垂体-肾上腺(HPA)轴,释放多巴胺和促肾上腺皮质激素释放激素(corticotrophin releasing hormone,CRH)而引起刻板行为和焦虑、明显的皮质酮和ACTH反应。国内有学者研究发现左归丸可以改善阴虚模型小鼠的内分泌,改善肾阴虚模型大鼠(MSG-大鼠)HPA轴功能亢进,这些可能是左归丸补肾作用的机制之一。此外,有研究提示肝再生受下丘脑-垂体-肝轴和神经-内分泌-免疫网络影响,利用左归丸(补肾)可以改善模型动物(MSG-大鼠-肝再生模型)的肝再生。笔者的实验研究提示,左归丸的补肾作用可能通过14-3-3蛋白影响神经调节肽S,进而影响神经内分泌网络来实现,这可能也是补肾生髓成肝的作用机制之一。

延伸因子是参与蛋白质合成过程中肽链延伸的蛋白因子,有研究发现,EF2与细胞分化调控有关,PI3激酶对L6成肌细胞分化的调节与EF2磷酸化相关;还有研究发现胰腺腺泡细胞的翻译延伸由EF2通过mTOR、p38和MED信号通路控制,并通过PP2A进行调节。笔者的实验研究说明14-3-3蛋白可能影响EF2磷酸化,参与骨髓干细胞转化肝细胞的调控。

半胱天冬酶募集结构域蛋白9参与NOD样受体信号通路(NOD-like receptor signaling pathway, KEGG pathway 04621)的组成。细胞内NOD样受体(NLR)家族包含超过20个的成员,在细胞内配体识别过程中扮演极其重要的角色,负责检测不同病原并产生先天免疫反应。

RAF1是由raf基因编码的蛋白产物,活化后具有丝/苏氨酸蛋白激酶活性。在已知的与细胞增殖分化调控密切相关的信号转导途径中,RAF1是酪氨酸激酶相关的信号转导途径中的重要信号分子之一。RAF1还可能是与其他信号途径相关的交联点之一,可能通过与其他信号分子的相互作用或相互调节,参与多种细胞生物学过程的信号转导及其调控。已有研究证实,RAF1磷酸化活化需要14-3-3蛋白的参与,14-3-3蛋白是RAF1和Ras复合物的协同因子,14-3-3蛋白介导RAF1转移到细胞膜,由Ras固定RAF1在细胞膜上之后由14-3-3蛋白激活RAF1,14-3-3蛋白在维持RAF1和Ras复合物的稳定、膜位点的形成中起主要作用。笔者的实验研究提示14-3-3蛋白作用于RAF1,进而调控细胞增殖分化,促进骨髓干细胞转化肝细胞,这可能是补肾生髓成肝的作用机制之一。

(2) 补肾生髓成肝关键蛋白质组蛋白H4与靶蛋白的相互作用机制:实验研究结果显示,补肾生髓成肝关键蛋白质组蛋白H4与neuronal pentraxin 1(NPTX1)、过氧化氢酶(catalase,CAT)、N-糖基化酶/DNA裂解酶(N-glycosylase/DNA lyase,OGG1)、KPNA5、波形蛋白26、谷胱甘肽S转移酶α5(GSTA5)、转膜蛋白196(transmembrane protein 196,TM196)、巢蛋白(nestin,NEST)、ATP依赖的RNA解旋酶DDX25(ATP-dependent RNA helicase DDX25)相互作用。

NPTX1是神经元正五聚蛋白家族(neuronal pentraxin)中的成员,此家族由NPTX1、NPTX2、NPTX3 3个成员组成。neuronal pentraxin家族与C反应蛋白等急性反应蛋白同源,并且与神经突触的重塑相关。组蛋白H4与NPTX1相互作用对于补肾生髓成肝过程的意义尚不明确。

CAT主要存在于肝和红细胞中,是一种以铁卟啉为辅基的结合酶,它可促使H_2O_2分解为分子氧和水,清除体内的H_2O_2,从而避免H_2O_2引起的细胞损伤,是机体抗氧化防御的关键酶之一。组蛋白H4与CAT相互作用,促进H_2O_2的清除,可能在补肾生髓成肝过程中发挥细胞保护作用。

N-糖基化酶/DNA 裂解酶,又称 8-羟基鸟嘌呤 DNA 糖苷酶,是一种 DNA 修复酶。细胞正常有氧代谢、外源性理化因素和生物因素均可产生活性氧自由基,氧自由基可攻击 DNA 形成多种类型的氧化损伤,其中 8-羟基鸟嘌呤(8-oxoguanine,8-oxoG)形成频率最高、致突变性最强,与肿瘤的发生发展、机体细胞的老化及某些退行性疾病密切相关,OGG1 能特异性识别 8-oxoG 并将其切除以修复 DNA 氧化损伤。组蛋白 H4 与 OGG1 作用,修复氧化损伤的 DNA,可能在补肾生髓成肝过程中发挥细胞保护作用。

核转运蛋白家族是在真核细胞中广泛存在的一类重要的蛋白质,主要作用是转运大分子蛋白质穿越核膜,并以这一作用为基础参与细胞信号转导、细胞分裂及生长发育、细胞凋亡等重要生命活动,KPNA5 是核转运蛋白家族的一员。有研究者发现入核转运在调节由细胞核受体活化引起的基因组变化中起重要作用,并提出在异物介导的肝脏生长过程中 KPNA5 的改变是对于外界刺激的重要细胞反应,补肾药物促进骨髓干细胞转化肝细胞的机制可能与此相似。

NEST 主要在未分化、具有分裂能力的细胞中表达,常被视为前体细胞的标志物。NEST 与其他中间丝蛋白成员如波形蛋白的表达密切相关,例如,在神经前体细胞中 NEST 最先表达,波形蛋白次之,随后两者共存。有资料表明胚胎期具有分裂能力的心肌细胞及骨骼肌母细胞所表达的 NEST,可能也以共聚的组装方式与波形蛋白、desmin 蛋白一道发挥作用。NEST 和波形蛋白是否可以作为骨髓干细胞形成肝细胞的前体细胞标志物及其与组蛋白 H4 的相互作用在补肾生髓成肝过程中的生物学意义尚需进一步研究。

(3) 补肾生髓成肝关键蛋白质 GRP78 与靶蛋白的相互作用机制　实验研究结果显示,与补肾生髓成肝关键蛋白质 GRP78 相互作用的蛋白质有醛脱氢酶(AL1A7,AL1B1)、视黄醛脱氢酶(retinal dehydrogenase 1,AL1A1;retinal dehydrogenase 2,AL1A2)、UDP 葡萄糖醛酸基转移酶(UDP-glucuronosyltransferase 2B2,UD2B2;UDP-glucuronosyltransferase 2B8,UD2B8)、肌动蛋白(actin,cytoplasmic 1,ACTB)、G 蛋白偶联受体激酶 5(G protein-coupled receptor kinase 5,GRK5)、二氢嘧啶酶(dihydropyrimidinase,DPYS)、谷胱甘肽 S 转移酶(glutathione S-transferase Mu 1,GSTM1;glutathione S-transferase alpha-2,GSTA2;glutathione S-transferase alpha-3,GSTA3)、3-磷酸甘油脱氢酶(glyceraldehyde-3-phosphate dehydrogenase,G3P)、长链脂肪酸-CoA 连接酶(long-chain-fatty-acid-CoA ligase 1,ACSL1;long-chain-fatty-acid-CoA ligase 5,ACSL5)、丙酮酸羧化酶(pyruvate carboxylase,PYC)、过氧化物酶体双功能酶(peroxisomal bifunctional enzyme,ECHP)、促甲状腺激素释放激素降解胞外酶(thyrotropin-releasing hormone-degrading ectoenzyme,TRHDE)、羧酸酯水解酶 3(carboxylesterase 3,CES3)、二氢硫辛酰赖氨酸残基丙酮酸脱氢酶复合物乙酰转移酶成分(dihydrolipoyllysine-residue acetyltransferase component of pyruvate dehydrogenase complex,mitochondrial,ODP2)、芳烃受体核转运蛋白 2(aryl hydrocarbon receptor nuclear translocator 2,ARNT2)、羟甲基戊二酰-CoA 合酶 1(HMCS1)、巢蛋白、细胞色素 P450(cytochrome P450 2C23,CP2CN;cytochrome P450 2C11,CP2CB)。与 GRP78 相互作用的几乎全部是酶类蛋白,参与细胞内多种物质代谢,这些作用在补肾生髓成肝过程中的生物学意义还需进一步的研究。

九、左归丸对 MSG-大鼠-肝再生模型肝再生过程的影响及机制

哺乳动物的肝脏具有惊人的独特的器官再生能力,为重要生命器官所不及,最有说服力的研究模型是 PH 大鼠模型。近些年来,在肝胆外科和肝移植中也证实机体具有明显控制肝脏大小的内环境稳定的作用,以致最后使得供肝体积与受体身体体积比例适当。这样一个复杂的器官,其再生能力如此迅速,而且调控如此精确,这在科学上仍是一个十分困惑的问题,激发了科技工作者极大的研究热情,以致探索肝再生的调控机制已成为当今国内外研究热点之一。已有

研究资料表明,肝再生受肝再生促进因子和肝再生抑制因子严密地协调控制,但其启动与终止的具体调节机制仍不十分明确。特别是这一调节机制是否受中枢神经系统的控制,其与神经-内分泌-免疫网络体系的关系如何,很值得进一步探索。近几十年来,国外学者已开始注重研究肝脏与高级神经中枢的关系,1982年在意大利召开的内分泌与肝脏专题讨论会提出了下丘脑-垂体-肝轴的新概念,并把肝脏视为是使激素和其他细胞调节因子协调统一的一个重要部位。

中医学历来强调肝肾之间的依存关系,有"肝肾同源"的理论观点,其医学理论基础源于《内经》。《素问·阴阳应象大论》曰:肾生骨、髓,髓生肝。吴昆注曰:髓生肝,即肾生肝,水生木也。可见《内经》认为,"肾"是通过"髓"生养"肝"而体现"母子"联系的。"脑为髓海""肾生肝"的生理功能,必然受到"脑髓"的调控。为了研究肝再生与高级神经中枢、下丘脑-垂体-肝轴和神经-内分泌-免疫网络的相关机制,揭示藏象肝肾通过"肾生骨、髓,髓生肝"而"同源"的机制,笔者首先创建MSG-大鼠-肝再生模型。本实验研究重点观察了左归丸对MSG-大鼠-肝再生模型肝再生过程的作用及机制。

(一) 实验方法

创建神经-内分泌-免疫网络功能紊乱状态下的肝再生大鼠模型,即MSG-大鼠-肝再生模型,观察左归丸通过改善神经-内分泌-免疫网络功能调控肝再生的作用及其机制。

1. 主要实验材料

Wistar新生大鼠(由湖北省预防医学科学院实验动物研究中心提供)。MSG购自美国Sigma公司。左归丸药液处理同前。

2. 模型复制与分组

Wistar新生大鼠于出生后第2、4、6、8、10天皮下注射MSG(医用生理盐水溶解MSG),每次4 mg/g体重,生理盐水对照组大鼠皮下注射等体积医用生理盐水,正常对照组大鼠不做处理。光照时间12 h(8:00至20:00),温度24 ℃左右。28天后离乳,分笼饲养,动物自由饮水摄食。6周时将实验大鼠随机分成6组,即A为正常对照组,B为生理盐水对照组,C为MSG-假手术对照组,D为MSG-大鼠-肝再生模型组(简称模型组),E为左归丸高剂量组,F为左归丸低剂量组。每组24只,雌雄各半。此时开始治疗处理,A、B、C和D组予等体积蒸馏水灌胃,E组予左归丸5 g/kg灌胃,F组予左归丸1 g/kg灌胃,每日1次,连续两周。至8周时,A、B、D、E和F等5组在乙醚麻醉下,按肝标准切除法,切除肝的左叶和中叶(约占全肝的68%);C组在乙醚麻醉下,打开腹腔,轻轻翻动肝脏,不切除,然后缝合伤口。动物均于8:00至20:00进行无菌手术,避免昼夜节律对肝再生的影响。动物自由饮水摄食。手术前后治疗处理同前,直到实验结束。每组动物术后第1、3、5、11天分4批处死,取标本待测。每批每组动物随机取6只(雌雄各3只)。

3. 观察指标与方法

20%乌拉坦1 mL/200 g腹腔注射,麻醉后称大鼠体重。大鼠仰卧固定,打开腹腔和胸腔,充分暴露肝脏和心脏,用无菌注射器抽取右心房血液3~8 mL,分离血清后置−20 ℃冰箱保存备用。另取1滴心脏血,肝素抗凝,尽快检测血红蛋白和红细胞计数。快速剪取肝脏用精密扭力天平(上海第二天平仪器厂生产,分度值0.01 g)称重,尽快取电镜、光镜标本和留取10~20 g肝脏快速液氮冷冻,然后于−80 ℃冰箱保存待测。从心脏灌注10%多聚甲醛溶液约50 mL(灌注前除通往大脑的血管外,其他血管尽量截流,以保证灌注液尽量全部进入大脑),然后取下丘脑和脑垂体留取电镜和光镜标本。在灌注10%多聚甲醛溶液之前,取左下肢骨髓,用已制备好的大鼠血清10 μL将取出的骨髓稀释涂片。然后用瑞氏(Wright)和姬姆萨氏(Giemsa)混合染色,然后镜检观察骨髓象。

(1) 肝再生度、再生肝重/体重值:称肝湿重及动物体重,计算肝再生度和再生肝重/体重值。

$$肝再生度 = [B - (A/0.684 - A)]/A$$

式中，A 为切除两叶之肝重，B 为再生后肝重，0.684 为切除两叶肝重与原肝重之比。

（2）再生肝肝细胞分裂指数：取小块再生肝组织固定于 10% 甲醛，石蜡包埋，苏木素-伊红染色，各例动物随机选 5 张切片，于油镜下（1000×）计数肝细胞核总数和肝细胞核分裂数，共计数肝细胞核 1 万个以上，计算肝细胞分裂指数（MI）。

$$MI(\%) = 肝细胞核有丝分裂象(个)/肝细胞核总数(个) \times 100\%$$

（3）骨髓造血象的观察：主要观察骨髓成熟红细胞与有核细胞的大致比例，以确定骨髓有核细胞增生度，分级标准见表 4-31。

表 4-31 骨髓有核细胞增生度分级标准

级别	成熟红细胞∶有核细胞	增生度
Ⅰ	(1～2)∶1	增生极度活跃
Ⅱ	10∶1	增生明显活跃
Ⅲ	30∶1	增生活跃
Ⅳ	50∶1	增生减低
Ⅴ	300∶1	增生严重减低

（4）实验大鼠红细胞（RBC）计数测定：采用 721 型分光光度计光学截距色浊测定法。先用 RBC 稀释液（氯化钠 8.12 g，氯化钾 0.28 g，氯化锂 4.3 g，EDTA-Na_2 0.38 g，磷酸二氢钾 0.26 g，磷酸氢二钠 2.35 g，共溶于 1000 mL 蒸馏水中）稀释血样，然后检测正常大鼠心脏血绘制标准曲线，最后取实验大鼠心脏血 20 μL 加入 5.0 mL RBC 稀释液内，混匀，测得各标本 A 值，查标准曲线即得 RBC 值（$\times 10^{12}$/L）。

（5）实验大鼠血红蛋白（Hb）测定：主要仪器和血样稀释液同上，另配溶血剂，即溴化十六烷三甲铵（CCTAB）74 g，氯化钾 0.34 g，曲拉通 3.5 mL，配成 100 mL 水溶液。先用标准 Hb 液作标准，制成标准曲线。然后于 5.0 mL 血样稀释液内加入 20 μL 血样稀释，先测实验大鼠 RBC 再加溶血剂 40 μL，混匀放 3 min 后以蒸馏水比色皿校 A 值为零，以测得的 A 值查标准曲线得出实验大鼠 Hb 值（g/L）。

（6）免疫组化法检测 TGF-α、TGF-$β_1$、EGFR、TGF-βRⅠ、TGF-βRⅡ：采用 SABC（streptavidin-biotin complex）法。主要操作步骤如下：取上述实验动物下丘脑和右叶肝，用 10% 甲醛固定 24 h 以上，石蜡包埋，做连续切片（其中包括下丘脑冠状切面），厚 5 μm。玻片处理：丙酮 1∶50 稀释黏片剂 APES，将清洁玻片浸入其中约 30 s。取出后在纯丙酮中涮洗 2 次，无尘环境中干燥备用。将同一大鼠的下丘脑和右叶肝的切片捞在同一张玻片上。捞片后置烤箱 60 ℃烘烤 5 h 左右，以使切片紧密结合在玻片上。切片脱蜡至水：二甲苯Ⅰ浸泡脱蜡 10 min→二甲苯Ⅱ浸泡脱蜡 10 min→100% 酒精浸泡 1 min→90% 酒精浸泡 1 min→85% 酒精浸泡 1 min→70% 酒精浸泡 1 min→蒸馏水浸泡 5 min。蒸馏水新鲜配制 3% H_2O_2，适量滴加到切片上，在室温中放置 10 min 以灭活内源性酶。蒸馏水洗 2 min×3 次。石蜡切片酶消化程序：滴加 0.1% 胰蛋白酶消化 30 min。蒸馏水洗 2 min×3 次。微波修复抗原：将切片浸入 0.01 mol/L、pH 6.0 柠檬酸盐缓冲液中，微波炉加热至 96～100 ℃，持续 20 min，冷却后进行下一步。滴加 1∶10 正常血清封闭液（本实验为正常羊血清），在室温中放置 20 min。不洗，小心用吸湿纸吸干切片周围液体。

滴加适当稀释的一抗（兔抗大鼠 TGF-$β_1$、TGF-βRⅠ、TGF-βRⅡ 和 EGFR 及小鼠抗大鼠 TGF-α），于湿盒中在 4 ℃ 冰箱过夜。0.01 mol/L PBS 洗 2 min×3 次。小心用吸湿纸吸干切片周围液体。配制二抗工作液：用 0.01 mol/L PBS（1 mL PBS 稀释 10 μL 二抗）稀释生物素化山羊抗兔 IgG（TGF-α 为生物素化山羊抗小鼠 IgG），混匀后滴加至切片，37 ℃、20 min。0.01 mol/L PBS 洗 2 min×3 次。小心用吸湿纸吸干切片周围液体。配制 SABC 工作液：取 1 mL

0.01 mol/L PBS 加入试剂 SABC 10 μL，混匀后滴加至切片，37 ℃、20 min。0.01 mol/L PBS 洗 5 min×4 次。DAB 显色：每取 1 mL 蒸馏水，加试剂盒中 A、B、C 试剂各 1 滴，混匀后滴加至切片。室温显色，镜下观察反应，以阳性细胞足够着色而背景不至过深为度，5～30 min，用蒸馏水终止反应。脱水透明封片：90% 酒精→100% 酒精 2 次→二甲苯 Ⅱ 2 次，以上每次 3～5 min。中性树胶封片。

对照实验：用已知 TGF-α、EGFR、TGF-$β_1$、TGF-βR Ⅰ 和 TGF-βR Ⅱ 阳性的大鼠肝、脑组织作阳性对照；用已知阳性片的连续切片以 PBS 缓冲液代替一抗作空白阴性对照。

（7）Dig 标记 cDNA，RNA 探针原位杂交检测 TGF-α、TGF-β。TGF-α cDNA 和 TGF-$β_1$ RNA 探针由北京大学医学部提供，原位杂交试剂盒由 Boehringer Mannheim 公司提供。TGF-α 采用 DNA-RNA 原位杂交法，TGF-$β_1$ 采用 RNA-RNA 原位杂交法。

主要操作步骤如下：石蜡切片常规脱蜡入水。0.2 mol/L HCl 处理 20 min，室温。0.1% DEPC 水和 0.01 M PBS（pH 7.2）各洗 2 次，每次 3 min。蛋白酶 K 5 μg/mL 或 10 μg/mL（脑组织用 5 μg/mL，肝组织用 10 μg/mL 浓度）37 ℃ 消化 20 min，室温。0.2% 甘氨酸（pH 7.2）、0.01 M PBS、0.1% DEPC 水各洗 2 次，每次 3 min。逐级 80%、85%、90%、95%、100% 酒精脱水（酒精内含 0.3 mol/L 乙酸铵），每次 3 min。杂交 30 min 至 2 h（预杂交液内含 6×SSC、50% 去离子甲酰胺、5×Denhardt's、100 μg/mL 变性鲑鱼精 DNA、10% 硫酸葡聚糖）。将 TGF-α cDNA 与预杂交液混合后，煮沸变性 10 min，迅速置冰上冷却（TGF-$β_1$ RNA 探针不需经高温变性处理），然后每张切片滴加 20 μL 变性杂交液，盖上硅化盖玻片，用石蜡油将盖玻片四周封闭。然后将切片放入烤箱中加热至 85 ℃、10 min，迅速取出置冰上冷却 3 min，放入 2×SSC 湿盒内，42 ℃ 孵育 24 h，使其杂交。浸入 100% 酒精中 2 次，每次 10 min，将玻片上的盖片清洗掉。2×SSC、0.1% SDS 清洗 2 次，每次 3 min；0.1×SSC、0.1% SDS 清洗 2 次，每次 3 min。缓冲液 Ⅰ 洗 3 次，每次 3 min。缓冲液 Ⅱ 封闭 30 min，37 ℃。滴加地高辛-AP 复合物（1∶5000）37 ℃ 孵育 1 h。缓冲液 Ⅰ 洗 3 次，每次 3 min。缓冲液 Ⅲ 洗 3 次，每次 3 min。显色：滴加 X-phosphate/NBT 混合液，镜下观察反应，以阳性细胞足够着色而背景不至过深为度，37 ℃ 反应 20 min 至 2 h。用 TE 缓冲液终止显色，脱水，中性树胶封片。

对照实验：用已知 TGF-α 和 TGF-$β_1$ 阳性的大鼠肝、脑组织作阳性对照；用已知阳性片的连续切片以杂交缓冲液代替探针作空白阴性对照。

（8）RT-PCR 加 Dot Blot 法定量检测 TGF-β：TGF-$β_1$ 查自 Gene Bank，在计算机上设计 TGF-$β_1$ 扩增引物及探针序列如下。

左侧（nt：510～530）：5'-GCA AGA CCA TCG ACA TGG AG-3'。

右侧（nt：975～995）：5'-GTC AGC AGC CGG TTA CCA AG-3'。

片断长度：466 bp。

探针序列：5'-CAG CTG TAC ATT GAC TTC CGC AAG GAC CT-3'。

TGF-$β_1$ 探针按缺口翻译试剂盒标记 ^{32}P（具体操作参照试剂盒说明书）。

总 RNA 提取：取 100 mg 液氮冻存的肝组织加入 1 mL TRIzol Regent 试剂；匀浆。30 ℃ 温育样本 5 min。加入 0.2 mL 氯仿，用力震摇 15 min，30 ℃ 温育 2 min。12000 r/min，4 ℃ 离心 15 min。吸出上层液相部分，转入另一个 EP 管中。加入 0.5 mL 异丙醇，30 ℃ 温育 10 min。12000 r/min，4 ℃ 离心 10 min。弃上清，用 1 mL 75% 酒精溶解沉淀的 RNA。轻轻混匀样本，4 ℃ 下 7500 r/min 离心 5 min。弃上清，沉淀再真空干燥 5 min。置无 RNase 水中−70 ℃ 保存备用，总体积 200 μL。取 10 μL 上述液体加入 490 μL DEPC 水中，分光光度计测定 260 nm 和 280 nm 处的吸光度，读出 A_{260}/A_{280} 值和 RNA 含量。

反转录：合成 cDNA，取上述提取的 RNA 5 μL 加入反转录混合液中，即 200 U MMLV-RT，4 μL first strand buffer，2 μL 100 mmol/L DTT，2 μL 2 mmol/L dNTP，TGF-$β_1$ 上下游引

物各 100 pmol,RNAsin 10 U,加 DEPC 水至总体积为 20 μL。于 41 ℃水浴 1 h,95 ℃灭活 5 min。阴性对照含有反转录所需的所有成分,但不加模板。

取上述反转录产物 4 μL 加至 96 μL PCR 反应混合液中:78 μL dH$_2$O,10 μL 10×PCR buffer,8 μL 2 mmol/L dNTP,TGF-β$_1$ 上下游引物各 0.2 μL,Taq 酶 1 U。在 PCR 仪上 95 ℃变性 2 min 后进入 PCR 循环,94 ℃ 60 s,56 ℃ 60 s,72 ℃ 45 s,循环 35 次,最后在 72 ℃继续反应 10 min 后于 4 ℃冷却。扩增产物用 20 g/L 琼脂糖凝胶电泳鉴定。阴性对照含有 PCR 所需的所有成分,但不加模板。

PCR 产物各取 5 μL 点于硝酸纤维素膜上,经过变性、固定、预杂交、杂交后,放射自显影膜片斑点,用 DG3022 型酶联免疫检测仪检测 A 值(λ=490 nm),以杂交斑点 A 值定量。

(9) 原位末端标记法检测下丘脑神经细胞、再生肝细胞凋亡:采用 Boehringer Mannheim 公司试剂盒检测,其简要步骤如下:切片常规脱蜡入水。0.2 mol/L HCl 处理 15 min,室温。0.01 mol/L PBS(pH 7.2)洗 2 次,每次 3 min。蛋白酶 K 5 μg/mL 或 10 μg/mL(脑组织用 5 μg/mL,肝组织用 10 μg/mL 浓度)消化 20 min,室温。0.01 mol/L PBS(pH 7.2)洗 2 次,每次 3 min。0.1%柠檬酸缓冲液(内含 0.1% Triton X-100,pH 6)处理 2~3 min,室温,0.01 mol/L PBS(pH 7.2)洗 2 次,每次 3 min。滴加反应混合液,每张切片 20 μL,加盖硅化盖玻片以免液体蒸发。0.01 mol/L PBS(pH 7.2)洗 2 次,每次 3 min。滴加 Converter-AP 30 min,37 ℃,加盖硅化盖玻片。0.01 mol/L PBS(pH 7.2)洗 2 次,每次 3 min。避光显色 X-phosphate/NBT 20 min 至 2 h,37 ℃。终止显色,脱水,中性树胶封片。

(10) 病理组织学观察:下丘脑、垂体、再生肝标本常规包埋、切片,HE 染色,垂体切片另做嗜碱性粒细胞特殊染色,光镜观察。下丘脑和肝脏标本常规电镜包埋、切片(AO 型超薄切片机),透射电镜观察。病理图片用 HPIAS-1000 高清晰度彩色病理图像测量系统处理,实验数据经 SPSS 11.0 统计分析。

(二) 实验结果

本实验结果表明,创建的神经-内分泌-免疫功能紊乱状态下的肝再生大鼠模型与正常大鼠 PH 模型的肝再生过程有所不同,左归丸具有通过改善神经-内分泌-免疫功能调控肝再生的作用,其作用机制之一可能是影响肝再生相关的细胞因子的表达。

1. 左归丸对 MSG-大鼠-肝再生模型肝再生度的影响

MSG-大鼠-肝再生模型的肝再生度显著降低,术后第 3、5 和 11 天的肝再生度分别为 0.36±0.04、0.42±0.04、0.58±0.03,与正常对照组和生理盐水对照组比较有显著性差异,$P<0.01$。而术后第 1 天肝再生度,模型组与生理盐水对照组比较,虽无显著性差异,$P>0.05$,但有相对增高趋势。用左归丸治疗后,其术后第 3、5、11 天的肝再生度与模型组比较显著升高,且显示出良好的量效关系,即高剂量比低剂量对肝再生度的升高作用更为显著,$P<0.01$。但左归丸高剂量治疗组术后第 1 天的肝再生度低于模型组和正常对照组,差异显著,$P<0.05$,详见表 4-32。

表 4-32　左归丸对 MSG-大鼠-肝再生模型肝再生度的影响($n=6,\bar{X}\pm S$)

组　别	术后第 1 天	术后第 3 天	术后第 5 天	术后第 11 天
正常对照组	0.20±0.07	0.48±0.05	0.70±0.09	0.85±0.02
生理盐水对照组	0.19±0.07	0.49±0.05	0.70±0.06	0.86±0.03
模型组	0.21±0.06	0.36±0.04#	0.42±0.04#	0.58±0.03#
左归丸高剂量组	0.11±0.06*	0.53±0.12△	0.72±0.06△	0.84±0.04△
左归丸低剂量组	0.13±0.08	0.41±0.07	0.54±0.11□○	0.71±0.04△○

注:与正常对照组和生理盐水对照组比较,# $P<0.01$;与模型组比较,△ $P<0.01$,□ $P<0.05$;与正常对照组、生理盐水对照组和模型组比较,* $P<0.05$;与左归丸高剂量组比较,○ $P<0.01$。

2. 左归丸对 MSG-大鼠-肝再生模型肝重/体重值的影响

MSG-假手术对照组的肝重/体重值(%)低于术后第 11 天的正常对照组和生理盐水对照组,差异显著,$P<0.05$;术后第 5、11 天,模型组的肝重/体重值不但低于正常对照组和生理盐水对照组,而且低于 MSG-假手术对照组,术后第 11 天仍不能恢复到正常水平,差异显著。左归丸高剂量组术后第 1、3、5 和 11 天,其肝重/体重值逐步回升至正常,左归丸低剂量组虽逐步回升,但不能完全恢复到正常水平,呈现良好的量效关系,差异显著,详见表 4-33。

表 4-33 左归丸对 MSG-大鼠-肝再生模型肝重/体重值的影响(%,$n=6$,$\bar{X}\pm S$)

组 别	术后第 1 天	术后第 3 天	术后第 5 天	术后第 11 天
正常对照组	2.03±0.16	2.54±0.41	3.33±0.22	3.80±0.13
生理盐水对照组	2.05±0.22	2.86±0.53	3.38±0.17	3.83±0.12
MSG-假手术对照组	3.57±0.23#	3.41±0.20*	3.31±0.28	3.56±0.13*
模型组	1.87±0.21○	2.60±0.19○	2.88±0.24#☆	3.27±0.12#☆
左归丸高剂量组	1.88±0.21	2.84±0.36	3.49±0.26△	3.85±0.14△
左归丸低剂量组	1.93±0.19	2.62±0.32	2.95±0.27	3.50±0.16□

注:与正常对照组和生理盐水对照组比较,#$P<0.01$,*$P<0.05$;与模型组比较,△$P<0.01$,□$P<0.05$;与 MSG-假手术对照组比较,○$P<0.01$,☆$P<0.05$。

3. 左归丸对 MSG-大鼠-肝再生模型肝细胞分裂指数(MI)的影响

各实验大鼠 MI 的结果见表 4-34。模型组 MI 术后第 3、5、11 天明显低于正常对照组和生理盐水对照组,差异显著,$P<0.01$;术后第 1 天,其 MI 与正常对照组和生理盐水对照组比较,虽无显著性差异,$P>0.05$,但有增高趋势。左归丸高剂量组术后第 3、5 和 11 天的 MI 与正常对照组和生理盐水对照组比较接近,差异不显著,$P>0.05$;与模型组比较,差异显著,$P<0.05$ 或 0.01;与左归丸低剂量治疗组呈现良好的量效关系。

表 4-34 左归丸对 MSG-大鼠-肝再生模型 MI 的影响(%,$n=6$,$\bar{X}\pm S$)

组 别	术后第 1 天	术后第 3 天	术后第 5 天	术后第 11 天
正常对照组	0.87±0.18	1.86±0.21	0.58±0.04	0.26±0.03
生理盐水对照组	0.87±0.28	1.88±0.19	0.58±0.18	0.25±0.04
模型组	0.90±0.12	1.02±0.27#	0.31±0.02#	0.11±0.02#
左归丸高剂量组	0.69±0.13□	1.86±0.18△	0.53±0.08△	0.26±0.03△
左归丸低剂量组	0.81±0.24	1.26±0.19○	0.36±0.06☆	0.18±0.03△○

注:与正常对照组和生理盐水对照组比较,#$P<0.01$;与模型组比较,△$P<0.01$,□$P<0.05$;与左归高剂量组比较,○$P<0.01$,☆$P<0.05$。

4. 左归丸对 MSG-大鼠-肝再生模型骨髓造血功能的影响

按照骨髓有核细胞增生度分级标准,将各组动物术后第 1 天和术后第 11 天的骨髓有核细胞进行增生度分级。经 Ridit 分析和 u 检验法统计学分析,结果显示,MSG-假手术对照组和模型组的骨髓造血功能均减退,MSG-假手术对照组与生理盐水对照组比较,$P<0.05$;模型组与生理盐水对照组比较,$P<0.01$。左归丸高剂量组的骨髓有核细胞增生活跃,与生理盐水对照组比较,无显著性差异,$P>0.05$。左归丸低剂量组与左归丸高剂量组比较,有显著性差异,$P<0.05$。结果详见表 4-35。

表 4-35　MSG-大鼠-肝再生模型骨髓有核细胞增生度的对比观察结果($n=6$)

组　　别	术后第 1 天					术后第 11 天				
	Ⅰ	Ⅱ	Ⅲ	Ⅳ	Ⅴ	Ⅰ	Ⅱ	Ⅲ	Ⅳ	Ⅴ
生理盐水对照组	0	5	1	0	0	0	5	1	0	0
MSG-假手术对照组	0	1	1	4	0□	0	1	1	4	0□
模型组	0	0	2	4	0△	0	0	1	5	0△
左归丸高剂量组	0	4	2	0	0*	0	5	1	0	0*
左归丸低剂量组	0	1	2	3	0○	0	1	3	2	0○

注：与生理盐水对照组比较，△$P<0.01$，□$P<0.05$；与 MSG-假手术对照组比较，*$P<0.01$；与左归丸高剂量组比较，○$P<0.05$。

5. 左归丸对 MSG-大鼠-肝再生模型外周血 RBC 和 Hb 的影响

血象是骨髓象的继续，外周血象的变化往往直接反映了骨髓造血功能的状况。观察结果表明，MSG-假手术对照组外周血 RBC、Hb 低于生理盐水对照组，模型组低于 MSG-假手术对照组，左归丸高剂量组外周血 RBC、Hb 恢复正常，左归丸低剂量组外周血 RBC、Hb 有所恢复，但尚未恢复至正常。以上各组实验数据比较，经统计学处理，有显著性差异，$P<0.05$ 或 $P<0.01$。具体结果详见表 4-36、表 4-37。

表 4-36　MSG-大鼠-肝再生模型 RBC 变化的对比观察结果($\times 10^{12}/L, n=6, \bar{X}\pm S$)

组　　别	术后第 1 天	术后第 3 天	术后第 5 天	术后第 11 天
正常对照组	4.21±0.14	4.43±0.04	4.76±0.12	5.16±0.04
生理盐水对照组	4.26±0.06	4.61±0.49	4.79±0.39	5.18±0.03
MSG-假手术对照组	3.94±0.08#	3.97±0.06#	3.91±0.12#	4.03±0.10#
模型组	3.68±0.08#○	2.68±0.14#○	3.24±0.11#○	3.83±0.09#○
左归丸高剂量组	4.06±0.10△	4.42±0.69△	4.68±0.11△	5.12±0.06△
左归丸低剂量组	3.89±0.15□	4.14±0.27△	4.30±0.04△☆	4.56±0.15△☆

注：与正常对照组和生理盐水对照组比较，#$P<0.01$；与 MSG-假手术对照组比较，○$P<0.01$；与模型组比较，△$P<0.01$，□$P<0.05$；与左归丸高剂量组比较，☆$P<0.01$。

表 4-37　MSG-大鼠-肝再生模型 Hb 变化的对比观察结果($g/L, n=6, \bar{X}\pm S$)

组　　别	术后第 1 天	术后第 3 天	术后第 5 天	术后第 11 天
正常对照组	132.7±5.1	142.0±11.3	146.0±9.6	170.4±2.1
生理盐水对照组	132.7±2.6	152.5±17.5	153.2±5.5	170.0±7.5
MSG-假手术对照组	126.2±5.7	131.0±2.7*	131.0±4.0*	134.5±3.4#
模型组	107.2±8.7#○	95.8±6.0#○	105.4±7.9#○	119.0±8.3#○
左归丸高剂量组	130.2±2.6△	139.3±17.1△	155.2±5.2△	172.7±3.9△
左归丸低剂量组	122.3±8.9□	134.5±15.4△	127.7±3.4△☆	143.3±8.6△☆

注：与正常对照组和生理盐水对照组比较，#$P<0.01$，*$P<0.05$；与 MSG-假手术对照组比较，○$P<0.01$；与模型组比较，△$P<0.01$，□$P<0.05$；与左归丸高剂量组比较，☆$P<0.01$。

6. 大鼠形体观察

MSG-大鼠-肝再生模型外观如下：鼻-肛长度缩短，体形短胖，体重较轻；神疲乏力（活动量明显少于正常对照组大鼠），口唇、耳廓和尾巴苍白，爪甲枯燥，雄性大鼠睾丸萎缩，雌性大鼠阴道开放时间推迟。左归丸高剂量组大鼠,其形体有明显改善,但不能恢复到正常对照组大鼠水平。

7. 病理组织学观察

光镜下,MSG-大鼠-肝再生模型下丘脑ARN神经细胞明显减少,星状胶质细胞明显增多;垂体前叶ACTH细胞数目增多。电镜下,可见神经细胞核染色质边集、核浓染、细胞核膜不规整和细胞质浓缩;各组神经细胞核形状因子(接近1为形状规整,大于1为形状不规整)、圆形度(接近1为圆形,小于1为非圆形)和异形指数(接近3为异形度低,大于3为异形度高)的对比观察结果详见表4-38。正常对照组和生理盐水对照组无明显病理改变,左归丸高剂量组的病理变化明显改善,但没有恢复到完全正常。术后24 h,模型组肝细胞内质网扩张,有大小不等的大量脂滴,糖原增多并聚成小簇,游离核糖体增多,呈团块状分布。左归丸高剂量组也见上述变化,但程度较轻,肝细胞结构趋于正常的较多。

表4-38 左归丸对MSG-大鼠-肝再生模型术后第11天ARN神经细胞核形状的影响($n=10, \bar{X} \pm S$)

组 别	形状因子	圆形度	异形指数
生理盐水对照组	1.14±0.45	0.88±0.16	3.80±0.82
模型组	3.10±1.14#	0.32±0.17#	6.24±1.83#
左归丸高剂量组	1.68±0.33△*	0.60±0.32△*	4.60±0.74△*

注:与生理盐水对照组比较,#$P<0.01$,*$P<0.05$;与模型组比较,△$P<0.01$。

8. 左归丸对MSG-大鼠-肝再生模型再生肝及ARN中TGF-α、EGFR、TGF-$β_1$、TGF-βRⅠ和TGF-βRⅡ表达的影响

组织细胞中棕黄色、均质或细颗粒状物质存在为阳性,分布在细胞膜上和细胞质中,以细胞膜为主。每一切片随机取五个视野,测出阳性着色面积,再根据单位面积中的总细胞数计算出其中阳性细胞数,然后五个视野平均,求出该片中阳性细胞比例;用阳性细胞的百分比表示该组织中此物质的大致含量。结果表明,MSG-大鼠-肝再生模型再生肝和ARN中的TGF-α和EGFR表达与生理盐水对照组比较明显降低,而TGF-$β_1$、TGF-βRⅠ和TGF-βRⅡ表达与生理盐水对照组比较明显增加,差异显著。左归丸高剂量治疗后可上调MSG-大鼠-肝再生模型再生肝和ARN中的TGF-α和EGFR的过弱表达,下调TGF-$β_1$、TGF-βRⅠ和TGF-βRⅡ的过度表达。其表达量与模型组比较有显著性差异;其表达量与生理盐水对照组比较,差异不显著,$P>0.05$。结果详见表4-39至表4-48。模型组再生肝TGF-$β_1$基因表达明显增加的时间相对提前,而维持较高表达的时间相对延长;左归丸高剂量组的再生肝TGF-$β_1$基因表达则相对正常。

表4-39 左归丸对MSG-大鼠-肝再生模型再生肝TGF-α表达的影响(%,$n=6, \bar{X} \pm S$)

组 别	术后第1天	术后第2天	术后第3天	术后第4天
生理盐水对照组	24.1±2.5	19.5±2.6	11.2±2.1	6.8±0.6
模型组	15.3±3.6#	9.6±2.7#	6.3±1.4#	3.2±0.4#
左归丸高剂量组	23.2±2.3△	17.6±2.3△	9.5±1.2△	5.1±0.8△

注:与生理盐水对照组比较,#$P<0.01$;与模型组比较,△$P<0.01$。

表4-40 左归丸对MSG-大鼠-肝再生模型再生肝EGFR表达的影响(%,$n=6, \bar{X} \pm S$)

组 别	术后第1天	术后第3天	术后第5天	术后第11天
生理盐水对照组	20.6±0.6	15.5±1.7	11.2±1.2	7.1±0.8
模型组	13.4±0.7#	8.7±1.5#	6.3±1.6#	3.2±0.4#
左归丸高剂量组	21.6±0.4△	13.6±1.4△	10.5±1.5△	6.3±0.8△

注:与生理盐水对照组比较,#$P<0.01$;与模型组比较,△$P<0.01$。

表 4-41　左归丸对 MSG-大鼠-肝再生模型再生肝 TGF-β_1 表达的影响（%，$n=6$，$\bar{X}\pm S$）

组　别	术后第 1 天	术后第 3 天	术后第 5 天	术后第 11 天
生理盐水对照组	15.1±2.6	20.5±2.8	11.2±2.3	3.1±1.8
模型组	20.4±2.1#	26.7±2.5#	19.3±2.8#	9.2±1.4#
左归丸高剂量组	14.6±3.4△	21.6±2.1△	12.5±2.5△	4.1±1.6△

注：与生理盐水对照组比较，#$P<0.01$；与模型组比较，△$P<0.01$。

表 4-42　左归丸对 MSG-大鼠-肝再生模型再生肝 TGF-βR I 表达的影响（%，$n=6$，$\bar{X}\pm S$）

组　别	术后第 1 天	术后第 3 天	术后第 5 天	术后第 11 天
生理盐水对照组	10.3±2.2	15.6±2.3	10.2±2.3	4.1±0.7
模型组	18.1±2.6#	22.5±2.1#	26.7±2.2#	10.6±1.8#
左归丸高剂量组	13.7±2.9△	17.2±1.3△	11.8±2.7△	5.8±1.1△

注：与生理盐水对照组比较，#$P<0.01$；与模型组比较，△$P<0.01$。

表 4-43　左归丸对 MSG-大鼠-肝再生模型再生肝 TGF-βR II 表达的影响（%，$n=6$，$\bar{X}\pm S$）

组　别	术后第 1 天	术后第 3 天	术后第 5 天	术后第 11 天
生理盐水对照组	8.3±2.6	13.4±2.3	7.2±1.9	3.8±0.6
模型组	16.4±2.1#	20.2±2.8#	13.1±2.3#	7.9±2.3#
左归丸高剂量组	9.5±2.3△	12.2±3.0△	8.8±2.1△	4.7±1.3△

注：与生理盐水对照组比较，#$P<0.01$；与模型组比较，△$P<0.01$。

表 4-44　左归丸对 MSG-大鼠-肝再生模型 ARN TGF-α 表达的影响（%，$n=6$，$\bar{X}\pm S$）

组　别	术后第 1 天	术后第 3 天	术后第 5 天	术后第 11 天
生理盐水对照组	8.3±2.2	13.4±2.1	16.2±2.3	12.8±1.1
模型组	3.4±1.2#	6.2±2.4#	9.1±1.7#	7.1±1.3#*
左归丸高剂量组	9.4±2.0△	12.2±2.1△	11.8±1.8□	8.2±1.6△

注：与生理盐水对照组比较，#$P<0.01$；与模型组比较，△$P<0.01$，□$P<0.05$；与术后第 1 天比较，*$P<0.01$。

表 4-45　左归丸对 MSG-大鼠-肝再生模型 ARN EGFR 表达的影响（%，$n=6$，$\bar{X}\pm S$）

组　别	术后第 1 天	术后第 3 天	术后第 5 天	术后第 11 天
生理盐水对照组	12.2±1.6	16.1±1.8	18.8±1.7	9.3±0.8*
模型组	6.5±2.1#	9.2±2.3#	10.9±1.3#*	4.9±1.6#
左归丸高剂量组	11.5±2.7△	14.6±2.7△	17.3±2.6□	8.4±1.3△

注：与生理盐水对照组比较，#$P<0.01$；与模型组比较，△$P<0.01$，□$P<0.05$；与术后第 1 天比较，*$P<0.01$。

表 4-46　左归丸对 MSG-大鼠-肝再生模型 ARN TGF-β_1 表达的影响（%，$n=6$，$\bar{X}\pm S$）

组　别	术后第 1 天	术后第 3 天	术后第 5 天	术后第 11 天
生理盐水对照组	10.9±2.7	13.7±2.5	16.8±2.9*	12.6±1.6*
模型组	19.4±2.4#	21.3±2.6#*	25.1±2.9#*	29.7±2.8#*
左归丸高剂量组	11.3±2.1△	12.9±3.2△	18.8±2.2□*	14.8±1.7△

注：与生理盐水对照组比较，#$P<0.01$；与模型组比较，△$P<0.01$，□$P<0.05$；与术后第 1 天比较，*$P<0.01$。

表4-47　左归丸对MSG-大鼠-肝再生模型ARN TGF-βRⅠ表达的影响(%,$n=6$,$\bar{X}\pm S$)

组　　别	术后第1天	术后第3天	术后第5天	术后第11天
生理盐水对照组	6.2±2.0	8.4±1.3	15.2±1.7*	8.8±1.1
模型组	12.4±2.3#	15.2±2.8#*	20.1±2.1#○	17.9±2.8#
左归丸高剂量组	7.9±1.3△	12.7±3.2△	11.2±2.4△	9.2±1.7△

注：与生理盐水对照组比较，#$P<0.01$；与模型组比较，△$P<0.01$；与术后第1天比较，*$P<0.01$，○$P<0.05$。

表4-48　左归丸对MSG-大鼠-肝再生模型ARN TGF-βRⅡ表达的影响(%,$n=6$,$\bar{X}\pm S$)

组　　别	术后第1天	术后第3天	术后第5天	术后第11天
生理盐水对照组	6.4±1.6	10.4±2.0*	12.2±1.3*	11.8±1.6*
模型组	11.6±2.2#	17.2±2.5#*	19.9±2.7#*	17.9±2.1#*
左归丸高剂量组	7.5±2.1□	12.2±2.3△*	11.7±2.3△*	12.2±1.1△*

注：与生理盐水对照组比较，#$P<0.01$；与模型组比较，△$P<0.01$，□$P<0.05$；与术后第1天比较，*$P<0.01$。

9. 左归丸对MSG-大鼠-肝再生模型再生肝及ARN中TGF-α、TGF-β₁ mRNA表达的影响

阳性表达细胞呈紫蓝色，主要分布在细胞膜、细胞质中。每一切片随机取五个视野，测出阳性着色面积，再根据单位面积中的总细胞数计算出其中阳性细胞数，然后五个视野平均，求出该片中阳性细胞比例；用阳性细胞的百分比表示该组织中TGF-α、TGF-β₁ mRNA的大致含量。结果表明，MSG-大鼠-肝再生模型再生肝和ARN中的TGF-α mRNA表达与生理盐水对照组比较明显降低，而TGF-β₁ mRNA表达与生理盐水对照组比较明显增加，差异显著，$P<0.01$。左归丸高剂量治疗后可上调MSG-大鼠-肝再生模型再生肝和ARN中的TGF-α mRNA的过弱表达，下调TGF-β₁ mRNA的过度表达。其表达量与模型组比较有显著性差异，$P<0.01$；其表达量与生理盐水对照组比较，差异不显著，$P>0.05$。结果详见表4-49、表4-50。RT-PCR加Dot Blot检测MSG-大鼠-肝再生模型术后第1天和第11天再生肝TGF-β₁ mRNA水平亦显著高于生理盐水对照组和左归丸高剂量组，差异显著，$P<0.01$；左归丸高剂量组与生理盐水对照组比较，差异不显著，$P>0.05$。

表4-49　左归丸对MSG-大鼠-肝再生模型术后第1天再生肝及ARN TGF-α mRNA表达的影响
(%,$n=6$,$\bar{X}\pm S$)

组　　别	再　生　肝	ARN
生理盐水对照组	20.1±1.3	10.2±1.2
模型组	13.3±1.4#	4.3±1.1#
左归丸高剂量组	18.2±1.6△	9.5±1.5△

注：与生理盐水对照组比较，#$P<0.01$；与模型组比较，△$P<0.01$。

表4-50　左归丸对MSG-大鼠-肝再生模型再生肝术后第1天再生肝及ARN TGF-β₁ mRNA表达的影响
(%,$n=6$,$\bar{X}\pm S$)

组　　别	再　生　肝	ARN
生理盐水对照组	16.2±1.3	10.2±1.5
模型组	24.3±1.4#	19.3±1.8#
左归丸高剂量组	18.5±1.7△	11.5±1.2△

注：与生理盐水对照组比较，#$P<0.01$；与模型组比较，△$P<0.01$。

10. 左归丸对MSG-大鼠-肝再生模型再生肝及ARN细胞凋亡的影响

阳性凋亡细胞核被染成蓝紫色，而细胞质完好。每一切片随机取五个视野，测出阳性着色面积,再根据单位面积中的细胞数计算出其中阳性细胞数,然后五个视野平均,求出该片中阳性细胞比例;用阳性细胞的百分比表示该组织中细胞凋亡的大致程度。结果表明,MSG-大鼠-肝再生模型再生肝和 ARN 中的细胞凋亡数与生理盐水对照组比较明显增加,差异显著,$P<0.01$。左归丸高剂量治疗后可在一定程度上阻止 MSG-大鼠-肝再生模型再生肝和 ARN 中的细胞凋亡,差异显著,$P<0.05$。结果详见表 4-51。

表 4-51　左归丸对 MSG-大鼠-肝再生模型再生肝和 ARN 细胞凋亡的影响($\%,n=6,\bar{X}\pm S$)

组　　别	术后第 1 天(肝)	术后第 3 天(肝)	术后第 5 天(肝)	ARN
生理盐水对照组	0.67±0.09	1.24±0.11	0.48±0.13	0.09±0.03
模型组	1.82±0.12#	2.52±0.19#	1.42±0.16#	4.23±1.22#
左归丸高剂量组	0.60±0.03△	1.46±0.18△	0.52±0.08△	1.12±0.14#△

注:与生理盐水对照组比较,# $P<0.01$;与模型组比较,△ $P<0.05$。

(三) 结果分析

本实验研究观察到左归丸能显著改善 MSG-大鼠-肝再生模型的肝再生过程紊乱,其作用机制可能是通过调控神经-内分泌-免疫网络、下丘脑-垂体-肝轴和肝再生调控因子的表达。左归丸改善 MSG-大鼠-肝再生模型的肝肾精虚、肝肾阴虚及肝肾精血亏虚证候,通过检测相关的生物学指标,从神经-内分泌-免疫-肝再生调控网络方面揭示了"肝肾同源""精血互生""髓生肝""髓失生肝""补肾生髓成肝"的科学内涵和生物学基础。

1. "肝肾同源"与 MSG-大鼠-肝再生模型

"肝肾同源"可以理解为"肝肾相关",即肝肾通过某些中心环节而相关,生理病理关系密不可分,因而可采用"肾肝同治"的原则治疗。中西医的"肝肾"概念虽不完全相同,但现代藏象肾本质的研究成果之一是将"肾虚"定位于下丘脑,与中医学"肾生骨、髓""脑为髓海"的认识一致。"肝"本质研究结果亦认为,藏象肝的概念涵盖了现代医学肝脏的结构和功能。为了研究的方便,根据本研究藏象肝、肾概念,将下丘脑的部分结构和功能概括在藏象肾的概念之中;将肝的结构和功能概括在藏象肝的概念之中(如将肝的再生功能概括在藏象肝的"生发"功能之中)。MSG-大鼠模型是通过损伤 ARN 而出现的神经-内分泌-免疫功能紊乱的动物模型,切除大鼠部分肝脏是研究肝再生的经典模型。根据《内经》"肾生骨、髓,髓生肝"的理论认识,笔者创造性地将此两种模型结合起来,建立 MSG-大鼠-肝再生模型,用以研究"肝肾同源"的相关机制。对于 PH 模型,比较直观可定量分析的肝再生评价指标多采用再生肝重/体重值、肝再生度及肝细胞有丝分裂指数等。正常情况下,动物肝重与体重有一较稳定的比值,大鼠为 4%左右。PH 后残存肝可出现明显的再生反应,直至丧失的肝重得以恢复,整个再生过程需 5~7 天。肝再生度表示再生肝重占切除肝重的比率,在一定程度上较好地反映了再生肝脏的增长情况。有丝分裂指数能较准确地反映肝细胞增长数目。笔者同时观察上述指标,能比较客观准确地反映肝再生情况。

2. MSG-大鼠-肝再生模型肝再生调节因子的基因表达紊乱

肝脏再生的机理极其复杂,近几十年来对肝再生调控的分子机制虽有了进一步的认识,但有许多问题至今仍不能回答。目前比较一致的看法是,肝再生过程受肝再生促进因子和肝再生抑制因子严密地协调控制。其中 TGF-α 和 TGF-β 在这一调节中的作用近些年来受到极大重视,研究较深入。TGF-α 是存在于体内多种组织中的一种激素样多肽,由 50 个氨基酸组成,与 EGF 有 30%~40% 的同源性。这两种生长因子与细胞膜上的同一受体(EGF/TGF-α 受体)结合,通常有相同的生物学作用,故 TGF-α 又称为 EGF 样生长因子。最近的研究表明,TGF-α 在肝再生中具有举足轻重的作用。正常肝中几乎没有 TGF-α mRNA 表达,说明正常肝细胞不合成 TGF-α mRNA,而在肝再生期间及肝细胞培养时肝细胞内 TGF-α mRNA 表达增加,PH 后

24 h 达到高峰,术后 8～24 h 增加 9 倍,其高峰出现与 PH 后肝 DNA 合成高峰时间一致。TGF-α mRNA 主要存在于肝细胞内,KC 及肝内储脂细胞(FSC)也有表达。再生肝及细胞培养介质中 TGF-α 也明显增加,出现高峰也与 TGF-α mRNA 及肝细胞 DNA 合成高峰时间一致,提示 TGF-α 是细胞分裂与增殖的促进因子。外源性的 TGF-α 也可增加肝细胞中 TGF-α mRNA 的表达和增加肝细胞 DNA 合成及细胞再生。TGF-α 在肝细胞自分泌调节中起关键作用。另外,PH 后 TGF-α 受体减少,术后 12～24 h,受体数减少 30%～40%,而亲和力未变,且其受体的 mRNA 水平相应增加,提示肝细胞膜上 TGF-α 受体减少可能主要是 TGF-α 的增加所造成。

与 TGF-α 相反,TGF-β 是强有力的肝增生、再生及癌变肝细胞的负性调节剂。哺乳动物的 TGF-β 有 $β_1$、$β_2$ 和 $β_3$ 三种亚单位,均由 112 个氨基酸组成,三者的生物学作用相似,且具有极高的同源性。TGF-β 的受体的改变是 TGF-β 功能异常的关键。TGF-β 的受体有 TGF-βRⅠ、Ⅱ、Ⅲ 3 种,TGF-β 与 TGF-βRⅠ、Ⅱ 结合后形成异聚体复合物,TGF-βRⅡ 连接 TGF-βRⅠ 与 TGF-β,TGF-βRⅠ 负责传递 TGF-β 信息。TGF-β 信号转导依赖于 TGF-βRⅠ 和 TGF-βRⅡ 的共同存在。TGF-βRⅡ 能自由与配体结合,TGF-βRⅠ 只能识别配体与 TGF-βRⅡ 结合的嵌合体,并与之结合形成四聚体。另有观点认为 TGF-βRⅠ 和 TGF-βRⅡ 之间存在固有的亲和力,只要二者表达至一定的水平就可形成功能性嵌合体,只是配体的加入使其更加稳固。在此嵌合体中通过转磷酸化作用促使 TGF-βRⅠ 和 TGF-βRⅡ 磷酸化,而它们的磷酸化作用是信号转导的关键。即细胞对 TGF-β 刺激的应答在很大程度上依赖于 TGF-βRⅠ、Ⅱ 间的相互作用。TGF-βRⅢ 并不直接参与信号的传递过程,也不介导任何已知的 TGF-β 生物学效应。TGF-β 能拮抗 TGF-α 诱导的肝生长,抑制再生时的 DNA 合成。当 TGF-β 与 TGF-α 同时或在 TGF-α 后 24 h 再加入到培养基中,肝细胞 DNA 合成可被抑制 70%。也有实验显示,将 TGF-β 给 PH 大鼠注射,可阻断肝细胞 DNA 合成。在体外即使在培养基中加入很低浓度的 TGF-β,也可抑制肝细胞的 DNA 合成。TGF-β 对肝细胞的抑制是可逆的,说明它并不是非特异性细胞毒作用。PH 后早期肝内 TGF-β mRNA 水平很低,且主要存在于肝间质细胞。其高峰比 TGF-α mRNA 高峰及肝细胞 DNA 合成高峰晚 2 天出现,于 PH 后 72 h 达到高峰,与肝细胞 DNA 下降时间相吻合。TGF-β mRNA 主要存在于肝间质细胞,包括内皮细胞、FSC 及 KC。肝细胞本身不合成 TGF-β,但可表达功能性受体,通过旁路调节机制对间质细胞产生的 TGF-β 发生反应,这可能是防止肝再生时无限制生长的一个重要机制。

Bedossa 等报道免疫组化分析和原位杂交试验均证明 TGF-$β_1$ mRNA 在肝细胞有高度表达。他们认为单用免疫组化分析恐有可能由于肝细胞的摄取影响检测结果的判断,单用原位杂交则不能测出蛋白质的进一步加工或转录后的激活,所以采取两法并用。笔者也考虑到综合分析的重要性,因而采取免疫组化分析、原位杂交和 RT-PCR 加 Dot Blot 定量分析三法联用,以期更全面更准确地反映 TGF-$β_1$ 表达。笔者的实验结果表明,MSG-大鼠-肝再生模型的 TGF-α、EGFR、TGF-β、TGF-βRⅠ、TGF-βRⅡ 的基因表达失调,不仅表现在翻译水平上,而且表现在转录水平上;不仅表现在空间上,而且表现在时间上;不仅表现在数量上,而且表现在质量上。在翻译水平上,免疫组化结果显示,模型组大鼠的再生肝和 ARN 的神经细胞的 TGF-α 表达的阳性细胞数显著减少,TGF-$β_1$ 表达的阳性细胞数显著增加;在转录水平上,原位分子杂交和 RT-PCR 检测结果显示,模型组大鼠的再生肝和 ARN 的神经细胞的 TGF-α mRNA 表达的阳性细胞数显著减少,TGF-$β_1$ mRNA 表达的阳性细胞数显著增加。在空间上,TGF-α 和 TGF-α mRNA 的表达分布面较小,以血管周围的细胞表达为主;TGF-β 和 TGF-β mRNA 的表达分布面较广,除血管周围的细胞表达外,其他部位的细胞亦有散在表达,在 PH 后早期肝内 TGF-β mRNA 不仅存在于肝间质细胞,而且肝实质细胞亦有较普遍的表达。在时间上,TGF-α 维持较高表达的时间缩短(在 24 h 以后再生肝未再出现分泌高峰),而 TGF-$β_1$ 表达明显增加的时间提前和维持较高表达的时间延长。在数量上，TGF-α mRNA 表达的数量相对减少，TGF-β₁ mRNA 表达的数量相对增加。在质量上表现为接受和传达信号的有效性发生改变，即接受和传达 TGF-α 的信号的受体（EGFR）相应减少，而接受和传达 TGF-β 的信号的受体（TGF-βRⅠ、TGF-βRⅡ）相应增加。体内和体外实验均表明 EGF 和 TGF-α 通过 EGFR 可强烈刺激肝细胞增殖，EGFR 为 EGF 和 TGF-α 在肝细胞的唯一受体，因此它作为一种信息传递途径在 EGF 和 TGF-α 的促肝细胞再生中起着关键作用。在肝脏 TGF-β 主要由间质细胞产生，实质细胞不产生，正常肝细胞膜上也无 TGF-β 的特异受体；TGF-β 的基因的激活几乎与肝再生启动同步完成，其 mRNA 在 PH 后 4 h 即表达增加，72 h 达高峰，但此时 TGF-β 主要以一种高分子无活性形式存在，只有在大量再生肝细胞出现并在膜上表达出 TGF-β 的特异受体时，才由再生肝细胞对其高分子无活性形式进行分解，从而发挥其抑制肝细胞增殖的效应。此外，不同受体的表达水平亦会影响 TGF-β 发挥效应的质量。若 TGF-βRⅠ水平不变，提高 TGF-βRⅡ的表达水平则降低对 TGF-β 的敏感性；相反 TGF-βRⅡ水平不变，提高 TGF-βRⅠ的表达水平则增加了对 TGF-β 的敏感性。其原因可能为 TGF-βRⅡ的表达水平的提高促进了 TGF-βRⅡ二聚体的形成，而 TGF-βRⅡ二聚体能够隐蔽 TGF-βRⅡ，使其不能与 TGF-βRⅠ结合形成四聚体，进而影响 TGF-β 的信号转导。笔者的实验结果表明，单纯的 MSG-大鼠或 PH（正常）大鼠模型不会出现如此全面的 TGF-α、TGF-β 及其受体的基因表达紊乱。MSG-大鼠-肝再生模型的肝再生过程失调最终表现为肝再生严重受抑的可能机制是受损下丘脑和 PH 综合效应导致了 TGF-α、β₁ 及其受体的基因表达紊乱。

3. MSG-大鼠-肝再生模型肝再生的两性差异

Gustafsson 等认为，肝对类固醇代谢的两性差异是继发于出生时脑的性别分化。动物出生前，雄激素的短期冲击可能已在下丘脑-垂体水平产生印迹，并为雄性形式的生长激素（growth hormone，GH）分泌编定了程序。新生雄性动物由于雄激素继续作用于脑，下丘脑释放活化的生长抑素，抑制垂体"雌性化因子"的 GH 分泌，从而使成鼠肝对类固醇呈雄性型。雌性动物缺乏新生期雄激素的刺激，下丘脑生长抑素释放量不增加或没有活化，因而垂体分泌雌性化因子，促使肝代谢功能向雌性发展。肝细胞膜上存在催乳素受体，近年来认为催乳素可促进 DNA 合成而起生长因子的作用，它还可协同皮质醇诱导某些肝酶的生成。鼠 PH 后可见到血清或肝细胞内雌二醇增加，细胞质雌激素受体向核移位，并且受体的再分布与 DNA 合成的刺激同时开始，于 48 h 达高峰，这与有丝分裂指数最高值的时间一致；受体主动移位至核内亦与作为肝细胞再生标志的 DNA 多聚酶、蛋白质合成及脱氧胸苷激酶等在时相上一致，提示雌激素受体的移位效应可能参与肝再生的调节。根据此理论分析，雌性与雄性大鼠的肝再生过程应存在一定差别。但笔者的实验并未发现有显著统计学意义的肝再生过程的两性差异，这可能与笔者所选观察的时间点、肝再生指标和样本量有关。因雌性与雄性大鼠的肝再生过程即使存在差异也只能是在一定程度和一定时间内，其肝再生度、肝细胞核分裂指数和肝重/体重值总的发展趋势是一致的，若这种可能存在的差异没有恰好落在观察时间点上，就有可能观察不到；再者若这种差异不甚显著，笔者采用的观察指标方法可能显示不出来；还有就是实验大鼠每组两性比较的样本太小（3 只），因而就难以显示出其肝再生的两性差异。在 MSG-大鼠-肝再生模型中，其两性差异对肝再生的影响更难以显示。这是因为 MSG-大鼠下丘脑基底区含有雌激素受体的神经元几乎完全消失，成年 MSG-大鼠睾丸、卵巢绝对及相对重量（绝对重量/体重）均减轻。前列腺和子宫重量减轻，雌性大鼠阴道开放时间推迟，动情周期延长而不规律，每个周期中阴道上皮角化的时期延长，卵巢中的卵泡缩小，且无黄体存在。一侧卵巢切除后，对侧卵巢的代偿性增生，明显弱于对照组。注射孕酮后，正常对照组大鼠表现为脊柱前凸分数（LQ，雌性大鼠接受雄性大鼠求偶信息的一种标志）增高，而 MSG-大鼠的则明显降低，随后的组织学观察表明，MSG-大鼠卵巢的卵泡表现为非刺激性卵泡，无黄体生成。此外，还有不孕或仔鼠出生体重减轻等性腺功能低下症候群从而使雌激素导致的肝再生过程的两性差异减到最低程度。笔者的实验结果支持这一推论,用肝再生度、肝重/体重值、肝细胞分裂指数观察 MSG-大鼠-肝再生模型的肝再生过程,没有显示出显著的两性差异。

4. 左归丸改善 MSG-大鼠-肝再生模型脑神经细胞凋亡的作用及机制

以往的研究表明,大鼠出生后第 2、4、6、8、10 天皮下给予 MSG 或成年小鼠皮下给予高剂量的 MSG,可选择性地破坏 ARN,主要病理损害是 ARN 神经细胞肿胀坏死,其神经毒作用机理可能与神经元细胞质钙离子过度负荷有关。笔者的实验结果显示,MSG 除了导致 ARN 神经细胞急性肿胀坏死外,还能在注射 MSG 后的中晚期诱导脑神经细胞凋亡。在皮下给予 MSG 8~10 周后,电镜下仍可观察到脑神经细胞的凋亡,其数量显著高于对照组。反映 ARN 神经细胞核变化的形状因子、圆形度和异形指数均与生理盐水对照组有显著性差异,$P<0.01$。原位末端标记法定量检测脑神经细胞凋亡亦表明模型组的脑神经细胞凋亡数显著高于正常对照组。一般生理状态下,大多数神经元终身存活,不进行更新,因此很少发现凋亡现象,笔者在实验中观察了生理盐水和正常对照组的脑神经细胞,实验结果支持这一看法。值得注意的是,MSG-大鼠-肝再生模型的脑神经细胞凋亡不但显著高于生理盐水对照组和正常对照组,而且亦显著高于 MSG-假手术对照组,提示其脑神经细胞凋亡的诱发因素可能是 MSG 和 PH 的综合效应。

钙离子作为常见的细胞凋亡的第二信使,MSG 导致神经元细胞质钙离子过度负荷可能是诱导 MSG-大鼠和 MSG-大鼠-肝再生模型脑神经细胞凋亡的机理之一。1977 年,Kaiser 等首次发现细胞内钙离子浓度升高与凋亡有关。他们证实糖皮质激素诱发的未成熟的胸腺细胞的凋亡与钙离子有关,其细胞溶解过程与用钙离子电离电泳处理的细胞溶解过程相似。亦证实,糖皮质激素引起鼠和人的胸腺细胞内钙离子浓度升高与凋亡的启动有关。细胞内钙离子浓度的升高可激活某些蛋白酶、磷脂酶和(或)内源性核酸酶,这些酶的激活可诱发细胞凋亡。钙离子浓度的升高亦可激活细胞内信号转导途径,这些信号转导途径涉及通过翻译后修饰调节下游效应器的蛋白激酶和(或)磷酸酶。钙调素(calmodulin)拮抗剂能干预凋亡证实了后一解释,因为钙调素是公认的钙离子信号转导途径的介体(mediator)。用细胞内钙离子缓冲试剂和细胞外钙离子螯合剂进行实验直接证实了钙离子浓度的升高可引起细胞凋亡特有的染色体断裂片断和凋亡性细胞死亡。细胞内钙离子螯合剂和细胞外 EDTA 能抑制 DNA 片断和凋亡性细胞死亡提示持久的钙离子浓度的升高是上述两种过程所必需的。钙离子诱导细胞凋亡的机制可能与钙离子激活的蛋白酶有关。对钙离子敏感的蛋白酶可能是细胞凋亡时钙离子浓度升高的直接靶分子。细胞凋亡的重要生化标志即染色质的有控降解与内源性钙离子、镁离子依赖性核酸内切酶(endonuclease)有关,且内源性依赖性核酸内切酶有选择性地被破坏不仅仅与 DNA 的有序断裂有关,也是凋亡时细胞形态变化的重要原因。与钙离子相关的酶还有钙蛋白酶(calpain)和谷氨酰胺转移酶(transglutaminase),它们被认为分别与细胞骨架紊乱及与细胞皱缩、细胞质蛋白质交联、维持凋亡小体完整、防止细胞内含物外溢有关。Bennett 等研究发现,位于平滑肌细胞(SMC)表面的磷脂酰丝氨酸(phosphatidylserine,PS)对于凋亡的 SMC 被周围的细胞识别及吞噬清除是必不可少的,此过程也是钙离子依赖性的。另外,钙离子还可能激活多聚 ADP-核酸聚合酶(PARP),后者有改变染色质结构的作用,使聚合的核小体松解,减弱与组蛋白-DNA 的相互接触,以使 DNA 更易被核酸内切酶接近。可见,细胞质内钙离子浓度是凋亡发生的重要信号机制之一。微丝(microfilament)是细胞骨架的一种。其主要成分是肌动蛋白,它对细胞表面的特性具有很大影响,是维持细胞形状和影响细胞质运动的重要因素,细胞凋亡是一种固缩性死亡,体积缩小、细胞膜出泡、凋亡小体等形态学改变被认为与微丝骨架蛋白的改变密切相关。有研究发现细胞内钙离子浓度变化可导致细胞骨架结构的破裂,微丝的肌动蛋白弯曲,这可能是凋亡时细胞膜出泡的原因。因此,细胞骨架也被认为是凋亡信号传递过程中的重要因素。但 MSG 导致神经元细胞质钙离子过度负荷诱导脑神经细胞凋亡的机理不能完全解释 MSG-大鼠-肝再生模型脑神经细胞凋亡显著高于 MSG-大鼠的现象,这提示 MSG-大鼠-肝再生模型脑神经细胞凋亡除 MSG 导致神经元细胞质钙离子过度负荷外,还存在其他诱导脑神经细胞凋亡的因素。有研究表明,TGF-β 对细胞凋亡具有促进作用。人们研究了细胞内钙离子浓度增高和环孢素 A(CsA)协同诱导 TGF-$β_1$ 介导的淋巴细胞凋亡作用,认为可能是经历了 CsA 和钙离子协同触发 T、B 细胞的凋亡过程。在另一个实验中又发现钙蛋白酶抑制剂可抑制 TGF-$β_1$ 诱导原代培养大鼠肝细胞凋亡,认为 TGF-$β_1$ 介导的细胞凋亡可能与钙离子浓度和钙蛋白酶活性有关。因此,有学者认为 TGF-β 的高表达是细胞发生凋亡的重要标志。

笔者的实验结果显示,MSG-大鼠-肝再生模型的脑神经元细胞过度表达 TGF-$β_1$、TGF-βR Ⅰ 和 TGF-βR Ⅱ,其数据高于 MSG-假手术对照组和生理盐水对照组的数据,差异显著。这提示 MSG 诱导神经元细胞质钙离子过度负荷,而 MSG-大鼠-肝再生模型 PH 后出现了脑神经细胞的 TGF-$β_1$、TGF-βR Ⅰ 和 TGF-βR Ⅱ 高表达,提示钙离子超负荷和 TGF-$β_1$、TGF-βR Ⅰ 和 TGF-βR Ⅱ 的高表达的协同作用诱导了 MSG-大鼠-肝再生模型脑神经细胞凋亡。笔者的实验结果还表明,在左归丸治疗后的 MSG-大鼠-肝再生模型的脑神经细胞凋亡得到显著减轻和 ARN 神经细胞核的形状因子、圆形度、异形指数等指标得到显著改善的同时,其 TGF-β 及其受体表达亦显著低于模型组,提示左归丸抗 MSG-大鼠-肝再生模型的脑神经细胞凋亡的可能机制是下调 TGF-β 及其受体的过度表达。

5. 左归丸对 MSG-大鼠-肝再生模型肝再生与肝细胞凋亡的影响及机制

新陈代谢是生命最基本的特征,即细胞凋亡与细胞产生一样都是机体自然的生理过程,组成机体的细胞不但需要不断地与环境进行物质、信息和能量的交换,而且这些细胞本身也处在不断更新中。这种更新是以细胞数量上的恒定为前提的,因此是一种动态平衡状态。与正常肝脏罕见细胞增生一样,正常肝脏亦罕见细胞凋亡,在啮齿类动物为 1~5 个凋亡细胞/10000 个肝细胞,主要见于肝静脉周围的第 3 带。在以往肝再生的研究中,大多只注重肝细胞增殖的一面,而忽视它们凋亡的一面,因为在 PH 动物模型中,需要尽快恢复的是肝细胞及其相应的组织结构。

笔者在实验中发现,MSG-大鼠-肝再生模型在肝再生的同时,存在比较明显的肝细胞和胆管形成细胞的凋亡。且同时发现,在发生肝细胞和胆管形成细胞凋亡的区域存在大量的 TGF-$β_1$ 及其受体的表达,提示 TGF-$β_1$ 诱导了肝细胞和胆管形成细胞的凋亡。在肝再生过程中细胞凋亡的生物学意义可能是清除发育不正常和(或)某局部过度增生的细胞,以防止细胞癌变和维持组织结构的正常分布。在该模型中可看成是调节胆管系统及肝实质细胞再生机制的重要因素,在肝再生机制得到启动的同时,肝细胞凋亡的机制亦得到启动;只有当这两种机制协调作用,才能维持肝再生的正常过程。左归丸不但可以通过促进 MSG-大鼠-肝再生模型再生肝 TGF-α 和 EGFR 的表达;而且可以通过调节 TGF-$β_1$ 及其受体的基因表达对肝再生起双向调节的作用,即对受抑的肝再生过程起促进作用,表现为"生";对过亢的肝再生过程起抑制作用(抑制肝细胞的增生和诱导肝细胞凋亡),表现为"克"。由此可见,《内经》"肾生骨、髓,髓生肝"的"生"具有"调控"的含义,也就是"生克制化"的调控机制。"肾"通过脑髓(下丘脑)不仅能"生肝",而且能"克肝"。"肾"正是通过这种脑髓(下丘脑)的"生克制化"(生中有克,克中有生)的平衡转化机制以维持肝再生的"稳态"。此即左归丸通过"滋水涵木"维持"肝主生发与肾主涵养协调"的重要机制。

6. 左归丸改善 MSG-大鼠-肝再生模型肝肾精虚/肝肾精血亏虚的作用及机制

"肝肾同源"源于何处?中医学历来有"肝肾同源于精血"的认识,即肝肾通过精血而相关,亦即肝肾通过"肝主藏血与肾主藏精相生"的调控体系而相关。但对于"肝肾同源于精血"的研究,目前尚主要停留在理论探讨和临床观察上,对其生物学基础尚缺乏深层次的实验研究。解决这一实验研究的关键是必须建立肝肾精虚/肝肾阴虚/肝肾精血亏虚动物模型。有研究表明,肾阳虚表现为下丘脑-垂体-肾上腺（HPA）轴功能低下，肾阴虚则表现为 HPA 轴功能亢进；MSG-大鼠的 HPA 轴处于功能亢进状态，故认为 MSG-大鼠是一种肾阴虚动物模型。肝血虚证是中医肝病的主要证型之一，可出现于多种疾病中。目前对血虚证有较深入的研究，但针对性地研究肝血虚证却很少。导致肝血虚证的病因多种多样，但肾精亏损是其重要原因。"肾主骨"（《素问·宣明五气篇》）"骨者髓之府也。"（《素问·脉要精微论》）"气不耗，归精于肾而为精；精不泄，归精于肝而化清血"（《张氏医通》），这不仅表明精髓为化血之源，血液的生成与肾主骨生髓的功能有着必然的联系，若肾精不足，髓海空虚，就会影响到血液的化生；而且说明血虽为水谷化生，但必须经肝肾缔造和转化。根据中医"肝肾同源"的理论观点，"肾藏精""肝藏血"，精血相互化生，肾阴亏虚则肝血不足；"肾生骨、髓，髓生肝"，肾阴亏虚则肝失所养。在肾阴亏虚、肝失所养、肝血不足的病理基础之上，再切除大部分肝脏，必然导致肝脏精血在短时间内大量亏损，反过来又进一步导致肾精（阴）亏虚，形成恶性病理循环，终致肝肾精虚、肝肾阴虚、肝肾精血亏虚诸证。

"髓失生肝"是 MSG-大鼠-肝再生模型的主要病因病机，肝肾精虚是其基础证候，进而发展为肝肾阴虚与肝肾精血亏虚证候。笔者的实验结果表明，MSG-大鼠-肝再生模型的骨髓造血功能和外周血红细胞数量、血红蛋白含量不但均明显低于生理盐水对照组和正常对照组，而且亦显著低于 MSG-假手术对照组。MSG-大鼠-肝再生模型表现出比较典型的肝肾精虚、肝肾阴虚及肝肾精血亏虚的证候，如神疲乏力（活动量明显少于正常对照组）、口唇及耳廓和尾巴苍白、爪甲枯槁、雄性大鼠睾丸萎缩、雌性大鼠阴道迟开等；正常大鼠手术或 MSG-大鼠假手术后均无此典型表现。光镜和电镜的观察结果表明，模型组大鼠的下丘脑 ARN 神经元减少和神经细胞凋亡的病理变化最显著。正常对照组和生理盐水对照组大鼠 PH 后第 5~11 天肝脏大小基本恢复正常；模型组的肝再生显著受抑，第 11 天后肝脏仍不能恢复到正常大小。经补肾填精、养肝补血的左归丸治疗后，不但下丘脑病理损害显著减轻，肝再生能力恢复正常，而且其肝肾精虚、肝肾阴虚及肝肾精血亏虚的证候亦得到明显的改善。张景岳认为真阴精血的盛衰可通过形质反映出来，"观形质之坏与不坏，即真阴之伤与不伤"。通过治疗，若形质得以恢复（包括缺失的肝脏通过再生而恢复正常的形质），则表明真阴精血得以填补。陈小野等亦认为，虚证的本质是衰老，衰老的结果是机体的再生能力下降。因此，他们认为，肝脏形质的缺失是肝肾精虚、肝肾阴虚及肝肾精血亏虚的重要生物学指标，而肝再生的修复能力可以反映"髓生肝"的机制恢复和相关证候的改善。故 MSG-大鼠-肝再生模型又是一种肝肾精虚、肝肾阴虚、肝肾精血亏虚证候的动物模型，可用于"肝肾同源""精血互化""髓生肝""髓失生肝""补肾生髓成肝"的机制探讨，以及防治肝肾精虚、肝肾阴虚、肝肾精血亏虚等证候的药物筛选。

MSG-大鼠-肝再生模型出现肝肾精血亏虚证的机制是 MSG 和 PH 两种诱发因素的综合效应。已有研究表明，成年大鼠的下丘脑 ARN 被 MSG 破坏后，骨髓生成 NK 细胞的过程显著受抑，提示下丘脑或 ARN 可影响骨髓的功能，从而影响 NK 细胞的发生和发育。推测 NK 细胞活性的增龄性变化依赖于 ARN 的功能，其模式为出生后逐渐发展，随年龄增加，功能逐渐减退。这与中医"肾藏精""主骨""主生长发育"的理论认识一致。中医学认为，肾为封藏之本，精之处"，说明肾精是肾主生长发育的物质基础。"肾为先天之本"，精气禀受于父母，靠后天水谷之精的不断滋养，由肾脏化生而藏。肾是人体生命活动的源泉，"五脏之阴气非此不能滋，五脏之阳气非此不能发"；肾精有促进生长发育、繁衍生殖和主宰衰老等重要作用。肾精只宜固藏，最忌耗损；应有控运用，不断滋养。肾精耗损一分，生命即减少一刻。肾精年少时随年龄增长而盛，中年以后随年龄增加而衰，"年四十而阴气自半"，肾精耗竭，则生命终止。MSG-大鼠-肝再生模型的 ARN 在刚出生时即遭受 MSG 的损害，以后又由于 PH 等多种因素诱导 ARN 神经细胞凋亡，致使"肾精"不断亏损，脑之髓海不足，必然引起骨髓空虚，精髓化生血液受损，必致血虚，最终形成肝肾精血亏虚证。用补肾填精、养肝补血的左归丸治疗后，ARN 的损害得到一定程度的减轻(包括 ARN 神经细胞凋亡的减轻),在促进肝脏再生的同时,增强了造血功能,使血虚证得到一定程度的改善,从而体现了"肝肾同源"和"精血相生"的相关机制。

笔者的实验结果还表明,PH 诱导了 MSG-大鼠-肝再生模型过度表达 TGF-β 及其受体。TGF-β 是一组多效性细胞因子,对造血有显著影响。有研究表明,TGF-β 对多能造血干细胞和各系定向祖细胞都有抑制作用,其作用是直接的和可逆的,呈剂量依赖性。最显著的抑制效应在原始造血祖细胞水平。TGF-β 不但影响原始造血祖细胞的增殖和分化,还影响其生存力。TGF-β 存在时造血生长因子(HGFs)诱导的原始造血祖细胞的生存率降低与细胞凋亡增加有关。TGF-β 也可通过抑制 IL-6 的产生,间接诱导小鼠骨髓定向祖细胞死亡。内源性 TGF-β 在体外能负性调节造血祖细胞的生存。TGF-β 也是红系祖细胞的直接抑制因子,其抑制率为 95%～100%,而且这种抑制作用不受其他细胞因子的影响。Sing 等发现 TGF-$β_1$ 抑制红细胞生成素(EPO)及其他造血因子作用产生的混合集落形成单位(CFU-Mix)。Miller 等每日给小鼠皮下注射 TGF-$β_1$,14 天后,小鼠可发生明显的贫血,其红细胞计数、骨髓和脾中的红系祖细胞数目明显减少,并呈剂量依赖性。其机制可能与 TGF-$β_1$ 选择性地抑制早期造血干细胞增殖及抑制红系定向祖细胞的自我更新和形成较成熟的 CFU-Mix 有关。TGF-β 对淋巴细胞造血也有影响,可抑制淋巴细胞祖细胞的增殖。TGF-β 是已知最有效的内源性淋巴细胞增殖抑制剂,它由 T 细胞和 B 细胞产生,作为一种自分泌的负性信号,具有抑制多种 IL 和其他细胞因子的正性信号作用。Jacobsen 等研究发现 TGF-β 可抑制 IL-7 刺激的细胞从 B220$^+$ 骨髓细胞中的产生,抑制率达 90% 以上。TGF-β 还可通过其对 ECM 成分和骨髓基质的调节,影响造血干细胞生长的微环境,从而间接调节造血。由此可见,MSG-大鼠-肝再生模型出现肝肾精虚、肝肾阴虚及肝肾精血亏虚与过度表达 TGF-β 及其受体有关;而左归丸可以通过下调 TGF-β 及其受体以改善肝肾精虚、肝肾阴虚及肝肾精血亏虚。

7. "肝肾同源"与下丘脑-垂体-肝轴

1855 年,Bernhard 首先提出经典内分泌的基本概念,即无导管的腺体分泌其产物入血循环,使远距离的器官或组织产生生物效应。肝脏是体内最复杂的生化器官,关于它和内分泌间的关系,长期以来大多偏重于了解肝脏与激素的代谢关系。而 20 世纪 70 年代以来则认识到肝脏对其他靶组织有广泛调节功能,特别是它能合成释放酶以外的富有活性的物质,强烈提示肝脏可能是一内分泌器官。近些年来随着对弥漫性内分泌系统的认识及受体学说等深入研究,有些学者已将肝脏作为内分泌系统的组成部分,拥有许多内分泌功能特点。受体的激活及其功能改变,不仅可影响细胞敏感性及终末器官的生物效应,而且可通过复杂的受体调节作用产生靶细胞外的内分泌及其代谢改变。肝细胞受体在激素作用下被激活时,虽伴有某些关键限速酶参与调节代谢,但由于受体既存在于肝细胞内,亦存在于肝细胞外环境中,故受体的调节可能较其他特异代谢酶具有更广泛的代谢影响。学术界早在 1982 年就认识到肝脏是连接激素与其他细胞调节因子的重要部位,据此提出下丘脑-垂体-肝轴的新概念。但是,Gustafsson 及近年来一些学者提到的下丘脑-垂体-肝轴的概念,目前仅涉及垂体雌性化因子、性类固醇及其在肝内受体相互关系的某些范围,初步表明此轴对肝类固醇及药物代谢可能具有特殊调节作用。

笔者的实验研究发现,下丘脑-垂体-肝轴对影响肝再生的激素、细胞因子等具有调节作用。MSG-大鼠-肝再生模型虽然最终的肝再生程度受到显著抑制(不能完全恢复到正常水平),但在肝再生的早期(术后 24 h 以前),其肝再生相对于整个肝再生过程来说较快,甚至有超过正常对照组和生理盐水对照组的趋势。此时,TGF-α 及其受体的表达非但没有增加,而是减少,那么是什么原因导致出现这种肝再生的短暂快速现象?以往的研究表明,术后 48 h 内,肝细胞再生处于启动状态。目前认为,在 KC 分泌的细胞因子和内分泌激素的作用之下,肝细胞再生可迅速被启动。大量研究表明,KC 在感染、创伤等应激状态下分泌大量细胞因子,其中 TNF-α 是重要的细胞因子之一。TNF-α 和 IL-1 共同促进 IL-6 的产生,三个因子的共同作用,在肝脏急性反应期的反应中发挥重要作用。有研究表明,PH 后大鼠的 KC 产生的 TNF-α 的含量表现出如下特点,即在术后 6 h 急剧上升,但在术后 24 h 又明显下降,低于 MSG-假手术对照组水平,一直到术后 1 周时 TNF-α 方才恢复到 MSG-假手术对照组的水平。此结果支持 Beyer 的实验,即在肝叶切除早期 KC 迅速分泌大量的 TNF-α 以促进肝细胞 DNA 的合成,加速肝再生。据此,笔者设想 MSG-大鼠-肝再生模型在肝再生早期(24 h 以前)相对较快的可能机制是 TNF-α 分泌过亢。笔者的实验结果表明,MSG-大鼠-肝再生模型术后 24 h 的血清对转染正义 TNF-α 的 KC 非但不能促进其分泌 TNF-α,反而有所抑制。这一结果虽未支持我们预先的设想,但也并不能因此否认 MSG-大鼠-肝再生模型在肝再生早期(24 h 以前)再生速度相对较快的可能机制是 TNF-α 分泌过亢;因为其 TNF-α 分泌过亢有可能在更早期(如 6 h 左右),前期动物实验在 24 h 观察到的 MSG-大鼠-肝再生模型在早期再生速度相对较快的现象的确切机制尚需进一步研究。笔者现有的实验结果至少提示了如下可能机制:由于 MSG-大鼠-肝再生模型 TGF-$β_1$ 及其受体的过度表达抑制了 TNF-α 的产生,从而影响了该模型 24 h 以后的肝再生过程,这可能是 MSG-大鼠-肝再生模型肝再生过程受抑的又一机制。同时笔者还注意到,在肝再生早期(24 h)左归丸治疗组的肝再生不但显著低于模型组,而且显著低于正常对照组。对此,笔者试着从整体性调节特别是下丘脑-垂体-肝轴的调节体系,探讨其可能存在的机制。已有研究表明,肝再生与整体性调节有关,植物神经也起重要调节作用。Kato 等在先切断膈下迷走神经再进行鼠 PH 时观察到,鼠肝重量与 DNA 合成均降低,DNA 合成的限速酶-胸腺嘧啶激酶及天冬氨酸转氨甲酰酶活性升高,故推测迷走神经调节肝的 DNA 合成。河野等曾观察到,肝的副交感神经由延髓及下丘脑支配,鼠 PH 后初期,延髓神经核及胰腺与小肠的神经细胞的脉冲就增加,而且脉冲增加与肝切除量成正比,提示肝再生时确实存在着对肝和门静脉系脏器的神经调节机制。近年来的研究表明,PH 后数分钟即可发现去甲肾上腺素(NA)由肝交感神经释放,儿茶酚胺水平增高。NA 通过作用于 $α_1$ 肾上腺素能受体,启动并刺激 DNA 合成;增强肝细胞微环境中的 EGF、HGF 及其他生长因子的有丝分裂作用;对抗 TGF-β 对肝细胞的抑制有丝分裂的作用。MSG-大鼠-肝再生模型的下丘脑 ARN 被毁坏,ARN 处的 P 物质、K 物质、神经肽 Y 等含量降低,酪氨酸羟化酶免疫组化阳性细胞明显减少,ARN-结节漏斗的多巴胺能和胆碱能神经元系统几乎被完全破坏,下丘脑多巴胺与乙酰胆碱含量下降。除 80%~90% 的 ARN 神经元核周体受到破坏外,围绕脑室周围的一些缺乏血脑屏障结构的脑室周器官、穹窿下器官等也受到一定破坏。MSG-大鼠-肝再生模型的肝再生过程失调与其下丘脑-垂体-肝轴功能紊乱密切相关,其肝再生早期肝再生相对过亢的可能机制是 MSG-大鼠的 HPA 轴处于亢奋状态,对乙醚的应激反应性增强。1988 年有学者首先报告 MSG-大鼠肾上腺体积缩小,但束状带细胞核体积增大,细胞呈广泛空泡化伴血窦扩张充血,束状带与球状带宽度之比也相对增加,束状带细胞功能活跃;血浆皮质酮(CORT)基础水平升高,应激后绝对值较正常组高。另有报道 MSG-大鼠血浆 CORT 基础水平在上午 10:00 升高,而在下午 4:00 则正常,表现为血浆 CORT 维持在高水平的日分泌节律异常;MSG-大鼠对地塞米松的反馈抑制反应减弱,血浆皮质酮结合球蛋白(CBG)升高,促肾上腺皮质激素(ACTH)对醚的应激反应增强,提示 HPA 轴处于亢奋状态,下丘脑分泌促皮质激素释放激素(CRH)可刺激垂体前叶分泌 ACTH,ACTH 作为 CRH 的靶激素,皮质激素又为 ACTH 的靶激素,每个靶激素均对其促激素起相应的抑制分泌的作用(负反馈调节),故 CRH、ACTH、皮质激素三者之间呈动态平衡分泌。中枢神经通过下丘脑释放 CRH 调节下丘脑-垂体-皮质轴的功能状态如下:①肾上腺皮质激素根据机体活动规律而呈昼夜节律分泌;②应激状态时肾上腺皮质激素分泌增加,从而适应内外环境的改变。已有研究表明,肾阳虚表现为 HPA 轴功能低下;而 MSG-大鼠表现的 HPA 轴功能亢进与肾阴虚有关,左归丸能有效地改善肾阴虚和 HPA 轴的功能亢进。

笔者的实验结果亦显示,MSG-大鼠-肝再生模型肝再生早期的下丘脑-垂体-肝轴功能相对亢进亦与HPA轴功能亢进导致的肾阴虚有关;阴不制阳,故表现为肝再生在短期内再生速度相对过快(垂体前叶ACTH细胞数目增多,ACTH是促进肝再生的因素之一),但由于阴精亏虚,肝血不足,物质基础后续乏力,必然影响整个肝再生过程,故此后的肝再生过程显著受抑;用左归丸治疗后的MSG-大鼠-肝再生模型的HPA轴功能亢进得到一定程度的调控(垂体前叶ACTH细胞数目较模型组减少)。虽然在肝再生早期,其肝再生程度显著低于模型组,但在此后的整个肝再生过程却得到明显促进,最终能恢复到正常水平,与临床观察到的补阴药疗效缓慢而持久的客观事实相吻合。同理,正常对照组和生理盐水对照组大鼠同样受乙醚的作用,而左归丸治疗后的大鼠能对乙醚的这种作用进行一定程度的调节,故在肝再生早期,它们的肝再生过程有所不同,在中晚期则趋于一致。这较好地揭示了"肾生骨、髓,髓生肝"的"肝肾同源"相关机制和科学内涵,提供了"肝体阴而用阳""滋水涵木""补肾即所以补肝"和"补肾益髓,生髓成肝"的实验依据,丰富和充实了"肝肾同源"与下丘脑-垂体-肝轴的理论内容。

8. "肝肾同源"与神经-内分泌-免疫网络

"肝肾同源"是中医藏象学说的整体调控机制,神经-内分泌-免疫网络理论是现代医学有关机体内环境协调稳定的重要学说,探讨两者的相关机制,不仅有助于揭示"肝肾同源"的科学内涵,而且亦有利于神经-内分泌-免疫网络研究的进一步深化,促进中西医结合学术的发展。MSG-大鼠-肝再生模型在神经-内分泌-免疫网络功能紊乱的同时出现了肝肾精虚、肝肾阴虚、肝肾精血亏虚证,左归丸在调节MSG-大鼠-肝再生模型神经-内分泌-免疫网络功能紊乱的同时改善其肾精虚、肝肾阴虚、肝肾精血亏虚证。

机体具有极其复杂的内部结构和内部活动过程,通过不断进行内部调整来维持在各种环境中的自身稳定。整体对各局部进行调节,局部必须服从整体的稳定。Blalock提出的神经-内分泌-免疫网络理论,就是整体调节局部以维持稳定的模式。目前已有确切的事实表明,配体(包括肽类激素、肽类神经递质及细胞因子等)及其受体共同在免疫系统与神经内分泌系统之间以及其他各个系统之间能够构成一条完整的生化信息调节环路。研究资料表明,中枢及周围淋巴样器官中的免疫细胞均可产生激素和神经肽类,同样,经典的内分泌腺体、神经元和胶质细胞也能产生多种细胞因子。而且,所有这些分子的受体均可在免疫系统和神经-内分泌系统的细胞上表达。神经-内分泌-免疫网络的淋巴细胞亦可分泌脑啡肽、ACTH等免疫递质、免疫激素,并似一"漂移的大脑"在体内巡游,去感受不能直接被中枢感知的刺激,如细菌、肿瘤、病毒等,通过分泌免疫递质、激素将信息传递给神经-内分泌系统。神经-内分泌系统在感受情绪、化学、物理等刺激后将各种递质、激素、神经肽传递给免疫细胞。这样,过去认为各司其职的神经、内分泌、免疫三个系统构成了一个完整的网络系统。现代藏象肾本质的研究发现,肾虚的主要发病环节在下丘脑,从而将藏象肾的部分结构和功能定位于下丘脑。下丘脑是机体重要的整合中枢,也是神经-内分泌系统与免疫系统联结的枢纽,有学者将其称为神经-内分泌-免疫网络中枢。下丘脑的病变必然导致神经-内分泌-免疫网络的整体性调节紊乱,肝再生过程虽然是局部的演变过程,但必然与受下丘脑控制的神经-内分泌-免疫网络的整体性调节有关。

笔者的实验结果为肝再生受控于神经-内分泌-免疫网络提供了新的实验依据,在MSG-大鼠-肝再生模型中,在神经-内分泌-免疫网络功能紊乱的同时,伴随着肝再生过程的失调;经左归丸治疗后,在神经-内分泌-免疫网络功能恢复协调的同时,其肝再生过程亦恢复正常。导致MSG-大鼠-肝再生模型的神经-内分泌-免疫网络功能紊乱的因素除MSG对ARN的损害外,PH亦是重要因素。笔者的实验结果表明,MSG-大鼠的PH诱发了TGF-α、TGF-β及其受体的表达失调,这些细胞因子的表达紊乱反过来作用于神经-内分泌-免疫网络,使MSG-大鼠已经紊乱的神经-内分泌-免疫网络功能更加紊乱。过度表达的TGF-β除对肝细胞的增殖起抑制作用外,对免疫系统亦产生重要的调节作用。总体来说,TGF-β从三个方面对免疫功能起抑制作用:一是抑制免疫效应细胞的增殖;二是抑制免疫效应细胞的分化和活性;三是抑制细胞因子的产生及其免疫调节作用。此外，由于 PH 诱导 ARN 脑神经元过度表达 TGF-β，从而诱导 ARN 脑神经元的凋亡，进一步加重神经-内分泌-免疫网络功能的紊乱。而左归丸补肾可通过下调 TGF-β 及其受体的过度表达而使 MSG-大鼠-肝再生模型的神经-内分泌-免疫网络功能和肝再生过程恢复正常的稳态。

十、左归丸对 MSG-大鼠-肝再生模型再生肝组织基因表达谱的影响

左归丸能在一定程度上改善 MSG-大鼠-肝再生模型的神经-内分泌-免疫网络功能紊乱，显著促进该模型大鼠的肝再生作用。本实验采用基因芯片技术对 MSG-大鼠-肝再生模型再生肝的基因表达谱进行分析，筛选差异表达基因以分析左归丸调控 MSG-大鼠-肝再生模型肝再生过程的分子机制。

（一）实验方法

采用基因芯片技术检测 MSG-大鼠-肝再生模型再生肝组织的基因表达谱，筛选出与正常大鼠 PH 模型再生肝组织的差异表达的基因。

1. 主要实验材料

雄性 Wistar 新生大鼠，湖北省预防医学科学院实验动物研究中心提供。MSG 购自美国 Sigma 公司。左归丸药液制备同前。

2. 模型制备与标本采集

将实验大鼠分成两组，即 MSG-大鼠-肝再生模型组（简称模型组），MSG-大鼠-肝再生模型左归丸治疗组（简称治疗组）。实验大鼠于出生后第 2、4、6、8、10 天皮下注射 MSG，每次 4 mg/g（以体重计，用生理盐水溶解）。28 天后离乳，分笼饲养，光照时间 12 h（8：00—20：00），温度 24 ℃ 左右，动物自由饮水摄食。动物 6 周龄时开始治疗处理，治疗组给予左归丸液 5 g/kg 灌胃，模型组给予等体积蒸馏水灌胃，每天 1 次。给药 2 周后，实验各组大鼠在乙醚麻醉下，按肝标准切除法，切除肝的左叶和中叶（约占全肝的 68%），然后缝合伤口。手术后继续给药，直到实验结束。手术后 5 天处死动物，取再生肝组织标本液氮冻存待测。

3. 基因芯片检测

选择 1176 条与细胞分化增殖相关的基因制作 cDNA 芯片，所用的 1176 个靶基因 cDNA 克隆由中科开瑞生物芯片科技股份有限公司提供。

按常规方法提取实验大鼠再生肝组织总 RNA，用 Oligotex mRNA Midi Kit（Qiagen 公司）从总 RNA 中分离 poly+（A）mRNA。取分离得到的 mRNA 1 μg，加入随机引物（8 个碱基）3 μL，用 RNase-free Water 定容至 10 μL。70 ℃ 水浴 3 min 后冰上骤冷，依次加入 M-MLV 5× buffer 6 μL、RNase inhibitor 1 μL、dNTP(A-) 1 μL、dATP 1 μL、M-MLV 酶 2 μL、[α-^{33}P] dATP 10 μL 混匀。37 ℃ 水浴 30 min 后，再 42 ℃ 水浴 1.5 h。水浴结束后加 10 mol/L NaOH 1.5 μL，沸水浴 5~7 min，取出冰上冷却 3 min 后用离心机轻甩。依次加入冰醋酸 0.9 μL、醋酸钠 6.5 μL，混匀后再加入 2.5 倍体积无水酒精，彻底混匀，冰浴 30 min 后 15000 r/min 离心 10 min。弃上清，向沉淀中加入 DNase-free Water 40 μL 溶解，放置待用。

经预杂交与杂交后，测量膜正面 Counts，根据 Counts 确定压屏时间和扫描时间，用 Fujifilm 公司 BAS-MS 2340 磷屏、FLA 3000 扫描仪压屏、扫描。将杂交膜上的信号灰度定量为数值，消除背景信号对实验信号的干扰，进行均一化处理以使结果具有可比性。所得数据利用 Microsoft Access、Microsoft Excel 软件进行处理，从而获得样本之间杂交信号比值（ratio 值）有差异表达的基因及其分类。

（二）实验结果

左归丸对 MSG-大鼠-肝再生模型再生肝组织基因表达谱有显著影响，在所检测的 1176 条

基因中,治疗组相对于模型组的差异表达基因有 292 条,其中上调的基因有 20 条,下调的基因有 272 条,左归丸改善模型大鼠肝再生过程的分子机制可能与这些基因相关。

1. 上调表达基因分类及亚细胞定位

在上调的 20 条基因中,有 7 条基因的表达产物与转录相关,其中尚有 1 条与 DNA 合成、重组及修复有关;有 3 条基因的表达产物属于细胞黏附受体;有 3 条基因的表达产物与新陈代谢有关;有 2 条基因的表达产物与细胞信号、细胞外联络蛋白有关,其中 1 条为生长因子、细胞因子和趋化因子;有 1 条基因与细胞内传感器、感受器、调制器有关,为细胞内蛋白磷酸酶(非受体蛋白磷酸酶)。

从亚细胞定位来看,这 20 条基因中有 4 条基因的表达产物属于质膜蛋白,有 4 条基因的表达产物属于细胞质蛋白,有 2 条基因的表达产物属于细胞外隐匿蛋白,有 7 条基因的表达产物属于核蛋白。

2. 下调表达基因分类及亚细胞定位

在下调的 272 条基因中,有 2 条基因的表达产物为细胞表面抗原;有 21 条基因表达产物与转录有关;有 8 条基因的表达产物为细胞黏附受体;有 1 条基因的表达产物为免疫系统蛋白;有 6 条基因的表达产物为细胞外传输/运载蛋白;有 2 条基因为癌基因和肿瘤抑制基因,其中 1 条基因的表达产物还属于基本转录因子;有 2 条基因的表达产物为张力反应蛋白,其中 1 条还属于代谢酶;有 12 条基因的表达产物属于膜通道和传输蛋白;有 3 条基因的表达产物属于 ECM 蛋白;有 26 条基因的表达产物属于运输/打靶蛋白;有 32 条基因的表达产物与新陈代谢有关;有 5 条基因表达产物与翻译后修饰/蛋白质折叠有关,属于蛋白修饰酶;有 1 条基因属于凋亡相关基因,表达凋亡相关蛋白;有 4 条与 RNA 加工、翻折和转运有关,其中尚有 1 条表达染色质蛋白;有 2 条基因的表达产物与 DNA 结合及染色质蛋白有关;有 1 条基因表达细胞受体(含配体),同时还表达细胞外传输/运载蛋白;有 3 条基因表达细胞信号、细胞外联络蛋白,其中 1 条表达生长因子、细胞因子和趋化因子,同时还表达细胞间黏附受体,另外 2 条基因表达激素;有 53 条基因的表达与细胞内传感器、感受器、调制器有关,其中尚有 2 条还分别表达癌基因和肿瘤抑制基因、胞吐作用蛋白,1 条基因的表达同时与 RNA 加工、翻折和转运有关;有 32 条基因的表达与蛋白质翻折相关,其中有 1 条基因同时表达细胞间黏附受体;有 8 条基因表达细胞受体;有 14 条基因表达细胞骨架/动力蛋白;有 2 条基因的表达与 DNA 合成、重组和修复相关,其中 1 条同时表达染色质蛋白。

从亚细胞定位来看,有 47 条基因的表达产物定位于质膜蛋白,有 92 条基因的表达产物定位于细胞质蛋白,有 2 条基因的表达产物定位于内质网,有 26 条基因的表达产物为细胞外隐匿蛋白,有 4 条基因的表达产物定位于高尔基复合体,有 29 条基因的表达产物为核蛋白,有 1 条基因的表达产物定位于微粒体,有 7 条基因的表达产物为细胞骨架蛋白,有 2 条基因的表达产物为溶酶体蛋白,有 6 条基因的表达产物为线粒体蛋白,有 1 条基因的表达产物为核内体,有 4 条基因的表达产物为 ECM 蛋白,有 5 条基因的表达产物定位于细胞核。

(三) 结果分析

MSG-大鼠-肝再生模型表现出"肝肾精血亏虚"证候,用左归丸壮水滋阴,在改善 MSG-大鼠-肝再生模型肝肾精血亏虚证候的同时,其肝再生过程恢复正常。经左归丸治疗后,MSG-大鼠-肝再生模型再生肝组织中上调基因只有 20 条,下调基因则多达 272 条,下调基因数量是上调基因数量的 13.6 倍。阴阳学说认为,凡是剧烈运动着的、外向的、上升的、温热的、明亮的都属于阳;相对静止的、内守的、下降的、寒冷的、晦暗的都属于阴。如果将上调基因表达的作用规定为阳,下调基因表达的作用规定为阴,则左归丸使 MSG-大鼠-肝再生模型再生肝组织某些基因表达下调就是其滋阴功能的体现。经左归丸治疗后,MSG-大鼠-肝再生模型再生肝组织中表达下调的与肝再生相关的基因有基因转录相关物质和活性细胞受体,前者包括基本转录因子、转录激活因子和阻遏因子及其他转录蛋白,如 EF 转录因子、SRY 盒抑制基因、HMG 盒抑制蛋白;后者包括蛋白激酶、蛋白磷酸酶、孤儿受体及其他受体,如激活素受体样激酶、受体型蛋白酪氨酸磷酸酯酶、生长抑素受体样蛋白等。研究证明,生长抑素(SS)是肝细胞生长抑制因子,其生理学功能主要表现在对靶器官的抑制作用,如抑制神经转导、腺体分泌、平滑肌收缩、细胞增殖等。SS 能抑制多种正常细胞及癌细胞增殖,如胃肠黏膜细胞、淋巴细胞、胃癌细胞、胰腺癌细胞等。Kokudo 等采用 ^{3}H-TdR 掺入法证明 SS 能抑制由 EGF、HGF 等诱导的肝细胞增殖,提示其作用机制并非依赖 cAMP 系统。Pruthi 等应用 PH 模型证明 SS 抑制肝重恢复及肝细胞增殖,最强抑制效应在肝细胞 DNA 合成最强时间即术后 24~36 h,停止给予 SS 后 12 h 肝重迅速恢复。SS 抑制肝再生的机制主要与以下几方面有关:①通过与肝细胞膜 SS 受体结合而直接产生抑制作用。SS 与受体结合后通过对百日咳毒素敏感的 G 蛋白偶联激活酪氨酸磷酸酶或抑制酪氨酸激酶,激发细胞核内一系列的特异转录程序,最终抑制肝细胞增殖。也有学者认为两者结合后抑制 cAMP 生成使 c-Fos 表达减少,而 c-Fos 基因是肝再生的即早基因,有启动肝再生的作用。②抑制胰岛素间接促肝细胞增殖作用,其机制可能是 SS 与胰岛 B 细胞膜上 SS 受体结合,使胰岛素分泌减少,从而抑制肝再生。③抑制其他促肝细胞分裂原(如 HGF、EGF 等)的作用。

十一、左归丸针对性调节 MSG-大鼠-肝再生模型再生肝组织基因表达

前期研究表明,左归丸能在一定程度上纠正 MSG-大鼠-肝再生模型神经-内分泌-免疫网络功能紊乱,在显著调节其肝再生过程的同时,改善其肝肾精血亏虚证候。为了进一步深入研究其分子调节机制,笔者采用基因芯片技术观察了左归丸对 MSG-大鼠-肝再生模型再生肝组织基因表达谱的影响,结果发现左归丸对部分基因的表达具有针对性的调节作用。

(一)实验方法

采用基因芯片技术及生物信息学方法探讨左归丸调节 MSG-大鼠-肝再生模型再生肝组织基因表达的分子机制。

1. 主要实验材料

Wistar 新生大鼠、雄性,由湖北省预防医学科学院实验动物研究中心提供。MSG 购自美国 Sigma 公司。TRIzol 购自 Gibco 公司。Oligotex mRNA Midi Kit 购自 Qiagen 公司。左归丸药液制备同前。

2. 模型制备与标本采集

将实验大鼠分成 MSG-大鼠-肝再生模型组(简称模型组)和 MSG-大鼠-肝再生模型左归丸治疗组(简称治疗组)。实验大鼠于出生后第 2、4、6、8、10 天皮下注射 MSG,每次 4 mg/g(以体重计,用生理盐水溶解)。28 天后离乳,分笼饲养,光照时间 12 h(8:00—20:00),温度 24 ℃左右,动物自由饮水摄食。动物 6 周龄时开始治疗处理,治疗组给予左归丸 5 g/kg 灌胃,模型组给予等体积蒸馏水灌胃,1 次/天。给药 2 周后,实验各组大鼠在乙醚麻醉下,按肝标准切除法,切除肝的左叶和中叶(约占全肝的 68%),然后缝合伤口。手术均为清洁手术,均于上午 8:00—12:00 进行手术,避免昼夜节律对肝再生的影响。动物自由饮水摄食。手术后继续给药,直到实验结束。手术后 5 天处死动物,取再生肝组织标本液氮冻存待测。

3. 基因芯片检测

选择 1176 条与细胞分化增殖相关的基因制作 cDNA 芯片,所用的 1176 个靶基因 cDNA 克隆由中科开瑞生物芯片科技股份有限公司提供。

按常规方法提取实验大鼠再生肝组织总 RNA,用 Oligotex mRNA Midi Kit 从总 RNA 中分离 poly+(A)mRNA。取分离得到的 mRNA 1 μg,加入随机引物(8 个碱基)3 μL,用 RNase-free Water 定容至 10 μL。70 ℃水浴 3 min 后冰上骤冷,依次加入 M-MLV 5×buffer 6 μL、

RNase inhibitor 1 μL、dNTP(A-)1 μL、dATP 1 μL、M-MLV 酶 2 μL、[α-^{33}P]dATP 10 μL 混匀。37 ℃水浴 30 min 后,再 42 ℃水浴 1.5 h。水浴结束后加 1.5 μL 10 mol/L 的 NaOH,沸水浴 5～7 min,取出放冰上冷却 3 min 后用离心机轻甩。依次加入冰醋酸 0.9 μL、醋酸钠 6.5 μL,混匀后再加入 2.5 倍体积无水酒精,彻底混匀,冰浴 30 min 后 15000 r/min 离心 10 min。弃上清,向沉淀中加入 40 μL DNase-free Water 溶解,放置待用。

经预杂交与杂交后,测量膜正面 Counts,根据 Counts 确定压屏时间和扫描时间,用 Fujifilm 公司 BAS-MS 2340 磷屏、FLA 3000 扫描仪压屏、扫描。将杂交膜上的信号灰度定量为数值,消除背景信号对实验信号的干扰,进行均一化处理以使结果具有可比性。所得数据利用 Microsoft Access、Microsoft Excel 软件处理,从而获得样本之间杂交信号比值(ratio 值)有差异表达(ratio 值≥2 为该基因上调表达,ratio 值≤0.5 为该基因下调表达)的基因及其分类,并用散点图体现样本之间的基因表达差异。

(二) 实验结果

从基因表达谱中发现若干模型组上调而治疗组下调的基因,或模型组下调而治疗组上调的基因,并获得相关的上调或下调基因分类及亚细胞定位。

1. 左归丸针对性调节 MSG-大鼠-肝再生模型再生肝组织的基因表达

在所检测的 1176 条基因中,模型组相对于治疗组上调、治疗后下调的基因有 5 条,模型组相对于治疗组下调、治疗后上调的基因有 7 条,即左归丸针对性调节 MSG-大鼠-肝再生模型再生肝组织的基因表达,差异表达基因有 12 条。其中:左归丸促使其上调的基因有 7 条,GenBank 号分别为 D11444、M81786、M86758、U24282、U53505、U89743、X84004;左归丸促使其下调的基因有 5 条,GenBank 号分别为 AF049344、D83948、L08812、U53883、U55938。结果详见表4-52。

表 4-52 左归丸针对性调节 MSG-大鼠-肝再生模型再生肝组织的基因表达

GenBank 号	基因名称	模型组/治疗组 ratio	治疗组/模型组 ratio
D11444	Gro	0.34	3.23
M81786	ryudocan/syndecan 4	0.27	2.14
M86758	estrogen sulfotransferase	0.17	2.71
U24282	deiodinase,iodothyronine type Ⅲ	0.20	3.11
U53505	deiodinase,iodothyronine,type Ⅱ	0.27	2.17
U89743	unknown protein	0.33	2.70
X84004	protein tyrosine phosphatase,non-receptor type 16	0.24	4.48
AF049344	UDP-GalNAc:polypeptide N-acetylgalactosaminyltransferase T5	3.25	0.50
D83948	S1-1 protein from liver	2.28	0.34
L08812	transcription factor EC	2.42	0.38
U53883	sialyltransferase 8 A(alpha-N-acetylneuraminate:alpha-2,8-sialyltransferase,GD3 synthase)	2.36	0.46
U55938	sialyltransferase 8C(GT3 alpha-2,8-sialyltransferase)	2.27	0.46

2. 上调基因分类及亚细胞定位

模型组相对于治疗组下调、治疗后上调的 7 条基因中,M86758、U24282、U53505 的表达产物与新陈代谢相关,其中 M86758 的基因表达产物与辅因子、维生素及相关物质代谢有关,U24282、U53505 的表达产物则为其他代谢酶;M81786 的表达产物属于细胞黏附受体/蛋白,为基质黏附受体;D11444 的表达产物属于细胞信号/细胞外通信蛋白,为生长因子、细胞因子和趋化因子;X84004 的表达产物属于细胞内传感器/感受器/调制器,为细胞内蛋白磷酸酶(非受体蛋白磷酸酶);U89743 的表达产物未明确分类。

从亚细胞定位来看,M86758、U24282、U53505、X84004 的表达产物属于细胞质蛋白;M81786 的表达产物属于质膜蛋白;D11444 的表达产物属于细胞外隐匿蛋白;U89743 的表达产物未明确分类。

3. 下调基因分类及亚细胞定位

模型组相对于治疗组上调、治疗后下调的 5 条基因中,AF049344、U53883、U55938 的表达产物与翻译后修饰/蛋白质折叠有关,属于蛋白修饰酶;D83948 的表达产物与 RNA 加工、翻折和转运及 DNA 结合和染色质蛋白有关,属于染色质蛋白;L08812 的表达产物与转录相关,为基本转录因子。

从亚细胞定位来看,D83948、L08812 的表达产物定位于核蛋白,U53883、U55938 的表达产物定位于高尔基复合体,AF049344 的表达产物定位于细胞质蛋白。

(三)结果分析

肝细胞复制是一个多步骤过程,转录因子的活化增加了多种基因的转录。转录因子能通过激活不同基因传递转录信号,而转录因子相互作用也可调控基因的表达。肝再生研究的一个重要进展就是发现了 PH 后转录因子 NF-κB、C/EBPβ 和 STAT3 的激活。

NF-κB 在 PH 后 30 min 之内甚至更早被激活,45 h 后不再出现。NF-κB 激活涉及 IκB 在关键的两个丝氨酸残基处的磷酸化,随后泛素参与并引起 IκB 的失活。该过程受 IκB 激酶包括 IKKα(IKK1)和 IKKβ(IKK2)控制。小鼠 IKKβ 基因敲除会导致大片肝细胞凋亡及胚胎死亡。缺乏 NF-κB P65(rel A)的小鼠也有同样结果。Konishi 等克隆了大鼠编码中性粒细胞的 Gro 基因,发现其 5′侧翼区具有一个"TATA"样结构和 NF-κB 结合序列。TATA 盒是 RNA 聚合酶Ⅱ的启动子,RNA 聚合酶Ⅱ具有催化蛋白质基因的转录、合成各种 mRNA 的生物学功能。左归丸针对性地上调 Gro 基因在 MSG-大鼠-肝再生模型再生肝组织中的表达,则可激活 RNA 聚合酶Ⅱ,使 mRNA 合成增加,并可激活 NF-κB 从而促进 MSG-大鼠-肝再生模型的肝细胞增殖,促进肝再生。

甲状腺激素主要是 T_4 和 T_3,T_3 的生理活性为 T_4 的 3~4 倍,其主要生理作用为促进机体的生长发育,增加代谢率和耗氧量。研究证明,T_3 为肝细胞的促分裂剂,通过参与肝细胞的增殖和凋亡过程,使肝细胞的增殖功能增强。Knopp 等发现,鼠在 PH 后垂体-肾上腺轴功能增强,而垂体-甲状腺轴功能暂时下降,表现为血清 TSH、T_4 及睾酮水平明显下降,但在 5 天内恢复正常,而 T_3 却无明显变化,血清促肾上腺皮质激素(ACTH)和皮质醇水平明显升高。Oren 等用 T_3 注射 PH 大鼠,发现可使组蛋白 3 的 mRNA 和细胞周期素依赖性激酶-2 的表达增加,两者均为肝再生的标志。Knopp 等还发现大鼠 PH 后蛋白 S14 基因表达下降,而 T_3 作为蛋白 S14 基因的强诱导剂可使蛋白 S14 基因的抑制状态逆转。Ⅱ型碘甲腺氨酸脱碘酶在中枢神经系统、垂体前叶体、棕色脂肪组织和胎盘内都有其 mRNA 的表达,它只有外环脱碘活性,对 T_4 的作用略大于 T_3。组织中的 T_3 主要是由其从所在组织中的 T_4 转化,其余小部分是从血浆 T_3 转运而来。通常情况下,甲减时该酶活性增加,甲亢时活性降低。Ⅲ型碘甲腺氨酸脱碘酶主要分布于脑,在微粒体中它的活性最高。Ⅲ型碘甲腺氨酸脱碘酶只有内环脱碘活性,T_4 和 T_3 由其催化而失活,其功能是调节细胞内的 T_3 水平。雌激素是主要的性腺激素之一,为 18 碳的类固醇激素,以雌二醇的活性最高。Francavilla 等发现,雄鼠 PH 后肝雌激素受体增加,血清雌二醇的浓度增加,肝细胞的有丝分裂增加,且上述改变在术后 2~3 天同时达到高峰。相反,肝雄激素受体和血清睾酮却同步下降,说明雄鼠在 PH 后出现性激素呈雌性化改变,上述改变与雌鼠术后的改变相似。Francavilla 等还发现男性患者在 PH 后雌二醇增加,睾酮水平下降,进一步证明了雌激素具有促进肝再生的作用。左归丸针对性地上调二碘甲腺原氨酸、T_3 和雌激素转磺酶基因在 MSG-大鼠-肝再生模型再生肝组织中的表达,可使甲状腺激素和雌激素的活性增加,从而促进 MSG-大鼠-肝再生模型的肝再生。

十二、左归丸含药血清对与转染反义 TNF-α 的 KC 共培养的原代肝细胞增殖的影响

笔者此前曾发现,MSG-大鼠-肝再生模型的肝再生过程紊乱,在早期(术后 24 h 以内),其肝再生速度相对较快,中晚期则显著受抑,最终不能完全恢复到正常水平。左归丸治疗组的肝再生速度在早期虽较模型组变慢,但以后稳步增长,最终可恢复到正常水平。为了探讨这一现象的内在机制,笔者特设计如下左归丸对 MSG-大鼠-肝再生模型肝再生影响的离体细胞实验。有研究表明,KC 和肝细胞共处于一个微环境中,两者在功能上相互依赖,在健康状态和疾病发展过程中均起重要作用。作为肝脏数量最多的一组巨噬细胞,在机体处于损伤、感染等应激状态下,分泌大量的细胞因子,在机体防御、损伤和修复方面发挥重要作用,TNF-α 是其中具有代表意义的一种细胞因子。TNF-α 和 IL-1 共同促进 IL-6 的产生,三个因子的共同作用,在肝脏急性反应期的反应中发挥重要作用。本实验研究目的在于通过观察 MSG-大鼠-肝再生模型血清及经左归丸治疗的 MSG-大鼠-肝再生模型血清对与转染反义 TNF-α 的 KC 共培养的原代肝细胞增殖的影响,探讨左归丸通过影响 TNF-α 的分泌而调节肝再生的可能机制。

(一) 实验方法

采用血清药理学方法、转染反义 TNF-α 的 KC 及其与原代肝细胞共培养技术研究左归丸调控肝再生的作用机制。

1. MSG-大鼠-肝再生模型肝 KC 细胞的分离与培养

复制 MSG-大鼠-肝再生模型,用成年(8 周)MSG-大鼠,体重 180 g 左右。于术后第 11 天分离肝 KC,在 SW-CJ-2FD 型净化工作台上进行操作,先经门静脉插管灌注无 Ca^{2+} Hanks 液,洗净肝内血液,再经门静脉循环灌注 0.05% 胶原酶(Ⅰ型,Sigma 公司产品),维持 37 ℃ 20 min,取下肝脏,剥离肝被膜,轻轻分离和冲洗肝组织,用 60 μm 孔径的尼龙网滤过后,得全肝细胞悬液。离心后再经 0.1% 链霉蛋白酶(E 型,Sigma 公司产品),pH 7.4,37 ℃ 消化 30 min,肝细胞分解破碎。然后离心 35 min,重复 3 次,得非肝细胞并计数。非肝细胞以 RPMI-1640 和 10% 小牛血清(56 ℃ 灭活 30 min)培养液稀释成 0.5×10^6 个细胞/mL,取 1 mL 分别加入 16 mm 孔径的 Linbro 培养盘内;取 4 mL 加入 35 mm 孔径的 Falcon 培养皿内,37 ℃,置 1820 IR CO_2 培养箱中,5% CO_2 培养 20 h 后用 OLYMPUS 倒置显微镜观察,细胞贴壁后,洗去非贴壁细胞,再继续培养。

2. 反义 TNF-α 转染 KC 与培养

人工制备正义 TNF-α(a-TNF-α)和反义 TNF-α(as-TNF-α)。as-TNF-α 导入 KC 后,对 KC 表达 TNF-α 起特异性的封闭作用;a-TNF-α 导入 KC 后,对 KC 表达 TNF-α 不起封闭作用,作为对照。采用 Lipofectin 转染,脂质转染剂是由阳离子脂质 DOTMA 和 DOPE 按 1∶1 比例组成的脂质体混合剂,与 DNA 混合后可迅速形成脂质 DNA 复合物,从而促进基因的摄取和表达。与传统的磷酸钙沉淀及 DEAE-右旋糖苷法比较,可使基因转染效率提高 5~100 倍。在 3×10^6 个细胞中加入 30 μg as-TNF-α/a-TNF-α DNA 与 60 μL Lipofectin,形成 DNA-Lipofectin 复合物溶液,转染 9 h。

3. MSG-大鼠-肝再生模型肝细胞的分离与培养

复制 MSG-大鼠-肝再生模型,用成年(8 周)MSG-大鼠,体重 180 g 左右。于术后第 11 天分离肝细胞,基本操作步骤与上述肝 KC 的分离方法相近,得全肝细胞悬液后保留肝细胞,配成 1×10^6 个细胞/mL 接种于 24 孔培养板内,每孔加入 RPMI-1640 和 10% 小牛血清培养液,

37 ℃,置 1820 IR CO_2 培养箱中,5% CO_2 培养,24 h 后换液。

4. 实验大鼠的血清分离

从心脏收集生理盐水对照组大鼠、MSG-大鼠-肝再生模型和经左归丸高剂量治疗后的 MSG-大鼠-肝再生模型的血液(血液均取自术后第 1 天实验大鼠),离心分离血清,用 0.45 μm 微孔滤膜过滤除菌,-20 ℃冰箱保存备用。

5. 转染 as-TNF-α/a-TNF-α 的 KC 与肝细胞共培养

将转染 as-TNF-α/a-TNF-α 9 h 后的 KC 与原代培养的肝细胞(HC)按 2∶1 比例混合,并加入 ConA 100 μL/mL 溶液 50 μL,进行联合培养。实验分组与处理如下。在 A、B 两组加入生理盐水对照组大鼠血清(SER.-RAT);C、E 两组加入 MSG-大鼠-肝再生模型血清(SER.-MSG-REG.);D、F 两组加入经左归丸高剂量治疗后的 MSG-大鼠-肝再生模型血清(SER.-MSG-REG-ZGP)。所加入的实验大鼠(术后第 1 天)血清(不灭活)均按 10% 比例加入培养液中。即 A 组:a-TNF-KC+HC+SER.-RAT;B 组:as-TNF-KC+HC+SER.-RAT;C 组:a-TNF-KC+HC+SER.-MSG-REG.;D 组:a-TNF-KC+HC+SER.-MSG-REG-ZGP;E 组:as-TNF-KC+HC+SER.-MSG-REG.;F 组:as-TNF-KC+HC+SER.-MSG-REG-ZGP。培养 24 h 后分别加入 ^{3}H-TdR(中国原子能科学研究院产品)10 μCi/mL,每组重复 3 孔。继续培养 24 h 后收集培养液测定 TNF-α 含量(ELASA 法,试剂盒由北京北方免疫试剂研究所提供,按照药盒的说明书进行测定);弃培养基的细胞加入 0.25% 胰酶消化 1 min,收集细胞,生理盐水洗数次后用 10% 三氯醋酸固定,60~80 ℃烘 1 h,置闪烁杯中,加入闪烁液(0.3% PPO 和 0.03% POPOP 的甲苯溶液)2 mL,自动液体闪烁计数仪测样品放射性。

6. 统计学处理

数据表达采用 $\overline{X} \pm S$,用 SPSS 11.5 统计软件进行方差分析。

(二)实验结果

由本实验结果发现左归丸治疗 MSG-大鼠-肝再生模型含药血清影响转染 TNF-α KC+HC 联合培养肝细胞增殖及其 TNF-α 表达的作用机制。

1. 左归丸治疗 MSG-大鼠-肝再生模型含药血清对转染 TNF-α KC+HC 联合培养 TNF-α 含量的影响

如表 4-53 所示,以 as-TNF-α 封闭 KC 加入 MSG-大鼠-肝再生模型血清的 TNF-α 含量最低,然后其含量依次上升的顺序如下:as-TNF-α 封闭 KC 加入左归丸高剂量治疗后的 MSG-大鼠-肝再生模型血清→a-TNF-α 封闭 KC 加入生理盐水对照组大鼠血清→a-TNF-α 非封闭 KC 加入 MSG-大鼠-肝再生模型血清→a-TNF-α 非封闭 KC 加入生理盐水对照组大鼠血清→a-TNF-α 非封闭 KC 加左归丸高剂量治疗后的 MSG-大鼠-肝再生模型血清。除后两组间比较无显著性差异外,P>0.05;其余各组间比较,有显著性差异,P<0.05。

2. 左归丸治疗 MSG-大鼠-肝再生模型含药血清对转染 TNF-α KC+HC 联合培养肝细胞增殖的影响

如表 4-53 所示,以 as-TNF-α 封闭 KC 加入 MSG-大鼠-肝再生模型血清的肝细胞增殖最慢(肝细胞 DNA 合成最少),然后其增殖的速度由慢到快顺序如下:as-TNF-α 封闭 KC 加入生理盐水对照组大鼠血清→a-TNF-α 非封闭 KC 加入 MSG-大鼠-肝再生模型血清→as-TNF-α 封闭 KC 加入左归丸高剂量治疗后的 MSG-大鼠-肝再生模型血清→a-TNF-α 非封闭 KC 加入左归丸高剂量治疗后的 MSG-大鼠-肝再生模型血清→a-TNF-α 非封闭 KC 加入生理盐水对照组大鼠血清。但 as-TNF-α 封闭 KC 加入左归丸高剂量治疗后的 MSG-大鼠-肝再生模型血清与 a-TNF-α 非封闭 KC 加入左归丸高剂量治疗后的 MSG-大鼠-肝再生模型血清比较,a-TNF-α 非封闭 KC 加入 MSG-大鼠-肝再生模型血清与 as-TNF-α 封闭 KC 加入生理盐水对照组大鼠血清比较,均无显著性差异,$P>0.05$；其余各组间比较,有显著性差异,$P<0.05$。

表 4-53　左归丸治疗 MSG-大鼠-肝再生模型含药血清对转染 TNF-α KC+HC 联合培养 TNF-α 含量及肝细胞 DNA 合成影响的对比观察($\bar{X}\pm S$)

组　　别	肝细胞合成 DNA 量 (DPM/mg)	TNF-α 含量 C_B/(ng/mL)
A 组:a-TNF-KC+HC+SER.-RAT	895±75	465±23
B 组:as-TNF-KC+HC+SER.-RAT	556±68	265±27
C 组:a-TNF-KC+HC+SER.-MSG-REG.	674±79	348±34
D 组:a-TNF-KC+HC+SER.-MSG-REG-ZGP	884±85	473±32
E 组:as-TNF-KC+HC+SER.-MSG-REG.	247±63	103±28
F 组:as-TNF-KC+HC+SER.-MSG-REG-ZGP	787±72	187±31

(三) 结果分析

肝再生过程的调控十分复杂,现已知许多细胞因子参与了此过程的调控。为了进一步证明 MSG-大鼠-肝再生模型的肝再生过程与神经-内分泌-免疫网络功能的调控密切相关,笔者利用血清药理学的实验方法,在离体细胞培养中观察了 MSG-大鼠-肝再生模型血清及其经左归丸治疗的 MSG-大鼠-肝再生模型血清对与转染 as-TNF-α 的 KC 共培养的原代肝细胞增殖的影响。目前多数学者认为血清药理学是一种体内和体外相结合研究中药药理作用的先进实验方法和技术。其特点是实验结果与在体实验有较好的一致性,不但能反映中药(母体药物)及其可能的代谢产物的药理(效)作用,而且还能反映有可能由药物诱导机体内源性成分所产生的作用。本研究的目的在于,观察左归丸是否通过调节神经-内分泌-免疫网络功能影响肝再生的调控。为了再现体内的体液环境,在体外观察体液因子(包括免疫调节因子)对肝细胞增殖的影响,笔者在实验中采用的血清直接来自左归丸对 MSG-大鼠-肝再生模型肝再生影响的在体实验动物,从而将在体研究与离体研究通过血清这一环节紧密结合起来,以便综合分析实验结果。实验结果表明,影响 MSG-大鼠-肝再生模型肝再生的因素有 KC 对肝细胞增殖的影响,而 MSG-大鼠-肝再生模型术后 24 h 的血清也影响 MSG-大鼠-肝再生模型术后第 11 天离体肝细胞的增殖(即使在 KC 分泌 TNF-α 的功能未被封闭的情况下,在培养液中加入 MSG-大鼠-肝再生模型的血清,其肝细胞增殖亦受到显著抑制)。同时,笔者还观察到,左归丸不仅通过促进 KC 分泌 TNF-α 对肝细胞增殖起促进作用,而且经左归丸治疗后的 MSG-大鼠-肝再生模型的血清对其肝细胞增殖亦起促进作用(即使在 KC 分泌 TNF α 的功能已被封闭的情况下,在培养基中加入经左归丸治疗后的 MSG-大鼠-肝再生模型的血清,其肝细胞 DNA 合成亦明显增加)。这些实验结果提示,左归丸不仅通过调节 TGF-α、β 及其受体的自分泌和旁分泌而对肝再生起调控作用,而且亦通过对神经-内分泌-免疫网络功能的调节影响 MSG-大鼠-肝再生模型的肝再生过程。

综合分析在体(整体)和离体左归丸对 MSG-大鼠-肝再生模型肝再生影响的观察结果,提示"肝肾同源"的整体调控机制与神经-内分泌-免疫网络功能密切相关。左归丸补肾通过调节神经-内分泌-免疫网络功能的紊乱而维持肝再生稳态和使肝肾精血亏虚证得以改善的实验事实,较好地揭示了"肝主藏血与肾主藏精相生""肝主疏泄与肾主闭藏统一""肝主生发与肾主涵养协调"及"肾肝同治"("滋水涵木")等肝肾相关机制的科学内涵。

十三、左归丸提取液对 2215 细胞 HBV 标志物的影响

前期研究表明,左归丸治疗慢性肝病(包括慢性乙型肝炎)主要通过影响宿主因素产生作用,调控肝损伤与肝再生失衡是其重要作用机制之一。但慢性乙型肝炎患者的肝损伤由 HBV

导致,左归丸是否对 HBV 具有直接抑制作用,尚未见研究报道。本实验采用细胞药理学实验方法,初步探讨左归丸提取液体外抑制 2215 细胞分泌 HBeAg、HBsAg 的作用,为左归丸的临床应用提供实验依据。

（一）实验方法

采用细胞药理学实验方法在体外探讨左归丸可能对 HBV 的抑制作用。

1. 主要实验材料

HBV DNA 克隆转染人肝癌细胞(HepG-2)细胞(2215 细胞)由美国 Mount Sinal 医学中心构建,笔者单位从中国医学科学院引进。MEM 干粉、胎牛血清、G-418 购自 Gibco 公司,L-谷氨酰胺购自 Emerc 公司。HBsAg、HBeAg 固相放射免疫测定试剂由北京北方免疫试剂研究所提供。左归丸药液制备同前。阳性对照药无环鸟苷(ACV)由湖北省医药工业研究院提供。实验设备包括美国 Shellab 公司 CO_2 培养箱、日本奥林巴斯倒置显微镜、西安国营 262 厂 γ 计数仪等。

2. MEM 培养液的配制

含 10% 胎牛血清、3% L-谷氨酰胺、380 μg/mL G-418、100 μg/mL 青霉素、100 U/mL 链霉素,碳酸氢钠调 pH 值至 7.2。消化液:0.25% 胰蛋白酶。细胞接种密度为 1×10^5 个/mL,24 孔板每孔加入 1 mL 细胞悬液,96 孔板加入 200 μL 细胞悬液。37 ℃、5% CO_2 培养 24 h 后换用含药物培养基。

3. 药物对细胞的毒性实验

左归丸提取液用培养基稀释为 100 mg/mL 至 3.125 mg/mL;阳性对照药为无环鸟苷,用培养基稀释为 2.5 mg/mL 至 0.078 mg/mL。加入 96 孔培养板中,每浓度平行 6 孔,4 天后更换同浓度药物,同时设无药对照组,仅加培养基。中药含色素,不宜采用 MTT 方法。采用显微镜检观察细胞病变效应(CPE)作为指标。病变程度分为五级:完全圆化变形病变>75% 为 4 级;50%<病变≤75% 为 3 级;25%<病变≤50% 为 2 级;15%<病变≤25% 为 1 级;0≤病变≤15% 为 0 级。计算每浓度药液 6 孔平均细胞病变程度。

按 Reed-Meuench 法计算 TC_{50}(半数细胞毒浓度):$TC_{50} = \text{Antilg}[B+(50-<50\%抑制百分率)/(>50\%抑制百分率-<50\%抑制百分率) \times C]$,$A = \lg(>50\%药物浓度)$,$B = \lg(<50\%药物浓度)$,$C = A - B$。

4. 药物对 HBV 的抑制实验

根据以上 TC_{50} 取左归丸提取液分别用培养基配制成 25 mg/mL、12.5 mg/mL、6.25 mg/mL、3.125 mg/mL,加入 24 孔中,每孔 1 mL,每浓度平行 4 孔,设无药对照组及阳性对照组,无环鸟苷(1.25 mg/mL、0.625 mg/mL、0.3125 mg/mL、0.15625 mg/mL、0.078 mg/mL)置 37 ℃、5% CO_2 培养箱内培养。第 4 天时吸取培养液,更换相同浓度的药液继续培养,第 8 天时收集培养液。将两次收集的培养液同时测定(放射免疫法)HBsAg、HBeAg 效价。以同时培养的 2215 细胞液效价为无药对照组。测定操作均按说明书进行。

5. 评价方法

用 γ 计数器测定每孔药液的 CPM 值,计算细胞的抗原抑制率。以抗原抑制率(%)、半数有效浓度(IC_{50})、治疗指数(TI)、药效及细胞形态学等为评价方法。

抗原抑制率(%)=(阳性对照组 dose 值-给药组 dose 值)/阳性对照组 dose 值×100%

药物抑制抗原的半数有效浓度(IC_{50}):$IC_{50} = \text{Antilg}(B+50-<50\%抑制百分率 \times C)/(>50\%抑制百分率-<50\%抑制百分率)$,其中 $A = \lg>50\%药物浓度$,$B = \lg<50\%药物浓度$,$C = A - B$。

左归丸提取液抗 HBV 效果以治疗指数(TI)评价:$TI = TC_{50}/IC_{50}$,以药物作用第 8 天的 TI 为标准,TI>2 为有效,1≤TI≤2 为有毒有效,TI<1 为毒性作用。

（二）实验结果

在观察左归丸提取液细胞毒性作用的基础上,主要获得了左归丸提取液在2215细胞培养中对 HBsAg 和 HBeAg 表达的抑制作用。

1. 细胞毒性实验结果

显微镜检左归丸提取液 TC_{50} 为 30.19 mg/mL,左归丸提取液最大无毒剂量(TC_0)为 12.5 mg/mL;无环鸟苷的 TC_{50} 为 1.54 mg/mL,无环鸟苷的 TC_0 为 0.625 mg/mL。结果详见表 4-54、表 4-55。

表 4-54　不同浓度左归丸提取液的细胞病变

方法	100 mg/mL	50 mg/mL	25 mg/mL	12.5 mg/mL	6.25 mg/mL	3.125 mg/mL	TC_{50}/(mg/mL)	TC_0/(mg/mL)
CPE	4	4	2	0	0	0	30.19	12.5
	4	4	2	0	0	0		
	4	4	1	0	0	0		
	4	4	1	0	0	0		
	4	4	1	0	0	0		
	4	4	1	0	0	0		
破坏率/(%)	100	100	30	0	0	0		

表 4-55　不同浓度 ACV 的细胞病变

方法	2.5 mg/mL	1.25 mg/mL	0.625 mg/mL	0.3125 mg/mL	0.15625 mg/mL	TC_{50}(mg/mL)	IC_{50}(mg/mL)
显微镜检	4	2	0	0	0	1.54	0.625
	4	2	0	0	0		
	4	1	0	0	0		
	4	2	0	0	0		
	4	1	0	0	0		
	4	1	0	0	0		
破坏率/(%)	100	26.6					

2. 左归丸提取液在 2215 细胞培养中对 HBeAg 和 HBsAg 表达的抑制作用

左归丸提取液(25 mg/mL)对细胞分泌 HBeAg 平均抑制率为 61.83%±3.03%(4 天)和 68.44%±1.57%(8 天);左归丸提取液对 HBeAg 的 IC_{50} 为 12.88 mg/mL,TC_{50} 为 30.19 mg/mL,TI 为 2.34。左归丸提取液(25 mg/mL)对细胞分泌 HBsAg 平均抑制率为 29.24%±3.03%(4 天)和 28.96%±3.02%(8 天);左归丸提取液对 HBsAg 的 IC_{50} 为 21.87 mg/mL,TC_{50} 为 30.19 mg/mL,TI 为 1.38。将左归丸用培养基依次稀释为 25、12.5、6.25、3.125 mg/mL,取给药 4 天、8 天的培养上清检测 HBeAg、HBsAg 的 dose 值,按公式计算抑制百分率,结果显示,左归丸组以第 8 天 25 mg/mL 的 HBeAg 的抑制率为最高,各浓度间比较有显著性差异,呈显著的量效关系,并显著优于阳性对照组($P<0.01$)。左归丸对 HBsAg 亦有一定抑制作用,各浓度间比较有显著性差异($P<0.05$),亦呈量效关系,阳性对照组优于左归丸组,差异显著($P<0.05$)。上述结果详见表 4-56 至表 4-58。

表 4-56　左归丸提取液和无环鸟苷对 2215 细胞培养上清中 HBeAg 的抑制率（%，$n=4$，$\overline{X}\pm S$）

分组	浓度/(mg/mL)	左归丸组		分组	浓度/(mg/mL)	阳性对照组	
		4 天	8 天			4 天	8 天
A1	25	61.83±3.03△	68.44±1.57★	C1	1.25	26.64±1.60■	30.10±1.71■
A2	12.5	56.33±1.11	64.16±1.66	C2	0.625	21.60±1.50■	19.33±2.04■
A3	6.25	46.64±6.26	45.95±17.13	C3	0.3125	18.78±1.36■	16.48±3.66■
A4	3.125	32.49±2.79	10.29±17.13	C4	0.15625	13.88±1.13■	10.46±0.77■

注：A1 与 A2、A3、A4 各组比较，△$P<0.05$；A1 与 A2、A3、A4 各组比较，★$P<0.01$；C1 与 A1、C2 与 A2、C3 与 A3、C4 与 A4 各组比较，■$P<0.01$。

表 4-57　左归丸提取液和无环鸟苷对 2215 细胞培养上清中 HBsAg 的抑制率（%，$n=4$，$\overline{X}\pm S$）

分组	浓度/(mg/mL)	左归丸组		分组	浓度/(mg/mL)	阳性对照组	
		4 天	8 天			4 天	8 天
A1	25	29.24±3.03△	28.96±3.02★	C1	1.25	38.67±1.60■	52.70±2.33■
A2	12.5	22.57±2.01	24.22±1.53	C2	0.625	24.42±2.91■	42.45±2.30■
A3	6.25	14.26±5.10	15.76±2.21	C3	0.3125	19.79±1.32■	23.74±2.75■
A4	3.125	3.35±0.71	3.68±1.31	C4	0.15625	14.25±1.95■	17.64±2.06■

注：A1 与 A2、A3、A4 各组比较，△$P<0.05$；A1 与 A2、A3、A4 各组比较，★$P<0.01$；C1 与 A1、C2 与 A2、C3 与 A3、C4 与 A4 各组比较，■$P<0.05$。

表 4-58　左归丸提取液在 2215 细胞培养上清中对 HBsAg 和 HBeAg 的抑制效果

分组	TC_{50}/(mg/mL)	TC_0/(mg/mL)	HBsAg		HBeAg	
			IC_{50}/(mg/mL)	TI	IC_{50}/(mg/mL)	TI
左归丸组	30.19	12.5	21.87	1.38	12.88	2.34
阳性对照组	1.54	0.625	0.726	2.12	1.28	1.2

（三）结果分析

随着分子生物学的发展、分子克隆技术的应用，运用细胞药理学方法寻找抗 HBV 的新药是一种简便可行的方法。1986 年 Selis 等用共转染的方法将克隆的 HBV DNA 及含有新霉素抗性基因的质粒导入人肝癌细胞系中建立 2215 细胞。这种细胞株导入了 HBV DNA，可表达全部病毒标志的特性，能长期稳定地分泌抗原和完整的 Dane 颗粒，还能产生大量的病毒复制中间体。2215 细胞的建立，为 HBV DNA 的结构和功能、基因表达和调控及体外抗 HBV 药物的初筛提供了有效的模型，在抗 HBV 药物研究中有很大的应用价值。

左归丸属"滋水涵木"（补肾养肝）的代表方剂之一，临床常用于多种疾病肝肾阴虚证的治疗。笔者前期研究表明，左归丸可通过多种途径调控肝再生治疗肝脏病证。有报道临床运用左归丸治疗重型肝炎或肝硬化有一定疗效，但未见抑制 HBV 复制的作用及机制的研究报道。本次实验结果表明，左归丸提取液在 25 mg/mL 时抑制 2215 细胞分泌 HBeAg 和 HBsAg 的作用最强，其中对 HBeAg 的抑制程度明显优于 HBsAg，并呈量效关系，提示左归丸对处于病毒复制期的 HBV 作用较强。HBV 基因有 4 个开放读码框架即 S、P、S1、C，它们分别编码不同的抗原产物，其中 C 基因编码 HBeAg，S 基因编码 HBsAg。HBsAg 是 HBV 外膜蛋白的主要组成成分，它主要由 2100 的 mRNA 翻译产生，单独包装成 HBsAg 即外壳，再分泌至细胞内。左归丸提取液抑制 2215 细胞分泌 HBeAg、HBsAg 的作用可能与影响其 HBeAg、HBsAg 的不同基因编码区有关。

应用 2215 细胞模型研究抗 HBV 的药理作用也有局限性,它虽模拟再现了 HBV 在肝细胞的复制和表达,但脱离了机体免疫系统对 HBV 产生影响的环境。抗 HBV 药可直接抑制病毒或通过增强免疫系统调节而间接对 HBV 产生抑制及清除作用,要说明免疫系统对 HBV 的抑制作用不能通过 2215 细胞为模型作为临床实验依据。应用 2215 细胞模型进行的药理学实验只能反映药物对 2215 细胞 HBV 标志物的抑制作用,但不能揭示左归丸通过对免疫功能的影响而发挥间接抗 HBV 的作用。此外,左归丸提取液成分复杂,难以完全排除其对 2215 细胞的直接毒性作用,其抑制 2215 细胞分泌 HBeAg、HBsAg 的确切作用机理有待进一步研究。

十四、补肾复方抗老年大鼠肝肾线粒体老化的实验研究

中医学认为肾虚是导致人体衰老的重要原因之一,补肾药物可以延缓衰老,其机制主要认为与肾脏功能增强有关。但近年来研究认为衰老的过程是一个复杂的综合过程,所以补肾药物不仅对肾脏而且可能对其他脏器有调节作用,进而使机体各器官功能增强,且相互关系协调,达到抗衰老的目的。肝肾关系至为密切,有"肝肾同源"之说,笔者早先的实验研究表明,左归丸补肾能调节肝再生。本实验研究通过观察老年大鼠肝肾线粒体老化及补肾复方的药物防护作用,探讨补肾在防护肾线粒体老化的同时对肝线粒体老化的防护作用,为阐明"肝肾同源"的科学内涵提供新的实验依据。

（一）实验方法

采用透射电镜观察线粒体结构变化,采用差速离心法提取线粒体,可用比色测磷法等方法检测线粒体功能改变,研究补肾复方防护线粒体老化的作用。

1. 动物处理

选用雄性 SD 大鼠,青年组为 3～4 个月,体重 200～250 g;老年组为 18～19 个月,体重 400～600 g,老年组再随机分为空白对照组、补肾治疗组。每组均为 10 只。青年组及空白对照组于实验期间均饲喂普通块料,自由饮用自来水;补肾治疗组饲喂普通块料,按其日常饮水量饮用补肾复方(由熟地黄、枸杞子、姜黄等组成)水煎剂,至实验结束共计 2 个月。

2. 标本采集

实验完毕,各组大鼠用盐酸氯胺酮(100 mg/kg)肌内注射麻醉,打开腹腔后,迅速摘取右肾和肝脏左叶置于冰浴中,用差速离心法提取线粒体,线粒体悬浮液置冰箱中以检测线粒体呼吸功能。并取其外侧 1/3 处肾皮质和左叶肝组织按常规制作电镜标本。部分肝肾组织于液氮中速冻,用 −70 ℃ 冰箱保存备用。

3. 肝肾线粒体内膜流动性

用差速离心法提取线粒体,线粒体内膜按考马斯蓝法测定,牛血清 ALB 作标准品。将制备好的线粒体内膜 15 mg 加入 2 mL 2×10^{-5} mol/L、pH 7.4 的 DPH 溶液中,25 ℃ 温育 30 min。取出后 $10000\times g$ 离心 10 min,弃上清,沉淀用 PBS 洗涤 1 次,$10000\times g$ 离心 10 min,用 4 mL PBS 沉淀,用荧光光度计测定荧光强度,激发波长 350 nm,发射波长 432 nm。按公式计算膜微黏度 η 值。

4. 肝肾线粒体内膜 ATP 酶活力测定

采用比色测磷法,酶反应液含 50 μg/mL 膜蛋白、25 mmol/L Tris-Maleate(pH 7.0)、100 mmol/L NaCl、1 mmol/L $MgCl_2$、1 mmol/L ATP,反应 150 min,取 0.4 mL 酶反应液(制作标准曲线时,则取 0.4 mL 标准 Pi 溶液)于孔雀石绿、钼酸铵、Tween-20 的混合液中,迅速混溶,中止酶反应,1 min 后 0.4 mL 24% 柠檬酸钠盐,总反应体积 2.8 mL,混溶后产生绿色复合物,在室温下放置 30 min 后 660 nm 测定吸光度值。

5. 肝肾线粒体呼吸功能测定

参照相关文献方法加以改进,调节恒温水浴温度到 30 ℃,取 2 mL 反应介质注入细胞测氧

池,缓慢搅拌平衡 15~20 min,调节氧分压至 150 mmHg。从活塞孔加入线粒体悬液 0.2 mL,保温 2 min。描记一段曲线后加入氧化底物 50 μL(0.02 mol/L 琥珀酸钠),反应 3 min,此时耗氧量不大,然后用微量移液器加入 10 μL ADP,耗氧量立即增大,反应进行一段时间后,ADP 耗尽,耗氧量基本恢复至加入 ADP 前的水平。记录仪记录耗氧曲线,计算氧化磷酸化效率(ADP/O)及呼吸控制率(RCR)。

6. 肝肾线粒体形态及形态计量学分析

在每份组织标本上取不同部位的切片进行透射电镜超微结构观察。每张切片分别随机观察 3~4 个部位,并按相同放大倍数(×15000)摄片。把正方形测试格叠放在照片上,格中的线条为测试线,线与线之间的交点为测试点,线粒体的外膜与测试线的交点数为 I_i,线粒体所占据的测试点数为 P_i。取两人分别双盲记数的平均值计算线粒体比表面(δ),即总表面积(S_i)与总体积(V_i)之比。

7. 统计分析

实验数据采用 SPSS 11.5 统计软件进行统计分析。

（二）实验结果

实验主要观察了补肾复方对肝肾线粒体超微结构及其功能的影响。

1. 补肾复方对肝肾线粒体膜流动性的影响

老年大鼠肝肾线粒体膜流动性较青年组的明显降低,而服用补肾复方 2 个月的老年大鼠肝肾线粒体膜流动性较老年大鼠明显增高,提示补肾复方具有改善老年大鼠肝肾线粒体膜流动性的作用(表 4-59)。

表 4-59　补肾复方对老年大鼠肝肾线粒体膜微黏度(η)的影响($\bar{X}\pm S, n=10$)

组　别	肝	肾
青年组	0.89±0.12	1.16±0.65
老年组（空白对照组）	1.56±0.35△	1.93±0.44△
老年组（补肾治疗组）	1.05±0.11▲	1.35±0.61■

注：与青年组比较,△$P<0.01$；与老年组（空白对照组）比较,▲$P<0.01$,■$P<0.05$。

2. 补肾复方对肝肾线粒体内膜 ATP 酶活力的影响

老年大鼠肝肾线粒体内膜 ATP 酶活力较青年组大鼠的显著下降,而服用补肾复方 2 个月的老年大鼠肝肾线粒体内膜 ATP 酶活力显著升高($P<0.05$)(表 4-60)。

表 4-60　补肾复方对老年大鼠肝肾线粒体内膜 ATP 酶活力的影响($\bar{X}\pm S, n=10$)

组　别	肝	肾
青年组	0.78±0.34	0.56±0.12
老年组（空白对照组）	0.51±0.12□	0.23±0.44△
老年组（补肾治疗组）	0.69±0.16■	0.37±0.15■

注：与青年组比较,△$P<0.01$,□$P<0.05$；与老年组（空白对照组）比较,■$P<0.05$。

3. 补肾复方对肝肾线粒体呼吸功能的影响

老年大鼠肝肾线粒体呼吸功能较青年组大鼠的显著降低($P<0.01$),而服用补肾复方 2 个月的老年大鼠肝肾线粒体呼吸功能显著增强($P<0.05$)(表 4-61)。

表 4-61　补肾复方对老年大鼠肝肾线粒体呼吸功能的影响($\bar{X}\pm S, n=10$)

组　别	肝	肾
青年组	2.81±1.1	2.69±1.0

续表

组别	肝	肾
老年组(空白对照组)	1.45±0.8△	1.12±0.5△
老年组(补肾治疗组)	2.26±0.9■	1.69±0.4■

注：与青年组比较，△$P<0.01$；与老年组(空白对照组)比较，■$P<0.05$。

4. 补肾复方对肝肾线粒体超微结构的影响

电镜观察发现，与青年组比较，老年组(空白对照组)大鼠肝肾线粒体明显肿胀，嵴变短、排列紊乱，出现纵形嵴、棱形嵴，嵴减少或消失，基质变稀薄，电子密度降低，线粒体空泡样变，外膜破裂等，可见巨大线粒体和畸形线粒体。老年组(补肾治疗组)大鼠肝肾线粒体的上述病理改变显著改善。其形态及形态计量学分析结果表明，老年组(空白对照组)肝肾线粒体的比表面较青年组的明显减小，说明老年组(空白对照组)肝肾线粒体体积明显增大($P<0.05$)，老年组(补肾治疗组)与老年组(空白对照组)比较，有显著性差异($P<0.05$ 或 $P<0.01$)。上述结果提示补肾复方有减轻线粒体肿胀的作用，具体见表4-62。

表4-62 补肾复方对老年大鼠肝肾线粒体比表面(δ)的影响($\bar{X}\pm S$, $n=7$)

组别	肝	肾
青年组	6.9±1.5	7.8±2.1
老年组(空白对照组)	4.5±1.3△	4.2±1.1△
老年组(补肾治疗组)	6.0±1.4■	6.5±1.7▲

注：与青年组比较，△$P<0.05$；与老年组(空白对照组)比较，▲$P<0.01$，■$P<0.05$。

（三）结果分析

线粒体是细胞的能量转换系统，它在细胞对物质的生物合成、物质转运及信息传递过程中具有重要作用。许多研究表明，线粒体的老化是细胞衰老的重要原因之一，无论昆虫、动物或人类，其线粒体随增龄而出现的结构或功能异常均极为显著。

关于线粒体老化的机制尚不十分清楚，国外学者认为主要可能是自由基可使膜结构的流动性降低，脆性增加，并可对膜上的蛋白质或酶起作用，使其变性破坏，进而引起线粒体 DNA 和内膜脂蛋白的严重损伤，导致线粒体功能减退，ATP 合成不足，自身修复或再生减退。近年来国内有学者提出，由于自由基损伤造成的线粒体异常进而导致细胞核 DNA 损伤及修复能力降低，是细胞衰老的主要机制。

生物膜是一种动态结构，其结构系统包括膜的流动性和膜蛋白组分的运动状态。膜功能的正常进行要求膜脂质有适当的流动状态，膜流动性改变将影响各种膜功能，如膜组分活性、膜能量转换、膜受体及其表达等。老化与线粒体膜流动性关系的报道尚不多见，陈富春研究发现，脑线粒体膜流动性明显降低，MDA 含量明显增加，认为脑线粒体膜流动性降低为膜脂质氧化增强所致。笔者以荧光探针直接标记于线粒体内膜区，避免了标记内外膜可能造成的定性评价上的误差，客观反映了呼吸链内膜脂双层的分子动力学变化。实验结果表明，老年大鼠肝肾线粒体内膜微黏度明显增高，意味着膜流动性下降，膜磷脂分子活动度降低，内膜分子动力学发生改变。

当线粒体膜流动性降低时，嵌入的膜蛋白暴露于膜水相的部分会相应增加而直接影响膜酶组分的活性。老化线粒体膜物理状态改变与偶联磷酸化过程的关系尚不清楚，笔者的实验结果表明，老年大鼠肝肾线粒体膜流动性下降，内膜分子动力学改变的同时，呼吸链 ATP 酶活性显著降低。依照 Slater 等的"碰撞假说"，线粒体电子传递和偶联磷酸化均依赖呼吸链成分和 ATP 酶的碰撞过程。老年大鼠肝肾线粒体 ATP 酶活性下降可能是膜脂和脂蛋白组分运动状态改变的综合结果。

ADP/O 和 RCR 是反映线粒体活性和功能状态的主要指标，其中 ADP/O 反映线粒体利用氧化释放的能量转换为能源物质——ATP 的效率，而 RCR 主要反映线粒体结构的完整性及其功能状态，完整的线粒体得到高比率，而损伤或功能发生障碍的线粒体得到低比率。实验结果表明，老年大鼠肝肾线粒体的 ADP/O 和 RCR 均较青年组的低，差异显著（$P<0.05$ 或 $P<0.01$）。

线粒体超微结构异常可能与其功能代偿及自身代谢的衰老退化有关。本研究采用超微结构三维立体形态定量分析方法，发现与衰老有关的线粒体结构改变主要包括两个方面：一是线粒体的体积肿胀增大，嵴变短、减少或消失；二是线粒体变性，主要为水变性、基质稀薄和空泡变性。

补肾复方不仅可显著改善老年大鼠肝肾线粒体膜流动性、增加 ATP 酶活性和增强线粒体呼吸功能（提高 ADP/O 和 RCR），而且可显著改善其线粒体超微结构异常，与空白对照组比较，$P<0.05$ 或 $P<0.01$，表明补肾复方对线粒体老化的结构和功能均有一定防护作用。

中医学历来强调肝肾的依存关系，有著名的"肝肾同源"之说，但肝肾同源于何处？肝肾相关的物质基础是什么？这些并不十分清楚，本实验结果表明，补肾复方对肝肾线粒体老化的结构和功能具有一致的防护作用，不仅为补肾延缓衰老提供了实验依据，而且从一个侧面揭示了"肝肾同源"的科学内涵，线粒体可能是肝肾相关的重要物质基础，为临床补肾治疗肝病提供了科学依据。

十五、地五养肝胶囊改善 MSG-大鼠-肝再生模型髓失生肝的作用及机制

前期研究结果表明，MSG-大鼠-肝再生模型又是肝肾精虚、肝肾阴虚、肝肾精血亏虚的病证结合的肝再生动物模型，该模型能较好地反映"髓失生肝"的病因病机，揭示"脑髓生肝""骨髓生肝"和"精髓生肝"的科学内涵，适用于研究高级神经中枢、下丘脑-垂体-肝轴和神经-内分泌-免疫网络调控肝再生的作用及其机制。本实验研究通过动态对比观察体现补肾生髓成肝治疗法则的地五养肝胶囊对 MSG-大鼠-肝再生模型肝再生的影响，探讨补肾生髓成肝改善 MSG-大鼠-肝再生模型"髓失生肝"的疗效机制及生物学基础。

（一）实验方法

采用复制病证结合的 MSG-大鼠-肝再生模型，观察体现"补肾生髓成肝"治疗法则的地五养肝胶囊改善"髓失生肝"的作用及其机制。

1. 模型复制与处理

SPF 级 Wistar 新生大鼠（由湖北省预防医学科学院实验动物研究中心提供），MSG 购自美国 Sigma 公司。地五养肝胶囊由湖北省中医院肝病研究所提供。新生大鼠于出生后第 2、4、6、8、10 天皮下注射 MSG，每次 4 mg/g，对照组皮下注射等体积生理盐水（以下简称"生理盐水组"）。28 天后离乳，分笼饲养，光照时间 12 h（8:00—20:00），温度 24 ℃左右，动物自由饮水摄食。6 周时将 128 只实验大鼠分成 4 组：肝肾精虚/MSG-大鼠-肝再生模型组（以下简称"模型组"）、正常大鼠 PH 组（以下简称"PH 组"）、生理盐水对照组和地五养肝胶囊治疗组（以下简称"治疗组"），治疗组大鼠按 3 g/kg 剂量给予地五养肝胶囊灌胃，其余各组给予等量生理盐水灌胃，连续给药两周后行 PH。实验动物给予无水乙醚吸入麻醉，做腹部正中切口，暴露肝脏，按肝标准切除法，在根部结扎并切除肝左叶和中叶（约占全肝的 68%），分层缝合。MSG-大鼠按上述方法行 PH 后，即复制出肝肾精虚/MSG-大鼠-肝再生模型。正常大鼠按上述方法行 PH 后，即复制出经典的肝再生大鼠模型，即 PH 模型。PH 均于上午 8:00—11:00 进行以避免昼夜节律对肝再生的影响，术后实验动物自由摄食饮水。术后继续给药治疗，方法同手术前。每

组动物在术后第1、3、7、10天分别随机取8只大鼠(雌雄各半),称重后给予乙醚吸入麻醉。眼球取血后颈椎脱臼处死,快速取出肝脏并称重,取出下丘脑和脑垂体。

2. 肝再生度、肝再生指数

利用电子天平称量肝脏湿重和动物体重,根据下列公式计算肝再生度和肝再生指数。

$$肝再生度 = [B - (A/0.684 - A)]/A$$
$$肝再生指数(\%) = B/C \times 100\%$$

其中,A为切除的左中两叶之肝重,B为再生肝重,C为动物体重,0.684为切除的两叶肝重与原肝重之比值。

3. 再生肝肝细胞分裂指数(MI)

用手术刀切取小块再生肝组织,用10%甲醛固定、石蜡包埋,每只动物随机选取5张切片,苏木素-伊红染色后于油镜下(×1000倍)观察,计数肝细胞核总数和肝细胞核有丝分裂数,共计数肝细胞核1万个以上,根据公式计算肝细胞分裂指数(MI):MI(%)=肝细胞核有丝分裂数(个)/肝细胞核总数(个)×100%。

4. 统计学处理

所有数据均利用统计软件SPSS 11.5进行处理,多个样本均数的组间比较采用多因素方差分析。

(二)实验结果

本实验结果发现地五养肝胶囊能改善MSG-大鼠-肝再生模型紊乱的肝再生过程,具有改善"髓失生肝"病因病机的疗效。

1. 地五养肝胶囊对MSG-大鼠-肝再生模型肝再生度的影响

模型组术后第1天肝再生度(0.34 ± 0.10)高于PH组(0.22 ± 0.08)和生理盐水对照组(0.21 ± 0.05),差异具有显著性,$P<0.05$;术后第3、7、10天的肝再生度分别为0.42 ± 0.08、0.57 ± 0.12、0.70 ± 0.08,低于PH组和生理盐水对照组,差异具有显著性,$P<0.05$。而治疗组第1天肝再生度(0.13 ± 0.07)低于模型组,差异具有显著性,$P<0.05$;术后第3、7、10天的肝再生度分别为0.50 ± 0.05、0.74 ± 0.06、0.86 ± 0.03,与模型组比较显著升高,差异具有显著性,$P<0.05$。结果详见表4-63。

表4-63 地五养肝胶囊对MSG-大鼠-肝再生模型肝再生度的影响($n=8, \bar{X} \pm S$)

组 别	术后第1天	术后第3天	术后第7天	术后第10天
PH组	0.22 ± 0.08	0.53 ± 0.10	0.73 ± 0.09	0.88 ± 0.06
生理盐水对照组	0.21 ± 0.05	0.54 ± 0.09	0.71 ± 0.11	0.90 ± 0.10
模型组	$0.34 \pm 0.10^*$	$0.42 \pm 0.08^*$	$0.57 \pm 0.12^*$	$0.70 \pm 0.08^*$
治疗组	$0.13 \pm 0.07^\#$	$0.50 \pm 0.05^\#$	$0.74 \pm 0.06^\#$	$0.86 \pm 0.03^\#$

注:与PH组和生理盐水对照组比较,$^* P<0.05$;与模型组比较,$^\# P<0.05$。

2. 地五养肝胶囊对MSG-大鼠-肝再生模型肝再生指数的影响

术后第1天,模型组大鼠肝再生指数($1.88\% \pm 0.14\%$)高于PH组($1.46\% \pm 0.13\%$)和生理盐水对照组($1.47\% \pm 0.18\%$),差异具有显著性,$P<0.05$;术后第3、7、10天,模型组大鼠肝再生指数分别为$2.07\% \pm 0.04\%$、$2.41\% \pm 0.06\%$、$2.84\% \pm 0.10\%$,低于PH组、生理盐水对照组,差异具有显著性,$P<0.05$或$P<0.01$。术后第1天,治疗组肝再生指数($1.52\% \pm 0.11\%$)低于模型组($1.88\% \pm 0.14\%$),差异具有显著性,$P<0.05$;术后第3、7、10天,治疗组肝再生指数分别为$2.19\% \pm 0.11\%$、$2.84\% \pm 0.12\%$、$3.27\% \pm 0.06\%$,高于模型组,差异具有显著性,$P<0.05$。结果详见表4-64。

表 4-64　地五养肝胶囊对肝肾精虚大鼠肝再生指数的影响（%, $n=8$, $\bar{X}\pm S$）

组　别	术后第 1 天	术后第 3 天	术后第 7 天	术后第 10 天
PH 组	1.46±0.13	2.31±0.29	3.02±0.30	3.49±0.05
生理盐水对照组	1.47±0.18	2.33±0.42	3.07±0.13	3.46±0.05
模型组	1.88±0.14*	2.07±0.04*	2.41±0.06*	2.84±0.10*
治疗组	1.52±0.11#	2.19±0.11#	2.84±0.12#	3.27±0.06#

注：与 PH 组和生理盐水对照组比较，* $P<0.05$ 或 $P<0.01$；与模型组比较，# $P<0.05$。

3. 地五养肝胶囊对 MSG-大鼠-肝再生模型 MI 的影响

MSG-大鼠-肝再生模型在术后第 1 天 MI（1.05%±0.12%）高于 PH 组（0.86%±0.16%）和生理盐水对照组（0.87%±0.16%），差异具有显著性，$P<0.05$；术后第 3、7、10 天 MI 分别为 1.04%±0.18%、0.41%±0.16%、0.15%±0.03%，明显低于 PH 组和生理盐水对照组，差异具有显著性，$P<0.01$ 或 $P<0.05$。治疗组术后第 1 天 MI（0.77%±0.14%）低于其余 3 组，与模型组（1.05%±0.12%）相比，差异具有显著性，$P<0.05$。具体结果详见表 4-65。

表 4-65　地五养肝胶囊对 MSG-大鼠-肝再生模型 MI 的影响（%, $n=8$, $\bar{X}\pm S$）

组　别	术后第 1 天	术后第 3 天	术后第 7 天	术后第 10 天
PH 组	0.86±0.16	1.85±0.19	0.62±0.03	0.29±0.04
生理盐水对照组	0.87±0.16	1.81±0.04	0.67±0.18	0.28±0.05
模型组	1.05±0.12☆	1.04±0.18*	0.41±0.16☆	0.15±0.03*
治疗组	0.77±0.14#	1.89±0.13△	0.57±0.20△	0.28±0.04△

注：与 PH 组和生理盐水对照组比较，* $P<0.01$；与 PH 组和生理盐水对照组比较，☆ $P<0.05$；与模型组比较，△ $P<0.01$；与模型组比较，# $P<0.05$。

（三）结果分析

中医历来有"肝肾同源于精血"的认识。笔者前期研究结果表明，肝脏疾病在其病程进展中存在"髓失生肝"基础病因病机，会出现肝肾精虚、肝肾阴虚、肝肾精血亏虚诸证（简称肝肾精虚诸证）。MSG-大鼠-肝再生模型是一种病证结合的动物模型。补肾生髓成肝治疗法则用于指导"髓失生肝"和"肝肾精虚诸证"的防治。肝肾精虚诸证的本质是肝损伤与肝再生失衡，采用补肾生髓成肝减少肝损伤与调控肝再生是其根本大法。地五养肝胶囊体现补肾生髓成肝治疗法则。该方中熟地黄能甘温补肾而养阴，五味子能增强补肾的功能，两药配合以补肾为主；茵陈清热利湿退黄为主药，姜黄辛温通络、活血化瘀为辅药，甘草清热解毒，合为三泻；五味子配甘草清热养阴、酸甘化阴，合为佐使药。全方共奏补肾而养肝、利湿而退黄、活血而通络之功效，体现了"开源节流""补泻兼施"的配伍规律，通过减少肝损伤和促进肝再生修复的双重作用以治疗慢性肝病肝肾精虚诸证，实现肝脏组织结构重构和功能恢复。本实验结果表明，肝肾精虚/MSG-大鼠-肝再生模型肝再生过程紊乱，表现为早期（术后第 1 天）肝再生过亢，而中晚期肝再生抑制，经地五养肝胶囊治疗后，在肝肾精虚诸证改善的同时，其肝再生紊乱过程得到一定程度的纠正。提示地五养肝胶囊通过下丘脑-垂体-肝轴影响肝肾精虚/MSG-大鼠-肝再生模型肝脏再生修复，改善"髓失生肝"及其肝肾精虚诸证是其作用机制之一。

十六、地五养肝胶囊抗大鼠肝纤维化及调控 EMT/MET 失衡的机制

肝纤维化是机体对各种病因如病毒性感染、酒精、药物及化学毒物等引起慢性肝损伤后的一种损伤修复反应。损伤修复反应的活化是因为 ECM 的合成与降解失衡，这是引起多种慢性肝病进展到肝硬化、肝衰竭和门静脉高压的中间过程，往往与发病率和死亡率密切相关，因而肝

纤维化可视为异常肝再生的一种常见病理过程或结局。抗纤维化治疗的重要目的之一是抑制能诱导纤维化的细胞数量增长和(或)防止 ECM 蛋白的过多沉积。虽然许多干预性治疗在肝纤维化的实验模型中已取得了疗效,但是其疗效和安全性并不总是适合于人。这使得研究者们迫切需要增加对肝纤维化机制的理解及开发新的治疗措施以阻止或逆转纤维化的过程。

近些年来,上皮-间质转化(EMT)在肝纤维化病理演变过程中的作用受到广泛关注。EMT 是胚胎发育中的一个基本过程,且在成人组织重构中也存在,其特征是上皮细胞在形态学上发生向间充质表型细胞的转变并获得迁移的能力。关于慢性肝病的最新研究证据表明,不只是活化的 HSC 在肝纤维化过程中起关键作用,其他类型的细胞如肝内细胞(即肝细胞、胆管内皮细胞和成纤维细胞)或肝外细胞(骨髓细胞和循环成纤维细胞),都能通过 EMT 促进肝纤维化的进程。间质-上皮转化(MET),作为 EMT 的逆过程,即间充质表型细胞获得上皮细胞的特征,有利于正常的肝再生修复,是抗肝纤维化的重要机制。众所周知,MET 一直被认为在正常胚胎发育中起至关重要的作用,直到最近才认识到 MET 抗纤维化的作用,因而成为一个抗纤维化的新概念,由此推动了抗纤维化的研究。随着研究的深入,研究者们发现不仅是肝纤维化,其他如肾、心脏、肺纤维化也与 EMT 有关,MET 具有抗相关脏器组织的纤维化的作用。在体内体外研究中均表明通过 EMT 转化的间充质表型细胞可以恢复上皮细胞表型,在肝纤维化损伤时通过外源性的 MET 调节最终转化为肝细胞或胆管细胞。肝脏病证在病程进展中存在 EMT/MET 失衡机制,由于 EMT 导致肝纤维化,MET 促进肝再生修复,因而调控 EMT/MET 失衡(抑制 EMT,促进 MET)就可能成为抗纤维化治疗的一种可行有效的新途径。已有的研究表明,EMT/MET 失衡与某些调控机制,如 TGF-β_1、BMP-7、Hh 信号通路等密切相关。

在前期临床研究中,笔者观察到地五养肝胶囊对慢性乙型肝炎患者有明显的抗肝损伤作用,体现在血清 ALT、AST、GGT 水平的明显下降。更重要的是经皮肝穿刺活检结果证实地五养肝胶囊能有效减轻慢性乙型肝炎患者肝纤维化的程度。与此同时,地五养肝胶囊还能减少慢性乙型肝炎患者血清中多种细胞因子的表达,如 TGF-β_1 和 IL-6。此外,地五养肝胶囊的有效成分(如姜黄素),已被证实可以通过减少 Shh 的表达使 Hh 信号通路处于未激活状态。为进一步研究地五养肝胶囊抗肝纤维化的作用机制,本实验采用 CCl_4 诱导大鼠肝纤维化的经典动物模型,在观察地五养肝胶囊抗肝纤维化的作用的基础上,进一步探讨地五养肝胶囊调控 EMT/MET 失衡的作用及机制。

(一) 实验方法

采用 CCl_4 诱导大鼠肝纤维化的经典动物模型,观察地五养肝胶囊抗肝纤维化的作用。采用分子生物学实验方法探讨地五养肝胶囊调控 EMT/MET 失衡的作用及机制。

1. 中药复方的制备和特征

中药复方制剂地五养肝胶囊包括五种中草药提取物,其比例如下:熟地黄 20%,茵陈 33.2%,姜黄 13.4%,五味子 20%,甘草 13.4%。地五养肝胶囊在本研究中使用的是同一批号的药物,为湖北省中医院院内制剂,由湖北省中医院提供。

地五养肝胶囊制备如下:熟地黄、甘草、五味子粗粉和茵陈、姜黄混合在一起,然后加入 75% 酒精通过回流提取三次。酒精提取物过滤,浓缩,除去酒精。最后将得到的混合物粉末压缩干燥和造粒。在这项研究中,地五养肝胶囊溶于生理盐水中,最终浓度为 36 mg/mL。选取两个代表性药物的化学成分,代表对此中药复方制剂中草药的质量监控,用高效液相色谱法(HPLC)检测,数据如图 4-27 所示。

2. 动物实验

雄性 Wistar 大鼠(SPF 级,体重 200~250 g)从湖北省预防医学科学院实验动物研究中心购买。所有大鼠饲养按正常昼夜周期,水和标准饲料自由采食。大鼠随机分为三组:CCl_4 模型组($n=6$),地五养肝胶囊治疗组($n=6$)与空白对照组($n=6$)。在 CCl_4 模型组,大鼠皮下注射

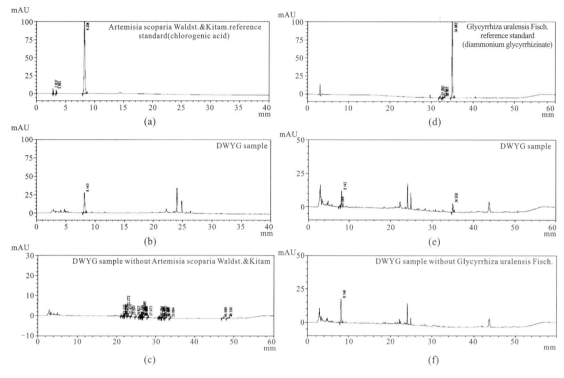

图 4-27 地五养肝胶囊 HPLC 检测

注:(a)(b)(c)为绿原酸高效液相色谱图;(d)(e)(f)是甘草酸二铵高效液相色谱图。

CCl_4(CCl_4 混于50%大豆油,1 mL/kg),注射6周,2次/周;地五养肝胶囊治疗组,除皮下注射 CCl_4 外,同时用地五养肝胶囊溶液(溶于生理盐水)360 mg/kg 灌胃,1次/天,共6周;空白对照组,除皮下注射 CCl_4 外,同时给予生理盐水灌胃(与地五养肝胶囊治疗组灌胃量相同),1次/天,连续6周。6周后,收集血清并处死所有大鼠,血清进行酶学分析,肝组织固定于10%中性甲醛或快速冷冻在液氮中以进一步分析。

3. 血清 ALT 和 AST 含量测定

采用 ELISA 方法测定实验大鼠血清 AST 含量和 ALT 含量。ELISA 试剂盒由上海西唐生物科技有限公司提供,根据说明书操作步骤进行测定。

4. 羟脯氨酸含量的测定

采用比色法测定肝组织羟脯氨酸含量。取 30 mg 肝组织标本置于 6 mol/L HCl 中,120 ℃ 水解 16 h。离心后取上清,加 6 mol/L 氢氧化钠中和后,用氯胺 T 加醋酸乙烯/柠檬酸盐缓冲液氧化。混合物 60 ℃ 孵育 30 min 后,室温静置 10 min。用酶标仪测定 560 nm 吸光度,计算肝组织羟脯氨酸浓度($\mu g/g$)。

5. 肝组织学和形态学

不同处理组的肝组织标本用 10% 中性甲醛固定,石蜡包埋,组织切片机制备 5 μm 切片。肝组织切片进行苏木精-伊红染色和胶原染色(Masson 三色分析)。肝切片 Masson 三色的形态分析评估采用 Image-Pro Plus 6.0 软件进行。每个大鼠标本选 10 张切片,每张切片随机选择 20 个区域进行分析。

6. RNA 分离和实时定量 RT-PCR

根据说明书步骤,采用 TRIzol 试剂提取不同处理组的肝组织样品总 RNA,加入无 RNase 的 DNase(Promega)以消除基因组 DNA 污染。使用 revertra ACE 定量 RT 试剂盒进行 cDNA 第一链合成,使用 mx3000p qPCR 系统(美国 Stratagene 公司)和 SYBR qPCR Mix 进行 qPCR 扩增。引物序列见表 4-66,选取管家基因 GAPDH 作为内参。

表 4-66 实时定量 RT-PCR 引物序列

基因	上游引物	下游引物	产物长度/bp
E-cadherin	5′-GGGTTGTCTCAGCCAATGTT-3′	5′-CACCAACACACCCAGCATAG-3′	184
vimentin	5′-AGATCGATGTGGACGTTTCC-3′	5′-CACCTGTCTCCGGTATTCGT-3′	205
TGF-β_1	5′-GCTGAACCAAGGAGACGGAAT-3′	5′-CGGTTCATGTCATGGATGGTG-3′	143
BMP-7	5′-GAGGGCTGGTTGGTATTTGA-3′	5′-AACTTGGGGTTGATGCTCTG-3′	121
Shh	5′-CTGGCCAGATGTTTTCTGGT-3′	5′-TAAAGGGGTCAGCTTTTGG-3′	117
Gli1	5′-AACTCCACGAGCACACAGG-3′	5′-GCTCAGGTTTCTCCTCTCTC-3′	79
Smo	5′-GCCTGGTGCTTATTGTGG-3′	5′-GGTGGTTGCTCTTGATGG-3′	75
Ptc	5′-AGCGTACCTCCTCCTAGGTAAGCCTC-3′	5′-CGGCTTTATTCAGCATTTCCTC-3′	122
GAPDH	5′-TGTTGCCATCAACGACCCCTT-3′	5′-CTCCACGACATACTCAGCA-3′	202

7. Western Blot 分析

配制裂解液(50 mmol/L Tris、pH 7.2、1% Triton X-100、0.5%熊脱氧胆酸钠、0.1% SDS、500 mmol/L NaCl、$MgCl_2$、1 mmol/L PMSF)进行不同处理组肝组织样品总蛋白的提取。以 8%～12% SDS-PAGE 分离蛋白,并转印到 PVDF 膜上。5%脱脂牛奶封闭 PVDF 膜。分别用 TGF-β_1、波形蛋白、BMP-7、Ptc、Gli1、Smo、E-cadherin 抗体孵育 PVDF 膜,然后使用辣根过氧化物酶(HRP)标记的山羊抗小鼠 IgG 和兔抗山羊二抗孵育,最后加入增强化学发光剂,采用凝胶分析仪曝光并分析图像。

8. 统计分析

数据的统计学用 SPSS 11.5 软件中的 One-way ANOVA 和 t 检验,$P<0.05$ 提示差异有显著性意义。

(二) 实验结果

本实验获得地五养肝胶囊抗肝损伤、抗肝纤维化及调控 EMT/MET 失衡的相关指标的实验数据。

1. 地五养肝胶囊减轻 CCl_4 诱导的肝纤维化大鼠的肝脏中胶原沉积和组织损伤

为了研究地五养肝胶囊对 CCl_4 诱导的肝纤维化大鼠肝损伤的保护作用,笔者及其团队通过不同处理组肝组织的组织学变化来评估,主要是通过 HE 染色。如图 4-28(a)所示,正常的肝小叶结构和中央静脉及呈辐射样的肝细胞索显示在空白对照组的肝组织切片中。在 CCl_4 模型组中,肝小叶周围沉积着一系列纤维组织和变性、坏死的肝细胞,而地五养肝胶囊治疗显著改善了肝组织损伤病理变化程度。检测实验大鼠的血清 ALT 和 AST 水平的变化以评价肝功能受损程度,实验结果表明,CCl_4 模型组大鼠的血清 AST、ALT 与空白对照组的相比明显升高(图 4-28(c),$P<0.05$),而地五养肝胶囊治疗组能明显抑制血清 ALT 和 AST 的水平增加(图 4-28(c),$P<0.05$)。这些数据表明,地五养肝胶囊的治疗能改善肝损伤和促进肝功能恢复。

CCl_4 是公认的能够诱导大鼠肝纤维化形成和肝损伤的药物。为研究地五养肝胶囊对 CCl_4 诱导的肝纤维化大鼠影响程度,笔者及其团队采用了组织 Masson 染色法来了解不同处理组的肝纤维化的变化情况。如图 4-28(b)所示,在空白对照组肝组织中没有观察到纤维化组织,然而在 CCl_4 模型组肝组织中纤维间隔变得明显,地五养肝胶囊干预后,由于 CCl_4 诱导而产生的肝纤维化明显减轻。根据进一步的肝组织切片 Masson 染色形态分析,不同处理组的染色情况都验证了上述观察。如图 4-28(d)所示,CCl_4 模型组相对肝纤维化面积明显增加,从 1.41%± 0.36%到 8.10%±0.92%($P<0.05$),而地五养肝胶囊治疗组的相对肝纤维化面积显著减少($P<0.05$)。这表明地五养肝胶囊对 CCl_4 诱导的肝纤维化损伤的进展有抑制作用。此外,笔者及

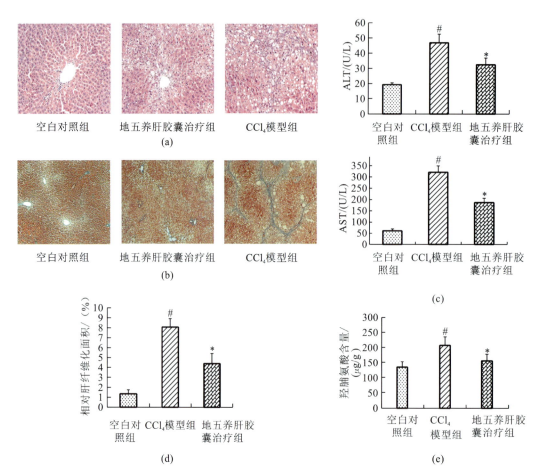

图4-28 地五养肝胶囊减轻CCl₄诱导的肝纤维化大鼠的肝脏中胶原沉积和组织损伤

注：(a) HE 染色；(b) Masson 染色；(c) ALT 和 AST 血清水平的测定；(d) 通过 Masson 染色测定的相对肝纤维化面积；(e) 羟脯氨酸含量测定；与 CCl₄ 模型组比较，$*P<0.05$；与空白对照组比较，$\#P<0.05$。

其团队还评估了不同处理组的肝脏组织中羟脯氨酸的含量。基本上，所有的动物组织中羟脯氨酸只发现于胶原蛋白中，因此羟脯氨酸含量可作为胶原蛋白含量的指示器。如图4-28(e)所示，CCl₄模型组6周后羟脯氨酸的含量增高，从$(135.12\pm17.74)\mu g/g$到$(207.39\pm31.66)\mu g/g$（$P<0.05$），而经治疗后肝组织羟脯氨酸含量明显降低，从$(207.39\pm31.66)\mu g/g$到$(155.16\pm25.22)\mu g/g$（$P<0.05$）。Masson染色和羟脯氨酸含量测定的结果是一致的，进一步说明了地五养肝胶囊能逐渐缓解CCl₄诱导的大鼠肝纤维化损伤的进程。

2. 地五养肝胶囊能抑制EMT并促进MET

为了确定地五养肝胶囊在CCl₄诱导的大鼠肝纤维化肝脏中对EMT和MET的影响，笔者通过实时定量RT-PCR和Western Blot检测了上皮标志物E-cadherin和间充质标志物波形蛋白的表达水平变化。如图4-29(a)所示，空白对照组大鼠肝组织中E-cadherin和波形蛋白mRNA的表达水平分别指定为基线水平。经6周CCl₄诱导后，CCl₄模型组肝组织中E-cadherin mRNA的表达水平比基线下降约60%，而波形蛋白mRNA的表达水平是基线水平的2.5倍左右。Western Blot分析也表明，相比于空白对照组波形蛋白含量，CCl₄模型组大鼠肝组织波形蛋白表达急剧增加，而E-cadherin的表达在CCl₄模型组大鼠肝组织中明显减少（图4-29(b)，$P<0.05$），表明在CCl₄诱导的肝纤维化进展中发生了EMT。地五养肝胶囊治疗后，CCl₄模型组的上皮和间充质标志物在肝组织中的表达水平发生了变化，图4-29(a)显示地五养肝胶囊治疗组大鼠的肝组织中波形蛋白mRNA水平表达显著减少，但E-cadherin mRNA水平比CCl₄模型组大鼠的显著增高（$P<0.05$）。另外的Western Blot分析表明，地五养肝胶囊治疗

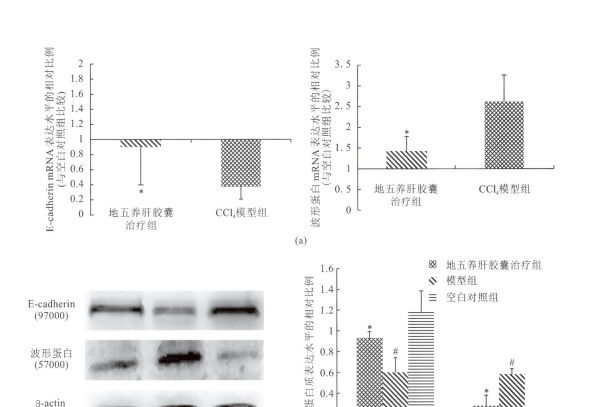

图 4-29 地五养肝胶囊影响模型动物上皮标志物 E-cadherin 和间充质标志物波形蛋白的表达水平变化

注:(a)mRNA 表达水平变化;(b)蛋白质表达水平变化。与 CCl_4 模型组比较,$*P<0.05$;与空白对照组比较,$\#P<0.05$。

组肝组织中 E-cadherin mRNA 的表达增加同时伴随着蛋白质的积累,而波形蛋白 mRNA 的减少也同样伴随着蛋白质水平的减少(图 4-29(b),$P<0.05$)。这些结果表明,在 CCl_4 诱导的肝纤维化过程中,地五养肝胶囊的干预能逆转 EMT 且促进 MET 的进展。

3. 地五养肝胶囊能改善大鼠肝纤维化组织中 TGF-β_1 和 BMP-7 的比例

TGF-β_1 被认为在调控器官纤维化中发挥着核心作用。而 BMP-7 是 TGF-β 超家族的一个成员,拮抗 TGF-β_1 所致的纤维化。为了研究地五养肝胶囊在 CCl_4 诱导的大鼠肝组织中对 TGF-β_1 和 BMP-7 表达水平的潜在影响,笔者及其团队采用实时定量 RT-PCR 和 Western Blot 分析评估。如图 4-30 显示,在 6 周 CCl_4 诱导期,TGF-β_1 mRNA 和蛋白质的表达水平同时大幅增加,而 BMP-7 mRNA 和蛋白质表达水平在肝脏纤维化组织中显著下调。地五养肝胶囊治疗后 TGF-β_1 mRNA 的表达水平显著降低,而 BMP-7 的表达恢复(图 4-30(a),$P<0.05$)。Western Blot 分析进一步证实了这些变化,在 TGF-β_1 和 BMP-7 mRNA 表达水平变化的同时,经治疗后 TGF-β_1 蛋白质的表达减少,BMP-7 蛋白质的表达增加(图 4-30(b),$P<0.05$)。在纤维化组织中改善 TGF-β_1/BMP-7 值被视为是一种抗纤维化成果的体现,因此,笔者及其团队进一步分析在 CCl_4 诱导的肝纤维化组织中地五养肝胶囊对 TGF-β_1/BMP-7 值的影响。结果发现,无论是在 mRNA 水平还是蛋白质水平的表达,在 CCl_4 诱导的肝纤维化中 TGF-β_1/BMP-7 值经治疗后是下降的(图 4-30(c),$P<0.05$)。地五养肝胶囊对 TGF-β_1 和 BMP-7 mRNA 和蛋白质水平比例具有调节作用的实验结果,提示其防治 CCl_4 诱导的大鼠肝纤维化的疗效机制之一可能是通过改善 TGF-β_1/BMP-7 值。

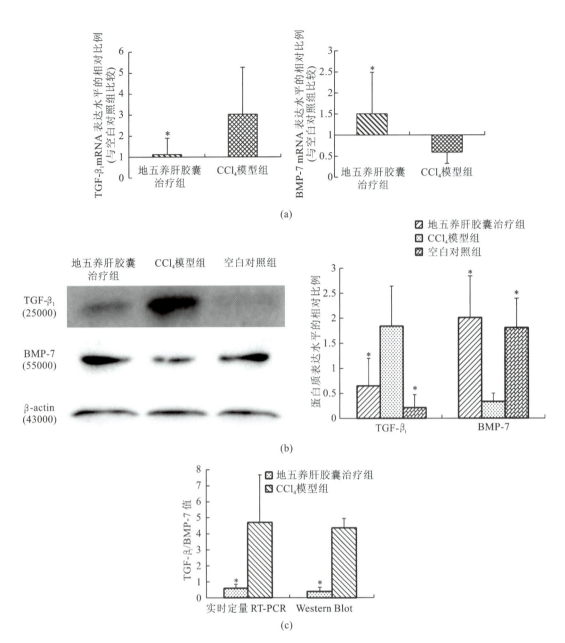

图 4-30　地五养肝胶囊对模型大鼠肝组织 TGF-β_1 和 BMP-7 表达水平的影响

注：(a) mRNA 表达水平；与 CCl_4 模型组比较，* $P<0.05$。(b) 蛋白质表达水平；与 CCl_4 模型组比较，* $P<0.05$。(c) TGF-β_1/BMP-7 值的变化；与 CCl_4 模型组比较，* $P<0.05$。

4. 地五养肝胶囊抑制肝纤维化组织中 Hh 信号通路的过度激活

已有研究证实，Hh 信号与 EMT 的调控有关，为了探讨地五养肝胶囊抗 CCl_4 诱导的大鼠肝纤维化调节 EMT/MET 失衡的机制，笔者及其团队又研究了地五养肝胶囊对 Hh 信号激活的影响。参考以前发表的论文，空白对照组大鼠肝组织 Shh 和 Gli1 蛋白质表达是可以忽略不计的。经过 6 周 CCl_4 诱导后，CCl_4 模型组与空白对照组相比，Shh、Smo 和 Ptc 的转录表达水平均明显上调，并伴有 Gli1 mRNA 表达水平的大幅上调（图 4-31(a)）。Western Blot 分析表明在上述分子 mRNA 表达变化的同时伴随着蛋白质表达的一致变化（图 4-31(b)），确认了在肝纤维化演变中 Hh 信号通路被过度激活。地五养肝胶囊治疗组与 CCl_4 模型组比较，Shh 和 Gli1 mRNA 的表达水平大幅减少（图 4-31(a)，$P<0.05$）。Western Blot 分析评估组织下调这些蛋白质的 mRNA 表达水平与肝 Shh 和 Gli1 蛋白质表达减少匹配（图 4-31(b)）。在未经处理的

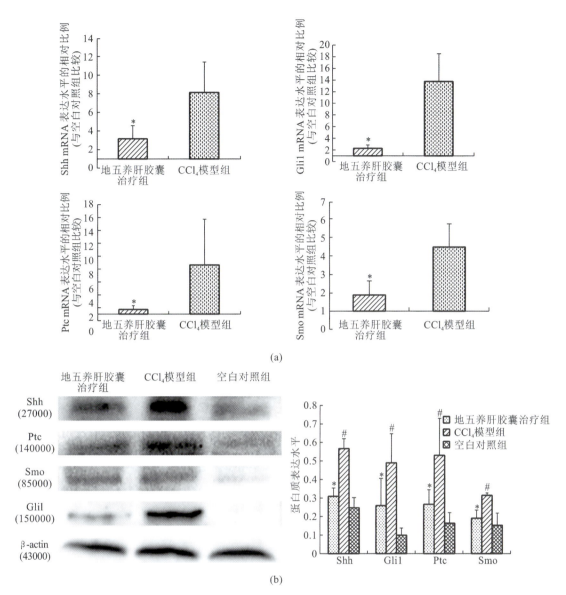

图 4-31 地五养肝胶囊对 Hh 信号通路激活的影响

注：(a)mRNA 表达水平，与 CCl_4 模型组比较，* $P<0.05$；(b)蛋白质表达水平，与空白对照组比较，# $P<0.05$，与 CCl_4 模型组比较，* $P<0.05$。

CCl_4 诱导肝纤维化大鼠大幅度增加的 Smo mRNA 和蛋白质表达，经治疗后明显减少。同时，它的辅助受体蛋白 Ptc 的表达在 mRNA 和蛋白质水平也相应减少（图 4-31(b)，$P<0.05$）。这些结果表明，地五养肝胶囊的干预可抑制在 CCl_4 诱导的大鼠肝纤维化中 Hh 信号通路的过度激活。

（三）结果分析

近些年来学术界已基本达成共识，肝纤维化被视为是各种肝损伤修复及重塑的必经过程，且是一个可逆过程，只有过度、持续和不可逆转的肝纤维化才会影响肝组织损伤后的修复而出现严重结局。Choi 和 Diehl 提出的假说认为，EMT 和 MET 之间的平衡调控慢性肝损伤后再生修复的结局。当 EMT 的活动超过了 MET，其修复的结局主要是纤维化，促进肝纤维化的发生、发展；相反，MET 占主导地位的修复则被认为更有利于正常的肝再生，已发生的肝纤维化可逆转而恢复正常肝组织的结构和功能。在笔者及其团队的研究中，得到的数据结果也表明，CCl_4 诱导慢性肝纤维化肝损伤同时伴随着 EMT，且其中一个关键的特征是 E-cadherin（上皮细胞标志物)表达减少与波形蛋白(间充质细胞标志物)表达增加。地五养肝胶囊的治疗效果表现在特征性地上调 E-cadherin 的表达和下调波形蛋白的表达,可能导致肝组织中 EMT 向 MET 转化,并且同时缓解了肝纤维化进展的程度。因此,地五养肝胶囊的抗肝纤维化机制可能是与参与了调控 EMT 和 MET 的失衡相关。

肝纤维化的发生发展机制十分复杂,涉及多环节、多因素、多通道的损伤反应,单靶点作用的化学药物因为其单一的治疗目标一般很难达到显著的治疗效果。之前的实验结果和传统中药在临床抗肝纤维化中的应用,都体现了中药对肝脏纤维化多组分、多靶点的治疗优势。在本次研究中,笔者及其团队的数据结果表明地五养肝胶囊可能通过至少两个不同的机制调控肝纤维化过程中 EMT 与 MET 的失衡,即降低 TGF-β_1/BMP-7 值和抑制过度活化的 Hh 信号通路。

TGF-β_1 作为促进肝纤维化的关键因子,又被视为 EMT 的主要调控因子之一。TGF-β_1 可通过不同的信号转导机制诱导各种类型的上皮细胞(包括肝细胞和胆管细胞)发生 EMT。笔者的数据也表明,TGF-β_1 的表达在 CCl_4 模型组中显著升高,并明显引起肝纤维化组织发生 EMT。有研究表明,BMP-7,作为 TGF-β 超家族的成员,与 TGF-β_1 是拮抗关系,在不同类型的器官损伤,包括肝纤维化中,对 TGF-β_1 诱导的 EMT 起负向调控作用。不管是药理学的证据还是基因水平的研究,BMP-7 的表达已被证明不仅能够抑制 TGF-β_1 激活 EMT 而预防纤维化的发生,而且还通过刺激细胞在损伤器官的再生进而促进损伤组织的恢复,其中机制之一是通过诱导 MET 的发生。笔者及其团队的实验数据明确表示,在地五养肝胶囊治疗组的大鼠肝组织中 E-cadherin 的表达水平特征性地上调,同时 BMP-7 的表达水平也上调可能诱导了 MET 的发生。TGF-β_1 信号通路的激活促进 EMT,而 BMP-7 信号通路激活则不仅抑制 EMT,还促进 MET。因此,调控 TGF-β_1/BMP-7 值可以视为调控 EMT 与 MET 失衡的重要作用机制。地五养肝胶囊在 CCl_4 诱导的肝纤维化组织中可以降低 TGF-β_1/BMP-7 值,从而促进肝组织中 EMT 向 MET 转化,缓解肝纤维化的程度。

近些年来的研究表明,Hh 信号通路同样也被认为是调控成人肝损伤和修复时 EMT 和 MET 失衡的重要作用机制。Hh 信号通路是一个影响器官形成的关键通路,它控制着胚胎期肝脏的形成,对多种肝脏损伤的修复应答也起着必要的调控作用。在正常肝组织中,Hh 信号通路是静态的,而慢性肝损伤修复时其被激活。然而,过度或持续的 Hh 信号活跃实际上中止了受损肝组织的成功再生和修复,且通过 EMT 促进肝纤维化发生(同时抑制 MET)。笔者及其团队的研究表明 CCl_4 诱导慢性肝损伤后的肝纤维化过程中 Hh 信号通路被过度激活,表现为提高其相关基因和蛋白质水平 Hh 配体 Shh 和转录因子 Gli1 的表达。同时,在 CCl_4 模型组中,伴随 Hh 信号被激活,肝组织胶原蛋白的沉积增多,肝纤维化组织中 EMT 标志物的表达升高,这也证明了 Hh 信号通路在调控肝损伤和启动 EMT(促进纤维化的发生)中起着举足轻重的作用。地五养肝胶囊治疗后,Hh 配体 Shh,跨膜受体 Smo 和共同受体 Ptc、转录因子 Gli1 的表达在 CCl_4 诱导的肝纤维化组织中显著被抑制,表明其 Hh 信号通路的过度激活被一定程度地抑制。在 CCl_4 诱导的肝纤维化组织中,Hh 信号通路被抑制时,上皮细胞标志物 E-cadherin 的表达重新上调,且间充质标志物波形蛋白下调表达,通过促使 EMT 向 MET 转化而减轻肝纤维化程度。

笔者及其团队描述了地五养肝胶囊对 CCl_4 诱导的肝纤维化大鼠的抗肝纤维化作用以及其可能的作用机制,包括降低 TGF-β_1/BMP-7 值和抑制 Hh 信号通路的过度激活,这些都可能参与了地五养肝胶囊对 EMT 和 MET 之间失衡的调控,从而进一步证明了中医复方对肝脏纤维化中多组分和多靶点的治疗优势。更为重要的是,笔者及其团队的研究在强调 EMT 与 MET 之间的平衡在肝纤维化发生、发展中的重要意义的同时,提出了调控 EMT/MET 失衡(抑制 EMT 的同时促进 MET)作为抗肝纤维化防治肝脏疾病的新策略,也为合理利用地五养肝胶囊在防治肝纤维化的临床应用提供了实验依据。

十七、地五养肝胶囊对 MSG-大鼠-肝纤维化模型及 EMT/MET 失衡机制的影响

肝纤维化是多种因素所引起的各种慢性肝脏疾病必经的病理演化的阶段,是向肝硬化发展不可或缺的环节,所形成的异常肝再生微环境是肝癌发生发展的关键因素。然而目前对肝纤维化的发病机制并不完全清楚,且有效的治疗手段十分有限。笔者及其团队的前期研究结果表明,地五养肝胶囊对 CCl_4 诱导的大鼠肝纤维化具有抗肝纤维化作用,其可能的作用机制包括降低 $TGF-\beta_1/BMP-7$ 值和抑制 Hh 信号通路的过度激活,进而调控 EMT/MET 失衡。为进一步探讨神经-内分泌-免疫调节网络紊乱状态下肝纤维化发生、发展的机制,以及地五养肝胶囊新的疗效机制,使之更加接近慢性肝病肝纤维化的临床实际,本实验采用创建的 MSG-大鼠-肝纤维化模型,观察地五养肝胶囊通过影响神经-内分泌-免疫-肝再生调控网络而抗肝纤维化的作用及其机制。

(一)实验方法

采用创建的 MSG-大鼠-肝纤维化模型,观察地五养肝胶囊通过影响神经-内分泌-免疫-肝再生调控网络而抗肝纤维化的作用。采用分子生物学方法研究地五养肝胶囊调控 EMT/MET 失衡的作用机制。

1. 实验材料

新生 Wistar 大鼠,SPF 级,由湖北省预防医学科学院实验动物研究中心提供。

地五养肝胶囊由湖北省中医院肝病研究所提供;生理盐水由湖北省中医院西药房提供;MSG 购自美国 Sigma 公司,临用前用生理盐水配制为 400 mg/mL 的溶液,用 0.22 μm 微孔滤膜抽滤除菌,分装于无菌青霉素瓶中,置于 4 ℃ 冰箱备用。精炼级大豆油(食用油):经高压灭菌后备用。CCl_4 溶液由上海沪试实验室器材股份有限公司提供。

TRIzol Reagent(15596-026)由 Invitrogen 公司提供,ReverTra Ace qPCR RT Kit(FSQ-101)和 Thunderbird SYBR qPCR Mix(QPS-201)由 Toyobo 公司提供,BCA 试剂盒(P0010-1)、RIPA 细胞强效裂解液(P0013)、PMSF 100 mmol/L(ST506)由碧云天生物技术研究所提供,Prestained Protein Ladder(SM0671)由 Fermentas 公司提供,30% 聚丙烯酰胺(30% Acr-Bis(29:1))、PVDF 膜(Millipore 0.45 μm)由武汉谷歌生物科技有限公司提供,E-cadherin 兔多克隆抗体(ab-53033)由 Abcam 公司提供,波形蛋白小鼠单克隆抗体(SC-32322)、β-actin 小鼠单克隆抗体(SC-47778)、Shh 羊多克隆抗体(SC-1194)、Ptc 羊多克隆抗体(SC-6149)、Smo 羊多克隆抗体(SC-6366)、$TGF-\beta_1$ 小鼠单克隆抗体(SC-52893)、BMP-7 羊多克隆抗体(SC-9307)、Gli1 兔多克隆抗体(SC-20687)由 Santa Cruz 公司提供,HRP 标记山羊抗小鼠二抗(E030110-01)、HRP 标记山羊抗兔二抗(E030120-01)、HRP 标记兔抗山羊二抗(E030130-01)由 EarthOx 公司提供,Pro-light HRP 化学发光检测试剂(PA112-01)由天根生化科技(北京)有限公司提供。

主要实验器材包括,美国 Bio-Rad 公司全自动凝胶成像分析仪(Universal Hood Ⅲ)、美国 ABI 公司荧光实时定量 PCR 仪(ABI Vii7),日本 Nikon 激光共聚焦显微镜(Nikon C2),美国 Bio-Rad 公司双稳定时电泳仪(Powerpac™ HC),美国 Molecular Devices 酶标仪(SpectraMax Paradigm),德国 Eppendorf 公司微量加样器,北京六一仪器厂水平摇床(WD-9405B),日本 Canon 数码相机(EOS-450D),安徽中科中佳科学仪器有限公司高速冷冻离心机(HC-3018R),杭州永洁达净化科技有限公司应用分析级纯水机(UPWS-I-10T),上海医用恒温设备厂电热恒温水箱(HH-W21-600),青岛海尔股份有限公司常温冰箱(BCD-212DC)及低温冰箱(MDF-382E)。

实时定量 RT-PCR 所用引物均是针对大鼠的基因设计的,由 Invitrogen 公司所合成,具体引物序列设计见表 4-66。

2. 试剂配制

常规的各种实验试剂配制如下。

(1) TAE 缓冲液的配制：Tris 碱 2.42 g，Na_2EDTA·$2H_2O$ 0.186 g，冰醋酸 0.571 mL，ddH_2O 定量至 500 mL。

(2) SDS-PAGE 电泳缓冲液：Tris 碱 3.2 g，甘氨酸 20 g，SDS 1.06 g，ddH_2O 定量至 1000 mL。

(3) 转膜缓冲液：Tris 碱 3.03 g，甘氨酸 14.4 g，甲醇 200 mL，ddH_2O 定量至 1000 mL。现配现用。

(4) TBS(Tris-HCl 缓冲液)：氯化钠 4 g，氯化钾 0.1 g，Tris 碱 1.5 g，ddH_2O 定量至 500 mL，用 1 mol/L 的 HCl 调 pH 值至 7.4 左右。

(5) TBST 缓冲液：0.1% Tween 20 溶于 TBS 中。

(6) 封闭液：5% 脱脂奶粉溶于 0.1% TBST 中。

(7) 稀盐酸：8.5 mL 浓盐酸 + 91.5 mL 蒸馏水。

(8) 无色品红液(Schiff 试剂)：ddH_2O 200 mL 加热至完全沸腾，去火，加入 1.0 g 碱性品红振荡溶解；稍冷却后加入 20 mL 稀盐酸(8.5 mL 浓盐酸 + 91.5 mL 蒸馏水)；稍冷却后加入 1.0 g 偏重亚硫酸钠，轻搅拌后用保鲜膜密封置于暗处 24 h 至溶液呈淡黄色；加入 2.0 g 活性炭振荡过滤，4 ℃ 避光保存备用，用前取出复温后再使用。

(9) 0.5% 偏重亚硫酸钠：0.5 g 偏重亚硫酸钠 + 100 mL 蒸馏水。

(10) 0.1% 固绿：0.1 g 固绿 + 100 mL 蒸馏水。

(11) 富尔根染色固定液：酒精与冰醋酸之比为 3∶1。

(12) HE 和 Masson 染色固定液：4% 多聚甲醛溶液。

3. MSG-大鼠-肝纤维化模型的建立及干预方法

新生 Wistar 大鼠，于出生第 2、4、6、8、10 天时皮下注射 MSG 溶液，剂量为每次 4 mg/g。28 天离乳后，6 周龄时分笼饲养，选取注射 MSG 溶液的雄性大鼠 18 只随机分为 3 组，每组 6 只；另选取同批次未注射 MSG 溶液的 6 只雄性大鼠为 1 组。共分为 4 组，每组处理方法如下：①MSG-大鼠-肝纤维化地五养肝胶囊治疗组(以下简称治疗组)：50% CCl_4/大豆油溶液，1 mL/kg，皮下注射 6 周，2 次/周，造模期间同时给予地五养肝胶囊溶液灌胃持续 6 周，1 次/天，剂量为 360 mg/kg。②MSG-大鼠-肝纤维化模型组(以下简称模型组)：50% CCl_4/大豆油溶液皮下注射 6 周，2 次/周，剂量为 1 mL/kg，同时给予与治疗组灌胃量相等体积的生理盐水灌胃 6 周。③MSG-大鼠空白对照组(以下简称空白对照组)：大豆油皮下注射 6 周，剂量为 1 mL/kg，同时给予与治疗组灌胃量相等体积的生理盐水灌胃 6 周。④正常大鼠肝纤维化模型组(以下简称 CCl_4 模型对照组)：50% CCl_4/大豆油溶液皮下注射 6 周，2 次/周，剂量为 1 mL/kg，同时给予与治疗组灌胃量相等体积的生理盐水灌胃 6 周。造模 6 周后，大鼠称重，1% 戊巴比妥钠溶液按 0.8 mL/100 g 的剂量腹腔注射麻醉，全部处死，留取脑组织、肝组织、血清等待检测，−80 ℃ 冻存。

4. HE 染色肝脏组织病理学检测

按常规 HE 染色组织病理学方法进行实验操作。

(1) 固定：肝组织块在 4% 多聚甲醛溶液中浸泡过夜。

(2) 包埋：常规石蜡包埋。

(3) 切片：切 5 μm 厚切片。

(4) 贴片：展平切片，平铺于载玻片上，置于 6 ℃ 烘箱，干燥 2 h。

(5) 脱蜡水化：①65 ℃ 烘烤约 60 min；②二甲苯脱蜡两次，每次 5 min；③100% 酒精浸泡 2 min；④95% 酒精浸泡 2 次，每次 1 min；⑤80% 酒精浸泡 2 次，每次 1 min；⑥75% 酒精浸泡 2 次，每次 1 min；⑦蒸馏水冲洗 2 min，然后把水吸干。

(6) 染色：①苏木素溶液浸染 5 min；②蒸馏水冲洗 1 min，然后把水吸干；③1% 盐酸酒精溶液,分化 30 s;④蒸馏水冲洗 15 min,将切片周围水吸干;⑤伊红溶液浸染 2 min。

(7) 常规脱水:95％酒精到 100％酒精梯度脱水,各两次,每次 1 min。

(8) 透明:使用二甲苯两次,每次 1 min。

(9) 封片:切片正面滴加中性树脂封片,烘干,常温保存。

HE 染色后于光镜下(×200 倍)观察大鼠肝组织病理学变化。

5. 肝脏组织胶原纤维含量检测

采用 Masson 染色以观察肝脏组织胶原纤维含量,具体实验方法如下。

(1) 切片:切 5 μm 厚切片。

(2) 脱蜡:依次泡入二甲苯、100％酒精、95％酒精各两次,每次 5 min,最后浸泡于蒸馏水中。

(3) 苏木素染色:Weigert 铁苏木素染色 5～10 min,流水冲洗。

(4) 分化:1％盐酸酒精分化 1 min,流水冲洗。

(5) 品红染色:丽春红-品红液染色 5～10 min,流水冲洗。镜下观察,见肌纤维呈红色,胶原纤维呈淡红色即可停止水洗。

(6) 复染:直接复染 5 min。

(7) 固定:1％冰醋酸,处理 1 min。

(8) 脱水:酒精梯度浸泡。

(9) 透明:使用二甲苯两次,每次 1 min。

(10) 封片:自然晾干,切片正面滴加中性树胶封片。

Masson 染色光镜下显示胶原纤维呈蓝色,细胞质呈红色,细胞核呈蓝褐色,观察肝组织胶原纤维含量。

6. 肝组织中 EMT 相关标志 mRNA 的表达

采用实时定量 RT-PCR 法定量检测肝组织中 β-actin、E-cadherin、波形蛋白、Ptc、Smo、Gli1、Shh 、TGF-β_1、BMP-7,主要实验步骤如下。

(1) 肝组织中总 RNA 的提取:①匀浆处理:将黄豆粒大小的组织放入 EP 管中,加入 1 mL TRIzol,用眼科剪稍剪碎。样品体积不应超过 TRIzol 体积的 10％。②室温放置 30 min,使其充分裂解。③4 ℃离心,12000 r/min 离心 20 min,弃沉淀,留取上清。④加入 200 μL 氯仿,剧烈振荡混合均匀后,冰浴 10 min。⑤4 ℃离心,12000 r/min 离心 15 min。⑥离心后,样品分为三层,吸取上清到新 EP 管中(注:勿吸取中间界面)。⑦加入 350 μL 异丙醇,颠倒混匀后,室温静置 10 min。⑧4 ℃离心,12000 r/min 离心 10 min,弃上清,沉于管底的胶片状沉淀即是 RNA。⑨加入 75％酒精 1 mL(现配现用),稍振荡混匀样品。⑩4 ℃离心,12000 r/min 离心 5 min,尽量弃上清。吸取上清后可放在超净台中吹风,以挥发酒精,至 RNA 沉淀变成透明状。用 200 μL DEPC 水溶解 RNA,可 55～60 ℃水浴加热 5～10 min。

(2) 反转录:反转录反应合成 cDNA(参照 ReverTra Ace qPCR RT Kit 试剂盒说明书操作步骤)。具体反应体系如下:①RNA 的变性:65 ℃,5 min。结束后立即置于冰上冷却。②反应体系的配制:总反应体积为 20 μL,加样完后瞬离。③放入 PCR 仪进行 cDNA 合成反应,反应条件:37 ℃,15 min;98 ℃,5 min。反应结束之后,瞬离,保存于-20 ℃条件下备用。

Nuclease-free Water	10 μL
5×RT Buffer	4 μL
RT Enzyme Mix	1 μL
Primer Mix	1 μL
RNA	4 μL

(3) 实时定量 RT-PCR：参照 Thunderbird SYBR qPCR Mix 试剂盒说明书操作步骤，以 GAPDH 为内参照引物扩增反应。

①反应体系的配制：

ddH$_2$O	7 μL
SYBR qPCR Mix	10 μL
Forward Primer	1 μL
Reverse Primer	1 μL
cDNA Template	1 μL

总反应体积为 20 μL，加完样后瞬离。

②反应条件设置：

步骤	温度	时间
预变性	95 ℃	1 min
变性（40个循环）	95 ℃	30 s
退火（40个循环）	62 ℃	30 s
延伸（40个循环）	72 ℃	45 s
终延伸	72 ℃	5 min

结果分析采用 $2^{-\triangle\triangle Ct}$ 法评估各标本目的基因 mRNA 表达水平。目的基因 Ct 值减去 GAPDH 的 Ct 值得到△Ct 值，计算对照组的平均△Ct，所有样本（包括对照组样本）减去该平均值得到△△Ct 值，然后用公式 $2^{-\triangle\triangle Ct}$ 计算所有标本目的基因 mRNA 表达水平的倍数变化。最终数值比较：大于 1 代表比对照组升高，小于 1 代表比对照组降低。

7. 定量检测肝组织中 EMT 相关标志蛋白的表达

采用 Western Blot 法检测肝组织中 β-actin、E-cadherin、波形蛋白、Ptc、Smo、Gli1、Shh、TGF-β$_1$、BMP-7，主要实验步骤如下。

(1) 提取肝组织蛋白：①切取约黄豆粒大小的肝脏纤维化组织块放入匀浆器，加入预先配制的裂解液/PMSF 混合液（以 100∶1 比例配制），冰上进行匀浆处理。②组织块完全碎裂溶解，冰上放置 0.5～1 h。③4 ℃，12000 r/min 离心 15 min。④吸取上清至另一 EP 管内，取 2 μL 用于蛋白质浓度测定。将剩余上清和 SDS-PAGE 上样缓冲液按一定比例（上清与 5×上样缓冲液之比为 1∶4）混匀于沸水浴中加热 10 min，冷却至室温，以小于 3000 r/min 的条件离心 30 s，−80 ℃ 保存。

(2) BCA 法组织蛋白浓度的测定：①用 ddH$_2$O 稀释 BSA 标准品至 0.5 mg/mL。②将 BCA 试剂按照 A 液与 B 液体积比为 50∶1 的比例配制。混匀后放置室温备用。③96 孔板的标准品孔中，依次加 0、1 μL、2 μL、4 μL、8 μL、12 μL、16 μL、20 μL 的 0.5 mg/mL BSA，部分孔再加水补足到 20 μL。④待测蛋白孔加 2 μL 蛋白样品，再加水 18 μL 补足到 20 μL。⑤所有加样孔中加入 180 μL BCA 试剂，每孔总体积为 200 μL。⑥37 ℃，放置 30 min。⑦酶标仪读板，绘制蛋白质浓度与吸光度相关曲线，带入待测样品吸光度计算待测蛋白质浓度，计算上样量。

(3) 电泳：①根据目的蛋白相对分子质量大小配制适宜浓度的 SDS-PAGE 凝胶。②根据所测蛋白质浓度，算出蛋白质上样量，将样品和预染蛋白分别加入上样孔中，加满电泳缓冲液。③连接电源，恒压 80 V，蛋白 marker 分离后，调至 100 V 恒压，到达适宜分离各目的蛋白时，停止电泳。

(4) 转膜：采用湿法转膜。①胶处理：电泳结束后，依据目的蛋白相对分子质量的大小，再对照预染蛋白标志将胶切割成需要的宽度，放入转膜液中浸泡。②膜处理：根据所裁得胶的大小，裁剪 0.45 μm 的 PVDF 膜，与胶同样大小。置于甲醇中浸泡 10 min。③裁滤纸：裁成与海绵同样大小,共6层,放在转膜液中完全浸湿。④夹板放置:转膜夹板的黑色面至白色面依次为海绵、滤纸、胶、PVDF膜、滤纸、海绵。注意胶和PVDF膜要对齐,海绵和滤纸要完全浸透,且每一层的气泡都要全部赶净。⑤将转膜板夹好后浸入转膜槽中。加入4℃预冷的转膜液,没过转膜夹板,并将转膜槽完全用冰覆盖住。⑥连接电源,恒流200 mA转膜,β-actin、E-cadherin和波形蛋白、Ptc、Smo和Gli1、Shh转膜时长90 min,TGF-$β_1$和BMP-7转膜时长45 min。⑦转膜结束后,断开电源。

(5) 封闭:转膜结束后,用5%的脱脂奶粉/TBST溶液封闭PVDF膜,平放在摇床上室温封闭1 h。

(6) 孵育一抗:封闭完后,膜的正面滴加一抗。将一抗完全覆盖住膜(兔抗E-cadherin和鼠抗波形蛋白分别按1:2000和1:50的比例用含5%脱脂奶粉的TBST稀释;鼠抗β-actin、TGF-$β_1$和兔抗Gli1和羊抗Shh、Ptc、Smo、BMP-7按1:500的比例用含5%脱脂奶粉的TBST稀释)。4℃过夜。

(7) 洗膜:用含0.1%Tween 20的TBST洗膜3次,每次5 min。

(8) 孵育二抗:加入HRP标记的与一抗相对应的二抗(按1:2000的比例用含0.1%Tween 20的TBST稀释)。室温孵育1 h。

(9) 洗膜:0.1%TBST洗膜5次,每次5 min。

(10) 曝光:将膜置于凝胶成像系统内,滴加适量Pro-light HRP化学发光检测试剂(A剂和B剂按1:1混合,临用新鲜配制),用Image Lab软件观察条带。

所得图像采用Gel-pro analyzer软件进行处理,选定分析区域,获取IA。以β-actin的IA值为标准,以目的蛋白的IA值与之比值计算最终数值。

8. 统计学处理方法

所有数据均利用统计软件SPSS 17.0处理,进行单因素方差分析,$P<0.05$为差异具有统计学意义,根据软件统计结果绘制图表。

(二) 实验结果

1. 大鼠在实验期间的总体状况

实验前期MSG-大鼠造模期间,皮下注射MSG大鼠死亡率为30%。6周分笼后,模型组、CCl_4模型对照组、治疗组各组实验大鼠均无死亡发生。

实验过程中将模型组与CCl_4模型对照组大鼠进行外形比较,前者呈现出头小腹部膨大的典型MSG-大鼠体征。MSG-大鼠注射CCl_4造模之前各组平均体重为$(130±20)$g。模型组大鼠随着CCl_4给药时间延长活动逐渐减少,精神稍萎靡,毛发蓬乱欠光泽,饮食量减少,至实验结束时体重较原体重平均增长$(80±30)$g;而治疗组大鼠活动度未明显减少,饮食量正常,精神较好,灵敏度稍有减退,至实验终止时体重较原体重平均增长$(100±30)$g;空白对照组大鼠活动如常,反应机警,毛发有光泽,饮食量正常,至实验终止时体重较原体重平均增长$(130±30)$g。CCl_4模型对照组注射CCl_4之前平均体重为$(150±20)$g,随着注射时间延长活动度减少,精神尚可,饮食量稍减少,毛发蓬乱欠光泽,至实验终止时体重较原来增长$(140±30)$g。模型组与CCl_4模型对照组相比,食量变化大,体重增加少。

2. MSG-大鼠下丘脑病理结果

MSG-大鼠下丘脑病理切片HE染色显示注射MSG后大鼠下丘脑ARN处神经细胞与正常大鼠神经细胞相比明显减少,星状胶质细胞明显增多,MSG-大鼠模型复制成功,MSG-大鼠的下丘脑神经细胞受到显著破坏(图4-32)。

3. 大鼠肝组织大体观

空白对照组:肝脏颜色正常,呈鲜红色,表面光滑。治疗组:肝脏颜色偏黄,质地变软,肝脏表面部分有颗粒感。模型组:肝脏整体体积较空白对照组缩小,颜色发黄,肝脏表面粗糙呈明显

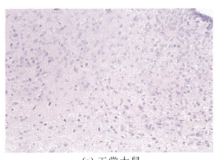

(a) 正常大鼠　　　　　　　　　　(b) MSG-大鼠

图 4-32　大鼠下丘脑病理结果(HE 染色,×200)

颗粒感,可见小囊肿。CCl_4 模型对照组:肝脏体积缩小,质地稍硬,较模型组发黄较轻,颗粒感轻,无囊肿(图 4-33)。

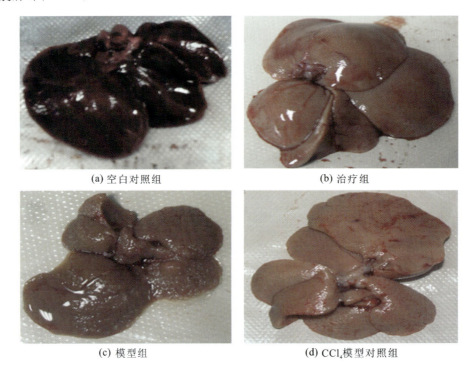

(a) 空白对照组　　　　　　　　　　(b) 治疗组

(c) 模型组　　　　　　　　　　(d) CCl_4模型对照组

图 4-33　大鼠肝组织大体观

4. 地五养肝胶囊对大鼠肝组织病理变化的影响

各组实验大鼠肝组织病理切片经 HE 染色后,光镜下可见空白对照组大鼠肝细胞无变性、坏死,肝小叶、汇管区未见纤维化形成,未见肝细胞脂肪变性,未见肝细胞水肿,肝组织结构正常。治疗组、模型组、CCl_4 模型对照组大鼠肝组织均有肝细胞脂肪变性、气球样变、纤维化形成。其中模型组肝组织病理变化较大,以局部炎性细胞浸润灶、大量纤维化形成为主,伴有肝组织轻度水肿、弥漫性肝细胞脂肪变性、大量气球样变。CCl_4 模型对照组大鼠肝组织也以局部炎性细胞浸润灶、纤维化形成为主,但比模型组病变程度相对较轻。治疗组大鼠肝组织病理变化在 3 组实验大鼠之中最轻,以肝细胞脂肪变性、气球样变为主,伴有少量炎性细胞和轻度纤维化形成(图 4-34)。

5. 地五养肝胶囊对大鼠肝组织胶原纤维含量的影响

各组实验大鼠肝组织切片经 Masson 染色后,光镜下可见空白对照组大鼠肝组织结构正常,除血管壁蓝染外基本无蓝色胶原纤维结构。模型组、CCl_4 模型对照组、治疗组大鼠肝组织切片均可见肝脏小叶间结缔组织明显增多,中央静脉和汇管区的血管壁蓝染颜色较深,显示有

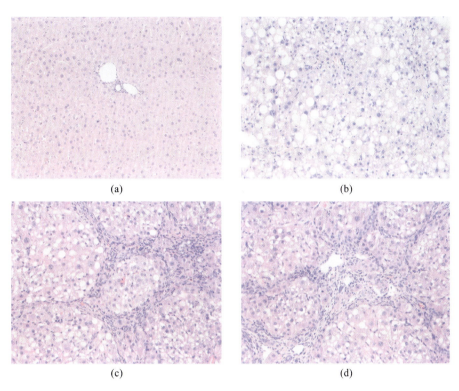

图 4-34 大鼠肝组织病理变化(HE 染色,200×)

注:(a)空白对照组大鼠肝组织未见纤维化形成,未见肝细胞脂肪变性、水肿,肝组织结构正常;(b)治疗组大鼠肝组织有大量肝细胞脂肪变性、气球样变、轻度纤维化形成;(c)模型组大鼠肝组织轻度水肿,弥漫性肝细胞脂肪变性,大量气球样变,形成中量局部炎性细胞浸润灶,大量纤维化形成;(d)CCl_4 模型对照组大鼠肝组织大量肝细胞脂肪变性,中量气球样变,与模型组比较局部炎性细胞浸润灶少,纤维化形成少。

明显的纤维增生。其中模型组肝组织胶原纤维含量最高,形成明显的假小叶结构,多处小叶内窦间隙有纤维增生,形成纤维间隔,部分肝小叶结构破坏。CCl_4 模型对照组肝组织的胶原纤维含量较模型组减少,纤维增生较少且形成假小叶结构较少。治疗组肝组织的胶原纤维含量较模型组和 CCl_4 模型对照组明显减少,但仍可见明显的脂肪变性和气球样变(图 4-35)。应用 Image-Pro Plus 6.0 软件对每张照片进行分析得出每张照片蓝色胶原纤维占整个组织面积的比率(即胶原纤维的含量越高代表纤维化增生越多),每组所有照片的平均值代表该组胶原纤维含量,用 $\overline{X}\pm S$ 表示,应用 SPSS 17.0 进行显著性检验,结果见表 4-67。

表 4-67 地五养肝胶囊对大鼠肝组织胶原纤维含量的影响($\overline{X}\pm S$)

组 别	蓝色胶原纤维面积百分比/(%)
空白对照组	0.04±0.01
治疗组	2.54±0.71▲
模型组	16.23±2.76★*
CCl_4 模型对照组	10.10 ± 1.92

注:与空白对照组比较,★ $P<0.05$;与 CCl_4 模型对照组比较,* $P<0.05$;与模型组比较,▲ $P<0.05$。

6. 地五养肝胶囊对大鼠肝组织中 EMT 相关标志物表达的影响

笔者检测了上皮细胞标志物 E-cadherin 和间充质细胞标志物波形蛋白的表达水平,从基因转录水平(实时定量 RT-PCR)和蛋白质水平(Western Blot)两方面进行了检测。

实时定量 RT-PCR 的结果显示,如图 4-36(a)和图 4-36(b)所示,模型组 E-cadherin mRNA 的含量较治疗组的减少,而模型组波形蛋白的 mRNA 含量较治疗组的则明显增高($P<0.05$)。Western Blot 也得到了与 mRNA 转录水平相一致的结果,Western Blot 的结果显示,如图 4-36

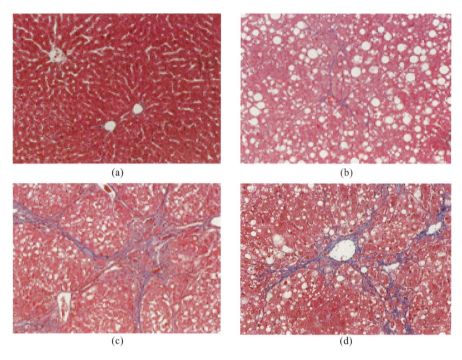

图 4-35 大鼠肝组织胶原纤维增生(Masson 染色,200×)

注:(a)空白对照组大鼠肝组织结构正常,无纤维增生;(b)治疗组大鼠肝组织有纤维增生,脂肪变性明显,大量气球样变;(c)模型组大鼠肝组织有明显的纤维增生,形成假小叶结构;(d)CCl_4模型对照组大鼠肝组织有纤维增生,形成的假小叶结构较(c)少。

(c)和图 4-36(d)所示,模型组 E-cadherin 的蛋白质含量较空白对照组明显降低,而模型组波形蛋白的蛋白质含量较空白对照组显著升高($P<0.05$)。治疗组与模型组、空白对照组比较显著不同,如图 4-36(a)和图 4-36(b)所示,治疗组 E-cadherin mRNA 含量较模型组明显升高,而治疗组波形蛋白的 mRNA 含量较模型组明显减少($P<0.05$)。Western Blot 中也得到与此一致的结果,治疗组肝组织中 E-cadherin 的蛋白质含量较模型组明显升高,而治疗组波形蛋白的蛋白质含量比模型组明显减少($P<0.05$)(图 4-36(c)、图 4-36(d))。

7. 地五养肝胶囊对大鼠肝组织中 TGF-$β_1$/BMP-7 表达比例的影响

笔者及其团队进行了实时定量 RT-PCR 和 Western Blot 的检测。如图 4-37(a)所示,模型组 TGF-$β_1$ 的 mRNA 含量比空白对照组显著升高,治疗组 TGF-$β_1$ 的 mRNA 含量比模型组显著降低($P<0.05$)。如图 4-37(b),在同样的肝纤维化组织中 BMP-7 的 mRNA 含量模型组比空白对照组显著降低($P<0.05$),而治疗组比模型组显著升高($P<0.05$)。在 Western Blot 中也得到一致的结果,图 4-37(d)(e)所示,模型组 TGF-$β_1$ 的蛋白质表达较空白对照组明显升高,治疗组较模型组显著减少($P<0.05$)。而 BMP-7 的蛋白质表达则是模型组较空白对照组显著减少($P<0.05$),治疗组较模型组明显升高($P<0.05$)。分别计算模型组和治疗组中 TGF-$β_1$/BMP-7 值的 mRNA 和蛋白质的表达量的比例(图 4-37(c)),发现无论在基因转录水平,还是在蛋白质水平,治疗组 TGF-$β_1$/BMP-7 值较模型组的都显著降低($P<0.05$)。

8. 地五养肝胶囊对大鼠肝组织 Hedgehog 信号通路相关标志物表达的影响

采用实时定量 RT-PCR 和 Western Blot 这两种方法检测 Hedgehog 信号通路相关的细胞因子。结果如图 4-38(e)所示,在空白对照组大鼠的肝组织中 Shh 和 Gli1 的蛋白质几乎是不表达的,而模型组与空白对照组相比,肝组织中大量上调了 Shh、Smo、Ptc 转录水平的表达,同时伴随着大量的 Gli1 mRNA 的表达,治疗组与模型组相比大量下调了 Shh、Smo、Ptc、Gli1 转录水平的表达(图 4-38(a)(b)(c)(d),$P<0.05$)。在 Western Blot 中也检测到了与上述细胞因子

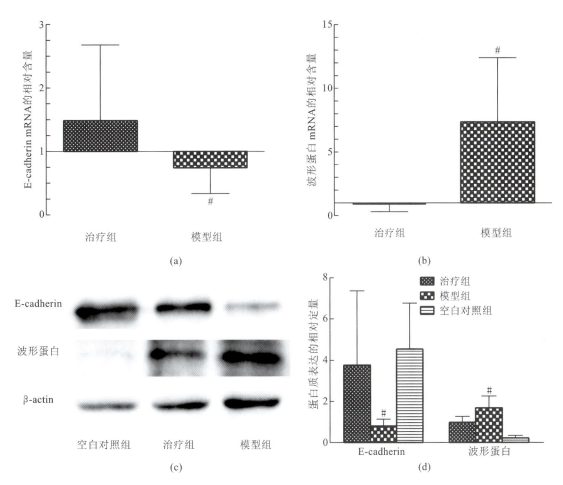

图 4-36 MSG-大鼠-肝纤维化模型大鼠肝组织 EMT 相关标志物检测

注:(a)E-cadherin mRNA 表达;(b)波形蛋白 mRNA 表达;(c)实时定量 RT-PCR 结果;(d)E-cadherin、波形蛋白的蛋白质表达;与治疗组比较,#$P<0.05$。

在 mRNA 表达量的变化上相一致的蛋白质水平表达变化趋势(图 4-38(e)(f)),空白对照组中 Hedgehog 信号通路处于沉默状态,相关蛋白质的表达量都极低,而模型组中这些蛋白质的表达量与空白对照组相比都显著升高,$P<0.05$。与模型组相比治疗组的 Hedgehog 信号通路相关蛋白质表达量都显著降低(图 4-38(e)(f),$P<0.05$)。

(三)结果分析

越来越多的证据表明 EMT 能促进肝纤维化的发展,MET 有利于肝再生修复,肝纤维化的发生发展存在 EMT/MET 失衡机制,调节 EMT/MET 失衡可能是一个防治肝纤维化的有效途径。EMT/MET 失衡是"髓失生肝"的重要生物学基础,调节 EMT/MET 失衡是补肾生髓成肝的疗效机制。本实验结果表明,笔者及其团队创建的 MSG-大鼠-肝纤维化模型同样存在 EMT/MET 失衡机制,神经-内分泌-免疫网络紊乱状态促进了肝纤维化的发生发展的机制可能促使 EMT/MET 失衡的相关调控机制更加紊乱,采用体现补肾生髓成肝治疗法则的地五养肝胶囊可通过影响神经-内分泌-免疫-肝再生调控网络,调节 EMT/MET 失衡的相关机制,在促进"髓生肝"的同时,抑制"髓失生肝"的病因病机,改善肝纤维化的异常、肝再生微环境。

1. 通过 EMT 参与肝纤维化的肝内细胞

目前已知的通过 EMT 的方式参与慢性肝纤维化病程中的肝内细胞主要有肝细胞、HSC、成纤维细胞等,其中研究最多的是 HSC 和成纤维细胞通过 EMT 转化为肝成纤维细胞(MFb)参与肝纤维化的发生、发展。在某些特定的生理或病理情况下,上皮细胞在形态学上发生向成

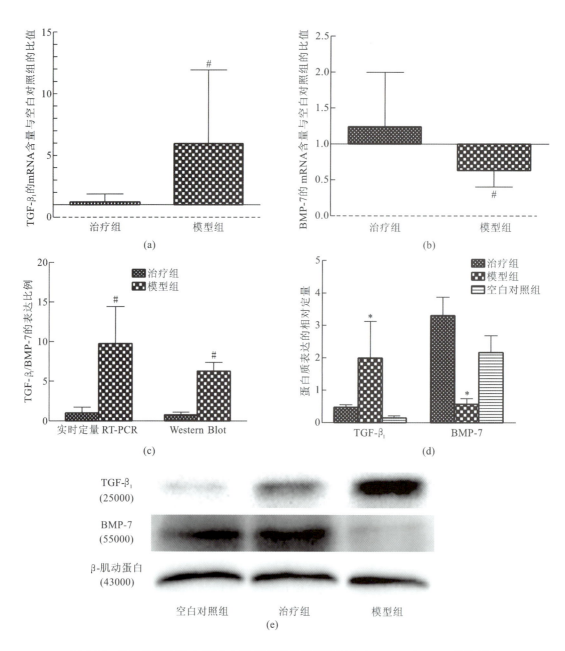

图 4-37　地五养肝胶囊对 MSG-大鼠-肝纤维化模型肝组织中 TGF-β_1/BMP-7 值的影响

注：(a)(b)分别为 TGF-β_1、BMP-7 mRNA 表达情况；(c)TGF-β_1/BMP-7 mRNA 及蛋白质表达的比值；(d) TGF-β_1 和 BMP-7 的蛋白质表达；(e)实时定量 RT-PCR 结果；(a)(b)(c)中与治疗组比较，# $P<0.05$；(d)中与空白对照组比较，$P<0.05$。

纤维细胞或间充质细胞表型转变的过程，即 EMT。在 EMT 过程中，上皮细胞的细胞间黏附丢失，细胞极性丧失而获得间充质细胞的浸润性和迁移游走能力。而 MET 作为 EMT 的反向过程，是指成纤维细胞或间质细胞向上皮细胞转变的过程。国内外有很多的研究证据表明 EMT/MET 的平衡与慢性肝病的转归有着密切的关系。若 EMT 超过 MET，则肝脏修复以形成纤维化为主；若 MET 超过 EMT，则已转型的间质细胞可逆转为上皮细胞，正常上皮增生、纤维化逆转，因此这个可逆的双向调节过程使笔者相信通过抑制 EMT 促进 MET 可以减轻，甚至逆转已经形成的肝纤维化，这可能是未来抗纤维化研究的新的方向。

肝细胞是肝脏最主要的实质细胞，也是肝小叶的主要构成细胞，它的功能非常复杂多样，是肝脏中数量最多的细胞。现有不少研究表明肝细胞可能是通过 EMT 这一过程促进肝纤维化的发生。有多个研究证实使用亚致死剂量的 TGF-β 处理肝细胞和原代小鼠肝细胞后，其上皮

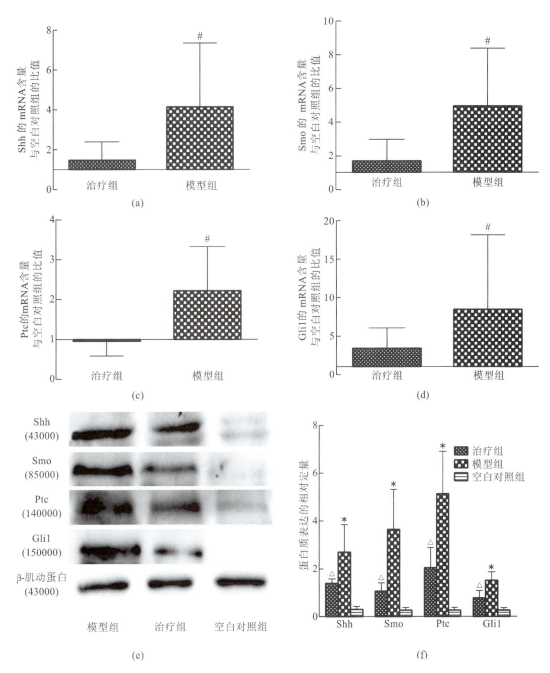

图 4-38 地五养肝胶囊对大鼠肝组织 Hedgehog 信号通路相关标志物表达的影响

注：(a)(b)(c)(d)分别为 Shh、Smo、Ptc、Gli1 的 mRNA 表达情况；(e)(f)为 Shh、Smo、Ptc、Gli1 蛋白表达情况；(a)(b)(c)(d)中与治疗组比较，$^{\#}P<0.05$；(f)中与模型组比较，$^{\triangle}P<0.05$，与空白对照组比较，$^{*}P<0.05$。

细胞的标志 E-cadherin 表达下调，间叶细胞的标志如 Ⅰ 型胶原蛋白、波形蛋白及 α-actin 表达上调，并使细胞获得了迁移表型。分离 CCl_4 诱导的肝纤维化小鼠的原代肝细胞，发现其间叶细胞标志如波形蛋白、Ⅰ 型胶原蛋白表达上调。

HSC 在正常肝组织中是处于静止状态的，主要起细胞连接的作用，但肝脏受到损伤时，HSC 则被激活，向受损的部位迁移，通过 EMT 机制发挥促进肝纤维化发生发展的作用，通过 MET 机制发挥促进肝再生修复的作用。部分原代培养的鼠 HSC 可以表达原始祖细胞的标志物，如 CD133。在不同刺激条件下，HSC 具有向 EMT 或 MET 转化的双重可能性。

HSC 并不是肝纤维化中唯一的关键因素，最新的研究表明肝纤维化的形成中 MFb 是一种关键的细胞类型。目前的研究认为 MFb 主要来源于三个方面：①间质固有成纤维细胞活化；

②来源于骨髓；③通过 EMT 转化。已有许多实验数据表明在肝纤维化间隔和炎症损伤部位 MFb 数量增多。

2. 肝纤维化中与 EMT/MET 失衡相关的信号通路

EMT/MET 失衡涉及 TGF-β/Smads、Hedgehog 等多种信号通路，其中 TGF-β/Smads 信号通路可能是正向调控肝纤维化时 EMT 的主要机制之一，它几乎可调控所有类型的肝脏细胞发生 EMT。例如，用 TGF-β 作用于体外培养的肝细胞和 HOC 可激活 Smad2/3 信号通路，诱导肝细胞 snail 转录因子的表达及 EMT 的发生。此前 Hedgehog 信号通路（Hh 信号通路）在肝纤维中的作用并没有得到很多关注，然而近些年来越来越多的数据支持该通路是与肝脏再生修复或肝纤维化密切相关的。最新的数据表明 Hh 信号通路是促进肝损伤的再生修复还是促进肝纤维化的形成，这取决于它是偏向于促进祖细胞的生长发育还是促进肝脏对损伤部位炎症和纤维化的修复。其中 Hh 配体的激活触发肝再生修复，这些 Hh 配体，从合成配体的细胞中释放到环境中和与 Hh 相关的敏感细胞上的受体结合。这些与 Hh 相关的敏感细胞包括祖细胞、HSC、肝窦内皮细胞和某些类型的肝免疫细胞。一般情况下，Hh 配体的功能是作为营养因子和促进 Hh 靶细胞的激活。这增多了肝脏祖细胞数量、触发了组织重构，有利于肝再生修复。然而，Hh 配体也会刺激某些特定类型细胞（如 HSC）获得更多间质细胞特性并减少上皮细胞特性。当这种细胞产生炎症介质和形成瘢痕组织时，触发 Hh 信号通路活化，可通过促进 EMT，同时抑制 MET，从而诱使肝纤维化。由于 Hh 信号通路具有促进肝再生修复或肝纤维化的双向性，其适度激活有益于肝再生修复，而其过度激活实际上中止受损肝组织的成功再生，并有助于肝纤维化的发生发展。

3. EMT/MET 失衡与"髓失生肝"

"髓失生肝"是笔者在研究"髓生肝"生理机制的基础上提出的新的病因病机认识。"髓失生肝"包括"精髓失调""骨髓失调"和"脑髓失调"所导致的肝再生障碍或紊乱的多种病理机制。目前研究表明，肝再生异常的"精髓失调"机制主要是指肝内和体液中调控肝再生的细胞因子网络的紊乱状态。肝再生异常的"骨髓失调"机制主要是指骨髓干细胞转化肝细胞这一过程失常的病理机制。肝再生异常的"脑髓失调"机制主要是指高级神经中枢、下丘脑-垂体-肝轴和神经-内分泌-免疫功能紊乱影响肝再生的病理状态。在人体内，"精髓失调""骨髓失调"和"脑髓失调"影响肝再生过程并不是孤立的，而是网络式的综合调控作用。EMT/MET 失衡机制主要包含在"髓失生肝"的病因病机之中，是其重要的生物学基础之一。本实验研究结果表明，笔者及其团队创建的 MSG-大鼠-肝纤维化模型同样存在"髓失生肝"的病因病机，涉及"精髓失调""骨髓失调"和"脑髓失调"，影响肝再生过程的多种病理机制，肝再生异常的结果导致肝纤维化的进展。其中 EMT/MET 失衡是其重要生物学基础。当 EMT/MET 平衡时，有利于肝再生修复机制（"髓生肝"）的正常发挥，促进疾病的康复；当 EMT/MET 失衡时，则肝再生过程紊乱（"髓失生肝"），不利于肝脏组织的再生修复。

4. 地五养肝胶囊抗 MSG-大鼠-肝纤维化模型肝纤维化的作用及机制

笔者及其团队创建的 MSG-大鼠-肝纤维化模型是一种神经-内分泌-免疫-肝再生调控网络紊乱的肝纤维化模型，能较好地揭示"髓失生肝"（"精髓失调""骨髓失调"和"脑髓失调"）的病因病机，EMT/MET 失衡是其重要生物学基础。在造模期间，笔者及其团队观察到与空白对照组大鼠相比，模型组大鼠的活动量明显减少，毛发蓬乱无光泽，饮食量减少，治疗组大鼠较模型组大鼠有明显改善。肉眼观察实验大鼠肝组织，可发现模型组较空白对照组大鼠肝组织颜色发黄，颗粒感明显，而治疗组较模型组大鼠肝组织明显黄色减轻，组织表面颗粒感减少。肝组织经 HE 染色后，病理切片在镜下可见模型组大鼠肝小叶结构被破坏，肝细胞脂肪变性散在分布，部分肝细胞坏死，大量炎性细胞浸润，而空白对照组大鼠肝组织结构无明显异常。治疗组大鼠肝组织细胞脂肪变性、坏死减少，炎性细胞浸润等病理变化较模型组显著减轻。肝纤维化时，肝内主要增加的成分为胶原纤维,经 Masson 染色可以将胶原纤维染成蓝色换算成肝胶原蛋白的含量,以反映肝纤维化程度。模型组大鼠肝组织存在明显宽大的纤维间隔,肝组织胶原纤维含量较空白对照组明显增多,治疗组大鼠肝组织胶原纤维较模型组显著减少。实验结果表明,地五养肝胶囊能显著减轻 MSG-大鼠-肝纤维化模型肝组织细胞的损伤,减轻肝纤维化程度。

实验结果还表明,MSG-大鼠-肝纤维化模型的肝纤维化发生发展中伴随着 EMT 的发生,其中的一个关键特征是 E-cadherin 表达减少,波形蛋白表达增加。地五养肝胶囊治疗可使 MSG-大鼠-肝纤维化模型的肝脏组织发生 EMT 向 MET 的逆转,其特征为 E-cadherin 表达的上调和波形蛋白表达的下调,且伴随着纤维化程度的减轻,提示地五养肝胶囊的抗纤维化作用机制之一可能是调控 EMT 和 MET 失衡。笔者及其团队的实验数据进一步表明,地五养肝胶囊调节 EMT 和 MET 失衡至少通过减少 $TGF-\beta_1$/BMP-7 值和抑制 Hh 信号通路的过度激活两个机制来实现。$TGF-\beta_1$ 作为促纤维化发生的重要介质之一,被视为 EMT 的主监管因子。$TGF-\beta_1$ 可以通过多种不同的信号机制诱导多种类型的细胞(包括肝细胞和胆管上皮细胞)发生 EMT。MSG-大鼠-肝纤维化模型的肝脏组织中 $TGF-\beta_1$ 的表达同样大幅提升,反映 EMT 的相关标志物(E-cadherin、波形蛋白)发生相应改变。BMP-7 作为 $TGF-\beta$ 超家族的成员,与 $TGF-\beta_1$ 起互相拮抗作用,对 $TGF-\beta_1$ 在多种不同类型的器官损伤中诱导的 EMT 起负反馈调节作用。BMP-7 不仅是通过抑制 $TGF-\beta_1$ 诱导 EMT 而保护受损组织器官,而且通过刺激受损组织正常细胞的增殖分化促进损伤器官的再生修复,其中部分是通过促进 MET 实现的。笔者及其团队的实验数据显示,治疗组大鼠肝组织的 BMP-7 的表达水平上调且诱导在肝脏组织中发生 MET,其特征表现为上调 E-cadherin 的表达水平。$TGF-\beta_1$ 信号会促进 EMT,而 BMP-7 信号似乎不仅抑制 EMT,还促进 MET。因此,$TGF-\beta_1$/BMP-7 值可被认为是调节 EMT 和 MET 之间平衡的监管因素。地五养肝胶囊能明显降低 MSG-大鼠-肝纤维化模型肝组织的 $TGF-\beta_1$/BMP-7 值,有利于逆转 EMT 向 MET 转化,从而减轻肝组织纤维化的程度。

已有研究表明,与 $TGF-\beta_1$/BMP-7 值一样,Hh 信号通路也能在成人肝脏的再生和修复中调节 EMT 和 MET 的失衡。Hh 信号通路在胎儿肝脏形成、形态发育中是一个关键的控制通路,在调控许多类型成人肝损伤的再生修复时也起着重要作用。Hh 信号通路在正常肝脏中是沉默的,但在慢性肝损伤时因一种修复机制被激活。然而,过度或持续 Hh 信号通路激活实际上阻止了受损肝组织的成功再生修复,反而促进了 EMT(抑制 MET),导致肝纤维化的发生发展。实验结果显示,MSG-大鼠-肝纤维化模型的慢性损伤诱使 Hh 信号通路激活,这表现为 Hh 配体 Shh 和核内转录因子 Gli1 的 mRNA 和蛋白质表达水平的升高,且伴随肝组织中肝胶原蛋白含量和 EMT 标志物的表达升高。地五养肝胶囊治疗后,MSG-大鼠-肝纤维化模型肝组织中 Hh 信号通路的配体 Shh、跨膜受体 Smo 及其联合受体 Ptc、核内转录因子 Gli1 的表达都显著下调,表明 MSG-大鼠-肝纤维化模型过度激活的 Hh 信号通路的活性被地五养肝胶囊抑制,进而导致上皮标志物 E-cadherin 上调表达,间充质标志物波形蛋白下调表达,促进 EMT 向 MET 逆转,这可能是减轻肝纤维化程度的重要疗效机制。

结合前期有关地五养肝胶囊的临床研究结果,观察到慢性乙型肝炎患者通过服用地五养肝胶囊使血清中的 ALT、AST、GGT 水平下降,这说明地五养肝胶囊可能有显著抗炎保肝作用。肝穿刺活检结果证实地五养肝胶囊可以有效地减轻慢性 HBV 感染患者的肝纤维化程度,可能是一种肝纤维化的有效拮抗剂。相关药理研究也表明地五养肝胶囊可降低慢性 HBV 感染患者血清中许多肝再生调控细胞因子($TGF-\beta_1$、IL-6)的水平。姜黄素是地五养肝胶囊的有效活性成分之一,已有研究证实,姜黄素具有通过抑制 Shh 的表达阻断 Hh 信号通路激活的作用,这可能是地五养肝胶囊调控 EMT/MET 失衡,影响与其相关的 $TGF-\beta_1$、BMP-7 和 Hh 信号通路的物质基础之一。

十八、地五养肝胶囊对 2-AAF/PH 大鼠 HOC 增殖分化的影响及机制

肝脏移植虽是终末期肝病的有效治疗方式,但及时充足的供体来源、排异反应、交叉感染、维持长期生存等关键科学问题尚未完全解决,极大地限制了其临床推广,所以它并非是一个完美的治疗策略。另一个治疗策略是在体内完成肝再生修复以避免肝脏移植,细胞治疗和调控肝再生是目前两大研究方向。拥有自我更新和分化潜能的干细胞或祖细胞(包括肝细胞和 HOC)被认为是实现细胞治疗策略的基础,深入了解肝再生调控机制是实现在体内通过调控肝再生完成肝组织损伤后重构和功能恢复的前提。已有研究表明,HOC 可以分化为成熟的肝细胞和胆管上皮细胞,HOC 被认为是成熟的肝脏祖细胞。当成熟的肝细胞增殖受到抑制,HOC 的活化、增殖并分化为成熟的肝细胞和胆管上皮细胞的机制被极大地增强或放大。在 2-AAF/PH 模型中,由于肝细胞增殖受到 2-AAF 的抑制,迫使肝脏再生依赖于 HOC 的增殖和分化。在完成肝脏修复后,未分化成成熟肝细胞的 HOC 会停止复制并凋亡以防止肝脏的过度增生。研究发现 HOC 能高度表达 Thy-1、CD34 等造血干细胞的标志,从而在此基础上提出 HOC 可以由骨髓细胞分化而来,进一步实验证明 HOC 具有肝外起源性,骨髓造血细胞及其亚群可能为其重要来源之一。

每一个器官的微环境通过调控信号通路来高度调节干细胞的分化,由此在干细胞的分化中发挥重要作用。微环境包括 ECM、肝细胞、上皮细胞、招募的炎性细胞,以及各种生长调节因子等。细胞因子对微环境的平衡非常重要,并在 HOC 独立介导的肝再生中发挥重要作用。

地五养肝胶囊主要适应证之一是慢性肝炎发生肝硬化、肝癌的高风险人群,其抗炎、抗肝损伤和抗肝纤维化的作用已获得较高级别的循证医学证据。目前,肝再生机制研究进展较快,但尚缺乏有效调控肝再生的手段与方法。本研究采用 2-AAF/PH 大鼠模型,观察地五养肝胶囊影响 2-AAF/PH 大鼠肝干细胞组织微环境调控肝再生的作用及机制。

(一) 实验方法

采用 2-AAF/PH 大鼠模型,观察地五养肝胶囊对 2-AAF/PH 大鼠 HOC 增殖分化的影响。采用组织病理学、流式细胞术、Bio-Plex 悬液芯片、分子生物学相关技术与方法研究地五养肝胶囊影响 2-AAF/PH 大鼠肝干细胞组织微环境调控肝再生的作用及机制。

1. 主要实验材料

大鼠淋巴细胞分离液购自天津灏洋生物制品科技有限责任公司。PE-抗 CD34、FITC-抗 CD45(小鼠来源抗体)、PE-抗小鼠 IgG 和 FITC-抗小鼠 IgG、CD45、ALB、AFP、CK19、Thy1.1(小鼠来源抗体)、FITC-抗小鼠 IgG 和 PE-抗 CD34(山羊来源抗体),均购自美国 Santa Cruz 公司。2-AAF 购自 Sigma 公司。SABC 免疫组化试剂盒购自武汉博士德生物工程有限公司。流式细胞仪、荧光显微镜、Bio-Plex 悬液芯片系统等。地五养肝胶囊由湖北省中医院药剂室制备,以蒸馏水溶解并浓度至 36 mg/mL。地五养肝胶囊通过高压液相进行质量控制。

2. HOC 增殖模型的建立

将 64 只体重(180±10) g 的 SPF 级雄性 Wistar 大鼠随机分为 4 组:正常对照组、假手术组、模型组、地五养肝胶囊组,每组分为 6 个亚组($n=16$),按 PH 后第 8、10、14、17、19、22 天分批饲养。分笼饲养,保证 12 h 光照、12 h 黑暗的昼夜光变化,温度控制在 25 ℃左右。假手术组、模型组、地五养肝胶囊组按 20 mg/kg 剂量给予 2-AAF 作为诱导剂,采用 Solt-Farber 二步法制作大鼠 HOC 增殖模型。其中假手术组开腹后从门静脉取血 1 mL,不做肝切除。手术当天各组不灌胃。正常对照组不做任何处理。所有动物实验均于上午 8:00—11:00在无菌实验室完成。

3. 组织学检查和免疫组化

石蜡切片经脱蜡水化后,用苏木素、伊红染色,显微镜下观察肝组织结构变化。5 μm 连续

切片脱蜡水化,在 0.01 mmol/L 的 PBS 中洗 10 min,3%过氧化氢甲醇溶液孵育切片 10 min,PBS 洗。pH 9.0 的缓冲液 92~98 ℃微波抗原修复 20 min,自然冷却 30 min,PBS 洗。滴加一抗工作液,4 ℃下孵育过夜,在 37 ℃孵育 30 min,PBS 洗。滴加 ChemMate™ EnVision HRP 液,室温孵育 30 min,PBS 洗。滴加显色剂 DAB 工作液,光镜下控制显色,苏木素复染,各级酒精脱水,二甲苯透明封片,采用荧光显微镜观察。

4. 流式细胞术检测 $CD34^+/CD45^+$ 双阳性细胞

取实验大鼠股骨,剪去干骺端,用 10 mL 注射器吸取无血清 RPMI-1640 培养基 8 mL 冲洗骨髓腔,收集冲出的骨髓细胞,轻柔吹打以分散细胞,细胞悬液用 200 目筛网过滤后 4 ℃、800 r/min 离心 5 min,吸弃上清,4 mL 1×PBS 重悬细胞,小心将细胞悬液加于 4 mL 大鼠淋巴细胞分离液上层,避免两者混合,室温、1500 r/min 离心 30 min。吸取两层液间的浑浊细胞层即单个核细胞层,用预冷的 1×PBS 洗涤 3 次后计数,调整细胞数为 $1×10^6$/管。测定管中加入 FITC-抗 CD45 和 PE-抗 CD34 各 5 μL,对照管加入无关抗体 FITC-抗小鼠 IgG 和 PE-抗小鼠 IgG 各 5 μL,4 ℃避光孵育 30 min。然后 4 ℃、800 r/min 离心 5 min,弃上清,加入预冷 1×PBS 洗涤 3 次以除去未结合抗体,4 ℃、800 r/min 离心 5 min,加入 1 mL 流式细胞固定液重悬并固定细胞,用流式细胞仪检测 $CD34^+/CD45^+$ 双阳性细胞率。

5. 细胞因子检测

通过 Bio-Plex 悬液芯片系统进行检测。

6. 统计学分析

统计学分析采用 SPSS 19.0 统计软件,数据以 $\overline{X}±S$ 表示,组间比较用单因素方差分析检验各组间差异显著性,以 $P<0.05$ 为有统计学差异,$P<0.01$ 为有显著性统计学差异。存活率检验通过 Log-rank(Mantel-Cox)进行比较检测,以 $P<0.05$ 为有统计学差异。

（二）实验结果

本实验结果发现地五养肝胶囊能显著促进 2-AAF/PH 大鼠的肝再生,改善肝再生微环境,提高 2-AAF/PH 大鼠的存活率,能促进骨髓及 HOC 的正常增殖与分化。

1. 地五养肝胶囊显著提高 2-AAF/PH 大鼠的存活率

假手术组(假手术)、正常对照组(正常大鼠)、模型组(生理盐水灌胃)、地五养肝胶囊组(地五养肝胶囊 10 mL/kg 灌胃)的存活率用 Log-rank(Mantel-Cox)检测。与模型组相比,地五养肝胶囊组显著增加了 2-AAF/PH 大鼠的存活率($P=0.0394$,$n=96$,图 4-39)。

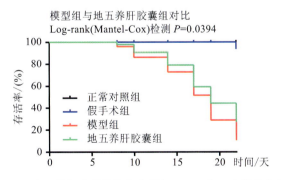

图 4-39 地五养肝胶囊能够显著增加 2-AAF/PH 大鼠的存活率

2. 地五养肝胶囊促进 2-AAF/PH 大鼠的肝再生

于 PH 后第 8、10、14、17、19、22 天统计各组实验动物死亡率并处死大鼠,收集肝脏。在图 4-40(a)中,肉眼观察所有时间点的模型组和假手术组的大鼠肝组织,均出现肉眼可见的结节状病理改变,与模型组相比,地五养肝胶囊组大鼠肝组织结节状病理改变程度较轻。第 19 天时与地五养肝胶囊组大鼠肝脏比较,模型组大鼠仍可见肝脏结节样改变,虽较第 10 天时可见结节变小,但地五养肝胶囊组肝脏已基本恢复正常。

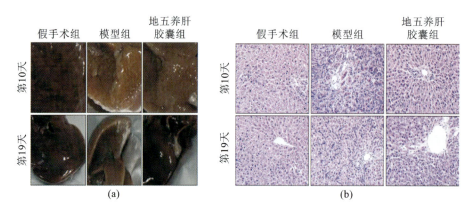

图 4-40 地五养肝胶囊影响 2-AAF/PH 大鼠 HOC 增殖

注:(a)实验大鼠肝组织肉眼观;(b)实验大鼠肝组织病理变化(HE 染色,200×)。

HE 染色显示,与假手术组相比较,模型组、地五养肝胶囊组正常肝索结构被破坏,并可见明显嗜碱性的新生小肝细胞结节,胆小管及中央静脉数量增多,HOC 形成大量长索状小管样结构向肝实质内扩增;模型组肝脏结构紊乱更加严重,肝索基本消失,并可见大量的核分裂象及 HOC 增生;而地五养肝胶囊组肝细胞形态已基本趋于完整,肝脏结构紊乱较轻(图 4-40(b))。

3. 地五养肝胶囊动态地影响了 2-AAF/PH 大鼠肝脏的免疫组化指标

通过对免疫组化分析,笔者及其团队检测了 HOC 标志物 AFP、CK19、CD34 和肝细胞标志物 ALB 及造血细胞标志物 CD45、Thy1.1 水平,并分析它们的 IA(图 4-41)。地五养肝胶囊组 AFP 的 IA 值在术后第 14 天高于模型组($P<0.01$),而在第 17、19 天地五养肝胶囊组均低于模型组($P<0.01$ 或 $P<0.05$,图 4-41(c))。与其类似的是地五养肝胶囊组 CK19 的 IA 值在术后第 8 天高于模型组($P<0.01$),而在第 17 天地五养肝胶囊组低于模型组($P<0.01$,图 4-41(d))。地五养肝胶囊组 CD34 的 IA 值在第 17、19、22 天低于模型组($P<0.01$,图 4-41(e))。

地五养肝胶囊组 CD45 的 IA 值在第 8、10、22 天低于模型组($P<0.01$,图 4-41(f))。地五养肝胶囊组 Thy1.1 的 IA 值在第 19 天低于模型组($P<0.01$,图 4-41(g))。

地五养肝胶囊组 ALB 的 IA 值在第 14、17、19、22 天低于模型组,($P<0.01$,图 4-41(h))。

4. 地五养肝胶囊影响 2-AAF/PH 大鼠骨髓细胞的分化

流式细胞术分析结果显示,术后第 10 天时模型组大鼠骨髓细胞中 $CD34^+/CD45^+$ 双阳性细胞率($1.36\%\pm0.10\%$)高于假手术组($0.54\%\pm0.03\%$)和正常对照组($0.80\%\pm0.10\%$),$P<0.05$。地五养肝胶囊组大鼠骨髓细胞中 $CD34^+/CD45^+$ 双阳性细胞率明显增加,在术后第 10 天、14 天均显著高于模型组,$P<0.05$(图 4-42)。

5. 地五养肝胶囊影响 2-AAF/PH 大鼠细胞因子水平

与正常对照组相比,模型组显著下调细胞因子 IL-6(图 4-43(b))、IFN-γ(图 4-43(d))、TNF-α(图 4-43(f))、TGF-$β_1$(图 4-43(h))的表达($P<0.05$),模型组显著上调细胞因子 IL-1(图 4-43(a))、GRO/KC(图 4-43(c))、VEGF(图 4-43(g))的表达($P<0.05$)。与模型组相比,地五养肝胶囊组在所检测的因子水平上,更加趋向于正常对照组,IL-1(图 4-43(a))、GRO/KC(图 4-43(c))、VEGF(图 4-43(g))逐渐接近正常对照组,这些结果显示地五养肝胶囊的干预促进了细胞因子水平恢复至正常。

(三)结果分析

本实验重点观察了体现补肾生髓成肝治疗法则的地五养肝胶囊促进 2-AAF/PH 大鼠 HOC 正常增殖与分化,改善肝再生微环境,提高实验大鼠存活率的作用及其机制。

1. HOC 的肝再生修复机制是"髓生肝"的生物学基础

HOC 主要定位于成年哺乳动物肝脏胆管末端的 Hering 管(也被称为终末胆管或微胆管,

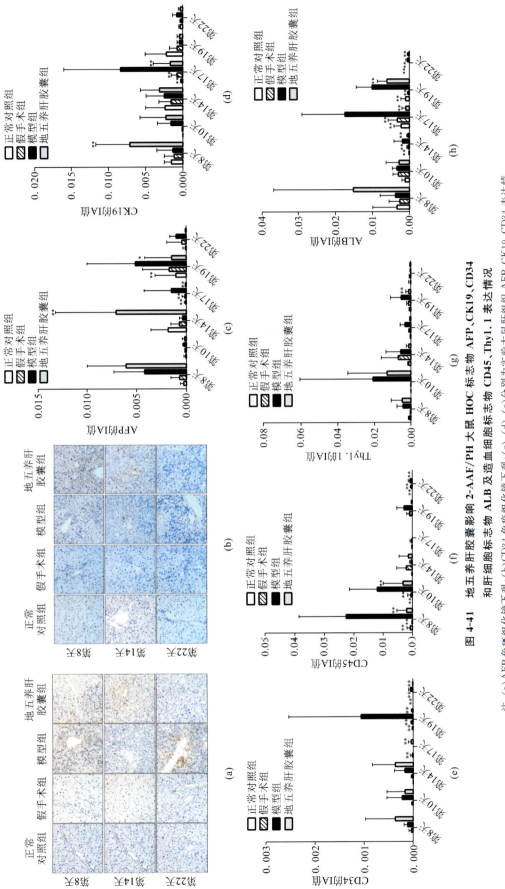

图 4-41 地五养肝胶囊影响 2-AAF/PH 大鼠 HOC 标志物 AFP、CK19、CD34 和肝细胞标志物 ALB 及造血细胞标志物 CD45、Thy1.1 表达情况

注：(a)AFP 免疫组化镜下观；(b)CD34 免疫组化镜下观；(c)、(d)、(e)分别为实验大鼠肝组织 AFP、CK19、CD34 表达情况；(f)、(g)分别为 CD45、Thy1.1 表达情况；(h)为 ALB 表达情况(HE 染色，200×)；与模型组比较，* $P<0.05$，** $P<0.01$。

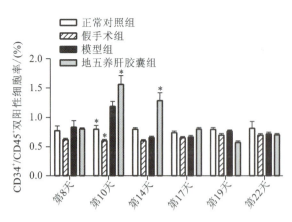

图 4-42　地五养肝胶囊影响 2-AAF/PH 大鼠骨髓细胞的分化

注:与模型组比较,$^*P<0.05$。

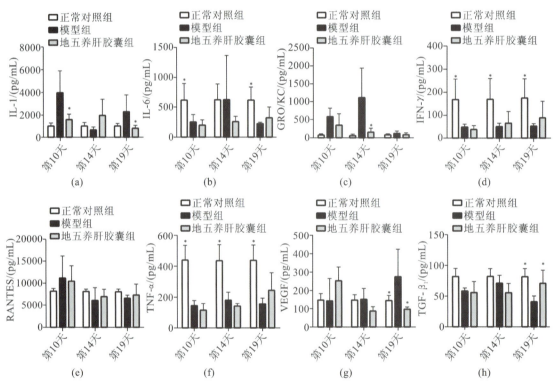

图 4-43　地五养肝胶囊影响 2-AAF/PH 大鼠细胞因子水平

注:与模型组比较,$^*P<0.05$。

是汇管区胆管细胞与肝细胞之间的移行部位)或胎肝。成年哺乳动物肝脏中的 HOC 数目极少,处于静止或休眠状态。早在 1958 年,Wilson 等对肝损伤的修复机制进行研究,观察到增殖的毛细胆管细胞或 HOC 最终分化成为胆管细胞及肝细胞,第一次提出了肝脏内存在有干细胞的假说,并提出了原始肝细胞的概念,也有一些实验表明在一定条件下 HOC 可分化为腺泡及胰腺腺管等。目前学术界普遍认为 HOC 是肝脏 ASC,随着对 ESC 及 ASC 的深入研究,HOC 是肝脏前体细胞或干细胞的观点已经被广泛接受。

有关 HOC 的来源,目前有肝内和肝外(骨髓)起源两种学说。成年动物内的 HOC 在正常情况下处于静止期(G_0),增殖和分裂非常慢。在肝脏轻度损伤时,胆管细胞或成熟肝细胞经过 1~2 次的有丝分裂,逐渐恢复肝脏的功能与体积。当肝脏的实质细胞受到严重破坏或者由药物、病毒、致癌物、肝毒素等导致肝硬化时,此时 HOC 被激活并大量增殖,HOC 首先出现在汇管区,然后逐渐迁移至肝脏实质,进而分化为胆管细胞和肝细胞,逐渐完成肝脏的修复和重建。研究发现 HOC 可以高度表达 CD34 和 Thy-1 等标志物,据此提出 HOC 肝外起源说,即 HOC 可由骨髓干细胞分化而来,骨髓造血干细胞及其亚群可能是 HOC 的重要来源之一。骨髓来源的造血干细胞,尽管数量少却具有强大的更新能力,先分化为 HOC,再横向分化成为肝细胞和胆管细胞。分化而成的肝细胞,其 AFP、ALB 等标志物阳性;分化而成的胆管上皮细胞,其 OV6、CK19 等标志物阳性。目前公认 HOC 表达比较有特异性的标志物包括 AFP、细胞角蛋白(如 CK19)、OV6、ALB,其中以 OV6 及 CK19 表达最强。HOC 早期分化阶段,以 AFP 表达较多见,随着 HOC 逐渐转化为成熟肝细胞,AFP 的表达逐渐降低并最终消失,因此可以将 AFP 作为 HOC 动态观察的指标。

研究发现,在 2-AAF/PH 大鼠肝脏组织中所检测到的 HOC 增殖分化的标志物(如 AFP、CD34、CK19 等)的变化规律(早期适度增加,不同时间点均显著高于正常对照组)反映了 2-AAF/PH 大鼠的 HOC 增殖分化机制参与了肝再生修复过程。ALB 本是成熟肝细胞的标志物,ALB 在部分 HOC 中表达,提示部分 HOC 转化为成熟肝细胞,具有合成 ALB 的功能。模型组 ALB 术后第 8 天的低表达水平提示了 2-AAF/PH 大鼠中肝细胞增殖受到了抑制,影响肝再生修复。术后第 17 天的 ALB 蛋白表达,模型组(1.84682 ± 0.18736)高于正常对照组(1.14338 ± 0.01306),提示 HOC 增殖分化为成熟肝细胞使 ALB 合成增加。Thy1.1、CD45 是 HOC 标志物,也是骨髓造血干细胞标志物。笔者发现,2-AAF/PH 大鼠骨髓中 CD45、Thy1.1 在不同时间点均显著高于正常对照组,与肝脏组织中 CD45、Thy1.1 呈正相关。结合不同时间点 $CD34^+/CD45^+$ 双阳性细胞率的比较结果,术后第 10 天,模型组显著高于假手术组和正常对照组,$P<0.05$。这些实验结果进一步验证了肝外骨髓干细胞有可能是 HOC 的来源之一,为肝外的骨髓干细胞向 HOC 转化,进而增殖分化为肝脏细胞(包括肝细胞、胆管细胞等)的肝再生修复机制提供了新的实验依据,揭示了 HOC 的肝再生修复机制是"髓生肝"的生物学基础。

2. 地五养肝胶囊通过影响 HOC 的肝再生修复机制促进"髓生肝"

目前认为,肝再生修复主要由肝细胞(最有效的肝干细胞)、HOC(肝内干细胞)和骨髓干细胞完成。在 2-AAF/PH 大鼠模型中,由于 2-AAF 抑制了肝细胞的再生修复机制,HOC 和骨髓干细胞的再生修复机制得到极大程度的放大和增强。肝干细胞的组织微环境决定其增殖能力和分化方向,恶化的组织微环境导致肝再生修复机制紊乱,改善肝干细胞的组织微环境(包括肝内和肝外组织微环境)是调控肝再生的重要途径。

本实验结果提示,在 2-AAF 的毒性损伤和 PH 的同时,2-AAF 抑制了肝细胞的再生修复机制,2-AAF/PH 大鼠的死亡率较高,显著高于假手术组和正常对照组,$P<0.01$ 或 $P<0.05$。地五养肝胶囊具有增加 2-AAF/PH 大鼠存活率和改善肝脏病理损害的作用。

在 2-AAF/PH 大鼠模型中,参与肝再生修复的肝干细胞主要是 HOC 和骨髓干细胞。有研究表明,HOC 可能来源于骨髓干细胞,Petersen 等提出 HOC 或其他肝细胞可能源于骨髓或与其相关,并用三个实验来证实 HOC 的骨髓源性;Oh 等的研究也支持 HOC 的骨髓来源。HOC 既是肝再生的种子细胞,又可能是肝癌的祖细胞。HOC 有可能是骨髓干细胞向肝癌干细胞转化的"中间体",它具有肝再生修复的肝干细胞特性,又具有 HCC 发生发展的肝癌干细胞特性。肝干细胞组织微环境的恶化是其转化为肝癌干细胞的重要因素,慢性炎症和损伤后的再生愈合过程失去时序性和调控就可能发生 HCC。2-AAF/PH 大鼠是肝癌癌前病变模型,在本实验研究中,笔者及其团队观察到模型组大鼠的肝癌癌前病变(肝硬化结节)较重。地五养肝胶囊对 HOC 的增殖和分化具有双向调节作用:早期(PH 后第 8~14 天),地五养肝胶囊促进骨髓干细胞和 HOC 增殖和分化,有利于肝脏再生修复;晚期(PH 后第 17~22 天),地五养肝胶囊抑制 HOC 的过度增殖和异常分化,有利于防治 HCC。

本实验结果表明,地五养肝胶囊可以加速 CK19、AFP 和 $CD34^+$ 的 HOC 在 PH 后第 8~14

天时的增殖,从而更多地向胆管细胞核细胞分化进而加快完成肝脏修复,而在之后迅速下降至接近正常对照组的水平。地五养肝胶囊组大鼠第10、14天骨髓中$CD34^+/CD45^+$双阳性细胞表达增多,可能与地五养肝胶囊促进骨髓造血细胞增殖,进一步促进HOC的生成,加快完成肝再生有关,而在肝脏修复快要完成或者完成后也没有发现骨髓造血细胞的过度增殖和HOC的过度增生。结合免疫组化中CD34的蛋白质表达水平增加,笔者有理由认为在肝脏中的$CD34^+$ HOC和骨髓中的$CD34^+$ HOC中存在着联动关系,促进骨髓细胞的增殖可以促进肝脏中的$CD34^+$ HOC的表达,并能更好更快地完成肝脏修复。

与模型组相比,地五养肝胶囊组Thy1.1和CD45的蛋白质表达水平更低,也能更早地接近正常对照组水平,而ALB的分泌高峰较模型组提前,提示地五养肝胶囊可以更有效地促进HOC向胆管细胞和肝细胞分化完成肝脏的再生修复。地五养肝胶囊可能通过改善肝干细胞组织微环境,调控骨髓干细胞和HOC的增殖与分化,即通过影响HOC的再生修复机制促进"髓生肝"。促进"髓生肝"有利于抑制"髓失生肝",故地五养肝胶囊在促进HOC的再生修复机制,提高2-AAF/PH大鼠存活率的同时,降低肝脏的癌前病变,恢复肝脏组织结构和功能,其作用机制可能是:早期(PH后第8~14天),地五养肝胶囊促进骨髓干细胞和HOC增殖和分化,有利于肝脏再生修复;晚期(PH后第17~22天),地五养肝胶囊抑制HOC的过度增殖和异常分化,有利于防治HCC。

十九、地五养肝胶囊抑制2-AAF/PH大鼠肝癌癌前病变的作用及机制

目前的研究表明,中医药可从不同阶段、层面、角度干预肝癌癌前病变,降低肝癌发生风险,是一个值得深入研究的方向。HOC是重要的肝干细胞,它既可以向肝脏细胞分化,修复损伤后的肝组织;也可以向肝癌干细胞转化,最终形成肝癌。笔者及其团队前期研究结果表明,地五养肝胶囊对2-AAF/PH大鼠的影响,体现在早期可促进HOC增殖及正常分化而有利于肝再生修复,晚期则抑制HOC增殖,防止异常分化,提示地五养肝胶囊具有防治肝癌病变的作用。本实验重点观察地五养肝胶囊抑制2-AAF/PH大鼠肝癌癌前病变作用及影响Wnt/β-catenin信号通路的作用机制。

(一)实验方法

复制2-AAF/PH大鼠肝癌癌前病变模型,采用组织病理学方法观察地五养肝胶囊抑制2-AAF/PH大鼠肝癌癌前病变作用。采用分子生物学的技术与方法研究地五养肝胶囊影响Wnt/β-catenin信号通路的作用机制。

1. 模型复制与分组处理

SPF级Wistar雄性大鼠,体重(180±10) g,384只。采用Solt-Farber改良二步法制作大鼠肝癌癌前病变模型。每日通过灌胃针给予大鼠剂量为20 mg/kg的2-AAF,连续4天。禁食12 h后,在乙醚吸入麻醉下于第5天按肝标准切除法切除左叶及中叶。手术全程为无菌操作。手术当天不给予2-AAF灌胃,术后继续以20 mg/kg的2-AAF灌胃7天。其中假手术组只做开腹手术和轻轻翻动肝脏,不切除肝脏组织。

将64只体重(180±10) g的SPF级Wistar雄性大鼠随机分为4组(每组16只):正常对照组(每日10 mL/kg生理盐水灌胃)、假手术组(2-AAF+假手术+每日10 mL/kg生理盐水灌胃)、模型组(PH+2-AAF+每日10 mL/kg生理盐水灌胃)、地五养肝胶囊组(PH+2-AAF+每日10 mL/kg地五养肝胶囊灌胃),每组从实验开始分别实施上述干预,至不同时间点处死实验动物。按PH后第8、10、14、17、19、22天不同时间点分6批处死实验动物,共384只实验大鼠,分笼饲养,保证12 h光照和12 h黑暗的昼夜光变化,温度控制在25 ℃左右。手术当天各组不灌胃。

2. 取材与标本处理

颈椎脱白处死实验动物,快速剪取肝脏,尽快留取标本,一部分用甲醛固定,为制作石蜡切

片用,余下的肝组织快速液氮冷冻,然后于-80 ℃冰箱保存以备用。

3．观察指标与方法

肉眼观察肝癌癌前病变,计数肝脏表面直径>1 mm的小结节,统计每组肝脏表面的平均结节数。采用HE染色进行肝脏病理组织学观察。采用Western Blot检测HOC标志物及Wnt/β-catenin信号通路相关蛋白质表达。统计学分析采用SPSS 19.0统计软件,数据以$\bar{X}\pm S$表示,组间比较用单因素方差分析检验各组间差异显著性。

（二）实验结果

采用组织病理学方法获得了地五养肝胶囊抑制2-AAF/PH大鼠肝癌癌前病变的相关数据。采用Western Blot方法获得了地五养肝胶囊影响HOC标志物及Wnt/β-catenin信号通路相关蛋白质表达的相关数据。

1．地五养肝胶囊对2-AAF/PH大鼠肝癌癌前病变的影响

2-AAF/PH大鼠模型肝组织出现肉眼可见的散在结节状病理改变,结节多为灰白色,肝癌癌前病变的小结节直径多大于1 mm。地五养肝胶囊组大鼠肝组织结节状病理改变程度较模型组显著减轻,至术后第19天时,其肝组织结节显著变小,数量变少,部分肝脏接近正常。

组织病理学(HE染色)观察结果显示,假手术组大鼠的肝组织有炎症坏死改变,但肝索结构基本存在,存在核分裂象,胆管增生和纤维增生不够明显。与假手术组相比,模型组大鼠的肝组织除炎症坏死改变外,肝索结构被破坏,肝细胞索排列紊乱,肝血窦狭窄,肝细胞水肿加重,核染色加深、体积增大,双核多见,部分核形状改变,肝细胞变质与增生病变并存,纤维增生及胆管增生明显,并可见明显嗜碱性的新生小肝细胞结节。增生肝细胞质偏碱性染色,核染色加深、体积增大,双核多见。地五养肝胶囊组大鼠肝脏的肝癌癌前病变及相关病理改变较模型组显著减轻。

计数实验大鼠肝组织结节数发现,术后各观察时间点,模型组均显著高于正常对照组和假手术组。地五养肝胶囊组显著低于模型组,至术后第22天,地五养肝胶囊组显著低于模型组。

计数实验大鼠肝组织单位视野内细胞核数目发现,术后各观察时间点,模型组高于正常对照组和假手术组。术后第10、17、22天,地五养肝胶囊组均显著低于模型组,但仍高于正常对照组。

计数实验大鼠肝组织单位视野内细胞核面积总量发现,术后各观察时间点,模型组显著高于正常对照组,至术后第22天,模型组显著高于正常对照组。术后第19天,地五养肝胶囊组显著低于模型组。

计数实验大鼠肝组织单位视野内细胞核IA值发现,术后各观察时间点,模型组高于正常对照组,至术后第22天,模型组高于正常对照组。地五养肝胶囊组术后第17天、术后第19天低于模型组。

以上各组数据经统计学处理,均有显著性差异,$P<0.01$或$P<0.05$。

2．地五养肝胶囊对2-AAF/PH大鼠Wnt/β-catenin信号通路的影响

地五养肝胶囊在一定时间内一定程度上抑制2-AAF/PH大鼠肝组织的Wnt-3蛋白的过度表达,术后第19天,模型组高于正常对照组。术后19天,地五养肝胶囊组低于模型组。

地五养肝胶囊在一定时间内一定程度上抑制2-AAF/PH大鼠肝组织的β-catenin的蛋白质表达,术后第14天,模型组显著高于正常对照组。术后第17天,地五养肝胶囊组显著低于正常对照组。

地五养肝胶囊在一定时间内一定程度上抑制2-AAF/PH大鼠肝组织的FZD2的蛋白质表达,术后第17天,模型组显著高于正常对照组。术后第17天,地五养肝胶囊组显著低于模型组。

地五养肝胶囊在一定时间内一定程度上抑制2-AAF/PH大鼠肝组织的GSK3β的蛋白质表达,术后第14天,模型组显著高于正常对照组;术后第22天,模型组显著高于正常对照组。

术后第14天,地五养肝胶囊组显著低于模型组;术后第22天,地五养肝胶囊组显著低于模型组。

地五养肝胶囊在一定时间内一定程度上抑制2-AAF/PH大鼠肝组织的c-Myc的蛋白质表达,术后第19天,模型组显著高于正常对照组。术后第19天,地五养肝胶囊组显著低于模型组。

地五养肝胶囊在一定时间内一定程度上抑制2-AAF/PH大鼠肝组织的cyclin D1的蛋白质表达,术后第17天,模型组显著高于正常对照组。术后第17天,地五养肝胶囊组显著低于模型组;术后第22天,地五养肝胶囊组显著低于模型组。

地五养肝胶囊在一定时间内一定程度上抑制2-AAF/PH大鼠肝组织的上皮细胞黏附分子(EpCAM)的蛋白质表达,术后第19天,模型组显著高于正常对照组。术后第14天,地五养肝胶囊组显著低于模型组。

以上各组数据经统计学处理,有显著性差异,$P<0.01$或$P<0.05$。

(三)结果分析

肝硬化是HCC发生的主要病理基础,大多数的肝癌患者均伴有肝硬化。从肝硬化到肝癌之间会出现不典型腺瘤性增生的肝癌癌前病变,是肝癌防治重点前移的关键病理环节,已成为研究热点。

1. 中医药抗肝癌癌前病变的策略

肝癌癌前病变指肝组织容易发生癌变的异常病理改变。目前认为,在慢性肝病进程中出现的不典型肝细胞增生、再生结节、腺瘤样增生、肝细胞的小管状化生及HOC的增生,与肝细胞癌变的发生密切相关,属肝癌癌前病变的范畴。肝癌发生、发展是一种慢性过程,需要基因突变的逐渐积累,其迅速增殖和转移需要血管的异常过度增生。在肝癌形成的早期会有肝癌癌前病变阶段,除多种原因(如致肝癌物、肝炎病毒、酒精滥用、化学或药物毒性作用等)的致瘤性作用外,肝癌还可来源于肝实质细胞本身的一系列恶变。临床数据表明,多种病因所导致的慢性肝脏炎症、再生和纤维化可能是加速肝癌发生、发展的重要原因。在这个过程中,肝组织形态出现一些特定的病理改变(如不典型增生灶及不典型增生结节)被广泛认为是"癌前病变"。不典型增生灶是微观病变,由畸形的肝细胞群体组成,包括小细胞不典型增生(SCD)和大细胞发育异常病灶(LCD)。SCD与肝硬化疾病导致的肝癌呈高度相关。例如,SCD的肝细胞具有相对较小体积的细胞质和多态性的细胞核,但和LCD的肝细胞相比,具有较大的核质比。SCD和LCD通过在肝细胞增殖周期调节DNA含量引起肝硬化的肝损害,被认为是典型的肝癌癌前病变。有研究证实,DNA含量在SCD中减少,但在LCD中增加,据此认为,SCD是早前期的肝癌癌前病变,而LCD是HCC的直接前驱病变。目前多数学者支持这些肝细胞的增生灶与肝癌密切相关,是肝癌前期典型的形态变化,在肝癌发生发展的过程中发挥着重要作用。

细胞分裂时遗传控制产生了根本性改变,这是肿瘤发生发展的实质,细胞基因表达的改变导致调控细胞周期的蛋白质产生功能异常。例如,细胞周期各阶段调控的重要蛋白质(周期素及周期素依赖性激酶等)的突变与癌症相关细胞的周期失调密切相关,最终导致细胞增殖、生长停顿和凋亡三者的平衡被破坏,促使肿瘤发生发展。有研究发现,在肝细胞由正常细胞经过不典型增生发展到癌前病变并最终形成肝癌的过程中伴随着基因表达方面的改变。中医药除具有抑制癌基因的表达,活化和调节被抑制的抗癌基因,抑制抗癌基因蛋白突变,调控抗凋亡基因,进而调节细胞增殖和细胞凋亡的平衡而抗肝癌癌前病变的作用外,还可通过清除自由基、抗氧化、直接或间接影响DNA复制和端粒酶活性等抑制肝细胞的癌变。丰平等对大鼠肝癌癌前病变的超微结构和病理形态进行观察,结果发现调肝颗粒剂可以对肝脏内的不典型增生发挥显著抑制作用,调肝颗粒剂对病灶的内质网脱颗粒及核变异等发挥阻断作用。任青华等发现水蛭素能够抑制Ki-67抗原增生和VEGF的高表达,与其活血化瘀、抗凝血等药效有关,从而发挥对癌前病变的阻断作用。任公平等通过中医益气活血化瘀法对大鼠肝癌癌前病变进行干预，发现其可以降低大鼠肝癌癌前病变组织中癌基因 c-Myc 和 N-ras mRNA 表达，具有阻断细胞 DNA 合成，抑制癌细胞增殖和分化，进而发挥抗肝癌癌前病变作用。任公平等研究了扶正化瘀方对大鼠肝癌癌前病变的细胞周期调控因子 CDK4 和 cyclin D1 的蛋白质表达的影响，结果提示扶正化瘀方可抑制 cyclin 与 CDK4 结合，阻断 G_1 期到 S 期的发展过程，从而有效抑制肝癌癌前病变。杨大国等认为肝硬化代偿期和失代偿期均伴有 AFP 升高，是肝癌癌前病变的早期阶段，采用中药正肝方结合常规西药治疗肝硬化伴高 AFP 患者 64 例，结果提示治疗后 ALT、AFP 及总胆红素明显下降，治疗后患者的影像学检查未见占位性病灶。李向利等研究槲芪散及其君药槲寄生对肝癌癌前病变组织中癌细胞凋亡的诱导作用，通过不同剂量组和药物对肝细胞线粒体的形态学变化来鉴定其实验的结果，结果提示槲芪散及其君药槲寄生能够逐渐改善并恢复肝细胞线粒体的形态和功能，降低丝氨酸蛋白酶的表达，促进与线粒体启动相关的信号激活，诱导肝癌细胞凋亡。焦艺博等采用单味中药姜黄素、山药对小鼠肝癌癌前病变进行基础研究，观察小鼠 ALT、AST 和 GST 均较其他的对照组下降，证明姜黄素、山药能有效修复受损的肝脏病变，促进肝细胞增生，调整肝癌细胞 HIF-1 的表达，调控相关细胞周期生长的信号从而诱导肝癌细胞凋亡。敖有光等采用足三里穴艾灸治疗原发性肝癌癌前病变大鼠，观察对细胞周期相关调控基因 CDK4 和 cyclin D1 的影响，证明了艾灸具有抑制肝癌癌前病变大鼠 cyclin CDK4 和 cyclin D1 过度表达的作用，延缓肝细胞恶变。

目前的研究，虽然对中医药抗肝癌癌前病变的作用有了一定认识，但其确切疗效机制有待于深入研究，临床疗效的提高有待中医理论认识的深化。笔者认为，肝癌癌前病变的发生发展实质上是肝再生失控的严重结局之一，肝癌癌前病变的病程进展必然处于异常肝再生的微环境之中。从再生医学角度来看，任何导致肝脏损伤的因素都会导致组织再生修复的发生，肝脏损伤的结局取决于肝组织再生修复的机制和过程是否正常。慢性肝病在其病程进展中的肝再生过程往往受到多种因素的干扰而不能完全再生修复，形成异常肝再生（如炎症诱导纤维化、细胞因子紊乱等）微环境，这种恶化的肝再生微环境为肝癌癌前病变的发生发展及转移提供了必要条件。

采用中医药影响肝再生微环境是防治肝癌癌前病变的新策略，能提高中医药防治肝癌癌前病变的临床能力和水平，具有重大的科学意义和临床价值。根据中医"生机学说"和"肝主生发"的理论认识，肝癌癌前病变发生发展过程中存在"肝主生发/肝失生发""髓生肝/髓失生肝"的失衡机制，当"髓失生肝""肝失生发"的肝再生微环境机制占主导地位时，则肝癌癌前病变发生风险增加，或肝癌癌前病变进展和转移加速，病情趋向恶化。当"髓生肝""肝主生发"的肝再生微环境机制占主导地位时，则肝癌癌前病变发生风险降低，或肝癌癌前病变进展和转移延缓、阻断，甚至逆转，病情趋向好转。"补肾生髓成肝"通过调控"肝主生发/肝失生发""髓生肝/髓失生肝"失衡，即维持或促进"髓生肝""肝主生发"（肝脏再生修复微环境），改善或逆转"髓失生肝""肝失生发"（异常肝再生微环境）而防治肝癌癌前病变的发生、发展及转移。

2. HOC 向肝癌癌前病变转化是"髓失生肝"的生物学基础

已有研究表明，HOC 既是肝再生修复的干细胞，又可能是肝癌发生发展的祖细胞。肝癌细胞和肝干细胞具有相似的增殖和分化能力，但肝癌细胞的生长不受控制而无限增殖。在肝癌组织内不同肿瘤细胞的分化程度是不同的，已经分化成熟的肿瘤细胞的恶性程度较低，而正在分化的肿瘤细胞的恶性程度较高。肝干细胞的增殖具有稳定性，一般一个干细胞产生一个特定分化细胞或一个子代干细胞，而其干细胞数目始终保持恒定。肝干细胞由于具有强大的增殖、分化能力，始终可能成为致癌的靶目标，如果满足致癌的条件，将参与肝癌的形成过程。

Samira 和 Lee 研究团队发现特异性敲除肝脏抑癌基因 Nf2 或 WW45 的小鼠会形成 HCC/CC 的混合型肝癌，肝癌组织中 HOC 大量增殖，表达特异性标志物 OV6，提示缺乏抑癌基因

Nf2 或 WW45 的 HOC 可能是 HCC/CC 混合型肝癌的细胞来源。Lowes 等发现酒精性肝病、遗传性血色素沉着症、慢性丙型病毒性肝炎等慢性肝病患者从肝硬化进展到肝癌的病程中，HOC 随病情加重而增多，因而认为肝细胞癌变的标志就是 HOC 的异常增殖。胚胎期及新生儿期特异性敲除 p53 基因的小鼠肝脏可以正常发育，但出生后小鼠肝内逐渐出现一些肝母细胞样细胞，这些细胞表达不成熟肝细胞和成熟肝细胞的标志物，伴随着 c-Myc、N-ras 癌基因的上调表达，提示干细胞分化的过程受阻。Dumble 对特异性敲除 p53 基因的小鼠给予缺乏胆碱而补充乙硫氨基酪酸的饮食，以此诱导 HOC 的增生，分离 HOC 并进行培养，进一步将培养出来的有永生化特性的细胞接种到裸鼠皮下，发现可以长出与 HCC 类似的肿瘤，进一步检测肿瘤组织的细胞表面标志物，确定肿瘤由 HOC 分化而来，提示 HOC 参与了肝癌的发生，特异性敲除 p53 基因有利于 HOC 的分化，在特定的条件下 HOC 可以转化成肝癌。有临床研究发现，丙型病毒性肝炎和酒精性肝病患者的肝脏组织内均可见 HOC 增生，CK19 在 HOC 中的表达呈强阳性，且 HCC 组中 CK19 的表达率显著高于肝硬化组，提示 HOC 参与了从肝硬化发展到 HCC 的过程。

Coleman 等移植恶性转化的肝干细胞到大鼠的肝组织，发现干细胞可以分化为肝实质细胞；但是经皮下移植恶性转化的肝干细胞时却形成易转移和分化程度低的肿瘤，分析其原因可能为皮下基质抑制了干细胞分化肝细胞，从而促进了肿瘤的形成。Steinberg 等将致癌剂诱导过的 HOC 在新生鼠皮下种植，结果形成未分化的肝癌。Sell 等给北京鸭喂食黄曲霉素，发现在肝癌形成前出现 HOC 的大量增殖，并且伴随血清 AFP 的逐渐升高，结果提示 HOC 是肝癌可能的起源细胞。在缺乏胆碱而喂食乙硫氨基酪酸饮食的 HOC 增殖的模型小鼠中，发现 TNF 能加速 HOC 的增殖，在特异性敲除 TNF-Ⅰ型受体基因小鼠体内，HOC 的增殖被大量抑制，且肝癌的发生率显著降低。Kubota 等建立雄性 Wistar 大鼠 HOC 增殖模型，根据大鼠 HOC 的特异性，采用 PCR 技术找到了 HOC 向肝癌细胞分化的直接证据。方驰华等采用雄性 Wistar 大鼠 HOC 增殖模型，将 HOC 悬液移植到雌性 Wistar 大鼠的肝脏包膜内，并连续给予二氨基联苯胺（DAB）灌胃 14 周以促使 HOC 向肝癌细胞转化，最终发现大鼠体内形成原发性肝癌。Melissa 等将 CDE 饮食给予 p53 敲除的野生型小鼠，以诱导 HOC 的增殖，并通过体外分离和培养成功建立了 5 株 HOC 株，结果发现在第 32 代时其中的 3 株细胞株自行发生了转化，将细胞注射给裸鼠后出现肿瘤。另外，有实验通过转染 Ha-ras 基因和诱癌剂诱导的方法，发现 HOC 株 DC/CDE6 和 OC/CDE22 经体外转化后再注入裸鼠体内可导致肝内胆管癌的发生。HOC 向肝癌细胞转化的"去分化"过程中，p20 基因可能起着十分重要的作用，并由此得出结论：p20 基因可以通过促进 HOC 增殖从而介导 HCC 的发生发展。

Gorunary 等观察在化学诱导肝癌形成的早期过程中 HOC 的作用，发现肝癌癌前病灶主要来自由 HOC 分化产生的成熟肝细胞，肿瘤细胞的产生则是由成熟肝细胞进一步去分化而形成。龚家庆等将 SD 大鼠随机分为实验组和正常组，每组各 20 只大鼠，在肝癌造模后不同时段采集各组的肝组织标本，并进行常规病理分析以及 c-Kit、PCNA 的免疫组化检查，结果发现在存在致癌因素时，HOC 异常分化与肝癌的形成密切相关。在 ATP7B 基因缺陷时，可导致金属铜在 LEC（Long-Evans Cinnamon）大鼠体内蓄积，并导致慢性肝炎和 HOC 的大量增殖，而这种大鼠在未成年时大多数已经死亡，幸存者最终进一步发展为胆管癌和肝癌。肝癌结节内外可以发现 HOC 的大量聚集，HOC 对肝癌的发生发展有重要作用。HOC 是肝组织内对肝损伤最敏感的一种细胞，HOC 的出现贯穿于肝癌发生发展的全过程。c-Kit 和 PCNA 免疫组化分析也证实 HOC 是一个活跃增生的幼稚细胞群体，在 HOC 增殖分化为成熟细胞的过程中，如果存在致癌因素，HOC 完全有机会发生突变而向癌细胞转化。由于 HOC 可以分化为肝细胞和胆管上皮细胞，从理论上来说，如果 HOC 向癌细胞转化，则其癌细胞类型应以混合型癌多见，这与肝癌形成之后的病理结果一致。

本实验结果表明,2-AAF/PH 大鼠模型出现典型的肝癌癌前病变,其形成机制主要与 HOC 过度增殖与异常分化密切相关。HE 染色显示模型组的正常肝索结构破坏,肝索排列紊乱,核染色加深,体积增大,双核多见,肝细胞变质与增生病变并存,可见大量的 HOC 增生,纤维增生、炎性细胞浸润与胆管增生明显,符合肝癌癌前病变病理改变特点。不同时间点单位视野内细胞核数目比较结果提示不同时间点的模型组均高于正常对照组和假手术组,提示模型组细胞核数量增多,炎性细胞、纤维细胞及异常肝细胞的增生明显。不同时间点单位视野内细胞核面积总量比较结果提示不同时间点的模型组均高于正常对照组和假手术组,提示模型组炎性细胞、纤维细胞及异常肝细胞的增生明显,炎性程度、纤维化程度及肝癌癌前病变程度均高于正常对照组和假手术组。不同时间点单位视野内细胞核平均直径比较结果提示不同时间点的模型组均高于正常对照组和假手术组,这提示模型组细胞核体积增大,符合肝癌癌前细胞形态改变。不同时间点单位视野内细胞核 IA 值比较结果提示不同时间点的模型组均高于正常对照组和假手术组,说明模型组细胞核染色加深,符合肝癌癌前细胞形态改变。不同时间点肝癌癌前病变(肝组织结节数)比较结果提示不同时间点的模型组的结节数均明显高于假手术组。存在于 2-AAF/PH 大鼠中肝癌癌前病变的主要病理机制是 HOC 过度增殖、分化,这是"髓失生肝"病因病机的重要生物学基础。

3. "髓失生肝"的肝再生微环境促进 HOC 的过度增殖与异常分化

肝癌的发生发展实质上是肝再生失控的严重结局之一,肝癌的病程进展必然处于异常肝再生的微环境之中。从再生医学角度来看,任何导致肝脏损伤的因素都会导致组织再生修复的发生,肝脏损伤的结局取决于肝组织再生修复的机制和过程是否正常。慢性肝病在其病程进展中的肝再生过程往往受到多种因素的干扰而不能完全再生修复,形成异常肝再生(炎症诱导纤维化、细胞因子紊乱等)微环境,这种恶化的肝再生微环境为肝癌的发生、发展及转移提供了必要条件。对肝癌的肝再生微环境的认识基于大量临床与实验的观察。有学者发现,肝癌手术切除后所形成的肝再生微环境有促进肝癌复发和转移的作用。"髓生肝"所形成的正常肝再生微环境有利于肝损伤后的组织重构和功能恢复,而"髓失生肝"所形成的异常肝再生微环境促进了 HOC 的过度增殖与异常分化。

所有类型的肝损伤均可促使存活的肝细胞增殖,损伤相关的细胞因子 TNF-α 及其细胞内产物——活性氧,在 PH 后对于推动静止期(G_0)肝细胞进入增殖前期(G_1)是必需的。随着肝细胞在 PH 诱导所产生的 TNF 及 TNF 调节性细胞因子(如 IL-6)的作用下进入 G_1 期,肝细胞基因表达被重新调整以适应肝脏损伤应激的特殊要求。除上调具有保护肝细胞自身免受氧化物及调亡作用的基因表达外,肝细胞也可调整参与非特异性急性期反应的表达。这种现象的发生是由于 TNF 及 TNF 诱导性细胞因子 IL-1 和 IL-6 可调节转录因子(如 CCAAT/增强子结合蛋白(C/EBP)同分异构体),而后者又可以调节如 ALB、转铁蛋白、C 反应蛋白、磷酸烯醇式丙酮酸羧激酶(PEPCK)及糖原合成酶等基因的表达。这些 C/EBP 同分异构体也可调节细胞增殖。C/EBPα 是一种生长抑制基因,它在成熟肝细胞中有基础表达,而 TNF 可以抑制 C/EBPα。其他研究显示,TNF 可以通过诱导 IL-6 的产生而间接调节 C/EBP 的功能,也可以通过与肝细胞膜上相应受体的结合以直接快速地调整多种 C/EBP 的 DNA 结合活性。多数调节肝脏再生的生长调节因子来自肝脏的微环境,应用 PH 模型可以对此作出很好的描述。PH 后通常可引发肝脏内一系列的细胞因子反应。TNF-α 是此反应链中较早的参与因子,它在 PH 后几分钟之内即出现增高。IL-6 在 TNF-α 的诱导下表达增加,且较晚地出现于复制前期。对 IL-6 缺失小鼠的研究发现 IL-6 在再生反应中起主要作用。IL-6 基因缺失小鼠行 PH 后肝脏增殖严重受损,死亡率明显提高。对 TNF 受体 1 缺乏小鼠预先给予 IL-6,PH 后可使其恢复正常的再生反应,此发现说明 IL-6 是 PH 后 TNF 所启动的增殖反应中重要的效应分子。然而,IL-6 不能促进体外培养的肝细胞的 DNA 合成。这个研究结果提示,如同 TNF-α,IL-6 的促增殖效应需要受损肝脏中所产生的其他生长调节因子的协同作用,TNF 及 IL-6 可刺激 HSC 产生 HGF 的事实支持此种观点。HGF 可激活肝细胞产生一种有自分泌功能的生长因子——TGF-α。肝脏表达的许多其他因子也可以在 PH 后一过性增高。其中的一些细胞因子(如 IL-12、IFN-γ 等)可增加 TNF-α 的生物活性,而其他的因子(如 IL-10、TGF-β 等)则起抑制作用。因此,在 PH 后抑制损伤相关因子 TNF-α 及 IL-6 的实验操作或自然发生的事件,可引发一连串效应,深刻地影响其他多种内源性因子的产生。

20 世纪 80 年代中期,Cornell 发现各种限制肠道细菌脂多糖(LPS)内毒素产生的方法可抑制肝再生,此观察提示,肠源性细菌产物如 LPS 是巨噬细胞 TNF-α 产生的强有力的诱导物,可介导 PH 后 TNF-α 的诱生。然而由 LPS 诱导 KC 产生的 TNF-α 的动力学(大约需要 1 h)与 PH 后 TNF-α 产生的动力学(发生于数分钟之内)之间并不相符,说明这个解释并非完全正确。TNF 依赖性反应的快速性提示 PH 早期或者是增加了 TNF-α 向肝脏的传递,或者是激活了潜在的 TNF-α 蛋白池,这个蛋白池存在于一些肝脏细胞群中,甚至可能是肝细胞本身。此后不久,肝脏 TNF 的 mRNA 表达短时间内增加。虽然这种延迟产生的 TNF 可能来自活化的肝脏巨噬细胞,然而在一项首先应用氯化钆清除肝脏 KC 随后行 PH 的实验中未能得到证实。大鼠经氯化钆处理后,再行 PH,肝脏 TNF-α mRNA 含量增多,而非消失,此结果说明其他细胞而非巨噬细胞才是 PH 后肝脏内 TNF-α 的主要来源。与此观点一致的是,PH 之前应用原位 RT-PCR 定位 TNF-α 基因的表达,发现无论是正常或使用氯化钆处理后的大鼠,均未见其肝脏窦壁细胞中有该细胞的表达。PH 之后的最初 1 h 内,在正常大鼠的门静脉或者胆管周围可以发现 TNF 阳性细胞团,这种病灶在氯化钆处理的大鼠中更为突出。这种小的 TNF 阳性细胞也会出现在终末肝静脉周围。基于以上的研究,TNF-α 的细胞来源并不能确定,然后有证据表明,在某种啮齿类动物肝肿瘤生成模型中增殖的 HOC 表达 TNF-α,因此这些资料值得重新思考。在 PH 后期,细胞因子基因的肝外表达增加,例如,白色脂肪组织可以在肝损伤后导致全身性的细胞因子反应。IL-6 缺失者的骨髓移植实验结果表明,骨髓来源的细胞是肝再生过程中 IL-6 的另一项细胞来源。总之,这些结果显示肝再生可以被看做是由肝脏内多种细胞之间的复杂协调来完成的。这些相互作用可保证丢失细胞的有序替代,而不引起肝脏特异性功能的显著降低。起源于肝内的损失相关信号也可以促进肝外细胞释放活性分子(如生长调节激素、神经递质、有丝分裂原、细胞因子等),以增强局部修复效果。IL-6 主要由单核巨噬细胞、Th2 细胞、血管内皮细胞、成纤维细胞产生,其主要功能如下:①刺激活化 B 细胞增殖,分泌抗体;②刺激 T 细胞增殖及 CTL 活化;③刺激肝细胞合成急性期蛋白,参与炎症反应;④促进血细胞发育。IL-6 具有增强免疫的生物学效益,其表达减少可能是模型动物肝组织恶性病理改变的机制之一。在恶性肿瘤的发病机制中,由于免疫功能低下的肿瘤患者体内的 NK 细胞、CTL、淋巴因子激活的杀伤细胞等功能低下,不能正常清除肿瘤细胞,就不能使 NK 细胞、CTL、淋巴因子激活的杀伤细胞活化和增殖,肿瘤细胞逃逸得不到清除。在急性损伤后,肝脏通常由依赖于 IL-6 的肝细胞完成再生过程。如果这一通路受损,肝脏质量的恢复和最终动物的生存依赖于干细胞或 HOC 的前体细胞的补充。重要的是,HOC 也牵连在肿瘤的发生中。Matthews 等通过一种缺乏乙硫氨基酪酸的致癌胆碱(CDE)诱导相当数量的 HOC,据此对影响 HOC 的增殖和分化的因子进行识别,来进行分离和利用。将 IL-6 基因敲除的小鼠分为两组,一组给予 CDE 饮食,另一组给予 CDE 饮食和 IL-6 腹腔注射。与单独 CDE 饮食的小鼠相比,配合 IL-6 腹腔注射的小鼠 HOC 数量明显增加,调查人 IL-6 对 p53 缺乏的永生小鼠 HOC 株的作用,发现它们表达 IL-6 受体和 GP 130 分子的转录,而且小鼠原代 HOC 表达 IL-6 受体 GP 130 mRNA 的表达。这些结果表明,IL-6 直接刺激 HOC 自分泌的机制可能维持 HOC 增殖。

无论是 PH 后应用 TGF-β_1 还是其他一些抑制细胞增殖的因子已经在肝脏中得到确定。在再生肝脏中 TGF-β_1 的表达出现一过性增加,这一发现提示 TGF-β_1 可提供重要的生长抑制信号。

GRO/KC 即 CXCL1,是属于 CXC 趋化因子家族的小分子细胞因子,又被称作生长调节致癌基因 α(growth-regulated oncogene alpha,GROα),由巨噬细胞、中性粒细胞和上皮细胞表达。趋化因子 CXCL1 对中性粒细胞有细胞趋化作用,通过结合到趋化因子受体 CXCR2 上而起细胞趋化作用。CXCL1 的主要生物学作用包括参与新血管形成、炎症反应、伤口愈合和肿瘤形成。

IL-1 又称淋巴细胞刺激因子,主要由活化的单核巨噬细胞产生,参与宿主防御,能够激活造血系统和免疫系统,参与免疫反应和炎症、发热过程中蛋白质合成,影响下丘脑-垂体-肾上腺皮质激素的释放,多种神经递质及调质如 5-羟色胺、去甲肾上腺素、多巴胺、乙酰胆碱、氨基丁酸、促肾上腺素释放因子、促甲状腺激素释放激素及阿片肽等的作用均与 IL-1 有关。IL-1 降低血糖的作用与其刺激胰岛素分泌,增加胰岛素的治疗和促进葡萄糖转运到胞质内有关。在免疫系统中,IL-1 可刺激淋巴细胞增殖,诱导单核巨噬细胞、NK 细胞的抗肿瘤活性。IL-1 的主要生物学功能如下:①局部低浓度时起免疫调节作用,协同刺激 APC 和 T 细胞活化,促进 B 细胞增殖和分泌抗体;②大量产生时发挥内分泌效应,诱导肝脏急性期蛋白质合成,引起发热和恶病质等。

VEGF 是血管内皮细胞强有力的、特异性的生长因子,具有促进内皮细胞增殖、血管形成及增加血管通透性等作用,在肝再生过程中 VEGF 是不可缺少的。实验证明,PH 后增殖的部分肝细胞可分泌肝血窦内皮细胞分裂增殖所需要的大部分 VEGF,并通过上调 VEGF 受体来调节肝血窦内皮细胞的增殖。肝窦血管网重建是肝再生过程中的重要组成部分,它不仅能给肝细胞提供血供,而且能促进肝脏结构的重构。

IFN-γ 属 Ⅱ 型 IFN,主要由活化 T 细胞、NK 细胞产生,可抗病毒,抗细胞增殖,激活巨噬细胞,促进 HLA-Ⅰ 类和 Ⅱ 类分子表达,促进 Th0 细胞分化为 Th1 细胞,抑制 Th2 细胞增殖;促进 CTL 成熟及增强其杀伤活性,促进 B 细胞分化、产生抗体及免疫球蛋白类别转换,激活中性粒细胞,促进 NK 细胞的杀伤活性,激活血管内皮细胞等。IFN 的生物学作用如下:①诱生抗病毒蛋白质,抑制多种病毒在细胞内的复制;②抑制肿瘤细胞生长,增强肿瘤细胞对放疗和化疗的敏感性;③免疫调节作用,增强 T 细胞、B 细胞、NK 细胞及巨噬细胞功能,增强机体对病毒感染细胞和肿瘤细胞的杀伤活性和清除作用;④抗纤维化作用,抑制胶原蛋白基因 mRNA 的表达,刺激释放抑制胶原合成、促进胶原降解的细胞因子,抑制储脂细胞的激活,进而改善肝纤维化。

笔者及其团队的前期实验结果表明,2-AAF/PH 大鼠模型 TNF-α 在术后第 10~19 天表达下调,术后第 10 天、术后第 14 天、术后第 19 天显著低于正常对照组。IL-6 在术后第 10 天和术后第 19 天的表达亦显著低于正常对照组,细胞因子 GRO/KC 在术后第 10 天、术后第 14 天、术后第 19 天的表达与正常对照组相比显著上调,术后第 14 天时 GRO/KC 升高达到峰值,术后第 19 天时下降。VEGF 在术后第 19 天的表达与正常对照组比较显著上调。IFN-γ 在术后第 10 天、术后第 14 天、术后第 19 天的表达与正常对照组比较显著下调。

在 2-AAF/PH 大鼠模型中出现上述多个细胞因子的表达紊乱,这些细胞因子的异常表达反映了异常的肝再生过程,所形成的异常肝再生微环境促进 HOC 的异常增殖、分化。例如,AFP 既是反映肝再生的细胞生长因子,又是诊断肝癌的一个重要标志物,对 Bel-7402 的研究发现 AFP 可以促进肝癌细胞的增殖,由特异膜受体介导其生长调节,此外还通过细胞内钙离子通道跨膜信号转导和 cAMP-PKA 来调控癌基因的表达,且存在剂量的依赖性。在慢性肝炎阶段 LEC 大鼠血清 AFP 升高明显,免疫组化结果提示 HOC 部分表达 AFP,血清 AFP 的浓度与表达 AFP 的 HOC 的数量有相关性。也有研究证实细胞角质蛋白(CK19)的相关基因表达可以精确预示着患者的生存状态和肿瘤的复发,因此 CK19 被认为是肝癌干细胞的标志之一。有关 CK19 在原发性肝癌中的表达及其在原发性肝癌发生、发展中的生物学作用近年来备受关注。

CK19的相对分子质量是40000～56000，是一种相对分子质量较小的角蛋白，广泛存在于各种上皮来源和正常上皮的肿瘤组织中。在上皮细胞恶性转化的过程中，细胞角蛋白的结构往往能够得到保持。在肝脏内CK19可见于胆道的分化过程，CK19也是一种祖细胞表型标志，亦被认为是肝癌干细胞的一个标志物。张珍妮等应用RT-PCR和Western Blot检测发现，在12周以前，实验组诱癌小鼠肝组织未见CK19基因和蛋白质的表达，随着时间的延长表达逐渐增强；而在16周以后，在正常肝脏组织中未见明显表达，实时定量PCR检测表明，在同期的实验组小鼠肝癌组织与正常对照组肝组织中CK19基因的表达差异有统计学意义（$P<0.05$）。提示在肝细胞癌变过程中，细胞表型发生了改变，CK19参与了肝癌发生的始动过程。此外，在许多肿瘤研究中CK19已经被广泛地作为微转移和检测循环肿瘤细胞的一个标志物。笔者及其团队的实验研究同样发现，2-AAF/PH大鼠模型肝组织中的AFP、CK19在术后第17～22天明显高于正常对照组，这种恶化的肝再生微环境促使HOC的过度增殖，并向肝癌病变转化。由于骨髓可能是HOC的重要来源之一，CD45、Thy1.1是造血干细胞的标志物，前期实验结果显示，2-AAF/PH大鼠模型术后第8～22天的CD45、Thy1.1均要高于正常对照组，提示为HOC的过度增殖提供了细胞来源。

4. HOC过度增殖与异常分化的分子机制

近些年来，有关HOC过度增殖与异常分化的分子机制有若干较深入的研究，其中Wnt/β-catenin信号通路研究较多且其相关机制也解释得较为清楚。通路激活的重要标志是β-catenin在细胞质的稳定表达及其在细胞核内的定位。β-catenin作为Wnt信号通路中的一员，在调控转录活性方面发挥关键作用，对细胞的生长、再生、分化、肿瘤细胞的迁移等起重要的调节作用。β-catenin在细胞膜上时主要是参与E-cadherin介导的细胞与细胞间的黏附作用；而在细胞质和细胞核中的β-catenin则是经典Wnt信号通路重要的组成部分，它介导信号由细胞膜进入细胞质再到细胞核。β-catenin与跨膜钙黏附分子相连，参与细胞的黏附。β-catenin作为Wnt/β-catenin信号通路的中心环节，决定Wnt/β-catenin信号通路的开放与关闭，在正常静息状态下β-catenin在细胞质内维持低水平。β-catenin水平较低时，Wnt信号通路关闭，而当β-catenin水平升高时，Wnt信号通路被激活。在细胞内β-catenin水平主要受降解蛋白类与拮抗蛋白类的相互竞争调节。降解蛋白类（APC蛋白复合体）由Axin、APC蛋白及GSK3β组成，主要负责维持细胞内的β-catenin低水平的状态。拮抗蛋白类主要包括蛋白卵白Dsh和GSK3β结合蛋白（GBP）。GSK3β失活时β-catenin避免了被磷酸化而降解，由此在细胞质中积累，当β-catenin累积到一定水平时β-catenin就向细胞核转移。β-catenin由细胞质向细胞核的转位是Wnt/β-catenin信号通路被激活的标志。而当β-catenin在细胞质中积累到一定程度时则进一步向细胞核内转移，并在细胞核中与转录因子家族TCF/LEF相互作用，从而刺激靶基因（c-Myc、c-Jun和cyclin D1等）的转录，进而调节细胞的增殖、生长和凋亡。

有关Wnt/β-catenin信号通路研究，学术界主要关注其在肝脏发生发育和再生修复中的调控机制，发现在胎肝的早期发育过程中，中胚层上有Wnt2b信号的激活，促使下游基因BMP4、FGF4的激活，从而诱导肝脏特异性分化，由此促使前肠内胚层细胞分化成肝小叶及肝索。另有报道，在小鼠胚胎发育的10～12天β-catenin在胚胎肝脏细胞核中具有较强的表达，随着时间的推移，β-catenin的表达从细胞核移到细胞质再移到细胞膜，16天时细胞质及细胞核不再表达。β-catenin基因敲除的小鼠肝脏比正常小鼠的体积小，提示基因敲除的小鼠肝细胞增殖率低下，而在转基因小鼠的研究中，过度表达β-catenin的小鼠肝脏生长明显增大。另外，β-catenin对肝脏发育过程中胆小管的形成也具有一定作用，在胚胎10天的胚胎肝脏细胞培养中，β-catenin的缺失导致酪蛋白阳性的胆小管细胞的缺失。所有这一切均表明了β-catenin介导的细胞间连接黏附与肝细胞的成熟密切相关，β-catenin在胚胎肝发育中调控着肝细胞的增殖、分化、生长、迁移、发育乃至氧化应激等多方面的复杂信号级联反应，在组织再生及肿瘤形成过程中，多种原癌基因、抑癌基因和转录因子均发挥了作用。

随着研究的不断深入，发现 Wnt/β-catenin 信号通路不仅在正常发生、发育和再生修复中发挥重要调控作用，而且与肝癌的发生发展密切相关。从慢性肝炎发展到 HCC 的过程中，Wnt/β-catenin 信号通路持续激活，β-catenin 的异常亚细胞定位和聚集与细胞恶性增殖、转化密切相关，β-catenin 的核表达主要见于中低度分化的 HCC。目前认为，肝癌干细胞与 HOC 密切相关，主要实验依据是它们具有相似的无限增殖和分化能力，两者表达相似的信号通路和相同的蛋白，表达 OV6（HOC 标志物）的肝癌细胞中的癌细胞受 β-catenin 影响，而激活 Wnt/β-catenin 信号通路能促进这种亚细胞群的自我增殖。临床及实验研究结果均证实，肝炎、肝硬化、肝癌的发展过程中，由于肝细胞受到持续的严重损伤，具有增殖和分化能力的 HOC 被大量激活并增殖，通过自我更新机制被激活的 HOC 处于持续活化状态，HOC 的大量活化是慢性肝病病程中肝细胞出现癌变风险的标志，HOC 的分化受阻是肝癌发生的重要事件。近期研究发现，在原发性肝癌中细胞表面 Wnt 蛋白及其受体失调，提示经典 Wnt/β-catenin 信号通路失调可能是肝癌干细胞的介导者。Wnt 蛋白与 FZD2 受体结合，从而影响 Wnt/β-catenin 信号通路对 HOC 的激活、增殖。Wnt 蛋白包括 Wnt1、Wnt2、Wnt2b、Wnt3、Wnt3a、Wnt7a、Wnt7b、Wnt8a 和 Wnt8b 等。FZD2 蛋白是 Wnt 信号通路的受体蛋白，在 Wnt/β-catenin 信号通路激活时上调表达。在 HOC 激活、增殖的过程中，Wnt 蛋白主要有自分泌和旁分泌两种分泌形式。有研究显示 Wnt1 是通过旁分泌的形式对 HOC 的增殖分化产生影响，Western Blot 实验显示 Wnt1 蛋白的表达水平与卵细胞的增殖水平有关。Wnt1 蛋白在肝癌组织及肝癌细胞系中表达增高，Wnt1 蛋白的抗体能够降低肝癌细胞系 Hep40 和 Huh7 的增生和生存能力，从而诱导肿瘤细胞的凋亡，抑制经典 Wnt 信号通路的激活。而 Wnt1 蛋白的抗体对正常肝细胞的生长没有影响，提示 Wnt1 与肝癌的发生发展密切相关。Williams 等对 2-AAF/PH 动物模型进行观察，发现肝细胞大量表达 Wnt1 蛋白，而 HOC 中 FZD2 受体大量表达，而且他们用 shRNA 对肝细胞表达 Wnt1 进行干扰，可以影响 HOC 分化肝细胞。除 Wnt1 蛋白的作用外，其他 Wnt 蛋白对 HOC 的增殖、分化发挥重要作用，在 DDC 诱导 HOC 的动物模型中，Wnt2b 的表达有显著的下降，Wnt3、Wnt3a 未发现表达，而 Wnt7a 和 Wnt7b 的表达却显著增强。临床研究发现，Wnt3 在大多数原发性肝癌组织中均大量表达，Bengochea 等对 62 例肝癌组织进行研究发现，有 20% 的肝癌组织中 Wnt3 蛋白呈现高表达。Yuzugullu 等对 11 种分化程度不同的肝癌细胞系进行研究，发现 Wnt3 的蛋白表达均上调。

Wnt/β-catenin 信号通路已成为一种新的 HCC 的靶向治疗的研究方向。在 HOC 激活和增殖过程中，β-catenin 主要在细胞质和细胞核中积累。Hu 等用 DDC 诱导 HOC 增殖，用 OV6 和 β-catenin 双免疫荧光标记发现 β-catenin 在 HOC 的细胞质和细胞核中积累。Apte 等对 2-AAF/PH 动物模型研究发现，β-catenin 参与了 HOC 的激活和增殖过程，也发现 HOC 细胞质和细胞核中增加的 β-catenin 并不是 β-catenin 基因表达增加的结果，而是 WIF1、Wnt1、GSK3β 和 FZD2 共同作用的结果。

Wnt/β-catenin 信号通路主要的靶基因包括 c-Myc、cyclin D1、EpCAM、Axin2、N-myc 和 Wisp1 等。cyclin D1 在细胞周期 G-S 期转换中发挥了重要作用。王磊等发现在 2-AAF/PH 动物模型中，cyclin D1 只表达于 HOC 且 cyclin D1 主要定位于细胞核，而肝细胞未见 cyclin D1 表达。EpCAM 是 Wnt/β-catenin 信号通路的靶基因，同时也是 HOC 的一种表面标志物。Itoh 等对 DDC 诱导的 HOC 增殖的动物模型进行研究，发现伴随着 Wnt/β-catenin 信号通路的激活，EpCAM、N-myc、Axin2 和 Wisp1 的表达有明显增强。Taro Yamashita 等对 HCC 研究发现，伴随着 β-catenin 细胞核内积聚的增多，EpCAM 的表达相应增多。在抑制 β-catenin/Tcf 复合物的形成之后，肝脏祖细胞标志物 EpCAM 的表达水平显著下降。与 EpCAM 阳性表达的肝癌细胞相比，EpCAM 阴性表达的肝癌细胞对 β-catenin/Tcf 复合物抑制剂的敏感性要低得多。

cyclin D1 作为细胞周期素，是细胞周期调节的一种主要的因子，是大多数细胞增殖所必需的，其基因定位于染色体 11q13；在 Wnt/β-catenin 信号通路中位于下游的细胞核内，其表达与否受 β-catenin 关键因子的调控。真核细胞的增殖调控发生在细胞周期的特异性时相，cyclin D1 是作用于 G_1 期的重要的周期蛋白，可以促进细胞的 G_1 期向 S 期转换。在对胚胎器官发育的研究中，已证实 cyclin D1 介导了细胞增殖，当 cyclin D1 表达失控时，将引起细胞增殖周期失调，从而导致肿瘤发生。有报道显示 cyclin D1 在 HCC 中的基因扩增和（或）高表达已有一些报道。有研究发现低分化的肝癌中 cyclin D1 蛋白表达上调，表明 cyclin D1 阳性表达率越高，组织分化越差，与肝癌进展有关。还有学者认为原发灶 cyclin D1 表达与门静脉癌栓、肝外转移、术后复发及肿瘤分化程度明显有关。

癌基因 c-Myc 属核内蛋白，是目前研究的热点癌基因之一，c-Myc 异常表达在恶性肿瘤的增殖、分化和转移过程中均有重要作用。c-Myc 基因是 Myc 家族最重要的成员，也是 Wnt/β-catenin 信号通路的下游靶基因，参与细胞生长的调控，具有抑制细胞凋亡、促进细胞增殖和去分化等方面的作用。有研究显示，抑制如消化管肿瘤、肝癌和骨肉瘤等恶性肿瘤细胞中 c-Myc 基因表达可以导致肿瘤细胞老化。c-Myc 基因的失活能够作为肿瘤细胞凋亡的标志，证实 c-Myc 可能参与了肿瘤发生、发展的过程。在对土拨鼠肝炎病毒诱发肝癌发病机制的研究中发现，4~8 周时肝细胞中已出现 c-Myc 基因的过度表达，随时间延长表达强度不断增加，并形成癌结节，说明 c-Myc 的过度表达可诱导 HCC 发生。邱法波等以聚合酶链反应技术检测 c-Myc 基因扩增情况，结果发现肝癌组的外周血和癌组织中 c-Myc 扩增的阳性率要显著高于肝硬化组，提示 c-Myc 基因与肝癌发生、发展有着密切的关系，在肝癌高危人群中对 c-Myc 基因进行扩增检测，可作为肝癌早期诊断的一种分子指标。吴飞翔等以免疫组化方法观察在肝癌组织中 c-Myc 的表达情况，发现在肝癌组织中 c-Myc 的表达水平显著高于癌旁肝组织，低分化和肿瘤包膜不完整或没有包膜的肝癌组织中 c-Myc 的表达显著高于高分化和有完整包膜的肝癌组织。研究结果提示，在肝细胞组织中 c-Myc 的表达高于正常组织，在分化差、肿瘤直径大于 5 cm、有转移的肝癌中 c-Myc 增高明显，提示 c-Myc 与肝癌的发生、发展和转移有密切关系。Wnt1、Wnt3 与 FZD2 结合，Wnt/β-catenin 信号通路开始激活。β-catenin 作为 Wnt/β-catenin 信号通路的中心环节，决定 Wnt/β-catenin 信号通路的开放与关闭，从而影响 Wnt/β-catenin 信号通路来对 HOC 激活、增殖产生影响。在细胞内 β-catenin 水平受 GSK3β 的竞争调节，GSK3β 失活时 β-catenin 避免了被磷酸化而降解，由此在胞质中积累，而在胞质中当 β-catenin 累积到一定水平时，β-catenin 就向细胞核转移。c-Myc 是原癌基因之一，也是 Wnt/β-catenin 通路的下游靶基因之一，参与细胞生长的调控，具有抑制细胞凋亡、促进细胞增殖和去分化等方面的作用。cyclin D1 作为细胞周期素，是细胞周期调节的一种主要的因子，是大多数细胞增殖所必需的，EpCAM 是 Wnt/β-catenin 信号通路的靶基因，同时也是 HOC 的一种表面标志物。

在实验中发现，2-AAF/PH 大鼠模型在存在肝癌癌前病变的同时，有 Wnt/β-catenin 通路的过度激活和相关蛋白质的异常表达。模型组 Wnt1、Wnt3、FZD2、β-catenin 的表达水平，在术后第 14~22 天高于正常对照组，提示了 Wnt/β-catenin 的持续激活；在诱癌的环境中，Wnt/β-catenin 持续激活，对于 2-AAF/PH 大鼠不仅是促进肝脏自我修复、完成肝再生的机制之一，也是肝癌癌前病变进一步发生发展的重要因素之一。模型组 GSK3β 的蛋白质表达水平在术后第 14~22 天均高于正常对照组，提示模型组大鼠体内也存在某种机制来促进 GSK3β 的表达，进而抑制 β-catenin 的积累和 Wnt/β-catenin 的持续激活。在 2-AAF/PH 大鼠中，伴随着 Wnt1、Wnt3、FZD2 的结合及 β-catenin 的积累、Wnt/β-catenin 信号通路的激活，下游靶基因 c-Myc、cyclin D1、EpCAM 也开始激活，HOC 增殖开始，修复肝脏损伤或者向肝癌细胞转化，但直到肝切除术后的第 22 天，模型组 Wnt1、Wnt3、FZD2 的表达水平仍高于正常对照组，这提示模型组的 Wnt/β-catenin 信号通路仍在激活。Wnt/β-catenin 信号通路在诱癌的环境中持续激活，这提示模型组存在肝癌癌前病变,且向肝癌转化的风险加剧。模型组 c-Myc 的蛋白质表达在术后第 10~19 天均高于正常对照组,提示 HOC 向肝癌干细胞转化的风险加剧,肝癌的发生风险增加。HOC 向肝癌癌前病变转化机制是"髓失生肝"病理机制的生物学基础之一。

5. 地五养肝胶囊抗 2-AAF/PH 大鼠模型肝癌癌前病变的作用及机制

根据"肝主生发"的肝藏象理论指导肝癌癌前病变的防治,笔者认识到慢性肝病患者肝癌癌前病变发生发展过程中存在"髓生肝与髓失生肝动态失衡"的病理生理机制。"髓生肝"是肝再生修复(肝主生发)的生理机制,HOC 转化肝脏细胞是其重要生物学基础之一。"髓失生肝"是肝再生异常(肝失生发)的病理机制,HOC 向肝癌癌前病变转化是其重要生物学基础之一。在肝脏病证的发生发展过程中,肝再生与肝损伤在体内和体外多种因素的作用下保持动态平衡,是维持肝功能正常和影响预后的关键机制。慢性肝病病程进展中,当"髓失生肝"的"肝失生发"机制占主导地位时,肝癌癌前病变发生风险增加,或肝癌癌前病变进展加速。当"髓生肝"的"肝主生发"机制占主导地位时,肝癌癌前病变发生风险降低,或肝癌癌前病变进展延缓,甚至逆转。

"补肾生髓成肝"的治疗法则正是通过维持或促进"髓生肝"的"肝主生发"生理机制,改善或逆转"髓失生肝"的"肝失生发"病理机制而防治肝癌癌前病变的发生发展。尽管肝癌癌前病变的发病机制目前并不明确,但主流学者认为慢性炎症导致肝细胞不断地损伤与再生是肝癌癌前病变发生的重要因素。炎症与纤维化,损伤与再生失调的肝脏微环境恶化是肝癌干细胞产生进而导致肝癌癌前病变发生、发展的必要条件和关键因素,补肾生髓成肝可针对慢性肝病患者病程进展中"髓失生肝"的不同证候进行动态、个体化治疗,具有多靶点、多途径、多层次、多时限地改善已恶化的炎症与纤维化、损伤与再生失调的肝脏微环境和体内大环境,以防治肝癌癌前病变发生发展的作用。

体现补肾生髓成肝治疗原则的地五养肝胶囊是笔者及其团队经过多年系列深入研究,在继承"生机学说",创新"肝主生发"的中医基础理论的基础上所取得的"物化成果"之一。地五养肝胶囊针对慢性肝病本虚邪实(肝肾精虚兼夹湿热毒瘀诸邪)的病机及证候特点,全方体现"开源节流""补泻兼施"的配伍规律,通过减少肝组织损伤和促进肝再生修复的双重作用以治疗慢性肝病肝肾精虚及其兼夹证,实现肝脏组织结构重构和功能恢复。

(1) 地五养肝胶囊促进 HOC 的肝再生修复的作用及机制:当 HOC 侵入到正常肝实质时常表达 AFP 和 ALB,而随着分化为成熟肝细胞 AFP 也就不再表达。AFP 作为一种肿瘤标志物,主要反映肝脏内细胞的增殖情况。在原发性肝癌中因肝癌细胞大量增殖,血清 AFP 水平显著增高。近年来有学者提出,在暴发性肝衰竭中,血清 AFP 水平增高可能提示肝细胞再生。Schiodt 等通过测定 206 例急性肝衰竭患者入院第 1 天及第 3 天血清 AFP 水平发现,高 AFP 对预后无显著影响,但血清 AFP 水平动态增高提示预后良好,而血清 AFP 水平下降则提示预后不良。这与 Schmidt 等对单纯药物性暴发性肝衰竭的研究结果一致,且已有研究发现血清 AFP 水平升高结合 KCH 标准对于预测慢性肝衰竭的灵敏度可达 100%。

在 2-AAF/PH 大鼠中,AFP 的高表达提示了 HOC 的增殖高峰,也反映了肝脏再生水平的高峰。数据实验显示,地五养肝胶囊在肝再生的第 7~14 天促进 HOC 的增殖(AFP 高表达),而在一个稍晚的阶段(第 17~22 天)HOC 的表达较模型组表达减少(AFP 低表达)。地五养肝胶囊对 AFP 及 HOC 增殖呈双向调节作用,通过促进"髓生肝""肝主生发"完成肝再生修复,通过抑制"髓失生肝""肝失生发"改善肝再生微环境,降低肝癌发生的风险。

地五养肝胶囊治疗组大鼠第 10~14 天骨髓中 $CD34^+/CD45^+$ 双阳性细胞表达增多,与 HOC 增殖高峰相吻合,提示地五养肝胶囊促进了骨髓干细胞向 $CD34^+$ 的 HOC 的转化(肝脏中 $CD34^+$ HOC 在术后第 7~14 天的表达高于模型组),提供了 HOC 的来源,在早期有利于完成肝脏修复,这正是补肾生髓成肝的疗效机制之一。

地五养肝胶囊组 Wnt1、β-catenin、c-Myc 的表达水平，在术后第 7 天开始升高，术后第 10 天地五养肝胶囊组 FZD2 的表达水平显著高于模型组，术后第 10～14 天，cyclin D1 的表达水平显著高于模型组，$P<0.01$ 或 $P<0.05$。上述结果提示地五养肝胶囊在更早的时间（在第 6 天及之前）激活了 Wnt/β-catenin 信号通路，从而在肝再生早期（术后第 7～14 天或更早）发挥促进 HOC 增殖分化，完成肝再生修复的作用。

（2）地五养肝胶囊抑制 HOC 向肝癌癌前病变转化的作用及机制：实验结果表明，地五养肝胶囊组肝癌癌前病变（肝组织结节数）在术后第 7～22 天均显著低于模型组。术后第 14～22 天单位视野内细胞核数目、细胞核面积总量、细胞核平均直径、细胞核 IA 值均显著低于模型组。地五养肝胶囊组的细胞核数量、细胞增殖水平、异常增生的肝癌癌前病变细胞的数量、炎性水平、纤维化程度亦显著低于模型组，提示地五养肝胶囊具有抑制 2-AAF/PH 大鼠肝癌癌前病变的作用。

地五养肝胶囊治疗组 HOC 标志物 AFP、CD34、CK19、Thy1.1 在 PH 后第 17～22 天下降，均显著低于模型组，提示地五养肝胶囊在 PH 后的晚期（第 17～22 天）抑制了 HOC 的过度增殖和异常分化，防止 HOC 向肝癌癌前病变转化，从而发挥抑制"髓失生肝"的作用。

地五养肝胶囊治疗组 Wnt1、Wnt3、FZD2 的蛋白质表达水平在术后第 14～22 天显著低于模型组，c-Myc、cyclin D1、EpCAM 的表达水平在术后第 17～22 天亦显著低于模型组，提示地五养肝胶囊抑制了 Wnt/β-catenin 信号通路在 PH 后晚期的持续激活。术后第 10 天地五养肝胶囊组 GSK3β 的表达水平显著高于模型组，$P<0.01$，提示地五养肝胶囊可以通过促进 GSK3β 的表达，竞争性地抑制 β-catenin 的积累，使 Wnt/β-catenin 信号通路逐渐失活，这可能是地五养肝胶囊抑制 Wnt/β-catenin 信号通路机制的作用机制之一。

本实验研究结果表明，地五养肝胶囊抑制 Wnt/β-catenin 信号通路的过度激活可能是地五养肝胶囊抑制 HOC 过度增殖、异常分化的分子机制，也是地五养肝胶囊调控"髓生肝"与"髓失生肝""肝主生发"与"肝失生发"失衡，抗肝癌癌前病变的疗效机制和重要的生物学基础。

（3）地五养肝胶囊改善 2-AAF/PH 大鼠肝再生微环境：肝再生微环境是影响肝癌发生与发展、复发与转移的关键环节，其中恶化的肝再生微环境是促进 HOC 过度增殖、异常分化，向肝癌癌前病变转化的重要因素；改善肝再生微环境是防治肝癌发生与发展、复发与转移的新策略。前期观察结果表明，地五养肝胶囊可调控 2-AAF/PH 大鼠模型多个肝再生相关细胞因子（TNF-α、IL-1、GRO/KC、VEGF、IFN-γ）的表达，使其更加趋向于正常对照组，从而通过改善肝再生微环境，抑制 HOC 的过度增殖和异常分化，防治肝癌癌前病变的发生发展。

TNF-α 和 IL-6 具有促进肝细胞增殖的作用，IL-6 是 PH 后 TNF 所启动的增殖反应中重要的效应分子。前期观察结果显示，地五养肝胶囊组 TNF-α、IL-6 在术后第 19 天开始增高并趋向正常对照组，提示地五养肝胶囊可通过调控 TNF-α、IL-6 的表达改善肝再生微环境。

GRO/KC 的主要生物学作用包括参与新血管形成、炎症反应、伤口愈合和肿瘤形成，可能与肝癌发生发展相关。地五养肝胶囊组 GRO/KC 在术后第 14 天的表达显著低于模型组，更加趋向于正常对照组。在术后第 19 天，地五养肝胶囊组 GRO/KC 表达持续下降，这表明地五养肝胶囊能够持续抑制 GRO/KC 的表达，提示地五养肝胶囊可通过抑制 GRO/KC 的表达改善肝再生微环境。

IL-1 参与免疫反应和调控肝再生，过度表达可致肝损伤与肝再生失衡。地五养肝胶囊组 IL-1 在术后第 10 天的表达显著低于模型组，术后第 19 天的表达亦显著低于模型组，更加趋向于正常对照组；这提示地五养肝胶囊可通过抑制 IL-1 的表达改善肝再生微环境。

VEGF 调节肝血窦内皮细胞的增殖，肝窦血管网重建是肝再生过程中的重要组成部分，它不仅能给肝细胞提供血供，而且能促进肝脏结构的重构。但 VEGF 持续过度表达导致血管新生是肝癌增殖与转移的重要因素。地五养肝胶囊对 VEGF 的表达在不同时间具有双向调节作用,能够使 2-AAF/PH 大鼠模型体内 VEGF 在术后第 10 天时上调表达,有利于肝再生早期肝窦血管网重建、促进肝脏结构重构,可能是降低模型动物死亡率的作用机制之一。在术后第 19 天,地五养肝胶囊可使 VEGF 下调表达,治疗组显著低于模型组,更加趋向于正常组,从而抑制血管过度增生,这可能是地五养肝胶囊防治肝癌癌前病变的疗效机制之一。

IFN-γ 可以抑制肿瘤细胞生长、发挥免疫调节及抗纤维化。地五养肝胶囊能够持续增加模型动物体内 IFN-γ,术后第 14 天和术后第 19 天的表达均显著高于模型组,提示地五养肝胶囊可通过促进 IFN-γ 分泌、调节免疫、抗肝纤维化、改善肝再生微环境,发挥抗肝癌癌前病变的作用。

二十、地五养肝胶囊对 Solt-Farber 二步法肝癌大鼠模型肝癌发生发展的影响及其机制

近年来的研究表明肝癌干细胞的存在与肝癌发生与发展、复发与转移密切相关。许多文献报道,骨髓干细胞参与了肿瘤的发生发展,与肿瘤的增殖、侵袭和转移密切相关,甚至其自身可以转化成肿瘤细胞,其中存在骨髓干细胞与肝癌干细胞的转化关系。肝再生微环境能影响骨髓干细胞的分化方向,骨髓干细胞转化肝癌干细胞可能是肝癌发生发展的重要机制之一,本研究在中医"髓失生肝"相关理论的指导下,运用体现"补肾生髓成肝"治疗法则的地五养肝胶囊对肝癌大鼠模型进行干预,以揭示地五养肝胶囊对肝癌的影响及机制,丰富"肝主生发"("髓生肝""髓失生肝""补肾生髓成肝")的科学内涵。

(一)实验方法

采用 Solt-Farber 二步法制成肝癌大鼠模型,采用组织病理学方法观察地五养肝胶囊抑制肝癌发生发展的作用。采用分子生物学的技术与方法研究地五养肝胶囊改善肝再生微环境、抑制肝癌发生发展的分子机制。

1. 实验材料

主要仪器与设备包括美国 Bio-Rad Western Blot 凝胶成像系统(Universal Hood Ⅲ),美国 Molecular Devices 酶标仪(SpectraMax Paradigm),美国 Bio-Rad 电泳仪、电泳槽(Powerpac HC),美国 ABI 荧光实时定量 PCR 仪(ABI Vii7),日本 Nikon 激光共聚焦显微镜(Nikon C2),上海三发科学仪器有限公司净化工作台(SF-CJ-ZA),安徽中科中佳科学仪器有限公司高速冷冻离心机(HC-3018R),上海医用恒温设备厂电热恒温水箱(HH-W21-600),湖北泰维医疗科技有限公司(Taiva)生物组织自动包埋机(TB-718E)、恒温摊片烤片机(TK-218Ⅱ)、石蜡切片机(LEICARM2135),杭州永洁达净化科技有限公司纯水机(UPWS-I-10T),合肥华泰医疗设备有限公司电加热立式压力蒸汽火菌器(LR-B35),北京六一仪器厂水平摇床(WD-9405B),SANYO ULTRA LOW TEMPERATURE FREEZER 低温冰箱(MDF-382E),青岛海尔股份有限公司常温冰箱(BCD-212bc)等。

实验动物为 SD 雄性大鼠,SPF 级,体重(180±10)g。红色荧光蛋白标记的 RFP-BMSCs 由赛业生物科技有限公司提供。

主要实验试剂如下。

二乙基亚硝胺(DEN)	Sigma 公司
2-AAF	Sigma 公司
聚乙二醇 400	国药集团药业股份有限公司
乙醚	国药集团药业股份有限公司
生理盐水	湖北省中医院
PBS	武汉谷歌生物科技有限公司

试剂	厂家
4%多聚甲醛溶液	武汉谷歌生物科技有限公司
SD 大鼠 BMSCs 完全培养基	赛业生物科技有限公司
无水乙醇	国药集团药业股份有限公司
冰醋酸	国药集团药业股份有限公司
RIPA 裂解液	武汉谷歌生物科技有限公司
PMSF	武汉谷歌生物科技有限公司
BCA 蛋白浓度测定试剂盒	碧云天生物技术有限公司
蛋白上样缓冲液	武汉谷歌生物科技有限公司
SDS-PAGE 凝胶制备试剂盒	武汉谷歌生物科技有限公司
SDS	国药集团药业股份有限公司
Tris	国药集团药业股份有限公司
甘氨酸	国药集团药业股份有限公司
甲醇	国药集团药业股份有限公司
Tween 20	国药集团药业股份有限公司
蛋白 marker	Fermentas 公司
显影定影液	武汉谷歌生物科技有限公司
苏木素、伊红	武汉谷歌生物科技有限公司
氯仿	国药集团药业股份有限公司
异丙醇	国药集团药业股份有限公司
TRIzol Reagent	Invitrogen 公司
ReverTra Ace qPCR RT Kit	Toyobo 公司
Thunderbird SYBR qPCR Mix	Toyobo 公司
SABC 免疫组化试剂盒	武汉博士德生物工程有限公司
RT-PCR 引物	巴菲尔生物技术有限公司
鼠抗人 PCNA 单克隆抗体	Santa Cruz 公司
兔抗人 ABCG2 多克隆抗体	Santa Cruz 公司
鼠抗人 CD34 单克隆抗体	Santa Cruz 公司
鼠抗人 CD45 单克隆抗体	Santa Cruz 公司
鼠抗人 Thy-1 单克隆抗体	Santa Cruz 公司
鼠抗人波形蛋白单克隆抗体	Santa Cruz 公司
兔抗人 E-cadherin 单克隆抗体	Abcam 公司
鼠抗人 TGF-β_1 单克隆抗体	Santa Cruz 公司
鼠抗人 Raf-1 单克隆抗体	Santa Cruz 公司
兔抗人 MEK1 多克隆抗体	Santa Cruz 公司
兔抗人 ERK1 多克隆抗体	Santa Cruz 公司
兔抗人 VEGF 多克隆抗体	Santa Cruz 公司
兔抗人 JAK2 多克隆抗体	Santa Cruz 公司
兔抗人 STAT-3 多克隆抗体	Santa Cruz 公司
兔抗人 STAT-5 多克隆抗体	Santa Cruz 公司

主要实验药物包括地五养肝胶囊、索拉非尼(商品名为多吉美)。

2. 大鼠 BMSCs 的复苏与传代培养

将 SD 大鼠 BMSCs 完全培养基用 37 ℃水浴预温。再将 SD 大鼠 BMSCs 从液氮取出后迅速放入 37 ℃水浴箱中解冻,时间控制在 1 min 之内,解冻时可轻轻摇动。取出解冻的细胞,并用 75%乙醇消毒冻存管外壁。在无菌操作台上缓慢吸取 9 mL 完全培养基加至离心管中,将解冻的细胞悬液吸出后,加至离心管中,并将 1 mL 培养基加入冻存管中以收集残余管壁的细胞。将离心管离心,800 r/min,5 min,细胞沉淀于离心管底部,尽量除尽培养基,随后加入 3 mL 培养基,轻柔进行吹打,使细胞重悬,再将细胞悬液接种于培养瓶,再加入 2 mL 培养基,轻晃培养瓶使细胞均匀分布在瓶底,置于 37 ℃、5%CO_2培养箱培养。24 h 后更换培养基,以后每 3 天更换一次,显微镜观察至细胞长满 80%瓶底后,用 0.125%胰蛋白酶消化并传代,直至手术当日再次用胰蛋白酶消化所有 BMSCs,并用 PBS 稀释为 10^6/mL,稀释后即刻置于冰上,待 PH 时使用。

3. Solt-Farber 二步法肝癌大鼠模型的复制

雄性 SPF 级 SD 大鼠,80 只,4～5 周龄,体重(180±10)g。大鼠按随机数字法分为模型组、索拉非尼组、地五养肝治疗胶囊组、细胞对照组、空白对照组,每组 16 只。室内清洁消毒后,加饲料及水适应性饲养 1 周后开始造模,用 Solt-Farber 二步法建立肝癌大鼠模型,具体方法如下:造模第 1 天,模型组、索拉非尼组、地五养肝胶囊治疗组按 50 mg/kg 的剂量一次性腹腔注射二乙基亚硝胺(diethylmitrosamine,DEN),2 周后均按每日 15 mg/kg 剂量予以 2-AAF 灌胃(intragastrical administration,ig)7 天,第 3 周末行 2/3 PH,切除肝左叶和中叶,并将红色荧光蛋白标记的 RFP-BMSCs 种植于大鼠肝右叶的 12 点、3 点、6 点、9 点和中心点位置,每个点注射 0.1 mL RFP-BMSCs(约 10^5 个细胞),分层缝合。细胞对照组不做 PH 仅移植 RFP-BMSCs 于大鼠肝右叶。地五养肝胶囊治疗组于造模期间按每日 750 mg/kg 剂量给予地五养肝胶囊水溶液灌胃,索拉非尼组按每日 80 mg/kg 剂量给予索拉非尼灌胃,模型组、细胞对照组、空白对照组则给予等量生理盐水灌胃对照。PH 第 4 天起给予对应的药物灌胃 16 周。

实验分模型组(DEN ip+2-AAF ig+PH+RFP-BMSCs+NS ig)、索拉非尼对照组(DEN ip+2-AAF ig+PH+RFP-BMSCs+Sorafenib ig)、地五养肝胶囊治疗组(DEN ip+2-AAF ig+PH+RFP-BMSCs+DWYG ig)、细胞对照组(NS ip+RFP-BMSCs+NS ig)、空白对照组(NS ip+NS ig)。

4. 标本采集

主动脉采血处死各组实验大鼠,切取实验大鼠肝组织,肉眼观察各组大鼠肝脏形态。取出的肝组织一部分以 4%多聚甲醛溶液固定,留待组织学检测。部分以 Carnoy's 固定液固定(无水乙醇与冰醋酸之比为 3∶1)以进行细胞核 DNA 检测。余下的肝脏标本快速液氮冷冻,然后于-80 ℃冰箱保存以备用。

5. 组织病理学观察

HE 染色以观察大鼠肝组织病理学变化,主要实验步骤如下。

(1)石蜡切片:①肝组织以 4%多聚甲醛溶液固定,4 ℃保存。②用流水冲洗标本 1 h。③经 70%、80%、90%梯度的酒精溶液依次脱水,各 15 min。再分别放入 90%、100%酒精溶液中,各 2 次,每次 20 min。④依次放入二甲苯、无水酒精等量混合液中 15 min,二甲苯Ⅰ溶液 15 min,二甲苯Ⅱ溶液 15 min。⑤依次放入二甲苯、石蜡等量混合液中 15 min,石蜡Ⅰ溶液 50 min,石蜡Ⅱ溶液 50 min,石蜡包埋组织标本。⑥切 5 μm 厚度的切片。⑦展平切片,平铺于载玻片上,置于 6 ℃烘箱,干燥 2 h。

(2)脱蜡水化:①切片置于 65 ℃的烤箱中烘烤约 30 min。②二甲苯脱蜡 3 次,每次 20 min。③无水酒精浸泡 5 min。④90%酒精浸泡 1 次,每次 5 min。⑤80%酒精浸泡 1 次,每次 5 min。⑥70%酒精浸泡 1 次,每次 5 min。⑦蒸馏水浸泡 5 min。

(3) 染色:①苏木素溶液浸染 3 min。②蒸馏水漂洗 1 min。③放入 1%盐酸酒精溶液中,使其分化 1 s。④蒸馏水漂洗 1 min。⑤放入 1%氨水溶液中,使其反蓝 3 s。⑥蒸馏水漂洗 1 min。⑦伊红溶液浸染 3 min。

(4) 脱水及透明:①无水酒精脱水,每次 5 min,脱水 2 次。②二甲苯透明,每次 5 min,共 3 次。

(5) 封片:①晾干切片,滴加中性树胶,盖玻片封片,37 ℃烤箱烘干,常温保存。②切片于光镜下(200×)观察。

6. 肝癌病理程度分析

每组随机选取 20 个视野,尽量让组织充满整个视野,采用记分法进行半定量分析评估每个视野中肝癌的病理程度,由两名以上病理专家阅片评估。

(1) 采用 Edmondson-Steiner 分级标准计分:癌细胞呈高分化状态,核质比接近正常,计为 2 分;癌细胞中度分化,但核质比增加,核染色更深,计为 4 分;癌细胞分化较差,核质比更高,核异质明显,核分裂多见,计为 6 分;癌细胞分化最差,胞质少,核染色质浓染,细胞形状极不规则,排列松散,计为 8 分。

(2) 按阳性细胞百分比计分:无明显阳性细胞,计为 0 分;阳性细胞<25%,计为 2 分;阳性细胞 26%～50%,计为 4 分;阳性细胞 51%～75%,计为 6 分;阳性细胞>75%,计为 8 分。

将(1)(2)两项计分相加,即得每个视野的积分,再分别计算各组的平均积分。

7. Feulgen 染色检测肝组织细胞核 DNA 含量

Feulgen 反应是显示 DNA 的传统方法,切片先用稀盐酸处理,DNA 经 1 mol/L HCL 水解后,DNA 分子中脱氧核糖与嘌呤之间的连接被打开(60 ℃),脱氧核糖的一端释放出醛基,并在原位与 Schiff 试剂反应,最终生成紫红色产物。此时细胞核 DNA 显紫红色。在此过程中 RNA 不受影响,故染色具有 DNA 特异性。其主要实验步骤如下:①蜡块切片。②室温 1 mol/L 盐酸稍洗。③预热至 60 ℃的 1 mol/L 盐酸在 60 ℃水浴中水解 8 min。④室温 1 mol/L 盐酸稍洗,蒸馏水稍洗。⑤于暗处加盖无色品红液,室温作用 60～90 min。⑥滴入 0.5%偏重亚硫酸钠浸洗,每次 2 min,洗 2 次。⑦流水冲洗 5 min。⑧0.1%固绿染色液复染 1 s,水稍洗。⑨常规脱水透明,中性树胶封片。Feulgen 染色后于光镜下(200×)观察。

8. 免疫组化染色法检测肝组织 PCNA、ABCG2、CD34、Thy-1 的表达

应用免疫组化染色法检测肝组织 PCNA、ABCG2、CD34、Thy-1 的表达,实验步骤具体如下。

(1) 脱蜡:石蜡切片置于 65 ℃烘箱中 2 h,脱蜡后,PBS 冲洗 3 次,每次 5 min。

(2) 抗原修复:置于 EDTA 缓冲液中的切片行微波修复,中火至沸后断电,间隔 10 min 再低火至沸。自然冷却后,PBS 冲洗 3 次,每次 5 min。

(3) 阻断内源性过氧化物酶活性:于 3%过氧化氢溶液中放入切片,室温下孵育 10 min。

(4) 清洗:PBS 冲洗 3 次,每次 5 min,甩干后 5%BSA 封闭 20 min。

(5) 加一抗:去除切片上的 BSA 液,加入稀释的一抗 50 μL,4 ℃过夜。

(6) 清洗:PBS 冲洗 3 次,每次 5 min。

(7) 加二抗:去除 PBS,加相应的二抗 50 μL,4 ℃孵育 50 min。PBS 冲洗 3 次,每次 5 min。

(8) 染色:去除 PBS,加 DAB 溶液 50～100 μL,显微镜控制下显色。

(9) 复染:显色完成后,ddH$_2$O 冲洗,再用苏木素染液重复染色,1%盐酸乙醇分化 1 s,ddH$_2$O 冲洗,用氨水处理反蓝后,流水冲洗干净。

(10) 封片:切片脱水干燥,二甲苯透明,中性树胶封固。切片于光镜下(400×)观察。

9. 免疫荧光检测 ABCG2/CD34、ABCG2/CD45 及 ABCG2/Thy-1 的表达

应用免疫荧光技术检测肝癌组织骨髓干细胞和肝癌干细胞相关标志物 ABCG2/CD34、ABCG2/CD45、ABCG2/Thy-1 的双阳性表达。其主要实验步骤如下：①切片脱蜡。②微波抗原修复。③血清封闭。④加一抗，4 ℃湿盒过夜。⑤加荧光二抗，湿盒孵育 1 h，20～37 ℃，PBST 冲洗 4 次，每次 3 min。⑥复染核：滴加 DAPI 染核，PBST 冲洗 4 次，每次 5 min。⑦吸干切片残液，封片时使用含抗荧光淬灭剂的封片液，于荧光显微镜下观察。

10. Western Blot 检测 EMT、Ras/Raf/Mek/Erk 及 JAK/STAT 信号通路相关蛋白的表达

Western Blot 检测 EMT 相关 E-cadherin、波形蛋白、TGF-β 蛋白的表达，检测 Ras/Raf/Mek/Erk 信号通路及 JAK/STAT 信号通路相关蛋白的表达，具体步骤如下。

（1）提取肝脏组织蛋白质：①切取约 50 mg 的肝脏组织至匀浆器内，加入 1000 μL RIPA 裂解液、10 μL PMSF，置于冰上。②冰上充分匀浆，完全碎裂溶解组织，放置 0.5～1 h。③将匀浆器内组织液转入到干净 EP 管内，离心，4 ℃，12000 r/min，15 min。④吸取上清至另一 EP 管内，测定蛋白质浓度后，加入 5× 上样缓冲液，混匀，100 ℃，10 min，−80 ℃保存。以上所有操作都在冰上完成。

（2）BCA 法蛋白质浓度测定：①用 ddH$_2$O 稀释 BSA 标准品至 0.5 mg/mL。②按照 50∶1 的比例混合 A、B 液，摇匀，配制 BCA 工作液。③在培养板不同孔中，依次加 0、1、2、4、8、12、16、20 μL 的 0.5 mg/mL BSA，每孔再加 PBS 至 20 μL。④加入离心后的组织液 2 μL，再加 PBS 至 20 μL。随后所有加样孔加入 180 μL BCA 工作液至 200 μL。⑤37 ℃孵育 30 min。⑥酶标仪读板，制作标准曲线，计算蛋白质浓度。

（3）SDS-PAGE 凝胶的灌制：①将干净的玻璃板于板架上夹好。②配好 10% 分离胶，混合均匀后，加至玻璃板间隙中，每块胶约灌制分离胶 4 mL，距短板 2 cm 处，缓慢加水至分离胶上，排出气泡，室温静置 20～30 min 使其充分聚合。③倒掉胶上面的水分，滤纸吸干残余水分。④配置 5% 浓缩胶，混合均匀，加至分离胶上，插入 10 孔梳，室温静置 15 min。

10% 分离胶配方

ddH$_2$O	5.9 mL
30% Acr-Bis (29∶1)	5.0 mL
0.5 mol/L Tris-HCl(pH=8.8)	3.75 mL
10% AP	150 μL
10% SDS	150 μL
TEMED	8 μL
total volume	15 mL

5% 浓缩胶配方

ddH$_2$O	1.44 mL
30% Acr-Bis (29∶1)	0.4 mL
0.5 mol/L Tris-HCl(pH=6.8)	0.625 mL
10% AP	8.3 μL
10% SDS	25 μL
TEMED	2.5 μL
total volume	2.5 mL

（4）电泳及转膜：①配置电泳缓冲液和转膜液（甲醇临用时加）。②安装玻璃板至电泳槽，加电泳缓冲液至短板上，拔出梳子。③根据计算的蛋白浓度开始上样，80 V 恒压电泳，待溴酚

蓝进入分离胶后,将电压调节至100 V恒压电泳,当溴酚蓝达到分离胶底部,关掉电源。④取出玻璃板,小心打开玻璃板,根据目的蛋白质相应的位置切胶,并浸入转移缓冲液中,同时将PVDF膜置于甲醇中1 min,移入转膜液。⑤在转膜夹的黑色板上依次铺加海绵、滤纸、胶、PVDF膜、滤纸、海绵。转膜液需浸透。每铺加一层均用玻璃棒挤出气泡,标记方向。⑥夹好转膜夹,置于转膜槽中,加入4 ℃预冷的转膜液。⑦转膜,200 mA,时间依据相对分子质量而定。

(5) Western Blot:①将PVDF膜置于5%的脱脂牛奶中(TBST配置),置于摇床上轻摇,封闭1 h。②将PVDF膜移入杂交袋内,加入适量一抗,4 ℃,过夜。③TBST洗3次,每次5 min。④加入适量二抗,室温孵育1 h,TBST洗5次,每次5 min。⑤按照1∶1的比例混合ECL试剂盒的A液和B液。将膜置于凝胶成像系统内,滴加显影液,Image Lab软件观察条带。

11. RT-PCR检测EMT、Ras/Raf/Mek/Erk及JAK/STAT信号通路相关mRNA表达

RT-PCR检测EMT相关E-cadherin、波形蛋白的表达,以及Ras/Raf/Mek/Erk、JAK/STAT信号通路相关mRNA的表达,主要实验步骤如下。

(1) TRIzol法提取RNA:①匀浆处理:将组织在液氮中磨碎,每50～100 mg组织加入1 mL TRIzol,用匀浆仪进行匀浆处理。②室温放置5 min,使其充分裂解。③4 ℃,12000 r/min离心5 min,弃沉淀。④每1 mL TRIzol加入200 μL氯仿,振荡混匀后,室温静置15 min。4 ℃,12000 r/min,离心15 min。⑤样品分为三层,吸取上层水相(勿吸取中间界面),至另一离心管中。⑥用异丙醇沉淀水相中的RNA。每使用1 mL TRIzol加入0.3 mL异丙醇,室温放置10 min。⑦4 ℃,12000 r/min,离心10 min,弃上清,RNA沉于管底。⑧每1 mL TRIzol加入1 mL 75%乙醇。⑨温和振荡离心管,悬浮沉淀。⑩4 ℃,12000 r/min离心5 min,尽量弃上清。室温晾干或真空干燥5～10 min。加入200 μL无RNase的水,溶解RNA样品,55～60 ℃,5～10 min。

(2) 反转录反应:主要实验步骤如下。

①RNA的变性:把RNA在65 ℃条件下温浴5 min后,立即放于冰上冷却。

②配制反应液:

Nuclease-free Water	10 μL
5×RT Buffer	4 μL
RT Enzyme Mix	1 μL
Primer Mix	1 μL
RNA 0.5	4 μL
total volume	20 μL

③引物序列见表4-68。

表4-68 RT-PCR引物序列

基因	上游引物(5'→3')	下游引物(5'→3')	产物长度/bp
E-cadherin	GGGTTGTCTCAGCCAATGTT	CACCAACACACCCAGCATAG	184
波形蛋白	AGATCGATGTGGACGTTTCC	CACCTGTCTCCGGTATTCGT	205
Raf	AGCAATGGTTTCGGACTCAA	GCTTTCATAAGGCAGTCGTG	221
Mek1	GTCCTACATGTCGCCTGAGA	GAGGTCGGCTATCCATTCCA	239
Erk1	GGCTTTCTGACCGAGTATGTG	TTTAGGTCCTCTTGGGATGG	215
JAK2	CCCTGGCTGTCTATAACTCC	TCTGTACCTTATCCGCTTCC	107
STAT-3	TCACTTGGGTGGAAAAGGAC	TGGGAATGTCAGGGTAGAGG	174
GAPDH	TGTTGCCATCAACGACCCCTT	CTCCACGACATACTCAGCA	202

④在37 ℃条件下,进行15 min的反转录反应。在98 ℃条件下,进行5 min的酶失活反应。反应结束之后,保存于-20 ℃条件下。

(3) RT-PCR:主要实验步骤如下。

①配制RT-PCR反应液:

Nuclease-free Water	7 μL
SYBR qPCR Mix	10 μL
Forward Primer	1 μL
Reverse Primer	1 μL
DNA 溶液	1 μL
total volume	20 μL

②设定PCR循环条件:

步骤	温度	时间
预变性	95 ℃	20～60 s
变性	95 ℃	1～15 s
退火	62 ℃	5～30 s
延伸	72 ℃	30～60 s

(变性、退火、延伸为40循环)

③运行程序,进行RT-PCR。

12. Feulgen 染色评估方法

每张切片随机选取3个视野,拍照时(200×)尽量使每张照片的背景光一致。应用Image-Pro Plus 6.0软件,把相同的紫红色作为阳性,分析图片,得到每张照片阳性的IA值。每组所有照片的平均值代表该组的IA值,用$\overline{X} \pm S$表示。

13. 免疫组化染色评估方法

每张切片随机选取3个视野,拍照时(400×)尽量使每张照片的背景光一致。应用Image-Pro Plus 6.0软件,以出现棕黄色高出背景者为阳性,分析图片,得到每张照片阳性的A值。每组所有照片的平均值代表该组的A值,用$\overline{X} \pm S$表示。

14. 免疫荧光染色评估方法

每张切片随机选取3个视野,拍照时(400×)尽量使每张照片的背景光一致。以出现绿色荧光和红色荧光重叠者为阳性,应用Image-Pro Plus 6.0软件分析图片,得到每张照片阳性的A值。每组所有照片的平均值代表该组的A值,用$\overline{X} \pm S$表示。

15. Western Blot 分析

所得条带置于Image Lab全自动图像获取和分析软件进行摄像和处理,选定分析区域,获取IA值。

16. RT-PCR 分析

采用$2^{-\Delta\Delta Ct}$法评估各标本目的基因mRNA表达水平。计算方法如下:目的基因Ct值减去β-actin的Ct值得到ΔCt值,计算对照组的平均ΔCt,所有样本(包括对照组样本)减去该平均值得到$\Delta\Delta$Ct值,然后用公式$2^{-\Delta\Delta Ct}$计算所有标本目的基因mRNA表达水平的倍数变化。

17. 统计学处理

采用SPSS 19.0统计软件进行统计学处理,结果以$\overline{X} \pm S$表示。多组之间比较采用单因素方差分析,所有的样本采用双侧检验,$P<0.05$被认为有统计学意义。

(二)实验结果

本实验结果发现,地五养肝胶囊具有抑制Solt-Farber二步法肝癌大鼠模型肝癌发生发展的作用,总体观察指标的结果与索拉非尼的作用相关,部分指标优于索拉非尼组。地五养肝胶囊具有抑制骨髓干细胞转化肝癌干细胞,影响相关信号通路,改善肝再生微环境的作用机制。

1. 肉眼观察肝脏形态

空白对照组大鼠肝脏形态正常,表面光滑,边缘锐利,质软(图 4-44(e))。模型组(图 4-44(a))和空白对照组(图 4-44(e))比较,其肝脏形态不规则,肝叶不全,表面粗糙,凸凹不平,质地较硬,表面和切面呈弥漫性肝结节,大小不等,或可见出血、坏死等特征。索拉非尼组(图 4-44(b))和地五养肝胶囊组(图 4-44(c))上述病理表现明显减轻。细胞对照组(图 4-44(d))和空白对照组(图 4-44(e))比较无明显差异。

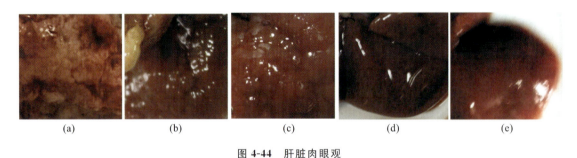

图 4-44 肝脏肉眼观

注:(a)模型组;(b)索拉非尼组;(c)地五养肝胶囊组;(d)细胞对照组;(e)空白对照组。

2. 地五养肝胶囊对肝癌病理程度的影响

HE 染色镜下(200×,图 4-45)可见:空白对照组(图 4-45(e))肝细胞结构基本正常,排列整齐,胞膜完整,胞核清晰;模型组(图 4-45(a))和空白对照组(图 4-45(e))比较,可见肿瘤细胞生长旺盛,细胞密度大,肝细胞索排列紊乱,核质比大,核染色深或核异型,伴炎性细胞浸润等病理特征;与模型组比较,索拉非尼组、地五养肝胶囊组(图 4-45(b)、图 4-45(c))上述病理变化明显减轻;细胞对照组(图 4-45(d))部分可见炎性细胞小灶。

采用记分法半定量分析各组大鼠肝癌病理程度,结果如下(表 4-69):模型组的平均积分(10.90 ± 2.71)明显高于空白对照组和细胞对照组,经统计学分析,差异有统计学意义($P<0.05$);地五养肝胶囊组的平均积分(8.00 ± 2.43)低于模型组(10.90 ± 2.71),差异有统计学意义($P<0.05$);索拉非尼组的平均积分(8.20 ± 3.11)亦低于模型组(10.90 ± 2.71),具有统计学意义($P<0.05$);地五养肝胶囊组(8.00 ± 2.43)和索拉非尼组(8.20 ± 3.11)比较,差异无统计学意义($P>0.05$)。

表 4-69 各组大鼠肝癌组织病理程度积分

组　　别	n	平均积分
模型组	20	$10.90\pm2.71^{\#}$
索拉非尼组	20	$8.20\pm3.11^{*}$
地五养肝胶囊组	20	$8.00\pm2.43^{*}$
细胞对照组	20	0.00 ± 0.00
空白对照组	20	0.00 ± 0.00

注:与空白对照组和细胞对照组比较,$^{\#}P<0.05$;与模型组比较,$^{*}P<0.05$。

3. 地五养肝胶囊对肝细胞核 DNA 含量的影响

Feulgen 染色镜下(200×)可见核 DNA 呈紫红色,细胞质和其他成分呈淡绿色(图 4-46)。模型组(14297.24 ± 620.84)IA 值明显高于空白对照组和细胞对照组,经统计学分析,差异有统计学意义($P<0.05$);地五养肝胶囊组(8554.73 ± 135.86)IA 值低于模型组(14297.24 ± 620.84),差异有统计学意义($P<0.05$);索拉非尼组(8965.99 ± 338.65)IA 值亦低于模型组

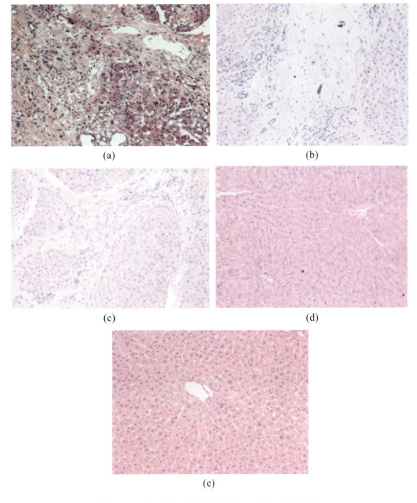

图 4-45 组织病理学结果(HE 染色,×200)

注:(a)模型组;(b)索拉非尼组;(c)地五养肝胶囊组;(d)细胞对照组;(e)空白对照组。

(14297.24±620.84),差异有统计学意义($P<0.05$);地五养肝胶囊组(8554.73±135.86)IA 值与索拉非尼组(8965.99±338.65)比较,差异无统计学意义($P>0.05$),这两组 IA 值均高于两个对照组,差异有统计学意义($P<0.05$);空白对照组(2901.33±84.64)和细胞对照组(3346.42±181.37)比较,差异无统计学意义($P>0.05$)。

4. 地五养肝胶囊对 PCNA 表达的影响

免疫组化检测结果显示(图 4-47):模型组 A 值(0.5790±0.0303)明显高于空白对照组和细胞对照组,经统计学分析,差异有统计学意义($P<0.05$);地五养肝胶囊组 A 值(0.4397±0.0181)明显低于模型组(0.5790±0.0303),差异具有统计学意义($P<0.05$);索拉非尼组(0.4553±0.0208)亦低于模型组(0.5790±0.0303),差异具有统计学意义($P<0.05$);地五养肝胶囊组(0.4397±0.0181)和索拉非尼组(0.4553±0.0208)之间,差异无统计学意义($P>0.05$),这两组 IA 值均高于两个对照组,差异有统计学意义($P<0.05$);空白对照组(0.2821±0.0138)和细胞对照组(0.2934±0.0223)比较,差异无统计学意义($P>0.05$)。

5. 地五养肝胶囊对 ABCG2、CD34、Thy-1 表达的影响

免疫组化检测各组肝组织切片 ABCG2、CD34、Thy-1 表达光镜图如图 4-48(a)所示。

免疫组化染色对 ABCG2 表达的检测结果显示(图 4-48(b)):模型组 ABCG2 的表达(0.3276±0.0210)明显高于空白对照组和细胞对照组,经统计学分析,差异有统计学意义($P<0.05$);地五养肝胶囊组 A 值(0.2423±0.0144)明显低于模型组(0.3276±0.0210),差异具有

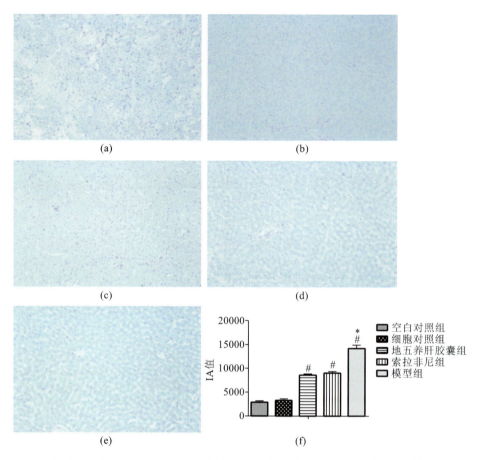

图 4-46 地五养肝胶囊对肝细胞核 DNA 含量的影响（Feulgen 染色，200×）

注：(a)模型组；(b)索拉非尼组；(c)地五养肝胶囊组；(d)细胞对照组；(e)空白对照组；(f)五组对比示意图；与地五养肝胶囊组和索拉非尼组比较，$^*P<0.05$；与空白对照组和细胞对照组比较，$^\#P<0.05$。

统计学意义（$P<0.05$）；索拉非尼组 ABCG2 的表达（0.2514±0.0203）亦低于模型组（0.3276±0.0210），差异具有统计学意义（$P<0.05$）；地五养肝胶囊组（0.2423±0.0144）和索拉非尼组（0.2514±0.0203）之间，差异无统计学意义（$P>0.05$），这两组 IA 值均高于两个对照组，差异有统计学意义（$P<0.05$）；空白对照组（0.1930±0.0045）和细胞对照组（0.1964±0.0126）比较，差异无统计学意义（$P>0.05$）。

免疫组化染色对 CD34 表达的检测结果显示（图 4-48(c)）：模型组 CD34 的表达（0.5880±0.0290）明显高于空白对照组和细胞对照组，经统计学分析，差异有统计学意义（$P<0.05$）；地五养肝胶囊组（0.4857±0.0312）A 值明显低于模型组（0.5880±0.0290），差异具有统计学意义（$P<0.05$）；索拉非尼组 CD34 的表达（0.4648±0.0239）亦低于模型组（0.5880±0.0290），差异具有统计学意义（$P<0.05$）；地五养肝胶囊组（0.4857±0.0312）和索拉非尼组（0.4648±0.0239）之间，差异无统计学意义（$P>0.05$），这两组 IA 值均高于两个对照组，差异有统计学意义（$P<0.05$）；空白对照组（0.4077±0.0086）和细胞对照组（0.3980±0.0098）比较，差异无统计学意义（$P>0.05$）。

免疫组化染色对 Thy-1 表达的检测结果显示（图 4-48(d)）：模型组 Thy-1 的表达（0.5887±0.0361）明显高于空白对照组和细胞对照组，经统计学分析，差异有统计学意义（$P<0.05$）；地五养肝胶囊组（0.4787±0.0228）A 值明显低于模型组（0.5887±0.0361），差异具有统计学意义（$P<0.05$）；索拉非尼组 Thy-1 的表达（0.4790±0.0274）亦低于模型组（0.5887±0.0361），差异具有统计学意义（$P<0.05$）；地五养肝胶囊组（0.4787±0.0228）和索拉非尼组

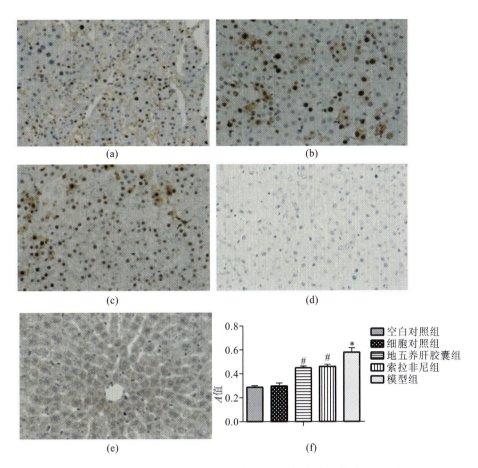

图 4-47 地五养肝胶囊对 PCNA 表达的影响（免疫组化法，200×）

注：(a)模型组；(b)索拉非尼组；(c)地五养肝胶囊组；(d)细胞对照组；(e)空白对照组；(f)五组对比示意图；与地五养肝胶囊组和索拉非尼组比较，*$P<0.05$。与空白对照组和细胞对照组比较，#$P<0.05$。

(0.4790 ± 0.0274)之间，差异无统计学意义（$P>0.05$），这两组 IA 值均高于两个对照组，差异有统计学意义（$P<0.05$）；空白对照组(0.4121 ± 0.0134)和细胞对照组(0.4085 ± 0.0220)比较，差异无统计学意义（$P>0.05$）。

6. 地五养肝胶囊对骨髓干细胞及肝癌干细胞相关标志物双阳性表达的影响

采用免疫荧光法，通过不同荧光通路检测肝组织骨髓干细胞和肝癌干细胞相关标志物 ABCG2/CD34、ABCG2/CD45、ABCG2/Thy-1 的双阳性表达（图 4-49 至图 4-51）。其中蓝色为细胞核 DAPI 染色，红色为 ABCG2 的阳性表达，绿色为 CD34、CD45、Thy-1 的阳性表达。棕黄色或橙红色为红色和绿色两者叠加的共同表达。观察发现 ABCG2/CD34、ABCG2/CD45、ABCG2/Thy-1 的阳性表达多位于细胞膜上，部分胞质中、血管周围也有少量 CD34 的表达。

分析结果表明，模型组 ABCG2/CD34 的双阳性荧光表达(0.3136 ± 0.0294)明显高于空白对照组和细胞对照组，经统计学分析，差异有统计学意义（$P<0.05$）；地五养肝胶囊组 ABCG2/CD34 的双阳性表达(0.2188 ± 0.0114)明显低于模型组(0.3136 ± 0.0294)，差异具有统计学意义（$P<0.05$）；索拉非尼组 ABCG2/CD34 的双阳性表达(0.2359 ± 0.0179)亦低于模型组(0.3136 ± 0.0294)，差异有统计学意义（$P<0.05$）；地五养肝胶囊组(0.2188 ± 0.0114)和索拉非尼组(0.2359 ± 0.0179)比较，差异无统计学意义（$P>0.05$），这两组 IA 值均高于两个对照组，差异有统计学意义（$P<0.05$）；空白对照组(0.1954 ± 0.0110)和细胞对照组(0.1944 ± 0.0066)比较，差异无统计学意义（$P>0.05$）（图 4-49）。

模型组 ABCG2/CD45 的双阳性荧光表达(0.3089 ± 0.0113)明显高于空白对照组和细胞对

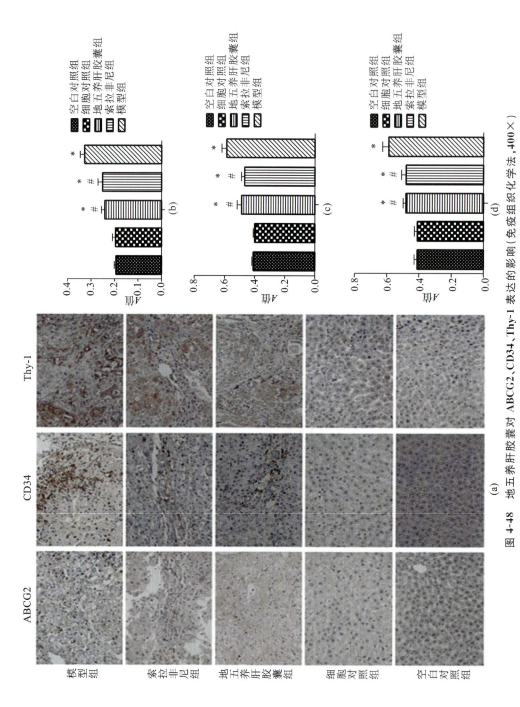

图 4-48 地五养肝胶囊对 ABCG2、CD34、Thy-1 表达的影响（免疫组织化学法，400×）

注：(a) 免疫组织化学检测各组肝组织切片 ABCG2、CD34、Thy-1 表达情况；(b) 各组 ABCG2 表达情况；(c) 各组 CD34 表达情况；(d) 各组 Thy-1 表达情况；与空白对照组和细胞对照组比较，* $P<0.05$；与模型组比较，# $P<0.05$。

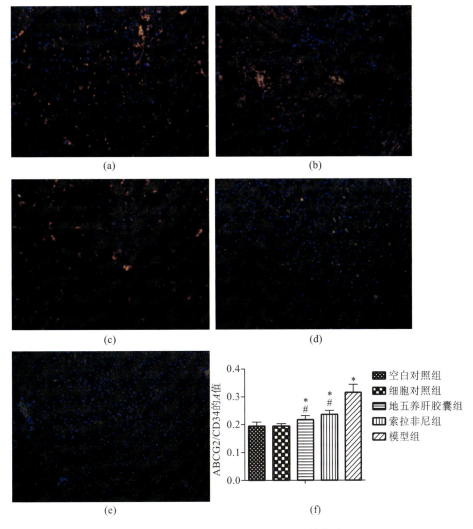

图 4-49 免疫荧光染色检测 ABCG2/CD34 的表达（200×）

注：(a)模型组；(b)索拉非尼组；(c)地五养肝胶囊组；(d)细胞对照组；(e)空白对照组；(f)五组对比示意图；与空白对照组和细胞对照组比较，* $P<0.05$；与模型组比较，# $P<0.05$。

照组，经统计学分析，差异有统计学意义（$P<0.05$）；地五养肝胶囊组 ABCG2/CD45 的双阳性表达（0.2377 ± 0.0163）明显低于模型组（0.3089 ± 0.0113），差异具有统计学意义（$P<0.05$）；索拉非尼组 ABCG2/CD45 的双阳性表达（0.2328 ± 0.0157）亦低于模型组（0.3089 ± 0.0113），差异具有统计学意义（$P<0.05$）；地五养肝胶囊组（0.2377 ± 0.0163）和索拉非尼组（0.2328 ± 0.0157）之间，差异无统计学意义（$P>0.05$），这两组 IA 值均高于两个对照组，差异有统计学意义（$P<0.05$）；空白对照组（0.1996 ± 0.0104）和细胞对照组（0.1891 ± 0.0090）比较，差异无统计学意义（$P>0.05$）（图4-50）。

模型组 ABCG2/Thy-1 的双阳性荧光表达（0.2953 ± 0.0146）明显高于空白对照组和细胞对照组，经统计学分析，差异有统计学意义（$P<0.05$）；地五养肝胶囊组 ABCG2/Thy-1 的双阳性表达（0.2320 ± 0.0148）明显低于模型组（0.2953 ± 0.0146），差异具有统计学意义（$P<0.05$）；索拉非尼组 ABCG2/CD34 的双阳性表达（0.2458 ± 0.01360）亦低于模型组（0.2953 ± 0.0146），差异具有统计学意义（$P<0.05$）；地五养肝胶囊组（0.2320 ± 0.0148）和索拉非尼组（0.2458 ± 0.01360）之间，差异无统计学意义（$P>0.05$），这两组 IA 值均高于两个对照组，差异有统计学意义（$P<0.05$）；空白对照组（0.1995 ± 0.0082）和细胞对照组（0.1980 ± 0.0076）比较，差异无统计学意义（$P>0.05$）（图4-51）。

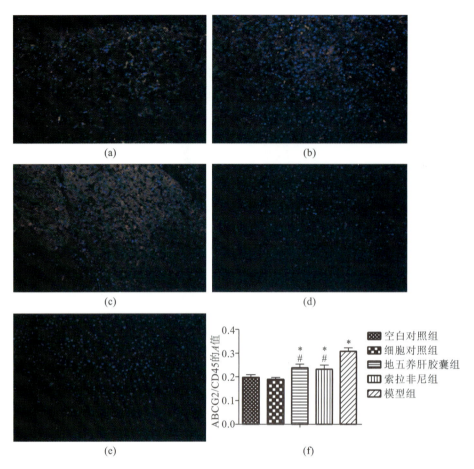

图 4-50　免疫荧光染色检测 ABCG2/CD45 的表达（200×）

注：(a)模型组；(b)索拉非尼组；(c)地五养肝胶囊组；(d)细胞对照组；(e)空白对照组；(f)五组对比示意图；与空白对照组和细胞对照组比较，$^{*}P<0.05$；与模型组比较，$^{\#}P<0.05$。

7. 地五养肝胶囊对 EMT 相关指标的影响

Western Blot 检测 EMT 相关标志物结果显示（图 4-52）：模型组的上皮细胞标志物 E-cadherin 的表达（0.35 ± 0.03）明显低于空白对照组和细胞对照组，经统计学分析，差异有统计学意义（$P<0.05$）；地五养肝胶囊组（0.72 ± 0.04）和索拉非尼组（0.62 ± 0.07）E-cadherin 的表达明显高于模型组（0.35 ± 0.03），差异具有统计学意义（$P<0.05$）；地五养肝胶囊组（0.72 ± 0.04）和索拉非尼组（0.62 ± 0.07）比较，差异无统计学意义（$P>0.05$）；空白对照组（1.16 ± 0.10）和细胞对照组（1.22 ± 0.09）比较，差异无统计学意义（$P>0.05$）。

模型组波形蛋白的表达（1.52 ± 0.06）明显高于空白对照组和细胞对照组，经统计学分析，差异有统计学意义（$P<0.05$）；地五养肝胶囊组（0.93 ± 0.08）和索拉非尼组（1.08 ± 0.11）波形蛋白的表达明显低于模型组（1.52 ± 0.06），差异具有统计学意义（$P<0.05$）；地五养肝胶囊组（0.93 ± 0.08）和索拉非尼组（1.08 ± 0.11）比较，差异有统计学意义（$P<0.05$）；空白对照组（0.36 ± 0.03）和细胞对照组（0.33 ± 0.01）比较，差异无统计学意义（$P>0.05$）。

模型组中对 EMT 起重要调节作用的 $TGF-\beta_1$ 的表达（1.76 ± 0.10）明显高于空白对照组和细胞对照组，经统计学分析，差异有统计学意义（$P<0.05$）；地五养肝胶囊组（0.93 ± 0.05）和索拉非尼组（0.93 ± 0.03）$TGF-\beta_1$ 的表达明显低于模型组（1.76 ± 0.10），差异具有统计学意义（$P<0.05$）；细胞对照组（0.30 ± 0.03）和空白对照组（0.43 ± 0.04）比较，差异有统计学意义（$P<0.05$）；地五养肝胶囊组（0.93 ± 0.05）和索拉非尼组（0.93 ± 0.03）相比，差异无统计学意义（$P>0.05$）。

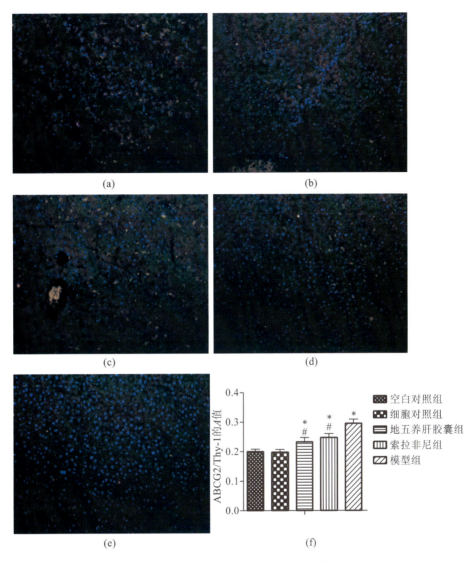

图 4-51 免疫荧光染色检测 ABCG2/Thy-1 的表达（200×）

注：(a)模型组；(b)索拉非尼组；(c)地五养肝胶囊组；(d)细胞对照组；(e)空白对照组；(f)五组对比示意图；与空白对照组和细胞对照组比较，* $P<0.05$；与模型组比较，# $P<0.05$。

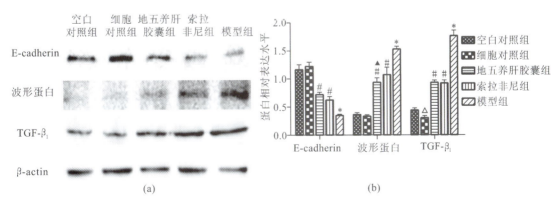

图 4-52 地五养肝胶囊对 EMT 相关指标的影响（Western Blot）

注：与空白对照组和细胞对照组比较，* $P<0.05$；与模型组比较，# $P<0.05$；与索拉非尼组比较，▲$P<0.05$；与空白对照组比较，△$P<0.05$。

RT-PCR结果显示(图4-53):模型组的上皮细胞标志物E-cadherin mRNA表达明显低于空白对照组和细胞对照组,经统计学分析,差异有统计学意义($P<0.05$);地五养肝胶囊组和索拉非尼组E-cadherin mRNA的表达明显高于模型组,差异有统计学意义($P<0.05$);地五养肝胶囊组和索拉非尼组E-cadherin mRNA表达明显低于两个对照组,差异有统计学意义($P<0.05$);而模型组波形蛋白mRNA表达明显高于空白对照组和细胞对照组,差异有统计学意义($P<0.05$);地五养肝胶囊组和索拉非尼组波形蛋白mRNA的表达明显低于模型组,差异有统计学意义($P<0.05$);地五养肝胶囊组和索拉非尼组波形蛋白mRNA表达明显高于两个对照组,差异有统计学意义($P<0.05$);地五养肝胶囊组和索拉非尼组比较,E-cadherin和波形蛋白mRNA的表达差异无统计学意义($P>0.05$);空白对照组和细胞对照组比较,差异无统计学意义($P>0.05$)。

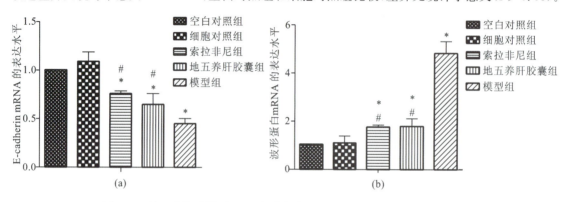

图4-53 地五养肝胶囊对EMT相关标志物mRNA表达的影响(RT-PCR)

注:与空白对照组和细胞对照组比较,*$P<0.05$;与模型组比较,#$P<0.05$。

8. 地五养肝胶囊对Ras/Raf/Mek/Erk信号通路相关指标的影响

Western Blot结果显示(图4-54):模型组Raf-1蛋白的表达(0.91 ± 0.05)明显高于空白对照组和细胞对照组,经统计学分析,差异有统计学意义($P<0.05$);地五养肝胶囊组和索拉非尼组Raf-1蛋白表达明显低于模型组,差异具有统计学意义($P<0.05$);地五养肝胶囊组Raf-1蛋白的表达(0.79 ± 0.02)与索拉非尼组(0.77 ± 0.05)比较,差异无统计学意义($P>0.05$);空白对照组(0.40 ± 0.05)和细胞对照组(0.36 ± 0.04)比较,差异无统计学意义($P>0.05$)。

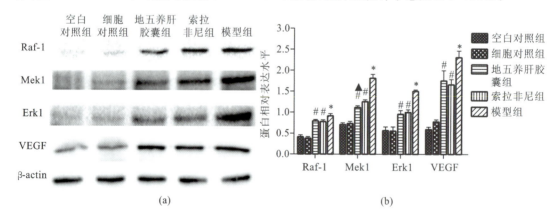

图4-54 地五养肝胶囊对Ras/Raf/Mek/Erk信号通路相关蛋白表达的影响

注:与空白对照组和细胞对照组比较,*$P<0.05$;与模型组比较,#$P<0.05$;与索拉非尼组比较,▲$P<0.05$。

模型组Mek1蛋白的表达(1.81 ± 0.10)明显高于空白对照组和细胞对照组,经统计学分析,差异有统计学意义($P<0.05$);地五养肝胶囊组和索拉非尼组Mek1蛋白表达明显低于模型组,差异具有统计学意义($P<0.05$);地五养肝胶囊组Mek1蛋白的表达(1.10 ± 0.05)低于索拉非尼组(1.25 ± 0.05),差异有统计学意义($P<0.05$);空白对照组(0.70 ± 0.03)和细胞对

照组(0.72±0.06)比较,差异无统计学意义($P>0.05$)。

模型组 Erk1 蛋白的表达(1.49±0.04)明显高于空白对照组和细胞对照组,经统计学分析,差异有统计学意义($P<0.05$);地五养肝胶囊组和索拉非尼组 Erk1 蛋白的表达明显低于模型组,差异有统计学意义($P<0.05$);地五养肝胶囊组 Erk1 蛋白的表达(0.95±0.09)与索拉非尼组(0.98±0.08)比较,差异无统计学意义($P>0.05$);空白对照组(0.55±0.11)与细胞对照组(0.53±0.12)比较,差异无统计学意义($P>0.05$)。

模型组 VEGF 的表达(2.31±0.15)明显高于空白对照组和细胞对照组,经统计学分析,差异有统计学意义($P<0.05$);地五养肝胶囊组和索拉非尼组 VEGF 蛋白的表达明显低于模型组(2.31±0.15),差异有统计学意义($P<0.05$);地五养肝胶囊组 VEGF 蛋白的表达(1.76±0.24)与索拉非尼组(1.66±0.13)比较,差异无统计学意义($P>0.05$);空白对照组(0.59±0.05)和细胞对照组(0.77±0.07)比较,差异无统计学意义($P>0.05$)。

RT-PCR 结果(图 4-55)显示:模型组 Raf-1、Mek1、Erk1 mRNA 的表达明显高于空白对照组和细胞对照组,经统计学分析,差异有统计学意义($P<0.05$);与模型组比较,地五养肝胶囊组中 Raf-1、Mek1、Erk1 mRNA 的表达均降低,差异有统计学意义($P<0.05$);索拉非尼组 Raf-1、Mek1、Erk1 mRNA 表达亦低于模型组,差异有统计学意义($P<0.05$);地五养肝胶囊组与索拉非尼组比较,差异无统计学意义($P>0.05$);空白对照组和细胞对照组比较,差异无统计学意义($P>0.05$)。

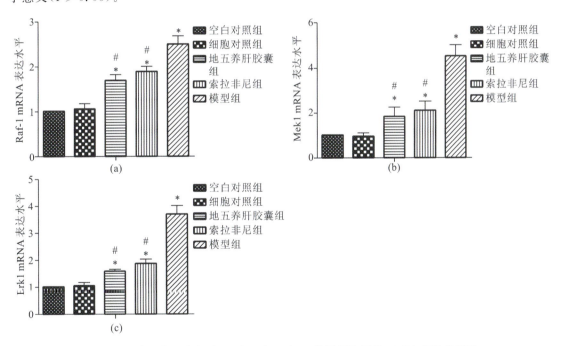

图 4-55 地五养肝胶囊对 Ras/Raf/Mek/Erk 信号通路相关 mRNA 表达的影响

注:与空白对照组和细胞对照组比较,* $P<0.05$;与模型组比较,# $P<0.05$。

9. 地五养肝胶囊对 JAK/STAT 信号通路相关指标的影响

Western Blot 检测 JAK2、STAT-3、STAT-5 的表达,结果显示(图 4-56):模型组 JAK2 的表达(1.40±0.04)明显高于空白对照组和细胞对照组,经统计学分析,差异有统计学意义($P<0.05$)。地五养肝胶囊组和索拉非尼组 JAK2 的表达显著下调,与模型组比较,差异有统计学意义($P<0.05$);地五养肝胶囊组(1.01±0.05)JAK2 蛋白的表达与索拉非尼组(1.12±0.09)比较,差异有统计学意义($P<0.05$);空白对照组(0.47±0.03)和细胞对照组(0.49±0.04)比较,差异无统计学意义($P>0.05$)。

模型组 STAT-3 的表达(1.27±0.09)明显高于空白对照组和细胞对照组,经统计学分析,

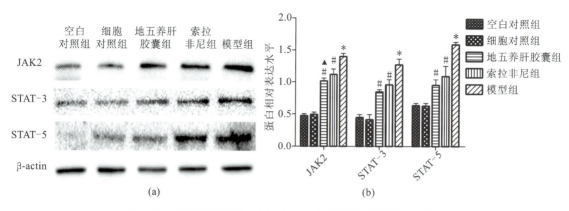

图 4-56　地五养肝胶囊对 JAK/STAT 信号通路相关指标的影响

注：与空白对照组和细胞对照组比较，* $P<0.05$；与模型组比较，# $P<0.05$；与索拉非尼组比较，▲ $P<0.05$。

差异有统计学意义（$P<0.05$）；地五养肝胶囊组和索拉非尼组 STAT-3 的表达显著下调，与模型组比较，差异有统计学意义（$P<0.05$）；地五养肝胶囊组 STAT-3 的表达（0.85 ± 0.03）与索拉非尼组（0.96 ± 0.08）比较，差异无统计学意义（$P>0.05$）；空白对照组（0.44 ± 0.06）和细胞对照组（0.40 ± 0.09）比较，差异无统计学意义（$P>0.05$）。

模型组 STAT-5 的表达（1.58 ± 0.04）明显高于空白对照组和细胞对照组，经统计学分析，差异有统计学意义（$P<0.05$）；地五养肝胶囊组和索拉非尼组 STAT-5 的表达显著下调，与模型组比较，差异有统计学意义（$P<0.05$）；地五养肝胶囊组 STAT-5 的表达（0.95 ± 0.09）与索拉非尼组（1.10 ± 0.15）比较，差异无统计学意义（$P>0.05$）；空白对照组（0.63 ± 0.04）和细胞对照组（0.62 ± 0.05）比较，差异无统计学意义（$P>0.05$）。

RT-PCR 结果（图 4-57）显示：模型组、地五养肝胶囊组和索拉非尼组 JAK2、STAT-3 的 mRNA 表达明显高于空白对照组和细胞对照组，差异有统计学意义（$P<0.05$）；地五养肝胶囊组 JAK2、STAT-3 的表达显著下调，与模型组比较，差异有统计学意义（$P<0.05$）；索拉非尼组 JAK2、STAT-3 mRNA 表达亦低于模型组，差异有统计学意义（$P<0.05$）；地五养肝胶囊组 JAK2 mRNA 表达低于索拉非尼组，差异有统计学意义（$P<0.05$）；空白对照组和细胞对照组比较，差异无统计学意义（$P>0.05$）。

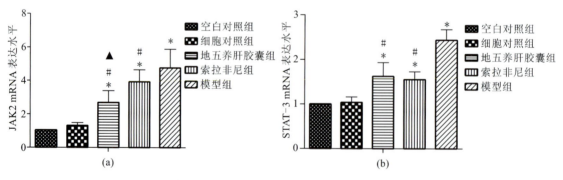

图 4-57　地五养肝胶囊对 JAK/STAT 信号通路相关 mRNA 表达的影响

注：与空白对照组和细胞对照组比较，* $P<0.05$；与模型组比较，# $P<0.05$；与索拉非尼组比较，▲ $P<0.05$。

（三）结果分析

原发性肝癌是我国位居第二的癌症"杀手"，临床上早期无明显特征性表现，一旦出现特异性症状，常为中晚期，若没有得到有效治疗，生存期大多为 6 个月左右。一般放化疗治疗肝癌的疗效欠佳，且毒副反应强烈，临床应用受到限制。目前多采用早期手术、靶向药物治疗、不同形式介入和中西医结合综合治疗。中医药作为综合治疗的一部分，在减少医药毒副反应、减轻患者临床症状、延缓病情进展、提高生活质量、延长生存期等方面有一定作用。临床中医药治疗肝癌的手段与方法主要是辨证论治形成的汤剂、现代工艺制成的口服制剂和中药注射剂的应用（包括中药介入治疗）。本实验研究采用 Solt-Farber 二步法肝癌大鼠模型，以索拉非尼为阳性对照，观察了地五养肝胶囊防治肝癌发生发展的作用及其机制。其研究结果发现，地五养肝胶囊防治 Solt-Farber 二步法肝癌大鼠模型肝癌发生发展的作用与索拉非尼相当，从而进一步揭示了地五养肝胶囊通过改善肝再生微环境防治肝癌发生发展的相关信号通路的分子机制。

1. 中医药防治肝癌的研究进展

目前中医学认为，肝癌多属本虚标实之证，其本虚主要以肝、脾、肾三脏亏虚为主，标实以气滞、血瘀、痰浊、水湿、癌毒为主。中医学认为人是一个有机的统一整体。在结构上，各个脏腑形体官窍密不可分，保持了整个人体结构上的完整性。在生理病理过程中，各脏腑组织相互协调、相互影响，一脏有病日久往往延及其他脏腑。肝藏血，调节人体全身之气机。人体各个脏腑结构功能的正常主要依赖于气血的濡养，而脾胃又为"后天之本，气血生化之源"，脾胃运化功能正常，则气血生化有源。肾为"先天之本"，主藏精，《素问》提出"肾生骨、髓，髓生肝"。《难经》提出：见肝之病，则知肝当传之于脾。肝病传脾，脾当传肾，即肝、脾、肾三脏在生理病理上密切相关。综上所述，中医对肝癌的辨证不仅仅是辨肝一脏之病，而应当在分清脾、肝、肾之所属的基础上，结合标实来辨气滞、血瘀、水湿、癌毒等证。

本病早期以祛邪调理为主，可采用疏肝解郁、理气和营、清热利湿之法；中期当攻补兼施、扶正祛邪，可用健脾益气、活血化瘀、攻毒消积、软坚散结、消癥破积之法；晚期治疗当以扶正缓治为主，留存生机，可用滋补肝肾、健脾护胃、平肝熄风、清热化痰开窍之法。在整个治疗过程中，都应重视脾胃之气的顾护和肝肾精气的保养。由于患者所处环境不同、体质差异，病情千变万化，难以固守一方一药，临床采用辨证论治进行个体化"精准治疗"是中医药治疗的基本策略。"以毒攻毒"一直是中医药治疗肝癌的重要策略，产生了一些有效的药物和方法，常用的有砒霜、斑蝥、山慈菇、蕲蛇、金钱白花蛇、守宫、马钱子等相关制剂。复方斑蝥胶囊由斑蝥、莪术、三棱、熊胆粉、人参、黄芪、半枝莲、女贞子、甘草等组成，能破血散结、攻毒蚀疮，临床常用于原发性肝癌气虚血瘀的患者。金龙胶囊由鲜蕲蛇、鲜金钱白花蛇、鲜守宫等组成，能破瘀散结、解郁通络，临床常用于原发性肝癌气滞血瘀的患者。肝复乐胶囊由柴胡、木通、茵陈、半枝莲、香附、党参、白术、黄芪、土鳖虫、桃仁、败酱草、郁金、牡蛎等组成，能疏肝健脾、化瘀软坚、清热解毒，适用于原发性肝癌肝郁脾虚的患者。慈丹胶囊主要由莪术、山慈菇、鸦胆子、马钱子粉、蜂房等组成，能益气养血、化瘀解毒、消肿散结，适用于原发性肝癌瘀毒内蕴的患者。艾迪注射液由斑蝥、人参、黄芪、刺五加等组成，能清热解毒、消瘀散结，适用于原发性肝癌热毒蕴结的患者，临床上常用于联合介入治疗或配合放、化疗。中药砒霜的主要成分是三氧化二砷，本身毒性很大，用于治疗白血病曾获得成功。中药砒霜治疗肝癌早有临床运用，近些年来，三氧化二砷治疗原发性肝癌的临床与实验研究进展很快。实验研究表明，它不仅可通过诱导血管内皮细胞凋亡而使肿瘤血管闭塞供血不足，尚可抑制癌细胞增殖、诱导肿瘤细胞凋亡等而起到抗癌作用。在治疗原发性肝癌时可经静脉小剂量缓慢滴注或局部瘤体内注射等。中药斑蝥具有攻毒蚀疮、逐瘀散结的功效，其中的斑蝥素常用于癌症的治疗。去甲斑蝥素为斑蝥素的衍生物，具有抑制肝癌细胞生长、诱导肝癌细胞凋亡等作用，临床上可用它制成合剂进行瘤体内注射或静脉滴注。从中药莪术中提取出的莪术油内含莪术醇、β-榄香烯、莪术二酮等多种抗癌活性成分，其不仅能通过诱导肿瘤细胞凋亡而抑制其增殖，而且能直接杀伤癌细胞、调整机体免疫功能和护肝，故临床上常运用莪术油制剂进行肝动脉灌注治疗。青蒿素为中药青蒿的提取物，具有抗疟、解热、镇痛、抗病原体、抗肿瘤的作用，除治疗疟疾获得巨大成功外，近些年发现其中的青蒿琥酯能明显抑制肝癌细胞的生长，故临床上常用青蒿琥酯制剂进行肝脏肿瘤体内注射或肝动脉灌注治疗。

中医药有关肝癌的研究，主要着眼于影响肝癌细胞的增殖与分化，诱导其凋亡。王昌俊等研究发现健脾化瘀中药复方(由莪术、白术、苦参、白花蛇舌草等组成)具有抑制肝癌 BEL-7402 细胞增殖的作用,且呈剂量依赖性。姜子瑜等研究发现复方苦参注射液对抑制肝癌细胞增殖效果显著。叶丽红等研究发现抗癌扶正方具有良好的抑制肝癌细胞 SMMC-7721 生长的作用,可通过下调凋亡抑制基因突变型 p53 的表达,促进细胞凋亡。另有研究证实,中药苦参提取物苦参碱能调节 Bcl-2 和 Bax 蛋白的表达,促进肝癌细胞凋亡。曾小莉等发现 400 μg/mL 人参总皂苷(TSPG)可使反映肝细胞分化的碱性磷酸酶(ALP)活性明显增高,并使肝癌标志蛋白 AFP 合成明显下降,说明 TSPG 具有使 HepG2 细胞向正常细胞方面诱导分化的作用。王炎等研究发现丹参酮ⅡA能诱导人肝癌细胞株 SMMC-7721 凋亡,阻滞肝癌细胞于 G_0/G_1 期。通过 p38 MAPK 信号通路上调 Fas、caspase 3 mRNA 的表达可能是其诱导肝癌细胞凋亡的重要机制。

此外,抑制肿瘤血管形成和提高免疫功能也是中医药重要的抗肝癌策略。孙中杰等发现白藜芦醇可以抑制肿瘤组织中的新生血管的形成,降低肿瘤组织微血管密度,遏制肿瘤生长。吴英德等研究发现肝癌患者服含硒复方金蒲片(由金不换、蒲葵子、富硒螺旋藻、丹参、柴胡、绞股蓝等组成)后免疫指标 IgG、IgA、IgM 及 $CD3^+$、$CD4^+$、$n(CD4^+)/n(CD8^+)$ 值均有提高,治疗前后比较,差异均有显著意义,说明复方金蒲片的抗肝癌作用与增强免疫功能有重要关系。

2. 防治肝癌的新策略

近些年来,肝癌的组织微环境理论极大地推进了中医药整体和辨证论治优势的发扬光大,一些看似"平淡无奇"的中药有时能产生"意想不到"的临床疗效。其中肝再生微环境影响肝癌的发生发展是近些年来的新认识,改善肝再生微环境是肝癌防治的新策略。

笔者认为肝癌的发生发展实质上是肝再生失控的严重结局之一,肝癌的病程进展必然处于异常肝再生的微环境之中。恶化的肝再生微环境是肝癌发生发展及转移的必要条件,影响肝癌的肝再生微环境是防治肝癌的新策略。研究多成分、多靶点、多层次、多途径、多时限地改善肝再生微环境而延缓、阻止其或逆转肝癌的发生发展和转移的手段与方法是防治肝癌的有效途径。体现"补肾生髓成肝"的地五养肝胶囊具有调控正常肝再生修复与异常肝再生紊乱的动态失衡,进而起到改善肝再生微环境防治肝癌的作用。因此,采用中医药改善肝再生微环境是防治肝癌的新策略。通过系统生物学研究,发现多个"补肾生髓成肝"调控肝再生相关的信号通路机制。其中影响肝再生的信号通路主要包括 Wnt、MAPK、TGF-β、JAK/STAT、细胞凋亡、TLR 等。这些受"补肾生髓成肝"调控的信号通路与肝癌发生发展的肝再生微环境密切相关,提示改善肝再生微环境是其防治肝癌的重要机制之一。补肾生髓成肝治疗法则指导的系列方药可改善肝再生微环境防治肝癌的发生发展,已具有较高级别的循证医学证据;通过下丘脑-垂体-肝轴、神经-内分泌-免疫-肝再生调控网络、骨髓干细胞转化为肝脏细胞等途径改善肝再生微环境可能是中医药防治肝癌新的疗效机制。

3. 骨髓干细胞参与肝再生修复是"髓生肝"的生物学基础

"肾生骨、髓,髓生肝",这句话见于《素问》,但因长期以来被经典的胚胎发育学的理论所限,很少有学者研究其科学内涵。该理论认为在发育过程中一种胚层的细胞不能转化为另一种胚层的细胞,因此,源于中胚层的骨髓细胞不会产生源于内胚层的肝细胞。受此观点限制,长久以来缺乏对于"肾藏精、精生髓成肝"的研究。近些年来,陆续有学者通过重新认识经典胚胎发育学的某些固有认知,获得了一些具有创新性和广阔应用前景的成果。随着对骨髓干细胞不断研究,"髓生肝"的科学内涵逐渐显现出来。"髓生肝"(骨髓干细胞转化为肝干细胞)包括"髓"(骨髓干细胞)直接转化生成肝(直接转化为肝干细胞),以及通过调控从而转化生成肝(间接转化为肝干细胞)这两层含义。

随着进一步的研究,不断有证据表明已改变和突破了源于中胚层的骨髓细胞不会产生源于内胚层的肝细胞的这一保守的观点。首先肝脏-骨髓相关性已被证实,在胚胎发育学上,骨髓干细胞和肝细胞具有共同经历的阶段。胚胎时期,造血干细胞进入胎肝,使胎肝成为造血的主要部位和 B 细胞成熟的诱导环境，随后造血干细胞迁移至骨髓，为成体造血的主要来源，而成体肝脏内仍存在部分造血干细胞，并有造血潜能。其次，HOC 具有分化潜能，其与造血干细胞表型相似，两者都表达 Thy-1、CD34、c-Kit mRNA，HOC 也被证明能表达以前认为仅表达于造血干细胞的 flt-3 受体，从而可推断骨髓和肝脏之间可能存在某种关系，两者分别处于分化谱的两端。近年来骨髓干细胞的研究已经证明骨髓细胞和肝细胞两者之间不仅具有相关性，BMSCs 可横向分化为肝细胞，而且这种转化即使在没有产生严重肝损伤时也可发生，在生理状态下，BMSCs 向肝细胞的低水平移动这种现象始终存在。临床实践中通过特异性 Y 染色体 DNA 探针检测接受男性骨髓移植的女性患者肝组织和接受女性供肝的男性肝移植患者的肝组织，发现了 Y 染色体阳性上皮细胞，根据其定位和 CK8 阳性表达，说明它是骨髓起源的肝细胞，从而证实人体生理病理条件下同样可以发生 BMSCs 转化肝细胞这一过程。这些研究成果不但突破了经典胚胎发育学的某些固有认知，而且揭示了"髓生肝"科学内涵，即"髓生肝"理论包含了"髓"生成肝的直接及间接转化关系。

为探讨 BMSCs 在体外是否转化为肝细胞及相关机制，笔者及其团队曾研究通过肝脏细胞条件培养基诱导大鼠 BMSCs 分化为肝细胞。从大鼠骨髓中分离纯化间质细胞。诱导前 24 h，在培养液中加入 1 g/L 碱性成纤维生长因子以促进细胞分裂，再以肝脏细胞条件培养基进行诱导，分别于诱导培养第 0、7、14、21、28 天时留取细胞，观察细胞形态的变化，并采用免疫细胞化学方法检测肝系细胞特异性标志物（AFP、ALB、CK18）的表达情况，用 PAS 法进行糖原染色试验以验证诱导分化的结果。观察到诱导后第 3 天 BMSCs 开始呈现出肝细胞样细胞形态，第 10 天左右与肝细胞体外贴壁形态几乎一样。诱导后细胞逐渐出现肝细胞特异性标志物，而且随着诱导时间的延长逐渐成熟。AFP 在第 7、14 天时表达较高，而第 21 天、28 天时的表达却显著减少；ALB、CK18 和糖原随着诱导时间的延长，表达亦渐渐增多。这些结果表明，BMSCs 在适合其转化为肝细胞的环境中（肝脏细胞条件培养基）能诱导分化为肝细胞，为"髓生肝"提供了体外的实验依据。

4. 骨髓干细胞参与肝癌发生发展是"髓失生肝"的生物学基础

近些年来，肿瘤干细胞学说成为研究癌症发生发展机制的热点。该学说最先由 Hamburger 和 Salmon 提出，该学说认为，肿瘤的发生发展是由一小群具有自我更新及分化潜能的细胞所导致的，这群细胞在肿瘤启动和防治中起关键作用，这一小群细胞即称为肿瘤干细胞（CSCs），它们具有干细胞的特性。随着深入研究，CSCs 被发现存在于更多的肿瘤中，其他实体瘤中也有肿瘤干细胞，据此 Reya 等提出了系统的 CSCs 学说。

基于 CSCs 学说，有学者随即提出了肝癌发生的干细胞起源学说。目前关于肝癌干细胞的来源有两种观点：①肝癌干细胞起源于成熟肝细胞的去分化；②起源于肝干细胞的成熟受阻。根据 CSCs 学说，肝癌干细胞可能来自肝干细胞的突变。近年来，人们逐渐认识到肿瘤属于一种干细胞病。肿瘤发生的关键可能与干细胞突变为 CSCs 相关。而肝癌干细胞则很可能源于肝干细胞突变。同时，相继有实验显示肝癌干细胞起源于肝干细胞。Oliva 等通过免疫组化和 RNA-FISH 技术发现肝癌组织中有肝干细胞的存在。并且肝癌细胞与肝干细胞表达共同的表面标志物，也提示肝癌的起源。还有研究表示肝癌组织中的 EpCAM（+）细胞有促进肝癌发生、生长的作用，亦证明肝癌的发生与肝干细胞有关。而肝干细胞的来源有两种，一是肝内来源的少数干细胞，它们一般情况下处于休眠状态，二是肝外来源的干细胞，如骨髓等。

骨髓干细胞是存在于骨髓中的多能干细胞，包括间充质干细胞（mesenchymal stem cell，MSC）和造血干细胞（hemopoietic stem cell，HSC）两类。间充质来源的 ASC 称为间充质干细胞，其概念最初是由 Friedenstein 和同事于 20 世纪 70 年代提出的，Friedenstein 和同事在培养骨髓细胞时发现一种与成纤维细胞形态相似，贴壁生长的梭形细胞，有集落形成能力，在体内和体外均可分化为成骨细胞、成软骨细胞与基质细胞。目前证实 MSC 存在于机体的多种组织中，包括脐带、脐带血、骨髓、脂肪、外周血、骨骼肌等。BMSCs是指来源于骨髓的间充质干细胞,是间充质干细胞所有种类中来源最丰富和应用最广泛的一种细胞。体外大量研究证实了BMSCs有着高度的自我更新能力和较强的多胚层分化潜能,在特定因素诱导下可以分化为骨细胞、软骨细胞、骨骼肌细胞、脂肪细胞、内皮细胞、心肌细胞、星形胶质细胞、神经细胞和肝细胞。骨髓造血干细胞亦被证实具有多向分化潜能。

近年来的报道发现,骨髓干细胞与肿瘤的发生发展密切相关,甚至骨髓干细胞可向肿瘤细胞的方向进行转化。Houghton等在研究幽门螺旋杆菌和胃癌关系时发现,小鼠体内由幽门螺旋杆菌引起的炎症可以使骨髓中的干细胞迁移至胃,并且形成胃癌。Lucy等研究发现肝癌组织中干细胞表达骨髓相关抗原CD33比正常肝组织中干细胞CD33的表达高出近6倍。唐甜的研究结果显示BMSCs可促进HepG2肝癌细胞的增殖及空间克隆形成能力,其促进肝癌细胞体外增殖可能与cyclin D1表达上调有关。Cerec等研究发现肝脏干细胞具有极强的可塑性,在其转化并增殖为肝细胞的同时具有转化成肿瘤细胞的潜能。Chiba等研究发现肝脏干细胞的自我更新失调可能是肝癌发生的早期改变。另外,还有研究发现BMSCs已被证明可促进肝癌细胞MHCC97-H在体外和体内的增殖。这些研究说明骨髓干细胞在肝癌的发生发展中具有重要的作用。

骨髓干细胞可能通过转化为肝干细胞、HOC,或直接转化为肝癌干细胞,从而参与肝癌的发生、发展。BMSCs是肝干细胞的肝外来源之一,肝干细胞的的突变是肝癌形成的途径之一。肝细胞的再生能力可以通过肝上皮兼性祖细胞(肝干细胞/祖细胞)被取代,在啮齿动物中,被称为HOC,当肝脏发生严重的慢性损伤和正常肝细胞不足时可恢复器官功能。有研究表明,OVC可能来源于BMSCs,Petersen等认为OVC可能来源于骨髓或和其关系密切,并证实了他们的观点,即OVC确实有骨髓源性;Grompe和Oh等亦认同OVC来源于骨髓的观点。

以上这些研究均表明骨髓干细胞和肝癌发生之间有密切的联系。各种报告表明BMSCs可能涉及体内的癌症启动,并且MSC在体外可自发地转变成恶性细胞。

"髓失生肝"是笔者在继承中医"生机学说"的基础上,创新"肝主生发"肝藏象理论提出的新的病因病机认识,有利于提高中医药防治肝病的能力和临床疗效。中医学"生机学说"认为,维持人体健康和促进疾病康复必须依赖人体"生机"。"生机"主要包括人体自身存在的发生发育和再生修复机制,对于维持人体的健康和促进疾病康复最为关键。维护"生机"是中医药学防治疾病的根本理念,即中医药学承认、尊重、基于和利用人体的"生机"而防治疾病。新的中医学理论认为"肝主生发"是"生机学说"的继承与创新,其内容是"生机学说"的重要体现和诠释。肝藏是以肝脏为中心联系相关结构和功能的网络系统(主体在肝脏而不限于肝脏)。"肝主生发"是指肝藏具有独特的发生发育和再生修复能力,其发生发育和再生修复能力在直接或间接受全身脏腑组织调控的同时,又直接或间接影响全身脏腑组织的发生发育和再生修复。肝再生在所有脏器组织再生中最为奇特、惊人、复杂和精细,是"肝主生发"功能的重要生物学基础。在肝脏疾病发生发展中,肝再生是重要而关键的病理生理学基础,维持正常的肝再生是修复肝损伤的必然机制,肝再生失调与肝衰竭、肝硬化和肝癌的发生、发展密不可分。

在急慢性肝病的发生发展过程中,肝再生与肝损伤在体内外多种因素的作用下保持动态平衡,是维持肝功能正常和影响预后的关键机制。遗憾的是,在病理状态下,这种再生反应常常被干扰,或者难以发生,或者以一种无序的或不完全的方式再生。肝再生异常是肝癌发生发展的启动因素和促进因素。其中,肝再生异常过程"骨髓失调"机制是肝癌发生发展的重要病因病机。笔者根据"肝主生发"相关理论研究防治肝癌的策略,认识到肝癌发生发展过程中具有"髓生肝与髓失生肝之间失衡"的病理生理机制。"髓生肝"是肝再生修复(肝主生发)的生理机制,骨髓干细胞转化肝细胞是其重要生物学基础之一。"髓失生肝"是肝再生异常(肝失生发)的病理机制,骨髓干细胞转化为肝癌干细胞是其重要生物学基础之一。慢性肝病病程进展中,当"髓

"失生肝""肝失生发"的肝再生微环境机制占主导地位时,则促进肝癌发生发展,病情趋向恶化。当"髓生肝""肝主生发"的肝再生微环境机制占主导地位时,则延缓肝癌发生发展,病情趋向好转。

笔者前期在采用 MSG-大鼠-肝再生模型研究"脑髓失调""骨髓失调"和"精髓失调"等"髓失生肝"的病因病机的基础上,进一步采用交叉性别骨髓移植模型和基因芯片技术,通过观察实验小鼠肝组织基因表达谱的变化,研究"髓生肝与髓失生肝"失衡机制。结果发现,实验小鼠"髓生肝与髓失生肝"失衡过程可以分为骨髓细胞迁移至肝脏和骨髓细胞在肝脏分化为肝细胞或 HOC 两个阶段。笔者初步发现其"髓生肝与髓失生肝"失衡机制的肝组织基因表达谱变化规律和涉及 MAPK、Wnt 等多条与肝再生异常、肝癌发生发展密切相关的基因信号通路。笔者采用肝衰竭或慢性重度肝炎患者的血清亦可诱导人骨髓干细胞转化为肝细胞,但高黄疸的血清妨碍这一转化过程和使培养细胞异质化,提示微环境恶化是"骨髓失调"导致肝再生异常的关键因素。

5. 地五养肝胶囊预防肝癌的发生发展及其药物组成的药理研究

本实验采用记分法半定量分析各组大鼠肝癌病理程度,结果显示:模型组的平均积分(10.90 ± 2.71)明显高于空白对照组(0.00 ± 0.00),经统计学分析,差异有统计学意义$(P<0.05)$;地五养肝胶囊组的平均积分(8.00 ± 2.43)低于模型组(10.90 ± 2.71),差异有统计学意义$(P<0.05)$;索拉非尼组的平均积分(8.20 ± 3.11)亦低于模型组(10.90 ± 2.71),差异有统计学意义$(P<0.05)$。该结果表明模型组大鼠肝癌病理程度平均高于其他组,地五养肝胶囊组和索拉非尼组的大鼠肝癌病理程度平均低于模型组,其肝癌发展进程较模型组减缓,该结果在一定程度上说明地五养肝胶囊具有延缓肝癌发展进程,减轻病变程度的作用。

定量测定肿瘤 DNA 含量,能直接反映肿瘤的生长增殖活性,可为了解肿瘤的生物学特性提供有价值的信息。Feulgen 等于 1924 年建立了 DNA-Feulgen 染色法,该法是 DNA 定量测定的主要染色方法之一。在本实验中,采取 Feulgen 染色法检测肝细胞核 DNA 含量以评估细胞的增殖水平和恶性程度。在癌细胞中,其增殖水平与细胞核 DNA 含量成正比,DNA 含量越高则细胞增殖越多。DNA 含量高亦表明其生物遗传物质丰富,恶性程度高。结果显示:模型组 IA 值(14297.24 ± 620.84)与空白对照组(2901.33 ± 84.64)比较,明显升高,经统计学分析,差异有统计学意义$(P<0.05)$;地五养肝胶囊组 IA 值(8554.73 ± 135.86)低于模型组(14297.24 ± 620.84),差异有统计学意义$(P<0.05)$;地五养肝胶囊组 IA 值(8554.73 ± 135.86)低于索拉非尼组(8965.99 ± 338.65),差异有统计学意义$(P<0.05)$。该结果表明大鼠肝癌模型中,肝(癌)细胞核 DNA 含量较高,肝(癌)细胞增殖明显,但地五养肝胶囊组肝(癌)细胞核 DNA 含量低于模型组,则表明在地五养肝胶囊组中肝(癌)细胞增殖程度低于模型组。

增殖细胞核抗原(proliferating cell nuclear antigen,PCNA)是一种相对分子质量为 36000 的蛋白质,在细胞核内合成,并存在于细胞核内,为 DNA 聚合酶 δ 的辅助蛋白质。PCNA 由 Miyachi 等于 1978 年在系统性红斑狼疮患者的血清中首次发现并命名,它只存在于正常增殖细胞及肿瘤细胞内。在细胞核内存在可溶性与不溶性两种 PCNA,其中不溶性 PCNA 较稳定,不易被洗脱和破坏,这种 PCNA 在 $G_0\sim G_1$ 期细胞中无明显表达,而在 G_1 晚期,其表达增加显著,在 S 期达到高峰,在 $G_2\sim M$ 期则明显下降,其含量的变化与 DNA 合成相一致,对细胞增殖启动有重要作用。相关研究发现,PCNA 还参与了许多细胞的重要事件,如细胞 DNA 损伤修复、细胞周期调控、染色体重组以及细胞凋亡等,而肿瘤细胞具有旺盛的增殖活性,因此,PCNA 可作为评价细胞增殖状态的重要指标之一。黄修燕等在动物实验中发现中药复方"松友饮"可能通过下调 IL-1β 和 PCNA 表达从而抑制癌肿生长、转移,说明通过抑制 PCNA 表达可抑制肝癌的发展。

本实验 PCNA 的免疫组化染色结果显示,模型组 IA 值(0.5790 ± 0.0303)明显高于空白对照组(0.2821±0.0138),经统计学分析,差异有统计学意义($P<0.05$);地五养肝胶囊组IA值(0.4397±0.0181)明显低于模型组(0.5790±0.0303),差异有统计学意义($P<0.05$),结果说明地五养肝胶囊能下调PCNA的表达,与Feulgen染色检测DNA结果相一致。反映了模型组的肝癌细胞增殖旺盛,而经地五养肝胶囊干预的地五养肝胶囊组的肝癌细胞增殖程度低于模型组,说明地五养肝胶囊对肝癌细胞增殖起到了一定的抑制作用。

尽管肝癌的发病机制目前并不明确,但主流学者认为慢性肝病患者的慢性炎症导致肝细胞不断损伤与再生是肝癌发生的重要因素。在慢性肝病患者病程进展中,炎症与纤维化,损伤与再生失调的肝再生微环境的恶化是肝癌干细胞产生进而导致肝癌发生发展的必要条件和关键因素。"补肾生髓成肝"的治疗法则正是通过维持或促进"髓生肝"的"肝主生发"生理机制,改善或逆转"髓失生肝"的"肝失生发"(包括促进肝癌发生发展的恶化的肝再生环境)病理机制而防治慢性肝病患者肝癌的发生发展。

地五养肝胶囊由熟地黄、五味子、姜黄、茵陈、甘草等组成,现代药理学研究显示方中熟地黄提取液有抗肿瘤活性,可能与刺激细胞因子TNF-α的分泌有关。熟地黄多糖也被报告有抑制肿瘤生长的作用,可延长荷瘤小鼠存活时间。茵陈能保肝抗肿瘤,促进肝细胞再生修复,抗损伤。研究显示用茵陈煎剂干预肝损伤大鼠,一方面可通过降低MDA含量,抑制山梨醇脱氢酶活性,另一方面能够增加SOD活性,从而减轻肝损伤。杨太成等研究显示6种茵陈成分能抑制人肝癌细胞株BEL-7402,抗肿瘤效果明显。五味子具有抗脂质过氧化、保肝降酶的作用。五味子粗多糖可降低CCl_4肝损伤小鼠中升高的SGPT,并增加肝糖原的含量,证明其对CCl_4导致的肝损伤有抑制作用。黄玲等采用肿瘤(S180)移植的动物模型,研究五味子多糖的抑瘤率及对免疫器官(如脾脏、胸腺等)的影响,结果表明,0.4 mg/g的五味子多糖抑瘤率达48.5%。于赫等研究发现,五味子多糖高、中剂量(0.04 mg/g、0.02 mg/g)对小鼠H22肝癌移植瘤具有抑制作用。姜黄具有抗病毒、抗氧化、抗肝损伤、抗纤维化、抗肿瘤、抑制血管新生等多种药理作用。其中姜黄提取物中得到的倍半萜类化合物,对急性小鼠肝损伤具有良好的保护作用。姜黄主要活性成分姜黄素能明显抑制HSC增殖并诱导HSC凋亡,从而抑制肝纤维化发生发展,具有改善肝再生微环境的作用。甘草的主要有效成分有抗肝损伤及抗病毒作用。甘草黄酮(GF9)能诱导SMMC-7721细胞凋亡,这可能与GF9能够引起凋亡抑制蛋白Survivin的下调有关。甘草总黄酮具有抗增殖和诱导人肝癌细胞株BEL-7404发生凋亡的作用,并可导致细胞周期停滞于G_1/M期,具有潜在的抗肿瘤价值。

6. 地五养肝胶囊改善肝再生微环境防治肝癌发生发展的作用及机制

肝脏是成年人体内唯一的在损伤后具有明显再生能力的重要器官。遗憾的是,这种再生反应常被干扰,或者难于发生,或者以一种无序的或不完全的方式再生。肝再生异常对暴发性肝衰竭、肝硬化及肝癌的病理发生过程起促进作用。一般而言,肝再生的启动是由于肝损伤后肝脏微环境发生改变,增强了对即将死亡的受损细胞的清除和对损伤较轻细胞的修复,以及通过存活细胞的增殖来取代死亡细胞。

肝癌的发生发展实质上是肝再生失控的严重结局之一,肝癌的病程进展必然处于异常肝再生的微环境之中。从再生医学角度来看,任何导致肝脏损伤的因素都会导致组织再生修复的发生,肝脏损伤的结局取决于肝组织再生修复的机制和过程是否正常。慢性肝病的肝再生过程往往受到多种因素的干扰而不能完全再生修复,形成异常肝再生微环境(炎症诱导纤维化、细胞因子紊乱等),这种恶化的肝再生微环境为肝癌的发生发展提供了必要条件。

肝癌发生发展及转移过程中存在"正常肝再生修复与异常肝再生紊乱的动态失衡"的病理生理机制,当其机制趋向于异常肝再生紊乱("髓失生肝")时,则肝再生微环境恶化,肝癌发生风险增加,或肝癌进展加速,或促进肝癌复发和转移。当其机制趋向于正常肝再生修复机制("髓生肝")时,则肝再生微环境改善,肝癌发生风险降低,或肝癌发展和转移进程延缓、阻断,甚至逆转。存在于慢性肝病患者体内的异常肝再生微环境的恶化是启动和促进肝癌发生发展及转移的必要条件和关键因素，维持或促进正常肝再生微环境，避免或改善慢性肝病患者体内异常肝再生的恶化微环境是延缓、阻断、逆转肝癌病程进展的有效途径。调控"正常肝再生修复与异常肝再生紊乱的动态失衡"是通过改善肝再生微环境防治肝癌的重要策略。

地五养肝胶囊抑制肝癌发生发展的作用主要与其改善恶化的肝再生微环境的作用机制相关，而肝再生微环境的改善可能与以下作用机制有关：抑制"髓失生肝"，促进"髓生肝"，调节EMT/MET失衡，调控Ras/Raf/Mek/Erk信号通路及调控JAK/STAT信号通路。

（1）地五养肝胶囊影响肝癌干细胞抑制肝癌的发生发展：骨髓干细胞的分化方向与肝再生微环境密切相关。肝再生微环境是决定干细胞分化方向的必要条件和关键因素。正常的肝再生微环境提供组织再生修复的条件，恶化的肝再生微环境则提供肿瘤干细胞产生和肿瘤发生发展的条件。肝病患者体内的恶化的肝再生微环境是促进肝干细胞向肝癌干细胞转化及肝癌发生发展的关键。多项研究显示正常干细胞被一种机制控制，使其能够增殖或适应干细胞的微环境。肿瘤所处的肝再生微环境是由ECM的改变和各种非转化细胞（如成纤维细胞、肌成纤维细胞和内皮细胞等）所组成的。微环境的组成部分和肿瘤细胞之间的相互作用是双向的。肝再生微环境的组成部分能调节肿瘤细胞中基因的表达，从而引导肿瘤进入到一个或几个可能的分子通路中，其中有一些可能导致肿瘤的形成、发展、转移和耐药。

基于肝癌发生的干细胞起源学说和有关骨髓干细胞与肿瘤的研究，在本实验中，笔者将RFP-BMSCs移植到大鼠肝脏以研究骨髓干细胞参与肝癌发生发展的机制。目前有两种方法已被使用以确定肿瘤干细胞的存在。第一个通过表面标志物鉴定假定的正常干细胞。第二个是使用基于流式细胞仪的侧群技术。Chiba等证实侧群细胞（side population cells，SP）为一种新的干细胞类型，并在多种肝癌细胞系中分离出侧群细胞。在没有明确干细胞标志时，对肝癌中侧群细胞的研究也是发现肝癌干细胞的可行途径。Zhou等在2001年首次证明了ABCG2是侧群细胞表型的分子决定因素之一。Challen等亦证实ABCG2可用于鉴别侧群细胞。此后，其他研究也相继证实了这一点。因此，在本实验中，笔者通过免疫荧光和免疫组化技术检测相关标志物的表达来观察肝癌大鼠模型中是否存在骨髓源性的肝癌干细胞。

三磷酸腺苷结合盒（ATP binding cassette，ABC）转运体家族形成了最大的跨膜蛋白家族。这些蛋白质运用细胞内的ATP推动各种物质的跨膜运输，包括药物、代谢物和其他化合物的运输。迄今为止，约50种人类的ABC转运蛋白已被确定存在于各种哺乳动物细胞中。人ABC转运体家族分为七个亚科（从A到G）。ABC超家族G家族第二个成员ABCG2（ATP-binding cassette super family G member 2）是ABC转运体家族的成员之一。它的底物包括许多在癌症化疗中常用的药物。它广泛表达于一类干细胞亚群——侧群细胞，被认为是干细胞的通用标志。其在干细胞群保守的表达表明在干细胞生物学中有重要作用。此外，ABCG2也是重要的多药耐药转运体之一，虽然ABCG2在干细胞中的确切生理作用尚不清楚，但现有研究显示，ABCG2在促进干细胞增殖和维持干细胞表型上具有重要作用。有越来越多的研究表明，ABCG2与多种肿瘤预后不良相关。ABCG2可能通过主动外排抗癌药物或其他机制影响癌症的治疗结果，还有研究表明，ABCG2可能与肿瘤干细胞有关，因此，ABCG2在细胞鉴定与肿瘤治疗方面有潜在的应用价值。

CD34抗原主要分布在造血细胞膜表面。正常人外周血中CD34$^+$细胞很少，骨髓单个核细胞中有1%～3%表达CD34抗原。随着细胞分化成熟，CD34抗原逐渐减少。CD34细胞不仅是造血干细胞的标记物，还是早期造血祖细胞的标记物。CD34$^+$作为骨髓干细胞的表面标志物已被临床和试验广泛采纳。

Thy-1抗原（CD90）是BMSCs重要的表面标志，具有高度自我更新能力和多项分化潜能。Peterson等用Thy1.1为标志可分离纯化整个骨髓干细胞群，包括造血干细胞和间充质干细胞,因此 Thy-1 抗原亦被认为是大鼠骨髓干细胞的标志物之一。

HOC 也表达造血干细胞标志物,包括 CD34、CD45、Thy-1、c-Kit 等。越来越多的研究证明 HOC 来源于骨髓干细胞,在一定因素作用下骨髓干细胞可转化为 HOC、肝细胞或胆管细胞。HOC 可来源于肝外干细胞,如骨髓。目前大多数研究认为,成体 HOC 正常情况下处于安静状态,只有在一定因素刺激下才激活分化为肝细胞、胆管细胞,甚至肝癌细胞,此过程是一系列因素共同作用的结果,其中包括细胞之间及细胞与基质之间的协调作用,涉及多种细胞因子及信号转导通路。在持续的肝损伤后,释放的某种信号分子,刺激、吸引骨髓干细胞向肝脏移行,到达肝脏后肝损伤局部的微环境可以刺激某些基因的表达,使其朝 HOC 方向分化。Petersen 等建立了一种新的 HOC 增殖的小鼠模型,研究发现这种小鼠 HOC 不仅表达 HOC 特异标志 Sca-1、AFP,也表达造血干细胞抗原如 c-Kit、Flt-3、Thy-1、CD34 等,这说明 HOC 可能来源于骨髓起源的前体细胞。

虽然在本实验中,笔者及其团队尚无直接证据表明肝癌起源于骨髓干细胞(未直接在大鼠体内观察到移植的 RFP-BMSCs),但免疫组化染色结果显示在使用 Solt-Farber 二步法造模的三组中 ABCG2(0.3276 ± 0.0210)、CD34(0.5880 ± 0.0290)、Thy-1(0.5887 ± 0.0361)阳性表达明显高于空白对照组(0.1930 ± 0.0045、0.4077 ± 0.0086、0.4121 ± 0.0134),而免疫荧光结果亦显示 ABCG2/CD34(0.3136 ± 0.0294)、ABCG2/CD45(0.3089 ± 0.0113)、ABCG2/Thy-1(0.2953 ± 0.0146)双阳性表达明显高于空白对照组(0.1954 ± 0.0110、0.1996 ± 0.0104、0.1995 ± 0.0082)。其中,ABCG2 是肝癌干细胞的标志物,通常用来鉴别肝癌干细胞的存在,而 Thy-1、CD34、CD45 是骨髓干细胞标志物,提示这些双阳性表达的肝癌干细胞极有可能来源于骨髓干细胞。以上结果表明骨髓干细胞参与了肝癌的发生发展过程,而这些骨髓干细胞有两种来源,一是源自大鼠本身的骨髓干细胞,二是源自体外移植的骨髓干细胞,这些骨髓干细胞可能通过转化为肝癌干细胞而参与肝癌发生发展。

近年来的研究显示骨髓干细胞参与了肝癌的发生发展,笔者认为"髓失生肝"是"骨髓失调"所导致的肝再生障碍或紊乱的病理机制,肝癌发生发展过程中存在"髓生肝与髓失生肝动态失衡"的病理生理机制。"髓失生肝"是肝再生异常(肝失生发)的病理机制,骨髓干细胞转化为肝癌干细胞是其重要生物学基础之一。"髓生肝"是肝再生修复(肝主生发)的生理机制,骨髓干细胞转化为肝细胞是其重要生物学基础之一。当其机制趋向于骨髓干细胞向肝癌干细胞转化("髓失生肝"占主导地位)时,表现为肝癌干细胞数量增加、恶性化增强,肝干细胞的再生修复机制受到抑制,则促进肝癌发生发展,病情趋向恶化。当其机制趋向于骨髓干细胞向肝干细胞转化("髓生肝"占主导地位)时,表现为肝癌干细胞数量减少、恶性化减弱,肝干细胞数量增加,肝再生修复机制增强,抑制肝癌发生发展,病情趋向好转。在本实验中,采用免疫组化法检测地五养肝胶囊对骨髓干细胞和肝癌干细胞相关标志物 ABCG2、CD34、Thy-1 表达的影响,结果表明模型组 CD34 的表达(0.5880 ± 0.0290)明显高于空白对照组(0.4077 ± 0.0086),经统计学分析,差异有统计学意义($P<0.05$);地五养肝胶囊组(0.4857 ± 0.0312)A 值明显低于模型组(0.5880 ± 0.0290),经统计学分析,差异有统计学意义($P<0.05$)。模型组 Thy-1 的表达(0.5887 ± 0.0361)明显高于空白对照组(0.4121 ± 0.0134),经统计学分析,差异有统计学意义($P<0.05$);地五养肝胶囊组(0.4787 ± 0.0228)A 值明显低于模型组(0.5887 ± 0.0361),差异有统计学意义($P<0.05$)。免疫荧光法检测地五养肝胶囊对骨髓干细胞及肝癌干细胞相关标志物表达的影响的结果显示地五养肝胶囊组中 ABCG2/CD34(0.2188 ± 0.0114)、ABCG2/CD45(0.2377 ± 0.0163)、ABCG2/Thy-1(0.2320 ± 0.0148)的双阳性表达低于模型组(0.3136 ± 0.0294、0.3089 ± 0.0113、0.2953 ± 0.0146),结果说明地五养肝胶囊能下调骨髓干细胞及肝癌干细胞相关标志物的表达,在一定程度上抑制了骨髓干细胞转化肝癌干细胞("髓失生肝"),从而具有防止肝癌发生发展的作用。

前期临床及实验研究表明,地五养肝胶囊及其活性成分有优化微环境的作用。体现"补肾生髓成肝"治疗法则的地五养肝胶囊(肝肾脾协调同治)通过改善肝再生微环境防治肝癌的发生发展。在肝癌发生发展过程中,肝再生的微环境是决定骨髓干细胞分化方向的关键,地五养肝胶囊通过改善肝再生微环境,一方面可调节"髓失生肝",抑制骨髓干细胞向肝癌干细胞的转化,另一方面又能促进"髓生肝",促使骨髓干细胞向肝细胞的方向转化,从而达到抑制肝癌干细胞增殖,诱导其凋亡,促进肝组织的再生修复,延缓或阻止肝癌的发生发展。

(2)地五养肝胶囊调节EMT/MET失衡,抑制肝癌发生发展的作用:EMT是近年来研究肿瘤发生机制的一个热点。多项研究证明EMT是肿瘤细胞侵袭转移的主要因素之一。肝癌发生发展过程中存在"EMT/MET动态失衡"机制,调节EMT/MET失衡是地五养肝胶囊抑制肝癌发生发展的重要机制之一。

EMT在肿瘤的侵袭转移中具有重要的作用。该过程中上皮细胞失去细胞极性、丢失细胞间连接,获得了浸润、游走及迁移能力,变成了具有间质细胞功能及特性的细胞。在肿瘤转移过程中,这种表型的转换允许肿瘤细胞摆脱细胞与细胞间连接,使肿瘤细胞更易于侵袭和转移。

目前已经清楚肿瘤侵袭转移潜力依赖于肿瘤细胞和其内环境因素的相互作用,其中EMT是肿瘤细胞侵袭转移的主要因素之一。EMT和E-cadherin的稳定性有关。E-cadherin在正常组织中的表达稳定,在癌组织中表达不稳定,其表达与肿瘤侵袭转移能力呈负相关,其表达水平下降可降低细胞黏附能力,从而促进肿瘤侵袭与转移。

从再生医学角度来看,任何导致肝脏损伤的因素都会导致组织修复的发生,肝脏损伤的结局取决于肝组织修复的有效性。成功的肝组织修复,即正常的肝再生,不仅需要健康的上皮细胞替代受损的上皮细胞,同时还需要重构肝脏的正常结构和功能。恢复受损肝脏结构和功能的完整性,需要平衡肝脏重建的各种细胞群和组织结构,使之在数量上、空间结构上和时间次序上均保持平衡协调。而异常的肝再生则往往出现再生不足、再生过度和再生紊乱(时序次第错乱、空间分布失衡)三种病理状况。因此,调控肝再生(维持或促进正常的肝再生,避免或逆转异常的肝再生)被视为是防治肝病的新途径。

研究已发现众多调控因子参与EMT的发生。一些细胞外信号可以诱导肿瘤发生EMT,增强肿瘤侵袭转移能力,这些细胞外信号包括多种细胞因子和生长因子及缺血、缺氧等,其中生长因子在诱导肿瘤细胞发生EMT中的作用尤其受到关注,如TGF-β、HGF、FGF、EGF及VEGF等。其作用如下:①转录因子的调节。转录因子作为EMT调控过程中的下游因素,通过抑制E-cadherin的转录水平,下调其表达,导致上皮细胞向间质细胞表型的转变。其中包括Snail、Slug、Twist、ZEB1、Smads及NF-κB等转录因子。②信号通路的调控。新近研究通过构建细胞系模型,发现许多信号通路可以调控EMT,如TGF-β信号途径、磷脂酰肌醇3-激酶(phosphatidylinositol-3-kinase,PI3K)/蛋白激酶B(protein kinase B,PKB又称AKT)信号通路、Ras/丝裂原活化蛋白激酶(mitogen-activated protein kinase,MAPK)信号通路、Wnt/β-catenin信号通路、Notch信号通路及Hedgehog信号通路等。EMT的信号调控是个相当复杂的网络,不但调控信号通路较多,而且不同的信号之间还存在着相互关联。

目前有关EMT的研究认为EMT的发生是由微环境因子作用于细胞受体,诱导细胞通路的改变,最终导致基因表达的改变,而MET是EMT的逆过程,即指间质细胞向上皮细胞转变的过程。越来越多的研究表明EMT/MET的平衡与慢性肝病的转归有着密切的关系。在急性和慢性肝病病程进展中存在EMT/MET平衡或失衡机制,当EMT/MET处于平衡协调,MET占主导地位时,间质细胞向上皮细胞转变,有利于肝再生修复机制的正常发挥,促进疾病的康复;当EMT/MET失衡,EMT占主导地位时,则上皮细胞在特定的生理和病理情况下向间质细胞转化,肝再生过程紊乱,促进疾病进一步发展。

EMT/MET可能直接参与了肝癌的发生发展过程。近年来,EMT已被广泛地认为是上皮细胞肿瘤侵袭转移的重要机制以及实验性治疗的靶点,同时在乳腺癌组织和细胞系分离出的干细胞样细胞中检测到间质细胞的标志物富集。这些发现提示 EMT 与肿瘤发生之间可能存在直接关系,而肿瘤干细胞可能是其中间的桥梁。有研究显示肝癌也存在 EMT 现象,EMT 除了通过促进肝癌细胞原位侵袭和远处转移以外,有可能通过肿瘤干细胞途径直接参与肝癌的发生。近年来研究发现,EMT 有可能是成熟肝细胞、胆管上皮细胞、HSC 转化为肝癌干细胞的机制之一。

根据"肝主生发"新的理论认识,肝癌发生发展过程中存在 EMT/MET 动态失衡机制,当 EMT 占主导地位时,骨髓干细胞趋向肝癌干细胞转化,即发生"髓失生肝"时,肝癌细胞增殖旺盛,肝癌侵袭转移能力加强,肝癌发生风险增加,进展加速。当 MET 占主导地位时,即发生"髓生肝",肝癌干细胞趋向肝干细胞转化,肝干细胞参与肝组织的再生修复过程,则肝癌侵袭转移能力降低,肝癌发生风险降低,肝癌进展延缓,甚至逆转 EMT,病情趋向康复。"补肾生髓成肝"的治疗法则正是通过维持或促进"髓生肝"的"肝主生发"机制,改善或逆转"髓失生肝"的"肝失生发",调节 EMT/MET 动态失衡,甚至逆转 EMT 过程,从而防治肝癌的发生发展。

在慢性肝病病程进展中存在的 EMT/MET 失衡是形成异常肝再生微环境的重要机制之一。EMT/MET 失衡除可能通过肿瘤干细胞途径(成熟肝细胞、胆管上皮细胞、HSC 转化为肝癌干细胞)直接参与肝癌的发生,还通过形成肝纤维化的异常肝再生微环境影响肝癌的发生发展。EMT 已成为通过影响肝再生微环境防治肝癌的靶点。

Western Blot 检测 EMT 相关标志物结果显示:模型组(0.35 ± 0.03)的上皮细胞标志物 E-cadherin 表达明显低于空白对照组(1.16 ± 0.10),差异有统计学意义($P<0.05$);模型组间皮细胞标志物波形蛋白的表达(1.52 ± 0.06)明显高于空白对照组(0.36 ± 0.03),差异有统计学意义($P<0.05$);模型组中对 EMT 起重要调节作用的 TGF-β 蛋白的表达(1.76 ± 0.10)明显高于空白对照组(0.43 ± 0.04),经统计学分析,差异有统计学意义($P<0.05$)。Western Blot 的结果和实时荧光定量 PCR 的结果基本相一致。模型组中上皮细胞标志物减少、间质细胞标志物增多提示在肝癌中发生了 EMT。通过降低 E-cadherin 表达,导致细胞黏附减弱,细胞分散,并获得间质细胞的特性(如成纤维细胞样的外形、波形蛋白的重新表达等)。其诱导及调控细胞发生 EMT 的机制与 TGF-β、VEGF 等生长因子的诱导也有密切关系。TGF-β/Smads 信号通路可能是正向调控肝纤维化时 EMT 的主要机制之一,它几乎可调控所有类型的肝脏细胞发生 EMT。若用 TGF-β 作用于体外培养的肝细胞和 HOC 可激活 Smad2/3 信号通路,诱导肝细胞 Snail 转录因子的表达及 EMT 的发生,且随着肿瘤不断进展,EMT 发生愈发明显。

结果还显示,地五养肝胶囊组 E-cadherin 表达(0.72 ± 0.04)明显高于模型组(0.35 ± 0.03),而波形蛋白(0.93 ± 0.08)、TGF-β_1 蛋白(0.93 ± 0.05)的表达则分别低于模型组中波形蛋白(1.52 ± 0.06)、TGF-β_1(1.76 ± 0.10)的表达,差异有统计学意义($P<0.05$)。以上结果表明 Solt-Farber 二步法肝癌大鼠模型中存在 EMT/MET 失衡的"髓失生肝"的病因病机,模型组 EMT 机制占主导地位,具有较强的侵袭转移能力,肝癌进展较快。而与模型组比较,地五养肝胶囊组的肝组织上皮细胞标志物 E-cadherin 表达水平下调,而间质细胞标志物波形蛋白表达水平上调,肝癌发生的 EMT 机制逐渐趋向 MET 发展,肝癌的侵袭转移能力降低。

肝癌的发生发展实质上是肝再生失控的严重结局之一,慢性肝病的肝再生过程往往受到多种因素的干扰而不能完全再生修复,形成异常肝再生微环境(如炎症诱导纤维化、细胞因子紊乱等),这种恶化的肝再生微环境为肝癌的发生发展提供了必要条件。肝再生微环境在肝干细胞分化过程中的调控作用亦受到了广泛关注。干细胞小境是器官中一个局限的区域,不仅含有干细胞,也包括周围不同的已分化细胞,这些细胞分泌细胞因子,形成胞外基质,通过微环境信号调控干细胞的分化,支持干细胞的自我更新,在正常生理状态下抑制其分化,而在损伤时促进其分化。大量研究也证实肝干细胞/骨髓干细胞在致癌因素的作用下可向癌细胞异常分化。故肝再生微环境恶化是骨髓干细胞转化为肝癌干细胞或促进肝癌发生发展的重要因素,慢性炎症和损伤后的再生愈合过程异常就可能发生肝癌。正常细胞处于一个相对稳定的内环境(稳态),按正常的程序进行增殖、分化、凋亡及相关因子的分泌和表达。肿瘤发生发展的过程则不断打破这一平衡,肿瘤细胞无限增殖,需要不停地塑造一个适于肿瘤生长的外部微环境,即组织缺氧和酸中毒、间质高压形成、大量生长因子和蛋白水解酶的产生及免疫炎性反应等。肝再生微环境中的炎性因子在肿瘤细胞的侵袭、转移中起重要作用,TGF-β作为肝再生微环境中重要的细胞因子参与肿瘤发展的最重要的阶段,在肿瘤周围参与形成炎症。已证明,某些慢性肝病患者体内紊乱的肝再生过程产生大量TGF-$β_1$。高浓度TGF-$β_1$的免疫抑制作用和促进体内血管新生的作用形成有利于肝癌产生的组织微环境,当TGF-β/Smads信号通路发生障碍时,细胞生长周期紊乱,肝细胞癌变。TGF-β的受体在肝癌细胞中表达降低,失去对残留肝癌细胞增殖的抑制作用,从而诱导肝癌的复发和进展。

模型组TGF-$β_1$的高表达提示生长因子在肝癌进展明显时分泌增多,生长因子在对微环境调节中占有重要的地位。以上结果说明地五养肝胶囊能通过调控生长因子,改善肝再生微环境。调节EMT/MET失衡(抑制EMT而促进MET)、抑制骨髓干细胞的异常分化,可能是地五养肝胶囊抑制肝癌发生发展(抑制"髓失生肝")的作用机制之一。

上述结果表明了地五养肝胶囊能够通过促进"髓生肝",抑制或减轻"髓失生肝"而起到抗纤维化作用,而纤维化既是癌前病变的基础,又是影响肝癌发生发展的重要的微环境。而微环境恶化是肝癌发生发展及转移的必要条件,改善肝再生微环境是防治肝癌的新策略,中药复方制剂具有多成分、多靶点、多层次、多途径、多时限地改善肝再生微环境的作用特点。前期的临床及实验研究表明,"补肾生髓成肝"具有调控正常肝再生修复与异常肝再生紊乱的动态失衡,进而改善肝再生微环境防治肝癌的作用。因此,体现"补肾生髓成肝"治疗法则的地五养肝胶囊能够通过抗纤维化,改善肝再生微环境,抑制肝干细胞/骨髓干细胞的异常分化或抑制肝癌发生发展(抑制"髓失生肝")。

(3) 地五养肝胶囊对Ras/Raf/Mek/Erk信号通路的调控作用:MAPK信号通路能将多种细胞外信号通过磷酸化的活化方式逐级传递至细胞核,激活多种转录因子,在细胞增殖、分化、凋亡等过程中起着重要的调控作用。该信号转导通路激活后,可通过促进CDK4和(或)CDK6的结合而激活CDK,促进细胞周期由G_1期进入S期,致使细胞增殖周期失调,形成肿瘤。Ras/Raf/Mek/Erk信号通路是MAPK众多信号通路中的一个。

细胞内各种信号转导途径互相作用,形成复杂的信号网络,可调节各种生理过程。因此,细胞信号转导通路中任何组分的改变都会导致细胞增殖、凋亡的失控,发生癌变。首先Ras在细胞外信号刺激下,转化为激活型Ras,激活型Ras磷酸化激活Raf,活化了的Raf再激活Mek,Mek经磷酸化最终激活Erk,活化的Erk入核,启动相应转录子的转录,从而调控细胞增殖、分化、凋亡、转移等功能,包括肝癌在内的多种肿瘤中均检测到该通路的异常激活。

Ras/Raf/Mek/Erk信号通路的异常激活与肝癌的发生及恶性进展密切相关。相关基因的突变、VEGF、PDGF等生长因子及相应的膜受体过度表达均可使其激活,诱导肝癌细胞异常增殖、侵袭生长和转移,从而参与和促进HCC的发生发展。因此,抑制Ras/Raf/Mek/Erk信号通路将成为一种治疗肝癌的有效方法。

Ras/Raf/Mek/Erk信号通路相关蛋白及mRNA的表达的检测结果表明模型组中血管生成因子VEGF、Raf、Mek、Erk蛋白及Raf、Mek、Erk mRNA的表达显著,显示该通路被异常激活,从而参与肝癌发展,诱导其侵袭、转移和复发,而VEGF是该通路激活的诱导因子,其高表达说明与血管新生密切相关。肝癌的生长和转移高度依赖于有效的血管生成。BMSCs可通过几个血管生成因子被链接到这个过程,如成纤维细胞生长因子2(FGF2)、VEGF、血管生成素(Ang)、TGF-β、PDGF-BB及通过促进循环血管EPC的招募链接到这个过程。

肝脏是血管最多的器官,需要足够的血管进行再生。正常肝脏血管生成是通过血管生成因子与血管生成抑制因子之间的平衡维持,但在肝癌中这种平衡被打破。此外,血管微环境是通过肿瘤细胞、血管内皮细胞和周细胞之间的自分泌和旁分泌的相互作用建立的。由这些细胞产生的 VEGF 引起的血管渗透性过高,往往关联到一系列过程,包括重建细胞基质、募集和激活内皮细胞和周细胞、形成和稳定新血管。肝癌中血管生成因子上调,包括 VEGF、Ang、PDGF、TGF-α 和 TGF-β 等。这些生长因子和细胞因子激活血管生成的信号通路,包括 ERK、PI3K、AKT、mTOR、Raf 和 JAK。VEGF 的高表达与疾病复发、血管新生和低生存率有关。

Western Blot 及 RT-PCR 相关结果显示:经地五养肝胶囊干预后,地五养肝胶囊组中 Raf、Mek、Erk 的表达均较模型组降低。结果表明通过抑制或下调 Ras/Raf/Mek/Erk 信号通路可能是用地五养肝胶囊防治肝癌的作用机制之一。索拉非尼作为抗肿瘤药,其效应机制在于能抑制多种存在于细胞内和细胞表面的激酶,包括 Raf 激酶,它可以通过抑制 Raf/Mek/Erk 信号通路,直接抑制肿瘤生长;此外,它又可通过抑制 VEGF、VEGFR 相关信号通路而阻断肿瘤新生血管的形成,间接抑制肿瘤细胞的生长。VEGF 亦是肝再生微环境的重要因子之一,地五养肝胶囊通过调节 Raf/Mek/Erk 信号通路,影响 VEGF、VEGFR、PDGF 等细胞因子,改善再生微环境是其抑制肝癌发生发展的作用机制之一。在本实验中将索拉非尼作为治疗的对照组,发现索拉非尼对肿瘤的发生发展虽有一定的抑制作用,但其长期服用具有毒性反应,而地五养肝胶囊长期使用无明显不良反应,可改善体内大环境和肝再生微环境,从而起到防治肝癌的作用,在这一点上优于索拉非尼。

(4) 地五养肝胶囊对 JAK/STAT 信号通路的调控作用:JAK 信号通路于 1994 年由 Darnell 等发现,可以将细胞外信号传递到细胞核,通过激活受体-酪氨酸激酶-信号转导和转录激活因子-靶基因,最终引发生物学效应。该信号通路是继 Ras 信号通路之后出现的又一重要的细胞因子信号转导通路,能够转导多种细胞内信号,与细胞增殖分化、凋亡、炎症及肿瘤关系密切。

近来,报道发现肝癌与 JAK/STAT 信号通路的异常激活相关密切。研究者通过大量肝癌组织样本发现,存在 STAT-3 高表达的达 60%。另有报道称,肝癌多结节的发生与 STAT-3 的阳性表达相关。而当 JAK/STAT 信号通路异常激活后,STAT-3 可与核内特异的 DNA 结合,上调抑制凋亡基因的表达,调控细胞增殖和凋亡。STAT-3 抑制剂 NSC74859 可使 DEN 诱导的肝癌小鼠模型中的癌细胞凋亡,抑制肿瘤进程。

研究表明,STAT-3 介导的 VEGFR 信号通路在血管内皮细胞的增殖、迁移及微血管的形成中有不可忽视的作用,阻断 STAT-3 的激活路径,能抑制内皮细胞的迁移、微血管的形成。此外,STAT-3 还能促进 b-FGF 的转录,提示 STAT-3 可能是促进肿瘤新生血管形成的关键因素之一。

此外,该通路还与肿瘤的炎症、细胞性转化、存活、增殖、侵袭、血管生成、新陈代谢等密切相关。各种致癌物质、辐射、病毒、生长因子、致癌基因、炎性细胞因子可激活 STAT-3。在肿瘤细胞中 STAT-3 结构性活化,但在正常细胞中很少表达。STAT-3 可通过调节 EGFR 等激酶作用,破坏 E-cadherin/β-catenin 复合物,使 β-catenin 的酪氨酸磷酸化后从细胞膜释放,从而使细胞间黏附能力下降,使肿瘤细胞容易从原发灶脱离出来,促进肿瘤转移。

间充质干细胞也可通过分泌生长因子增强肿瘤启动效应,刺激肿瘤球形成或肿瘤干细胞样细胞的生长,BMSCs 分泌因子之一的 IL-6 可以通过激活 JAK/STAT 信号通路刺激肿瘤球的形成和促进肿瘤的发生。

Western Blot 检测 JAK/STAT 信号通路相关指标的表达,结果显示:模型组(1.40 ± 0.04;1.27 ± 0.09;1.58 ± 0.04)JAK2、STAT-3、STAT-5 蛋白的表达明显高于空白对照组(0.47 ± 0.03;0.44 ± 0.06;0.63 ± 0.04),经统计学处理,差异有统计学意义($P<0.05$)。地五养肝胶囊组 JAK2、STAT-3、STAT-5 的表达(1.01 ± 0.05、0.85 ± 0.03、0.95 ± 0.09)显著下调,与模型

组(1.40±0.04、1.27±0.09、1.58±0.04)比较,差异有统计学意义($P<0.05$),与 RT-PCR 结果基本一致,提示地五养肝胶囊可有效地抑制 JAK/STAT 信号通路活性,从而抑制肿瘤的生长,降低肝癌增殖、侵袭的能力。

地五养肝胶囊中重要组成部分之一的姜黄中的姜黄素是植物姜黄的有效成分,药理作用较为广泛。近年来的研究发现,姜黄素除了具有抗氧化和抗炎等药理作用外,相关模型的实验结果显示它同样具有抗肿瘤及预防癌变的作用。临床实验也显示,姜黄素对防治肿瘤有较好的作用。研究表明,通过调控多条信号通路是姜黄素发挥其抗肿瘤作用的机制之一。例如,Rajasingh 等发现姜黄素在诱导白血病 T 细胞发生周期阻滞和凋亡时,JAK 和 STAT 蛋白磷酸化水平明显降低,JAK/STAT 信号通路被阻断。因此,姜黄素发挥抗肿瘤作用的新机制可能与抑制 JAK/STAT 信号通路有关。

还有研究表明 JAK/STAT 信号通路激活与 HSC 的活化在肝纤维化发生和逆转过程中发挥重要作用。肝纤维化是 ECM 合成与降解失衡的结果。HSC 是产生 ECM 的主要细胞,HSC 的活化和增殖是肝纤维化发生的中心环节,受到多种细胞因子和信号通路的调控。研究发现 IL-6 可活化 STAT-3 信号通路,刺激 HSC 增殖和活化,而活化的 HSC 又可以产生大量 IL-6,加重肝纤维化。目前的研究已表明,STAT-3 在多种人类癌症和肿瘤相关的白细胞中持续激活,参与很多癌基因的信号通路。在肿瘤细胞中 STAT-3 的激活能阻止树突状细胞的分化,提高肿瘤细胞侵染宿主细胞的能力和抑制免疫应答。JAK/STAT 信号通路与多种介导炎症的细胞因子相关,如 IFN-γ、IL-2、IL-4、IL-6 等,这些细胞因子都是肝再生微环境中重要的组成部分,而肝纤维化及炎症本身亦是异常的肝再生微环境,地五养肝胶囊通过下调 JAK/STAT 信号通路,作用于各种细胞因子,改善肝再生微环境,促进"髓生肝",抑制"髓失生肝",从而抑制肝癌发生发展。

JAK/STAT 信号通路、EMT 信号通路及 Ras/Raf/Mek/Erk 信号通路均与肿瘤发生发展关系密切。研究表明 JAK2 与肝癌的增殖、侵袭和 EMT 有关。而 STAT-3 介导的 VEGFR 信号通路在血管内皮细胞的增殖、迁移及微血管的形成中有着不可忽视的作用,提示 STAT-3 可能是促进肿瘤新生血管形成的关键因素之一。

这几条通路间存在交互作用,在肝癌发生发展过程中起重要作用,共同影响肝癌细胞的增殖、分化和凋亡,而通过抑制这些信号通路的活化是肿瘤治疗的作用策略,这些通路也是地五养肝胶囊抑制肝癌发生发展的作用机制之一。

二十一、益肝康冲剂抗大鼠实验性肝硬化的对比研究

临床上,慢性乙型肝炎患者有证候错综复杂者,有隐匿发展者,如何抓住病变本质,从关键病机入手组方用药是提高临床疗效的重要途径。益肝康冲剂体现"补肾生髓成肝"治疗法则,主要针对慢性肝病肝肾精虚的关键基础证候及其兼夹证,长期临床应用充分证明其安全有效性。已有实验证明,该冲剂具有抗 HBV、抗急性肝损伤、调节免疫功能等作用。本实验主要观察了益肝康冲剂阻止复合因素所致大鼠肝硬化形成的作用。

(一)实验方法

1. 实验动物

SD 大鼠 70 只,雌雄各半,体重 160 g 左右,随机分成 5 组,每组 14 只,即正常对照组(A 组)、病理对照组(B 组)、乙肝宁对照组(C 组)、秋水仙碱对照组(D 组)、益肝康中剂量治疗组(E 组)。

2. 造模方法

除 A 组外,余各组大鼠均皮下注射 40% CCl_4 蓖麻油溶液 0.5 mL/100 g(以后每隔 3~4 天皮下注射 0.3 mL/100 g),以 79.5% 单纯玉米粉加 20% 猪油、0.5% 胆固醇制成的混合饲料喂养,同时间断给予 30% 乙醇为饮料。A 组给予正常饮食,自由饮水。造模时间共 6 周。

3. 治疗方案

A、B组每天以2 mL生理盐水灌胃；C组用乙肝宁冲剂,每天1 g/160 g；D组用秋水仙碱每天20 μg/160 g；E组用益肝康冲剂（湖北省中医院提供,由白花蛇舌草、菟丝子、何首乌、丹参、枳壳等组成,批号940024）,每天1 g/100 g。以上各药均用温开水溶解后灌胃,从造模后第2天开始治疗,直至实验结束。

4. 观察指标

动物死亡率,ALT,AST,ALB,肝组织羟脯氨酸,肝组织光镜观察,部分标本电镜观察。

5. 数理统计

大鼠死亡率采用卡方检验,生化指标用方差分析,光镜主要观察浊肿、脂肪变性、坏死、炎性细胞浸润和肝纤维组织增生程度,依病理损害程度分级计算,按不同分级分别计为0、1、2、3分,平均病理损害程度＝各级分值×本级动物总和/本组动物总数,采用Ridit分析和u检验法。

（二）实验结果

1. 对实验大鼠生存率的影响

实验过程各组大鼠死亡情况见表4-70。益肝康冲剂能显著降低实验大鼠死亡率,差异有统计学意义（$P<0.01$）。

表4-70 实验大鼠死亡率

分组	A	B	C	D	E
死亡/只	0	6	5	4	0
未死亡/只	14	8	9	10	14
死亡率/(%)	0	42.9	35.7	28.6	0

2. 对实验大鼠ALT、AST活性和ALB的影响

益肝康冲剂能显著阻止ALT、AST活性升高,能使降低的ALB水平升高,与B组、C组、D组比较,均有显著性差异,差异有统计学意义（$P<0.05$）,见表4-71。

3. 对肝组织羟脯氨酸(HYP)的影响

B组肝组织HYP显著升高,各治疗组均有不同程度的下降,但以E组下降最为显著,差异有统计学意义（$P<0.01$）,见表4-71。

表4-71 益肝康对实验大鼠ALT、AST、ALB、肝组织HYP的影响

组 别	n	ALT/(U/L)	AST/(U/L)	ALB/(g/L)	HYP/(μg/mg)
A	14	61.9±16.9	51.0±5.8	49.3±4.2	13.47±0.72
B	8	236.1±69.4	216.5±51.4	19.8±3.7	25.79±1.65
C	9	164.0±39.2	154.8±38.5	26.2±7.7	21.14±3.62
D	10	173.6±90.7	167.8±58.4	28.1±5.2	22.78±2.75
E	14	51.4±14.3*	47.9±9.6*	44.3±6.2*	16.56±1.67△

注：与B、C、D组比较,*$P<0.05$；与B组比较,△$P<0.01$。

4. 对组织学的影响

光镜观察B组病理损害,主要表现为肿胀、坏死、脂肪变性、炎性细胞浸润、纤维组织增生,并形成明显假小叶,部分大鼠出现腹水。而治疗各组均有不同程度的改善,其中以E组病理损害最轻,差异有统计学意义（$P<0.05$）,见表4-72。

表4-72 实验大鼠肝组织病理损害程度比较

组 别	肿胀	脂肪变性	坏死	炎性细胞浸润	纤维组织增生
B	2.25	2.75	2.63	2.5	2.63

续表

组　别	肿胀	脂肪变性	坏死	炎性细胞浸润	纤维组织增生
C	2.22	2.56	2.33	1.67	2
D	2.2	2.3	2.6	1.4	2.4
E	1.29*	1.5*	1.29*	1.07*	1.36*

注：与 B、C、D 组比较，* $P<0.05$。

电镜观察正常大鼠肝细胞核较大且规则，有明显核仁，核周隙均匀，胞质内有丰富的细胞器和包含物。B 组大鼠肝细胞坏死，可见崩解碎片和萎缩的肝细胞，部分肝细胞胞质内糖原消失，内质网扩张，核周隙加大，核蛋白体脱落，肝细胞窦面微绒毛变平坦，数目减少，狄氏腔扩张，其中可见大量胶原纤维，可见炎性细胞和成纤维细胞，细胞周围有大量胶原纤维，并可见储脂细胞和向成纤维细胞过渡的储脂细胞。E 组肝细胞结构已基本恢复正常，少见坏死的肝细胞，未见狄氏腔扩张，胶原增生较少，可见炎性细胞和成纤维细胞，但较 A 组为少。C 组和 D 组较 B 组病理损害为轻，但较 E 组为重。

（三）结果分析

有报道秋水仙碱具有抗肝纤维化和抗炎作用，不少学者认为其是有望治疗人类早期肝硬化的药物，作用机理为抑制肝细胞内微管集合，抑制胶原分泌，刺激胶原酶分泌。本实验结果表明秋水仙碱能有效保护肝损伤，但不能显著改善病理损害和降低大鼠死亡率。益肝康冲剂和乙肝宁冲剂在组方上有一定相同之处（如均用何首乌、丹参等），但前者更注重补肾与解毒并重，佐以疏肝调气，导邪毒外出，更符合慢性乙型肝炎患者"邪毒久蕴""久病入肾""久病血瘀"的关键病机，故临床疗效提高。对比实验结果亦表明，益肝康冲剂能更有效地阻止复合因素所致大鼠肝硬化形成。防止或延缓肝细胞变性坏死→炎症→纤维化→肝硬化的病程进展。其作用机理可能是其可保护肝细胞，清除脂肪肝，清除肝脏炎症，抑制胶原合成和（或）促进胶原纤维降解，故能显著降低实验大鼠死亡率、降低 ALT、AST 活性，升高 ALB 水平，肝组织 HYP 显著下降，肝脏病理损害明显减轻。

二十二、强身颗粒防治药损性肾虚证的作用及机制研究

雷公藤的免疫抑制、抗炎作用类似于皮质激素，疗效肯定，被临床广泛应用于类风湿性关节炎、慢性肾炎蛋白尿等难治性疾病，但其精子毒作用可致男性不育，形成药损性肾虚证。春回金牌强身颗粒（以下简称强身颗粒）主要由制首乌、熟地黄、枸杞子、丹参、覆盆子等组成，是张大钊教授长期临床应用的有效经验方，主要采用平补、温补、通补的补肾药物以填补生殖之精，能防止肝肾虚损之证的发生与发展。前期临床及实验研究结果表明，强身颗粒治疗慢性肝脏病证（如慢性病毒性肝炎、药物性肝损伤等）有显著疗效，体现"补肾生髓成肝"的治疗法则。强身颗粒已被研究开发成工艺先进、制剂稳定、质量可控和功能明确（如免疫调节、延缓衰老等）的保健食品（卫食健字 2001 第 0149 号）。为进一步探讨其补肾强身的作用机制，笔者及团队观察了强身颗粒对雷公藤多苷所致肾虚证小鼠的双侧睾丸、附睾总重量、精子数目、活力、畸形率，以及睾丸、附睾病理组织学改变和生精细胞凋亡的影响。

（一）实验方法

采用病理组织学方法，肉眼、光镜及电镜观察雷公藤多苷对实验小鼠生殖系统的损伤及其强身颗粒的防护作用。

1. 实验动物

SPF 级昆明种健康雄性小鼠 50 只，体重为 26～30 g，由湖北省医学科学院实验动物研究中心提供，饲养于室温 18～22 ℃、安静的条件下，小鼠分笼饲养，每 5 只 1 笼，让其自由进食、饮水。

2. 实验药物

强身颗粒、雷公藤多苷、六味地黄(浓缩)胶囊。

3. 药损性肾虚证模型

给实验雄性小鼠灌服雷公藤多苷混悬液(30 mg/kg),每天一次,共 30 天,以逐渐形成药损性肾虚证。

4. 分组与给药

将 50 只雄性小鼠随机分为 5 组,每组 10 只,分别为正常对照组(灌服 0.3 mL 生理盐水)、肾虚模型组(灌服雷公藤多苷混悬液 30 mg/kg)、六味地黄治疗组(分别灌服雷公藤多苷混悬液 30 mg/kg 和六味地黄(浓缩)胶囊混悬液 2.5 g/kg)、强身颗粒小剂量治疗组(分别灌服雷公藤多苷混悬液 30 mg/kg 和强身颗粒混悬液 12.5 g/kg)、强身颗粒大剂量治疗组(分别灌服雷公藤多苷混悬液 30 mg/kg 和强身颗粒混悬液 25 g/kg),上述处理均为每天一次,连续给药 30 天。

5. 检测方法

观察并计数精子数目、活力、畸形率。直接称重双侧睾丸、附睾重量。普通光学显微镜观察和透射电镜观察附睾及睾丸病理组织改变。采用 TUNEL 试剂盒定量检测生精细胞凋亡情况。

(1)双侧睾丸、附睾总重量测定:用电子分析天平称取双侧睾丸、附睾总重量。

(2)精子数目、活力、畸形率测定:取小鼠左侧附睾,适当剪碎,置 4 mL 37 ℃生理盐水中,温浴 10 min,得精子悬液,按白细胞计数法记录镜下所看到的精子数,并涂片观察精子的活力、畸形率。按照 Lanasa 法,将精子活力分为 5 级,并乘以活精子百分数得出活力得分,见表 4-73。

表 4-73 实验小鼠精子活力得分

精子活动	分级	百分率/(%)	得分
精子快速直线运动	4	20	80
精子直线运动,速度较好	3	25	75
精子随机方向运动,速度下降	2	10	20
精子原地转动或摆动	1	10	10
精子不活动	0	35	0
合计	—	—	185

(3)组织病理学观察:取右侧附睾及睾丸,用眼科剪轻轻剪开包膜后,用 10%甲醛固定,常规石蜡包埋、切片,HE 染色,普通光学显微镜观察。另取左侧睾丸,刀片切成小块后用 2.5%戊二醛预固定,1%锇酸后固定,常规脱水,EPON821 包埋,超薄病理切片,柠檬酸铅及醋酸铀双重染色,透射电镜观察。

(4)生精细胞凋亡的定量检测:取正常对照组、肾虚模型组、强身颗粒大剂量治疗组的睾丸组织病理切片,每组 5 张,按照 TUNEL 试剂盒说明书进行检测,中性树胶封片后在荧光显微镜下观察,并摄片,显示亮光的为阳性细胞,参照 Yin 法作数据处理,每张切片显微镜下任选 5~10 个视野,计数 50 个曲细精管横切面,含凋亡细胞者为阳性曲细精管,再计数 10 个阳性曲细精管中的总细胞数和凋亡细胞数,计算阳性曲细精管及凋亡细胞的百分率。

6. 统计学处理

实验数据经 SPSS 软件统计分析。

(二)实验结果

本实验结果表明,强身颗粒对雷公藤多苷所致生殖系统毒性具有一定防护作用,且优于六味地黄胶囊。

1. 双侧睾丸、附睾总重量测定

双侧睾丸、附睾总重量肾虚模型组较正常对照组显著减轻，$P<0.01$，强身颗粒大、小剂量治疗组和六味地黄治疗组，均较肾虚模型组显著增加，$P<0.01$，强身颗粒大剂量治疗组较六味地黄治疗组显著增加，$P<0.01$，见表4-74。

表4-74　强身颗粒对实验小鼠双侧睾丸、附睾总重量影响的对比观察（$\bar{X}\pm S$）

组　别	n	重量/g
正常对照组	10	0.366±0.029
肾虚模型组	10	0.231±0.034△
六味地黄治疗组	10	0.265±0.041
强身颗粒小剂量治疗组	10	0.330±0.017*
强身颗粒大剂量治疗组	10	0.340±0.020*☆

注：与正常对照组比较，△$P<0.01$；与肾虚模型组比较，*$P<0.01$；与六味地黄治疗组比较，☆$P<0.01$。

2. 精子数目、活力、畸形率测定

肾虚模型组较正常对照组精子数目减少、活力降低、畸形率增加，有显著性差异，$P<0.01$；强身颗粒大、小剂量治疗组和六味地黄治疗组均较肾虚模型组精子数目增加、活力增强、畸形率减少，有显著性差异，$P<0.01$；强身颗粒大、小剂量治疗组较六味地黄治疗组精子数目增加、活力增强、畸形率减少，有显著性差异，$P<0.01$；强身颗粒大、小剂量对精子数目的增加呈显著的量效关系，$P<0.01$，见表4-75。

表4-75　强身颗粒对实验小鼠精子数目、活力、畸形率影响的对比观察（$\bar{X}\pm S$）

组　别	n	数目/(个/mm³)	活力积分	畸形率/(%)
正常对照组	10	3280±291	184±21	2.19±0.87
肾虚模型组	10	42±26△	25±7△	62.80±14.36△
六味地黄治疗组	10	372±96*	79±25*	37.50±9.20*
强身颗粒小剂量治疗组	10	2212±504*☆	126±15*☆	19.00±7.38*☆
强身颗粒大剂量治疗组	10	2865±375*☆▲	159±21*☆	20.50±5.50*☆

注：与正常对照组比较，△$P<0.01$；与肾虚模型组比较，*$P<0.01$；与六味地黄治疗组比较，☆$P<0.01$；与强身颗粒小剂量治疗组比较，▲$P<0.01$。

3. 睾丸及附睾组织病理学观察

光镜下，正常对照组睾丸的曲细精管结构正常，各级生精细胞排列整齐。肾虚模型组的曲细精管各级生精细胞层数减少，排列疏松紊乱，精子头明显减少。各治疗组曲细精管生精细胞层数较肾虚模型组为多，且精子头较多。肾虚模型组附睾管内精子较少，各治疗组附睾管内精子较多，附睾管壁无明显改变。电镜下，正常对照组生精细胞结构正常，染色质分布均匀。肾虚模型组生精细胞染色质分布不均匀，胞质呈空泡变，线粒体轻度变性。部分细胞染色质边集，呈凋亡早期特征性改变。治疗组生精细胞染色质分布较均匀，胞质改变较轻。

4. 生精细胞凋亡的定量检测

肾虚模型组的阳性曲细精管及凋亡细胞的百分率较正常对照组显著增加，$P<0.01$，强身颗粒大剂量治疗组较肾虚模型组的阳性曲细精管及凋亡细胞的百分率显著减少，$P<0.01$，见表4-76。

表4-76　强身颗粒对实验小鼠的睾丸生精细胞凋亡影响的对比观察（$\bar{X}\pm S$）

组　别	n	阳性曲细精管百分率/(%)	凋亡细胞百分率/(%)
正常对照组	5	13.60±4.33	1.27±0.07

续表

组　　别	n	阳性曲细精管百分率/(%)	凋亡细胞百分率/(%)
肾虚模型组	5	85.60±7.40△	20.54±3.58△
强身颗粒大剂量治疗组	5	58.40±9.10*	12.04±1.79*

注：与正常对照组比较，△$P<0.01$；与肾虚模型组比较，*$P<0.01$。

（三）结果分析

雷公藤具有精子毒作用已被临床及实验研究所证实。精子数量和质量的正常与否决定男性生育能力。中医学认为，肾为"先天之本"，藏精、主生殖，精少则肾亏。有学者用细胞毒类药物环磷酰胺复制出损伤生殖系统属肾虚范畴的动物模型，用补肾药治疗有效。雷公藤精子毒作用类似环磷酰胺，因其导致的雄性小鼠不育亦属肾虚证范畴，有学者用六味地黄丸对抗雷公藤的精子毒作用，有一定疗效。具有"伤肾"作用的药物所致的肾虚证（用补肾治疗可得到一定程度的改善）可称为"药损性肾虚证"。本实验研究的结果，进一步证实了雷公藤的精子毒和"伤肾"的作用，用其复制出的小鼠肾虚模型亦属"药损性肾虚证"。

有关雷公藤精子毒作用导致"药损性肾虚证"的机制，近年来已有一些研究。童建孙等认为其抗生育剂量不影响大鼠垂体-睾丸轴的内分泌功能，可能直接作用于附睾中精子的变态与成熟。戴文平等研究发现，雷公藤多苷及其单体均能抑制精核蛋白生物合成，从而导致精核蛋白替代组蛋白的过程受阻，使精子不能成熟。郑文利等从分子生物学角度，通过检测灌服雷公藤多苷大鼠睾丸内支持细胞，了解雄激素结合蛋白、硫酸化糖蛋白-2和间质细胞膜上黄体生成素受体在转录水平上的变化，探讨了其雄性抗生育的机制。但至今为止，从细胞凋亡角度探讨其作用机制，国内外尚未见相关报道。

在人类睾丸的正常生精过程中，存在着生精细胞的凋亡，这对于清除受损生精细胞，控制其数量有重要意义。Lin等对无精子症和严重少精子症患者进行研究，发现生精功能低下患者的睾丸生精细胞凋亡明显高于正常生精功能者，说明生精细胞凋亡是导致生精障碍、精子损伤的机理之一。影响生精细胞凋亡的因素很多，如温度、放射线、有毒药物等，其中细胞毒类药物环磷酰胺可诱导生精细胞凋亡。雷公藤具有与环磷酰胺类似的精子毒作用，亦可能成为生精细胞凋亡的影响因素之一。精子的生成是曲细精管中各级生精细胞逐步衍变而来的，生精细胞凋亡可致生精障碍，最终导致精子数目的减少。本实验结果显示，肾虚模型组的阳性曲细精管及生精细胞凋亡百分率较正常对照组显著增加，$P<0.01$，表明雷公藤多苷有诱导生精细胞凋亡的作用。雷公藤"伤肾"并致"药损性肾虚证"的机制可能与其诱导生精细胞凋亡有关。强身颗粒在显著改善模型小鼠"药损性肾虚证"的同时显著抑制了模型小鼠生精细胞的凋亡，强身颗粒大剂量治疗组与肾虚模型组比较阳性曲细精管及凋亡细胞的百分率有显著性差异，$P<0.01$，提示强身颗粒防止雷公藤"药损性肾虚证"的作用机制可能与抑制生精细胞凋亡有关。

结合前期强身颗粒治疗慢性肝病的实验研究及临床应用，本实验结果提示该制剂是防治肝肾虚损证的代表方药之一，体现"补肾生髓成肝"治疗法则。

参考文献

[1] 李瀚旻."肝肾同源"现代研究进展、评述与展望[J].中国中医基础医学杂志,2002,8(11):75-76.

[2] 李瀚旻,张六通,邱幸凡."肝肾同源于脑"与肝肾本质研究[J].中医杂志,2000,41(2):69-71.

[3] 李瀚旻."肝肾同源"的理论探讨[J].中国中医基础医学杂志,2000,6(7):5-9.

[4] 李瀚旻.论藏象概念的三种演变形式[J].湖北中医杂志,2001,23(1):7-8.

[5] Petersen B E, Goff J P, Greenberger J S, et al. Hepatic oval cells express the hematopoietic stem cell marker Thy-1 in the rat[J]. Hepatology,1998,27(2):433-445.

[6] Omori N,Omori M,Evarts R P,et al. Partial cloning of rat CD34 cDNA and expression during stem cell-dependent liver regeneration in the adult rat[J]. Hepatology,1997,26(3):720-727.

[7] Omori M,Omori N,Evarts R P,et al. Coexpression of flt-3 ligand/flt-3 and SCF/c-kit signal transduction system in bile-duct-ligated SI and W mice[J]. Am J Pathol,1997,150(4):1179-1187.

[8] Theise N D,Badve S,Saxena R,et al. Derivation of hepatocytes from bone marrow cells in mice after radiation-induced myeloablation[J]. Hepatology,2000,31(1):235-240.

[9] Alison M R,Poulsom R,Jeffery R,et al. Hepatocytes from non-hepatic adult stem cells[J]. Nature,2000,406(6793):257.

[10] Theise N D,Nimmakayalu M,Gardner R,et al. Liver from bone marrow in humans[J]. Hepatology,2000,32(1):11-16.

[11] Ferrari G,Cusella-De Angelis G,Coletta M,et al. Muscle regeneration by bone marrow-derived myogenic progenitors[J]. Science,1998,279(5356):1528-1530.

[12] Jiang Y,Jahagirdar B N,Reinhardt R L,et al. Pluripotency of mesenchymal stem cells derived from adult marrow[J]. Nature,2002,418(6893):41-49.

[13] Sanchez-Ramos J,Song S,Cardozo-Pelaez F,et al. Adult bone marrow stromal cells differentiate into neural cells in vitro[J]. Exp Neurol,2000,164(2):247-256.

[14] Schwartz R E,Reyes M,Koodie L,et al. Multipotent adult progenitor cells from bone marrow differentiate into functional hepatocyte-like cells[J]. J Clin Invest,2002,109(10):1291-1302.

[15] 赵春华,廖联明.对成体干细胞可塑性的新认识及其在再生医学中的意义[J].中华血液学杂志,2003,24(2):57-58.

[16] 王鹤桦,潘兴华,庞荣清,等.骨髓造血干细胞与肝再生的相关性研究[J].世界华人消化杂志,2004,12(12):2842-2844.

[17] 李瀚旻,晏雪生,明安萍,等.肝脏细胞条件培养基诱导大鼠骨髓间质细胞分化为肝细胞的作用[J].中西医结合肝病杂志,2005,15(1):28-30.

[18] Petersen B E,Bowen W C,Patrene K D,et al. Bone marrow as a potential source of hepatic oval cells[J]. Science,1999,284(5417):1168-1170.

[19] Mallet V O,Mitchell C,Mezey E,et al. Bone marrow transplantation in mice leads to a minor population of hepatocytes that can be selectively amplified in vivo[J]. Hepatology,2002,35(4):799-804.

[20] Li J,Ning G,Duncan S A. Mammalian hepatocyte differentiation requires the transcription factor HNF-4alpha[J]. Genes Dev,2000,14(4):464-474.

[21] 李瀚旻,张六通,梅家俊,等."肝肾精血亏虚"大鼠动物模型的建立[J].中国中医基础医学杂志,2001,7(4):51-55.

[22] 李瀚旻,张六通,邱幸凡,等.左归丸改善MSG-大鼠-肝再生模型肝肾精血亏虚证的作用机制研究[J].湖北中医学院学报,2001,3(4):30-33.

[23] 李瀚旻,张六通,梅家俊,等.左旋谷氨酸单钠-肝再生-大鼠模型的建立[J].世界华人消化杂志,2000,8(7):824-826.

[24] 李瀚旻,杨木兰,梅家俊,等.MSG-大鼠-肝再生模型下丘脑神经细胞凋亡及相关基因

TGF-β_1 的表达[J]. 中国应用生理学杂志,2003,19(1):46-47,93.

[25] 李瀚旻,杨木兰,梅家俊,等.左归丸对大鼠转化生长因子-α、β及其受体表达的影响[J]. 中华肝脏病杂志,2004,12(5):307-308.

[26] Li H M,Gao X,Yang M L,et al. Effects of Zuogui Wan on neurocyte apoptosis and down-regulation of TGF-beta1 expression in nuclei of arcuate hypothalamus of monosodium glutamate-liver regeneration rats[J]. World J Gastroenterol,2004,10(19):2823-2826.

[27] 李瀚旻,高翔,周密思.MSG-大鼠-肝再生模型再生肝组织基因表达谱分析[J]. 世界华人消化杂志,2005,13(4):448-451.

[28] 李瀚旻,高翔,周密思.左归丸对 MSG-大鼠-肝再生模型再生肝组织基因表达谱的影响[J]. 中华中医药杂志,2006,21(2):104-106.

[29] 杨木兰,李瀚旻,梅家俊,等.Dig 标记探针原位杂交检测 MSG-大鼠-肝再生模型下丘脑弓状核 TGF-β_1 mRNA[J]. 中国组织化学与细胞化学杂志,2002,11(2):202-204.

[30] 李瀚旻,高翔,晏雪生,等.左归丸促进骨髓形成肝细胞的研究[J]. 世界华人消化杂志,2005,13(24):2818-2822.

[31] Miyazaki M,Akiyama I,Sakaguchi M,et al. Improved conditions to induce hepatocytes from rat bone marrow cells in culture[J]. Biochem Biophys Res Commun,2002,298(1):24-30.

[32] 唐力军,高毅,张志,等.HGF+FGF-4 体外定向诱导人骨髓来源的多能成体祖细胞向肝样细胞分化的特征性表型鉴定[J]. 解放军医学杂志,2004,29(11):973-976.

[33] Park J E,Keller G A,Ferrara N. The vascular endothelial growth factor(VEGF) isoforms:differential deposition into the subepithelial extracellular matrix and bioactivity of extracellular matrix-bound VEGF[J]. Mol Biol Cell,1993,4(12):1317-1326.

[34] Tominaga K,Yoshimoto T,Torigoe K,et al. IL-12 synergizes with IL-18 or IL-1β for IFN-γ production from human T cells[J]. Int Immunol,2000,12(2):151-160.

[35] Feingold K R,Barker M E,Jones A L,et al. Localization of tumor necrosis factor-stimulated DNA synthesis in the liver[J]. Hepatology,1991,13(4):773-779.

[36] 昝云红,代长柏,郭仁.白细胞介素 12 研究进展[J]. 国外医学:分子生物学分册,1996,18(2):76-79.

[37] 卞建民,陈易人,胡振雄,等.肿瘤坏死因子对肝细胞的影响[J]. 中华实验外科杂志,1995,12(6):358-359.

[38] Ragnhammar P. Anti-tumoral effect of GM-CSF with or without cytokines and monoclonal antibodies in solid tumors[J]. Med Oncol,1996,13(3):167-176.

[39] 李瀚旻.全面系统深入地研究中医药调控肝再生[J]. 中西医结合肝病杂志,2007,17(3):129-132.

[40] 李瀚旻.左归丸现代临床应用和实验研究进展[J]. 中国实验方剂学杂志,2004,10(1):58-60.

[41] 李瀚旻,高翔,周密思.左归丸针对性调节 MSG-大鼠-肝再生模型再生肝组织基因表达[J]. 中国中医基础医学杂志,2005,11(8):595-598.

[42] 李瀚旻,高翔."肾生骨髓,髓生肝"的科学内涵[J]. 中医杂志,2006,47(1):6-8.

[43] Kocic G,Sokolovic D,Jevtovic T,et al. Short communication:Effect of commercial or depurinized milk diet on plasma advanced oxidation protein products,cardiovascular

markers,and bone marrow CD34$^+$ stem cell potential in rat experimental hyperuricemia[J]. J Dairy Sci,2014,97(11):6823-6827.

[44] 李瀚旻,高翔,晏雪生,等.左归丸促进骨髓形成肝细胞的分子机制研究[J].中医杂志,2006,47(10):778-780.

[45] 李瀚旻,晏雪生,罗建君,等.左归丸药物血清对骨髓间质细胞转化为肝细胞的作用[J].中国组织工程研究与临床康复,2007,11(28):5465-5468.

[46] Miller J R,Hocking A M,Brown J D,et al. Mechanism and function of signal transduction by the Wnt/beta-catenin and Wnt/Ca^{2+} pathways[J]. Oncogene,1999,18(55):7860-7872.

[47] Monga S P,Pediaditakis P,Mule K,et al. Changes in WNT/beta-catenin pathway during regulated growth in rat liver regeneration[J]. Hepatology,2001,33(5):1098-1109.

[48] Holmström T H,Chow S C,Elo I,et al. Suppression of Fas/APO-1-mediated apoptosis by mitogen-activated kinase signaling[J]. J Immunol,1998,160(6):2626-2636.

[49] Kovanen P E,Junttila I,Takaluoma K,et al. Regulation of Jak2 tyrosine kinase by protein kinase C during macrophage differentiation of IL-3-dependent myeloid progenitor cells[J]. Blood,2000,95(5):1626-1632.

[50] 张璐,姜勇,张琳,等.丝裂素活化蛋白激酶信号转导通路研究进展[J].临床与病理杂志,1999,19(2):84-87.

[51] Testa J R,Bellacosa A. AKT plays a central role in tumorigenesis[J]. Proc Natl Acad Sci U S A,2001,98(20):10983-10985.

[52] Xu X,Sakon M,Nagano H,et al. Akt2 expression correlates with prognosis of human hepatocellular carcinoma[J]. Oncol Rep,2004,11(1):25-32.

[53] Bourdi M,Masubuchi Y,Reilly T P,et al. Protection against acetaminophen-induced liver injury and lethality by interleukin 10:role of inducible nitric oxide synthase[J]. Hepatology,2002,35(2):289-298.

[54] Masson S,Scotté M,Garnier S,et al. Differential expression of apoptosis-associated genes post-hepatectomy in cirrhotic vs. normal rats[J]. Apoptosis,2000,5(2):173-179.

[55] Minguell J J,Erices A,Conget P. Mesenchymal stem cells[J]. Exp Biol Med (Maywood),2001,226(6):507-520.

[56] Guo X,Liu L,Zhang M,et al. Correlation of CD34$^+$ cells with tissue angiogenesis after traumatic brain injury in a rat model[J]. J Neurotrauma,2009,26(8):1337-1344.

[57] Venanzi F M,Barucca A,Havas K,et al. Co-expression of Flt-3 ligand gene ablates tumor immunity elicited by HER-2/neu DNA vaccine in transgenic mice[J]. Vaccine,2010,28(22):3841-3847.

[58] DeBoy C A,Rus H,Tegla C,et al. Flt-3 expression and function on microglia in multiple sclerosis[J]. Exp Mol Pathol,2010,89(2):109-116.

[59] 李瀚旻.肝藏象肝脏中心说[J].世界中医药,2011,6(1):11-15.

[60] 李瀚旻.论"肝主生发"的养生观[J].中华中医药学刊,2013,31(10):2085-2087.

[61] 段海峰,吴祖泽,陆颖,等.腺病毒介导的人HGF转染大鼠骨髓间充质干细胞及其作用研究[J].军事医学科学院院刊,2003,27(4):244-250.

[62] Terada N,Hamazaki T,Oka M,et al. Bone marrow cells adopt the phenotype of other cells by spontaneous cell fusion[J]. Nature,2002,416(6880):542-545.

[63] Wang X, Willenbring H, Akkari Y, et al. Cell fusion is the principal source of bone-marrow-derived hepatocytes[J]. Nature, 2003, 422(6934): 897-901.

[64] Vassilopoulos G, Wang P R, Russell D W. Transplanted bone marrow regenerates liver by cell fusion[J]. Nature, 2003, 422(6934): 901-904.

[65] Stevens A M, McDonnell W M, Mullarkey M E, et al. Liver biopsies from human females contain male hepatocytes in the absence of transplantation[J]. Lab Invest, 2004, 84(12): 1603-1609.

[66] Forbes S J. Myelomonocytic cells are sufficient for therapeutic cell fusion in the liver[J]. J Hepatol, 2005, 42(2): 285-286.

[67] 孙艳红,方晓艳,刘红雨.中药血清药理学方法研究概况[J].时珍国医国药,2002,13(2):114-115.

[68] 杨奎,周明眉,姜远平,等.中药血清药理学的方法学研究——反应体系中含药血清加入量的研究[J].中药药理与临床,1998,14(6):43-44.

[69] 李仪奎.中药血清药理学实验方法的若干问题[J].中药新药与临床药理,1999,10(2):95-98.

[70] 李瀚旻,桂文甲,李晶津,等.左归丸对同种异性骨髓移植小鼠肝再生相关基因信号通路的影响[J].中国组织工程研究与临床康复,2008,12(31):6069-6073.

[71] 李瀚旻,高翔,晏雪生.基于骨髓干细胞与肝细胞共培养体系的左归丸血清药理学研究[J].中国组织工程研究与临床康复,2010,14(19):3527-3532.

[72] 秦文燕,李昌平.骨髓干细胞在肝病治疗中的研究与应用[J].中国组织工程研究与临床康复,2007,11(7):1301-1304.

[73] Oh S H, Miyazaki M, Kouchi H, et al. Hepatocyte growth factor induces differentiation of adult rat bone marrow cells into a hepatocyte lineage in vitro[J]. Biochem Biophys Res Commun, 2000, 279(2): 500-504.

[74] 张颖,白雪,黄长形.肝干细胞的存在及其起源[J].国外医学:消化系疾病分册,2002,22(4):224-226.

[75] Simpson K J, Lukacs N W, Colletti L, et al. Cytokines and the liver[J]. J Hepatol, 1997, 27(6): 1120-1132.

[76] Avital I, Inderbitzin D, Aoki T, et al. Isolation, characterization, and transplantation of bone marrow-derived hepatocyte stem cells[J]. Biochem Biophys Res Commun, 2001, 288(1): 156-164.

[77] Kollet O, Shivtiel S, Chen Y Q, et al. HGF, SDF-1, and MMP-9 are involved in stress-induced human $CD34^+$ stem cell recruitment to the liver[J]. J Clin Invest, 2003, 112(2): 160-169.

[78] 李瀚旻.论"补肾生髓成肝"治疗法则[J].中华中医药学刊,2012,30(5):937-940.

[79] 李瀚旻.虚证本质与生机学说[J].中华中医药学刊,2011,29(10):2157-2160.

[80] 李瀚旻."藏象本质"与"白马非马"[J].医学与哲学:人文社会医学版,2010,31(9):62-64.

[81] 李瀚旻.中医再生医学概论[J].中华中医药学刊,2008,26(11):2309-2312.

[82] Liu Y, Michalopoulos G K, Zarnegar R. Structural and functional characterization of the mouse hepatocyte growth factor gene promoter[J]. J Biol Chem, 1994, 269(6): 4152-4160.

[83] 国家中医药管理局《中华本草》编委会.中华本草[M].上海:上海科学技术出版社,1999.

[84] 南京中医药大学. 中药大辞典[M]. 上海:上海科学技术出版社,2006.

[85] Obsil T,Obsilova V. Structural basis of 14-3-3 protein functions[J]. Semin Cell Dev Biol,2011,22(7):663-672.

[86] Bustos D M. The role of protein disorder in the 14-3-3 interaction network[J]. Mol Biosyst,2012,8(1):178-184.

[87] 陈晓钎,乌维宁,于常海. 14-3-3:保护性信号转导调节蛋白[J]. 生理科学进展,2004,35(3):247-250.

[88] Dumaz N,Marais R. Protein kinase A blocks Raf-1 activity by stimulating 14-3-3 binding and blocking Raf-1 interaction with Ras[J]. J Biol Chem,2003,278(32):29819-29823.

[89] Gardino A K,Yaffe M B. 14-3-3 proteins as signaling integration points for cell cycle control and apoptosis[J]. Semin Cell Dev Biol,2011,22(7):688-695.

[90] Masters S C,Fu H. 14-3-3 proteins mediate an essential anti-apoptotic signal[J]. J Biol Chem,2001,276(48):45193-45200.

[91] Xiao B,Smerdon S J,Jones D H,et al. Structure of a 14-3-3 protein and implications for coordination of multiple signalling pathways[J]. Nature,1995,376(6536):188-191.

[92] Ortiz C,Cardemil L. Heat-shock responses in to leguminous plants:a comparative study [J]. J Exp Bot,2001,52(361):1711-1719.

[93] Qian Y,Tiffany-Castiglioni E. Lead-induced endoplasmic reticulum (ER) stress responses in the nervous system[J]. Neurochem Res,2003,28(1):153-162.

[94] Yang G H,Li S,Pestka J J. Down-regulation of the endoplasmic reticulum chaperone GRP78/BiP by vomitoxin(Deoxynivalenol)[J]. Toxicol Appl Pharmacol,2000,162(3):207-217.

[95] Yang Y,Turner R S,Gaut J R. The chaperone BiP/GRP78 binds to amyloid precursor protein and decreases Abeta40 and Abeta42 secretion[J]. J Biol Chem,1998,273(40):25552-25555.

[96] Liberman E,Fong Y L,Selby M J,et al. Activation of the grp78 and grp94 promoters by hepatitis C virus E2 envelope protein[J]. J Virol,1999,73(5):3718-3722.

[97] 黄翠芬,叶棋浓. 蛋白质间相互作用技术的研究近况[J]. 中国生物化学与分子生物学报,1998,14(1):1-7.

[98] 姜茜,贾凌云. 蛋白质相互作用研究的新技术与新方法[J]. 中国生物化学与分子生物学报,2008,24(10):974-979.

[99] 李昊,李义,高建梅. 免疫共沉淀技术的研究进展[J]. 内蒙古医学杂志,2008,40(4):452-454.

[100] 陈丽芬,柳君泽,李兵. 低压缺氧对大鼠脑线粒体腺苷酸转运体特性的影响[J]. 生理学报,2006,58(1):29-33.

[101] 林庆斌,廖升荣,熊亚红,等. 超氧化物歧化酶(SOD)的研究和应用进展[J]. 化学世界,2006,47(6):378-381.

[102] 章波,向渝梅,白云,等. 小鼠 peroxiredoxin 基因家族的生物信息学分析[J]. 第三军医大学学报,2005,27(9):847-849.

[103] 岳海英,黎丹戎,李瑗. Peroxiredoxin Ⅱ 研究进展[J]. 医学研究杂志,2007,36(2):101-102.

[104] Sun D,Gilboe D D. Effect of the platelet-activating factor antagonist BN 50739 and its

diluents on mitochondrial respiration and membrane lipids during and following cerebral ischemia[J]. J Neurochem,1994,62(5):1929-1938.

[105] Dodds D C,Omeis I A,Cushman S J,et al. Neuronal pentraxin receptor, a novel putative integral membrane pentraxin that interacts with neuronal pentraxin 1 and 2 and taipoxin-associated calcium-binding protein 49[J]. J Biol Chem,1997,272(34):21488-21494.

[106] Bjartmar L,Huberman A D,Ullian E M,et al. Neuronal pentraxins mediate synaptic refinement in the developing visual system[J]. J Neurosci,2006,26(23):6269-6281.

[107] Plant K E,Everett D M,Gordon Gibson G,et al. Transcriptomic and phylogenetic analysis of Kpna genes: a family of nuclear import factors modulated in xenobiotic-mediated liver growth[J]. Pharmacogenet Genomics,2006,16(9):647-658.

[108] Lendahl U,Zimmerman L B,McKay R D. CNS stem cells express a new class of intermediate filament protein[J]. Cell,1990,60(4):585-595.

[109] Kachinsky A M,Dominov J A,Miller J B. Myogenesis and the intermediate filament protein, nestin[J]. Dev Biol,1994,165(1):216-228.

[110] Mori K,Miyazato M,Kangawa K. Neuromedin S:discovery and functions[J]. Results Probl Cell Differ,2008,46:201-212.

[111] Vigo E,Roa J,López M,et al. Neuromedin s as novel putative regulator of luteinizing hormone secretion[J]. Endocrinology,2007,148(2):813-823.

[112] Jászberényi M,Bagosi Z,Thurzó B,et al. Endocrine and behavioral effects of neuromedin S[J]. Horm Behav,2007,52(5):631-639.

[113] Woo J H,Kim H S. Phosphorylation of eukaryotic elongation factor 2 can be regulated by phosphoinositide 3-kinase in the early stages of myoblast differentiation[J]. Mol Cells,2006,21(2):294-301.

[114] Sans M D,Xie Q,Williams J A. Regulation of translation elongation and phosphorylation of eEF2 in rat pancreatic acini[J]. Biochem Biophys Res Commun,2004,319(1):144-151.

[115] Thorson J A,Yu L W,Hsu A L,et al. 14-3-3 proteins are required for maintenance of Raf-1 phosphorylation and kinase activity[J]. Mol Cell Biol,1998,18(9):5229-5238.

[116] Malik R,Mellor N,Selden C,et al. Triiodothyronine enhances the regenerative capacity of the liver following partial hepatectomy[J]. Hepatology,2003,37(1):79-86.

[117] Lotková H,Rauchová H,Drahota Z. Activation of mitochondrial glycerophosphate cytochrome c reductase in regenerating rat liver by triiodothyronine[J]. Physiol Res,2001,50(3):333-336.

[118] Oren R,Dabeva M D,Karnezis A N,et al. Role of thyroid hormone in stimulating liver repopulation in the rat by transplanted hepatocytes[J]. Hepatology,1999,30(4):903-913.

[119] Knopp J,Hudecova S. Expression of S14 protein gene in rat liver in response to partial hepatectomy, and its regulation with T3 and sucrose[J]. J Lipid Mediat Cell Signal,1995,11(3):253-260.

[120] Russell W E,Kaufmann W K,Sitaric S,et al. Liver regeneration and hepatocarcinogenesis in transforming growth factor-alpha-targeted mice[J]. Mol Carcinog,1996,15(3):183-189.

[121] Greenbaum L E,Li W,Cressman D E,et al. CCAAT enhancer-binding protein beta is

required for normal hepatocyte proliferation in mice after partial hepatectomy[J]. J Clin Invest,1998,102(5):996-1007.

[122] Plümpe J,Malek N P,Bock C T,et al. NF-kappaB determines between apoptosis and proliferation in hepatocytes during liver regeneration[J]. Am J Physiol Gastrointest Liver Physiol,2000,278(1):173-183.

[123] Diehl A M,Yang S Q,Yin M,et al. Tumor necrosis factor-alpha modulates CCAAT/enhancer binding proteins-DNA binding activities and promotes hepatocyte-specific gene expression during liver regeneration[J]. Hepatology,1995,22(1):252-261.

[124] Scotté M,Masson S,Lyoumi S,et al. Cytokine gene expression in liver following minor or major hepatectomy in rat[J]. Cytokine,1997,9(11):859-867.

[125] Takehara T,Hayashi N,Mita E,et al. Delayed Fas-mediated hepatocyte apoptosis during liver regeneration in mice:hepatoprotective role of TNF alpha[J]. Hepatology,1998,27(6):1643-1651.

[126] Diehl A M. Cytokine regulation of liver injury and repair[J]. Immunol Rev,2000,174:160-171.

[127] Fujita J,Marino M W,Wada H,et al. Effect of TNF gene depletion on liver regeneration after partial hepatectomy in mice[J]. Surgery,2001,129(1):48-54.

[128] Yamada Y,Kirillova I,Peschon J J,et al. Initiation of liver growth by tumor necrosis factor:deficient liver regeneration in mice lacking type I tumor necrosis factor receptor[J]. Proc Natl Acad Sci U S A,1997,94(4):1441-1446.

[129] Zimmers T A,Pierce R H,McKillop I H,et al. Resolving the role of IL-6 in liver regeneration[J]. Hepatology,2003,38(6):1590-1591.

[130] Taub R. Hepatoprotection via the IL-6/Stat3 pathway[J]. J Clin Invest,2003,112(7):978-980.

[131] James L P,Lamps L W,McCullough S,et al. Interleukin 6 and hepatocyte regeneration in acetaminophen toxicity in the mouse[J]. Biochem Biophys Res Commun,2003,309(4):857-863.

[132] Kariv R,Enden A,Zvibel I,et al. Triiodothyronine and interleukin-6(IL-6)induce expression of HGF in an immortalized rat hepatic stellate cell line[J]. Liver Int,2003,23(3):187-193.

[133] Blindenbacher A,Wang X,Langer I,et al. Interleukin 6 is important for survival after partial hepatectomy in mice[J]. Hepatology,2003,38(3):674-682.

[134] Selzner N,Selzner M,Odermatt B,et al. ICAM-1 triggers liver regeneration through leukocyte recruitment and Kupffer cell-dependent release of TNF-alpha/IL-6 in mice[J]. Gastroenterology,2003,124(3):692-700.

[135] Hui T T,Mizuguchi T,Sugiyama N,et al. Immediate early genes and p21 regulation in liver of rats with acute hepatic failure[J]. Am J Surg,2002,183(4):457-463.

[136] Aldeguer X,Debonera F,Shaked A,et al. Interleukin-6 from intrahepatic cells of bone marrow origin is required for normal murine liver regeneration[J]. Hepatology,2002,35(1):40-48.

[137] Li W,Liang X,Leu J I,et al. Global changes in interleukin-6-dependent gene expression patterns in mouse livers after partial hepatectomy[J]. Hepatology,2001,33(6):1377-1386.

[138] Cressman D E,Greenbaum L E,DeAngelis R A,et al. Liver failure and defective hepatocyte regeneration in interleukin-6-deficient mice[J]. Science,1996,274(5291):1379-1383.

[139] Lu C,Li Y,Zhao Y,et al. Intracrine hepatopoietin potentiates AP-1 activity through JAB1 independent of MAPK pathway[J]. FASEB J,2002,16(1):90-92.

[140] Rahmani M,Péron P,Weitzman J,et al. Functional cooperation between JunD and NF-kappaB in rat hepatocytes[J]. Oncogene,2001,20(37):5132-5142.

[141] Leu J I,Crissey M A,Leu J P,et al. Interleukin-6-induced STAT3 and AP-1 amplify hepatocyte nuclear factor 1-mediated transactivation of hepatic genes,an adaptive response to liver injury[J]. Mol Cell Biol,2001,21(2):414-424.

[142] Ros J E,Schuetz J D,Geuken M,et al. Induction of Mdr1b expression by tumor necrosis factor-alpha in rat liver cells is independent of p53 but requires NF-kappaB signaling[J]. Hepatology,2001,33(6):1425-1431.

[143] Konishi K,Takata Y,Yamamoto M,et al. Structure of the gene encoding rat neutrophil chemo-attractant Gro[J]. Gene,1993,126(2):285-286.

[144] Knopp J,Brtko J,Jezová D,et al. Partial hepatectomy alters serum hormone levels in rats[J]. Horm Metab Res,1991,23(7):329-332.

[145] 曾民德,萧树东.肝脏与内分泌[M].北京:人民卫生出版社,1995.

[146] 杨晓明,贺福初,吴祖泽.肝再生调控研究[J].国外医学:生理、病理科学与临床分册,1997,17(2):168-171.

[147] Maher J J,Friedman S L. Parenchymal and nonparenchymal cell interactions in the liver[J]. Semin Liver Dis,1993,13(1):13-20.

[148] Mustafa S B,Gandhi C R,Harvey S A,et al. Endothelin stimulates platelet-activating factor synthesis by cultured rat Kupffer cells[J]. Hepatology,1995,21(2):545-553.

[149] Nakamuta M,Ohashi M,Tabata S,et al. High plasma concentrations of endothelin-like immunoreactivities in patients with hepatocellular carcinoma[J]. Am J Gastroenterol,1993,88(2):248-252.

[150] 刘彦芳,蔡定芳.左旋谷氨酸单钠对神经内分泌免疫系统的影响[J].国外医学:内分泌学分册,1997,17(3):143-145.

[151] 尹常健.肝胆病中医研究[M].北京:中国医药科技出版社,1993.

[152] Starzl T E,Fung J,Tzakis A,et al. Baboon-to-human liver transplantation[J]. Lancet,1993,341(8837):65-71.

[153] Derynck R. Transforming growth factor alpha[J]. Cell,1988,54(5):593-595.

[154] Mead J E,Fausto N. Transforming growth factor alpha may be a physiological regulator of liver regeneration by means of an autocrine mechanism[J]. Proc Natl Acad Sci U S A,1989,86(5):1558-1562.

[155] Russell W E,Coffey R J Jr,Ouellette A J,et al. Type beta transforming growth factor reversibly inhibits the early proliferative response to partial hepatectomy in the rat[J]. Proc Natl Acad Sci U S A,1988,85(14):5126-5130.

[156] Dixon M,Agius L,Yeaman S J,et al. Inhibition of rat hepatocyte proliferation by transforming growth factor beta and glucagon is associated with inhibition of ERK2 and p70 S6 kinase[J]. Hepatology,1999,29(5):1418-1424.

[157] 杜静,龚非力.转化生长因子-β的结构、受体及作用方式[J].国外医学:免疫学分册,1996,19(6):22-25.

[158] Matsuoka M,Tsukamoto H. Stimulation of hepatic lipocyte collagen production by Kupffer cell-derived transforming growth factor beta:implication for a pathogenetic role in alcoholic liver fibrogenesis[J]. Hepatology,1990,11(4):599-605.

[159] Bedossa P,Peltier E,Terris B,et al. Transforming growth factor-beta 1(TGF-beta 1) and TGF-beta 1 receptors in normal, cirrhotic, and neoplastic human livers[J]. Hepatology,1995,21(3):760-766.

[160] Marti U,Burwen S J,Wells A,et al. Localization of epidermal growth factor receptor in hepatocyte nuclei[J]. Hepatology,1991,13(1):15-20.

[161] Baldwin R L,Friess H,Yokoyama M,et al. Attenuated ALK5 receptor expression in human pancreatic cancer:correlation with resistance to growth inhibition[J]. Int J Cancer,1996,67(2):283-288.

[162] DeCoteau J F, Knaus P I, Yankelev H, et al. Loss of functional cell surface transforming growth factor beta (TGF-beta) type 1 receptor correlates with insensitivity to TGF-beta in chronic lymphocytic leukemia[J]. Proc Natl Acad Sci U S A,1997,94(11):5877-5881.

[163] Puig J G,Miranda M E,Mateos F A,et al. Hereditary nephropathy associated with hyperuricemia and gout[J]. Arch Intern Med,1993,153(3):357-365.

[164] 周殿元,姜泊.细胞凋亡基础与临床[M].北京:人民军医出版社,1999.

[165] Wyllie A H,Arends M J,Morris R G,et al. The apoptosis endonuclease and its regulation[J]. Semin Immunol,1992,4(6):389-397.

[166] Schwartzman R A,Cidlowski J A. Apoptosis:the biochemistry and molecular biology of programmed cell death[J]. Endocr Rev,1993,14(2):133-151.

[167] Bennett M R,Gibson D F,Schwartz S M,et al. Binding and phagocytosis of apoptotic vascular smooth muscle cells is mediated in part by exposure of phosphatidylserine[J]. Circ Res,1995,77(6):1136-1142.

[168] Gressner A M,Lahme B,Roth S. Attenuation of TGF-beta-induced apoptosis in primary cultures of hepatocytes by calpain inhibitors[J]. Biochem Biophys Res Commun,1997,231(2):457-462.

[169] Cai dingfang,Cojima satoru,Shen ziyin,et al. Study of the Effect of Bu Yi Drugs[J]. Japanese Journal of Basic and Clinical,1996,10(30):2571-2579.

[170] 蔡定芳,陈晓红,刘彦芳,等.新生期大鼠注射谷氨酸单钠毁损弓状核对下丘脑-垂体-肾上腺轴的影响[J].中国病理生理学杂志,1998,14(4),3-5.

[171] 刘彦芳,蔡定芳,陈晓红,等.左归丸对MSG-大鼠胸腺及淋巴细胞增殖反应的影响[J].中国实验方剂学杂志,1998,4(4):1-3.

[172] 陈国林,潘其民,赵玉秋,等.中医肝病证候临床辨证标准的研究[J].中国医药学报,1990,5(1):66-70.

[173] 石林阶.肝血虚证研究概况[J].湖南中医杂志,1996,12(4):48-50.

[174] 陈小野,邹世洁.虚证———一种新的生物观[J].中国中医基础医学杂志,1996,2(3):6-8.

[175] Soma T,Yu J M,Dunbar C E. Maintenance of murine long-term repopulating stem cells in ex vivo culture is affected by modulation of transforming growth factor-beta

but not macrophage inflammatory protein-1 alpha activities[J]. Blood,1996,87(11):4561-4567.

[176] Jacobsen F W,Stokke T,Jacobsen S E. Transforming growth factor-beta potently inhibits the viability-promoting activity of stem cell factor and other cytokines and induces apoptosis of primitive murine hematopoietic progenitor cells[J]. Blood,1995,86(8):2957-2966.

[177] Dubois C M,Ruscetti F W,Stankova J,et al. Transforming growth factor-beta regulates c-kit message stability and cell-surface protein expression in hematopoietic progenitors[J]. Blood,1994,85(11):3138-3145.

[178] Lotem J,Sachs L. Selective regulation of the activity of different hematopoietic regulatory proteins by transforming growth factor beta 1 in normal and leukemic myeloid cells[J]. Blood,1990,76(7):1315-1322.

[179] Dybedal I,Jacobsen S E. Transforming growth factor beta (TGF-beta), a potent inhibitor of erythropoiesis:neutralizing TGF-beta antibodies show erythropoietin as a potent stimulator of murine burst-forming unit erythroid colony formation in the absence of a burst-promoting activity[J]. Blood,1995,86(3):949-957.

[180] Sing G K,Keller J R,Ellingsworth L R,et al. Transforming growth factor beta selectively inhibits normal and leukemic human bone marrow cell growth in vitro[J]. Blood,1988,72(5):1504-1511.

[181] Jacobsen S E,Veiby O P,Myklebust J,et al. Ability of flt3 ligand to stimulate the in vitro growth of primitive murine hematopoietic progenitors is potently and directly inhibited by transforming growth factor-beta and tumor necrosis factor-alpha[J]. Blood,1996,87(12):5016-5026.

[182] Beyer H S,Stanley M. Tumor necrosis factor-alpha increases hepatic DNA and RNA and hepatocyte mitosis[J]. Biochem Int,1990,22(3):405-410.

[183] Dolnikoff M S,Kater C E,Egami M,et al. Neonatal treatment with monosodium glutamate increases plasma corticosterone in the rat[J]. Neuroendocrinology,1988,48(6):645-649.

[184] Larsen P J,Mikkelsen J D,Jessop D,et al. Neonatal monosodium glutamate treatment alters both the activity and the sensitivity of the rat hypothalamo-pituitary-adrenocortical axis[J]. J Endocrinol,1994,141(3):497-503.

[185] Zoli M,Ferraguti F,Biagini G,et al. Corticosterone treatment counteracts lesions induced by neonatal treatment with monosodium glutamate in the mediobasal hypothalamus of the male rat[J]. Neurosci Lett,1991,132(2):225-228.

[186] Belluardo N,Mudò G,Bindoni M. Effects of early destruction of the mouse arcuate nucleus by monosodium glutamate on age-dependent natural killer activity[J]. Brain Res,1990,534(1-2):225-233.

[187] 蔡定芳,刘彦芳,陈晓红,等.左归丸对单钠谷氨酸大鼠下丘脑-垂体-肾上腺轴的影响[J].中国中医基础医学杂志,1999,5(2):24-27.

[188] 沈自尹.肾阳虚证的定位研究[J].中国中西医结合杂志,1997,17(1):50-52.

[189] Michalopoulos G K,DeFrances M C. Liver regenertion[J]. Science,1997,276(5309):60-66.

[190] 王宁生,雷燕,刘平,等.关于血清药理学的若干思考[J].中国中西医结合杂志,1999,19

(5):263-266.

[191] 鄂征.组织培养和分子细胞学技术[M].北京:北京出版社,1995.

[192] 成军,杨守纯.现代肝炎病毒分子生物学[M].北京:人民军医出版社,1997.

[193] 晏雪生,李瀚旻,彭亚琴,等.海珠益肝胶囊对2215细胞乙肝病毒标志物的影响[J].中医药学刊,2004,22(4):609-610.

[194] Sells M A,Chen M L,Acs G. Production of hepatitis B virus particles in Hep G2 cells transfected with cloned hepatitis B virus DNA[J]. Proc Natl Acad Sci U S A,1987,84(4):1005-1009.

[195] 兰少波,李瀚旻,罗建君,等.滋水涵木法治疗慢性乙型病毒性肝炎的临床研究[J].湖北中医杂志,2006,28(8):3-6.

[196] 孟保.难治性肝硬化腹水的中医辨治[J].四川中医,2002,20(10):9-10.

[197] 刘建京,林秀玉.2.2.15细胞系在抗HBV药物研究中的作用和局限[J].首都医学院学报,1995,16(4):323-325.

[198] Lampertico P,Malter J S,Gerber M A. Development and application of an in vitro model for screening anti-hepatitis B virus therapeutics[J]. Hepatology,1991,13(3):422-426.

[199] 叶正祥.生物大分子离心技术[M].长沙:湖南科学技术出版社,1990.

[200] 程伯基,冯元怡,林克椿.呼吸链底物和抑制剂对线粒体内膜流动性的影响[J].生物化学杂志,1986,2(3):37-42.

[201] 昝俊平,吴怀春,尹昭云,等.红景天中药复方改善机体骨骼肌能量代谢效果研究[J].解放军预防医学杂志,1995,13(3):183-185.

[202] 陈春富,郭述苏,王丹影.鼠脑线粒体老化的生物学特征[J].中国老年学杂志,1997,17(1):33-34.

[203] Slater E C,Berden J A,Herweijer M A. A hypothesis for the mechanism of respiratory-chain phosphorylation not involving the electrochemical gradient of protons as obligatory intermediate[J]. Biochim Biophys Acta,1985,811(3):217-231.

[204] 时多,周运恒,张颖玮,等.人鼠肝再生早期枯否细胞介导的Caspase-3激活机制探讨[J].山东医药,2009,49(10):7-9.

[205] 李瀚旻,厉晶萍,毛树松,等.肝病肝肾阴虚证型临床分布规律的研究——1994年全国88所中医医院出院患者病案资料分析[J].中西医结合肝病杂志,2004,14(5):287-289.

[206] 林静华,李瀚旻,厉晶萍,等.肝病患者肝肾阴虚证型临床相关特征的观察与研究——2001年湖北省中医院肝病科出院患者病案资料分析[J].中西医结合肝病杂志,2006,16(4):239-241.

[207] 李瀚旻.慢性重型肝炎黄疸证候演变规律[J].中西医结合肝病杂志,2009,19(3):148-150.

[208] 李瀚旻."肾藏精"的科学内涵[J].中医杂志,2009,50(12):1061-1064.

[209] 李瀚旻.上皮-间质转型/间质-上皮转型失衡与髓失生肝[J].中西医结合肝病杂志,2012,22(1):1-4.

[210] Loffreda S,Rai R,Yang S Q,et al. Bile ducts and portal and central veins are major producers of tumor necrosis factor alpha in regenerating rat liver[J]. Gastroenterology,1997,112(6):2089-2098.

[211] Bataller R,Brenner D A. Liver fibrosis[J]. J Clin Invest,2005,115(2):209-218.

[212] Moreira R K. Hepatic stellate cells and liver fibrosis[J]. Arch Pathol Lab Med,2007,

131(11):1728-1734.

[213] Soriano V, Labarga P, Ruiz-Sancho A, et al. Regression of liver fibrosis in hepatitis C virus/HIV-co-infected patients after treatment with pegylated interferon plus ribavirin[J]. AIDS,2006,20(17):2225-2227.

[214] Arthur M J. Reversibility of liver fibrosis and cirrhosis following treatment for hepatitis C[J]. Gastroenterology,2002,122(5):1525-1528.

[215] Thiery J P, Acloque H, Huang R Y, et al. Epithelial-mesenchymal transitions in development and disease[J]. Cell,2009,139(5):871-890.

[216] Pinzani M. Epithelial-mesenchymal transition in chronic liver disease:fibrogenesis or escape from death?[J]. J Hepatol,2011,55(2):459-465.

[217] Omenetti A, Yang L, Li Y X, et al. Hedgehog-mediated mesenchymal-epithelial interactions modulate hepatic response to bile duct ligation[J]. Lab Invest,2007,87(5):499-514.

[218] Zeisberg M, Yang C, Martino M, et al. Fibroblasts derive from hepatocytes in liver fibrosis via epithelial to mesenchymal transition[J]. J Biol Chem,2007,282(32):23337-23347.

[219] Vargha R, Endemann M, Kratochwill K, et al. Ex vivo reversal of in vivo transdifferentiation in mesothelial cells grown from peritoneal dialysate effluents[J]. Nephrol Dial Transplant,2006,21(10):2943-2947.

[220] Yang L, Jung Y, Omenetti A, et al. Fate-mapping evidence that hepatic stellate cells are epithelial progenitors in adult mouse livers[J]. Stem Cells,2008,26(8):2104-2113.

[221] Yue H Y, Yin C, Hou J L, et al. Hepatocyte nuclear factor 4alpha attenuates hepatic fibrosis in rats[J]. Gut,2010,59(2):236-246.

[222] Choi S S, Diehl A M. Epithelial-to-mesenchymal transitions in the liver[J]. Hepatology,2009,50(6):2007-2013.

[223] Slusarz A, Shenouda N S, Sakla M S, et al. Common botanical compounds inhibit the hedgehog signaling pathway in prostate cancer[J]. Cancer Res,2010,70(8):3382-3390.

[224] Lee H S, Shun C T, Chiou L L, et al. Hydroxyproline content of needle biopsies as an objective measure of liver fibrosis:Emphasis on sampling variability[J]. J Gastroenterol Hepatol,2005,20(7):1109-1114.

[225] Pratap A, Singh S, Mundra V, et al. Attenuation of early liver fibrosis by pharmacological inhibition of smoothened receptor signaling[J]. J Drug Target,2012,20(9):770-782.

[226] De Minicis S, Seki E, Uchinami H, et al. Gene expression profiles during hepatic stellate cell activation in culture and in vivo[J]. Gastroenterology,2007,132(5):1937-1946.

[227] Kivirikko K I, Laitinen O, Prockop D J. Modifications of a specific assay for hydroxyproline in urine[J]. Anal Biochem,1967,19(2):249-255.

[228] Xie G, Diehl A M. Evidence for and against epithelial-to-mesenchymal transition in the liver[J]. Am J Physiol Gastrointest Liver Physiol,2013,305(12):881-890.

[229] Katoh Y, Katoh M. Hedgehog signaling, epithelial-to-mesenchymal transition and miRNA(review)[J]. Int J Mol Med,2008,22(3):271-275.

[230] Omenetti A, Choi S, Michelotti G, et al. Hedgehog signaling in the liver[J]. J Hepatol, 2011, 54(2):366-373.

[231] Rockey D C. Current and future anti-fibrotic therapies for chronic liver disease[J]. Clin Liver Dis, 2008, 12(4):939-962.

[232] Stickel F, Schuppan D. Herbal medicine in the treatment of liver diseases[J]. Dig Liver Dis, 2007, 39(4):293-304.

[233] Bi W R, Jin C X, Xu G T, et al. Bone morphogenetic protein-7 regulates Snail signaling in carbon tetrachloride-induced fibrosis in the rat liver[J]. Exp Ther Med, 2012, 4(6):1022-1026.

[234] Yang G, Zhu Z, Wang Y, et al. Bone morphogenetic protein-7 inhibits silica-induced pulmonary fibrosis in rats[J]. Toxicol Lett, 2013, 220(2):103-108.

[235] Cheng F, Li Y, Feng L, et al. Hepatic stellate cell activation and hepatic fibrosis induced by ischemia/reperfusion injury[J]. Transplant Proc, 2008, 40(7):2167-2170.

[236] Weiss K H, Schäfer M, Gotthardt D N, et al. Outcome and development of symptoms after orthotopic liver transplantation for Wilson disease[J]. Clin Transplant, 2013, 27(6):914-922.

[237] Yang Y L, Shi L J, Lin M J, et al. Clinical analysis and significance of cholangiography for biliary cast/stone after orthotopic liver transplantation[J]. J Nanosci Nanotechnol, 2013, 13(1):171-177.

[238] Li Z, Chen J, Li L, et al. In vitro and in vivo characteristics of hepatic oval cells modified with human hepatocyte growth factor[J]. Cell Mol Biol Lett, 2013, 18(4):507-521.

[239] Dusabineza A C, Van Hul N K, Abarca-Quinones J, et al. Participation of liver progenitor cells in liver regeneration: lack of evidence in the AAF/PH rat model[J]. Lab Invest, 2012, 92(1):72-81.

[240] Dezsö K, Papp V, Bugyik E, et al. Structural analysis of oval-cell-mediated liver regeneration in rats[J]. Hepatology, 2012, 56(4):1457-1467.

[241] 于赫,李冀,齐彦. 五味子多糖对肝癌小鼠肿瘤生长的抑制作用及其免疫学机理初探[J]. 中医药信息, 2010, 27(2):26-27.

[242] Zhou W, Jiang Z, Li X, et al. Cytokines: shifting the balance between glioma cells and tumor microenvironment after irradiation[J]. J Cancer Res Clin Oncol, 2015, 141(4):575-589.

[243] Pal S, Shankar B S, Sainis K B. Cytokines from the tumor microenvironment modulate sirtinol cytotoxicity in A549 lung carcinoma cells[J]. Cytokine, 2013, 64(1):196-207.

[244] Mitaka T. Hepatic stem cells: from bone marrow cells to hepatocytes[J]. Biochem Biophys Res Commun, 2001, 281(1):1-5.

[245] Oh S H, Witek R P, Bae S H, et al. Bone marrow-derived hepatic oval cells differentiate into hepatocytes in 2-acetylaminofluorene/partial hepatectomy-induced liver regeneration[J]. Gastroenterology, 2007, 132(3):1077-1087.

[246] 梁国英,李明,王海强. 中医药干预肝癌癌前病变机理的研究[J]. 中华中医药学刊, 2011, 29(3):555-556.

[247] Mishra L, Banker T, Murray J, et al. Liver stem cells and hepatocellular carcinoma[J]. Hepatology, 2009, 49(1):318-329.

[248] Lee J S, Heo J, Libbrecht L, et al. A novel prognostic subtype of human hepatocellular carcinoma derived from hepatic progenitor cells[J]. Nat Med, 2006, 12(4):410-416.

[249] 姜涛,刘庆华,陈峻青,等.残胃癌组织中β-catenin 与 MMP-7 表达及其临床意义的研究[J].中华肿瘤防治杂志,2008,15(7):511-513.

[250] Zucman-Rossi J, Jeannot E, Nhieu J T, et al. Genotype-phenotype correlation in hepatocellular adenoma: new classification and relationship with HCC [J]. Hepatology, 2006, 43(3):515-524.

[251] Alison M, Golding M, Lalani E N, et al. Wholesale hepatocytic differentiation in the rat from ductular oval cells, the progeny of biliary stem cells[J]. J Hepatol, 1997, 26(2):343-352.

[252] Watanabe S, Okita K, Harada T, et al. Morphologic studies of the liver cell dysplasia [J]. Cancer, 1983, 51(12):2197-2205.

[253] Libbrecht L, Desmet V, Roskams T. Preneoplastic lesions in human hepatocarcinogenesis[J]. Liver Int, 2005, 25(1):16-27.

[254] 谢晶日,任公平,李明,等.中医药防治肝癌癌前病变机制研究概况[J].中国医药导报,2008,5(8):25-26.

[255] Farazi P A, DePinho R A. Hepatocellular carcinoma pathogenesis: from genes to environment[J]. Nat Rev Cancer, 2006, 6(9):674-687.

[256] Le Bail B, Bernard P H, Carles J, et al. Prevalence of liver cell dysplasia and association with HCC in a series of 100 cirrhotic liver explants[J]. J Hepatol, 1997, 27(5):835-842.

[257] Anthony P P, Vogel C L, Barker L F. Liver cell dysplasia: a premalignant condition [J]. J Clin Pathol, 1973, 26(3):217-223.

[258] Santoni-Rugiu E, Nagy P, Jensen M R, et al. Evolution of neoplastic development in the liver of transgenic mice co-expressing c-Myc and transforming growth factor-alpha [J]. Am J Pathol, 1996, 149(2):407-428.

[259] Thomas R M, Berman J J, Yetter R A, et al. Liver cell dysplasia: a DNA aneuploid lesion with distinct morphologic features[J]. Hum Pathol, 1992, 23(5):496-503.

[260] Enomoto K, Farber E. Kinetics of phenotypic maturation of remodeling of hyperplastic nodules during liver carcinogenesis[J]. Cancer Res, 1982, 42(6):2330-2335.

[261] 黄晶晶,潘哲,黄鸿娜,等.中医药对肝癌癌前病变的研究进展[J].中医药导报,2014,20(3):136-137.

[262] 钱妍,金岩,李媛,等.肝复健冲剂抑制二乙基亚硝胺诱导大鼠肝癌形成的机制[J].浙江中医学院学报,2003,27(2):56-58.

[263] 殷飞,高洪生,吴新满,等.清肝化瘀方含药血清对 TGFα 诱导人肝癌细胞 SMMC-7721 MEK 表达的影响[J].中药药理与临床,2005,21(6):49-51.

[264] 刘志磊,孙薇,贺福初,等.肝细胞癌的微环境研究进展[J].生物化学与生物物理进展,2012,39(5):416-422.

[265] 许惠仙,汪霞,金延华,等.大豆异黄酮和皂甙对肝癌癌前病变大鼠血清标志酶及抗氧化活性的影响[J].大豆科学,2012,31(1):124-126.

[266] 丰平,徐大鹏,刘树红,等.调肝颗粒剂防治大鼠肝癌癌前病变的病理研究[J].北京中医药,2010,29(8):624-626.

[267] 任青华,牟忠祥,耿延君,等.中药水蛭素对荷瘤鼠 Ki-67 与 VEGF 表达的影响[J].医学

研究杂志,2010,39(6):46-48.

[268] 任公平,张忠敏,孙琳林,等.扶正化瘀方对大鼠肝癌癌前病变细胞周期调控的影响[J].临床医学工程,2011,18(11):1699-1700.

[269] 杨大国,李知玉,邓欣,等.正肝方治疗肝硬化伴高甲胎蛋白血症的近期疗效观察[J].中国中西医结合杂志,2005,25(10):931-933.

[270] 李向利,丰平,钱英,等.槲芪散及其君药槲寄生对大鼠肝癌癌前病变组织中促凋亡因子Omi/HtrA2表达的影响[J].中西医结合肝病杂志,2008,18(4):229-231.

[271] 敖有光,刘东霞,杨运宽,等.艾灸对HCC癌前病变大鼠细胞周期调控基因cyclinD1、cdk4影响的实验研究[J].内蒙古中医药,2007,26(1):46-49.

[272] 张莉莉,王立.肝癌癌前病变防治机制的研究概况[J].中国中西医结合杂志,2010,30(9):1003-1008.

[273] 李瀚旻,赵宾宾,高翔,等."补肾生髓成肝"改善肝再生微环境、防治肝癌的作用及机制[J].湖北中医药大学学报,2015,17(1):5-8.

[274] Dalakas E, Newsome P N, Boyle S, et al. Bone marrow stem cells contribute to alcohol liver fibrosis in humans[J]. Stem Cells Dev, 2010, 19(9):1417-1425.

[275] 范公忍,李树玲.骨髓干细胞移植治疗肝硬化的研究进展[J].国际消化病杂志,2013,33(4):242-245.

[276] Matthews V B, Klinken E, Yeoh G C. Direct effects of interleukin-6 on liver progenitor oval cells in culture[J]. Wound Repair Regen, 2004, 12(6):650-656.

[277] 杨大伟,姚鹏.细胞移植疗法在肝病中的研究与应用[J].世界华人消化杂志,2011,19(16):1720-1725.

[278] 吕明磊,刘琴,贾秋龙,等.自体骨髓干细胞肝内移植对失代偿期肝硬化患者肝脏生化及纤维化指标的影响[J].中国实用医药,2012,7(25):1-3.

[279] 王方,张俊,周一鸣,等.自体骨髓干细胞移植治疗终末期肝病15例疗效观察[J].中国肝脏病杂志(电子版),2008,1(1):24-27.

[280] Wilson J W, Leduc E H. Role of cholangioles in restoration of the liver of the mouse after dietary injury[J]. J Pathol Bacteriol, 1958, 76(2):441-449.

[281] Takahashi H, Oyamada M, Fujimoto Y, et al. Elevation of serum alpha-fetoprotein and proliferation of oval cells in the livers of LEC rats[J]. Jpn J Cancer Res, 1988, 79(7):821-827.

[282] Dumble M L, Croager E J, Yeoh G C, et al. Generation and characterization of p53 null transformed hepatic progenitor cells: oval cells give rise to hepatocellular carcinoma[J]. Carcinogenesis, 2002, 23(3):435-445.

[283] 李瀚旻."补肾生髓成肝"治疗肝脏病的基础及临床应用[J].世界科学技术——中医药现代化,2013,15(6):1425-1428.

[284] Bissell D M, Wang S S, Jarnagin W R, et al. Cell-specific expression of transforming growth factor-beta in rat liver. Evidence for autocrine regulation of hepatocyte proliferation[J]. J Clin Invest, 1995, 96(1):447-455.

[285] 李瀚旻.神经-内分泌-免疫-肝再生调控网络[J].中西医结合肝病杂志,2014,24(4):193-196.

[286] Gournay J, Auvigne I, Pichard V, et al. In vivo cell lineage analysis during chemical hepatocarcinogenesis in rats using retroviral-mediated gene transfer: evidence for dedifferentiation of mature hepatocytes[J]. Lab Invest, 2002, 82(6):781-788.

[287] 陈琼荣,向锦,廖冰,等.卵圆细胞在实验性肝癌发生过程中的演变特征[J].癌症,2007,26(7):719-723.

[288] Samira S,Ferrand C,Peled A,et al. Tumor necrosis factor promotes human T-cell development in nonobese diabetic/severe combined immunodeficient mice[J]. Stem Cells,2004,22(6):1085-1100.

[289] Fausto N,Campbell J S. The role of hepatocytes and oval cells in liver regeneration and repopulation[J]. Mech Dev,2003,120(1):117-130.

[290] Lowes K N,Brennan B A,Yeoh G C,et al. Oval cell numbers in human chronic liver diseases are directly related to disease severity[J]. Am J Pathol,1999,154(2):537-541.

[291] Crosby H A,Hubscher S G,Joplin R E,et al. Immunolocalization of OV-6,a putative progenitor cell marker in human fetal and diseased pediatric liver[J]. Hepatology,1998,28(4):980-985.

[292] Libbrecht L,De Vos R,Cassiman D,et al. Hepatic progenitor cells in hepatocellular adenomas[J]. Am J Surg Pathol,2001,25(11):1388-1396.

[293] Dumble M L,Knight B,Quail E A,et al. Hepatoblast-like cells populate the adult p53 knockout mouse liver:evidence for a hyperproliferative maturation-arrested stem cell compartment[J]. Cell Growth Differ,2001,12(5):223-231.

[294] Coleman W B,Wennerberg A E,Smith G J,et al. Regulation of the differentiation of diploid and some aneuploid rat liver epithelial (stemlike) cells by the hepatic microenvironment[J]. Am J Pathol,1993,142(5):1373-1382.

[295] Steinberg P,Steinbrecher R,Radaeva S,et al. Oval cell lines OC/CDE 6 and OC/CDE 22 give rise to cholangio-cellular and undifferentiated carcinomas after transformation[J]. Lab Invest,1994,71(5):700-709.

[296] Sell S,Xu K L,Huff W E,et al. Aflatoxin exposure produces serum alphafetoprotein elevations and marked oval cell proliferation in young male Pekin ducklings[J]. Pathology,1998,30(1):34-39.

[297] Knight B,Yeoh G C,Husk K L,et al. Impaired preneoplastic changes and liver tumor formation in tumor necrosis factor receptor type 1 knockout mice[J]. J Exp Med,2000,192(12):1809-1818.

[298] Kubota K,Soeda J,Misawa R,et al. Bone marrow-derived cells fuse with hepatic oval cells but are not involved in hepatic tumorigenesis in the choline-deficient ethionine-supplemented diet rat model[J]. Carcinogenesis,2008,29(2):448-454.

[299] 方驰华,陈铁军,刘胜军.利用特异性Y染色体研究肝脏卵圆细胞在原发性肝癌发生中的作用[J].中华外科杂志,2006,44(21):1501-1504.

[300] Sharma A D,Cantz T,Manns M P,et al. The role of stem cells in physiology,pathophysiology,and therapy of the liver[J]. Stem Cell Rev,2006,2(1):51-58.

[301] 李蔚,李继昌,段芳龄.细胞角质素19及消减基因PO2在肝细胞癌组织及卵圆细胞中的表达[J].世界华人消化杂志,2007,15(21):2316-2321.

[302] 龚加庆,李雅,方驰华.大鼠肝卵圆细胞参与肝损伤的修复过程和癌变[J].世界华人消化杂志,2005,13(3):336-340.

[303] Choudhury S,Zhang R,Frenkel K,et al. Evidence of alterations in base excision repair of oxidative DNA damage during spontaneous hepatocarcinogenesis in Long Evans

Cinnamon rats[J]. Cancer Res,2003,63(22):7704-7707.

[304] Li M S,Li P F,He S P,et al. The promoting molecular mechanism of alpha-fetoprotein on the growth of human hepatoma Bel7402 cell line[J]. World J Gastroenterol,2002,8(3):469-475.

[305] Jeong W I,Do S H,Yun H S,et al. Hypoxia potentiates transforming growth factor-beta expression of hepatocyte during the cirrhotic condition in rat liver[J]. Liver Int,2004,24(6):658-668.

[306] Bird T G,Lorenzini S,Forbes S J. Activation of stem cells in hepatic diseases[J]. Cell Tissue Res,2008,331(1):283-300.

[307] Omary M B,Ku N O,Toivola D M. Keratins:guardians of the liver[J]. Hepatology,2002,35(2):251-257.

[308] Hall P A. Keratin expression in human tissues and neoplasms:other issues[J]. Histopathology,2003,43(2):196-197.

[309] 张珍妮,匡志鹏,杨帆,等.肝癌干细胞表面标志物CK19在化学诱癌过程中的差异表达[J]. 肿瘤防治研究,2012,39(10):1188-1192.

[310] Benoy I H,Elst H,Van der Auwera I,et al. Real-time RT-PCR correlates with immunocytochemistry for the detection of disseminated epithelial cells in bone marrow aspirates of patients with breast cancer[J]. Br J Cancer,2004,91(10):1813-1820.

[311] Nejak-Bowen K,Monga S P. Wnt/beta-catenin signaling in hepatic organogenesis[J]. Organogenesis,2008,4(2):92-99.

[312] Ober E A,Verkade H,Field H A,et al. Mesodermal Wnt2b signalling positively regulates liver specification[J]. Nature,2006,442(7103):688-691.

[313] Zeng G,Apte U,Micsenyi A,et al. Tyrosine residues 654 and 670 in beta-catenin are crucial in regulation of Met-beta-catenin interactions[J]. Exp Cell Res,2006,312(18):3620-3630.

[314] Nejak-Bowen K N,Monga S P. Beta-catenin signaling,liver regeneration and hepatocellular cancer:sorting the good from the bad[J]. Sem in Cancer Biol,2011,21(1):44-58.

[315] Williams J M,Oh S H,Jorgensen M,et al. The role of the Wnt family of secreted proteins in rat oval "stem" cell-based liver regeneration:Wnt1 drives differentiation[J]. Am J Pathol,2010,176(6):2732-2742.

[316] Hu M,Kurobe M,Jeong Y J,et al. Wnt/beta-catenin signaling in murine hepatic transit amplifying progenitor cells[J]. Gastroenterology,2007,133(5):1579-1591.

[317] Itoh T,Kamiya Y,Okabe M,et al. Inducible expression of Wnt genes during adult hepatic stem/progenitor cell response[J]. FEBS Lett,2009,583(4):777-781.

[318] He B,Reguart N,You L,et al. Blockade of Wnt-1 signaling induces apoptosis in human colorectal cancer cells containing downstream mutations[J]. Oncogene,2005,24(18):3054-3058.

[319] Bengochea A,de Souza M M,Lefrançois L,et al. Common dysregulation of Wnt/Frizzled receptor elements in human hepatocellular carcinoma[J]. Br J Cancer,2008,99(1):143-150.

[320] Apte U,Thompson M D,Cui S,et al. Wnt/beta-catenin signaling mediates oval cell response in rodents[J]. Hepatology,2008,47(1):288-295.

[321] Yang W,Yan H X,Chen L,et al. Wnt/beta-catenin signaling contributes to activation of normal and tumorigenic liver progenitor cells[J]. Cancer Res,2008,68(11):4287-4295.

[322] 王磊,单云峰,施红旗,等. β-catenin 在肝卵圆细胞中的表达及意义[J]. 实用医学杂志,2008,24(21):3634-3635.

[323] Yamashita T,Budhu A,Forgues M,et al. Activation of hepatic stem cell marker EpCAM by Wnt-beta-catenin signaling in hepatocellular carcinoma[J]. Cancer Res,2007,67(22):10831-10839.

[324] Yovchev M I,Grozdanov P N,Joseph B,et al. Novel hepatic progenitor cell surface markers in the adult rat liver[J]. Hepatology,2007,45(1):139-149.

[325] Zhang Y,Li X M,Zhang F K,et al. Activation of canonical Wnt signaling pathway promotes proliferation and self-renewal of rat hepatic oval cell line WB-F344 in vitro[J]. World J Gastroenterol,2008,14(43):6673-6680.

[326] 张志成,肖影群,章萍,等. Wnt 信号通路下游靶基因在 HBV 相关肝细胞癌中的表达及意义[J]. 广东医学,2013,34(1):75-77.

[327] 朱波,欧超,罗元,等. CyclinD1 c-Myc 和 p53 的表达与肝细胞癌生物学行为关系[J]. 中国肿瘤临床,2006,33(2):67-70.

[328] 张虹,王敏,刘伟,等. 肝癌细胞中 STAT3 及 c-Myc 的表达及其意义[J]. 肿瘤,2008,28(5):394-397.

[329] Van Riggelen J,Yetil A,Felsher D W. MYC as a regulator of ribosome biogenesis and protein synthesis[J]. Nat Rev Cancer,2010,10(4):301-309.

[330] Wu C H,van Riggelen J,Yetil A,et al. Cellular senescence is an important mechanism of tumor regression upon c-Myc inactivation[J]. Proc Natl Acad Sci U S A,2007,104(32):13028-13033.

[331] 相玉芬,王文奇,田虎,等. 肝细胞性肝癌组织中 EGF、c-Myc 的表达及临床意义[J]. 山东大学学报(医学版),2011,49(5):107-110.

[332] 邱法波,王培林,吴力群,等. c-Myc 基因扩增、p16 基因变异和乙型肝炎病毒 DNA 整合与肝细胞癌的相关性研究[J]. 中华普通外科杂志,2001,16(3):155-157.

[333] 吴飞翔,曹骥,赵荫农,等. B-myb c-Myc 在肝细胞性肝癌中的表达及临床意义[J]. 中国肿瘤临床,2008,35(5):269-271.

[334] Suh S W,Lee K W,Lee J M,et al. Prediction of aggressiveness in early-stage hepatocellular carcinoma for selection of surgical resection[J]. J Hepatol,2014,60(6):1219-1224.

[335] Ding T,Xu J,Zhang Y,et al. Endothelium-coated tumor clusters are associated with poor prognosis and micrometastasis of hepatocellular carcinoma after resection[J]. Cancer,2011,117(21):4878-4889.

[336] Zhong C,Wei W,Su X K,et al. Serum and tissue vascular endothelial growth factor predicts prognosis in hepatocellular carcinoma patients after partial liver resection[J]. Hepatogastroenterology,2012,59(113):93-97.

[337] Liu D,Yovchev M I,Zhang J,et al. Identification and characterization of mesenchymal-epithelial progenitor-like cells in normal and injured rat liver[J]. Am J Pathol,2015,185(1):110-128.

[338] Ma Y,Miao J,Liu C R,et al. In vivo osteogenic functions of injectable biological bone

cement[J]. Zhonghua Yi Xue Za Zhi,2011,91(23):1649-1653.

[339] Qiu W,Hu Y,Andersen T E,et al. Tumor necrosis factor receptor superfamily member 19(TNFRSF19)regulates differentiation fate of human mesenchymal (stromal)stem cells through canonical Wnt signaling and C/EBP[J]. J Biol Chem, 2010,285(19):14438-14449.

[340] Remouchamps C,Dejardin E. Methods to assess the activation of the alternative (noncanonical)NF-κB pathway by non-death TNF receptors[J]. Methods Mol Biol, 2015,1280:103-119.

[341] Alam T,An M R,Papaconstantinou J. Differential expression of three C/EBP isoforms in multiple tissues during the acute phase response[J]. J Biol Chem,1992,267(8): 5021-5024.

[342] Koj A. Initiation of acute phase response and synthesis of cytokines[J]. Biochim Biophys Acta,1996,1317(2):84-94.

[343] Cao Z,Umek R M,McKnight S L. Regulated expression of three C/EBP isoforms during adipose conversion of 3T3-L1 cells[J]. Genes Dev,1991,5(9):1538-1552.

[344] Landschulz W H,Johnson P F,Adashi E Y,et al. Isolation of a recombinant copy of the gene encoding C/EBP[J]. Genes Dev,1988,2(7):786-800.

[345] Yin M,Yang S Q,Lin H Z,et al. Tumor necrosis factor alpha promotes nuclear localization of cytokine-inducible CCAAT/enhancer binding protein isoforms in hepatocytes[J]. J Biol Chem,1996,271(30):17974-17978.

[346] Rai R M,Loffreda S,Karp C L,et al. Kupffer cell depletion abolishes induction of interleukin-10 and permits sustained overexpression of tumor necrosis factor alpha messenger RNA in the regenerating rat liver[J]. Hepatology,1997,25(4):889-895.

[347] Saad B,Frei K,Scholl F A,et al. Hepatocyte-derived interleukin-6 and tumor-necrosis factor alpha mediate the lipopolysaccharide-induced acute-phase response and nitric oxide release by cultured rat hepatocytes[J]. Eur J Biochem,1995,229(2):349-355.

[348] 杨佃志,张永萍. 复方大果木姜子乳膏体外抗HSV-1病毒的实验研究[J]. 时珍国医国药,2007,18(5):1154-1155.

第七节 抗肝癌中药有效成分的研究

尽管原发性肝癌的发生发展机制并不十分明确,但已认识到肝再生异常的恶化环境促进某些肝脏细胞异常增殖与分化,这与肝癌发生发展密切相关,其中肝癌细胞增殖与凋亡机制是决定肝癌发生发展的关键环节,肝癌被视为肝再生异常的一种严重结局。中医药及其有效成分抗肝癌细胞增殖与凋亡的作用机制研究是目前的研究热点。笔者及其团队前期发现消脂保肝胶囊、姜黄素胶囊、地五养肝胶囊、抗毒软坚胶囊等复方药的主要有效成分芍药苷、姜黄素具有抗肝癌的作用。在此基础上,进一步对芍药苷、姜黄素、雷公藤等有效成分影响肝癌细胞增殖与凋亡的作用及其机制进行了实验研究。

一、芍药苷对人肝癌细胞株HepG-2凋亡及其调控基因的影响

芍药苷主要从毛茛科植物中提取,既往报道芍药有一定的抗肿瘤作用及保肝作用,提示芍

药苷可能具有抗肝癌的药理作用。本实验运用现代细胞药理学实验方法,观察芍药苷对人肝癌细胞株 HepG-2 凋亡及其相关调控基因表达的影响,初步探讨了芍药苷的抗肝癌作用及机制。

(一) 实验方法

芍药苷标准品、阿霉素注射液、Bax、Bcl-2、P_{53} 单抗和 S-P 法免疫组化试剂盒。人肝癌细胞株 HepG-2 从美国引进。倒置相差显微镜、CO_2 培养箱、流式细胞仪 2000FCA 等。

人肝癌细胞株 HepG-2 接种于含 10% 新生牛血清、抗生素(100 U/mL 青霉素和 100 μg/mL 链霉素)的 DMEM 培养基中。培养环境为 5% CO_2、37 ℃、饱和湿度。细胞 3~5 天传代,培养细胞以 0.25% 胰蛋白酶消化脱壁后按 1∶3 比例传代。取对数生长期细胞调整浓度为 $1×10^5$/mL 接种于 96 孔板中。培养 24 h 后,加入含不同药物浓度的培养基,阿霉素 10 μmol/L 作为阳性对照组。继续培养 48 h 后,采用 MTT 法检测并计算细胞增长抑制率[抑制率(%)=(1−实验组 A 值/对照组 A 值)×100%]。采用流式细胞仪检测 HepG-2 凋亡率。采用免疫组化法检测凋亡调控基因 Bcl-2、Bax、P_{53} 的表达。

(二) 实验结果

1. 芍药苷对肝癌细胞 HepG-2 增殖的影响

不同浓度(2 mg/mL、1 mg/mL、0.5 mg/mL)芍药苷对 HepG-2 增殖均有显著抑制作用,最高抑制率可达 31.45%,$P<0.01$。抑制作用随药物浓度增高而有加强趋势,$P<0.01$,结果见表 4-77。

表 4-77 芍药苷对肝癌细胞 HepG-2 增殖的影响($\bar{X}±S$)

组　　别	剂量	n	抑制率/(%)
无药对照组	—	3	2.81±0.51
芍药苷组(高剂量)	2 mg/mL	3	31.45±3.43*
芍药苷组(中剂量)	1 mg/mL	3	20.34±2.54*
芍药苷组(低剂量)	0.5 mg/mL	3	12.66±1.98*
阿霉素组	10 μmol/L	3	34.54±3.79*

注:与无药对照组比较,* $P<0.01$。

2. 流式细胞仪检测 HepG-2 凋亡率

1 mg/mL 芍药苷作用于 HepG-2 细胞 48 h 后,细胞凋亡率(15.13%)显著高于相应无药对照组(3.49%),$P<0.05$。2 mg/mL 芍药苷作用于 HepG-2 细胞 48 h 后的细胞凋亡率(21.67%)显著高于无药对照组(3.49%),$P<0.05$,结果见表 4-78。

表 4-78 芍药苷对肝癌细胞 HepG-2 凋亡率的影响

组　　别	剂量	n	时间/h	凋亡率/(%)
无药对照组	—	3	48	3.49
芍药苷组(高剂量)	2 mg/mL	3	48	21.67#
芍药苷组(中剂量)	1 mg/mL	3	48	15.13#

注:与无药对照组比较,# $P<0.05$。

3. 芍药苷对 HepG-2 凋亡调控基因的影响

Bcl-2、Bax、P_{53} 蛋白主要定位于细胞质,也可见于细胞膜。Bax、P_{53} 表达显色较无药对照组明显加深,呈强染色,且阳性细胞数明显增多,经统计学处理,有显著性差异,$P<0.05$ 或 $P<0.01$,且呈剂量依赖关系,结果见表 4-79。

表 4-79　芍药苷对 HepG-2 凋亡调控基因 Bax、Bcl-2、P_{53} 表达的影响($\bar{X}\pm S$)

组　　别	剂量	n	Bax 阳性细胞率/(%)	Bcl-2 阳性细胞率/(%)	P_{53} 阳性细胞率/(%)
无药对照组	—	3	20.59±3.04	40.64±5.16	21.23±2.53
芍药苷组(低剂量)	0.5 mg/mL	3	26.13±1.21#	37.86±4.76	27.23±1.32#
芍药苷组(中剂量)	1 mg/mL	3	30.43±1.89#	38.47±3.98	30.62±2.16#
芍药苷组(高剂量)	2 mg/mL	3	34.98±2.21*	35.66±3.54	33.43±1.81*
阿霉素组	10 μmol/mL	3	36.56±3.64*	32.00±5.76	34.00±3.38*

注：与无药对照组比较，* $P<0.01$，# $P<0.05$。

（三）结果分析

现代药理研究表明芍药具有免疫调节、镇痛、镇静、解痉、保肝、扩张血管、抗肿瘤、抗炎、改善学习记忆行为等作用。芍药苷等单萜类化合物是这些生理活性的主要物质基础。

HepG-2 具有典型肝癌细胞的一系列恶性特征，是研究和评价防治肝癌药物的较理想细胞模型。实验结果表明，芍药苷 2 mg/mL、1 mg/mL 及 0.5 mg/mL 三个有效药物浓度对 HepG-2 细胞增殖有显著抑制作用，其最大抑制率可达 31.45%，提示芍药苷能在一定程度上抑制人肝癌细胞的增殖。

流式细胞仪检测具有检测的细胞数量大、反映群体细胞的凋亡状态比较准确的特点。流式细胞仪检测 HepG-2 凋亡率的结果表明，2 mg/mL 芍药苷作用于 HepG-2 细胞 48 h 后的细胞凋亡率(21.67%)显著高于无药对照组(3.49%)，$P<0.05$。

Bcl-2 基因家族是哺乳动物细胞中调节凋亡最重要的调控基因之一，当 Bax 蛋白或蛋白同源二聚体占优势时，细胞凋亡可被诱导；当 Bcl-2 蛋白或蛋白同源二聚体占优势时，细胞凋亡被抑制。有研究表明，P_{53} 基因为肝癌细胞凋亡的重要调控因子，缺乏野生型 P_{53}(Wt-P_{53})鼠肝癌细胞对原本有效的凋亡刺激不敏感，P_{53} 的表达可诱导肝癌细胞的凋亡。实验结果表明，芍药苷能上调人肝癌细胞 HepG-2 凋亡调控基因 Bax、P_{53} 的表达，与无药对照组比较，有显著性差异，$P<0.05$，且呈剂量依赖关系。

芍药苷毒性很小，又发现其能诱导人肝癌细胞凋亡的药理作用，这就为将其开发成安全有效的防治原发性肝癌的新型中药制剂提供了实验依据。

二、脂质体介导姜黄素抑制人肝癌细胞株 Bel-7402 增殖和诱导其凋亡的作用

原发性肝癌系原发于肝实质细胞或肝内胆管细胞的癌肿，临床以 HCC 最为多见。因其起病隐匿，发展迅速，死亡率高，俗称"癌中之王"，已成为威胁人类健康的大敌。抗毒软坚胶囊防治肝炎后肝硬化和肝癌的新药开发研究受湖北省"九五"攻关重点科技发展计划项目资助。既往的实验和临床观察结果表明，抗毒软坚胶囊有一定的抗肝纤维化、肝硬化和肝癌的作用，能在一定程度上阻断和逆转肝炎→肝纤维化→肝硬化和(或)肝癌的病程进展。通过进一步研究发现，姜黄素是抗毒软坚胶囊的主要有效成分之一。姜黄素是从天然植物姜黄中提取的有效化学单体，其抗炎、抗氧化、降脂、抗肿瘤等多种药理作用已受到广泛重视。前期研究工作表明，姜黄素具有良好的保肝降酶、抗 HBV、抗脂肪肝、抗肝纤维化和抗肝癌的作用。但未经特殊工艺处理的姜黄素口服吸收效果较差，其难溶于水且不稳定，严重阻碍着将姜黄素开发成中药新制剂，为解决这一"瓶颈问题"，提高姜黄素的治疗指数，运用脂质体的高新技术是一条重要途径。

（一）实验方法

笔者采用脂质体解决姜黄素不溶于水和水溶剂不稳定的问题，应用细胞药理学实验方法对比观察脂质体-姜黄素复合物抑制人肝癌细胞株 Bel-7402 增殖，研究诱导其凋亡的作用及其

机制。

1. 主要实验材料

姜黄素溶于不含血清的 RPMI-1640 培养液中,加入用同样方法稀释的脂质体,二者混匀(体积比 1∶1),使其形成脂质体-姜黄素复合物,放置 3 h 左右用于实验。RPMI-1640 培养基及胎牛血清为 Gibco 公司产品。阿霉素溶于不含血清的 RPMI-1640 培养液中,作为实验的阳性对照药。原位凋亡(荧光素)检测试剂盒,Bax、Bcl-2 一抗,人肝癌细胞株 Bel-7402。

2. 细胞培养与观察指标

人肝癌细胞株 Bel-7402 接种于含 10% 胎牛血清,适量 HEPES、抗生素(100 U/mL 青霉素和 100 μg/mL 链霉素)的 RPMI-1640 培养液中,置培养箱于 5% CO_2、37 ℃ 充分湿化条件下培养传代。细胞换液时间为 2～3 天,3～5 天传代,0.25% 胰蛋白酶消化后以 1∶2 比例传代。采用 MTT 法检测细胞增殖,在酶联免疫检测仪上于 490 nm 波长处测定吸光度(A 值)。计算细胞增殖抑制率[抑制率(%)=(1－实验组 A 值/对照组 A 值)×100%]。采用原位末端标记(TUNEL)技术检测细胞凋亡,24 孔培养板每孔置入一块无菌玻片。取对数生长期 Bel-7402 细胞制备细胞悬液,调整细胞浓度为 $1×10^5$/mL,接种于 24 孔板内。置培养箱 24 h 后,中药组加入姜黄素或脂质体-姜黄素复合物,终浓度分别为 10 μg/mL、5 μg/mL、2.5 μg/mL,阳性对照组分别加入阿霉素(10 μmol/L),无药对照组仅加培养液。以上各组均平行 3 孔,继续培养 48 h 后,取出爬满细胞的玻片,用 PBS 漂洗两遍,经 4% 多聚甲醛固定 30 min,PBS 洗涤后自然风干,－20 ℃ 下保存待测。检测结果在荧光显微镜下观察,将细胞分为如下三类:活细胞(VC),细胞核被荧光素染成亮绿色并呈正常结构;早期凋亡细胞(AC),细胞膜完整,细胞核被荧光素和姜黄素染成黄绿色并呈固缩状或圆珠状;细胞膜受损细胞(MD),包括晚期凋亡与坏死细胞,因细胞膜受损,姜黄素大量透入,细胞核被染成橘黄色。分类计数 100 个细胞,计算凋亡率。凋亡率(%)=(AC+MD)/(AC+MD+VC)×100%。采用免疫组化染色法检测 Bax、Bcl-2 表达,细胞质和(或)细胞膜被染成棕褐色判为 Bax、Bcl-2 阳性细胞。显微镜下每张切片随机选 5 个高倍视野(400×),观察不少于 500 个肿瘤细胞,计数阳性细胞占全部观察肿瘤细胞的比例作为 Bax、Bcl-2 阳性细胞率。实验资料以 $\overline{X}±S$ 表示,均数间比较采用 t 检验,两变量间相互关系采用直线相关分析。

(二)实验结果

实验结果发现脂质体-姜黄素复合物能显著抑制人肝癌细胞株 Bel-7402 增殖,诱导其凋亡,但未发现其对凋亡相关基因 Bax、Bcl-2 的表达产生影响。

1. 脂质体-姜黄素对 Bel-7402 增殖的抑制作用

MTT 结果显示,脂质体-姜黄素 10 μg/mL、5 μg/mL 及 2.5 μg/mL 三个剂量对 Bel-7402 增殖均有显著抑制作用,$P<0.01$,抑制作用随药物浓度增高而有加强趋势,最高抑制率可达 38.67%,且呈量效关系,三个剂量组间有显著性差异。相同浓度的脂质体-姜黄素的抑制率显著高于姜黄素的抑制率,结果见表 4-80。

表 4-80　脂质体-姜黄素对 Bel-7402 增殖的影响($\overline{X}±S$)

组　　别	浓度	n	A_{490} 值	细胞增殖抑制率/(%)
无药对照组	—	9	0.75±0.02	—
脂质体-姜黄素组(高剂量)	10 μg/mL	3	0.46±0.04	38.67
脂质体-姜黄素组(中剂量)	5 μg/mL	3	0.55±0.03△	26.67
脂质体-姜黄素组(低剂量)	2.5 μg/mL	3	0.88±0.04*	17.33
姜黄素组(高剂量)	10 μg/mL	3	0.53±0.02	29.33
姜黄素组(中剂量)	5 μg/mL	3	0.60±0.01☆	20.00
姜黄素组(低剂量)	2.5 μg/mL	3	0.71±0.02	5.33

续表

组　　别	浓度	n	A_{490}值	细胞增殖抑制率/(%)
阿霉素组	10 μmol/L	3	0.48±0.05	36.00

注：各用药组与无药对照组比较，$P<0.01$；与 10 μg/mL 脂质体-姜黄素组比较，△$P<0.05$；与 10 μg/mL、5 μg/mL 脂质体-姜黄素组比较，* $P<0.01$；与 10 μg/mL、2.5 μg/mL 姜黄素组比较，☆$P<0.01$。

2. 脂质体-姜黄素对 Bel-7402 凋亡的影响

荧光显微镜下，凋亡细胞核被染成黄绿色或橘黄色并呈固缩状或圆珠状，部分细胞核碎裂，呈大小不等、形态不规则的碎片，或呈梅花状细胞核。由表 4-81 可知，脂质体-姜黄素各剂量组均能有效诱导 Bel-7402 凋亡，呈显著的量效关系，$P<0.05$。10 μg/mL 脂质体-姜黄素诱导 Bel-7402 凋亡率达 68.9%±9.4%，与 10 μmol/L 阿霉素组比较，无显著性差异，$P>0.05$。同浓度的脂质体-姜黄素与姜黄素比较，有显著性差异，$P<0.05$。

表 4-81　脂质体-姜黄素对 Bel-7402 凋亡的影响（$n=3, \bar{X}\pm S$）

组　　别	浓度	凋亡率/(%)
无药对照组	—	8.7±3.4
脂质体-姜黄素组（高剂量）	10 μg/mL	68.9±9.4
脂质体-姜黄素组（中剂量）	5 μg/mL	43.4±8.2△
脂质体-姜黄素组（低剂量）	2.5 μg/mL	26.9±6.4○
姜黄素组（高剂量）	10 μg/mL	53.3±7.5
姜黄素组（中剂量）	5 μg/mL	30.2±6.1§
姜黄素组（低剂量）	2.5 μg/mL	14.9±4.6●
阿霉素组	10 μmol/L	86.7±13.5

注：各用药组与无药对照组比较，$P<0.01$ 或 $P<0.05$；同浓度脂质体-姜黄素与姜黄素比较，$P<0.05$；与 10 μg/mL、2.5 μg/mL 脂质体-姜黄素比较，△$P<0.05$；与 10 μg/mL、2.5 μg/mL 姜黄素比较，§$P<0.05$；与 10 μg/mL 脂质体-姜黄素组比较，○$P<0.01$；与 10 μg/mL 姜黄素组比较，●$P<0.01$。

3. 脂质体-姜黄素对 Bax、Bcl-2 表达的影响

Bax、Bcl-2 蛋白主要定位于细胞质，亦可见于细胞膜，染色阳性信号呈棕褐色。各药物组 Bax、Bcl-2 表达显色与无药对照组比较，差异不显著，$P>0.05$（表 4-82）。

表 4-82　脂质体-姜黄素对 Bax、Bcl-2 表达的影响（$n=3, \bar{X}\pm S$）

组　　别	浓度	Bax 阳性细胞率/(%)	Bcl-2 阳性细胞率/(%)
脂质体-姜黄素组（高剂量）	10 μg/mL	28.83±1.05	38.22±4.74
脂质体-姜黄素组（中剂量）	5 μg/mL	25.41±3.43	36.56±3.16
脂质体-姜黄素组（低剂量）	2.5 μg/mL	24.58±5.47	39.42±5.66
阿霉素组	10 μmol/mL	37.33±6.96	36.00±2.45
无药对照组	—	23.21±2.65	40.35±1.61

4. 脂质体-姜黄素诱导 Bel-7402 凋亡与 Bax、Bcl-2 表达的关系

10 μg/mL、5 μg/mL、2.5 μg/mL 脂质体-姜黄素作用 Bel-7402 48 h，Bax 及 Bcl-2 表达水平无显著性差异，$P>0.05$；直线相关分析显示，Bax 和 Bcl-2 表达水平与凋亡率不存在相互关系，r 分别为 0.977 和 -0.303，无显著性差异，$P>0.05$。

（三）结果分析

国内外有关姜黄素抗肿瘤（包括肝癌）已进行了大量的研究，文献报道主要为姜黄素抗肿瘤的细胞（体外）及动物实验（体内）和姜黄复方制剂的临床试验研究。但姜黄素Ⅰ类新药制剂并不多见,究其原因可能与姜黄素口服吸收较差(生物利用度低)、难溶于水且极不稳定有关。为进一步提高姜黄素防治肝癌的生物学效应,本研究利用姜黄素的亲脂性与脂质体所带脂肪酸的尾结合形成脂质体-姜黄素复合物,通过融合、内吞等方式将所携带的姜黄素送入人肝癌细胞株 Bel-7402 内,能减少姜黄素的用量,显著增加其生物学效应和提高其治疗指数。实验结果表明, 10 μg/mL、5 μg/mL 及 0.25 μg/mL 脂质体-姜黄素三个有效剂量作用 24 h 后,其对 Bel-7402 增殖均有显著抑制作用, $P<0.01$,抑制作用随药物浓度增高而有加强趋势,三个剂量组间有显著性差异, $P<0.01$。相同浓度的脂质体-姜黄素的抑制率显著高于姜黄素的抑制率。脂质体-姜黄素各剂量组均能有效诱导 Bel-7402 凋亡,呈显著的量效关系, $P<0.05$。10 μg/mL 脂质体-姜黄素作用 48 h 后,其诱导 Bel-7402 凋亡率达 68.9%±9.4%,与 10 μmol/L 阿霉素组比较,无显著性差异, $P>0.05$。同浓度的脂质体-姜黄素与姜黄素比较,有显著性差异, $P<0.05$。提示脂质体能介导姜黄素进入人肝癌细胞株 Bel-7402 内,能显著提高姜黄素的治疗指数,在一定程度上增强姜黄素抑制人肝癌细胞株的增殖和诱导其凋亡的作用。

细胞凋亡是在基因控制下的细胞自我消亡过程,涉及一系列基因表达的级联反应,是外界刺激信号和内部调控机制相互作用的结果。目前已发现有三类细胞凋亡相关基因,即在细胞凋亡过程中表达的基因、抑制细胞凋亡的基因和促进细胞凋亡的基因。Bcl-2 基因家族是哺乳动物细胞中调节凋亡最重要的调控基因之一,在细胞凋亡过程中处于调控机制的终末部分,对维持细胞生理性分化发育和细胞数量的动态平衡及肿瘤发生发展和治疗均产生重大的影响。本次实验结果表明,脂质体-姜黄素诱导 Bel-7402 凋亡的同时,Bax 及 Bcl-2 表达水平无显著性变化;直线相关分析显示,Bax 和 Bcl-2 表达水平与凋亡率不存在相互关系,r 分别为 0.977 和 −0.303,无显著性差异, $P>0.05$;提示脂质体-姜黄素可能不是通过影响 Bax 和 Bcl-2 表达水平而诱导 Bel-7402 凋亡的。Hamazaki 等应用流式细胞仪检测几种肝组织中 Bcl-2 基因的表达时发现,在肝癌、正常肝、慢性肝炎及肝硬化组织中,Bcl-2 的表达水平无显著性差异。本研究发现,各用药组 Bcl-2 的表达水平不但无显著变化,而且和对照组比较亦无显著性差异,提示在脂质体介导姜黄素诱导的人肝癌细胞株 Bel-7402 凋亡的过程中,Bcl-2 基因的调控可能不占重要地位,可能存在别的诱导其凋亡的路径和机制,有待进一步研究。

三、脂质体-姜黄素水溶制剂抗肝癌效应的稳定性研究

姜黄素的抗癌(包括肝癌)等多种生物学效应已得到广大学者和临床研究工作者的证实,但姜黄素口服吸收效果较差(生物利用度低)、难溶于水且极不稳定的"瓶颈问题"严重阻碍着Ⅰ类新药的开发。为进一步提高姜黄素防治肝癌的生物学效应,本研究将进一步观察脂质体-姜黄素水溶制剂抗肝癌效应的长期(放置 1~12 个月)稳定性。

(一)实验方法

将脂质体-姜黄素水溶制剂长期放置 1~12 个月,分不同时间点了解其抑制人肝癌细胞株 Bel-7402 增殖和诱导其凋亡的作用及其机制。

1. 主要实验材料

姜黄素溶于不含血清的 RPMI-1640 培养液中,分为 2 份,其中 1 份加入用同样方法稀释的脂质体,两者混匀(体积比 1:1),使其形成脂质体-姜黄素复合物,于 4 ℃ 冰箱中分别放置 1、2、4、8、12 个月后,用于实验。RPMI-1640 培养基及胎牛血清为 Gibco 公司产品。阿霉素溶于不含血清的 RPMI-1640 培养液中,作为实验的阳性对照药。原位凋亡(荧光素)检测试剂盒,Bax、Bcl-2 和 P_{53} 一抗,人肝癌细胞株 Bel-7402。

2. 细胞培养

人肝癌细胞株 Bel-7402 接种于含 10% 胎牛血清,适量 HEPES,抗生素(100 U/mL 青霉素和 100 μg/mL 链霉素)的 RPMI-1640 培养液中,置培养箱中于 5% CO_2、37 ℃ 充分湿化条件下

培养传代。细胞换液时间为2~3天,3~5天传代,0.25%胰蛋白酶消化后按1:2比例传代。采用MTT法检测细胞增殖,在酶联免疫检测仪上于490 nm波长处测定吸光度(A值)。计算细胞增殖抑制率[抑制率(%)=(1-实验组A值/对照组A值)×100%]。采用原位末端标记(TUNEL)技术检测细胞凋亡,24孔培养板每孔置入一块无菌玻片。取对数生长期Bel-7402细胞制备细胞悬液,调整细胞浓度为$1×10^5$/mL,接种于24孔板内(1 mL/孔)。置于CO_2培养箱内常规培养,5% CO_2,相对湿度为95%,温度为37 ℃。

3. 给药处理

置培养箱中24 h后,中药组加入姜黄素或脂质体-姜黄素复合物,终浓度分别为10 μg/mL、5 μg/mL、2.5 μg/mL,阳性对照组加入阿霉素(10 μmol/L),无药对照组仅加培养液。以上各组均平行8孔(细胞增殖抑制实验)或6孔(细胞凋亡及Bax、Bcl-2、P_{53}表达),继续培养48 h后,取出爬满细胞的玻片,用PBS漂洗两遍,经4%多聚甲醛固定30 min,PBS洗涤后自然风干,于-20 ℃保存待测。

4. 观察指标

检测结果在荧光显微镜下观察,将细胞分为三类:活细胞(VC),细胞核被荧光素染成亮绿色并呈正常结构;早期凋亡细胞(AC),细胞膜完整,细胞核染色质被荧光素和姜黄素染成黄绿色并呈固缩状或圆珠状;细胞膜受损细胞(MD),包括晚期凋亡与坏死细胞,姜黄素大量透入,细胞核被染成橘黄色。分类计数100个细胞,计算凋亡率。凋亡率(%)=(AC+MD)/(AC+MD+VC)×100%。采用免疫组化染色法检测Bax、Bcl-2和P_{53}表达,细胞质和(或)细胞膜被染成棕褐色判为Bax、Bcl-2和P_{53}表达阳性细胞。显微镜下每张切片随机选5个高倍视野(400×),观察不少于500个肿瘤细胞,计数阳性细胞占全部观察肿瘤细胞的比例作为Bax、Bcl-2和P_{53}阳性细胞率。实验资料以$\overline{X}±S$表示,均数间比较采用t检验,两变量间相互关系采用直线相关分析。

(二) 实验结果

实验结果发现,脂质体-姜黄素水溶制剂长期放置1~12个月,其抑制人肝癌细胞株Bel-7402增殖,诱导其凋亡的作用具有稳定性,仍然未发现对凋亡相关基因Bax、Bcl-2的表达产生影响,但发现其对肿瘤抑制基因P_{53}的表达产生了影响。

1. 脂质体-姜黄素抑制肝癌细胞增殖的稳定性

姜黄素的水溶制剂随着放置时间的延长,其对Bel-7402增殖的抑制作用显著减弱,其减弱的速度开始较快,1个月后速度放慢,至12个月后的抑制作用虽已很弱,但仍有一定抑制作用,与无药对照组比较,有显著性差异。脂质体-姜黄素随放置时间的延长,其对Bel-7402增殖的抑制作用无明显衰减现象,至放置12个月后脂质体-姜黄素10 μg/mL、5 μg/mL及0.25 μg/mL三个剂量对Bel-7402增殖仍均有显著抑制作用,$P<0.01$,抑制作用随药物浓度增高而有加强趋势,最高抑制率可达43.90%±4.2%,且呈量效关系,三个剂量组间有显著性差异,$P<0.01$,同浓度的脂质体-姜黄素的抑制率显著高于姜黄素的抑制率,$P<0.01$(表4-83)。

表4-83 脂质体-姜黄素放置不同时间对肝癌细胞增殖的影响($n=8, \overline{X}±S$)

组 别	剂量	抑制率/(%)				
		1个月	2个月	4个月	8个月	12个月
无药对照组	—	—	—	—	—	—
脂质体-姜黄素组(高剂量)	10 μg/mL	42.25±4.5★	37.93±5.1★	45.57±3.5★	40.80±6.6★	43.90±4.2★
脂质体-姜黄素组(中剂量)	5 μg/mL	26.76±5.5★	28.74±4.3★	25.32±6.1★△	27.63±3.8★	28.05±2.9★△

续表

组　　别	剂量	抑制率/(%)				
		1个月	2个月	4个月	8个月	12个月
脂质体-姜黄素组（低剂量）	2.5 μg/mL	18.31±2.6★	18.39±3.2★*	16.46±2.8★*	17.11±3.4★*	13.42±2.9★*
姜黄素组（高剂量）	10 μg/mL	11.27±3.6★△	9.20±2.5★	7.60±3.8★	2.43±2.7☆	3.66±1.8☆
姜黄素组（中剂量）	5 μg/mL	7.04±2.1*	6.90±2.3☆	6.33±3.0	5.26±2.8	2.43±2.4
姜黄素组（低剂量）	2.5 μg/mL	1.41±1.5	4.60±2.5	2.53±1.8	2.63±1.3	1.22±1.1
阿霉素组	10 μmol/L	46.47±6.5★	40.23±5.9★	43.04±7.3★#	36.84±4.6★	41.46±6.8★

注：与无药对照组比较，★$P<0.01$；无药对照组比较，☆$P<0.05$；与 10 μg/mL 脂质体-姜黄素组比较，△$P<0.01$；与 10 μg/mL、5 μg/mL 脂质体-姜黄素组比较，*$P<0.01$；与 10 μg/mL、5 μg/mL、2.5 μg/mL 姜黄素组比较，#$P<0.01$。

2. 脂质体-姜黄素诱导 Bel-7402 凋亡的稳定性

荧光显微镜下，凋亡细胞核被染成黄绿色或橘黄色并呈固缩状或圆珠状，部分细胞核碎裂，呈大小不等、形态不规则的碎片，或呈梅花状细胞核。姜黄素水溶制剂随着放置时间的延长，其诱导 Bel-7402 凋亡的作用逐渐减弱，开始速度较快，1个月后速度放慢，至 12 个月时，其诱导凋亡的作用虽已很弱（9.2%±3.5%），但仍有一定作用，与无药对照组比较，差异显著，$P<0.05$。在放置 1、2、4、8、12 个月的观察时间内，随放置时间的延长，脂质体-姜黄素诱导 Bel-7402 凋亡的作用无显著减弱，至 12 个月，其凋亡率达 63.7%±7.2%，与 10 μmol/L 阿霉素组比较，无显著性差异，$P>0.05$。脂质体-姜黄素组细胞凋亡率高于姜黄素组，有显著性差异，$P<0.01$（表 4-84）。

表 4-85　脂质体-姜黄素放置 12 个月对 Bel-7402 凋亡率的影响（$n=6, \overline{X}±S$）

组　　别	剂量	凋亡率/(%)
无药对照组	—	4.2±3.2
脂质体-姜黄素组（高剂量）	10 μg/mL	63.7±7.2★
脂质体-姜黄素组（中剂量）	5 μg/mL	40.9±6.7★
脂质体-姜黄素组（低剂量）	2.5 μg/mL	28.5±5.4★○
姜黄素组（高剂量）	10 μg/mL	9.2±3.5☆
姜黄素组（中剂量）	5 μg/mL	5.2±3.3
姜黄素组（低剂量）	2.5 μg/mL	5.9±3.4
阿霉素组	10 μmol/L	70.2±11.5★

注：与无药对照组比较，★$P<0.01$；与无药对照组比较，☆$P<0.05$；与 10 μg/mL、5 μg/mL 脂质体-姜黄素比较，○$P<0.01$。

3. 脂质体-姜黄素对 Bax、Bcl-2 和 P_{53} 表达的影响

Bax、Bcl-2 和 P_{53} 蛋白主要定位于细胞质，亦可见于细胞膜，染色阳性信号呈棕褐色。脂质体-姜黄素放置 12 个月后对 Bax、Bcl-2 的表达与无药对照组比较，差异不显著，$P>0.05$。P_{53} 的阳性表达与无药对照组比较，差异显著，$P<0.01$；P_{53} 的阳性细胞率随脂质体-姜黄素用药剂量的增加而上升，呈显著的量效关系，$P<0.05$。相关结果详见表 4-85。

表 4-85　脂质体-姜黄素放置 12 个月对 Bax、Bcl-2、P_{53} 表达的影响（$n=6, \overline{X}±S$）

组　　别	剂量	Bax 阳性细胞率/(%)	Bcl-2 阳性细胞率/(%)	P_{53} 阳性细胞率/(%)
无药对照组	—	22.23±2.21	38.78±4.78	18.52±1.53
脂质体-姜黄素组（高剂量）	10 μg/mL	26.34±4.05	40.11±4.32	38.65±3.12△

续表

组　　别	剂量	Bax 阳性细胞率/(%)	Bcl-2 阳性细胞率/(%)	P_{53} 阳性细胞率/(%)
脂质体-姜黄素组（中剂量）	5 μg/mL	22.11±2.85	39.65±4.34	30.32±2.23*
脂质体-姜黄素组（低剂量）	2.5 μg/mL	23.69±3.76	42.38±6.55	25.95±3.24
阿霉素组	10 μmol/L	30.66±4.57△	31.99±3.59△	36.62±2.42

注：与无药对照组比较，△$P<0.01$；与 2.5 μg/mL 脂质体-姜黄素组比较，*$P<0.05$。

4. 脂质体-姜黄素诱导 Bel-7402 凋亡与 Bax、Bcl-2 和 P_{53} 表达的相关性

放置 12 个月的脂质体-姜黄素（10 μg/mL、5 μg/mL、2.5 μg/mL）作用于 Bel-7402 48 h，Bax 及 Bcl-2 表达水平无显著性变化，$P>0.05$。直线相关分析显示，Bax 和 Bcl-2 表达水平与凋亡率不存在相互关系，r 分别为 0.886 和 0.346，无显著性差异，$P>0.05$。P_{53} 的表达水平与凋亡率呈显著的正相关，P_{53} 阳性表达率越高，凋亡细胞越多，$r=0.999$，$P<0.05$。

（三）结果分析

脂质体是一种定向药物载体，属于靶向给药系统（targeting drug delivery system）的一种新剂型，具有靶向性、稳定性、长效性、降低药物毒性等优点。本研究采用脂质体-姜黄素的水溶制剂分别放置 1、2、4、8、12 个月用于体外细胞实验，以观察脂质体-姜黄素水溶制剂抑制 Bel-7402 增殖和诱导其细胞凋亡作用的稳定性，并探讨其作用机制。实验结果表明，脂质体-姜黄素水溶制剂具有很强的稳定性，除外观始终保持均匀透明（没有结晶析出）和原有的淡黄色外，更重要的是，在观察的 1 年时间以内，该制剂抑制人肝癌细胞增殖和诱导其凋亡的生物学效应基本保持不变。2.5 μg/mL、5 μg/mL 和 10 μg/mL 脂质体-姜黄素放置 1、2、4、8、12 个月后抑制 Bel-7402 增殖和诱导其凋亡的作用无显著变化。10 μg/mL 脂质体-姜黄素放置 1、2、4、8、12 个月后对 Bel-7402 的凋亡率无显著性差异。2.5 μg/mL、5 μg/mL 和 10 μg/mL 脂质体-姜黄素放置 12 个月后对 Bel-7402 仍具有诱导其凋亡的作用，其凋亡率与放置 3 h 的结果比较，无显著性差异，$P>0.05$。而姜黄素的水溶制剂在观察时间（1、2、4、8、12 个月）内随着放置时间的延长，其抑制 Bel-7402 增殖和诱导其凋亡的作用迅速减弱。脂质体-姜黄素水溶制剂不仅比单纯姜黄素水溶制剂具有更强的抑制人肝癌细胞增殖和诱导其凋亡的作用，而且稳定性很好，从而为解决姜黄素难溶于水和稳定性差的问题提供了新的有效方法，也为进一步开发姜黄素水溶制剂的新药提供了新的研究思路与方法。

早先的研究工作提示脂质体-姜黄素不是通过影响 Bax 和 Bcl-2 表达水平而诱导 Bel-7402 凋亡的。本研究将放置 12 个月后的脂质体-姜黄素重复上述实验，结果同样是对 Bax 和 Bcl-2 表达水平无显著影响。为探讨可能存在别的诱导其凋亡的路径和机制，本研究观察了脂质体-姜黄素对 P_{53} 表达的影响。实验结果表明，P_{53} 的表达水平与凋亡率存在相互关系，经脂质体-姜黄素（放置 3 h 和 12 个月）作用 48 h 后，P_{53} 阳性表达率越高，凋亡细胞越多，呈显著的正相关，$r=0.999$，$P<0.05$。上述结果提示脂质体-姜黄素诱导人肝癌细胞凋亡作用机理之一可能是通过上调促凋亡基因 P_{53} 的表达实现的。

四、雷公藤甲素对人肝癌细胞株 Bel-7402 增殖及凋亡的影响

雷公藤具有抗炎、免疫抑制、抗肿瘤、抗生育等多种药理作用，临床上广泛应用于关节炎、类风湿性关节炎、肾炎、哮喘、系统性红斑狼疮、皮肤病等多种自身免疫性疾病，其活性成分主要有环氧二萜类、三萜类和生物碱类，雷公藤甲素（雷公藤内酯醇，triptolide）是从雷公藤中提取到的主要活性物质，是一种环氧二萜单体成分，雷公藤甲素提取物现有 3 种存在形式：PG490，含 97% 雷公藤甲素；PG27，含 0.36% 雷公藤甲素；PG490-88，为雷公藤甲素的 14-琥珀酰钠盐，水

溶性物质,在血浆中水解成为雷公藤甲素。近年来的研究发现,雷公藤甲素具有很好的抗排异、抗肿瘤及抗生育作用。为进一步考察雷公藤甲素可能抗肝癌的药理活性,笔者及研究团队对其影响人肝癌细胞株 Bel-7402 增殖的作用及机制进行了初步研究。

(一) 实验方法

采用细胞药理学实验方法对比观察雷公藤甲素抑制人肝癌细胞株 Bel-7402 增殖及诱导其凋亡的作用,探讨其对凋亡相关基因 Bax、Bcl-2 表达的影响。

1. 主要实验材料

人肝癌细胞株 Bel-7402、雷公藤甲素、RPMI-1640 培养基(Lot NO. 1074811)及胎牛血清(Lot NO.1061247)、阿霉素、MTT、HEPES、胰蛋白酶等。

主要实验仪器包括倒置相差显微镜、CO_2 培养箱酶联免疫检测仪等。

2. 细胞培养

人肝癌细胞株 Bel-7402 接种于含 10%胎牛血清,适量 HEPES、抗生素(100 U/mL 青霉素和 100 μg/mL 链霉素)的 RPMI-1640 培养基中,置培养箱中于 5%CO_2,37 ℃充分湿化条件下传代培养。细胞换液时间为 2~3 天,3~5 天传代,0.25%胰蛋白酶消化后按 1∶2 比例传代。

3. 细胞增殖测定

采用 MTT 法检测肝癌细胞增殖,取对数生长期细胞用胰酶消化制备成细胞悬液,完全培养液调整细胞浓度为 1×10^5/mL,分别接种于 96 孔培养板中,100 μL/孔,加盖,37 ℃、5%CO_2 饱和湿度条件下孵育 24 h。吸弃原培养液,雷公藤甲素组加入预先配制经抽滤除菌的雷公藤甲素溶液(20 μg/mL)200 μL,并依次倍比稀释成 3 个浓度,其终浓度分别为 10 μg/mL、5 μg/mL 及 2.5 μg/mL;阿霉素组加入阿霉素,终浓度为 10 μmol/L,用 RPMI-1640 培养基作对照,总体积 200 μL/孔,以上每个浓度设 6 个平行孔。置培养箱中培养 24 h 后,每孔加入 5 mg/mL MTT 20 μL,继续孵育 6 h 形成甲臜结晶(formazan)。小心吸弃上清,加入二甲基亚砜(DMSO)100 μL/孔,再于 37 ℃作用 18 h,充分溶解甲臜结晶。在酶联免疫检测仪上于 490 nm 波长处测定吸光度(A 值)。计算细胞增殖抑制率[抑制率(%)=(1-实验组 A 值/对照组 A 值)×100%]。

4. TUNEL 技术检测细胞凋亡

24 孔培养板每孔置入一块无菌玻片。取对数生长期 Bel-7402 制备细胞悬液,调整细胞浓度为 1×10^5/mL,接种于 24 孔板内(1 mL/孔)。置培养箱 24 h 后,雷公藤甲素组加入雷公藤甲素,终浓度分别为 10 μg/mL、5 μg/mL、2.5 μg/mL,阿霉素组加入阿霉素,终浓度为 10 μmol/L,无药对照组仅加培养基。以上各组均平行 6 孔,继续培养 48 h 后,取出爬满细胞的玻片,用 PBS 漂洗两遍,经 4%多聚甲醛固定 30 min,PBS 洗涤后自然风干,于-20 ℃保存备用。

取上述细胞爬片以渗透液(0.1% TritonX-100+0.1%枸橼酸钠)冰上反应 2 min;滴加 50 μL 新鲜配制的 TUNEL 混合反应液(含 45 μL TdT 反应缓冲液,5 μL 荧光素标记的 dUTP),37 ℃水浴共孵 60 min。以上各步骤间均以 PBS(pH 7.4)冲洗 3 次。中性树胶封片。对照实验:以 50 μL 标记液代替 TUNEL 混合反应液作阴性对照;阳性对照玻片经 DNaseⅠ预处理 10 min 后,按 TUNEL 染色步骤进行。

荧光显微镜下以 450~500 nm 波长范围激发荧光;在 515~565 nm 波长范围计数。以细胞核内出现较强荧光者计为 TUNEL 阳性细胞。每张玻片随机观察 10 个高倍视野(400×),计数阳性细胞占全部癌细胞的比例作为凋亡率(%)。

5. 免疫组化染色法检测 Bax 及 Bcl-2 表达

取上述细胞爬片做下列处理:①纯丙酮室温固定 15 min,蒸馏水冲洗 2 次;②纯甲醇加 H_2O_2 至 0.5%,室温浸泡 30 min,以灭活内源性过氧化物酶,蒸馏水洗 3 次;③滴加正常山羊血清封闭液,室温 20 min 后,甩去多余液体;④分别滴加 Bax 单抗及 Bcl-2 多抗,37 ℃ 40 min;⑤分别滴加生物素化羊抗鼠 IgG 及羊抗兔 IgG,37 ℃ 20 min,0.1 mol/L PBS 洗 2 min×3 次;

⑥滴加 SABC,37 ℃ 20 min,0.1 mol/L PBS 洗 5 min×4 次;⑦DAB 显色,蒸馏水洗涤;⑧苏木素轻度复染,酒精脱水,二甲苯透明,中性树胶封片。对照试验:以 PBS 代替 Bax 单抗、Bcl-2 多抗作阴性对照,用已知乳腺癌阳性切片作为阳性对照。

结果判断以细胞质和(或)细胞膜被染成棕褐色判为 Bax 和 Bcl-2 阳性细胞。显微镜下每张切片随机选 5 个高倍视野(400×),不少于 500 个肿瘤细胞,计数阳性细胞占全部肿瘤细胞的比例作为 Bax 和 Bcl-2 阳性细胞率。

(二) 实验结果

实验结果发现,雷公藤甲素具有抑制人肝癌细胞株 Bel-7402 增殖及诱导其凋亡的作用,但未发现对凋亡相关基因 Bax、Bcl-2 的表达产生影响。

1. 雷公藤甲素对 Bel-7402 增殖的影响

MTT 结果显示:作用 48 h 后雷公藤甲素(10 μg/mL、5 μg/mL、2.5 μg/mL)的三个剂量对 Bel-7402 增殖均有显著抑制作用,$P<0.01$,抑制作用随药物浓度增高而有加强趋势,最高抑制率可达 38.67%,且呈量效关系,三个剂量组间有显著性差异,$P<0.01$(表 4-86)。

表 4-86 雷公藤甲素对 Bel-7402 增殖抑制率的影响($\bar{X}\pm S$)

组 别	剂量	n	A_{490}	细胞增殖抑制率/(%)
无药对照组	—	9	0.81±0.03	—
雷公藤甲素组(高剂量)	10 μg/mL	6	0.23±0.04△	71.16
雷公藤甲素组(中剂量)	5 μg/mL	6	0.38±0.03△	53.09
雷公藤甲素组(低剂量)	2.5 μg/mL	6	0.52±0.04△	35.80
阿霉素组	20 μmol/L	6	0.29±0.03△	64.20

注:与无药对照组比较,△$P<0.01$。

2. 雷公藤甲素对 Bel-7402 凋亡率的影响

荧光显微镜下,凋亡细胞核呈现较强荧光,部分细胞核碎裂,呈大小不等、形态不规则的碎片,或呈梅花状细胞核。各用药组均能有效诱导 Bel-7402 凋亡,作用显著,$P<0.01$,且呈显著的量效关系(表 4-87)。

表 4-87 雷公藤甲素对 Bel-7402 凋亡率的影响($n=6$,$\bar{X}\pm S$)

组 别	剂量	凋亡率/(%)
无药对照组	—	1.23±1.71
雷公藤甲素组(高剂量)	10 μg/mL	18.87±0.66△
雷公藤甲素组(中剂量)	5 μg/mL	9.38±0.62△
雷公藤甲素组(低剂量)	2.5 μg/mL	8.54±1.08△
阿霉素组	20 μmol/L	13.43±1.23△

注:与无药对照组比较,△$P<0.01$。

3. 雷公藤甲素对 Bax、Bcl-2 表达的影响

Bax、Bcl-2 蛋白主要定位于细胞质,亦可见于细胞膜,染色阳性信号呈棕褐色。雷公藤甲素组 Bax、Bcl-2 表达显色与无药对照组比较,无显著性差异,$P>0.05$(表 4-88)。

表 4-88 雷公藤甲素对凋亡相关调控基因 Bax、Bcl-2 表达的影响($n=6$,$\bar{X}\pm S$)

组 别	剂量	Bax 阳性细胞率/(%)	Bcl-2 阳性细胞率/(%)
无药对照组	—	24.00±2.65	41.33±3.51
雷公藤甲素组(高剂量)	10 μg/mL	27.23±4.96	39.87±2.53

续表

组　别	剂量	Bax 阳性细胞率/(%)	Bcl-2 阳性细胞率/(%)
雷公藤甲素组(中剂量)	5 μg/mL	29.43±3.34	38.46±4.86
雷公藤甲素组(低剂量)	2.5 μg/mL	23.33±3.98	40.24±2.73
阿霉素组	20 μmol/mL	39.33±1.53*	35.00±5.57

注：与无药对照组比较，* $P<0.05$。

（三）结果分析

雷公藤甲素是一种具有天然抗肿瘤活性的化合物，有报道其对一些癌细胞有抑制作用，并对其作用机理进行了探讨。高小平等应用来源于人体组织的 15 个恶性肿瘤细胞系，测定了不同浓度雷公藤甲素的体外抗癌活性，并与已经应用于临床且效果较好的抗癌药物紫杉醇进行了比较，结果发现，雷公藤甲素对五种组织类型的恶性肿瘤细胞生长均有显著的抑制作用，尤其对卵巢癌细胞的作用尤为明显，平均 GI 50(50%细胞生长抑制所需的浓度)显示低于紫杉醇。

根据目前对肿瘤发生与凋亡关系的认识，诱导肿瘤细胞凋亡，已成为癌症治疗的新策略。蒽环类广谱非特异性抗癌药阿霉素，对人体多种肿瘤如乳腺癌、肺癌、肝癌、胃癌、软组织肿瘤、膀胱癌及恶性淋巴瘤等均有较好的抗癌效应。大量研究表明，具有强烈细胞毒性的阿霉素除主要嵌入细胞 DNA 中干扰转录 RNA，对增殖细胞群的各期及静止期的细胞均有杀灭作用外，尚有一定的诱导肿瘤细胞凋亡的作用，其诱导凋亡的能力同样决定其抗癌疗效。本实验研究表明，雷公藤甲素具有与阿霉素相同的抑制人肝癌细胞株 Bel-7402 增殖和诱导其凋亡的作用。

细胞凋亡是在基因控制下的细胞自我消亡过程，涉及一系列基因表达的级联反应。Bcl-2 基因家族是哺乳动物细胞中调节凋亡最重要的调控基因之一，在细胞凋亡过程中处于调控机制的终末部分，对维持细胞生理性分化发育和细胞数量的动态平衡，以及肿瘤发生发展和治疗均会产生重大的影响。目前发现 Bcl-2 基因家族至少有 15 个成员，促凋亡的成员包括 Bax、Bcl-xs、Bad、Bak、Bik、Bid 等，抗凋亡的成员包括 Bcl-2、Bcl-xl、Bcl-w、A1、MCL-1 等。Bax、Bcl-2 可彼此形成异二聚体或与自身形成同源二聚体，其抑制或促进凋亡主要取决于两者的比例。当 Bax 或同源二聚体占优势时，细胞凋亡可被诱导；当 Bcl-2 或同源二聚体占优势时，细胞凋亡被抑制。本实验结果表明，经雷公藤甲素处理的 Bel-7402，与无药对照组比较，其 Bax、Bcl-2 基因表达水平，无显著性差异($P>0.05$)，提示雷公藤甲素诱导 Bel-7402 凋亡的作用可能不是通过调控促凋亡基因 Bax、Bcl-2 表达来实现的，其作用机制尚需进一步研究。

五、雷公藤甲素脂质体透皮制剂对移植性肝癌的影响

临床应用及实验研究表明，雷公藤具有抗炎、抗生育、免疫抑制及抗肿瘤等多种药理活性。雷公藤甲素是雷公藤的主要有效成分之一，其相关效价比雷公藤总苷高 100～200 倍，虽然雷公藤甲素生物活性较高，但其全身不良反应也较大。有研究表明，雷公藤甲素脂质体具有较强的抗 H-22 活性，而且相对"游离"雷公藤甲素毒性较小。前期研究结果表明，雷公藤甲素离体实验能抑制人肝癌细胞株 Bel-7402 增殖和诱导其凋亡。本研究采用雷公藤甲素脂质体透皮制剂在体实验，观察雷公藤甲素脂质体透皮制剂对 H-22 皮下移植肝癌的影响。

（一）实验方法

采用雷公藤甲素脂质体透皮制剂皮肤涂抹外用，观察该制剂的透皮效应和雷公藤甲素脂质体透皮制剂对 H-22 皮下移植肝癌的影响。

1. 主要实验材料

雷公藤甲素脂质体透皮制剂含雷公藤甲素 10 μg/g。雷公藤片剂，用前研成细末，加蒸馏水配制成含雷公藤甲素浓度为 20 μg/mL 的混悬液。

昆明种小鼠50只,体重(20±2) g。

小鼠H-22肝癌细胞经湖北省中医院肝病中心实验室传代培养,将H-22肝癌细胞用无菌生理盐水稀释成癌细胞数为$0.8×10^7$/mL的癌细胞悬液。

CO_2培养箱、倒置相差显微镜及显微镜摄像装置IMF-2B、TOSHBIA TBA-120FR全自动分析仪、TB-718生物组织自动包埋机、TC-120型智能程控生物组织自动脱水机、HI-1210摊片机、SLEE MAINZ CUT 5062切片机、OLYMPUS BX-40显微镜、HPIAS-1000高清晰度彩色病理图文报告分析系统等。

2. 雷公藤甲素脂质体透皮制剂的制备

采用均匀设计法,以包封率、脂质体外观为指标,研究得到以下优化工艺:大豆卵磷脂1000 mg,置于密闭容器中,加入10 mL乙醇和0.1 mg/mL雷公藤甲素的乙醇溶液5 mL,使其分散均匀。控制温度在30 ℃,在此密闭容器中,持续搅拌下缓慢滴加33 mL蒸馏水,加完后,继续搅拌5 min,即得雷公藤甲素脂质体。将其与适量卡波姆-940制备的凝胶基质相混合,搅拌均匀制得浓度为10 μg/g的雷公藤甲素脂质体透皮制剂。

3. H-22肝癌细胞培养收集方法

在超净工作台上将细胞1 mL接种于4个培养瓶(25 mL)中,每瓶含有3 mL的RPMI-1640培养基,在5% CO_2、湿度95%、37 ℃培养箱中培养3天,进行观察计数,重复上述操作,再次分瓶培养,离心后半换液加RPMI-1640培养基。当细胞数量足够时,将细胞收集在无菌离心管中,800 r/min离心10 min,再去掉上清,再加入D-Hank液进行混匀,800 r/min离心10 min,收集细胞($0.8×10^7$/mL),备用。

4. 模型的复制与治疗处理

昆明种小鼠50只,18～22 g,雄性,小鼠买回后适应性喂养一周,随机分为5组,每组10只。除空白对照组外,其他各组皮下注射0.2 mL肝癌细胞悬液($0.8×10^7$/mL),从注射肝癌细胞悬液2天起,分别给予相应的药物。空白对照组和模型组每只灌服生理盐水20 mL/kg,雷公藤片剂组灌服雷公藤片剂混悬液20 mL/kg。雷公藤甲素脂质体组(低剂量)与雷公藤甲素脂质体组(高剂量)的小鼠背部和颈部用剪刀、脱毛霜脱毛后涂药,雷公藤甲素脂质体组(低剂量)为50 mg/kg透皮制剂,雷公藤甲素脂质体组(高剂量)为200 mg/kg透皮制剂,每鼠涂药后用生理盐水20 mL/kg灌胃。各组连续给药10天。

5. 标本采集与处理

治疗11天后处死实验动物,采集标本。摘眼球取血,检测血清AST、ALT等生化指标。剥离肿瘤组织和睾丸,准确称取各组动物的肿瘤重量、睾丸重量及其体重。将小鼠的肝、肾、心及称重后的肿瘤组织、睾丸,用10%中性甲醛处理,石蜡包埋,切片后常规HE染色,显微镜下观察组织病理变化。取出小鼠附睾,放入盛有生理盐水的容器中,待测。小鼠处死后立刻取出股骨,用止血钳夹碎,以4 g/L KCl溶液低渗处理,做骨髓细胞学分析。

6. 观察指标

每日观察记录小鼠进食量、饮水量、尿量、大便量及性状、活动情况、涂药部分皮肤情况、皮毛光泽度、死亡情况等,每周测体重一次。采用赖氏法检测血清ALT、AST。在取标本前称动物重量,摘眼球取血后处死,马上打开腋下,用镊子和手小心剥离肿瘤瘤体,在生理盐水中洗净血迹,用吸水纸吸干,放在事先准备好的纸垫上(先用相同的纸垫调零),然后在电子分析天平上称重,记录肿瘤重量。同时打开腹部,取出睾丸,在生理盐水中洗净血迹,用吸水纸吸干,放在事先准备好的纸垫上(先用相同的纸垫调零),然后在电子分析天平上称重,记录睾丸脏器系数=睾丸重量/动物重量。取小鼠附睾,每个标本置于1 mL精子稀释液(含5% $NaHCO_3$)中,绞碎后再混匀,精子涂片,再稀释200倍,用计数板计数。取出心、肝、肾、睾丸、肿瘤等标本后马上放入准备好的标本容器内,容器内都做好标记并且装有2/3的固定液(多聚甲醛或甲醛),做病理组织学观察。取股骨,将两端剪断,用 RPMI-1640 培养基 0.5 mL,冲洗骨髓腔,置于试管中,骨髓涂片,细胞混悬液计数,离心后做瑞氏染色,分类计数。

所有计数资料用 SPSS 11.5 统计软件处理。

(二) 实验结果

实验结果发现,雷公藤甲素脂质体透皮制剂皮肤涂抹外用具有透皮效应,但对 H-22 皮下移植肝癌的增殖具有促进作用。

1. 一般情况

造模后 3 天小鼠活动量减少,食欲下降,部分小鼠精神萎靡,眼神暗淡。第 4 天开始各注射造模组的小鼠注射部位出现胀大,小鼠活动量、饮水明显减少,毛色失去光泽,不愿活动,体重下降。以后几天实体瘤逐渐长大,各组动物情况进一步恶化,呈衰竭状,食欲大幅度下降,毛色枯槁,但是涂药部分皮肤完好,没有出现溃疡、粘连,有些小鼠的双眼紧闭,眼眶塌陷,眼球萎缩,形体消瘦,体重明显下降。

2. 各组肝癌移植瘤重量变化

与模型组相比,各用药组的小鼠肿瘤重量均增加,经统计学处理,差异显著,$P<0.05$,结果见表 4-89。

表 4-89　各组动物肿瘤重量的变化($g, \bar{X} \pm S$)

组　　别	肿瘤重量
模型组	0.92 ± 0.38
雷公藤片剂组	$2.72 \pm 0.92^{\triangle}$
雷公藤甲素脂质体组(低剂量)	$2.29 \pm 0.96^{\triangle}$
雷公藤甲素脂质体组(高剂量)	$2.86 \pm 0.68^{\triangle}$

注:与模型组比较,$^{\triangle}P<0.05$。

3. 肝功能改变

各实验小鼠的血清 ALT、AST,雷公藤片剂组显著高于模型组和空白对照组,雷公藤甲素脂质体组(高、低剂量)均显著低于雷公藤片剂组,经统计学分析,差异显著,$P<0.01$,结果见表 4-90。

表 4-90　各组动物血清液 ALT、AST 变化($U/L, \bar{X} \pm S$)

组　　别	ALT	AST
空白对照组	45.00 ± 7.25	44.75 ± 10.99
模型组	41.50 ± 6.99	47.29 ± 11.97
雷公藤片剂组	$96.43 \pm 5.19^{\triangle}$	$94.00 \pm 28.74^{\triangle}$
雷公藤甲素脂质体组(低剂量)	$48.60 \pm 18.64^{☆}$	$52.50 \pm 12.51^{☆}$
雷公藤甲素脂质体组(高剂量)	$57.00 \pm 11.51^{☆}$	$56.00 \pm 15.96^{☆}$

注:与空白对照组和模型组比较,$^{\triangle}P<0.01$;与雷公藤片剂组比较,$^{☆}P<0.01$。

4. 各组睾丸脏器系数

各实验组动物的睾丸脏器系数与空白组比较,无显著性差异,$P>0.05$(表 4-91)。

表 4-91　各组动物睾丸脏器系数的变化($\%, \bar{X} \pm S$)

组　　别	睾丸脏器系数
空白对照组	2.32 ± 0.38
模型组	2.55 ± 0.42

续表

组　别	睾丸脏器系数
雷公藤片剂组	1.95±0.61
雷公藤甲素脂质体组（低剂量）	2.86±0.97
雷公藤甲素脂质体组（高剂量）	2.98±0.80

5. 模型精子涂片

与模型组、空白对照组、雷公藤甲素脂质体组（高、低剂量）比较，雷公藤片剂组精子涂片上的精子数量有比较明显的减少，经统计学处理，差异显著，$P<0.01$，提示雷公藤甲素脂质体透皮制剂的精子毒作用较雷公藤片剂有显著减轻（表 4-92）。

表 4-92　各组动物附睾精子数量比较（$\times 10^5$/mL，$\overline{X}\pm S$）

组　别	精子数量
空白对照组	195.25±16.72
模型组	180.75±24.20
雷公藤片剂组	95.70±10.42△
雷公藤甲素脂质体组（低剂量）	170.61±15.53
雷公藤甲素脂质体组（高剂量）	160.50±13.26

注：与其他各组比较，△$P<0.01$。

6. 病理组织学观察

重点观察雷公藤甲素脂质体透皮制剂对移植肝癌组织、肝、肾、心肌、睾丸、骨髓的病理组织学变化。

（1）移植肝癌组织观察：与模型组比较，各用药组的小鼠肿瘤组织学观察没有明显不同，肿瘤细胞呈核大、胞质少的特点。

（2）肝病理改变：雷公藤片剂组肝组织汇管区有炎性细胞增生，部分肝细胞有浊肿。雷公藤甲素脂质体组（高剂量）接近正常。

（3）肾病理组织学改变：雷公藤片剂组和雷公藤甲素脂质体组（高剂量）的肾组织无明显病理改变。

（4）心肌病理组织学改变：雷公藤片剂组动物心肌损伤明显，心肌细胞排列紊乱，细胞空泡样变性明显，肌间隙变宽，部分心肌肌原纤维断裂，少数淋巴细胞、单核细胞等炎性细胞浸润，雷公藤甲素脂质体组（高剂量）心肌细胞变性和坏死程度和范围明显减轻，呈局灶范围的改变，只见少量淋巴细胞浸润。

（5）睾丸病理组织学改变：雷公藤片剂组小鼠睾丸组织可见间质有比较明显的水肿，各级生精细胞减少，残存的细胞排列紊乱，可见到细胞崩解消失后形成的空隙，在一些管腔中还可以发现多核巨细胞。雷公藤甲素脂质体组（高、低剂量）小鼠睾丸组织有少许间质水肿，各级生精细胞的减少和其他改变不显著。上述结果提示雷公藤甲素脂质体透皮制剂对生殖系统的毒性比雷公藤片剂要小。

（6）模型骨髓细胞学：各组骨髓有核细胞增生都极度活跃，没有体现出骨髓系统受到抑制。

（三）结果分析

实验研究中，选用了正常小鼠 H-22 皮下移植肝癌模型，该模型在实验研究中应用广泛、价格低廉，且容易操作，瘤体重量测定也是目前研究抗癌药物抗肿瘤作用效果的一个常用、直观的指标。

实验结果表明，各给药组小鼠的瘤体都有不同程度的增大，提示在本实验条件下，雷公藤甲素在体内不仅不能对抗小鼠 H-22 皮下移植肝癌细胞的增殖，反而会促进瘤体的增大，这可能与其免疫抑制作用有关,因为雷公藤甲素对免疫系统具有抑制作用。机体免疫系统功能正常时,对体内肿瘤细胞有识别与清除作用,机体免疫功能抑制是导致肿瘤发展及治疗失败的重要原因。肿瘤细胞能以多种方式逃避免疫系统的监视,它可以产生多种免疫抑制性物质麻痹免疫系统,促进肿瘤细胞增殖;此外,肿瘤细胞结构的变异也可防止免疫系统对肿瘤细胞的杀伤。这就提示在临床上不能盲目地将雷公藤甲素制剂用于肿瘤的治疗。

实验结果表明,雷公藤片剂组血清肝功能指标显著增高,而雷公藤甲素脂质体组(高、低剂量)较雷公藤片剂组显著降低($P<0.01$)。与模型组,空白对照组,雷公藤甲素脂质体组(高、低剂量)比较,雷公藤片剂组精子涂片上的精子数量有比较明显的减少($P<0.01$)。此外,实验小鼠肝、心肌、睾丸病理组织学观察结果均表明,雷公藤片剂组有明显的细胞及组织损伤,而雷公藤甲素脂质体组(高剂量)小鼠均未发现明显病理组织学改变。以上实验结果表明,雷公藤甲素脂质体制剂和雷公藤片剂相比,能有效降低雷公藤甲素对肝、心、睾丸等的毒副作用。

以上研究结果显示,雷公藤甲素采用脂质体包裹后经皮给药具有较高的全身生物活性,且与口服给药相比,器官及生殖毒性大为降低,这一研究结果为雷公藤甲素临床开发应用提供了良好的实验基础。

参考文献

[1] 黄孔威,傅乃武.赤芍对实验肿瘤的抗癌作用及 cAMP 水平的影响[J].肿瘤临床,1985,12(3):179-183.

[2] 戚心广,稻恒丰.丹参、赤芍对实验性肝损伤肝细胞保护作用的机理研究[J].中西医结合杂志,1991,11(2):102-104.

[3] 沈映君.中药药理学[M].北京:人民卫生出版社,2000.

[4] 苏宝山,徐汉卿,刘丹亚,等.细胞凋亡的检测方法[J].临床与实验病理学杂志,1997,13(3):283-283.

[5] 杨建青,杨连粤.化疗诱导人肝癌细胞凋亡中 P_{53} 和 Bcl-2 基因的调控[J].中华肝胆外科杂志,2001,7(1):31-33.

[6] 李瀚旻,郑秀英,张振鄂,等.抗毒软坚胶囊治疗肝炎后肝纤维化的临床疗效观察[J].中国自然医学杂志,2003,5(4):206-208.

[7] 金莉,杨世勇.姜黄素的研究进展[J].国外医学:中医中药分册,1997,19(3):49-50.

[8] 薛妍,夏天,赵建斌.姜黄素的抗癌作用机制研究进展[J].中草药,2000,31(2):150-153.

[9] 许建华,赵蓉,柯丹如.姜黄素的体外抗癌作用及其水溶液的稳定性[J].中国药理学通报,1998,14(5):415-417.

[10] Hamazaki K,Gochi A,Matsubara N,et al. Expression of Fas antigen and Bcl-2 protein in hepatocellular carcinoma[J]. Acta Med Okayama,1995,49(4):227-230.

[11] Jing L,Yang S Y. Advances in the studies on curcumin[J]. Fascicle of Traditional Chinese Medicine and Herbal Drugs,1997,19(3):49-52.

[12] Xu J H,Zhao R,Ke D R. Anticancer effects of curcumin on human tumor cell lines in vitro and the stability of curcumin in water solution[J]. Chinese Pharmacological Bulletin,1998,14(5):415-418.

[13] Li H M,Yan X S,Ming A P,et al. The effect of Liposome-curcumin on inhibitory Bel-7402 cell proliferation and induction apoptosis[J]. Chinese journal of integrated traditional and western medicine on liver diseases,2005,15(4):214-217.

[14] Kupchan S M,Court W A,Dailey R G Jr,et al. Triptolide and tripdiolide, novel antileukemic diterpenoid triepoxides from Tripterygium wilfordii[J]. J Am Chem Soc,1972,94(20):7194-7195.

[15] Chan E W, Cheng S C, Sin F W, et al. Triptolide induced cytotoxic effects on human promyelocytic leukemia, T cell lymphoma and human hepatocellular carcinoma cell lines [J]. Toxicol Lett, 2001, 122(1): 81-87.

[16] 高小平, 李伯刚, 周建, 等. 雷公藤内酯醇体外抗肿瘤作用和诱导细胞凋亡的研究[J]. 天然产物研究与开发, 1999, 12(1): 18-21.

[17] 穆峰, 金吴东, 蔡瑞君. 阿霉素诱导肺癌细胞凋亡的实验研究[J]. 第二军医大学学报, 1999, 20(3): 161-163.

[18] 李陆英, 王晓燕, 张霆筠, 等. 阿霉素诱导 S-180 瘤细胞凋亡核型分析[J]. 青岛医学院学报, 1997, 33(2): 103-104.

[19] Vaux D L, Cory S, Adams J M. Bcl-2 gene promotes haemopoietic cell survival and cooperates with c-Myc to immortalize pre-B cells[J]. Nature, 1988, 355(6189): 440-442.

[20] Reed J C. Bcl-2 and the regulation of programmed cell death[J]. J Cell Biol, 1994, 124(1-2): 1-6.

[21] 居星耀. 雷公藤甲素脂质体制备及体内抗肿瘤实验研究[J]. 中国现代应用药学杂志, 2007, 24(4): 271-274.

[22] 李瀚旻, 罗春华, 晏雪生, 等. 雷公藤甲素对人肝癌 Bel-7402 细胞增殖及凋亡的影响[J]. 中华中医药学刊, 2009, 27(1): 8-10.

[23] 赵湘, 孙建实, 金李君, 等. 雷公藤内酯醇作用机制研究进展[J]. 中国中医药科技, 2006, 13(3): 200-204.

[24] 张劲松, 李卫军. 肿瘤免疫抑制与治疗[J]. 国外医学: 免疫学分册, 2001, 24(1): 50-53.

[25] Park E J, Jeon C H, Ko G, et al. Protective effect of curcumin in rat liver injury induced by carbon tetrachloride[J]. Pharm Pharmacol, 2000, 52(4): 437-440.

[26] 晏雪生, 李瀚旻, 彭亚琴, 等. 芍药甙对人肝癌细胞 HepG-2 凋亡及其调控基因的影响[J]. 中华中医药学刊, 2007, 25(7): 1346-1347.

[27] 常明向, 李瀚旻, 兰少波. 雷公藤甲素脂质体透皮制剂对 H-22 实体瘤的影响[J]. 时珍国医国药, 2012, 23(5): 1157-1158.

[28] 李瀚旻, 兰少波, 常明向. 雷公藤甲素脂质体透皮制剂对Ⅱ型胶原诱发的关节炎的影响[J]. 中草药, 2013, 44(2): 199-202.

[29] 李瀚旻, 晏雪生, 明安萍, 等. 脂质体-姜黄素水溶制剂抗肝癌效应的稳定性研究[J]. 中草药, 2006, 37(4): 561-565.

[30] 李瀚旻, 晏雪生, 明安萍, 等. 脂质体介导姜黄素抑制 Bel-7402 细胞增殖和诱导其凋亡的作用[J]. 中西医结合肝病杂志, 2005, 15(4): 214-217.

[31] 徐智, 陈军宝, 覃小艳. 姜黄素抗肝癌机制研究进展[J]. 现代肿瘤医学, 2013, 21(4): 911-914.

[32] 段白露. 姜黄药理作用研究进展[J]. 实用中医药杂志, 2015, 31(10): 981-982.

第五章 新药开发研究

 重要观点

地五养肝胶囊是中医"生机学说""肝主生发"理论创新的物化成果之一,是根据目前慢性肝病治疗通过抗炎保肝与调控肝再生共同发挥疗效的临床需求而开发出的新型复方中药制剂。新药开发研究的主要立题依据包括以下几个方面:一是 HBeAg 阴性慢性乙型肝炎已超过全部慢性乙型肝炎患者的一半以上,且呈快速上升趋势,与 HBeAg 阳性慢性乙型肝炎患者比较,HBeAg 阴性慢性乙型肝炎抗病毒治疗的疗效较差,进展为肝硬化、肝癌的风险更高,已成为新的临床治疗难题。二是抗炎保肝治疗获得重新认识和重视,是不可或缺的治疗慢性肝病的重要途径与方法。三是调控肝再生防治肝脏病证已成为新的前景十分广阔的策略与方法。四是中医药"生机学说"和"肝主生发"的理论创新及其提高临床疗效的前期研究基础。

在药学研究的基础上,药效学研究结果表明,地五养肝胶囊具有抗炎保肝、免疫调节和调控肝再生的综合作用。急性及慢性毒性实验表明地五养肝胶囊安全无毒。

地五养肝胶囊为笔者的经验方,长期临床应用,安全有效。其命名依据中药新药命名原则,由处方中主要药材、本方的功能及剂型来命名。"地"即熟地黄的简称,"五"即五味子的简称。在"补肾生髓成肝"治疗法则的指导下,地五养肝胶囊以熟地黄、五味子配伍,滋水涵木、补肾养肝。因为胶囊剂型,故名"地五养肝胶囊"。地五养肝胶囊已取得湖北省食品药品监督管理局中药新制剂批准文号:鄂药制字 Z20113160。地五养肝胶囊已申请国家发明专利(一种调控肝再生的药物及制备方法,专利号 201210580999.2),并获授权。在前期实验、临床研究和临床应用的基础上,按国家中药新药开发研究的要求进行地五养肝胶囊的 6(3)类中药新药的开发研究。

 ## 第一节 地五养肝胶囊的研发依据

地五养肝胶囊开发研究的主要立题依据包括以下几个方面:一是 HBeAg 阴性慢性乙型肝炎已超过全部慢性乙型肝炎患者的一半以上,且呈快速上升趋势,与 HBeAg 阳性慢性乙型肝炎患者比较,HBeAg 阴性慢性乙型肝炎抗病毒治疗的疗效较差,进展为肝硬化、肝癌的风险更高,已成为新的临床治疗难题。二是抗炎保肝治疗获得重新认识和重视,是不可或缺的治疗慢性肝病的重要途径与方法。三是调控肝再生防治肝脏病证已成为新的前景十分广阔的策略与方法。四是中医药"生机学说"和"肝主生发"的理论创新及其提高临床疗效的前期研究基础。

一、临床应用的必要性

我国慢性肝炎的病因以肝炎病毒占绝大多数,其中又以慢性乙型肝炎为主(占绝大部分)。我国每年因肝病死亡约 30 万人,每年的治疗费用高达 300 亿～500 亿元。虽然由于预防接种使新感染 HBV 的人群有减少趋势,但近年来的流行病学调查资料显示,HBV 感染者仍高达 9000 多万,随着 HBV 感染者的病程进展,累积的慢性乙型肝炎患者仍会增多,相应的肝衰竭、肝硬化和肝癌的总发病率呈上升趋势。从慢性肝炎到肝硬化,从肝功能代偿到失代偿和 HCC,估计其 5 年发生率分别为 12%～20%、20%～23% 和 15%～16%。慢性乙型肝炎患者发展为肝硬化的估计年发生率约为 2%,其中,肝硬化失代偿的年发生率约为 3%,5 年累计发生率约为 16%。美国学者一项前瞻性研究结果显示,369 例 HBsAg 阳性患者接受 84 个月随访后,有 30 例发展为 HCC,37 例死于非 HCC 性肝脏相关并发症。有学者采用回顾性分析与病理学和血清学实验室再检测相结合的方法,对 1980 年 1 月至 2008 年 6 月主要来自中国 31 个省市的 25946 例行肝穿刺(简称肝穿)的肝病患者(含 1448 例罹患肝病的军人)进行临床、病理、实验室分析研究,并对其中的 1322 例慢性乙型肝炎患者进行了为期 0.5～18 年动态肝穿(2～8 次肝穿)随访,观察慢性乙型肝炎的转归状况。研究结果显示:慢性乙型肝炎是肝衰竭、肝硬化和肝癌的首位相关性肝病,其中重症肝炎/肝衰竭的发生率为 8.62%,肝硬化的发生率为 15.36%,肝癌的发生率为 4.45%。在我国和亚太地区对非活动或低(非)复制期慢性乙型肝炎患者自然史的研究尚不充分,但有资料表明,这些患者可有肝炎反复发作。另一项对 HBeAg 阴性慢性乙型肝炎患者进行平均 9 年(1～18.4 年)随访,进展为肝硬化和 HCC 的发生率分别为 23% 和 4.4%。

抗病毒药,特别是核苷类抗 HBV 药的问世及临床广泛应用是慢性乙型肝炎治疗的重大进展,使众多患者获益。但抗病毒药并未完全解决慢性乙型肝炎的临床治疗问题,大量的研究证实,有 20%～50% 的患者抗病毒治疗应答不佳;目前抗病毒药并不能杀灭 HBV,只能抑制 HBV 复制,尤其肝细胞内 HBV cccDNA 更是难以清除,病情并未"根治",随时会有反复;病毒变异出现耐药导致治疗失败,可能在不停药的情况下出现病情复发或加重;部分患者即使病毒被有效抑制但炎症仍然会持续存在,也可能同时合并存在其他损肝因素,导致病情进展。并非所有患者均能接受抗病毒治疗而限制其临床应用。更重要的是,目前的抗病毒药主要是在 HBV 高水平复制的 HBeAg 阳性的慢性乙型肝炎患者转化为 HBV 低水平复制的 HBeAg 阴性的慢性乙型肝炎患者这一环节中发挥显著作用,但 HBeAg 阴性的慢性乙型肝炎患者的病情并未痊愈,进展为肝衰竭、肝硬化和肝癌的风险仍然存在,部分患者甚至更高,已成为新的临床治疗难题。

近些年来,HBeAg 阴性慢性乙型肝炎患者已超过整个慢性乙型肝炎患者的半数,增多趋势不仅必然,而且显著。意大利 1975—1985 年 538 例慢性乙型肝炎患者中,HBeAg 阴性者占 42%。但 1997 年 718 例慢性乙型肝炎患者中,HBeAg 阴性者的比例上升至 89%。我国分析 1979—1980 年 1080 例慢性乙型肝炎患者中,其中 HBeAg 阴性者占 18.7%,但 2004 年 119 例慢性乙型肝炎患者中,HBeAg 阴性者的比例升至 53.7%。欧洲、中东及东南亚各国 HBeAg 阴性慢性乙型肝炎患者的比例也呈上升趋势,为 50%～90%。HBeAg 阴性慢性乙型肝炎患者比例增加的主要原因如下:①HBV 长期持续感染导致 HBeAg 血清自动转化(即 HBeAg 转阴、抗-HBe 转阳);②持续免疫压力导致 HBV 变异株的选择(主要为前 C 区和 C 启动子变异);③由于普遍接种乙型肝炎疫苗,急性 HBV 感染比例下降(因急性 HBV 感染者多为 HBeAg 阳性);④检测试剂盒的质量提高。HBeAg 阴性慢性乙型肝炎患者表现为血清 HBsAg 和 HBV DNA 阳性,HBeAg 持续阴性,抗-HBe 阳性或阴性,血清 ALT 持续或反复异常,或肝组织学检查有肝炎病变。HBeAg 阳性和 HBeAg 阴性慢性乙型肝炎的病原学、流行病学和临床特点、预后及治疗策略等不完全相同。与 HBeAg 阳性慢性乙型肝炎比较，HBeAg 阴性慢性乙型肝炎一般病程较长，年龄相对较大，男性较为多见，常有持续或间歇性病毒复制及 HBV 基因组前 C 区或 C 启动子变异，血清 ALT 和 HBV DNA 水平常波动；病情自发减轻较为少见，常有严重肝组织坏死炎症和进行性肝纤维化，抗病毒药物治疗的效果相对较差，停药后更易复发。有研究表明，HBeAg 阳性患者经恩替卡韦（博路定，ETV）治疗 1 年达到 HBV DNA 转阴且 HBeAg 消失，在停药 24 周时，HBeAg 血清转换率降至 77%，ALT 复常率降至 79%，HBV DNA 转阴率降至 37%。而在 HBeAg 阴性患者队列中，对 ETV 治疗 2 年并达到病毒学应答后停药的患者随访 24 周，ALT 复常率降至 49%，HBV DNA 转阴率降至 3%。其他 NA 存在同样的问题。因此，将慢性乙型肝炎分为 HBeAg 阳性慢性乙型肝炎和 HBeAg 阴性慢性乙型肝炎，对制订治疗策略具有重要意义。

由于目前缺乏"根除"HBV 的病因治疗，HBeAg 阴性慢性乙型肝炎患者处于低水平的 HBV 复制，促进病情进展的主要因素并非只是 HBV，如何减轻患者自身的病理反应成为医学关注的焦点。其中抗炎保肝对于改善 HBeAg 阴性慢性乙型肝炎患者病情的重要性重新得到认识和重视。2014 年 8 月中国首部抗炎保肝共识——《肝脏炎症及其防治专家共识》（以下简称《共识》）正式发布。《共识》明确指出，肝脏炎症是指肝脏因病毒、药物、酒精或代谢异常等损伤引起的炎症改变。肝脏炎症及其所致的肝纤维化、肝硬化及肝衰竭等是肝脏疾病进展的主要病理生理学及病理组织学基础。通常临床医师在病因治疗的基础上，通过抗炎保肝可有效控制肝组织炎症，并有可能减少肝细胞破坏和延缓慢性肝脏疾病的进展。抗炎保肝药是具有改善肝脏功能、促进肝细胞再生和（或）增强肝脏解毒功能等作用的药物。专家推荐意见：对于肝脏炎症，无论是否存在有效的病因疗法，均应考虑实施抗炎保肝治疗。虽然抗病毒治疗对于慢性乙型肝炎（CHB）及慢性丙型肝炎（CHC）等具有极为重要的作用，但不能及时、直接和充分控制肝脏炎症反应，包括 ALT 增高的问题，故应同时适当予以抗炎保肝治疗。对于缺乏有效病因治疗或暂不能进行病因治疗的部分患者，更应考虑抗炎保肝治疗。

调控肝再生是针对 HBeAg 阴性慢性乙型肝炎新的治疗策略和有前途的治疗途径。近些年来，对于肝再生调控的机制研究进展十分迅速，但肝再生调控的有效手段与方法十分有限。通过调控肝再生防治肝脏病证具有重要的科学意义和临床应用价值，前景十分广阔。

地五养肝胶囊正是根据目前慢性肝病治疗通过抗炎保肝与调控肝再生共同发挥疗效的临床需求而开发出的新型复方中药制剂。一系列临床与实验研究表明，地五养肝胶囊通过调控肝损伤与肝再生失衡（减轻肝损伤，促进肝再生）防治慢性肝病，具有抗肝损伤、调节免疫、调控肝再生、抗肝纤维化、抗肝癌的发生发展等作用。总结湖北省中医院采用地五养肝胶囊治疗 HBeAg 阴性的慢性乙型肝炎（2008 年 1 月至 2011 年 6 月门诊及住院患者）121 例的临床疗效，结果表明，地五养肝胶囊针对 HBeAg 阴性的慢性乙型肝炎，其证候疗效和生化学（肝功能）改善指标优于阿德福韦抗病毒对照组，抑制病毒复制指标与阿德福韦抗病毒对照组相当。地五养肝胶囊治疗后维持 HBeAg 转阴率为 92.06%，维持 HBeAb 转阳率为 85.71%，维持 HBV DNA 转阴率为 82.54%，证候总改善率为 87.3%；阿德福韦抗病毒对照组维持 HBeAg 转阴率为 94.83%，维持 HBeAb 转阳率为 79.37%，维持 HBV DNA 转阴率为 91.38%，证候总改善率为 70.07%，经统计学处理，有显著性差异，$P<0.05$。上述结果提示地五养肝胶囊治疗 HBeAg 阴性慢性乙型肝炎不仅可显著改善中医证候，而且能抗肝损伤，促进肝功能的恢复，抑制 HBV 复制，阻止或延缓 HBeAg 阴性慢性乙型肝炎患者的病程进展（降低肝硬化及肝癌发生率），总疗效率优于对照组。

为观察地五养肝胶囊治疗 HBeAg 阴性慢性乙型肝炎的临床疗效及安全性，笔者及研究团队采用 RCT，将 130 例 HBeAg 阴性慢性乙型肝炎患者随机分为三组：地五养肝胶囊治疗组、抗病毒治疗组、地五养肝胶囊联合抗病毒治疗组。地五养肝胶囊治疗组给予地五养肝胶囊治疗，抗病毒治疗组给予核苷类似物（恩替卡韦）治疗，地五养肝胶囊联合抗病毒治疗组给予地五养肝胶囊及核苷类似物，疗程12个月。治疗前后采用实时定量PCR法检测HBV DNA，采用罗氏法定量检测乙型肝炎标志物，采用东芝120全自动生化仪及配套试剂检测肝功能，肝组织学检测病理改变，并观察心率、心律、血压、体重、血、尿、大便常规、肾功能、心电图等指标。结果发现：①病毒学应答指标：治疗6个月后，地五养肝胶囊治疗组HBV DNA转阴率（8.96%）低于抗病毒治疗组转阴率（30.31%）和地五养肝胶囊联合抗病毒治疗组转阴率（35.54%），经统计学处理，差异显著，$P<0.05$。②生化学应答指标：治疗5个月时，地五养肝胶囊治疗组的ALT显著低于抗病毒治疗组，地五养肝胶囊联合抗病毒治疗组低于地五养肝胶囊治疗组或抗病毒治疗组，经统计学处理，差异显著，$P<0.05$。治疗5个月时，地五养肝胶囊治疗组AST或地五养肝胶囊联合抗病毒治疗组显著低于抗病毒治疗组。结果表明，地五养肝胶囊治疗组和地五养肝胶囊联合抗病毒治疗组疗效优于抗病毒治疗组，经统计学处理，差异显著，$P<0.05$。③肝组织学应答指标：治疗6个月后，25例肝组织检测结果显示，地五养肝胶囊治疗组肝组织学应答率为30.00%，抗病毒治疗组应答率为28.57%，经统计学处理，差异不显著，$P>0.05$。与地五养肝胶囊治疗组或抗病毒治疗组比较，地五养肝胶囊联合抗病毒治疗组肝组织学应答率（77.78%）显著提高，经统计学处理，差异显著，$P<0.05$。④安全性评价指标：主要的安全性评价指标包括心率、心律、血压、体重、血、尿、大便常规、心电图、肾功能（Cr、BUN）检查，均未发现与上述治疗相关的异常反应，未发生明显不良反应事件。RCT结果表明，地五养肝胶囊单独或联合抗病毒治疗具有较高的安全性。通过地五养肝胶囊影响宿主因素，联合抗病毒药影响病毒因素治疗HBeAg阴性慢性乙型肝炎，可获得较好的病毒学、生化学和组织学应答，显著提高了临床疗效，达到比单用地五养肝胶囊或抗病毒药"优效"的评价标准，为同时注重病毒因素和宿主因素而提高临床疗效的防治策略提供了较高级别循证医学证据。单独运用地五养肝胶囊治疗HBeAg阴性慢性乙型肝炎患者，虽未获得显著的病毒学应答，但仍然获得了较好的生化学和组织学应答，按肝组织学金标准评价，达到与抗病毒药"等效"的评价标准。

进一步临床研究表明，地五养肝胶囊单独用于治疗HBeAg阴性慢性乙型肝炎半年，其病毒学应答、组织学应答与西药抗病毒治疗等效，其生化学应答优于西药抗病毒治疗。地五养肝胶囊单独用于治疗HBeAg阴性慢性乙型肝炎1年，其病毒学应答、生化学应答与西药抗病毒治疗等效，组织学应答率（50.00%）优于西药抗病毒治疗（22.22%）。地五养肝胶囊联合抗病毒药物治疗HBeAg阴性慢性乙型肝炎，其病毒学应答和生化学应答与西药抗病毒或单独地五养肝胶囊治疗等效，但其组织学应答率（71.43%）优于西药抗病毒治疗（22.22%），$P<0.05$。以上研究结果提供了地五养肝胶囊通过影响宿主因素（改善肝再生微环境）治疗HBeAg阴性慢性乙型肝炎具有一定疗效的较高级别循证医学证据。

为研究地五养肝胶囊对CCl_4诱导的肝纤维化的预防作用及其机制，采用CCl_4诱导大鼠肝纤维化模型，分别进行血清ALT、AST测定，肝组织的组织学评价及肝组织羟脯氨酸含量的测定，检验地五养肝胶囊对肝功能和肝纤维化程度的影响。采用实时荧光定量PCR和Western Blot两种试验方法检测上皮标志物E-cadherin、间质标志物波形蛋白、$TGF-\beta_1$和BMP-7 Hh信号通路相关蛋白表达水平的影响，结果发现，地五养肝胶囊干预组中ALT、AST的含量，肝组织羟脯氨酸的含量和CCl_4诱导的大鼠肝纤维化模型的肝纤维化程度都大幅下降。在减轻肝纤维化的同时，地五养肝胶囊组的肝纤维化组织中激发了上皮-间质转化向间质-上皮转化的逆转，其特征为上皮标志物E-cadherin的表达上调，间质标志物波形蛋白的表达下调。此外，还发现地五养肝胶囊组的大鼠肝纤维化组织中$TGF-\beta_1$的表达水平下降而BMP-7的表达上升，因此，与CCl_4诱导的大鼠肝纤维化模型组比较，$TGF-\beta_1$/BMP-7表达的比值明显下降。地五养肝胶囊组肝组织中Hh信号通路配体Shh、受体PTC和SMO、核转录因子Gli-1的表达较模型组显著减少。提示地五养肝胶囊对早期肝纤维化显示出预防作用,作用机制可能是通过调节上皮-间质转化和间质-上皮转化之间的平衡、降低 TGF-β_1/BMP-7 表达的比值和抑制 Hh 信号通路的活性。

为观察地五养肝胶囊对 CCl_4 诱导的 MSG-大鼠-肝纤维化模型的影响及机制,采用 MSG-大鼠结合 CCl_4 建立神经-内分泌-免疫网络紊乱状态下的肝纤维化(异常肝再生)模型。采用肝组织 HE 染色和 Masson 染色,以观察肝脏损伤程度和肝组织胶原纤维含量。用实时荧光定量 PCR 和 Western Blot 两种试验方法观察 MSG-大鼠肝组织 E-cadherin 和波形蛋白、TGF-β_1 和 BMP-7 以及与 EMT/MET 失衡相关的 Hh 信号通路配体 Shh、受体 PTC 和 SMO、核转录因子 Gli-1 的 mRNA 和蛋白质表达。结果发现,CCl_4 诱导的 MSG-大鼠肝纤维化较经典的 CCl_4 肝纤维化模型的肝纤维化程度较重,地五养肝胶囊治疗组的肝细胞损伤减轻,肝纤维化程度降低。地五养肝胶囊能延缓或减轻肝纤维化的发生发展的作用机制可能是通过调节 EMT/MET 失衡(抑制 EMT 而促进 MET),通过抑制 Hh 信号通路的活化和降低 TGF-β_1/BMP-7 表达的比值来调节 EMT/MET 失衡,从而逆转肝纤维化的发展。

为研究地五养肝胶囊对肝肾精虚/MSG-大鼠-肝再生模型肝再生的影响,复制肝肾精虚/MSG-大鼠-肝再生模型(简称"模型组")和 PH 肝再生模型(简称 PH 组)。实验大鼠分为模型组、PH 组、生理盐水对照组和治疗组。治疗组给予地五养肝胶囊灌胃,各对照组给予等体积生理盐水灌胃。在术后第 1、3、7、10 天时分别观察肝再生度、肝再生指数(%)和肝细胞分裂指数(MI)。结果发现,模型组术后第 1 天肝再生度(0.34±0.10)、肝再生指数(1.88%±0.14%)和 MI(1.05±0.12)均显著高于 PH 组(肝再生度 0.22±0.08,肝再生指数 1.46%±0.13%,MI 0.86±0.16)和生理盐水对照组(肝再生度 0.21±0.05,肝再生指数 1.47%±0.18%,MI 0.87±0.16),$P<0.05$;模型组术后第 3、7、10 天肝再生度(0.42±0.08、0.57±0.12、0.70±0.08)、肝再生指数(2.07%±0.04%、2.41%±0.06%、2.84%±0.10%)和 MI(1.04±0.18、0.41±0.16、0.15±0.03)均显著低于 PH 组(肝再生度 0.53±0.10、0.73±0.09、0.88±0.06,肝再生指数 2.31%±0.29%、3.02%±0.30%、3.49%±0.05%,MI 1.85±0.19、0.62±0.03、0.29±0.04)和生理盐水对照组(肝再生度 0.54±0.09、0.71±0.11、0.90±0.10,肝再生指数 2.33%±0.42%、3.07%±0.13%、3.46%±0.05%,MI 1.81±0.04、0.67±0.18、0.28±0.05),$P<0.05$。治疗组术后第 1 天肝再生度(0.13±0.07)、肝再生指数(1.52%±0.11%)和 MI(0.77±0.14)均显著低于模型组肝再生度(0.34±0.10)、肝再生指数(1.88%±0.14%)和 MI(1.05±0.12),$P<0.05$;术后第 3、7、10 天肝再生度(0.50±0.05、0.74±0.06、0.86±0.03)、肝再生指数(2.19%±0.11%、2.84%±0.12%、3.27%±0.06%)和 MI(1.89±0.13、0.57±0.20、0.28±0.04)均显著高于模型组(肝再生度 0.42±0.08、0.57±0.12、0.70±0.08,肝再生指数 2.07%±0.04%、2.41%±0.06%、2.84%±0.10%,MI 1.04±0.18、0.41±0.16、0.15±0.03),$P<0.05$。上述结果提示地五养肝胶囊可一定程度上纠正肝肾精虚/MSG-大鼠-肝再生模型的肝再生紊乱,早期可抑制肝再生的异常亢进,中晚期可一定程度上改善被抑制的肝再生,使损伤的肝组织得以再生修复。通过下丘脑-垂体-肝轴影响肝再生过程可能是其作用机制之一。

为观察地五养肝胶囊对大鼠 2-AAF/PH 模型肝癌癌前病变的影响及机制,通过建立 PH+2-AAF 肝癌癌前病变模型,采用病理组织学方法观察肝癌癌前病变,并通过免疫组化方法及 Western Blot 观察肝组织内 HOC 标志物 CD34、AFP、CK19,造血细胞标志物 CD45、Thy 1.1,肝细胞标志物 ALB 表达,以及 Wnt/β-catenin 信号通路相关蛋白的表达,采用 percol 密度梯度分离骨髓细胞中的单个核细胞,并运用流式细胞术检测单个核细胞中的 $CD34^+$/$CD45^+$ 双阳性细胞;运用 Bio-Rad 公司 Bio-plex 悬液芯片系统检测再生肝组织内的与肝再生相关的细胞因子。结果发现,地五养肝胶囊具有促进正常肝再生和抗肝癌癌前病变的作用。地五养肝胶囊对

HOC 的增殖和分化具有双向调节作用:肝再生早中期(PH 后 8～14 天),地五养肝胶囊促进 HOC 和骨髓干细胞增殖和分化,有利于肝脏再生修复;肝再生中晚期(PH 后 17～22 天),地五养肝胶囊抑制 HOC 的过度增殖和异常分化,有利于防治肝细胞癌变,抑制"髓失生肝"。其分子机制之一可能是地五养肝胶囊在 PH 后 8 天或更早已激活 Wnt/β-catenin 信号通路,促进 HOC 的增殖以加速肝再生;而肝再生中晚期,地五养肝胶囊发挥抑制 HOC 的过度增殖和异常分化,有利于防治肝细胞癌变的作用,其机制可能是在更早地加速肝脏修复之后,地五养肝胶囊抑制了 Wnt/β-catenin 信号通路的持续激活,从而抑制 HOC 的过度增殖和癌变倾向。

为研究地五养肝胶囊对肝癌发生发展的影响及其机制,采用 Solt-Farber 二步法建立肝癌大鼠模型,组织病理学方法评估肝癌的病理程度,Feulgen 染色进行肝细胞核 DNA 含量检测,免疫组化染色法检测肝组织 PCNA、ABCG2、CD34、Thy-1 的表达。采用免疫荧光法检测肝组织中骨髓干细胞和肝癌干细胞相关标志物 ABCG2/CD34、ABCG2/CD45、ABCG2/Thy-1 的表达。Western Blot 检测肝组织中 EMT 相关 E-cadherin、波形蛋白、TGF-$β_1$ 的表达,检测 Ras/Raf/Mek/Erk、JAK/STAT 信号通路相关蛋白的表达。RT-PCR 检测 E-cadherin、波形蛋白、Ras/Raf/Mek/Erk、JAK/STAT 信号通路相关 mRNA 的表达。结果发现,地五养肝胶囊在一定程度上抑制了 Solt-Farber 二步法肝癌大鼠模型的肝癌发生发展,其效果不低于索拉非尼。地五养肝胶囊通过改善肝再生的微环境从而延缓肝癌发生发展的进程,其可能作用机制包括调控 EMT/MET 失衡(抑制 EMT,促进 MET),调节 JAK/STAT 信号通路,调节 Ras/Raf/Mek/Erk 信号通路。

二、药物开发的创新性

地五养肝胶囊的新药开发研究基于中医药基础理论的继承与创新。从"生机学说"的新视角认识到"虚证本质"的生物学基础是病理损伤与再生修复的失衡,肝肾精虚及其兼夹证的生物学基础是肝损伤与肝再生的失衡。"肝主生发"的理论创新揭示了肝再生修复机制是肝藏病证发生发展的重要生物学基础之一。地五养肝胶囊可通过调控肝损伤与肝再生失衡而防治"髓失生肝"病因病机导致的肝肾精虚及其兼夹证。

目前,经过国家正式批准上市的保肝药物种类繁杂,包括各种医院内自制的药物在内,保肝药物达数百种之多。但过去众多的"抗炎保肝"药多只注重减轻"损伤"的作用,而忽视了肝脏再生修复的重要机制。肝损伤与肝再生是否保持动态平衡是决定肝脏病证是否康复或恶化的关键环节。正常情况下,肝损伤可诱导肝再生修复机制而使损伤的肝脏完全恢复正常的结构和功能,疾病趋向康复。遗憾的是,许多肝脏病证在其发生发展过程中,其再生修复机制常被多种因素干扰,或者难于发生,或者再生不足,或者过亢进展,或者无序发生发展(时间失序、空间失衡、数量失控)而出现不完全再生。这种异常的不完全肝再生是肝衰竭、肝硬化及肝癌发生发展的关键病理环节。肝再生是肝衰竭患者存活的生机所在,若在有效的时间内,坏死的肝细胞得以正常再生,则患者存活;若不能及时获得足够的肝再生,则患者必至肝衰竭而亡。尽管肝硬化的病因多样,其发病机制各不相同,但都涉及肝细胞坏死、结节性再生和结缔组织增生这三个相互联系的病理过程。尽管 HCC 的发病机制并不明确,但目前认为病毒性肝炎的慢性炎症导致肝细胞不断的破坏和再生是 HCC 发生的重要因素。调控肝再生是指维持或促进正常肝再生,改善或纠正异常肝再生以防治肝脏病证的策略与方法。谁能真正调控肝再生,谁就能有效治疗大多数肝脏病证,故同时注重抗炎保肝与调控肝再生是肝病防治的新策略,可提高临床疗效。肝再生的机制研究进展很快,但西医尚缺乏调控肝再生的手段与方法。《希夫肝脏病学》第九版虽专章介绍了"肝再生"的病理生理和临床疾病,但却没有具体的调控手段与方法。目前临床上通过调控肝再生防治肝脏病证的有效药物十分有限。

在肝脏病证的发生发展中,"肝肾精虚"是其基础证候,肝损伤与肝再生失衡是其重要的生物学基础。在此基础上兼夹"湿、热、毒、痰、瘀"等形成"本虚标实"之证。"肝损伤"是肝脏病证发生发展不可避免的病理机制和过程,"肝肾精虚"是肝脏组织结构破坏导致功能减退或丧失的一种结局性病理状态,"肝肾精虚"与"肝损伤"之间存在不可或缺的肝再生修复的关键环节。肝损伤是"因",肝脏组织结构破坏导致功能减退或丧失是肝损伤的"果"。许多肝病在其病程中往往出现不完全再生,这是导致虚证发生发展的关键环节和病因病机,在肝病的进程中往往出现因实致虚、因虚致实互为因果的恶性病理循环,故临床"虚实夹杂"是常态(可有先后、主次、轻重、缓急之分),很少有"纯虚""纯实"之证。要有效防治肝病的发生发展,针对"虚实夹杂"之证,调控肝损伤与肝再生失衡是其重要策略及方法。地五养肝胶囊针对慢性肝病肝肾精虚兼夹证的病因病机特点,通过调控肝损伤与肝再生失衡(一方面减少肝组织损伤,另一方面促进肝再生修复)实现了肝脏组织结构重构和功能恢复,改善了肝肾精虚及其兼夹证。通过清除湿、热、毒、瘀等邪气,达到抗炎保肝的效果,有利于肝再生修复。应用地五养肝胶囊治疗肝病,兼顾肝损伤与肝再生的病理机制,针对"本虚"与"标实"的证候特点,具有显著的创新性。

三、组成方解

地五养肝胶囊由熟地黄、茵陈、姜黄、五味子、甘草等组成,功能为补肾养肝、清湿热毒、化瘀通络,主治肝肾精虚、湿热毒结、肝络瘀阻诸证。症见形体虚损或肝脏形质毁坏,甚或衰败,面色晦暗无华、或苍黑、或苍黄、舌质暗红、绛红或舌红少津,或舌边有瘀斑、瘀点,或舌苔黄腻,或兼见右胁隐痛、腰膝酸软、脉细数无力,或脉弦。

地五养肝胶囊主要针对以HBeAg阴性慢性乙型肝炎为主的慢性肝病"髓失生肝"病因病机和本虚("肝肾精虚")标实("湿热毒结、瘀血阻络")证候特点。肝脏形质毁坏,甚或衰败是慢性肝病"肝肾精虚"的"金标准",进而导致形体虚损。方中用熟地黄补肾填精扶正,五味子配熟地黄增强补肾功能,共为君药;茵陈清热利湿祛邪,甘草配茵陈增强清热解毒功能,共为臣药;姜黄辛温软坚、活血化瘀,为佐药;方中甘草健脾益气,又能调和诸药,行使药之能。全方共奏补肾养肝、清湿热毒、化瘀通络之功。经一系列实验与临床研究证实,地五养肝胶囊具有通过调控肝损伤与肝再生失衡防治慢性肝脏病证的作用。

四、组方资料

地五养肝胶囊组方主要依据笔者个人的临床经验总结,其药物组成既有中医药古代文献来源,又有现代药理实验的相关研究资料。

(一)熟地黄

熟地黄性味归经,性微温,味甘,归肝、肾经。功效:补血养阴,填精益髓。功能主治:血虚萎黄、眩晕心悸、月经不调、潮热盗汗、遗精阳痿、不育不孕、月经不调、崩漏下血、腰膝酸软、耳鸣耳聋、头目昏花、须发早白、消渴、便秘、肾虚喘促。

1. 经典文献选论

熟地黄大补血虚不足,通血脉,益气力(《珍珠囊》)。

熟地黄虚损血衰之人须用,善黑须发(《医学启源》)。

熟地黄其用有五,益肾水真阴一也,和产后气血二也,去脐腹急痛三也,养阴退阳四也,壮水之源五也(《主治秘要》)。

熟地黄填骨髓,长肌肉,生精血。补五脏内伤不足,通血脉,利耳目,黑须发,男子五劳七伤,女子伤中胞漏,经候不调,胎产百病(《本草纲目》)。

熟地黄滋肾水,封填骨髓,利血脉,补益真阴,聪耳明目,黑发乌须。又能补脾阴,止久泻。治劳伤风痹,阴亏发热,干咳痰嗽,气短喘促,胃中空虚觉馁,痘证心虚无脓,病后胫股酸痛,产后脐腹急疼,感证阴亏,无汗便秘,诸种动血,一切肝肾阴亏,虚损百病,为壮水之主药(《本草从新》)。

唐、宋以来,有制为熟地黄之法,以砂仁和酒拌之,蒸晒多次,至中心纯黑,极熟为度,则借太阳之真阳,以变化其阴柔性质,俾中虚者服之,不患其凝滞难化,所以熟地黄且有微温之称,乃能补益真阴,并不虞其寒凉滑泄,是以清心胃之火者,一变而为滋养肝、脾、肾之血,性情功效,已非昔比,而质愈厚重,力愈充足,故能直达下焦,滋津液,益精血。凡津枯血少,脱汗失精,及大脱血后、产后血虚未复等证,大剂频投,其功甚伟。然黏腻浊滞,如大虚之体服之,亦碍运化,故必胃纳尚佳,形神未萎者,方能任受,不然则窒滞中州,必致胀闷,虽有砂仁拌蒸,亦属无济,则中气太弱,运动无权之弊也。熟地黄之补阴补血,功效固不可诬,然亦惟病后元虚,及真阴素薄者,可以为服食补养之用(《本草正义》)。

2. 现代药理研究

有实验研究表明,地黄能促进骨髓造血系统功能,改善贫血。生地黄、熟地黄制成 1∶1 水煎剂灌胃对失血性小鼠有明显改善贫血的作用,给药 8 天后,生地黄组有显著改善,熟地黄组已基本恢复,RBC 和 Hb 计数与对照组比较 P 值分别小于 0.001 和 0.01。对小鼠骨髓红系造血祖细胞生成的影响:生理盐水组红系集落(个数)为 52.4 ± 18.41,生地黄和熟地黄组分别为 60.2 ± 19.44 与 $125\pm20.45(P<0.05)$,提示生、熟地黄对造血干细胞亦有一定的增殖、分化作用。熟地黄水煎剂给失血性贫血小鼠灌服,每只 0.5 g,每日 1 次,连续 10 日,可促进贫血动物红细胞、血红蛋白的恢复,加快多能造血干细胞(CFU-S)、骨髓红系造血祖细胞(CFU-E)的增殖、分化作用。有学者观察 70% 熟地黄水煎剂对 T_3 诱导的大鼠甲亢型阴虚证候的影响,结果发现,熟地黄治疗组大鼠阴虚证候(兴奋好斗、体重减轻等)显著改善,血浆醛固酮(AD)浓度显著升高$(P<0.05)$,24 h 尿量显著减少$(P<0.01)$,血浆中甲状腺素浓度明显改善(T_3 浓度降低、T_4 浓度升高),均有极显著差异$(P<0.01)$。有学者采用 20% 熟地黄水煎剂每日灌胃 0.3 mL 给衰老小鼠模型,45 天后,处死实验小鼠,取血测定 SOD、CAT、GSH-Px 活力和 LPO 的含量。结果发现,熟地黄具有一定延缓小鼠衰老的作用,其机制可能是增强 GSH-Px 活性和降低血清中 LPO 的含量,与对照组相比较差异显著,$P<0.05$ 和 $P<0.01$。熟地黄对大鼠部分脏器蛋白质代谢有一定作用,并具有抑制上皮细胞有丝分裂的作用。以熟地黄为主药的六味地黄汤对正常小鼠除可增加体重、延长游泳时间、增强体力外,还能降低 N-亚硝基肌氨酸乙酯引起的小鼠前胃鳞癌的诱发率,使接受化学致癌物的动物脾脏淋巴小结生发中心增生活跃,在接种移植性肿瘤的初期可增强单核巨噬细胞系统的吞噬活性,提高荷瘤动物血中白蛋白和球蛋白的比值(简称白球比值),可延长荷瘤动物的存活时间。干地黄水提物可使外周血液中 T 细胞显著增加,干地黄醇提取物能明显促进抗 SR-pc 抗体-溶血素生成,减少外周血液中 T 细胞,熟地黄水提物无此作用。80% 熟地黄水煎剂对(大鼠)肝、肾组织蛋白质的分解速率有不同程度的降低,而肺组织蛋白质合成速率有增加,能显著抑制肝脏出血性坏死灶及单纯性坏死,对高脂食物引起的高脂血症、脂肪肝及大鼠内毒素引起的肝静脉出血症,均有抑制血栓形成的作用。熟地黄对纤溶酶原的激活作用,是抗血栓形成的作用机制。将熟地黄醇提取物给小鼠灌服,对受角叉菜胶抑制的巨噬细胞功能有明显的保护作用。

(二)五味子

五味子性温,味酸、甘,归肺、心、肾经,功能为补肾宁心,益气生津,收敛固涩,主治久咳虚喘,梦遗滑精,遗尿尿频,久泻不止,自汗、盗汗,津伤口渴,短气脉虚,内热消渴,心悸失眠。

1. 经典文献选论

五味子主益气,咳逆上气,劳伤羸瘦,补不足,强阴,益男子精(《本经》)。

五味子明目,暖水脏,治风,下气,消食,霍乱转筋,痃癖奔豚冷气,消水肿,反胃,心腹气胀,止渴,除烦热,解酒毒,壮筋骨(《日华子本草》)。

五味子养五脏,除热,生阴中肌者,五味子专补肾,兼补五脏,肾藏精,精盛则阴强,收摄则真气归元,而丹田暖,腐熟水谷,蒸糟粕而化精微,则精自生,精生则阴长,故主如上诸疾也(《本草经疏》)。

2. 现代药理研究

五味子的药理作用广泛,现代药理实验证实的药理作用至少有抗肝损伤、镇静催眠、增强免疫功能、降压、保护心肌、抗菌、抗肿瘤等。五味子的保肝作用具有多方面的机制:首先,它能促进胆汁分泌,加速肝内酒精等有毒物质的排泄;其次,它能促进肝脏的解毒过程,能加速体内有害物质(酒精、化学药物、有毒重金属等)的分解,减少机体对它们的吸收,保护肝脏免受毒害,从而对化学性肝损伤起到很好的保护作用。有多项研究表明,五味子及其制剂、五味子有效成分提取物对多种动物(兔、大鼠、小鼠)由化学毒物(CCl_4、硫代乙酰胺)引起的肝损伤具有保护作用,包括降低 ALT,改善肝组织损害,减轻肝组织坏死、脂肪变性、超微组织结构改变(粗面内质网脱颗粒、线粒体肿胀等)、组织化学改变(嗜碱质、线粒体、BNA、糖原、酸性磷酸酶、ATP 酶、5′-核苷酸酶、琥珀酸脱氢酶、细胞色素氧化酶、单胺氧化酶降低等)。五味子及其多种成分抗肝损伤的作用机制主要有抗氧化损伤、诱导肝药酶增强肝脏解毒功能。五味子素 B 对 Fe^{2+}/半胱氨酸、维生素 C/还原性辅酶Ⅱ(NADPH)两系统所引起的肝细胞膜脂质过氧化损伤均有保护作用。CCl_4 在体内经肝细胞色素 P-450 代谢激活后生成三氯甲基($—CCl_3$)自由基引起生物膜和内质网脂质过氧化,导致肝损伤。由三氯甲基($—CCl_3$)自由基进一步代谢转化为氯仿及一氧化碳,在代谢过程中消耗 NADPH 和氧。五味子及其有效成分通过对肝微粒体细胞色素 P-450 抑制 CCl_4 的代谢转化,使毒物代谢产物($—CCl_3$ 自由基)产生减少,进一步通过抑制毒物代谢产物($—CCl_3$ 自由基)对膜的攻击性,使肝细胞 MDA 生成、乳酸脱氢酶和 GTP 酶的释放减少,从而维持了膜的结构和功能的完整性,肝细胞存活率提高。五味子及其有效成分对其他化学毒物(乙酰氨基酚、半乳糖胺、酒精、阿霉素、苯并芘、黄曲霉素 B_1 等)所引起的肝损伤或肝癌突变亦具有类似的保护作用和作用机制。五味子所含的木酚素能增加肝脏内的抗氧化剂谷胱甘肽的水平,这是其保肝作用的重要物质基础之一。又由于木酚素是强效抗氧化剂,在抑制自由基产生的同时,能增强腺嘌呤核苷三磷酸(ATP)或线粒体(细胞能量库)的能量生产,保护线粒体免受氧化压力所侵害。自由基是引起动脉粥样硬化、癌症、冠状心脏病和免疫力不足的主因,也是造成老化过程加速的罪魁祸首,因此,五味子又常用于心脑血管疾病的防治和延缓衰老。

五味子对再生修复的调节作用特别值得受到重视。有研究证实,90%五味子醇提取物能不同程度地提高睾丸重量和睾丸指数,促进性功能。饥饿小鼠灌服五味子果仁提取物或五味子素 B,能使肝糖原含量显著增加。切除实验小鼠两侧肾上腺后,该作用仍然存在。五味子中富含多种活性成分,如木脂素,此类物质可以增强 GSH-Px 和 SOD 等酶的生物活性,在减轻肝损伤的同时,具有促进蛋白质生物合成和肝糖原生成等作用,能促进损伤肝细胞的再生修复。五味子酒精提取物和五味子素 B 给小鼠灌胃能显著促进 ^{14}C 苯丙氨酸掺入肝脏蛋白质,五味子醇提取物腹腔注射能促进小鼠脑内 DNA、RNA 和蛋白质的生物合成。五味子油乳剂能增高小鼠血浆和肝组织的 cAMP 含量,对 3H-TdR 标记的淋巴细胞蛋白质合成亦有明显的促进作用。

(三)茵陈

茵陈性微寒,味苦、辛,归脾、胃、肝、胆经,功能为清热利湿,退黄。主治黄疸、小便不利、湿疮瘙痒诸证,为治黄疸型肝炎的主药。

1. 经典文献选论

茵陈,其主风湿寒热邪气,热结黄疸,通身发黄,小便不利及头热,皆湿热在阳明、太阴所生病也。苦寒能燥湿除热,湿热去,则诸证自退矣(《本草经疏》)。

茵陈,善清肝胆之热,兼理肝胆之郁,热消郁开,疸汁入小肠之路毫无阻隔也(《医学衷中参西录》)。

茵陈,味淡利水,乃治脾、胃二家湿热之专药。湿疸、酒疸,身黄尿赤如酱,皆胃土蕴湿积热之证,古今皆以此物为主,其效甚速。荡涤肠胃,外达皮毛,非此不可。盖行水最捷,故凡下焦湿热瘙痒,及足胫跗肿,湿疮流水,并皆治之(《本草正义》)。

2. 现代药理研究

保肝利胆是茵陈经现代药理研究证实的最主要功效之一。采用 CCl_4 致小鼠、大鼠、犬肝损伤模型,家兔结扎胆总管模型,证实茵陈水煎(浸)剂、醇提取物对肝损伤均有一定保肝和利胆退黄的作用,能增加胆汁的分泌,减轻实验动物肝细胞肿胀、气球样变、脂肪变性、坏死等病理损害,提高肝细胞糖原和核糖核酸酶含量,抑制血清 ALT 活性升高,降低血清胆固醇含量。肝药酶除参与药物代谢外,还参与胆汁酸、胆红素、类脂和某些毒物的代谢,茵陈保肝利胆退黄的作用机制之一可能与其肝药酶的诱导作用有关。茵陈蒿对实验性肝纤维化大鼠肝细胞的保护作用研究表明,茵陈蒿能降低血清转氨酶活性、升高血清 ALB,降低白球比值并使其接近正常。减轻肝小叶结构破坏,减轻肝脏胶原纤维增生、变窄纤维条索疏松。茵陈煎剂大、中、小 3 个剂量治疗组均能降低急性 CCl_4 肝损伤模型大白鼠血浆中 MDA 含量和山梨醇脱氢酶(SDH)活性,增加 SOD 活性,减轻肝损伤程度。临床上用茵陈蒿复方治疗肝内胆管结石和急性黄疸型肝炎都取得了良好效果。

茵陈抑制肿瘤细胞增殖及抗突变的作用对预防肝癌有意义。茵陈水提取物对移植 Meth A 肉瘤小鼠的肿瘤细胞具有直接抑制或杀伤作用。茵陈色素酮对 L-929 和 KB 细胞的 50% 抑制浓度(IC_{50})为 $(1\sim2)\times10^{-5}$ g/mL,对 HeLa 细胞和艾氏腹水癌细胞的 IC_{50} 分别为 3.4×10^{-6} g/mL 和 3×10^{-8} g/mL。茵陈蒿水煎剂对致癌剂黄曲霉毒素 B_1(AFB_1)诱导 TA98 移码型、TA100 碱基置换型突变株回复突变抑制实验表明,茵陈蒿水煎剂对 AFB_1 的致突变作用有显著抑制效果,并呈剂量效应关系。茵陈蒿煎剂($12\sim50$ g/kg)对黄曲霉素 B_1(AFB_1)诱发的小鼠骨髓细胞微核、染色体畸变和姐妹染色单体交换数细胞 3 项实验具有显著的抑制作用,提示茵陈蒿水煎剂对 AFB_1 诱发的小鼠活体细胞遗传损伤有保护作用。

茵陈可从多方面提高机体的免疫功能,如促进白细胞分裂,增加白细胞数目,提高 T 细胞的免疫活性,参与机体的免疫调节和诱生 IFN 等。

(四)姜黄

姜黄辛、苦,温,归脾、肝经,功能为破血行气,通经止痛,主治血瘀气滞诸证,胸腹胁痛,妇女痛经、闭经,产后瘀滞腹痛,症瘕,风湿肩臂疼痛,跌扑肿痛,痈肿。

1. 经典文献选论

姜黄,试阅方书诸证之主治,如气证、痞证、胀满、喘、噎、胃脘痛、腹胁肩背及臂痛、痹、疝,虽所投有多寡,然何莫非以气为其所治之的,未有专为治血而用兹味,如《本草》所说也。且此味亦不等于破决诸剂,此味能致血化者,较与他血药有原委,不察于是,而漫谓其破血,讵知姜黄不任受"破"之一字也(《本草述》)。

姜黄,功用颇类郁金、三棱、莪术、延胡索,但郁金入心,专泻心胞之血;莪术入肝,治气中之血;三棱入肝,治血中之气;延胡索则于心肝血分行气,气分行血;此则入脾,既治气中之血,复兼血中之气耳。陈藏器曰:此药辛少苦多,性气过于郁金,破血立通,下气最速,凡一切结气积气,症瘕瘀血;血闭痈疽,并皆有效,以其气血兼理耳(《本草求真》)。

2. 现代药理研究

姜黄提取物(姜黄素、姜黄挥发油)对实验动物(如鸽、大鼠)的抗炎作用在切除实验动物的肾上腺后即无效或减弱,提示其抗炎作用可能与兴奋垂体-肾上腺轴,影响肾上腺皮质激素分泌有关。大鼠腹腔注射姜黄素 25 mg/kg 或 12.5 mg/kg 可抑制肾上腺诱发的血小板聚集,但并不影响胸主动脉前列环素(PGI2)的合成。预先应用肾上腺受体拮抗剂对大剂量姜黄素诱发的胃溃疡有部分保护作用。灌服姜黄的石油醚或水提取物 $100\sim200$ mg/kg 可抑制胃溃疡的发生发展。腹腔或皮下注射姜黄素煎剂,对小鼠和兔早、中、晚期妊娠均有明显的终止作用,但口服无效。姜黄终止小鼠妊娠的作用可被黄体酮所对抗,还可明显抑制假孕小鼠创伤性子宫蜕膜瘤的生长。

姜黄的主要有效成分姜黄素在体内和体外对各种毒物如CCl_4、黄曲霉素B_1、对乙酰氨基酚、内毒素、铁、铜和环磷酰胺诱导的肝损伤都有保护作用。姜黄素抑制黄曲霉素B_1诱导的沙门菌实验株TA98和TA100的突变,抑制率超过80%。

姜黄素抗肝损伤与突变的可能作用机制主要是抑制肝脏炎症反应和清除肝脏自由基。姜黄素能够抑制多种参与炎症反应的细胞因子,如COX-2、MCP-1、TNF、IL-12等。NF-κB是一种普遍存在的转录因子,能够调节多种炎症细胞因子(如TNF-α、IL-1、IL-6、COX-2、iNOS等)的转录,姜黄素通过抑制NF-κB活化达到保护肝脏的作用。内毒素和氧化应激除直接损伤肝细胞外,还通过活化NF-κB这一重要途径导致肝损伤。长期慢性摄入酒精的大鼠由于酒精损害肝脏功能和肠黏膜屏障,使肠壁通透性增加,细菌毒素移位,肝KC对内毒素清除能力下降,致使血中内毒素水平升高,TNF-α和IL-1产生增加。Pan等刺激ROS的产生,导致肝损伤/肝再生机制失衡。姜黄素能够通过抑制IκB激酶活性而抑制NF-κB活化,从而抑制了NOS,在一定程度上纠正了肝损伤/肝再生机制失衡。Nanji等发现姜黄素能够预防酒精诱导的大鼠肝脏脂肪变性、坏死、炎症,其作用机制之一可能是通过抑制NF-κB活化,进而防止细胞因子、趋化因子、COX-2、iNOS和硝基酪氨酸的诱生。有学者发现给予LEC(Long-Evans Cinnamon)大鼠含0.05%姜黄素的饲料不能防止肝、肾癌症的发生,分析原因可能是LEC大鼠是铜转运ATP酶(Atp7b)基因的缺失导致铜在肝脏蓄积的近交系突变种,这个基因与人类Wilson病的基因同源。由于铜在组织中蓄积,降低了过氧化氢酶活性,通过Haber-Weiss反应增加H_2O_2和—OH等活性氧的产生,导致大量脂质过氧化,降低了姜黄素的抗氧化作用,从而引起细胞膜、蛋白质和DNA的损伤。

肝纤维化和肝癌的发生发展可视为肝再生异常的结果或表现形式,姜黄素可通过调控肝再生而防止肝纤维化和肝癌的发生发展。药理实验证明,姜黄素在体内外均有抗纤维化的作用,其作用机制可能是通过抑制HSC的增殖和活化。在CCl_4诱导的肝纤维化大鼠中,姜黄素可减少肝脏胶原沉积、α平滑肌肌动蛋白阳性染色面积以及Ⅰ型胶原mRNA的表达。在HSC培养模型中,发现姜黄素可减少HSC DNA的合成,下调α平滑肌肌动蛋白、Ⅰ型胶原蛋白及$α_1$链mRNA的表达。姜黄素还能够通过诱导PPARγ基因表达并激活PPARγ的活性而抑制活化的HSC增殖。用PPARγ的对抗剂阻断姜黄素的转录活性,能够显著削弱姜黄素对HSC增殖的抑制效应。

肿瘤的发生发展可视为失去控制的异常再生过程,姜黄素可通过调控异常再生过程防止肿瘤的发生发展。有学者采用姜黄素(20 mg/kg,6天)干预恶性YoshidaAH-130腹水肝细胞瘤处理过的大鼠,发现姜黄素对肿瘤的抑制率达到31%。体外研究表明,姜黄素抑制肿瘤细胞增殖和诱导凋亡的作用靶点可以从DNA、mRNA到蛋白质水平,且在不同作用时间点对细胞合成的影响不同。线粒体是姜黄素诱导肿瘤细胞凋亡的作用靶点,其诱导肿瘤细胞凋亡的信号通路包括线粒体参加的内源性途径和死亡受体介导的外源性途径,最终汇集到caspase激活的共同路径。实验证实,姜黄素具有体外抑制肝癌细胞的作用,可以显著抑制肝脏腺癌细胞CL15的入侵。Chen等发现姜黄素可以抑制某些与入侵相关的基因的表达,包括MMP-14、神经元细胞结合分子,以及整合素α6和α4,且可在mRNA和蛋白水平上降低MMP-14的表达和MMP-12的活性。

(五)甘草

甘草性平,味甘,归脾、胃、肺经,功能为补中益气,泻火解毒,润肺止咳,缓急止痛,调和诸药,主治:倦怠食少,面黄肌瘦,心悸气短;咽喉肿痛,痈疮肿毒,小儿胎毒,药物或食物中毒;咳嗽气喘,或干咳口渴;腹痛便溏,四肢挛急疼痛,脏燥。

1. 经典文献选论

甘草主五脏六腑寒热邪气、坚筋骨者,以其土中冲阳之气;味甘平、性和缓,故能解一切毒气,安脏腑、除邪热也。五脏之寒热邪气既解,则脏气和而真气生,气日以盛,故筋骨坚。长肌肉、倍力者,甘能益脾,脾主肌肉,兼主四肢,脾强则四肢生力,故长肌肉、倍力也。主金疮肿者,甘入血分而能缓中,且伤则热,热而后肿,甘温益血而除热,烦热解,故肿散也。温中下气者,甘味属土,土位乎中,故温中。甘能缓中散结,故下气烦满短气者,是劳伤内乏,阳气不足,故虚而烦满短气,甘温能益血除大热助气,故烦满短气并除也。甘平且和,和能理伤,故治伤脏。肺苦气上逆,嗽乃肺病,甘以缓之,故治咳嗽。血不足则内热,内热则津液衰少而作渴,甘能入脾益血,故止渴。血虚则经脉不通,能益血则经脉自痛矣。甘能益血而温气分,故利血气。其解一切金、石、草、木、虫、鱼、禽、兽之毒者,凡毒遇土则化,甘草为九土之精,故能解诸毒也。久服轻身延年者,为其益血安和五脏(《本草经疏》)。

2. 现代药理研究

大量的临床实践证明,甘草具有皮质激素样作用,能增强肾上腺皮质功能,减少患者对皮质激素的依赖,减轻激素撤除反应,其机制可能是通过兴奋下丘脑-垂体-肾上腺轴而调节内分泌功能。甘草只对轻症的阿狄森病患者有效,而对完全丧失肾上腺功能的重症阿狄森病患者,或两侧肾上腺摘除的患者,即使剂量再大也无效。有研究表明,小剂量的甘草甜素(600 mg/kg)腹腔注射能使大鼠胸腺萎缩及肾上腺重量增加,具有促皮质激素样作用。甘草粉、甘草浸膏、甘草酸及甘草次酸均能使多种动物的尿量及钠排除减少,钾排除增多,具有去氧皮质酮样作用。若切除实验动物的双侧肾上腺,其去氧皮质酮样作用随即消失。有学者在大鼠肝匀浆内加入甘草甜素,发现其可抑制氢化可的松、泼尼松龙、去氧皮质酮和醛固酮甾体 A 环上三位酮基的代谢速度,且抑制率与甘草甜素的用量呈量效关系。在体内肌内注射甘草甜素或甘草次酸 1 h 后,静脉注射氢化可的松,发现甘草甜素或甘草次酸可显著加快氢化可的松在血液中的消失速度。甘草次酸、3-脱氧甘草次酸、3-酮甘草次酸、3-表甘草次酸和 11-脱氧甘草次酸均能显著抑制大鼠肝微粒体 11β-类固醇脱氢酶的活性,其中甘草次酸是 11β-和 3α-羟类固醇脱氢酶的强抑制剂。其作用机制可能主要是甘草甜素的苷元甘草次酸在结构上与皮质激素相似,对皮质激素在肝内代谢失活起竞争性抑制作用,间接提高了皮质激素的血药浓度。

甘草及其有效成分对机体的免疫功能具有双向多方面的调节作用。甘草甜素能非特异性地增强巨噬细胞的吞噬活性和清除抑制巨噬细胞的抑制活性。甘草甜素可增强 ConA 诱导淋巴细胞分泌 IL-2 的能力,甘草多糖可刺激外周血单个核细胞产生 IFN-γ,且增加产生 IFN-γ 细胞的数量。但有报道甘草酸单胺在体外对淋巴细胞的 DNA 合成有抑制作用。甘草甜素体外处理小鼠腹腔巨噬细胞可增加 IFN 的产生,诱导 M_1 细胞(由小鼠骨髓白血病细胞建立的巨噬细胞株)产生 IL-1,且与 IFN-γ 有协同效应。给小鼠静脉注射或腹腔注射甘草甜素(20 μg/kg 或 330 mg/kg)能增强实验小鼠产生 IFN 的能力或增强 IFN 的活性。甘草甜素增强 IFN-γ 的机制可能是通过抑制 PG 合成的限速酶——磷脂酶 A_2 的活性来抑制 PG 的产生,并诱导 IL-1 产生,从而促进 IFN-γ 和 IL-2 的产生。给小鼠腹腔注射甘草甜素(0.5 mg/kg)可增强肝脏中 NK 细胞的活性。给慢性乙型肝炎患者注射甘草甜素,亦可增强 NK 细胞活性。甘草及其有效成分在体外可增强抗体的产生,但在体内对抗体(IgG、IgM、IgE)具有明显的抑制作用。甘草粗提物能抑制致敏大鼠的抗体生成,有利于防治青霉素类过敏性休克。预先用甘草甜素处理过的肥大细胞被抗原刺激后不发生脱颗粒,组胺释放抑制率可达 100%。若抗原刺激后再用甘草甜素,组胺释放抑制率则小得多。甘草甜素具有较强的补体抑制作用。

甘草及其有效成分不仅对多种实验性胃溃疡形成具有抑制作用,而且可促进已形成的溃疡面再生修复。甘草锌 26~52 mg/kg 灌胃对 4 种鼠溃疡模型(慢性醋酸型、应激型、利血平型、幽门结扎型)具有显著的保护作用,且呈良好的量效关系,能使实验性胃溃疡的面积及体积缩小,胃黏膜的损伤程度、溃疡面的充血和出血程度减轻。甘草及其有效成分对肝损伤具有显著的保护作用,既能减轻肝脏损伤,又能促进肝脏再生修复。甘草及其有效成分可从多个途径减轻肝脏损伤,一是作用于致病因素(如抗病毒、抗细菌、抗原虫等),二是发挥抗炎机制,三是减轻免疫损伤,四是抗氧化损伤。实验及临床研究证明,甘草及其有效成分对艾滋病病毒、肝炎病毒、疱疹病毒、腺病毒具有直接或间接抑制作用,对金黄色葡萄球菌、结核杆菌、大肠杆菌、阿米巴原虫均具有抑制作用,对多种肝毒物具有解毒作用(如吸附解毒、结合解毒、药酶诱导、稳定细胞膜等)。甘草苷元和异甘草苷元对大鼠肝脏线粒体单胺氧化酶的底物具有竞争性抑制作用。甘草类黄酮可明显抑制小鼠肝匀浆在振荡温育条件下出现的 MDA 升高,对碱性二甲基亚砜或黄嘌呤氧化酶体系生成的自由基有显著的清除作用,且呈浓度依赖关系,对 PMA 刺激多核白细胞释放的自由基或 Fenton 反应生成的自由基均有显著的清除作用。

甘草及其有效成分既促进正常的再生修复,又可防治异常的再生修复。甘草锌可使细胞的核酸增多,增强细胞的蛋白合成能力和分裂增殖的能力,并促进纤维成分和小血管再生。不同浓度的甘草锌能使体外培养的纤维细胞贴壁生长率、细胞核分裂系数均高于正常对照组。再生异常的重要结局之一是癌变,甘草及其有效成分可通过干预异常再生而防治癌变的发生发展。甘草的水提取物有抗突变作用,对致癌物黄曲霉素 B_1 诱导的人外周血淋巴细胞染色体畸变和姐妹染色单体互换及 4 个菌株的突变均有很好的阻断作用,其阻断率呈良好的剂量关系。甘草酸对大鼠腹水肝癌、小鼠艾氏腹水癌及多氧化联苯或甲基氨偶氮苯所致小鼠肝癌均有抑制作用,超微结构观察其具有良好的细胞修复效果。

目前认为,NF-κB 作为连接炎症与肿瘤的关键环节,在慢性肝炎恶性转化中发挥着重要作用,而地五养肝胶囊的主要有效成分(甘草酸及其衍生物)具有抑制 NF-κB 表达生物学效应,姜黄素具有抗氧化、抗炎、抑制病毒和抗肿瘤的作用,配合茵陈和五味子,其抗肝损伤、调控肝再生、抗炎防治炎症恶性转化的生物学效应明显放大。更重要的是,上述防治肝癌发生发展的生物学效应由于与熟地黄的配伍可得到稳定和加强(有效成分量的增加和效应加强)。

参考文献

[1] 刘平,慕永平,刘成海.中医药治疗慢性肝病的临床与基础研究进展[J].临床肝胆病杂志,2011,27(5):451-457.

[2] 王爱华,唐红波,李心蕾,等.抗炎保肝药治疗药物性肝损伤的药物经济学评价[J].胃肠病学和肝病学杂志,2015,24(10):1232-1237.

[3] 李萍.抗炎保肝治疗在肝病临床中的应用与地位[J].临床医药文献电子杂志,2015,2(15):3141-3142.

[4] 关鹏.中国首部抗炎保肝共识——《肝脏炎症及其防治专家共识》诞生记[J].中华医学信息导报,2014,29(15):14.

[5] 张广有.抗炎保肝治疗将有章可循——我国首部《肝脏炎症及其防治专家共识》完稿[J].中华医学信息导报,2013,28(24):10.

[6] 俞冰,童光东,郑颖俊,等.保肝抗炎治疗慢性丙型肝炎疗效的 Meta 分析[J].中医学报,2013,28(6):896-899.

[7] 刘锦华,张琴.抗炎保肝药物在慢性乙型肝炎治疗中的应用[J].世界临床药物,2012,33(9):528-532.

[8] 郑捷.肝切除术后肝再生调控机制的研究进展[J].医学理论与实践,2014,(18):2414-2415.

[9] Cai S R,Motoyama K,Shen K J,et al. Lovastatin decreases mortality and improves liver functions in fulminant hepatic failure from 90% partial hepatectomy in rats[J]. J

hepatol,2000,32(1):67-77.

[10] Li H M,Ye Z H,Zhang J,et al. Clinical trial with traditional Chinese medicine intervention "tonifying the kidney to promote liver regeneration and repair by affecting stem cells and their microenvironment" for chronic hepatitis B-associated liver failure [J]. World J Gastroenterol,2014,20(48):18458-18465.

[11] Matsumoto K,Nakamura T. Hepatocyte growth factor and the Met system as a mediator of tumor-stromal interactions[J]. Int J Cancer,2006,119(3):477-483.

[12] Tang Z Y,Ye S L,Liu Y K,et al. A decade's studies on metastasis of hepatocellular carcinoma[J]. J Cancer Res Clin Oncol,2004,130(4):187-196.

[13] Suh S W,Lee K W,Lee J M,et al. Prediction of aggressiveness in early-stage hepatocellular carcinoma for selection of surgical resection[J]. J Hepatol,2014,60(6):1219-1224.

[14] Ding T,Xu J,Zhang Y,et al. Endothelium-coated tumor clusters are associated with poor prognosis and micrometastasis of hepatocellular carcinoma after resection[J]. Cancer,2011,117(21):4878-4889.

[15] Zhong C,Wei W,Su X K,et al. Serum and tissue vascular endothelial growth factor predicts prognosis in hepatocellular carcinoma patients after partial liver resection[J]. Hepatogastroenterology,2012,59(113):93-97.

[16] Takeda S,Liu H,Sasagawa S,et al. HGF-MET signals via the MLL-ETS2 complex in hepatocellular carcinoma[J]. J Clin Invest,2013,123(7):3154-3165.

[17] Giordano S,Columbano A. Met as a therapeutic target in HCC:facts and hopes[J]. J Hepatol,2014,60(2):442-452.

[18] Nakamura T,Sakai K,Nakamura T,et al. Hepatocyte growth factor twenty years on:Much more than a growth factor[J]. J Gastroenterol Hepatol,2011,26(Suppl 1):188-202.

[19] 张红卫,黄超有,林树文,等.索拉非尼对肝癌术后早期肝再生的影响[J].中华普通外科学文献(电子版),2013,7(6):40-43.

[20] Swiderska-Syn M,Syn W K,Xie G,et al. Myofibroblastic cells function as progenitors to regenerate murine livers after partial hepatectomy[J]. Gut,2014,63(8):1333-1344.

[21] 李瀚旻.从调控肝再生探讨肝纤维化的防治[J].临床肝胆病杂志,2015,31(6):992-994.

[22] 赵莹莹,杨长青.肝再生调节的研究进展[J].国际消化病杂志,2013,33(2):78-81.

[23] 李瀚旻,赵宾宾,高翔,等."补肾生髓成肝"改善肝再生微环境防治肝癌的作用及机制[J].湖北中医药大学学报,2015,17(1):5-8.

[24] 解景东,杨宝山.肝再生机制研究现况[J].肝脏,2014,19(12):979-982.

[25] 李瀚旻."补肾生髓成肝"治疗肝脏病的基础及临床应用[J].世界科学技术—中医药现代化,2013,15(6):1425-1428.

[26] 李瀚旻.全面系统深入地研究中医药调控肝再生[J].中西医结合肝病杂志,2007,17(3):129-132.

[27] 李瀚旻.神经-内分泌-免疫-肝再生调控网络[J].中西医结合肝病杂志,2014,24(4):193-196.

[28] 李瀚旻.调控肝再生的研究进展及展望[J].世界华人消化杂志,2015,23(21):3337-3343.

第二节 地五养肝胶囊的药学研究

地五养肝胶囊是一种调控肝再生的中药新药制剂,已获得发明专利授权。

一、药物组成

地五养肝胶囊主要由以下重量份的原料(熟地黄3份,茵陈5份,姜黄4份,甘草2份,五味子3份)组成。为了使药物具有较好口感,所述药物还含有1~2重量份的矫味剂。为使用方便,本发明还可被制成制剂,所述原料中还包含3~12重量份的辅料,所述辅料为微晶纤维素、淀粉、乳糖、二氧化硅、糊精等。

二、制备方法

其主要制备方法包括如下步骤。

(1) 在由1~5重量份的熟地黄和1~3重量份的甘草组成的混合物中加入是熟地黄和甘草总质量4~10倍量的水浸泡0~1 h,煎煮2~3次,每次1~2 h,煎液滤过,合并,减压浓缩至55 ℃相对密度为1.24的稠膏。

(2) 在由2~8重量份的茵陈、1~5重量份的五味子、2~6重量份的姜黄组成的混合物中加入是茵陈、五味子、姜黄总质量的2~10倍量,30%~95%的乙醇在70~90 ℃加热回流2~4次,每次0.5~2 h,提取液滤过,合并,减压回收乙醇至50 ℃相对密度为1.06的醇提浓缩液。

(3) 将步骤(1)得到的稠膏与步骤(2)得到的醇提浓缩液,加入二氧化硅,减压干燥,粉碎,加入辅料,混匀,即得调节肝再生的药物。

所述步骤(3)还加1~2重量份的矫味剂和3~12重量份的辅料,所述辅料为微晶纤维素、淀粉、乳糖、二氧化硅、糊精。

三、质量控制标准

以下主要简要叙述地五养肝胶囊的药物组成的药材质量标准,主要包括熟地黄、茵陈、姜黄、五味子、甘草等药材的质量标准,其辅料标准参照相关公用标准执行。成品质量标准研究资料暂未公开。

熟地黄:本品为玄参科植物地黄 *Rehmannia glutinosa Libosch.* 的炮制加工品,产于河南、浙江、河北、辽宁、山西、陕西、内蒙古、湖南、湖北、四川等地,主产于河南、浙江、江苏、安徽、山东等地。

本品除应符合《中国药典》(2010年版)一部熟地黄项下的有关规定外,含量测定应按下法操作,并符合含量限量规定。

茵陈:本品为菊科植物滨蒿 *Artemisia scoparia Waldst. et Kit.* 或茵陈蒿 *Artemisia capillaris Thunb.* 的干燥地上部分,主产于安徽、江西、湖北、江苏、浙江等地。

本品除应符合《中国药典》(2010年版)一部茵陈项下的有关规定外,含量测定应按下法操作,并符合含量限量规定。

茵陈含量测定按照高效液相色谱法(《中国药典》(2010年版)一部附录Ⅵ D)测定。

色谱条件与系统适用性试验:以十八烷基硅烷键合硅胶为填充剂;以乙腈-0.05%磷酸溶液(10∶90)为流动相;检测波长为327 nm。理论板数按绿原酸峰计算应不低于5000。

对照品溶液的制备:取绿原酸对照品适量,精密称定,置于棕色量瓶中,加50%甲醇制成每毫升含40 μg 的溶液,即得。

供试品溶液的制备：取本品粉末（过二号筛）约 1 g，精密称定，置于具塞锥形瓶中，精密加入 50％甲醇 50 mL，称定重量，超声处理（功率 180 W，频率 42 kHz）30 min，放冷，再称定重量，用 50％甲醇补足减失的重量，摇匀，离心，精密量取上清 5 mL，置于 25 mL 棕色容量瓶中，加 50％甲醇至刻度，摇匀，过滤，取续滤液，即得。

分别精密吸取对照品溶液 10 μL 与供试品溶液 5～20 μL，注入液相色谱仪测定。

本品按干燥品计算，含绿原酸（$C_{16}H_{18}O_9$）不得少于 0.50％。

姜黄：本品为姜科植物姜黄 *Curcuma longa L.* 的干燥根茎。冬季茎叶枯萎时采挖，洗净，煮或蒸至透心，晒干，除去须根。全国各地均有分布。

本品应符合《中国药典》（2010 年版）一部姜黄项下的有关规定。

五味子：本品为木兰科植物五味子 *Schisandra chinensis（Turcz.）Baill.* 的干燥成熟果实，主产于黑龙江、辽宁、吉林、河北等地。

本品应符合《中国药典》（2010 年版）一部五味子项下的有关规定。

甘草：本品为豆科植物甘草 *Glycyrrhiza uralensis Fisch.*、胀果甘草 *Glycyrrhiza inflata Batalin.* 或光果甘草 *Glycyrrhiza glabral Linn.* 的干燥根和根茎，主产于内蒙古、甘肃、新疆。

本品除应符合《中国药典》（2010 年版）一部甘草项下的有关规定外，含量测定应按照高效液相色谱法（《中国药典》（2010 年版）一部附录Ⅵ D）测定，并符合含量限量规定。

第三节 地五养肝胶囊的药效学研究

新药的药效学研究主要是指对其药理作用的观测和作用机制的探讨，根据国家《药品注册管理办法》中对抗炎保肝类新药的药效学研究要求和地五养肝胶囊的主要疗效机制，以下重点简要概述地五养肝胶囊的抗炎保肝作用、免疫调节作用和调控肝再生作用。

一、抗炎保肝作用

保肝药是指对肝细胞损伤具有一定保护作用的药物，过去常称此类药物具有"保肝降酶"作用，但"降酶"作用只是保肝作用的一种有限指标，更重要的是保肝药具有通过抗肝脏炎症，减轻或改善肝脏损害，改善受损害的肝细胞代谢、促进肝细胞再生、增强肝脏解毒功能，达到改善肝脏病理、改善肝脏功能的目的，故学术界已将"保肝降酶"改称为"抗炎保肝"。

（一）对 CCl_4 致大鼠急性肝损伤模型的影响

采用 25% CCl_4 花生油溶液皮下注射造成大鼠急性肝损伤模型，模型组血清 ALT 和 AST 较正常组明显升高，地五养肝胶囊高剂量组可明显降低血清 ALT 和 AST 含量。

病理组织学检查表明，CCl_4 致大鼠急性肝损伤模型组大部分肝组织细胞有明显的、不同程度的肝细胞肿胀及小叶间脂肪变性，以肝中央静脉为中心，及肝小叶周边型为主的两种肝损伤病变，为混合型病变。肿大的肝细胞呈空泡样变，似气球，为气球样变。肿大的肝细胞内有的无细胞核，有的为双核，有的呈多核状态出现，核小深染，脂肪细胞大小不等，肝细胞间质有轻度炎症浸润，以小淋巴细胞为主，中央静脉内有瘀血，汇管区毛细胆管少见，已被肿大的肝细胞及脂肪变性替代。个别动物肝细胞内有嗜酸性小体出现，为 H 小体，胞质被染成红色，核浓染。地五养肝胶囊高、中、低三个剂量组和阳性对照药护肝片组大鼠肝组织细胞肿胀及脂肪变性有不同程度改善，大部分肝细胞肿胀及脂肪变性转为周边型，病变面积明显缩小，炎症减轻。对各组大鼠肝脏病变进行了半定量分析，秩和检验结果显示地五养肝胶囊高、中剂量组和阳性对照药护肝片组与模型组相比具有显著性差异，提示地五养肝胶囊对 CCl_4 致大鼠急性肝损伤具有保护作用。

(二) 对 D-半乳糖胺盐酸盐致大鼠急性肝损伤模型的影响

采用 D-半乳糖胺盐酸盐腹腔注射造成大鼠急性肝损伤模型,模型组血清 ALT 和 AST 较正常组明显升高,地五养肝胶囊高剂量组可明显降低血清 ALT 和 AST 含量。

病理组织学检查表明,D-半乳糖胺盐酸盐致大鼠急性肝损伤模型组大部分肝脏汇管区周围有不同程度炎症,以嗜酸性粒细胞、小淋巴细胞、少量单核细胞浸润为主,炎症较重的从肝汇管区根部延伸到肝实质细胞内,炎症面积较广泛,肝实质内 KC 增生,中央静脉扩张瘀血,汇管区胆管明显增多,胆管上皮未见有增生。地五养肝胶囊高、中、低三个剂量组和阳性对照药护肝片组与模型组相比,肝脏汇管区周围炎症、胆管增生等病变有不同程度改善或减轻。对各组大鼠肝脏病变进行了半定量分析,秩和检验结果显示地五养肝胶囊高、中剂量组和阳性对照药护肝片组与模型组相比具有显著性差异,提示地五养肝胶囊对 D-半乳糖胺盐酸盐致大鼠急性肝损伤具有保护作用。

(三) 对 CCl_4 致大鼠慢性肝损伤模型的影响

采用大鼠皮下注射 10% CCl_4 花生油溶液 5 mL/kg,每周 2 次,连续 11 周,造成 CCl_4 慢性肝损伤动物模型。结果发现,模型组血清 ALT、AST、HA 含量较正常组明显升高,ALB 和 TP 含量较正常组明显降低,地五养肝胶囊高、中、低剂量组可明显降低血清 ALT 和 HA 含量,高剂量组可明显降低血清 AST 含量,并增加血清 ALB 和 TP 含量。

病理组织学检查表明,CCl_4 致大鼠慢性肝损伤模型组大鼠部分肝组织细胞及肝小叶结构被破坏,肝细胞条索状排列被以中央静脉及汇管区域增生的纤维组织所代替。增生纤维由汇管区放射发出包绕肝细胞呈团块状,形成大小不等的假小叶,增生假小叶呈圆形和不规则形。有炎性渗出,深入纤维根部,炎性渗出物以淋巴细胞、少量单核细胞为主,可见弥漫性肝细胞水样变性,从轻度水肿到胞质疏松,乃至程度不等的空泡变性、脂肪变性等变化。地五养肝胶囊高、中、低三个剂量组和阳性药护肝片组大鼠肝组织细胞的纤维增生、炎性细胞浸润及肝细胞的变性肿胀等病理变化有不同程度减轻和改善。对各组大鼠肝脏病变进行了半定量分析,秩和检验结果显示地五养肝胶囊高、中剂量组和阳性对照药护肝片组与模型组相比具有显著性差异,提示地五养肝胶囊对 CCl_4 致大鼠慢性肝损伤具有保护作用。

(四) 对刀豆蛋白 A 致小鼠免疫性肝损伤模型的影响

采用刀豆蛋白 A(ConA)尾静脉注射造成小鼠免疫性肝损伤模型,检测了小鼠血清中 ALT、AST 含量,肝组织中 SOD 和 MDA 含量,以及肝、脾、胸腺指数。与正常组相比,模型组血清中 ALT、AST 含量明显增高,肝组织中 SOD 活性明显降低,MDA 含量明显增高。肝指数、脾指数明显增高,胸腺指数有所降低。地五养肝胶囊高、中、低剂量组可明显降低血清 ALT 和 AST 含量,增加肝组织中 SOD 活性,地五养肝胶囊高剂量组可明显降低 MDA 含量和肝指数,提示地五养肝胶囊对 ConA 致小鼠免疫性肝损伤具有保护作用。

二、免疫调节作用

免疫功能紊乱是导致免疫性肝损伤的重要病理机制,免疫功能正常能清除各种肝炎病毒,故调节免疫是中医药治疗急慢性肝病的重要疗效机制。本实验重点观察了地五养肝胶囊对小鼠单核巨噬细胞吞噬功能、体液免疫和细胞免疫功能的影响。

(一) 对小鼠单核巨噬细胞吞噬功能的影响

采用小鼠碳粒廓清法检测单核巨噬细胞吞噬功能,给实验小鼠腹腔注射环磷酰胺后得到免疫低下小鼠模型。结果发现,模型组小鼠廓清指数 K 和校正廓清指数 α 均显著低于正常组,地五养肝胶囊高剂量组可明显提高廓清指数 K 和校正廓清指数 α 值,提示地五养肝胶囊对网状内皮系统吞噬功能有一定的激活和增强作用。

(二) 对小鼠体液免疫功能的影响

采用血清溶血素的分光光度法测定小鼠体液免疫功能,先用SRBC致敏实验小鼠,再向小鼠腹腔注射环磷酰胺得到免疫低下小鼠模型。结果发现,模型组小鼠血清溶血素含量显著低于正常组,地五养肝胶囊高剂量组可明显提高小鼠血清溶血素含量,提示地五养肝胶囊对环磷酰胺致小鼠体液免疫功能下降有明显的调节作用。

(三) 对小鼠细胞免疫功能的影响

采用ConA诱导的小鼠淋巴细胞转化实验法测定T细胞增殖能力,向小鼠腹腔注射环磷酰胺得到免疫低下小鼠模型。结果发现,模型组小鼠T细胞增殖能力较正常组明显降低,地五养肝胶囊连续给药14天后,高、中剂量组小鼠的脾淋巴细胞增殖功能明显高于环磷酰胺模型组,提示地五养肝胶囊具有增强环磷酰胺致免疫功能低下小鼠脾淋巴细胞增殖的作用。

三、调控肝再生作用

肝脏病证发生发展会不可避免地出现肝损伤,肝再生是各种肝损伤后的必然修复机制,肝再生紊乱是肝脏病证进展的关键病理环节,调控肝再生是防治各种肝脏病证发生发展的重要策略。本实验分别观察了地五养肝胶囊对PH大鼠后急性肝再生和CCl_4诱导大鼠慢性肝损伤后肝再生的影响。

(一) 对PH大鼠肝再生的影响

采用肝标准切除法在根部结扎并切除肝左叶和中叶,造成PH大鼠模型。术后给予地五养肝胶囊12天,地五养肝胶囊高、中剂量组可明显增加肝再生度,提高肝细胞有丝分裂指数;这提示地五养肝胶囊对大鼠PH模型的肝再生具有促进作用。

病理组织学检查表明,PH大鼠模型组肝细胞大小增殖不均匀,大部分肝细胞有明显增大,细胞膜较厚,核分裂,染色质浓染,颗粒粗,散在分布分裂象,表现为染色质边集化,胞质稀疏,肝细胞排列紊乱,KC增生,有大面积脂肪变性,并有肝细胞坏死,未见有假小叶形成。地五养肝胶囊高、中、低三个剂量组和阳性药护肝片组大鼠肝细胞肿大、脂肪变性、肝细胞坏死、KC增生等病变明显减轻;随着肝细胞大量增多、肝小叶增多,面积增大,细胞数量增加,汇管区周围细胞密集,肝细胞大小均匀,KC增生明显减少,双核细胞多见。

(二) 对慢性肝损伤大鼠肝再生的影响

采用CCl_4致大鼠慢性肝损伤后肝再生模型,选取健康Wistar大鼠,SPF级,体重160~180 g,按体重随机分为6组,分别为正常组、模型组及地五养肝胶囊高、中、低剂量组和阳性对照药护肝片组,每组10只,雌雄各半。除正常组外,其余各组皮下注射10% CCl_4花生油溶液(0.5 mL/100 g),每周2次,连续11周,正常组皮下注射等量的花生油溶液。同时,各组分别灌胃给药,正常组和模型组灌胃给予等体积的蒸馏水(1.0 mL/100 g),每天1次,连续11周。末次给药后禁食16 h,处死大鼠,取肝组织标本。分别采用Feulgen染色法检测CCl_4致大鼠慢性肝损伤模型肝组织DNA合成,免疫组化方法检测CCl_4致大鼠慢性肝损伤模型肝组织PCNA表达,评价地五养肝胶囊对CCl_4致大鼠慢性肝损伤模型肝再生的影响。结果发现,地五养肝胶囊对实验大鼠肝组织DNA含量有影响,与正常组相比较,模型组大鼠肝组织DNA减少,阳性对照药护肝片组和地五养肝胶囊不同剂量治疗均可显著促进模型组大鼠肝组织DNA合成;其中,地五养肝胶囊促进DNA合成的作用呈显著的量效关系,且地五养肝胶囊高剂量治疗的作用优于阳性对照药护肝片组,提示地五养肝胶囊具有促进肝组织细胞DNA合成的作用,有利于肝再生修复。

CCl_4致大鼠慢性肝损伤模型肝组织PCNA表达,模型组大鼠肝组织细胞增殖显著减少,给予地五养肝胶囊和阳性药治疗后细胞增殖明显增加,随着地五养肝胶囊剂量增加,其肝组织细胞增殖增加,呈量效关系。其中地五养肝胶囊高剂量组的作用优于阳性对照药护肝片组,提示地五养肝胶囊具有促进肝组织细胞增殖及再生修复的作用。

参考文献

[1] Cavallini A, Zolfino C, Natali L, et al. Nuclear DNA changes within Helianthus annuus L.: origin and control mechanism[J]. Theor Appl Genet, 1989, 77(1): 12-16.

[2] Zeng W J, Liu G Y, Xu J, et al. Pathological characteristics, PCNA labeling index and DNA index in prognostic evaluation of patients with moderately differentiated hepatocellular carcinoma[J]. World J Gastroenterol, 2002, 8(6): 1040-1044.

[3] Fontana K, Aldrovani M, de Paoli F, et al. Hepatocyte nuclear phenotype: the cross-talk between anabolic androgenic steroids and exercise in transgenic mice [J]. Histol Histopathol, 2008, 23(11): 1367-1377.

[4] 陈奇.中药药理研究方法学[M].北京:人民卫生出版社,1993.

[5] 姚莉,骆勤,李红卫,等.柳茶对D-半乳糖胺肝损伤的保护作用及机制[J].中国医院药学杂志,2010,30(6):483-484.

[6] 李仪奎.中药药理实验方法学[M].上海:上海科学技术出版社,1991.

[7] 何光力,刘洁,艾丽,等.肝舒胶囊对CCl_4致大鼠慢性肝损伤的影响[J].华西药学杂志,2009,24(5):501-502.

[8] 于珊,徐雪钰,梁光义,等.苯丙氨酸二肽类化合物Y101对刀豆蛋白A致小鼠免疫性肝损伤的保护作用[J].中国新药杂志,2012,21(1):78-81.

[9] 丁云录,柳怀玉,李庆杰,等.老鹳草提取物对小鼠免疫性肝损伤的保护作用[J].中国新药杂志,2011,20(16):1554-1557.

[10] 徐淑云,卞如濂,陈修.药理实验方法学[M].北京:人民卫生出版社,2002.

[11] 缪珠雷,杨鸣泽,张康,等.五加菌丝体胶囊增强小鼠免疫功能的实验研究[J].中华中医药学刊,2013,31(1):111-112.

[12] 王忠,马儒林,牛强,等.沙枣多糖对小鼠免疫功能的影响[J].现代预防医学,2013,40(2):222-224.

[13] 宋红丽,李瀚旻,林立生,等.地五养肝胶囊对肝肾精虚大鼠肝再生的影响[J].中西医结合肝病杂志,2013,23(2):90-92.

第四节 地五养肝胶囊的安全性评价

新药的安全性研究与评价的初步目的是试验性评价,即进行动物毒理学实验。通过动物毒理学实验可以暴露地五养肝胶囊对实验动物可能存在的毒性反应,在非临床试验中提示地五养肝胶囊的安全性,并根据毒理学实验结果,判断地五养肝胶囊临床用药的安全剂量及安全范围。

一、急性毒性实验

急性毒性实验主要观察单次过量口服地五养肝胶囊是否产生毒性反应。本实验研究重点观察动物接受过量地五养肝胶囊所产生的急性中毒反应,初步揭示其可能的毒性作用靶器官,为后续毒性实验和临床试验的剂量设计提供参考信息。实验采用最大给药量法,大鼠40只,随机分为2组,即对照组和给药组,每组20只,雌雄各半。给药组剂量为36 g/kg,灌胃给药,上午和下午各一次,每次20 mL/kg。观察给药前和给药后第1、2、3、7天和14天动物的体重、摄食量、饮水量及14天内动物的死亡情况及毒性反应。结果如下:①一般情况观察结果:给药组未见动物死亡,大鼠毛色、眼睛、呼吸、分泌物、自主和中枢神经系统行为表现均未见异常。②体重观察结果:给药组雌鼠在给药后第2天增加值与对照组比较有显著性减少($P<0.05$),给药后第1、3、7、14天体重增加值与对照组比较增加略减缓,但无显著性差异($P>0.05$)。给药组雄鼠在给药后第1、2、3、7天体重增加值与对照组比较均有显著性减少($P<0.05$、$P<0.01$、$P<0.01$、$P<0.05$),给药后第14天体重增加值与对照组比较无显著性差异($P>0.05$)。③进食量观察结果:给药组雌、雄鼠给药后第1天进食量与对照组比较有显著性减少($P<0.001$),给药后第2、3、7、14天进食量与对照组比较无显著性差异($P>0.05$)。④饮水量观察结果:给药组雌鼠在给药后第1、2、3、7、14天饮水量与对照组比较均无显著性差异($P>0.05$)。给药组雄鼠在给药后第1天饮水量与对照组比较有显著性减少($P<0.05$),给药后第2、3、7、14天饮水量与对照组比较均无显著性差异($P>0.05$)。⑤尸检结果:各组大鼠脏器未发现有明显异常。实验结论,大鼠单次经口给予地五养肝胶囊36 g/kg,无动物死亡,毒性症状表现为摄食量减少和体重增加减缓。体重减轻、摄食量减少可能与药物给药体积较大引起胃部不适有关。

二、慢性毒性实验

慢性毒性实验重点观察地五养肝胶囊对大鼠多次经口给药6个月是否出现毒性反应。观察动物反复接受过量地五养肝胶囊所产生的毒性反应及其严重程度,主要的毒性靶器官及其损害的可逆性,提供无毒性反应剂量,为制订人用剂量提供参考。观察动物反复接受过量供试品所产生的毒性反应及其严重程度,主要的毒性靶器官及其损害的可逆性。实验采用SPF级SD大鼠160只,雌雄各半,按体重随机分为低、中、高剂量组(3、9、17 g/(kg·d))和溶媒对照组(10 mL/kg,$n=40$),每天灌胃给药1次,每周给药6天,连续给药6个月。给药13周和末次给药后各组分别随机取12只和16只动物(雌雄各半)进行病理解剖,剩余动物停药观察6周后再进行病理解剖,观察症状和检测指标,包括一般状况、体重、食量、饮水量、血液学、血液生化、脏器重量系数及组织病理学检查。结果如下:①一般表现结果:各剂量组均未见药物导致的异常表现。②体重观察结果:雌鼠,低、中、高剂量组体重增加值与对照组比较无显著性差异($P>0.05$);雄鼠,低、中剂量组体重增加值与对照组比较无显著性差异($P>0.05$),高剂量组动物给药第2至11周体重增长比对照组慢($P<0.05$、$P<0.01$、$P<0.001$),其他各时间段与对照组比较无显著性差异($P>0.05$)。③摄食量、饮水量观察结果:摄食量、饮水量各剂量组与对照组比较均未见异常。④血液学和血液生化学观察结果:血液学和血液生化学各剂量组各项指标与对照组比较均未见异常。⑤脏器重量系数及组织病理学检查结果:各剂量组各脏器系数及组织病理学检查均未见药物导致的异常。实验结论,地五养肝胶囊对大鼠连续灌胃给药6个月及恢复期6周,低、中剂量组(3 g/(kg·d))、9 g/(kg·d))均未见明显的毒性反应,高剂量组(17 g/(kg·d))给药初期能导致雄鼠体重增长减缓,未见其他毒性反应和延迟毒性反应。中剂量组(9 g/(kg·d))为安全剂量。

参考文献

[1] 詹纯列,肖育华,李新春,等. 普通级、SPF级SD、Wistar大鼠血液生化值的测定与比较[J]. 中国比较医学杂志,2004,14(2):94-96.

[2] 马秀关,宋淑云,叶建新,等. 对大鼠脏器系数的探讨[J]. 动物学杂志,1996,31(6):25-26.

[3] 袁本利. 药物安全评价中脏器系数的意义及不足[J]. 中国新药杂志,2003,12(11):960-963.

第六章 临床研究

 重要观点

在中医学的相关研究中,采用流行病学方法可以探讨病证分布规律及其影响因素,有利于指导临床实践。

"证"是疾病发生发展过程中某一特定空间时间的本质特征,"候"是疾病发生发展过程中某一特定空间时间的情状、现象、信息流,"证候"是疾病本质与现象的统一体,藏于内的"证"通过现于外的"候"而反映出来。

证(证候)是致病因素(单一或综合)与机体相互作用的综合反应状态,是对人体疾病过程中某一阶段(空间、时间)的病因、病位、病性、病势及治疗反应等病理生理状态的高度概括,它反映了疾病变化的个体性、阶段性、动态性和方向性。

研究"证候",不能为"证候"而"证候",仅仅停留在病证的表象上。因"辨证"的目的是"论治","论治"的目的是"疗效",故人体对治疗的反应状态是"证候"不可或缺的重要内容。故只有结合疗效研究"证候"才更具有临床价值,只有深入揭示证候的本质才更具有科学意义。证候研究取得突破的方向除证候本质研究外,还有"回归"和"超前"两个方向,"回归"是指证候研究回归到中医临床实际的真实世界,研究方法向张仲景的《伤寒论》学习。"超前"是指采用大数据的研究方法,这是中医证候信息学的发展趋势。

证候至少有"自变证候"(自愈倾向或转变他证)、"定势证候"(自愈倾向少,不经有效的治疗,呈现不可逆的趋势)、"显性证候"(显著的可通过"望、闻、问、切"观察考量的客观症状或体征)、"隐性证候"(仅凭"望、闻、问、切"无法观察考量的病证指标)之分,"定势证候"和"隐性证候"是今后证候研究的重点和难点。

HBV前C区基因突变检出率与血清肝纤维化标志物水平呈正相关,提示HBV前C区基因突变逃避宿主免疫的清除,HBV持续复制并诱导肝脏炎症活动和肝损害,从而使肝纤维化程度呈加重趋势。

HBV基因突变与中医证候存在一定相关性,可作为临床辨证论治慢性乙型肝炎的"微观辨证"参考指标。采用体现"补肾生髓成肝"和清热利湿的方药改善相关证候的同时,降低HBV的基因突变率。

慢性乙型肝炎中医证型的转换不仅与HBV的突变密切相关,更重要的分子机制是取决于机体内在的基因表型,以及HBV与机体的相互作用机制。采用人类基因表达谱芯片检测慢性乙型肝炎肝肾阴虚等病证患者与正常人之间的白细胞基因差异表达,以及肝肾阴虚证与湿热中阻证、湿热中阻证与瘀血阻络证患者之间的白细胞基因差异表达。这些差异表达的基因主要涉及细胞分化、细胞信号转导、细胞结构、细胞成分、基因和蛋白表达、代谢和免疫等。肝肾阴虚证与正常组比较,基因表达谱的显著变化(上调的基因397条,下调的基因明显多于上调的基因,共628条),上调与下调的基因与湿热中阻证比较均显著减少。肝肾阴虚证与湿热中阻证比较,基因表达谱的变化规律表现为下调的基因多于上调的基因,上调的基因188条,下调的基因472条。慢性乙型肝炎肝肾阴虚证患者上调和下调的基因均较少,其中下调的基因多于上调的基因。发现若干高表达的基因为进一步研究慢性乙型肝炎主要证候的分子机制奠定了坚实的实验基础。

采用肝损伤与肝再生失衡的生物学指标制订的客观量化标准可作为临床辨证论治与疗效考核的重要参考,提高了中医/中西医结合防治肝脏病证的能力和水平。

循证医学评价结果显示,已发表的中医药治疗慢性乙型肝炎的临床研究整体水平偏低,高级别的循证医学证据较少。尚无文献把中医药调控肝再生作为临床研究的方案,大部分以肝功能、胆红素、肝纤维化、病毒载量等指标的改善及患者自觉症状的好转来判定中医药的疗效,所以有必要加强中医药调控肝再生的临床研究。

构建慢性乙型肝炎预后评估指标体系,建立慢性乙型肝炎发展为肝硬化/肝癌的危险评估模型,将出现肝硬化/肝癌的风险大小命名为严重结局风险函数,即风险函数=eY/1+eY。采用该模型(LI-MA模型)对慢性乙型肝炎患者进行定期检测和综合评价,实现对慢性乙型肝炎群体发生严重结局的分层预测(低危、中危、高危),最终实现临床预后监测体系的构建。

名老中医采用体现"补肾生髓成肝"治疗法则的方药治疗慢性乙型肝炎、肝硬化及肝癌获得了较好疗效。

采用RCT临床实验方法,获得了若干较高级别的安全有效的循证医学证据,可指导临床实践和进一步深入研究。采用"补肾生髓成肝"治疗法则辨证论治慢性乙型肝炎肝肾阴虚证患者在改善临床证候的同时,具有改善肝功能、抑制HBV复制、抗肝纤维化等作用。"补肾生髓成肝"联合派罗欣针治疗慢性乙型肝炎,具有"减毒增效"的临床疗效。

消脂保肝胶囊能改善慢性乙型肝炎患者的临床证候,改善肝功能,抑制HBV复制,降低血清肝纤维化标志物PCⅢ、HA的水平。

抗毒软坚胶囊对血清肝纤维化标志物指标有显著改善作用,在改善临床证候、恢复肝功能、抑制HBV复制方面也有良好作用,结合前期研究基础,提示抗毒软坚胶囊具有抗肝纤维化,改善肝再生微环境,防治肝癌发生发展的作用。

慢性乙型肝炎的发生发展取决于病毒因素和宿主因素的共同作用,没有HBV就没有慢性乙型肝炎,但仅有HBV并不能完全决定慢性乙型肝炎的病程进展和预后,不可忽视宿主因素,其中肝再生修复机制就是重要的宿主因素之一。目前的核苷类似物抗病毒药物主要通过影响病毒因素,直接抑制HBV复制的作用较强,而直接影响宿主因素的作用较弱,治疗后的生化学与组织学改善有限,很大程度上不能控制预后,远未达到根治的目标。中医药主要影响宿主因素,虽然其直接抗HBV的作用不及西医抗病毒药物,但可通过抗肝损伤、调控肝再生、抗肝纤维化、调节免疫的作用影响宿主因素,达到防治慢性乙型肝炎的目的。HBeAg阴性的慢性乙型肝炎的病程进展及预后同样受到宿主因素和病毒因素两方面的影响,由于其HBV DNA病毒载量相对较低,因此在一定程度上,宿主因素的影响占主导地位,抗病毒治疗的组织学改善较差,肝硬化、肝癌发生风险较高,已成为新的临床难题。地五养肝胶囊单用或联合恩替卡韦治疗与单用恩替卡韦治疗比较,其病毒学或生化学应答相当。治疗后48周时,地五养肝胶囊联合恩替卡韦治疗的肝组织学应答率显著高于单独恩替卡韦对照组($P<0.05$)。随访至228周,地五养肝胶囊治疗组HBeAg阴性慢性乙型肝炎患者的肝硬化发生率显著低于恩替卡韦对照组($P<0.05$)。生存曲线分析结果显示,在治疗后48周,肝组织学改善时间,地五养肝胶囊联合恩替卡韦治疗组较早,其次为地五养肝治疗组,最后为恩替卡韦对照组。地五养肝胶囊联合恩替卡韦治疗组的肝组织学改善优于恩替卡韦对照组,差异有统计学意义,$P<0.05$。随访至228周,地五养肝胶囊治疗组肝脏病理进展程度较恩替卡韦对照组缓慢,差异有统计学意义,$P<0.05$。上述结果提示地五养肝胶囊单用或联合恩替卡韦治疗HBeAg阴性慢性乙型肝炎安全有效,肝

组织学改善显著。

采用 REACH-B 评估模型和 LI-MA 评估模型,发现地五养肝胶囊可以降低 HBeAg 阴性慢性乙型肝炎患者的肝癌发生风险。

我国以慢性乙型肝炎肝衰竭为主,其病情严重,并发症多,死亡率高。近些年来,采用抗病毒药和中西医结合疗法,其死亡率显著下降,多数报道为 30%～50%。笔者及其团队采用"补肾生髓成肝"治疗法则指导辨证论治参与的中西医结合治疗方案可显著降低慢性乙型肝炎(慢加急性及慢性)肝衰竭的死亡率(16.67%),低于西医对照组(51.61%)及"补气解毒方"对照组($P<0.05$)。此外,"补肾生髓成肝"组的血清白蛋白水平显著高于西医对照组($P<0.05$)。采用悬液芯片技术检测治疗 8 周后的血清肝再生相关细胞因子,发现"补肾生髓成肝"参与的中西医结合治疗可促进患者体内 VEGF、SCF 和 HGF 表达上调,促使 TGF-β_1 表达下调,有助于减少肝细胞凋亡,促进肝再生修复,还可促进 γ-IFN 分泌,发挥免疫调节、抗病毒、抗肝纤维化、抗肝癌变的作用。上述结果提示"补肾生髓成肝"综合治疗方案通过调控肝再生相关的细胞因子表达,起到了调控肝损伤与肝再生失衡、抑制肝损伤、促进肝再生的综合作用。

第一节 流 行 病 学

流行病学是研究疾病分布规律及影响因素,借以探讨病因,阐明流行规律,制订预防、控制和消灭疾病的对策和措施的科学。它本是预防医学的一个重要学科,但研究方法除适用于预防医学中环境卫生、劳动卫生、食品卫生等各种因素对人体健康影响的研究外,亦常用于疾病的研究,探讨解决临床工作、药效评价存在的问题。在中医学的相关研究中,采用流行病学方法可以探讨病证分布规律及其影响因素,有利于指导临床实践。

一、中西医肝病临床流行病学相关病证分布规律研究

采用流行病学的研究方法,收集相关临床资料,分析中西医肝病临床流行病学相关病证的分布规律及其影响因素,为中医/中西医结合临床诊治、科研、教学等提供借鉴与指导,具有重要意义。

(一) 资料来源

本资料来源于 1994 年"全国中医医院病种质量管理现状调查",该调查是依据卫生部 1993 年"国家卫生服务总调查"所采用的多变量分析方法,以县(市或市区)为单元,进行分层随机抽样,确定了有效样本地区的 88 所中医医院,其中省级医院 7 所,地(市)级医院 21 所,县级医院 60 所。从这 88 所中医医院 1994 年出院患者病案首页中提取临床诊断资料及相关信息建立资料库,作为本研究的原始资料。

1. 遴选病例

全国不同地区、不同层次的 88 所中医医院 1994 年出院患者共 126974 例,其中具有中医病证诊断及西医病名诊断的病例为 88814 例,仅有西医病名诊断以西医方式治疗的病例为 38160 例。遵照国家中医药管理局颁布的中医医院病案书写规范要求中医病历应具有完整的中医病证诊断和西医病名诊断。因此,去除仅以西医病名诊断、治疗的 38160 例,遴选出符合本研究要求的病例 88814 例。

2. 病例统计

依据国家标准《中医病证分类与代码》(简称《国标》,TCD)确立的中医疾病诊断模式及《国际疾病分类》(ICD-9 类目)要求,以所选的具有双重诊断的 88814 例为基础资料,按本研究项目

要求,统计得出属中医肝(系)病 19038 例,西医肝病 2923 例,其中既属于中医肝系病,又属于西医肝病的有 2723 例。

(二) 资料分析

文中中医肝系病是指中医肝藏系统疾病(包括肝病,但不限于肝病),简称"肝系病",与之类似的有"心系病""肺系病""肾系病""脾系病"等。采用统计中西医肝病相关病证分布数量的变化,初步分析不同病证的分布规律及其影响因素。

1. 肝系病病名诊断分布

通过对 88814 例病案资料统计分析,以肝系病为病名的病例共计 19038 例,发现中医肝系病类中包含 26 种疾病,按照各种疾病的病例数量进行顺位排序,限于篇幅以前 5 位列表,见表 6-1。

表 6-1 肝系病前 5 种疾病排序

序号	中医病名	TCD	例数	总计/(%)
1	中风病	BNG080	6858	36.02%
2	眩晕病	BNG070	4295	22.56%
3	胁痛病	BNG010	2708	14.22%
4	积聚病	BNG040	1541	8.09%
5	黄疸病	BNG020	1025	5.38%
合计			16427	86.29%

注:总计即占 19038 例的比。

从表 6-1 可以看出肝系病内中风病为 6858 例,占 36.02%,居第一位。肝系病 26 种疾病中前 5 位疾病为中风病、眩晕病、胁痛病、积聚病、黄疸病,占肝系病 86.29%,表明临床中医肝系病主要集中于前 5 种疾病,也较客观地反映了临床肝系病的发病情况。

2. 肝系病证候诊断分布

根据《国标》要求,对 19038 例肝系病病案资料统计分析,发现肝系病中证候类型(简称证型)共计 362 种,按其每一证型占的病例数量顺位列表,获得所选出院患者中肝系病证型分布情况。为便于分析,取其前 50 位证型的证候诊断资料分析,前 18 位列表,见表 6-2。

表 6-2 肝系病前 18 位证型排序

序号	证型	TCD	例数	总计/(%)	备注(肝证候)
1	风痰阻络证	ZBFT30	2251	11.82%	风痰阻络证
2	肝胆湿热证	ZZGM20	1987	10.44%	肝胆湿热证
3	肝肾阴虚证	ZZGS40	1188	6.24%	肝肾阴虚证
4	阴虚风动证	ZYYG20	1043	5.48%	阴虚风动证
5	气虚血瘀证	ZYVXM0	944	4.96%	—
6	肝阳上扰证	ZZGA40	819	4.30%	肝阳上扰证
7	气血亏虚证	ZYVX20	803	4.22%	—
8	痰浊上蒙证	ZYT141	797	4.19%	—
9	肝气郁结证	ZZGV10	716	3.76%	肝气郁结证
10	气滞血瘀证	ZYVXK0	637	3.35%	—
11	正虚瘀结证	ZYX330	586	3.08%	—
12	肝阳暴亢证	ZZGA10	572	3.00%	肝阳暴亢证
13	肝阳上亢证	ZZGA30	524	2.75%	肝阳上亢证
14	肝肾阴虚证	ZZGS41	449	2.36%	肝肾阴虚证
15	湿热内蕴证	ZBMR20	384	2.02%	—

续表

序号	证型	TCD	例数	总计/(%)	备注(肝证候)
16	瘀血内结证	ZYX191	269	1.41%	—
17	瘀阻脑络证	ZYXJ63	204	1.07%	—
18	痰热腑实证	ZYTR20	190	1.00%	—
合计			14363	75.44%	

注：总计即占19038例的比。

从表6-2可以看出肝系病前18位证候共计14363例，占临床整个肝系病的75.44%。从总体证候上来看，常见的5种证候为风痰阻络证、肝胆湿热证、肝肾阴虚证、阴虚风动证、气虚血瘀证。

3. 肝系病病证诊断分布

为更准确地说明肝系病中病证对应诊断关系，更确切地描述肝系病证诊断的分布规律，具体地对肝系病类中26种疾病的各个证候类型进行了分析，其中，对肝系病疾病对应证候列出了前15位病证对应排序表，见表6-3。

表6-3 肝系病前15位病证排序表

序号	中医病名	TCD	证型	TCD	例数	总计/(%)
1	中风病	BNG080	风痰阻络证	ZBFT30	2246	11.80%
2	胁痛病	BNG010	肝胆湿热证	ZZGM20	1407	7.39%
3	中风病	BNG080	阴虚风动证	ZYYG20	1041	5.47%
4	中风病	BNG080	气虚血瘀证	ZYVXM0	931	4.89%
5	眩晕病	BNG070	肝肾阴虚证	ZZGS40	807	4.24%
6	眩晕病	BNG070	痰浊上蒙证	ZYT141	781	4.10%
7	眩晕病	BNG070	气血亏虚证	ZYVX20	720	3.78%
8	胁痛病	BNG010	肝气郁结证	ZZGV10	611	3.21%
9	眩晕病	BNG070	肝阳上扰证	ZZGA40	584	3.07%
10	积聚病	BNG040	正虚瘀结证	ZYX330	576	3.03%
11	黄疸病	BNG020	肝胆湿热证	ZZGM20	570	2.99%
12	中风病	BNG080	肝阳暴亢证	ZZGA10	562	2.95%
13	积聚病	BNG040	气滞血瘀证	ZYVXK0	417	2.19%
14	中风病	BNG080	肝肾阴虚证	ZZGS40	395	2.07%
15	眩晕病	BNG070	肝阳上亢证	ZZGA30	291	1.53%
合计					11939	62.71%

注：总计即占19038例的比。

从表6-3可以看出肝系病中病证对应诊断排序关系，前15位主要集中于肝系病类的前5种疾病。可见中风病的常见证候为风痰阻络证、阴虚风动证、气虚血瘀证；胁痛病的常见证候为肝胆湿热证、肝气郁结证；眩晕病的常见证候为肝肾阴虚证、痰浊上蒙证。

4. 西医肝病病名诊断分布

本研究遴选出的88814例中西医肝病患者，具有完整的中医病证诊断和西医病名诊断（即双重诊断）。依据西医病名诊断，对遴选出的基础资料进行了分析，获西医肝病7种，共2923例。按2923例对应的中医诊断病名，其中有2723例归类于肝系病类中，占整个西医肝病的93.16%，且西医肝病的7个病种均可在肝系病类中见到；另200例西医肝病病例按其对应的中医诊断病名相应归类到儿科杂病类、妇科其他病类、内科脾系病、肾系病、肺系病、心系病等病类中。由此，可知西医肝病基本上包含于中医肝系病中，中医肝系病是一个涉及多组织、多器官、多系统的疾病状态。

鉴于此，我们集中对肝系病19038例的西医病名诊断进行了分析，获得西医病334种，按每一病名诊断的病例数多少顺位列表，得到所筛选的出院患者西医病名分布情况。限于篇幅，取前10位列表，见表6-4。

表6-4　肝系病西医病名诊断前10位排序

序号	西医病名	例数	总计/(%)
1	大脑动脉闭塞	4819	25.31%
2	特发性高血压	2219	11.66%
3	病毒性肝炎	1375	7.22%
4	大脑内出血	1158	6.08%
5	慢性肝病和肝硬化	698	3.67%
6	胆石症	682	3.58%
7	其他和不明确的脑血管病	582	3.06%
8	脊椎关节强硬和有关疾病	454	2.38%
9	胆囊其他疾病	408	2.14%
10	肝和肝内胆管的恶性肿瘤	401	2.11%
合计		12796	67.21%

注：总计即占19038例的比。

从表6-4可以看出，前10位，共12796例，占19038例的67.21%，尤其以前5种疾病——大脑动脉闭塞、特发性高血压、病毒性肝炎、大脑内出血、慢性肝病和肝硬化的发病率较高。

5. 中西双重诊断分布

以上就临床肝病分别从中医病名(或对应证型)、西医病名(或对应证型)进行了分析，为更全面反映出临床肝病双重诊断的相互关系，进一步对肝系病按中医诊断病名＋西医诊断病名与对应的证型进行排序。为便于分析并限于篇幅，取前15位列表，见表6-5。

表6-5　同时具有中西双重诊断前15位排序

序号	中医病名	证型	西医病名	例数	总计/(%)
1	中风病	风痰阻络证	大脑动脉闭塞	1304	6.85%
2	胁痛病	肝胆湿热证	胆囊其他疾病	562	2.95%
3	中风病	阴虚风动证	大脑动脉闭塞	539	2.83%
4	中风病	气虚血瘀证	大脑动脉闭塞	499	2.62%
5	黄疸病	肝胆湿热证	病毒性肝炎	352	1.85%
6	胁痛病	肝胆湿热证	胆石症	346	1.82%
7	眩晕病	肝肾阴虚证	特发性高血压	321	1.69%
8	眩晕病	肝阳上扰证	特发性高血压	317	1.67%
9	中风病	肝阳暴亢证	大脑动脉闭塞	308	1.62%
10	胁痛病	肝气郁结证	胆囊其他疾病	219	1.15%
11	眩晕病	痰浊上蒙证	特发性高血压	200	1.05%
12	中风病	风痰阻络证	大脑内出血	182	0.96%
13	胁痛病	肝胆湿热证	病毒性肝炎	171	0.90%

续表

序号	中医病名	证型	西医病名	例数	总计/(%)
14	眩晕病	痰浊上蒙证	眩晕综合征和前庭系统的其他疾病	152	0.80%
15	积聚病	瘀血内结证	原发性肝癌	103	0.54%
合计				5575	29.28%

注：总计即占 19038 例的比。

从表 6-5 发现中医肝系病的前 5 种疾病中，中风病、眩晕病多对应于西医的脑血管病，胁痛病、黄疸病多对应于西医的病毒性肝炎。

（三）讨论

本研究以全国 88 所中医医院 1994 年出院患者病案资料中具有完整中医病证诊断及西医病名诊断的 88814 例病例为基础资料，按照《国标》(TCD)及《国际疾病分类》(ICD-9 类目)规范，筛出符合本研究目的和要求的病例共 19038 例。

从病名诊断上来看，中医肝系病病名共 26 种，常见病、多发病为中风病、眩晕病、胁痛病、积聚病、黄疸病等，西医肝病病名诊断共 7 种，常见病、多发病为病毒性肝炎、慢性肝病和肝硬化、肝和肝内胆管的恶性肿瘤、肝脓肿和慢性肝病后遗症等。

从中西双重诊断（即中医病名＋西医病名与对应证型）上来看，由于中西医学的理论体系和技术方法差异较大，在临床上表现出肝系病双重诊断的复杂性。中医肝系病诊断出 26 种疾病病名，而其对应的西医诊断共诊断出 334 种西医疾病病名，说明中医的每种肝系病可以对应多种西医疾病。就 88814 例整体基础资料分析，共得到 2923 例西医肝病，其中 2723 例西医肝病均见于中医的肝系病类中。这些均表明，中医对疾病的诊断是多系统、多脏器、多功能的概括，中医肝系病对应西医病的多个系统，中医肝系病涵盖了西医肝病的绝大部分。

综上所述，肝病临床上由中医诊断出的多发病、常见病为中风病、眩晕病、胁痛病、积聚病、黄疸病等（对应西医的脑血管病、病毒性肝炎、慢性肝病和肝硬化等），由西医诊断出的常见病、多发病为病毒性肝炎、慢性肝病和肝硬化、肝和肝内胆管的恶性肿瘤等（对应中医的胁痛病、黄疸病、积聚病等大部分肝系病）。肝病临床上中医肝系病常见证型为风痰阻络证、肝胆湿热证、肝肾阴虚证、肝郁气滞证、气滞血瘀证；西医肝病对应的证型为肝胆湿热证、肝气郁结证、湿热内蕴证、气滞血瘀证、肝肾阴虚证（或肝肾不足证）。西医肝病绝大部分包含在中医肝系病类中。肝病的中、西医双重诊断有利于中、西医结合诊治肝病，促进中、西医更具体地、更有效地提高诊疗水平，促进现代医学的进一步发展。

二、中西医肝病肝肾阴虚证临床分布规律的研究

以全国分层随机抽样确定的 88 所中医医院 1994 年 12 万余份出院患者病案资料为基础资料，依据《国标》及《国际疾病分类》(ICD-9 类目)要求，遴选出符合本项目研究要求的病例 88814 例，结合其中医病证诊断、西医病名诊断，分别获得中医肝（系）病 19038 例、西医肝病 2923 例。

笔者在前期中西医肝病临床流行病学相关特征的观察与研究的研究项目中，对中医肝病和西医肝病病名诊断、证候诊断及中西肝病的相互关系进行了分析研究。在此基础上，笔者进一步主要对 88814 例病例中的中、西医肝病肝肾阴虚证型的相关分布规律进行了分析，通过对各种肝病的证型诊断中肝肾阴虚证型所占有的病例数量顺位列表分析获得其临床分布的相关特征，以供参考。

（一）资料来源

本资料来源于 1994 年"全国中医医院病种质量管理现状调查"，该调查是依据卫生部 1993 年"国家卫生服务总调查"所采用的多变量分析方法，综合社会经济、文化、教育、卫生保障、人口

结构等几项指标,以县(市或市区)为单元,进行分层随机抽样,确定了有效样本地区的88所中医医院,其中省级医院7所,地(市)级医院21所,县级医院60所。从这88所中医医院1994年出院患者病案首页中提取临床诊断资料及相关信息建立资料库,作为本研究的原始资料。

(二)资料分析

在前期中西医肝病临床流行病学相关特征的观察与研究的基础上,对资料进一步进行分层分析,发现如下肝肾阴虚证与其他证候在中西医肝病中的不同分布规律。

1. 中西肝病病名诊断分布规律

通过对中西医肝病临床流行病学相关特征的观察与研究的研究项目的分析,发现中医肝系病类中包含26种疾病,共19038例。其中,中风病、眩晕病、胁痛病、积聚病、黄疸病为中医肝系病的常见病、多发病。为了便于本研究项目观察,笔者列出含有肝肾阴虚证的中医肝系病病名,以及肝肾阴虚相关病证的发生率,见表6-6。

表6-6 中医肝系病肝肾阴虚证发生率

序号	中医病名	TCD	例数	总计/(%)*	肝肾阴虚证(例数)	肝肾阴虚证(占各病例比)
1	中风病	BNG080	6858	36.02%	268	3.91%
2	眩晕病	BNG070	4295	22.56%	807	18.79%
3	胁痛病	BNG010	2708	14.22%	6	0.22%
4	积聚病	BNG040	1541	8.09%	3	0.19%
5	黄疸病	BNG020	1025	5.38%	2	0.20%
6	头风病	BNG061	599	3.15%	34	5.68%
7	头痛	BNG060	576	3.03%	20	3.47%
8	水臌病	BNG051	376	1.97%	22	5.85%
9	郁病	BNG110	332	1.74%	1	0.30%
10	臌胀病	BNG050	271	1.42%	26	9.59%
11	瘿病	BNG120	86	0.45%	1	1.16%
12	厥证	BNG100	46	0.24%	1	2.17%
13	痉病	BNG090	19	0.10%	1	5.26%
合计			18732	98.39%	1192	6.36%

*注:总计即占19038例的比。

同时,在中西医肝病临床流行病学相关特征的观察与研究的研究项目中,分析得到西医肝病7种,共2923例,前5位依次为病毒性肝炎、慢性肝病和肝硬化、肝和肝内胆管的恶性肿瘤、急性和亚急性肝坏死、肝的其他疾病,见表6-7。

表6-7 西医肝病肝肾阴虚证发生率

序号	西医病名	例数	小计/(%)	肝肾阴虚证(例数)	肝肾阴虚证(占各病例比)
1	病毒性肝炎	1423	48.68%	6	0.42%
2	慢性肝病和肝硬化	743	25.42%	32	4.31%
3	肝和肝内胆管的恶性肿瘤	478	16.35%	22	4.60%
4	急性和亚急性肝坏死	163	5.58%	0	0.00%
5	肝的其他疾病	68	2.33%	0	0.00%
6	肝脓肿和慢性肝病后遗症	37	1.27%	13	35.14%
7	肝损伤	11	0.38%	0	0.00%
合计		2923	100.00%	73	2.50%

2. 中西肝病证型诊断分布特征

通过对中西医肝病临床流行病学相关特征的观察与研究的研究项目的分析,发现中医肝系病中证型共计362种,为了便于本项目研究、分析,列出了病例数量顺位排序表,见表6-8、表6-9。

表6-8 中医肝系病前10位证候排序

序号	证 型	TCD	病例数	总计/(%)
1	风痰阻络证	ZBFT30	2251	11.82%
2	肝胆湿热证	ZZGM20	1987	10.44%
3	肝肾阴虚证	ZZGS40	1188	6.24%
4	阴虚风动证	ZYYG20	1043	5.48%
5	气虚血瘀证	ZYVXM0	944	4.96%
6	肝阳上扰证	ZZGA40	819	4.30%
7	气血亏虚证	ZYVX20	803	4.22%
8	痰浊上蒙证	ZYT141	797	4.19%
9	肝气郁结证	ZZGV10	716	3.76%
10	气滞血瘀证	ZYVXK0	637	3.35%
合计			11185	58.75%

注:总计即占19038例的比。

从表6-8可以看出中医肝系病病因病机主要外因为痰湿,内因为肝脏亏损,因此,提示在治疗肝系病时要注重祛除痰湿,同时,要注重肝脏气、阴等方面的辨证。中医肝系病常见证型为风痰阻络证、肝胆湿热证、肝肾阴虚证、阴虚风动证、气虚血瘀证。

表6-9 西医肝病对应证候前9位排序表

序号	证 型	TCD	例数	总计/(%)
1	肝胆湿热证	ZZGM20	716	24.50%
2	湿热内蕴证	ZBMR20	312	10.67%
3	肝郁气滞证	ZZGV40	189	6.47%
4	气滞血瘀证	ZYVXK0	118	4.04%
5	正虚瘀结证	ZYX330	110	3.76%
6	肝脾血瘀证	ZZGP50	84	2.87%
7	湿热蕴结证	ZBMRE0	76	2.60%
8	肝肾阴虚证	ZZGS40	73	2.50%
9	气滞湿阻证	ZYVM10	66	2.26%
合计			1744	59.66%

注:总计即占2923例的比。

从表6-9可见,西医肝病常见中医证候为肝胆湿热证、湿热内蕴证、肝郁气滞证、气滞血瘀证、正虚瘀结证。上述结果提示治疗慢性肝病在早、中期要注重祛除湿邪(包括内生湿热之邪)和脏腑气血功能的调畅,在中、晚期,则须重视肝肾阴虚的调补和瘀结的消散。

3. 肝肾阴虚证的分布规律

肝肾阴虚证在中西医肝病中分布规律有所不同。

(1) 中医肝(系)病肝肾阴虚证的分布规律：肝肾阴虚证为中医肝系的5个常见证型之一，在肝系病前10位证型中除风痰阻络证、肝胆湿热证外列第3位，且为虚证的第一证型。中西医肝病临床流行病学相关特征的观察与研究分析提示，肝肾阴虚证多见于中医肝系病前10种病名，且在眩晕病中所占的比例最高，为18.79%，其次依次为臌胀病(9.59%)、水臌病(5.85%)、头风病(5.68%)、中风病(3.91%)和头痛病(3.47%)等。由此可见，肝肾阴虚证多见于中医肝系病的常见病，为五个常见证型之一，且在虚证中最为多见。

(2) 西医肝病肝肾阴虚证分布规律：肝肾阴虚证在西医肝病中也为常见证型，西医肝病前9位证型中，肝胆湿热证居第一位，占24.5%，居第二位的湿热内蕴证占10.67%，除此外，其他7个证型相差不大，7个证型中与气滞相关的有4个证型，余者多为阴虚和血瘀。同时，在西医肝病前9位证型排序中，其基本反映出从"湿→气滞→血瘀→阴虚"的病理演变规律，可见肝肾阴虚证多见于慢性肝病的中、晚期。肝肾阴虚证在肝脓肿和慢性肝病后遗症中居第一位，占35.14%，其次依次为肝和肝内胆管的恶性肿瘤(4.60%)、慢性肝病和肝硬化(4.31%)、病毒性肝炎(0.42%)。

(三) 讨论

本研究以全国不同层次、不同地区88所中医医院1994年出院患者病案资料中具有完整中医病证诊断及西医病名诊断的88814例病例为基础资料，按照《国标》(TCD)及《国际疾病分类》(ICD-9类目)规范，筛出符合本研究目的和要求进行肝肾阴虚证候的分布特征分析。

从病名诊断上来看，肝肾阴虚证多见于中医肝系病的眩晕病、臌胀病、水臌病、头风病、中风病等；在西医肝病中，肝肾阴虚证多见于肝脓肿和慢性肝病后遗症、肝和肝内胆管的恶性肿瘤、慢性肝病和肝硬化、病毒性肝炎等。

从证型诊断来看，中医肝系病与西医肝病证型多与湿相关(包括内生之湿热)，除湿邪致病外，多与肝脏亏损相关，可见中、西肝病多因湿邪致病，缠绵难愈，日久致虚为患，故肝肾阴虚证为中、西肝病的常见证型。

综上所述，肝肾阴虚证为中、西肝病常见证型之一，多见于慢性肝病病程进展的中、晚期，提示临床应当重视肝肾阴虚证的辨证论治，并加以深入研究。

三、西医肝病中医主要证候的分布规律研究

本研究从2001年湖北省中医院肝病科出院患者700份病案资料中，遴选出符合本项目研究要求的病例576例，依据《国标》(TCD)要求，经综合分析发现中医诊断病名9种，西医诊断病名8种，通过对各种疾病和证型诊断中肝肾阴虚证、湿热内蕴证、肝郁脾虚证、气滞血瘀证、肝胆湿热证等多种主要证候所占有的病例数量顺位列表分析获得其临床分布的相关规律，为临床对肝病中相关证候诊疗的理、法、方、药的研究提供参考。

(一) 基本资料

本资料来源于2001年湖北省中医院肝病科出院患者的700份病案资料，我们严格依据TCD要求，对700份病案资料进行筛选，获得符合本研究项目要求的病例576例，其中，西医诊断病名8种，中医诊断病名9种。

(二) 资料分析

在探讨中医疾病病名诊断分布规律的基础上，对肝肾阴虚证、湿热内蕴证、肝郁脾虚证、气滞血瘀证、肝胆湿热证等多种主要证型临床分布规律进行分析，重点探讨肝肾阴虚证型在肝病科各中西医病证中所占比率及发病的年龄、性别等分布规律。

1. 中医疾病病名诊断分布规律

通过对576例病案资料统计分析，发现中医诊断病名9种，按照各种疾病的总计进行顺位

列表,见表6-10。

表6-10 肝病科中医病及其对应的肝肾阴虚证候排序表

序号	中医病名	TCD	例数	小计/(%)	肝肾阴虚证(例数)	总计/(%)(占本病比)
1	积聚病	BNG040	76	13.19%	14	18.42%
2	臌胀病	BNG050	142	24.65%	26	18.31%
3	胁痛病	BNG010	167	28.99%	12	7.19%
4	黄疸病	BNG020	140	24.31%	3	2.14%
5	便血病	BNP130	17	2.95%	0	0.00%
6	厥证	BNG100	13	2.26%	0	0.00%
7	吐血病	BNP120	9	1.56%	0	0.00%
8	泄泻病	BNP110	7	1.22%	0	0.00%
9	悬饮病	BNP170	5	0.87%	0	0.00%
总计			576	100.00%	55	9.55%

从表6-10可以看出肝病科收治病例基本为上述9种中医病名,依据TCD分类,可知上述病种主要为内科科属中的肝系病类(BNG)和脾系病类(BNP)。其中,属肝系病类(BNG)共5种,属脾系病类(BNP)共4种,且前5种疾病就有4种属肝系病类,肝病科中肝系病占93.4%。

在肝病科9种中医病名中胁痛病有167例,居第一位,其次依次为臌胀病(142例)、黄疸病(140例)、积聚病(76例)、便血病(17例)等。肝病科前5种病占整个肝病科病例的94.10%,即胁痛病、臌胀病、黄疸病、积聚病、便血病为肝病科常见病、多发病。肝肾阴虚证多见于积聚病、臌胀病,分别占18.42%和18.31%,部分见于胁痛病、黄疸病,分别占7.19%和2.14%,便血病、厥证、吐血病、泄泻病、悬饮病等病未见分布。

2. 肝肾阴虚证在西医病中的分布规律

通过对576例病案资料统计分析,发现西医诊断病名8种,按照各种疾病的病例数量进行顺位列表,肝肾阴虚证在不同疾病中的分布不尽相同,见表6-11。

表6-11 西医病及其对应的肝肾阴虚证候排序表

序号	西医病名	例数	小计/(%)	肝肾阴虚证(例数)	总计/(%)(占本病比)
1	病毒性肝炎	315	54.69%	12	3.81%
2	肝硬化	193	33.51%	35	18.13%
3	原发性肝癌	43	7.47%	7	16.28%
4	慢性胆囊炎	10	1.74%	0	0.00%
5	药物性肝损伤	9	1.56%	1	1.11%
6	脂肪肝	3	0.52%	0	0.00%
7	胃癌术后	2	0.35%	0	0.00%
8	中毒性肝损伤	1	0.17%	0	0.00%
总计		576	100.00%	55	9.55%

从表6-11可以看出肝病科8种西医病名中,属西医肝病名6种,共564例,占97.92%。前3种疾病共551例,占95.66%,即从西医诊断病名上来看,病毒性肝炎(315例)、肝硬化(193例)、原发性肝癌(43例)为肝病科收治的常见病、多发病。

3. 中医肝病证候分布规律

通过对肝病科576例病例的中医诊断的证候进行分析,获得29种中医证候,并按其病例数量进行顺位列表。为了便于分析,选取前10种证候列表如下,见表6-12。

表6-12 肝病前10种中医证型排序表

序号	证型	TCD	例数	总计/(%)
1	湿热内蕴证	ZBMR20	117	20.31%
2	肝郁脾虚证	ZZGPD0	95	16.49%
3	气滞血瘀证	ZYVXK0	63	10.94%
4	肝胆湿热证	ZZGM20	56	9.72%
5	肝肾阴虚证	ZZGS40	55	9.55%
6	脾虚湿盛证	ZZPM60	50	8.68%
7	脾肾阳虚证	ZZPS80	33	5.73%
8	湿热并重证	ZBMR01	23	3.99%
9	湿热中阻证	ZBMRN0	17	2.95%
10	湿重于热证	ZBMR02	12	2.08%
总计			521	90.45%

从表6-12可以看出肝病科前10种中医证型共521例,占90.45%,前5种证候386例,占67.01%,表明肝病科中医诊断证候相对集中,即以湿热内蕴证、肝郁脾虚证、气滞血瘀证、肝胆湿热证、肝肾阴虚证为常见证型。

同时,也可以看出,肝病科前10种证型中与湿相关的证型6种,共275例,占52.78%。另肝郁脾虚证、气滞血瘀证、肝肾阴虚证、脾肾阳虚证4种证型共246例,占47.22%,并分别居第2、3、5、7位,表明肝病科慢性肝病的主要病因病机是外因于湿、内因于肝,以湿为标,以肝为本,本虚标实,瘀结难解。"肝体阴而用阳",本体肝阴易亏,肝用外阳易被湿困,湿困邪毒难清,阴亏肝损难复,病程进入阴亏湿困阶段,则养阴易留湿邪,燥湿常伤阴液,给临床治疗带来困惑与矛盾,致使疾病缠绵难解,疗效不高。在临床中如何解决祛湿而不伤阴,养阴而不留邪的治疗难点,从而提高临床疗效,是重要的研究课题。

4. 肝肾阴虚证临床分布规律

观察并分析肝肾阴虚证临床相关特征是本研究的主要目的,我们对临床肝肾阴虚证的相关特征从发病的年龄、性别及其证型在肝病科疾病(中、西医病名)中所占的比例等方面做了深入的分析与研究。

(1) 肝肾阴虚证发病的年龄及性别分布规律:通过对肝病科576例病例中肝肾阴虚证病例资料的发病年龄、性别等情况进行分析,得到了其相关的基本信息,见表6-13。

表6-13 肝病科肝肾阴虚证病例年龄与性别排序表

序号	年龄/岁	性别(例数) 男	性别(例数) 女	小计[例数(%)]
1	10~	0	0	0
2	20~	4	0	4(7.27%)
3	30~	6	2	8(14.55%)
4	40~	9	1	10(18.18%)
5	50~	16	3	19(34.55%)
6	60~	7	2	9(16.36%)
7	70~	4	1	5(9.09%)
总计		46	9	55(100.00%)

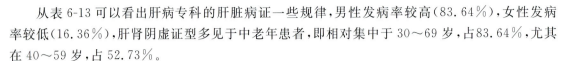

从表6-13可以看出肝病专科的肝脏病证一些规律,男性发病率较高(83.64%),女性发病率较低(16.36%),肝肾阴虚证型多见于中老年患者,即相对集中于30~69岁,占83.64%,尤其在40~59岁,占52.73%。

(2) 肝肾阴虚证病程分布规律:通过对肝病科疾病证型特征整体分析,得到肝病科疾病相对集中的证型,其中以湿热内蕴证、肝郁脾虚证、气滞血瘀证、肝胆湿热证、肝肾阴虚证最为常见。通过对证型分布特征分析,提示慢性肝病早、中期的病程发展中多与湿邪相关,体现了慢性肝病湿性缠绵的特征。但病程发展至中、晚期,由于"久病必虚"的病变进展规律,以及失治、误治等多种因素,肝肾阴虚证逐渐显现,成为慢性肝病的常见证候之一。

(3) 肝肾阴虚证在中医病中的分布规律:肝肾阴虚证多见于积聚病、臌胀病、胁痛病、黄疸病等,其分别在各个病中的比例为18.42%、18.31%、7.19%、2.14%,大致反映了肝肾阴虚证在中医病中的分布特征。为更全面反映出肝肾阴虚证在肝病科各疾病中的分布情况,笔者及其团队对肝病科占94.10%的前5位中医病名的前5种证型进行了分析,见表6-14。

表6-14 肝病科前5位中医病名的前5种证型排序表

序号	中医病名	证型	TCD	例数
1	臌胀病	脾虚湿盛证	ZZPM60	39
		湿热内蕴证	ZBMR20	27
		肝肾阴虚证	ZZGS40	26
		脾肾阳虚证	ZZPS80	21
		肝郁脾虚证	ZZGPD0	10
2	积聚病	气滞血瘀证	ZYVXK0	36
		肝肾阴虚证	ZZGS40	14
		肝郁脾虚证	ZZGPD0	9
		湿热内蕴证	ZBMR20	8
		脾肾阳虚证	ZZPS80	4
3	黄疸病	湿热内蕴证	ZBMR20	47
		肝胆湿热证	ZZGM20	23
		湿热并重证	ZBMR01	15
		湿重于热证	ZBMR02	10
		湿热中阻证	ZBMRN0	9
4	胁痛病	肝郁脾虚证	ZZGPD0	63
		湿热内蕴证	ZBMR20	30
		肝胆湿热证	ZZGM20	21
		气滞血瘀证	ZYVXK0	15
		肝肾阴虚证	ZZGS40	12
5	便血病	脾不统血证	ZZPX10	8
		脾虚不摄证	ZZP020	5
		气血亏虚证	ZYVX20	3
		湿热内蕴证	ZBMR20	1
		肝火犯胃证	ZZGU60	1

从表 6-14 可以看出,肝病科前 5 位中医病中,臌胀病、积聚病、胁痛病的肝肾阴虚证型均列入前 5 位,分别居第 3 位、第 2 位、第 5 位,表明肝肾阴虚是上述几种病的重要病因病机。

5. 肝肾阴虚证在西医病中的分布规律

通过对 2001 年湖北省中医院肝病科 576 例病例资料分析,我们得到了肝病科各个西医疾病中对应的肝肾阴虚证的病例数,见表 6-11。从表 6-11 可以看出肝肾阴虚证多见于肝硬化、原发性肝癌、病毒性肝炎,并分别在各个病中的比例为 18.13%、16.28%、3.81%,提示在对上述几类疾病进行中医药治疗时,要注重肝肾阴虚证的辨证论治。

(三)讨论

本研究以 2001 年湖北中医院肝病科出院患者 700 份病案资料为基础,按照《国标》(TCD)的规范要求,筛选出符合本研究项目的病例共 576 例。经对 576 例进行综合分析,得出肝肾阴虚证在肝病科疾病临床发病规律及证型分布特征。

从临床发病特征来看,肝肾阴虚证多见于慢性病病程较长者,中老年患者(30~69 岁)、男性患者出现频率较高。

从病名诊断上来看,肝肾阴虚证多见于中医的积聚病、臌胀病、胁痛病、黄疸病;在西医病对应的中医证型中,肝肾阴虚证多见于肝硬化、原发性肝癌、病毒性肝炎。

从证候诊断上来看,肝病科慢性肝病证候(湿热内蕴证、肝胆湿热证、脾虚湿盛证、湿热并重证、湿热中阻证、湿重于热证等)多与湿邪相关,贯穿于疾病的整个过程。除湿邪致病外,肝脏本身的气血阴阳失调是决定疾病转归的内在因素,外湿内侵,诱生内湿,湿郁化热,湿热邪出,痰结瘀成,病久致虚,阴伤液耗,变证迭出,故肝肾阴虚证成为慢性肝病中、后期的常见证候之一。

综上所述,肝肾阴虚证是肝病科慢性肝病患者常见证候之一,提示慢性肝病进入中、晚期形成肝硬化或肝癌,中医诊断为积聚病、臌胀病、胁痛病、黄疸病等时,肝肾阴虚证的出现频率显著增高,或阴虚夹湿,或阴虚兼瘀,或阴损及阳、气阴两虚,等等。上述结果提示在慢性肝病的治疗中,当病变进入中后期,必须注重肝肾阴虚证的辨证论治。

参考文献

[1] 李瀚旻,厉晶萍,毛树松,等.肝病肝肾阴虚证型临床分布规律的研究——1994 年全国 88 所中医医院出院患者病案资料分析[J].中西医结合肝病杂志,2004,14(5):287-289.

[2] 林静华,李瀚旻,厉晶萍,等.肝病患者肝肾阴虚证型临床相关特征的观察与研究——2001 年湖北省中医院肝病科出院患者病案资料分析[J].中西医结合肝病杂志,2006,16(4):239-241.

[3] 李瀚旻,毛树松.中医证候信息学概论[J].中华中医药学刊,2008,26(7):1374-1377.

[4] 胡传芳,李瀚旻,孙维强,等.慢性乙型肝炎肝肾阴虚证 HBV 基因突变点的分布规律[J].中西医结合肝病杂志,2007,17(2):79-81.

[5] 李瀚旻.全面系统深入地研究中医药调控肝再生[J].中西医结合肝病杂志,2007,17(3):129-132.

[6] 李瀚旻,赵映前,向楠,等.HBV 前 C 区基因变异与中医证候的相关性研究[J].临床肝胆病杂志,2006,22(2):84-85.

[7] 李进,李瀚旻,厉晶萍,等.中西医肝病临床流行病学相关特征的观察与研究[J].中华中医药学刊,2013,31(6):1250-1252.

第二节 证候研究

证候是中医学的专用术语,是辨证论治、理法方药、疗效判断的关键环节。几十年来有关证候的研究和阐发不胜枚举,然而真正能够将证候解释清楚,得到公认和推广的定论尚未形成。1986年全国中医证候规范研究第二次会议在综合有关研究成果的基础上提出:证候是疾病发生和演变过程中某阶段本质的反映,它以某些相关脉症,不同程度地揭示病因、病机、病位、病势等,为治疗提供依据。笔者初步总结对证候的研究成果,仅供同道参考。

一、中医证候信息学概论

中医证候信息学是在中医学理论指导下,以中医临床实践为基础,应用信息科学理论和技术方法,研究中医证候信息学理论体系,科学阐述中医证候的信息学特征及其内涵联系,研究信息技术在中医证候学研究中的应用途径和中医证候信息收集、处理和利用的共有关键技术方法,为中医/中西医结合临床病证规范、辨证论治的个体化诊疗、疗效评价体系和中医循证医学工作平台的构建提供理论依据和技术方法的学科。

中医证候信息学是在中医证候学和现代信息学基础上发展起来的一门新的交叉学科,是中医信息学的一个重要分支,证候是研究核心,基础是标准化,工具是信息技术,依托是临床实践。在中医现代化,特别是在中医临床实践与研究中,其可利用的海量资源和快速简洁的数据整合利用能力是其他临床研究方法不可比拟的,其与中医基础理论体系和中医证候学的亲和力使它具有特别的发展前景和潜力。

(一)中医证候信息学的理论基础

在明确概念的前提下,探讨中医证候学与信息学的各自特点及其相互渗透、相互融合构成中医证候信息学的理论基础。

1. 中医证候及证候学的概念

中医证候学是研究疾病的证候本质,证候的发生、发展与转归规律,辨证方法及疗效判断的一门学科。

中医证候是中医认识、诊断疾病,据此遣方治疗和观察疗效的基本概念。"证"是疾病发生、发展过程中某一特定空间、时间的本质特征,"候"是疾病发生、发展过程中某一特定空间、时间的情状、现象、信息流,"证候"是疾病本质与现象的统一体,藏于内的"证"通过现于外的"候"而反映出来。通过辨析疾病外在的现象(候)就能把握疾病内在的本质(证),这一过程即"辨证"。有鉴于此,现代中医临床上,"证"与"证候"又常通用。疾病的本质极其复杂,反映疾病本质的现象变化莫测,加上人们的认识手段、方法和能力总是有限的,故"辨证"的结果通常不是唯一的,其准确性需要实践检验。证(证候)是致病因素(单一或综合)与机体相互作用的综合反应状态,是对人体疾病过程中某一阶段(空间、时间)的病因、病位、病性、病势及治疗反应等病理生理状态的高度概括,它反映了疾病变化的个体性、阶段性、动态性和方向性。

2. 信息及信息学的概念

信息是形式上可数字化,内容上可知识化,本质上可序位化的未知现象。信息是反映本质的现象,它几乎可指代任何未知的或不确定的东西。其基本类型有形式信息(文)、内容信息(意)、本真信息(义)。其广义概念,包含了形式信息(文)的丰富性(如字、图表、音、立体、活体),其中既涉及物(质、能、时、空)的"虚拟映射"并子集(物象信息),又涉及意(静态的"知"和动态的"情、意、行"交融的"个性化"选择)的"虚拟映射"并子集(意向信息)。

信息学是一门应用数学(概率论、数理统计等)和计算机技术与方法研究信息如何获取、加工、处理、传输、计量、变换、储存、分析与利用的科学,是对信息系统实行有效控制和管理的方法性学科。

3. 中医证候学与信息学的结合

中医传统的疾病信息采集主要通过医生"望、闻、问、切",疾病信息的分析和处理主要靠医生个人的大脑,即辨证。由于准确的辨证需要临证者具有大量临床实践经验和反复思考体会,主观成分较多,随机性较大,临证者个人的学识、"悟性"和经验往往起决定作用,因此辨证的准确率与临证者的理论水平和临床经验关系甚大,即使是同一临证者也难以在不同的情况下把握条件和标准,严重影响辨证论治的准确性、可靠性和可重复性。这也是辨证论治和疗效评价难以客观化和规范化的关键所在。随着人类社会和科技的飞速发展,在对证候及辨证论治客观化和规范化提出时代要求的同时,也为证候及辨证论治客观化和规范化提供了技术手段和方法。

中医证候信息学是将证候作为一种医学信息,运用现代信息技术加以采集、分析与处理。数据采集技术是信息科学的重要组成部分,已广泛应用于国民经济和国防建设的各个领域,并且随着科学技术的发展,尤其是计算机技术的发展与普及,数据采集技术的飞速发展为中医证候学与信息学的结合提供了可能。

临床证候数据的采集是指将临床诊疗过程中的证候信息量(包括症状、体征、实验室检查等)收集后储存下来的过程,将证候客观化、规范化和数字化是中医证候学与信息学结合的基础与关键。

随着中医证候采集技术的不断完善,中医证候数据库得到了长足的发展。证候数据库是指一组长期存储在计算机内,有组织、具有明确意义和相互关联的证候数据集合。用信息管理技术对具有两千多年的中医证候信息资源进行科学的管理和研究,很有意义。

有了中医证候信息数据库,就为中医证候信息学的数据挖掘提供了可能。中医证候信息学的数据挖掘是从大量的、不完全的、有噪声的、模糊的、随机的数据中提取隐含在其中人们事先不知道但又是潜在有用的证候信息和知识的过程。其目标不仅是面向特定数据库的简单检索查询调用,而且是对与证候相关的数据进行统计、分析、综合和推理,以指导辨证论治等实际问题的求解,发现影响证候发生发展的复杂因素及转化规律,甚至利用已有的数据对未来的活动进行预测。当然,所有发现的证候知识都是相对的,是有特定前提和约束条件、面向特定领域的,同时还要能够易于被用户理解。

数据挖掘并不只是一种技术或是一套软件,而是一种结合数种专业技术的应用。数据挖掘在中医证候领域的应用是基于证候信息学基础之上的,证候信息涵盖了医学活动中产生的文字、图像、声音及电磁波、光波、压力、温度等多媒体物理数据,这些数据在计算机和数据库技术的支持下,已成为中医学技术领域实施科学管理和科学研究的重要资源。数据仓库和数据挖掘技术的出现,为医务、科研工作者及其管理人员分析、利用这些数据资源进行科学管理、决策和开展大规模、高水平医学研究提供了有力的技术工具。

证候数据挖掘是计算机技术、人工智能、统计学等与中医证候学相结合的产物,也是提高医疗服务质量和医院管理水平的需要,应用前景广阔。证候数据挖掘是面向整个医学数据库或医学信息集合提供知识和决策,亦是医疗决策支持系统的重要组成部分。随着证候信息学研究的深入与发展,证候数据挖掘必将在疾病的诊断治疗、疗效评价、中医学科研与教学以及医院管理等方面发挥巨大的作用。

(二)中医证候信息学的主要研究内容

中医证候信息学作为新兴的交叉学科,当前或今后一段时期的主要研究内容包括证候信息客观化与规范化、证候分布规律、证候演变规律、证候调控规律等相关知识体系。

1. 证候信息客观化与规范化研究

客观化、规范化是科学的重要特征,辨证论治是中医学术体系的特色与精华,要发展中医学术,证候信息的客观化、规范化研究势在必行和先行。现代中医证候学研究不仅拓宽和加深了传统"四诊"视野,而且在某种程度上提高了中医临床诊治水平。中医临床疗效的判断决不能仅满足于整体症状和(或)体征层次上的改善,还必须结合现代科学技术(包括生命科学、临床医学、计算机信息科学等)的所有成果,赋予证候全新的内容,保证证候信息的质,扩大证候信息的量,完善证候信息的采集与处理能力,以提高中医临床疗效的客观显示度,使中医学术得以突破性发展。

中医证候采集客观化、规范化是建立中医证候信息学的先决条件,传统的"望、闻、问、切"不能满足中医证候信息学的需要。近几十年来,广大学者和临床工作者对证候信息的采集客观化、规范化进行了大量研究,取得了一些可喜的研究成果。但传统的证候概念模糊,可谓"仁者见仁,智者见智",有时的证候概念复杂到无所不包、深不可测、难以真正掌握,有时的证候概念和内容又太简单,难以令人信服。这姑且算是"直觉"的作用,但"直觉"并不总是可靠的,没有受过在某一方面专门训练的人的"直觉"更不可靠,且多数情况下是不可靠的。这显然与现代社会对生命质量和医疗技术的"完美"要求不相适应,过去可以用反复"试错"的方法去逐渐把握证候,但现代和今后人们不会允许这样做。证候是未知的信息,又是复杂的巨系统,要准确捕捉它确非易事。传统的中医主要依靠医生个人的感受能力和智力来把握证候,有一个反复学习、经验积累的过程。尽管这一把握证候的方式目前,乃至以后也不能完全被取代,但毕竟效率低下,不便他人学习和传承。现代信息学的人工智能技术为提高证候把握的效率提供了可能,但这除了要解决证候信息采集客观化、规范化的一系列技术问题,也有一个人工智能反复学习的过程。这方面工作量大、难点多,推进是一个缓慢渐进的过程,也正是中医证候信息学首要研究的内容。

2. 证候分布规律研究

"证候分布"是中医临床流行病学概念,是指临床上疾病发生发展过程中不同证候或同一证候在不同疾病中的临床分布情况。"分布规律"的研究则是通过对临床实际存在的证候分布资料进行分类处理和成因分析,归纳总结其规律性分布的条件与特征。

目前,证候分布规律的研究通常采用计算机技术建立临床数据库(采集并存储疾病过程中的相关证候信息),根据研究目标从数据库的记录中提取符合条件的证候信息资料形成一个"中间库",对该"中间库"记录的中医证候进行数理统计分析,对分布情况进行分析研究,掌握临床中医病证的分布规律,确定疾病的主要证候类别和构成关系等。

3. 证候演变规律研究

证候演变规律研究是在研究证候分布规律的基础上,研究证候在不同疾病发生发展过程中的动态演变规律。比如,我们以某病的主证候诊断为条件,在临床数据库中搜索符合该条件的病历资料,再确定一个合理的临床观察周期(主要根据病情变化的快慢确定相应的参数),依据选定观察参数(此参数的确定即证候演变规律研究的重要内容),分时段从每一份病历资料中提取出相应的证候诊断信息,形成一个证候"动态数据库",并对该数据库采用分时段、逐层聚类分析的方法研究其临床动态演变情况和规律。

4. 证候调控规律研究

证候调控规律研究是在证候演变规律研究的基础上,对证候动态演变的影响因素进行深入研究,如药物、环境、体质、心理等因素对证候演变的影响。人们可以调用证候演变的相应病历资料,提取其流行病学和临床治疗的数据资料,根据其特征采用不同的数学分析方法进行影响因素和条件的分析研究,明确它们之间的关系和作用规律,构建证候调控模型。一个有效的证候调控模型不仅能预测证候的演变趋势,而且能指导临床遣方治疗和评价临床疗效。

(三)中医证候信息学的研究思路与技术方法

采用标准化和数字化信息技术与方法是研究和解决证候多变性、模糊性、复杂性和隐匿性问题,构建中医证候信息学的基本思路与技术方法。

1. 标准化技术方法

标准是为使重复性事件获得最佳秩序,在深入研究的基础上,经有关方面协商一致,由主管机关批准、颁布、实施的规范性文件。标准化是针对标准所进行的研究、制订、发布和实施的一系列活动。标准和标准化的概念,既有区别,又有联系。前者强调结果,后者突出过程,而过程与结果是密不可分的。标准是实践经验的总结,是标准化活动的产物、成果。标准化工作的目的和作用,都要通过制订和贯彻具体的标准来体现。

标准的本质特征是"统一",是一个被各方所公认的工作或工作成果的"衡量准则"。标准是重复性事物或概念所做的统一规定,它以科学、技术和实践经验的综合成果为基础,经有关方面协商一致,由主管部门批准,以特定形式发布,作为共同遵守的准则和依据。标准化工作是将科学研究的成就、技术进步的新成果同实践中积累的先进经验相结合,纳入标准,奠定标准科学性的基础。对这些成果和经验进行分析、比较、选择加以综合后纳入标准。它是对科学、技术和经验加以消化、融会贯通、提炼和概括的过程,是将截至某一时间,积累的科学技术和实践的经验成果予以法规化,以促进对资源更有效的利用和为下一步的发展树立目标和创造稳固的基础。

中医药学是一门历史悠久的科学,其科学性与技术性决定了对标准化的需求。翻开中医药学文献,可见许多前人标准化实践的记录和丰富的标准化思想,但由于中国封建社会小农经济模式的局限,中医药的标准化始终缺乏坚实的近代自然科学基础,缺乏统一的标准化管理,而长期的小生产式的师徒相授的模式又削弱了标准化的动力。20世纪以来,不少有志之士为了中医药学的标准化做了可贵的探索和不懈的努力,中医药标准化工作取得了长足的进步。

历史已迈入21世纪,现代科学技术的发展速度使中医药学界震惊。随着我国加入WTO,中医药现代化和国际化的呼声越来越高。中医药国际化的前提是中医药现代化,中医药现代化的基础是中医药标准化。近些年来,随着现代中医药事业和学术的飞速进步和国家标准化建设战略的提出与部署,中医药标准化工作进入快速发展时期。

现代中医药学术和技术的进步已由从个体为单位进入以群体研究为单位运作的时代,由单一学科向多学科合作发展,这给中医药发展带来活力的同时,也给中医药标准化工作提出迫切要求。今天我们面临的中医药学术问题是多学科、多层次、多方位的综合问题,要实现中医药现代化,力争在理论上和技术上有重大突破或进展,必须多学科通力合作和有效地组织与管理。电子计算机的发明和广泛应用,特别是20世纪90年代以来,信息技术的高速发展和全球信息高速公路的提出,给传统的管理模式带来了巨大的冲击,客观上极大地推动着现代中医药标准化工作迅速向信息化、网络化、自动化、开放化和全球化的模式转变。

自20世纪80年代以来,随着中医学术建设的发展及临床、科研工作的不断深入,中医规范化已成为中医界研究的重大课题。辨证论治是中医学术体系的特色与精华,证候的标准化研究是证候研究的一个重要方面,也是中医学规范化研究的龙头。证是立法遣方用药的依据,法随证立,方依法制。证候标准化的目的是使中医药的科研、医疗、教学都有一个"统一的标准""统一的根据"。证候诊断客观化、标准化是辨证论治规范化的基础,因此,近些年来不少学者在中医证候规范化研究方面做了很多的尝试,在思路和方法上进行了新的探索,取得了一定的成绩,形成了一些行业标准、国际标准,为临床诊治提供了许多客观依据。但在这些规范化研究的标准当中,制订的各种证候诊断和评价标准,均来源于历代文献描述和专家个人的经验,虽不乏深厚的实践积累,但终究带有一定程度的主观偏倚,缺乏现代科学研究方法、技术和数理统计学的支持,因此,各标准之间仍然存在着证候分类、证候名称规范及具体内容的差别,使证候的诊断标准不统一,并且将规范后的结果与规范前的资料进行比较时,很难发现它们之间有何本质的区别。从使用的实际效果而言,规范前后的研究结果并没有实质性改变,导致规范化的工作没有达到预期的目的。这说明,研究虽然找到了突破口,但由于研究方法的局限,尚未取得突破性进展。

近些年来,标准化学科理论体系已经基本形成,其技术方法也日趋成熟,并在各个领域得到广泛利用。所以应用这种技术方法处理中医证候信息标准化和信息流程规范化问题不仅是中医证候信息学研究的必然选择,而且在实际应用中更加可行和有效。

2. 数据采集技术方法

数据采集就是将被测对象(如外部世界、现场等)的各种参量(如物理量、化学量、生物量等)通过各种传感元件做适当转换后,再经信号调理、采样、量化、编码、传输等步骤,最后送到控制器进行数据处理或存储记录的过程。控制器通常由数据采集系统的核心——计算机担任,它对整个系统进行控制,并对采集的数据进行加工处理。用于数据采集的成套设备称为数据采集系统。数据采集系统是计算机与外部世界联系的桥梁,是获取信息的重要途径。数据采集技术方法为证候信息学研究提供了甄别和获取信息的工具,是实现临床中医证候信息化的手段之一,采用这种方法能帮助使用者快速简便地获取信息,并可提高所获取信息的完整性和可靠性。目前,对于可以客观量化的证候信息可通过数据采集系统直接采集,尚难直接量化的证候信息可通过证候量表转化方式采集。随着证候信息采集的客观化、规范化研究的不断进步,证候信息的采集分别按视觉信息、声音信息和触觉信息的采集进行技术改进。

3. 数据库技术方法

数据库是长期储存在计算机内大量有组织、具有明确意义和可以共享的数据集合。数据库技术是数据管理的最新技术,是研究数据库的结构、存储、设计、管理和使用的一门软件学科。数据库技术是在操作系统的文件系统的基础上发展起来的,而且数据库管理系统本身要在操作系统的支持下才能工作。数据库技术是计算机科学技术中发展最快的重要分支之一,它已经成为计算机信息系统和应用系统的重要技术支柱,从第一代的网状、层次数据库系统,第二代的关系数据库系统,发展到第三代以面向对象模型为主要特征的数据库系统。数据库技术和网络通信技术、人工智能技术、面向对象程序设计技术、并行计算技术等互相渗透,互相结合,成为当前数据库技术发展的主要特征。

数据库技术方法是构建中医临床证候数据仓库的工具,可提供对证候信息的整理加工、存储管理和查询检索功能,以便快速准确地为证候信息学研究提供信息资源。

4. 数据分析与利用方法

知识发现是从数据中发现有用知识的整个过程。数据挖掘是知识发现过程中的一个特定步骤,它是用专门算法从数据中抽取的模式。数据挖掘方法是由人工智能、机器学习的方法发展而来,结合传统的统计分析方法、模糊数学方法及科学计算可视化技术,以数据库为研究对象,形成了数据挖掘方法和技术,主要包括归纳学习方法、仿生物技术方法、公式发现方法、统计分析方法、模糊数学方法和可视化技术方法。

数据分析与利用方法是面对中医临床数据库,根据证候信息学研究需要提供数理统计和数据挖掘工具的方法,可用于中医证候知识整合、知识发现等领域,为实现中医辨证规范化,建立临床病证疗效评价体系和辨证论治支持系统的目标提供方法学支撑。中医证候数据库的建立及其知识发现功能的实现,可以为中医药的科学研究和临床医疗提供规律性的依据,通过虚拟现实技术不仅可以简化实验程序,而且在寻找传统中医和现代科学的结合点上起到积极有效的作用;通过辨证论治支持系统的运用,可以得到有价值的辨证论治虚拟结果供临床医生参考。

5. 证候信息学的方法学优势

证候信息学是现代中医学研究体系的重要组成部分,它的方法学具有统一规范,技术先进,可信度、共享性、动态性和可操作性高的明显优势。标准化是中医证候信息学中最为基础性的工作,对于从长期临床实践中形成的传统医学的现代化、信息化具有特别意义和作用。通过对证候和辨证论治流程的规范,为深化中医信息学研究提供了条件,为提高中医临床医疗质量和疗效评价体系的建立奠定了基础。

数据库和数据挖掘等高新技术被中医证候信息学所广泛采用,标志着现代中医学研究跨入了一个崭新的阶段。相对于传统研究方法其科学性、先进性和有效性均有较大提升,是中医学研究技术方法的重大突破。中医证候信息学研究采用建立临床数据库和提供数据处理工作平台的方法,实现了随机提取和分析处理大样本资料的功能,满足了临床医学研究中对被研究资料的随机性和大样本的要求,提高了中医临床研究的水平和可信度,同时这种独立的临床证候数据库还保证了大规模中医临床证候资料的共享性,极大地提高了证候数据资料的利用率和使用价值。该方法还可实现证候数据资料的动态分析处理功能,针对复杂因素和复杂系统所提供的分析技术和方法也较成熟,具有良好的可操作性,对中医证候演变规律、调控规律和中医循证医学的研究具有特别重要的现实意义和深远的历史意义。

二、慢性乙型肝炎分子证候辨证的研究思路与方法

慢性乙型肝炎病程长、变化多,众多患者在很长一段时间内缺乏"显性证候",呈隐匿发展的特点,存在大量"隐性证候"的患者,给临床辨证论治带来极大困难。现代发展起来的"微观辨证"提供了一条有希望的研究思路,其中随着分子生物学的技术与方法的迅速发展,慢性乙型肝炎分子证候辨证的研究应运而生。

(一)分子证候辨证的必要性与可行性

证候是中医学术研究的热点、难点和至今尚未解决的关键问题。证是正邪斗争过程中某一空间、时间上病理状态的综合反映,包括个体性、阶段性、致病因素与机体反映能力的相互作用。中医的证大致可分为两大类:一类为短时自变的"自变证",其特点为变愈(自愈倾向)和转变他证;一类为在较长时间内不变或呈进行性发展的"定势证",其特点为自愈倾向少,不经有效的治疗,则呈现不可逆的趋势。证的研究应以"定势证"为突破口,"定势证"不仅便于研究,而且更可能有重大发现和突破,因而其科学意义更大。

中医强调辨证论治,这一思想与单纯的辨病治疗相比具有自身的优点。但辨证论治也有其不足之处,即由于准确的辨证需要临证者具有大量的临床实践经验和反复的思考体会,主观成分较多,随机性较大,临证者个人的"悟性"和经验往往起决定作用,因此辨证的准确率与临证者的理论水平和临床经验关系甚大,即使是同一临证者也难以在不同情况下把握条件和标准,严重影响辨证论治的准确性和可靠性。基因背景有可能是证候形成的主要原因,辨证时如能结合特定个体的基因表型作为依据,对慢性乙型肝炎的中医证候进行分子辨证有助于提高辨证的准确度和可信度。对中医"证"的研究既不能停留在"望、闻、问、切"的粗浅认识,也不能单纯以某几项生理生化指标的改变为依据,而应以联系的、全面的观点来考虑。证的产生与个体差异性密切相关,基因表达的差异体现证的差异,应用基因表型的多态性研究慢性乙型肝炎的证候,建立基因表型多态性与证候易感性和转归性的联系,发现证候形成与转换的基因背景,建立分子证候辨证的理论体系,将取得中医证候理论的突破。

中医对慢性病毒性肝炎进行辨病辨证施治,确能收到良好效果。从病毒性肝炎到肝硬化至肝癌,中医药可发挥清除病毒、抑制肝内炎症和坏死、抗肝纤维化、促进肝细胞再生、防治肝细胞癌变、恢复肝脏的功能或维持肝功能代偿、防治并发症等作用。在慢性病毒性肝炎病程进展中出现了多种证型转换,针对不同的证候常采用的治法包括清热解毒、清利湿热、疏肝解郁、健脾利湿、补气养血、温补脾肾、滋补肝肾、活血软坚等。由于慢性病毒性肝炎的发病机制极为复杂,每个具体的患者发病机制又不尽相同,因此,想用一种方法治疗所有的患者是不可能的。中医针对慢性病毒性肝炎病程进展的不同阶段所出现的"证"进行辨证论治,行之有效,可体现动态化、个体化特点,但由于缺乏客观化和规范化的辨证论治标准,随意性较大,其疗效亟待提高。

中医学认为,疾病的发生发展过程就是正邪斗争的过程:正胜邪退,邪衰正强,则疾病趋向

好转和痊愈；邪盛正弱，正虚邪进，则疾病趋向严重和恶化；正强邪不退，邪盛正不虚，则正邪交织，常见重证险证；正容邪居，邪避正除，则疾病缠绵难愈，反复无常，变证丛生。在慢性乙型肝炎病程进展中，邪气以HBV为主，包括各种促进病情进展的不良因素（如不良情志刺激、不良生活方式、不良环境因素、不良治疗方法等），正气泛指包括免疫机能在内的抗病及修复能力，在正邪斗争的过程中，机体的神经-内分泌-免疫网络功能处于紊乱状态，正气不能完全行使清除邪气（病毒）的功能，病理状态得不到恰到好处的修复，致使疾病缠绵难愈，随着病程进展而证型发生转换。正邪斗争的过程就是它们的基因网络相互作用和调控过程。证型转换虽可通过外部表现出来（且不说临床常见"无证可辨"的尴尬境地），但必定有其分子网络的内在调节机制；不管致病因素多么复杂多变，但最终都会影响分子网络而表现出不同的基因表型，研究证候的基因表型才能抓住疾病的本质，揭示证候转换与基因表型转换的相关机制及其变化规律能极大地推动证候的客观化和规范化，阐明中医药多靶点、多途径、多层次调控基因网络的分子药理机制，使治疗更具预见性和针对性，才可能进一步提高中医药治疗的效果。

中国加入WTO后，中医药面临的严重挑战就是中医药的基础理论如何得到国际认同。随着现代科学技术的不断发展，学科间相互交叉和渗透是必然的趋势。当研究进入分子、基因水平时，可以说已不存在严格的学科界限划分，这既是深入研究的客观需要，也是人们认识上的突破和拓展。人类基因组学的研究进展，发现人类的一切疾病都可以从基因水平找到答案，而中医药基础理论的研究就有可能在基因水平上得到突破。早期用分子生物学方法来研究中医药时，由于受研究方法和技术的限制，往往从单基因的角度来探讨中医药在基因水平的变化，因而所获资料的意义和价值非常有限。近几年来，随着基因芯片技术的发展，大规模研究基因表达成为现实。美国哈佛大学、麻省理工学院、俄亥俄州立大学等著名大学在用基因芯片技术分析白血病致病基因方面进行了系列研究，日本金泽大学研究小组利用cDNA微阵列技术研究表明：控制炎症因子基因的不同表达影响人体对HBV的反应。尽管现在已发现许多所谓的单基因疾病，但疾病的发生发展是多基因相互作用的结果，仅从单个基因来研究显然是不够的，从基因之间的相互作用上来看，许多孤立的基因表达虽然并不一定与疾病有关，但是相关基因互相作用就增强了这一联系，因此从基因调控网络的角度来对人体相应基因进行研究就成了必然。国外已经将这一技术应用于多个领域的研究中，比如美国冷泉港实验室在酵母基因组上的研究，加利福尼亚大学对植物抗病基因研究。同样人们在人类各种疾病的研究中也做了大量的工作，包括对肝病的研究，但目前国外对丙型肝炎的研究较多，对乙型肝炎研究的文献报道较少；国内外对慢性乙型肝炎整个病程的多基因研究尚属空白，而中国是乙型肝炎高发病率的国家，所以利用目前较成熟的技术来对慢性乙型肝炎中医证候（病证结合）进行研究就有很大的优势，同时也是解决这一难题的有效方法。

日益完善的生物芯片技术为我们从多基因水平研究中医药基础理论，揭示证候复杂的分子机制提供了有力的手段和工具，分子证候辨证研究不仅是必要的，而且是可能的。

（二）分子证候辨证的研究思路及方法

"正邪进退"说是中医解释疾病发生发展的理论精髓之一，但对其分子机制的科学内涵尚缺乏明确的阐述。在慢性乙型肝炎病程进展中，机体的神经-内分泌-免疫网络功能处于紊乱状态，正气不能完全行使清除邪气（病毒）的功能，病理状态得不到恰到好处的修复，致使疾病缠绵难愈，随着病程进展而证型发生转换。HBV感染肝细胞后，HBV蛋白的表达不仅对于HBV的生活周期具有重要意义，而且对于肝细胞基因表达谱产生了重要影响。HBV蛋白无论是在细胞核中分布直接影响肝细胞的基因表达，还是通过与转录因子蛋白之间的作用间接影响肝细胞基因表达，都会对肝细胞的基因表达谱产生影响，这也是HBV感染肝细胞以后形成慢性感染、肝纤维化和HCC的重要的分子生物学机制。慢性乙型肝炎中医证型的转换不仅与HBV的突变类型相关，更重要的是取决于机体内在的基因表型。慢性乙型肝炎随病程进展出现的各种证候就是正邪斗争在某一时间和空间的结果。正邪斗争的过程就是它们的基因网络相互作用和调控的过程。

中国中医药学会肝病专业委员会 1995 年制订的慢性乙型肝炎常见五种证型("湿热中阻证""肝郁脾虚证""脾肾阳虚证""肝肾阴虚证""瘀血阻络证")的辨证标准,为进一步研究其分子机制奠定了坚实的基础。慢性乙型肝炎随病程进展而出现证型转换,不同的患者会出现不同的证型转换规律,例如,病变活动期常出现"湿热中阻证",较早期的慢性过程常出现"肝郁脾虚证",病情进一步发展,会出现"脾肾阳虚证"或"肝肾阴虚证",或"瘀血阻络证"的不同证型转换。这些证型转换与诸多因素的影响密切相关,但其具体机制尚不十分清楚。

影响证型转换的基因表型可分为邪气(如慢性乙型肝炎患者体内的 HBV)基因表型和正气(机体内的修复防御机能)基因表型,正邪二者的基因表型是相互影响的。研究疾病的分子表型,必须同时研究正邪二者的基因表型相互影响的规律。

慢性乙型肝炎中医证的研究,虽已取得不少成绩,但仍存在如下亟待解决的问题:①将中医的病与证结合研究的多,将西医的病与证结合研究的少;②来自文献和经验的多,直接来自临床的少;③诊断标准多,客观量化的少;④物理和生化等指标研究的多,涉及分子基础研究的少,多基因研究的就更少;⑤以往的研究,开始注重 HBV(邪气)的基因突变影响慢性乙型肝炎患者中医证型转换,但忽视了人体本身(正气)的基因背景影响慢性乙型肝炎患者中医证型转换的起决定作用的机制。从人类基因组学的观点来看,中医中某个证的出现很可能是由于人体内某个或某一组相关联的基因异常表达和调控失常所致。早期用分子生物学方法来研究中医药时,往往从单基因的角度来探讨中医药在基因水平的变化,而很少从多基因角度来研究,主要原因是当时的研究手段较落后。利用成熟的表达谱基因芯片来研究中医证候,能充分发挥基因芯片高通量和平行监测的优点,较传统方法省时、省力、省经费。将人体本身(正气)的基因背景与 HBV(邪气)的基因突变影响结合起来进行研究,能全面地反映慢性乙型肝炎随病程进展中正邪斗争的分子网络相互作用机制,这是慢性乙型肝炎分子证候研究的基本思路。

在动物身上进行实验,实验标本的获取非常方便可行,但在活人体身上进行研究的可行性受到极大地限制。中医证候理论是完全建立在对活人体观察基础上的,动物实验的结果很难直接应用到人体。因而,要直接在活人体进行分子证候的研究,必须解决方法学问题。只有方法学的创新才能为全局性、公益性研究工作奠定基础。HBV 基因突变检测可直接从血清中获取标本,不存在太大的技术问题,关键是要解决从活人体获取何种标本来研究疾病状态下的基因背景。当分子生物学深入到生物的微观世界,不仅打破了生物的种间、属间甚至界间的界限,而且打破了组织器官的界限。基因检测的目的物是 DNA 或 RNA,前者反映基因的存在状态,后者反映基因的表达状态。基因是细胞内 DNA 分子中的一段核苷酸序列,它存在于细胞核和线粒体内,是生物体遗传的物质基础;基因表达合成的酶控制着生物体内的各种化学反应和生化代谢过程;组成人体所有细胞的基因变化有高度的一致性,只要抽血检测血细胞(外周血以白细胞为主)的基因表达谱变化就可从一个侧面了解机体内基因差异表达的状况,而不必对所有或某一特定组织或器官进行检测,因此,用表达谱芯片检测外周血细胞的基因差异表达的状况十分方便、安全、可行。

相对于基因诊断来说,基因芯片技术假阳性率(约 3‰)偏高并不影响其在发病机制研究中的应用,因为通过基因芯片技术所筛选得到的信息只是初步的,还可通过 Northern blot 杂交等下游的分子生物学技术进行证实。为了尽量减少同一证型不同患者之间的个体差异,研究者可将同一证型不同患者标本的 RNA 混合后进行基因芯片("混合基因芯片")检测,可以综合或平衡同一证型不同患者之间基因表达的个体差异。将混合后的 RNA 重复 3 次基因芯片检测,可以极大地减少假阳性的出现。另外将每个个体的芯片结果与"混合基因芯片"结果进行比对,从而将个体(特殊)和整体(一般)情况综合进行分析。

慢性乙型肝炎中医证型转换存在多基因、多途径、多阶段的作用机制,基因芯片技术可以探明差异表达的基因,但对基因网络的作用机制必须借助现代数学知识和计算机技术。基于支持向量机等多数据挖掘和机器学习方法对基因表达谱数据进行分析是具有国际先进和国内领先水平的创新性成果,在解决小样本、多信息、非线性及高维度等方面具有许多特有的优势。

(三)分子证候辨证的前期研究基础

笔者在对慢性乙型肝炎病程进展中证型转换的机制探讨的基础上,进一步根据长期临床观察的结果,发现肝纤维化的发生发展与"瘀血阻络证"的发生发展密切相关。HBV为逃避免疫、药物等压力而发生基因突变是HBV反复或持续复制的重要原因,其基因突变的可能性随慢性乙型肝炎病程进展而呈上升趋势;肝纤维化是慢性肝炎向肝硬化、肝癌发展的重要病理阶段,慢性乙型肝炎患者大多存在不同程度的肝纤维化,但HBV基因突变与肝纤维化的发生发展是否存在某种联系,目前尚不清楚。笔者应用聚合酶链反应-单链构象多肽性分析(PCR-SSCP)银染技术检测HBV前C区基因突变和放射免疫法检测血清肝纤维化标志物,检测103例HBeAg阴性而HBV DNA阳性的慢性乙型肝炎患者的血清,进行前C区基因突变与血清肝纤维化标志物水平的相关性分析。结果发现,HBV前C区基因突变与"瘀血阻络证"(肝纤维化呈进行性加重趋势)密切相关。此外,笔者还发现,HBV基因突变与慢性肝病的虚实证转换密切相关。近年来,笔者采用基因芯片技术同时观察HBV多个位点的突变与慢性乙型肝炎中医证型转换的相关机制,初步实验结果表明:1814、1896点突变与"瘀血阻络证"的发生发展密切相关;1762、1764点突变与"湿热中阻证"的发生发展密切相关;528、552点突变与"肝郁脾虚证"的发生发展密切相关。其他突变与中医证型的转换关系尚需进一步研究。

在慢性乙型肝炎病程进展中,其肝再生过程和神经-内分泌-免疫网络功能存在一定程度的紊乱,笔者通过创建神经-内分泌-免疫网络功能紊乱状态下的肝再生大鼠模型(MSG-大鼠-肝再生模型),对其分子机制进行研究,实验结果发现,MSG-大鼠-肝再生模型的肝再生过程和神经-内分泌-免疫网络功能紊乱的可能机制之一是受损下丘脑导致$TGF-\alpha$、$TGF-\beta_1$及其受体的基因表达紊乱,而左归丸可以通过影响下丘脑和再生肝中的$TGF-\alpha$、$TGF-\beta_1$及其受体的基因表达而对其肝再生和神经-内分泌-免疫网络的功能起调控作用。这提示MSG-大鼠-肝再生模型体内神经-内分泌-免疫网络功能和肝再生紊乱存在基因表达网络调节的分子机制。笔者进一步采用基因芯片技术,开展"左归丸对MSG-大鼠-肝再生模型肝再生影响的基因谱分析"的研究工作,初步实验结果表明,MSG-大鼠-肝再生模型的再生肝的基因表达谱与正常大鼠存在明显不同,左归丸对MSG-大鼠-肝再生模型再生肝的基因表达谱产生了显著影响。

三、HBV前C区基因突变与中医证候的相关性研究

证候是中医学术研究的热点、难点和自今尚未解决的关键问题。证是正邪斗争过程中某一空间、时间上病理状态的综合反应,包括个体性、阶段性、致病因素与机体反应能力的相互作用。中医针对慢性乙型肝炎病程进展的不同阶段所出现的证进行辨证论治,行之有效,体现动态化、个体化特点,但由于缺乏客观化和规范化的辨证论治标准,随意性较大,其疗效亟待提高。本研究采用基因芯片技术检测慢性乙型肝炎患者体内HBV前C区的基因突变,探讨HBV前C区基因突变的规律与中医证候的相关性,为分子证候辨证提供了一定的实验依据,也为进一步研究奠定了坚实的基础。

(一)研究方法

根据临床观察资料探讨慢性乙型肝炎患者中医常见证候(肝肾阴虚证、肝郁脾虚证、瘀血阻络证)与HBV基因突变的相关性,采用HBV前C区突变基因芯片检测HBV的基因突变类型。

1. 研究对象

18~65岁的男性或女性患者。西医确诊为慢性乙型肝炎(符合2000年西安会议修订的诊断标准)。中医辨证为肝肾阴虚证、肝郁脾虚证和瘀血阻络证(参见中国中医药学会肝病专业委员会《病毒性肝炎中医辨证标准》)。

2. 检测方法

HBV前C区突变基因芯片由深圳益生堂生物企业有限公司提供。其主要操作步骤包括样品(慢性乙型肝炎患者血清)处理及PCR扩增反应、芯片杂交和扫描分析。将杂交后晾干的芯片用Gene Pix Personal 4100A基因芯片扫描仪扫描,PMT与激光强度设置分别设定为"650"与"33",激发波长为532 nm;扫描图像用扫描仪自带的图像分析软件或Imagene等专用图像分析软件扫描结果进行定量分析。结果判定:依据HBV前C区突变基因芯片检测结果计算机自动进行结果判定,包括HBV前C区突变基因1896、1899、1862、1764、1762位点检测结果。

(二)研究结果

研究结果发现,慢性乙型肝炎患者中医常见证候(肝肾阴虚证、肝郁脾虚证、瘀血阻络证)与HBV基因突变具有一定相关性。

1. 中医证候与HBV前C区突变率的关系

相同位点的突变率在不同证候之间不同,如1762位点的突变率,瘀血阻络证>肝肾阴虚证>肝郁脾虚证,有显著性差异,$P<0.01$,或$P<0.001$;1764位点的突变率,瘀血阻络证>肝肾阴虚证>肝郁脾虚证,有显著性差异,$P<0.001$;1896位点的突变率,肝肾阴虚证>瘀血阻络证>肝郁脾虚证,有显著性差异,$P<0.001$;1899位点的突变率,瘀血阻络证>肝肾阴虚证>肝郁脾虚证,有显著性差异,$P<0.001$。详见表6-15。

表6-15 慢性乙型肝炎不同证候HBV前C区突变率比较(%)

证型	n	突变位点				
		1899	1896	1862	1764	1762
肝肾阴虚证	34	38.24	67.65	8.82	38.24	32.35
瘀血阻络证	40	50.00★	30.00△	0.00	90.00△★	92.50△★
肝郁脾虚证	143	4.20△	16.78△	0.70	15.38	13.29▲

注:与肝肾阴虚证比较,△$P<0.001$,$\chi^2=33.22$、10.45、36.44、22.01、29.17;与肝肾阴虚证比较,▲$P<0.01$,$\chi^2=7.09$;与肝郁脾虚证比较,★$P<0.001$,$\chi^2=53.80$、80.38、92.35。

2. 中医证候与突变株信号强度的关系

相同位点突变株信号强度在不同证候之间不同:1762位点突变株信号强度趋势为瘀血阻络证>肝肾阴虚证>肝郁脾虚证,三证之间比较,差异显著,$P<0.01$;1764位点突变株信号强度趋势为瘀血阻络证>肝肾阴虚证>肝郁脾虚证,瘀血阻络证与肝郁脾虚证之间比较,差异显著,$P<0.01$;1862位点突变株信号强度趋势为肝肾阴虚证>肝郁脾虚证,两者比较,差异显著,$P<0.01$;1896位点突变株信号强度趋势为肝肾阴虚证>瘀血阻络证>肝郁脾虚证,三证之间比较,显著差异,$P<0.01$;1899位点突变株信号强度趋势为瘀血阻络证>肝肾阴虚证>肝郁脾虚证,三证之间比较,显著差异,$P<0.01$。

不同证候之间在突变位点和信号值强度上存在显著差异:肝肾阴虚证与瘀血阻络证,在1762、1764、1862、1896、1899位点突变株信号强度存在显著差异,$P<0.01$;肝肾阴虚证与肝郁脾虚证,在1762、1862、1896、1899等位点的突变株信号强度存在显著差异,$P<0.01$;瘀血阻络证与肝郁脾虚证,在1762、1764、1896、1899等位点的突变株信号强度存在显著差异,$P<0.01$。详见表6-16。

表 6-16　慢性乙型肝炎不同证候 HBV 不同位点突变株信号强度比较($\bar{X}\pm S$)

突变位点	肝肾阴虚证($n=34$)	瘀血阻络证($n=40$)	肝郁脾虚证($n=143$)
1899	389.6±41.4△	1129.2±71.5▲	43.0±2.9●
1896	2570.2±251.9△	966.7±112.4▲	339.8±13.9●
1862	17.6±3.4△	0.0±0.0	1.4±0.2●
1764	409.2±83.0△	505.0±21.6▲	135.8±8.3●
1762	431.0±88.1△	512.8±23.7▲	123.6±7.2●

注：与瘀血阻络证比较，△$P<0.01$，$t=53.18、36.27、32.78、7.03、5.64$；与肝郁脾虚证比较，▲$P<0.01$，$t=182.43、65.38、166.02、171.12$；与肝肾阴虚证比较，●$P<0.01$，$t=99.99、106.17、57.08、38.93、41.52$。

（三）结果分析

HBV 为逃避免疫、药物等压力而发生基因突变是 HBV 反复或持续复制的重要原因，其基因突变的可能性随慢性乙型肝炎病程进展而呈上升趋势。笔者早先应用 PCR-SSCP 银染技术检测 HBV 前 C 区基因突变和放射免疫法检测血清肝纤维化标志物(血清透明质酸(HA)和血清Ⅲ型前胶原肽(PCⅢ))，进行 HBV 前 C 区基因突变与血清肝纤维化标志物水平的相关性分析。结果发现，HBV 前 C 区基因突变检出率与血清肝纤维化标志物水平呈正相关，提示 HBV 前 C 区基因突变逃避宿主免疫的清除，HBV 持续复制并诱导肝脏炎症活动和肝损害，从而使肝纤维化程度呈加重趋势。

中医学认为，疾病的发生发展过程就是正邪斗争的过程，在慢性乙型肝炎病程进展中，邪气以 HBV 为主，HBV 的基因突变有可能影响中医证候的转换，因致病因素的改变(HBV 基因突变)，机体的反应性亦随之发生变化，正邪之间相互作用状态影响着中医证候的转换。为了探讨慢性乙型肝炎病程进展中证候转换与 HBV 基因突变的关系，本实验采用基因芯片技术检测 HBV 前 C 区基因突变与慢性乙型肝炎中医证候的相关性。结果发现：相同位点的突变率在不同证候之间不同，如 1762、1764 位点的突变率，瘀血阻络证较高(92.50%，90.00%)；1862、1896 位点的突变率，肝肾阴虚证最高(8.82%，67.65%)；1762、1899 位点的突变率，肝郁脾虚证最低(13.29%，4.2%)，有显著性差异，$P<0.001$。相同位点突变株信号强度在不同证候之间不同，不同证候之间在突变位点和信号值强度上存在显著差异，如肝肾阴虚证与瘀血阻络证，在 1762、1764、1862、1896、1899 位点突变株信号强度存在显著差异，$P<0.01$；肝肾阴虚证与肝郁脾虚证，在 1762、1862、1896、1899 等位点的突变株信号强度存在显著差异，$P<0.01$；瘀血阻络证与肝郁脾虚证，在 1762、1764、1896、1899 等位点的突变株信号强度存在显著差异，$P<0.01$。

这些 HBV 基因突变与中医证候的相互关系及其变化规律，为慢性乙型肝炎中医证候的微观辨证和为进一步观察中医药抑制 HBV 突变株复制提供了可靠的实验指标，具有一定科学意义和临床运用价值，有必要进行更加深入的研究。

四、慢性乙型肝炎肝肾阴虚证 HBV 基因变异位点的分布规律

临床流行病学调查资料显示，肝肾阴虚证是慢性肝病患者常见证候之一，提示慢性肝病(主要见于慢性乙型肝炎)进入中、晚期形成肝硬化或肝癌，中医辨病为积聚、臌胀、胁痛、黄疸等病证时，肝肾阴虚证的出现频率显著增高。HBV 为逃避免疫、药物等压力而发生基因突变是 HBV 反复或持续复制的重要原因，其基因突变的可能性随慢性乙型肝炎病程进展而呈上升趋势。采用基因芯片技术检测 HBV 基因突变，初步探讨慢性乙型肝炎肝肾阴虚证的 HBV 基因突变的分布规律。

(一) 实验方法

1. 研究对象

18~68岁的患者,共102例,其中男性63例,女性39例。西医确诊为慢性乙型肝炎(符合2000年西安会议修订的诊断标准)。中医辨证为肝肾阴虚证(参见中国中医药学会肝病专业委员会《病毒性肝炎中医辨证标准》),临床表现如下:右胁隐痛,腰膝酸软,四肢拘急,筋惕肉瞤,头晕目眩,耳鸣如蝉,两目干涩,口燥咽干,失眠多梦,潮热或五心烦热,形体消瘦,面色黧黑,毛发不荣,牙龈出血,鼻衄,男子遗精,女子经少闭经,舌体瘦,舌质红,少津,有裂纹,花剥苔或少苔,或光红无苔,脉细数无力。

主证:①头晕目涩;②腰膝酸软;③舌红少津。

次证:①五心烦热;②少寐多梦;③胁肋隐痛,遇劳加重;④脉细数。

辨证要求:具备主证①、②、③者,即属本证;具备主证三项中的任何两项及次证四项中的任何两项者,即属本证;具备主证三项中的任何一项及次证四项中的任何三项者,即属本证;具备次证①、②、③、④者,即属本证。

2. 检测方法

HBV前C区突变基因芯片由深圳益生堂生物企业有限公司提供。主要操作步骤包括:样品(慢性乙型肝炎患者血清)处理及PCR扩增反应、芯片杂交和扫描分析。将杂交后晾干的芯片用Gene Pix Personal 4100A基因芯片扫描仪扫描,PMT与激光强度设置分别设定为"650"与"33",激发波长为532 nm;扫描图像用扫描仪自带的图像分析软件或Imagene等专用图像分析软件扫描结果进行定量分析。结果判定:依据HBV前C区突变基因芯片检测结果计算机自动进行结果判定,包括HBV前C区突变基因1896、1899、1862、1764、1762位点检测结果。

(二) 实验结果

1. 肝肾阴虚证与HBV前C区不同位点的突变率

慢性乙型肝炎肝肾阴虚证患者的HBV前C区突变可见于多个位点,但不同位点的突变率有所不同,其不同位点的突变率从高到低的排列顺序:1896位点(31.37%)>1764位点(25.49%)>1762位点(24.51%)>1899位点(12.75%)>1862位点(5.88%)。1762、1764、1896三个位点比较,差异不显著,$P>0.05$;1896位点与1862、1899位点比较,差异显著$P<0.01$。详见表6-17。

表6-17 慢性乙型肝炎不同证候型HBV前C区突变率比较($n=102$)

HBV基因突变位点	1762	1764	1862	1896	1899
肝肾阴虚证	25/102 (24.51%)	26/102 (25.49%)	6/102 (5.88%)	32/102▲ (31.37%)	13/102 (12.75%)

注:与1862、1899位点比较,▲$P<0.01$。

2. 肝肾阴虚证与野生株、突变株信号值的关系

1762、1764、1896的突变株信号值高于野生株信号值,差异显著,$P<0.01$;1862和1899位点野生株信号值高于突变株信号值,差异显著,$P<0.01$。突变株信号从高到低排列顺序:1896位点>1899位点>1762位点>1764位点。1896和1899位点分别与1762、1764、1862等位点比较,差异显著,$P<0.01$。详见表6-18。

表6-18 慢性乙型肝炎肝肾阴虚证HBV不同位点野生株、突变株信号值比较($\bar{X}\pm S$)

基因位点	1762	1764	1862	1896	1899
野生株信号值	432.7±34.5	543.1±85.6	486.8±212	1217.3±101.6	1465.2±128.5
突变株信号值	986.9±68.7★	936.2±76.5★	20.1±18.5★	2389.1±224.3★△	1243.2±109.4★△

注:与野生株比较,★$P<0.01$;与1762、1764、1862等位点比较,△$P<0.01$。

(三)结果分析

基因突变是生物进化的原始动力,HBV 在宿主体内感染的过程中会发生自然突变,在宿主体内免疫系统的压力下及在人为的治疗干预过程中进行突变的优势选择,以达到逃逸免疫,对抗药物作用,实现物种生存的目的。突变的不断积累也使 HBV 的基因组核苷酸序列产生了较大的变化。

1996 年,Moriyema 等发现 HBV1762/1764 突变可直接改变前 C/C 基因启动子的活性,与野生株相比,1762/1764 突变使前 C 转录子活性下降 1/32~1/16,HBeAg 表达水平下降到 1/5~1/3,同时可使 C 转录子活性增加 4 倍,HBcAg 表达量增加 2.4 倍,从而使突变株的复制更加有效。有学者认为,1762/1764 双点突变与慢性乙型肝炎密切相关,且该毒株在 HBeAg 阴性组中的分布率高于 HBeAg 阳性组。也有文献报道 1762/1764 双位点突变与严重肝病的进展有关。丁红芳等采用基因芯片技术研究 HCC 患者 HBV 基因型与基本核心启动子(BCP)基因区 A1762T/G1764A 双位点突变(BCP 区双突变)之间的关系,探讨 HCC 的发病机制。结果发现,HCC 的发生与 BCP 区 A1762T/G1764A 双位点突变相关,多发生在 HBV C 基因型的患者。其可能机制如下:①HBV DNA BCP 区第 1762 位核苷酸 A→T、第 1764 位核苷酸 G→A 的位点突变减少了 C 区 mRNA 的转录,从而降低了 HBeAg 的合成,但可增加前 C 区组 mRNA 的转录,增加 HBV 的复制。②HBeAg 的表达减少也可能引起 HBV 的免疫逃逸,从而使 HBV 在体内长期持续复制,引起 HCC 的发生。③由于 BCP 区定位于 1744~1851 nt,X 基因区位于 1374~1818 nt,两者有大部分重叠,因此有学者认为肝癌发生可能是由于 A1762T/G1764A 双位点突变对 HBeAg 表达抑制的同时也改变了 X 蛋白的氨基酸序列。

前 C 区 T1862 位碱基由 G 变为 T 使前 C 区基因第 17 位密码子由缬氨酸变为苯丙氨酸,由于缬氨酸位于信号酶切位点的-3 位,而信号酶裂解此位点的必要条件是-3 位不能是芳香族氨基酸,因此 T1862 位突变使前 C/C 区编码 HBeAg 前体不能被信号酶裂解,致使 HBeAg 前体在肝细胞内蓄积,而血清中 HBeAg 为阴性。在林裕龙等的研究中发现,T1862 位突变与乙型肝炎的重症化明显相关。

Sato 等对重症肝炎患者研究发现,前 C 区 A1896 突变株检出率在日本高达 80%。侯金林等对我国几个地区重型肝炎患者进行研究发现,前 C 区 A1896 突变株检出率为 64%,与日本报道相似。但也有许多研究显示,A1896 突变株不仅出现在暴发型肝炎和重症肝炎患者中,在许多慢性肝病及无症状携带者中也可检测到。因此,HBV 其他位点的突变或者患者免疫反应的个体差异在决定病情轻重程度方面可能也起到了非常重要的作用。

1899 位突变常和上述两种前 C 区突变同时存在而不是单独出现,A1896 位点与 A1899 位点突变同时存在时,会形成一个短序列 TAGGA,该突变能增强核糖体的结合,使核壳蛋白转译活跃,HBV 具有高度复制水平和传染性,A1896 位点与 A1899 位点联合突变更具有选择优势。

笔者早先应用 PCR-SSCP 银染技术检测 HBV 前 C 区基因突变和放射免疫法检测血清肝纤维化标志物(血清透明质酸(HA)和血清Ⅲ型前胶原肽(PCⅢ)),进行前 C 区基因突变与血清肝纤维化标志物水平的相关性分析。结果发现,HBV 前 C 区基因突变检出率与血清肝纤维化标志物水平呈正相关,提示 HBV 前 C 区基因突变逃避宿主免疫的清除,HBV 持续复制并诱导肝脏炎症活动和肝损害,从而使肝纤维化程度呈加重趋势。

近几年来,笔者采用基因芯片技术检测 HBV 基因突变,结果发现,慢性乙型肝炎患者 HBV 前 C 区基因突变与中医证候密切相关。其中,初步发现肝肾阴虚证在不同位点的突变率不同。本次进一步扩大样本研究,结果表明,慢性乙型肝炎肝肾阴虚证患者的 HBV 前 C 区突变可见于多个位点,主要分布规律与前期结果接近,其中1896位点基因突变率为31.37%,1764位点基因突变率为25.49%,1762位点基因突变率为24.51%,1899位点基因突变率为12.75%,且1762、1764、1896位点的突变株信号值高于野生株信号值,揭示了慢性乙型肝炎肝肾阴虚证患者的HBV基因突变点的分布规律,有利于进一步探讨采用中医药抑制HBV基因突变株复制的方法。

五、清热利湿法对慢性乙型肝炎患者HBV基因突变株复制及其相关证候的影响

慢性乙型肝炎在其病程进展中在多种因素综合作用下会出现重症化的严重后果。近年来研究发现,HBV基因突变是其重要原因之一。我们前期的研究结果表明,慢性乙型肝炎的中医证型转换与HBV基因突变存在一定相关性。但中医药治疗在改善临床证候的同时,是否影响HBV基因突变,尚无实验依据。本研究采用基因芯片技术定量检测慢性乙型肝炎肝胆湿热/湿热中阻证患者治疗前后HBV前C区基因突变,探讨清热利湿法对慢性乙型肝炎HBV基因突变株复制的影响,为慢性乙型肝炎患者分子证候辨证提供了实验依据。

(一)实验方法

根据临床观察资料主要分析清热利湿法对慢性乙型肝炎患者HBV基因突变株复制(采用HBV前C区突变基因芯片检测)及其相关证候的影响。

1. 研究对象

18~65岁32例慢性乙型肝炎患者均为湖北省中医院住院患者,其中男性27例,女性5例,年龄(43.31±11.15)岁。辨病符合西医慢性病毒型肝炎诊断标准,32例均为HBV感染,其中9例合并HEV感染,中度慢性肝炎9例,重度慢性肝炎10例,慢性重型肝炎13例。肝胆湿热或湿热中阻证辨证标准参见中国中医药学会肝病专业委员会《病毒性肝炎中医辨证标准》,主要临床表现如下:身目发黄,发热,倦怠乏力,口苦,胁肋胀痛,或胁下痞块,纳呆呕恶,厌食油腻,尿黄,舌质红,苔黄腻,脉滑数。在常规西医综合治疗(不采用IFN、核苷类等抗病毒药)的同时均给予中药清热利湿治疗,主要方药包括茵陈、大黄、栀子、丹参、泽兰、车前草、金钱草、白茅根、叩仁、薏苡仁、银花、连翘、黄芩、白术、茯苓、枳实等。收集患者治疗前后(治疗3~4个月)的血清标本,采用基因芯片定量检测HBV基因突变。

2. 检测方法

HBV前C区突变基因芯片由深圳益生堂生物企业有限公司提供。主要操作步骤包括:样品(慢性乙型肝炎患者血清)处理及PCR扩增反应,芯片杂交和扫描分析。将杂交后晾干的芯片用Gene Pix Personal 4100A基因芯片扫描仪扫描,PMT与激光强度设置分别设定为"650"与"33",激发波长为532 nm;扫描图像用扫描仪自带的图像分析软件或Imagene等专用图像分析软件扫描结果进行定量分析。结果判定:依据HBV前C区突变基因芯片检测结果计算机自动进行结果判定,包括HBV前C区突变基因1896、1899、1764、1762位点检测结果。

(二)实验结果

实验结果发现,清利湿热法在改善肝胆湿热/湿热中阻证的同时,对慢性乙型肝炎患者HBV基因突变株的复制具有一定抑制作用。

1. 治疗前后HBV前C区不同位点突变率的变化规律

治疗前后的HBV前C区1762、1764、1896位点突变率明显高于1899位点突变率,差异具有显著性($P<0.01$);治疗后各位点突变率下降,其中治疗组1764、1896位点突变率显著下降($P<0.05$)。详见表6-19。

表 6-19 治疗前后 HBV 前 C 区不同位点突变率比较

组别	n	不同位点突变率/(%)			
		1762	1764	1896	1899
治疗前	32	81.25	87.5	68.75	21.875
治疗后	32	59.375	62.5△	40.625△	9.375

注：与治疗前比较，△$P<0.05$。

2. 治疗前后不同位点突变株信号强度变化规律

治疗前不同位点突变株信号强度 1896 位点＞1764 位点＞1762 位点＞1899 位点，差异显著($P<0.05$)；治疗后 1762、1764、1896 位点突变株信号强度下降，其中 1896 位点信号强度显著下降($P<0.05$)。详见表 6-20。

表 6-20 治疗前后 HBV 前 C 区不同位点突变株信号强度比较($\bar{X}\pm S$)

组别	不同位点突变株信号强度			
	1762	1764	1896	1899
治疗前	1613.42±776.82	1702.67±1026.85	2186.87±1019.84	982.80±363.37
治疗后	1207.13±645.82	1367.82±730.45	1548.75±690.15△	981.00±226.27

注：与治疗前比较，△$P<0.05$。

（三）结果分析

慢性乙型肝炎病变持续和加重可由于病毒和宿主两方面的多种因素引起，而两者相互作用形成的病毒突变和免疫清除低效可能是其主要机制。免疫逃逸的突变毒株使感染长期持续、病变经久活动。目前，不少学者对 HBV DNA 前 C 区基因突变及其临床意义进行了研究，多数学者报道前 C 区基因突变可加重肝脏病理损害，导致暴发性肝炎、肝癌。1990 年 Omata 等报道，重型肝炎血清中 HBV 前 C 区存在突变位点，尤其 1896 位点上 G→A 的突变产生 HBeAg，形成终止密码与重型肝炎发生有关。许多研究证实，HBV 基因组前 C 区末端 1896 位点发生的 G→A 点突变，产生 HBeAg，形成终止密码，导致患者血中无 HBeAg 存在。这部分患者病情并不稳定，其中一部分病情加重、恶化。推测该点突变使 HBeAg 缺乏而干扰宿主的免疫系统，导致严重肝损伤。BCP 区是 HBV 前 C 区 mRNA 转录的重要元件，BCP 区的 T1762 和 A1764 双位点联合突变能通过影响 HBV 前 C 区基因 mRNA 转录进而影响 HBeAg 的表达水平，甚至导致 HBeAg 阴性。在 Hiroshi 等的研究中发现双突变导致 HBV DNA 水平升高并与重症慢性肝炎和肝硬化明显相关。最近 Zhong 等又发现双突变在原发性肝癌中的发生率明显高于无症状感染者。

近年来，笔者采用基因芯片技术观察 HBV 多个位点的突变，探讨其与慢性乙型肝炎中医证型转换的相关机制。初步研究结果表明，HBV 不同位点的基因突变与中医证型（包括肝胆湿热/湿热中阻证）转换密切相关。肝胆湿热/湿热中阻证常见于慢性肝炎（中、重度）或重症肝炎患者，治以清热利湿法，在肝胆湿热/湿热中阻证得到显著改善的同时，HBV 某些位点突变株的复制程度有显著下降，提示清热利湿法对慢性乙型肝炎患者 HBV 突变株的复制有一定抑制作用，其作用机制尚待进一步研究。

六、"补肾生髓成肝"对 HBV 前 C 区基因突变及肝肾精虚兼夹证的影响

目前，采用核苷类抗病毒药治疗慢性乙型肝炎是主要有效手段，但长期应用出现"耐药"是面临的临床难题。出现"耐药"的主要原因是核苷类抗病毒药诱导的 HBV 基因突变。有报道采用拉米夫定治疗 6 个月以上即可以发生 HBV 基因突变。治疗 1 年中，HBV 基因突变的发

生率为10%～25%,且随着治疗时间的延长,突变率升高。笔者的临床研究结果表明,"补肾生髓成肝"指导慢性乙型肝炎的辨证论治能在一定程度上提高临床疗效。但中医药治疗在改善临床证候的同时,是否影响HBV基因突变,尚无临床证据。本研究采用基因芯片技术定量检测HBV前C区基因突变,对比观察体现"补肾生髓成肝"治疗法则的"地五养肝方""抗毒软坚方"辨证加减治疗与拉米夫定治疗后对HBV前C区基因突变的影响,探讨"补肾生髓成肝"对慢性乙型肝炎HBV前C区基因突变的影响,为"补肾生髓成肝"指导治疗慢性乙型肝炎提供了实验依据和临床证据。

（一）实验方法

根据临床观察资料,采用基因芯片技术定量检测HBV前C区基因突变,对比观察"地五养肝方""抗毒软坚方"辨证加减治疗与拉米夫定治疗后对HBV前C区基因突变的影响。

1. 研究对象

151例慢性乙型肝炎患者来源于湖北省中医院门诊,诊断符合1995年第五次全国传染病与寄生虫病学术会议制订的《病毒性肝炎防治方案(试行)》,其中治疗组83例,对照组68例。治疗组平均年龄46.5岁,其中男性49例(占59.04%),女性34例(占40.96%);对照组平均年龄43.3岁,其中男性42例(占61.76%),女性26例(占38.24%);治疗组平均病程为24.3年;对照组平均病程为22.5年,两组相比,统计学上无显著性差异,$P>0.05$。

2. 治疗方法

治疗组患者采用体现"补肾生髓成肝"治疗法则的"地五养肝方""抗毒软坚方"辨证加减治疗,疗程为3～12个月。对照组采用口服拉米夫定0.1 mg/d治疗,疗程为1年以上。

3. 检测方法

收集经上述治疗的慢性乙型肝炎患者血清,采用的HBV前C区突变基因芯片由深圳益生堂生物企业有限公司提供。主要操作步骤包括样品(慢性乙型肝炎患者血清)处理及PCR扩增反应、芯片杂交和扫描分析。将杂交后晾干的芯片用Gene Pix Personal 4100A基因芯片扫描仪扫描,PMT与激光强度设置分别设定为"650"与"33",激发波长为532 nm;扫描图像用扫描仪自带的图像分析软件或Imagene等专用图像分析软件扫描结果进行定量分析。结果判定:依据HBV前C区突变基因芯片检测结果计算机自动进行结果判定,包括HBV前C区突变基因1764、1762、1896、1899位点检测结果。

（二）研究结果

研究结果发现,"地五养肝方"辨证加减治疗慢性乙型肝炎相对于采用拉米夫定治疗慢性乙型肝炎对HBV前C区基因突变影响较小,可在一定程度上降低因HBV基因突变导致的临床风险。

治疗后1年治疗组的HBV前C区1762、1764、1896、1899位点突变率(2.56%、3.85%、5.13%、6.41%)明显低于对照组(6.06%、9.09%、12.12%、13.64%),经统计学处理,差异显著,$P<0.05$。见表6-21。

表6-21 治疗后1年HBV前C区不同位点突变率比较

组别	n	不同位点突变率/(%)			
		1762	1764	1896	1899
治疗组	83	2.56△	3.85△	5.13△	6.41△
对照组	68	6.06	9.09	12.12	13.64

注:与对照组比较,△$P<0.05$。

（三）结果分析

核苷类抗病毒疗法是目前治疗慢性乙型肝炎(chronic hepatitis B,CHB)的一个主要措施,拉米夫定是最早在临床应用的核苷类抗病毒药物,它通过抑制 DNA 聚合酶从而抑制 HBV 的复制。但拉米夫定长期使用会出现很高的耐药率,诱导 HBV DNA 产生 YMDD 突变,出现突变耐药后会出现肝功能恶化,HBV DNA 反跳、病情加重。本研究结果显示,拉米夫定除诱导 YMDD 耐药突变外,与 HBV 前 C 区突变亦有一定关系,治疗 1 年以上的 CHB 患者 HBV 前 C 区 1762、1764、1896、1899 位点突变率分别为 2.56%、3.85%、5.13%、6.41%。采用病证结合的中西医结合治疗模式降低 HBV 基因突变导致的临床风险是值得探索的治疗策略。我们前期采用基因芯片技术观察 HBV 多个位点的突变,探讨其与慢性乙型肝炎中医证型转换的相关机制。结果发现,HBV 不同位点的基因突变与中医证型转换密切相关。我们前期采用清热利湿法治疗慢性乙型肝炎肝胆湿热/湿热中阻证患者,结果发现,治疗前的 HBV 前 C 区 1762、1764、1896 位点突变率明显高于 1899 位点突变率,差异具有显著性($P<0.01$);治疗后各位点突变率下降,其中治疗组 1762、1764、1896 位点突变率显著下降($P<0.05$)。本临床观察研究发现,"补肾生髓成肝"辨证加减治疗组 HBV 前 C 区 1762、1764、1896、1899 位点突变率显著低于拉米夫定对照组,均具有统计学意义($P<0.05$)。上述结果提示采用体现"补肾生髓成肝"治疗法则的"地五养肝方""抗毒软坚方"辨证加减治疗慢性乙型肝炎相对于采用拉米夫定治疗慢性乙型肝炎对 HBV 前 C 区基因突变影响较小,可在一定程度上降低因 HBV 基因突变导致的临床风险。

七、慢性乙型肝炎患者主要证候的基因表达谱

慢性乙型肝炎中医证型的转换不仅与 HBV 的突变类型相关,更重要的是取决于机体内在的基因表型,揭示 HBV 与机体相互作用而导致中医证型转换的分子机制是病(慢性乙型肝炎)证("湿热中阻证""肝郁脾虚证""脾肾阳虚证""肝肾阴虚证""瘀血阻络证")相关的理论基础。近年来,基因芯片技术的成熟为这一研究提供了有力的工具。基因芯片技术是将大量的靶基因片段有序地、高密度地固定在玻璃、硅等载体上的一项技术。基因表达谱芯片是目前应用得最广泛的基因芯片,是指将成千上万个基因特异的探针或其 cDNA 片段固定在一块基因芯片上,对来源于不同个体、不同组织、不同细胞周期、不同发育阶段、不同分化阶段、不同病变、不同刺激(包括不同诱导、不同治疗手段)下的细胞内的 mRNA 或反转录产物 cDNA 进行检测从而大规模对这些基因表达的个体特异性、组织特异性、发育阶段特异性、分化阶段特异性、病变特异性、刺激(包括对治疗的反映)特异性进行综合的分析和判断。

(一) 入选病例

1. 纳入标准

参照西医慢性乙型肝炎诊断标准和中医辨证分型标准制订纳入标准。

(1) 18~65 岁的男性或女性患者。

(2) 西医确诊为慢性乙型肝炎。

(3) 中医辨证证型为湿热中阻证、肝肾阴虚证、肝郁脾虚证和瘀血阻络证。

(4) 育龄期妇女必须采取有效的避孕措施。

2. 排除标准

排除影响研究结果的重要因素。

(1) 18 岁以下或 65 岁以上者。

(2) 中医辨证不属于湿热中阻证、肝肾阴虚证、肝郁脾虚证和瘀血阻络证。

(3) 西医诊断为急性乙型肝炎。

(4) 西医诊断为瘀胆型肝炎。

(5) 同时存在其他肝炎病毒感染者。

(6) 药物中毒、酒精中毒、自身免疫等因素所致肝炎。

(7) 合并有心、肾、肺、内分泌、血液、代谢及胃肠道严重发病者或精神病患者。

(8) 孕妇或哺乳期妇女。

(9) 应用雌激素避孕者。

3. 中医辨证标准

参见中国中医药学会肝病专业委员会《病毒性肝炎中医辨证标准》。

(1) 湿热中阻证：临床表现为胁胀脘闷，恶心厌油，纳呆，身目发黄而色泽鲜明，尿黄，口黏口苦，大便黏滞秽臭或先干后溏，口渴欲饮或饮而不多，肢体困重，倦怠乏力，舌苔黄腻，脉象弦数或弦滑数。

主证：①身目发黄，色泽鲜明；②苔黄腻。

次证：①恶心厌油，纳呆；②胁胀脘闷；③尿黄。

具备主证①、②者，即属本证；具备主证②及次证三项中任何两项者，即属本证；具备主证①及次证①、②者，即属本证。

(2) 瘀血阻络证：临床表现为面色晦暗，或见赤缕红丝，两胁刺痛，肝脾肿大，质地较硬，蜘蛛痣，肝掌，女子行经腹痛，经水色暗红有块，舌质暗，或有瘀斑、瘀点，脉沉细涩。

主证：①面色晦暗或见赤缕红丝；②肝脾肿大，质地较硬。

次证：①舌质暗，或有瘀斑；②肝掌，蜘蛛痣；③两胁刺痛；④女子行经腹痛，经水色暗红有块。

具有主证①、②者，即属本证；具有主证及次证一项者，即属本证；具备次证①、②、③项者，即属本证；女子具备次证①、②、③项中的两项及第④项者，即属本证。

(3) 肝肾阴虚证：临床表现为右胁隐痛，腰膝酸软，四肢拘急，筋惕肉瞤，头晕目眩，耳鸣如蝉，两目干涩，口燥咽干，失眠多梦，潮热或五心烦热，形体消瘦，面色黧黑，毛发不荣，牙龈出血，鼻衄，男子遗精，女子经少闭经，舌体瘦，舌质红，少津，有裂纹，花剥苔或少苔，或光红无苔，脉细数无力。

主证：①头晕目涩；②腰膝酸软；③舌红少津。

次证：①五心烦热；②少寐多梦；③胁肋隐痛，遇劳加重；④脉细数。

具备主证①、②、③者，即属本证；具备主证三项中的任何两项及次证四项中的任何两项者，即属本证；具备主证三项中的任何一项及次证四项中的任何三项者，即属本证；具备次证①②③④者，即属本证。

(4) 肝郁脾虚证：临床表现为胁肋胀满疼痛，胸闷太息，精神抑郁，性情急躁，纳食减少，口淡乏味，脘痞腹胀，午后为甚，少气懒言，四肢倦怠，面色萎黄，大便溏泄或食谷不化，每因进食生冷油腻及不易消化的食物而加重，舌质淡有齿痕，苔白，脉沉弦。

主证：①胁肋胀痛；②腹胀便溏。

次证：①抑郁烦闷；②身倦乏力；③舌质淡有齿痕。

具备主证①②者，即属本证；具备主证①及次证②③者，即属本证；具备主证②及次证①者，即属本证。

入选病例治疗前抽取静脉血，分离白细胞检测基因表达谱如下：18464 号芯片，湿热中阻证患者与正常人比较；18465 号芯片，肝肾阴虚证患者与正常人比较；18466 号芯片，瘀血阻络证患者与正常人比较；18467 号芯片，肝肾阴虚证患者与湿热中阻证患者比较；18468 号芯片，瘀血阻络证患者与湿热中阻证患者比较。血清采用基因芯片技术检测 HBV 前 C 区基因突变。

（二）人白细胞表达谱芯片实验和数据分析

1. 实验材料

产品目录号为 SBC-R-HC-100-20。产品由人 14K 基因表达谱 cDNA 芯片（V2.0）/杂交缓冲液/基因信息光盘组成。芯片信息：人 14K 基因表达谱 cDNA 芯片（V2.0）含有 10 个阳性对照和 6 个阴性对照，所点基因有 13824 个，包含 11203 个 Unigene，其中已知基因 8568 个，EST

2635个,覆盖范围广,主要包括有关细胞分化、细胞信号转导、细胞结构、细胞成分、基因和蛋白质表达、代谢、假基因等已知功能或者与疾病相关的人类基因。为了保证基因克隆的准确性,点制之前所有基因都需经过严格的测序验证。

该芯片具有高通量(需要样品量小,得到的基因表达的信息量大,人14K基因表达谱cDNA芯片(V2.0)含有多达14000个不同的cDNA)、高准确性(基因的相关信息完整,Unigene号以及染色体定位等基因的信息准确,每个克隆都经过反复测序验证。每张芯片包括16个质控标准,包括6个阴性对照和10个阳性对照,每个重复48次,保证结果的可靠性)、高阳性率(人14K基因表达谱cDNA芯片(V2.0)的分析结果的阳性率为40%~70%,显著高于其他同类芯片产品)等特点。

2. 白细胞的分离

主要实验步骤如下。

(1) 在已加入抗凝剂的新鲜全血中加入等体积PBS(1×),充分混匀。

(2) 缓慢转入另一已加入淋巴细胞分离液的离心管中,并使上述混合液处于淋巴细胞分离液液面之上(即两种液体不要混合,保留清晰的界面),3000g离心30 min。

(3) 用移液枪小心分离出白细胞层;用PBS(1×)清洗白细胞,离心回收白细胞,弃去上清。

(4) 加入白细胞20倍体积的RNA Happy或TRIzol试剂,用一次性注射器反复抽打细胞直至看不见成团的细胞块,使之充分溶解并形成清亮不黏稠的液体。

(5) 转移到Eppendorf管中,盖好盖,放入小的塑料袋中,立即放入-80 ℃冰箱中保存待测。

3. 总RNA抽提

采用TRIzol法抽提总RNA,主要实验步骤如下。

(1) 每$2×10^7$细胞加入1 mL TRIzol试剂,在旋涡振荡器上混匀。

(2) 加入约1/5体积的氯仿,上下颠倒充分混匀1 min左右,室温下静置5 min。

(3) 4 ℃,12000 r/min离心15 min后小心取出上清,将上清转入新的1.5 mL离心管,加入等体积的异丙醇,轻轻颠倒混匀,室温静置5 min。

(4) 4 ℃,12000 r/min离心10 min后,去上清,向沉淀中加入2/5体积的70%乙醇,4 ℃,12000 r/min离心洗涤沉淀15 min。

(5) 去上清,沉淀室温晾干后加入适量无RNase的水充分溶解沉淀,测定A_{260}和A_{280}。

4. RNA的线性放大

抽提细胞RNA后由于量太少,无法用琼脂糖检测,通过测量A预估质量的好坏。主要实验步骤如下。

(1) cDNA第一链合成:从-70 ℃冰箱中取出RNA,在室温下解冻,然后在0.2 mL PCR管中配制反应溶液,加入下列成分:

总RNA	X g
T7-Oligo dT 引物	1 g

用RNase Free H_2O补足到10 μL,70 ℃预变性10 min,变性反应结束后在PCR管中配制cDNA第一链反转录合成反应体系。

5×first-strand buffer*	4.0 μL
0.1 mol/L DTT	2.0 μL
10 mmol/L dNTP mix	1.0 μL
RNA抑制剂	1.0 μL
Superscript Ⅱ (200 U/μL)	2.0 μL
total volume	20 μL

混合后离心,42 ℃保温 2 h,70 ℃变性 5 min,冰上放置。

(2) cDNA 的第二链合成:将第一链产物转入 1.5 mL 离心管中,在冰上将下列成分加入第一链产物中。

cDNA 第一链产物	20 μL
5×second-strand buffer*	30 μL
10 mmol/L dNTP mix	3 μL
DNA polymerase I(10 U/μL)	4 μL
RNase H(10 U/μL)	0.2 μL
T4 DNA ligase(5 U/μL)	2 μL
RNase Free H_2O	90.8 μL
total volume	150 μL

16 ℃保温 2 h 后 T4 DNA polymerase(5 U/μL),16 ℃水浴 15 min,70 ℃终止反应 10 min。加入 1 μL 2.5 mol/L NaOH,37 ℃ 10 min,加入 0.2 μL 浓 HCl 调节 pH 值至 7.5 以下。

(3) 双链 cDNA 的纯化:采用 PLG 柱纯化,具体操作参照相关手册。

(4) 体外转录(IVT):在 0.5 mL PCR 管中依次加入下列成分。

cDNA	≤26 μL
10×T7 reaction buffer*(室温)	4.0 μL
0.1 mol/L DTT	4.0 μL
100 mmol/L NTP mix	1.0 μL
RNA 抑制剂	1.0 μL
T7 RNA polymerase(20 U/μL)	4.0 μL
RNase Free H_2O	X μL
total volume	40 μL

37 ℃ 6 h 以上(或过夜),采用 2 μL DNase I(5 U/μL)处理,37 ℃ 30 min。

(5) cRNA 纯化:采用 QIAGEN RNeasy® Kit 纯化 cRNA,详细操作原理和方法见 RNeasy Mini Protocol。纯化后测定 A_{260}、A_{280} 及定量。

(6) 第二轮扩增:如果起始 RNA 量小于 1 μg。一般需要进行第二轮扩增。

cRNA	10 μL
Hexamers(1 g/μL)	1 μL

共 11 μL,70 ℃预变性 10 min,冰上放置。在冰上配制下列母液:

Target	11 μL
5×first-strand buffer*	4.0 μL
0.1 mol/L DTT	2.0 μL
10 mmol/L dNTP mix	1.0 μL
RNA 抑制剂(40 U/L)	0.5 μL
Superscript Ⅱ (200 U/L)	1.5 μL
total volume	20 μL

混合后离心,37 ℃保温 2 h,70 ℃变性 10 min,加入 2U RNase H 后,37 ℃反应 30 min,冰上放置。

(7) cDNA 的第二链合成：将第一链产物于 95 ℃反应 2 min，加入 T7-Oligo dT 引物 1 μg 后，70 ℃ 10 min，42 ℃ 10 min 冰上放置。将下列成分加入第一链产物中。

cDNA 第一链产物	21.2 μL
5×second-strand buffer*	10 μL
10 mmol/L dNTP mix	3 μL
DNA polymerase Ⅰ (10 U/μL)	2 μL
RNase H(10 U/μL)	0.2 μL
RNase Free H_2O	13.6 μL
total volume	50 μL

16 ℃保温 2 h 后补加 10 U 的 T4 DNA polymerase (5 U/μL)，16 ℃水浴 10 min，65 ℃酶灭活 10 min。采用 PCR purification Kit 纯化双链 cDNA。

(8) 体外转录（IVT）：在 0.5 mL PCR 管中依次加入下列成分。

cDNA	≤26 μL
10×T7 reaction buffer*（室温）	4.0 μL
0.1 mol/L DTT	4.0 μL
100 mmol/L NTP mix	1.0 μL
RNA 抑制剂	1.0 μL
T7 RNA polymerase(20 U/μL)	4.0 μL
RNase Free H_2O	X μL
total volume	40 μL

37 ℃ 6 h 以上（或过夜），采用 2 μL DNase I(5 U/μL)处理，37 ℃ 30 min。

(9) cRNA 纯化：采用 QIAGEN RNeasy®Kit 纯化 cRNA，详细操作原理和方法见 RNeasy Mini Protocol。纯化后测定 A_{260}、A_{280} 及定量。

5. 荧光探针的制备

采取反转 cDNA 第一链标记。

(1) 从 -70 ℃冰箱中取出经过放大好的 cRNA，在室温下解冻，然后在 0.2 mL PCR 管中配制反应溶液。

cRNA	3~5 μg
Hexamers(1 μg/μL)	5 μL
RNase Free H_2O	X μL
total volume	10 μL

(2) 70 ℃预变性 5~10 min，变性反应结束后在 PCR 管中配制 cDNA 第一链合成反应体系。

5×first-strand buffer*	4.0 μL
0.1 mol/L DTT	2.0 μL
Unlabeled dNTP mix	1.0 μL
Cy3/Cy5 dCTP (1 mmol/L)	1.0 μL
RNA 抑制剂	1.0 μL
Superscript Ⅱ (200 U/L)	1.0 μL
total volume	20 μL

注意：从此步骤开始要避光操作。

(3) 42 ℃保温 2 h,70 ℃变性 5 min。在 PCR 管中加入 2 μL 2.5 mol/L 的 NaOH 水解 RNA 终止反应,37 ℃保温 15 min,加入 10 μL 2 mol/L HEPES 中和。

荧光探针的纯化取用 QIA quick Nucleotide Removal Kit,具体操作参照相关手册。

6. 荧光探针的定量

主要实验步骤如下。

(1) 将纯化好的探针转入酶标板,分别测定 A_{260}、A_{550}、A_{650}。

(2) 定量。

$$Cy3\ probe\ (pmol/L) = A_{550} V_{洗脱}/0.15$$

$$Cy5\ probe\ (pmol/L) = A_{650} V_{洗脱}/0.25$$

(3) 定量完后的探针吸回 PCR 管中,真空加热抽干,避光保存于－20 ℃,待杂交。

7. 芯片杂交

主要实验步骤如下。

(1) 取出经定量的 Cy3 和 Cy5 标记的探针,各取出约 30 pmol/L,共用 9 μL 水充分溶解混合于 0.2 mL PCR 管内。

(2) 将溶解的探针置于 PCR 仪中 94 ℃变性 3 min 左右,取出加入 Cot-1 DNA 1~2 μg,放回 PCR 仪中,70 ℃保温 45 min。

(3) 反应结束后,加入 10 μL 4×杂交缓冲液和 20 μL 甲酰胺,总体积达到 40 μL,充分混匀。

(4) 取杂交液滴加于芯片上,盖上盖玻片。将杂交芯片水平放入加有 PBS 的杂交盒或者湿盒中,置 42 ℃杂交箱中避光杂交 16~18 h。

8. 芯片洗涤

主要实验步骤如下。

(1) 杂交结束后,用镊子取出芯片,浸入经过 55 ℃预热的洗液Ⅰ(1×SSC/0.2%SDS)中,上下抽动,使盖玻片从芯片上自然脱离,然后在 55 ℃洗液Ⅰ中洗涤 10 min。

(2) 从洗液Ⅰ中取出片子,浸入 55 ℃预热的洗液Ⅱ(0.1×SSC/0.2%SDS)中,洗涤 10 min,然后转入新的洗液Ⅱ中,重复 2 次。

(3) 从洗液Ⅱ中取出片子,在室温下存放的洗液Ⅲ(0.1×SSC)中洗涤 5 min,重复 2 次。

(4) 取出芯片于去离子水中室温洗涤 2 min。

(5) 用镊子小心将芯片取出,迅速转入 50 mL 空离心管中,1500 r/min 离心 5 min,干片。

(6) 最后将芯片取出立即扫描或放入芯片盒中,避光保存于干燥器中。

9. 数据分析

获取图像后,将图像导入图像分析软件,经过自动分析。

(1) 图像获取:使用 Scanner 获取图像,扫描像素值,10 μm,PMT(%)数值为 90,图像为 16 bit TIFF 文件(图 6-1)。

(2) 数据读取:将图像导入图像分析软件,经过自动和人工定位与排列,确定杂交点的范围,过滤背景噪声,提取得到基因表达的荧光信号强度值,最后以列表形式输出,从而完成将扫描得到的图像定量转化为数值(图 6-2)。

(3) 标准化处理:由于样本差异、荧光标记效率和检出率的不平衡,需对 Cy3 和 Cy5 的原始提取信号进行均衡和修正才能进一步分析实验数据,Normalization 正是基于此种目的。数据导入分析软件 Genespring,用 Background subtraction based on negative controls 和 per spot and per chip Intensity dependent normalization(non-linear or LOWESS normalization)方法标准化,计算得到 ratio 值(两种荧光 Cy3 与 Cy5 的比值)。

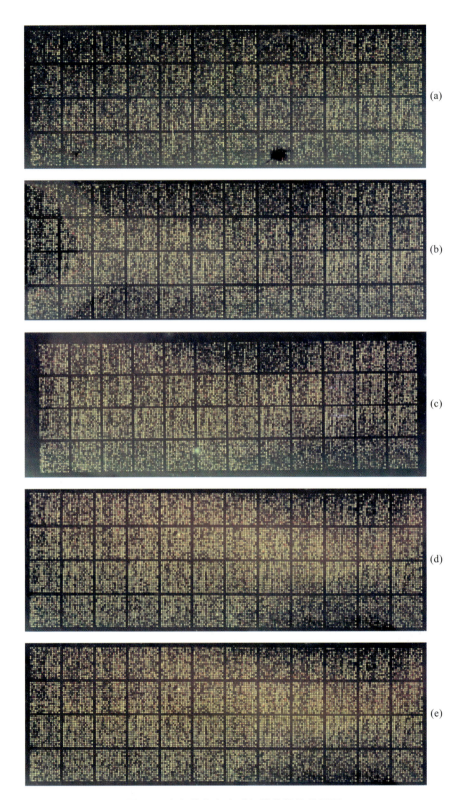

图 6-1 各组芯片杂交后扫描获得的信号图

注:(a)18464 杂交信号图;(b)18465 杂交信号图;(c)18466 杂交信号图;
(d)18467 杂交信号图;(e)18468 杂交信号图。

芯片结果采用激光共聚焦扫描仪进行扫描(分辨率为 10 μm,PMT 100%),Imagene 软件读取数据,最后采用 Genespring 软件进行标准化处理(normalization),最后 ratio 值为 Cy3/Cy5,即实验组/对照组。差异基因筛选标准为 ratio≥2 为上调基因,ratio≤0.5 为下调基因。

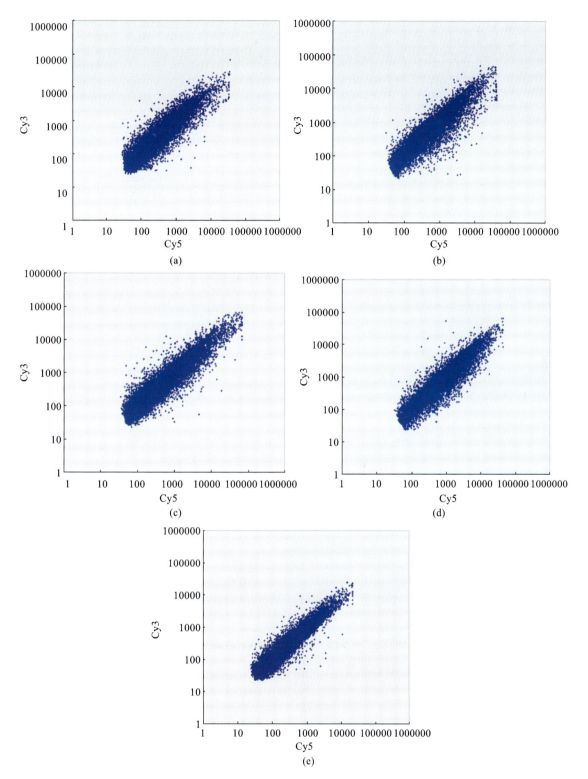

图 6-2　各组芯片杂交信号荧光强度散点图

注:(a)18464 散点图;(b)18465 散点图;(c)18466 散点图;(d)18467 散点图;(e)18468 散点图。

(三) 实验结果

本实验进行了 5 张人基因表达谱芯片检测,初步显示出慢性乙型肝炎湿热中阻证、肝肾阴虚证、瘀血阻络证患者与正常人之间的白细胞基因差异表达,以及肝肾阴虚证与湿热中阻证、湿热中阻证与瘀血阻络证患者之间的白细胞基因差异表达。这些差异表达的基因主要涉及细胞分化、细胞信号转导、细胞结构、细胞成分、基因和蛋白质表达、代谢和免疫等。

湿热中阻证与正常组比较,基因表达谱的变化规律表现为上调和下调的均较多,其中上调的基因1271条,下调的基因1255条,且上调与下调的基因数量比较接近。

肝肾阴虚证与正常组比较,基因表达谱上调的基因397条,下调的基因628条。下调的基因显著多于上调的基因,其基因表达数量的趋势与前期在MSG-大鼠-肝再生模型肝组织的基因表达谱一致。其上调与下调的基因数量与湿热中阻证的比较均显著减少。

瘀血阻络证与正常组比较,基因表达谱上调的基因435条,下调的基因530条,下调的基因稍多于上调的基因。

肝肾阴虚证与湿热中阻证比较,基因表达谱的变化规律表现为下调的基因多于上调的基因,上调的基因188条,下调的基因472条。

湿热中阻证与瘀血阻络证比较,基因表达谱上调的基因344条,下调的基因292条,上调的基因稍多于下调的基因。

基因差异表达的总趋势表现为实证(湿热中阻证)上调和下调的基因均较多,其中上调的基因稍多于下调的基因;虚证(肝肾阴虚证)和虚中夹实证(瘀血阻络证)上调和下调的基因均较少,其中下调的基因多于上调的基因。与此同时,初步发现了一批高表达(ratio>10)的基因,这些基因中有部分基因的部分功能被清除,部分基因的功能尚不十分清楚。

湿热中阻证与正常组比较,高表达且功能部分清楚的基因,如NM_005159,ratio=11.55,肌肉的活力、收缩,并参与调节心脏节率;NM_002934,ratio=10.66,在肝脏由嗜酸性粒细胞衍生的神经毒素;NM_000072,ratio=12.97,与细胞受体活性、血液凝结等相关;NM_004681,ratio=15.11,与蛋白质的生物合成相关;NM_013451,ratio=16.37,细胞结构、肌肉收缩等;NM_002068,ratio=12.15,信号传感活性,磷脂酶C的激活;NM_018404,ratio=20.54,GTP酶催化剂活性;AF051782,ratio=12.33,与突变相关。高表达但功能不清的基因,如:NM_001008,ratio=10.71;NM_000698,ratio=10.78;NM_001008,ratio=10.83;BM469640,ratio=16.32;NM_018444,ratio=16.15。

肝肾阴虚证与正常组比较,高表达且功能部分清楚的基因,如NM_004653,ratio=23.36,精子发生相关。高表达但功能不清的基因,如NM_006445,ratio=10.67;NM_002609,ratio=15.33;NM_007268,ratio=14.75;NM_000491,ratio=19.57;NM_001008,ratio=14.2。

瘀血阻络证与正常组比较,高表达且功能部分清楚的基因,如NM_004681,ratio=16.52,蛋白质的生物合成;NM_004653,ratio=17.87,精子发生;NM_002343,ratio=13.97,铁离子平衡、体液免疫反应等;NM_000250,ratio=16.75,过氧化物酶、氧化还原酶活性,钙离子结合,抗凋亡,防御反应等;NM_006855,ratio=18.97,受体活性,细胞内的蛋白质转运;NM_002343,ratio=14.98,铁离子结合、转运与平衡,体液免疫反应等。高表达但功能不清的基因,如NM_001008,ratio=14.2。

肝肾阴虚证与湿热中阻证比较,高表达但功能不清的基因,如NM_000558,ratio=55.3;AC018889,ratio=44.74;NM_005332,ratio=17.28;NM_000032,ratio=10.68;NM_000184,ratio=54.99;BC015760,ratio=13.78。未见高表达且功能清楚的基因。

湿热中阻证与瘀血阻络证比较,高表达的基因较少(仅见2条),且为功能不清的基因,如AF187554,ratio=13.94。

进一步的工作是运用生物信息学技术进行数据挖掘,探讨与慢性乙型肝炎中医证候相关的候选基因、主效基因和证候基因组合。在此基础上,进一步采用分子生物学技术从转录水平和蛋白质水平验证差异表达的基因准确性,探讨慢性乙型肝炎中医证候发生发展的基因、蛋白质组学的科学内涵。

以下为各证候上调、下调的基因表达谱列表(表6-22至表6-31)。

表 6-22 18464 芯片上调基因

GenBank	ratio	GenBank	ratio	GenBank	ratio	GenBank	ratio
NM_002778	42.37	NM_004338	3.303	NM_022461	2.584	AL137002	2.231
NM_004653	27.58	AK026095	3.303	NM_000159	2.584	AB046774	2.23
NM_018404	20.54	AL031781	3.295	NM_003150	2.583	NM_000263	2.23
NM_013451	16.37	AF105036	3.288	NM_015474	2.582	AF090099	2.228
BM469640	16.32	AL110179	3.283	NM_005049	2.577	BC017580	2.228
NM_018444	16.15	NM_000142	3.281	X16323	2.573	NM_012436	2.226
NM_134264	15.17	AF260335	3.28	NM_014751	2.573	BF669927	2.225
NM_004681	15.11	NM_014109	3.272	NM_001189	2.572	AV753269	2.224
NM_004681	14.4	AF052146	3.269	NM_005722	2.572	AW511978	2.223
NM_000072	12.97	BG741835	3.265	NM_001916	2.572	BC004182	2.22
AF051782	12.33	NM_004911	3.255	NM_002096	2.57	AF085351	2.22
NM_002068	12.15	AL592064	3.251	NM_001331	2.568	NM_003023	2.219
NM_015136	12.01	NM_000565	3.25	NM_021983	2.567	NM_001999	2.216
NM_005159	11.55	BG571281	3.245	NM_002461	2.566	NM_005928	2.216
NM_001008	10.83	AF131748	3.244	AV736207	2.565	NM_005637	2.216
NM_000698	10.78	AV712645	3.24	AL157442	2.561	AK023313	2.214
NM_001008	10.71	NM_021978	3.239	NM_003704	2.554	XM_028332	2.212
NM_002934	10.66	AV707250	3.238	NM_005655	2.553	NM_003705	2.211
XM_045950	9.75	NM_014294	3.236	NM_017545	2.551	AK000866	2.211
NM_006344	9.583	AK021604	3.235	NM_004135	2.546	NM_016226	2.21
NM_003832	9.558	AV661055	3.234	NM_006102	2.544	BF956786	2.21
NM_005956	9.271	L04731	3.23	AF155108	2.544	AK025656	2.21
NM_001764	9.209	NM_006412	3.227	AL137519	2.544	NM_000491	2.209
NM_006445	9.187	NM_007342	3.227	AB000277	2.543	NM_016638	2.209
NM_003656	8.521	NM_002950	3.226	NM_004390	2.542	AV684223	2.208
NM_001615	8.38	NM_000367	3.225	BG105418	2.541	NM_032868	2.206
NM_001219	8.044	NM_005653	3.221	NM_005436	2.537	AF161424	2.205
NM_003851	7.897	BG169012	3.215	NM_001047	2.535	NM_001513	2.205
AL080080	7.873	NM_002755	3.203	NM_005536	2.535	NM_002484	2.205
NM_001766	7.644	T70031	3.198	NM_014961	2.533	NM_006214	2.203
AC006449	7.596	NM_001905	3.197	AL353933	2.532	AF298592	2.203
NM_005900	7.562	NM_001776	3.193	NM_016488	2.532	BC006135	2.202
NM_014468	7.4	NM_002231	3.191	AF296765	2.528	NM_004493	2.201
NM_003929	7.305	NM_005955	3.19	NM_007235	2.526	AF227899	2.201
NM_007312	7.242	XM_012290	3.19	U50748	2.525	NM_024908	2.201
NM_003618	7.139	XM_042280	3.185	AK021742	2.523	BC014000	2.2
NM_138288	7.101	NM_018463	3.18	NM_014742	2.522	NM_012247	2.199

续表

GenBank	ratio	GenBank	ratio	GenBank	ratio	GenBank	ratio
AK002183	7.068	NM_004443	3.178	NM_007026	2.518	NM_002223	2.199
NM_000104	7.031	NM_004900	3.177	NM_005216	2.516	AB033058	2.196
NM_006332	6.949	NM_006800	3.173	NM_002123	2.516	NM_033261	2.195
BC012334	6.886	NM_017526	3.169	AK025788	2.515	BC008869	2.194
NM_001870	6.855	NM_004338	3.166	AV706583	2.515	AF008915	2.194
NM_002564	6.822	AL049999	3.165	NM_002741	2.514	U96876	2.194
U02632	6.694	AK001478	3.164	NM_005313	2.513	AL133069	2.193
BC000562	6.64	NM_004180	3.158	AV734916	2.513	AV659200	2.192
NM_001386	6.603	U97105	3.157	AB067801	2.512	U28387	2.192
XM_052690	6.558	NM_000918	3.156	D87449	2.51	NM_002967	2.191
NM_020300	6.463	NM_001567	3.153	M11968	2.509	AK023535	2.189
NM_004486	6.453	NM_006244	3.149	NM_014686	2.508	XM_027161	2.188
NM_024830	6.422	NM_005720	3.149	BG501464	2.508	NM_001772	2.187
NM_016816	6.404	AJ007557	3.141	NM_004092	2.507	U33749	2.185
NM_003816	6.362	NM_015915	3.137	BG618114	2.507	AL365456	2.185
NM_004780	6.317	NM_001584	3.116	AB018301	2.506	AL157503	2.185
NM_006895	6.298	AL133033	3.113	AC005154	2.504	NM_003287	2.184
NM_001642	6.261	NM_003271	3.112	NM_006311	2.502	BC001123	2.183
AF260333	6.235	NM_001154	3.104	NM_016045	2.499	NM_014606	2.183
AL033527	6.18	U03851	3.102	AJ001381	2.498	BC010106	2.182
NM_006475	6.133	NM_000412	3.102	NM_024756	2.497	NM_014186	2.182
BC010124	6.098	BF698420	3.099	NM_005104	2.496	NM_014730	2.181
NM_003084	6.005	NM_000581	3.098	NM_007245	2.495	NM_003262	2.181
NM_005301	5.822	AA196517	3.097	NM_001908	2.495	NM_006495	2.178
BC014644	5.794	NM_003768	3.096	NM_001430	2.495	AA707411	2.174
NM_003307	5.67	AL080066	3.091	NM_003656	2.491	NM_004301	2.174
NM_032038	5.571	U89336	3.09	AC092055	2.489	AF274935	2.173
AV740947	5.536	NM_013363	3.089	NM_005566	2.487	W80637	2.171
L21934	5.523	AL050166	3.085	NM_001388	2.485	NM_005388	2.171
BF213096	5.501	NM_004559	3.084	NM_014829	2.483	AA700215	2.17
AK056132	5.473	NM_017740	3.082	NM_024040	2.481	NM_013229	2.17
NM_002438	5.428	NM_017906	3.079	R89610	2.48	NM_003748	2.169
NM_014788	5.421	AF183421	3.076	NM_001375	2.48	NM_003380	2.169
NM_005044	5.409	NM_002133	3.074	AF248640	2.48	NM_025078	2.168
NM_000367	5.35	XM_003920	3.072	NM_007145	2.479	X03100	2.167
NM_004935	5.329	NM_004271	3.07	NM_000034	2.479	AI362611	2.166
NM_001428	5.322	N30205	3.066	AK025889	2.477	NM_004517	2.165

续表

GenBank	ratio	GenBank	ratio	GenBank	ratio	GenBank	ratio
AV660696	5.315	NM_014639	3.066	NM_005994	2.477	M10942	2.164
BF346100	5.303	NM_006295	3.064	NM_017911	2.474	M58511	2.163
AB023204	5.291	H61223	3.061	NM_000239	2.474	BF541307	2.162
BF382808	5.25	NM_018475	3.056	AV733781	2.471	AF121858	2.162
XM_003957	5.23	BI599231	3.051	NM_014867	2.469	NM_005646	2.161
NM_005896	5.229	NM_001776	3.044	NM_014905	2.469	NM_018120	2.161
NM_001912	5.222	NM_001756	3.043	NM_022908	2.468	BC011046	2.161
BC007716	5.177	BC001356	3.038	NM_003161	2.468	NM_015629	2.161
AF322067	5.175	NM_012252	3.037	NM_003600	2.467	NM_003896	2.16
NM_005536	5.159	NM_014711	3.024	XM_039447	2.463	NM_005807	2.16
BC019349	5.127	XM_012304	3.024	NM_033551	2.463	NM_002906	2.16
AL050141	5.127	NM_003504	3.019	NM_001946	2.463	NM_004710	2.159
AK001742	5.126	NM_017625	3.018	T98570	2.461	U91324	2.158
AL049417	5.118	BC008509	3.016	NM_000294	2.461	NM_000455	2.158
NM_002731	5.1	AC002550	3.015	AL713681	2.459	NM_031937	2.156
NM_001750	5.099	AC025169	3.013	NM_000147	2.459	U25029	2.155
NM_006743	5.077	NM_022735	3.009	AB046815	2.459	NM_020188	2.153
AV749135	5.063	NM_004897	3.006	NM_002018	2.458	NM_004895	2.153
BG218575	5.034	BC002644	3.005	NM_014774	2.457	U79299	2.153
NM_006915	4.995	NM_005765	3.004	NM_002402	2.456	NM_005550	2.149
NM_006534	4.988	NM_003902	3.002	AK024034	2.455	BC002363	2.149
AL540279	4.982	NM_002046	3.002	XM_035638	2.455	NM_003477	2.148
AV706296	4.977	AJ007398	3.001	XM_002548	2.454	NM_016248	2.147
AK001993	4.969	NM_006743	2.994	BG698451	2.454	BI462814	2.147
NM_004172	4.922	NM_004317	2.99	NM_002726	2.453	NM_005639	2.146
BC007675	4.887	AA182847	2.988	AB037764	2.453	NM_005054	2.146
NM_000713	4.877	NM_005704	2.986	AF305083	2.453	NM_006134	2.146
NM_003808	4.863	NM_015392	2.986	NM_001671	2.451	NM_014671	2.146
M19720	4.836	NM_001154	2.985	AB007925	2.45	NM_000136	2.145
AL442093	4.835	AV741130	2.966	NM_006417	2.45	NM_004457	2.145
NM_002087	4.81	NM_012473	2.965	NM_022977	2.449	NM_032807	2.144
BG285868	4.802	BE890098	2.965	NM_001530	2.447	NM_014878	2.144
NM_002222	4.78	NM_002609	2.964	NM_018663	2.446	NM_014173	2.144
NM_004335	4.771	NM_014777	2.96	NM_021979	2.446	NM_002908	2.142
AW977085	4.758	NM_018217	2.955	NM_003600	2.445	M26880	2.138
AF161472	4.756	NM_016234	2.955	NM_003325	2.444	NM_001270	2.138
NM_002332	4.753	NM_000852	2.952	NM_005171	2.442	AL139162	2.137

续表

GenBank	ratio	GenBank	ratio	GenBank	ratio	GenBank	ratio
NM_002003	4.724	AB044550	2.948	NM_006482	2.439	NM_001903	2.137
BM562406	4.715	NM_002123	2.948	AP000239	2.439	NM_016081	2.136
NM_000714	4.7	AC011747	2.946	NM_005615	2.439	U82319	2.135
NM_004442	4.684	NM_006697	2.945	BC014110	2.438	NM_002985	2.133
AK025902	4.675	NM_002640	2.942	NM_003023	2.437	NM_004235	2.132
H02158	4.674	NM_004955	2.939	AF211481	2.437	NM_002748	2.131
NM_024717	4.654	NM_000248	2.935	NM_013287	2.436	BC018990	2.13
NM_015629	4.646	NM_004953	2.934	XM_003957	2.436	AK000711	2.13
U79273	4.626	NM_000016	2.933	NM_003150	2.433	BG291308	2.129
NM_000088	4.614	NM_004559	2.931	BC002494	2.432	NM_001822	2.129
NM_001747	4.602	NM_000161	2.931	BG109253	2.43	NM_000239	2.129
NM_003633	4.596	AV726079	2.926	AL713681	2.429	AL037341	2.128
NM_000895	4.595	BE965985	2.925	NM_016252	2.429	NM_022763	2.126
NM_020216	4.589	AL110180	2.924	AC105091	2.428	NM_000410	2.126
NM_003651	4.579	AV734773	2.924	NM_004039	2.426	NM_012268	2.123
AC012363	4.569	NM_002168	2.919	BF693142	2.424	NM_005475	2.12
AL357374	4.556	AB032251	2.918	AL110209	2.419	BC000195	2.119
BC021967	4.555	NM_002894	2.914	NM_032704	2.419	XM_088091	2.119
X07263	4.534	NM_018844	2.913	NM_032832	2.418	NM_021732	2.119
AB046818	4.529	NM_002886	2.909	NM_002408	2.417	NM_002125	2.118
NM_022173	4.517	NM_003094	2.906	U75886	2.417	NM_006226	2.117
XM_059749	4.515	AL137315	2.905	NM_003651	2.417	BC002654	2.116
AW296023	4.506	NM_007188	2.901	AF284095	2.413	NM_012145	2.115
NM_006595	4.494	XM_004300	2.897	NM_005370	2.413	NM_004504	2.113
AA203375	4.493	NM_001227	2.896	AV740188	2.413	BC000957	2.112
NM_004184	4.48	NM_002661	2.895	NM_032852	2.412	AL022328	2.112
NM_001693	4.478	NM_003084	2.894	NM_001529	2.411	NM_014742	2.11
NM_000249	4.461	NM_002127	2.893	H40415	2.41	AB002323	2.11
AK026415	4.449	NM_014969	2.89	AF074331	2.41	NM_000294	2.11
U68494	4.446	BG546261	2.889	NM_003589	2.409	NM_002709	2.11
AL512760	4.441	NM_000191	2.889	AK026683	2.409	AK024810	2.109
NM_015684	4.388	N90109	2.886	NM_015914	2.408	NM_024834	2.108
AF281938	4.382	AK023412	2.882	XM_085179	2.407	AV659177	2.108
BE243081	4.373	NM_001974	2.878	L23311	2.407	NM_003290	2.107
NM_002759	4.345	AB023147	2.872	NM_000250	2.407	BC004503	2.106
NM_052932	4.343	NM_001748	2.869	NM_005768	2.406	AL031602	2.106
NM_006889	4.339	NM_014674	2.867	NM_003981	2.406	NM_015976	2.104

续表

GenBank	ratio	GenBank	ratio	GenBank	ratio	GenBank	ratio
NM_020367	4.331	AB046847	2.866	NM_003254	2.405	AK023182	2.104
NM_006395	4.327	BF037361	2.862	NM_006141	2.404	BF570946	2.102
NM_012325	4.318	AV743808	2.861	AK024478	2.404	NM_018472	2.102
AL136109	4.317	BF693017	2.86	AF201937	2.403	NM_000944	2.101
NM_005461	4.314	AL390127	2.858	NM_004768	2.402	NM_004694	2.099
NM_001565	4.313	NM_014663	2.85	AB046797	2.4	NM_003374	2.098
NM_024959	4.308	NM_001829	2.848	AF055030	2.399	NM_032799	2.098
XM_010682	4.304	NM_001898	2.847	AK024088	2.398	NM_006643	2.097
NM_001764	4.302	NM_012406	2.846	NM_000248	2.398	NM_000146	2.096
NM_017847	4.298	NM_006270	2.845	NM_006918	2.397	NM_015684	2.095
AL139349	4.257	AB046813	2.844	AB046849	2.396	NM_005334	2.095
NM_003316	4.237	AV736430	2.841	NM_001992	2.394	BG026455	2.094
AC008906	4.237	NM_014369	2.84	AL049435	2.394	NM_007332	2.094
NM_018231	4.235	NM_005211	2.838	XM_048825	2.393	AK023042	2.092
NM_003070	4.214	U69127	2.835	NM_024678	2.393	AF201932	2.091
NM_005610	4.186	NM_001490	2.826	AF007142	2.392	AF187554	2.091
NM_006343	4.173	NM_006556	2.826	NM_019111	2.387	NM_017661	2.09
AF161417	4.163	NM_006941	2.825	NM_002936	2.386	NM_017793	2.088
M63871	4.157	NM_002966	2.825	XM_043094	2.384	AB014540	2.088
NM_033666	4.155	AK025732	2.823	AB002313	2.383	BC006282	2.087
NM_006332	4.153	BC010111	2.822	NM_012072	2.383	BC005324	2.087
AB067490	4.133	NM_019848	2.822	BC003060	2.382	NM_013291	2.086
NM_006371	4.124	NM_018470	2.815	NM_000108	2.381	NM_032986	2.085
NM_005890	4.117	BC012564	2.815	NM_005671	2.381	NM_004564	2.085
NM_022101	4.092	AK025831	2.813	NM_018639	2.381	AB037853	2.085
NM_018112	4.09	NM_003618	2.813	AJ290445	2.38	NM_003666	2.085
NM_002937	4.081	NM_002574	2.813	NM_024311	2.378	XM_086136	2.084
AB033038	4.078	NM_016022	2.809	NM_002337	2.377	AF150345	2.082
NM_000507	4.073	NM_006120	2.809	NM_022496	2.375	XM_094488	2.081
AV688087	4.067	M20431	2.808	NM_018373	2.375	NM_006244	2.081
NM_014052	4.059	NM_004774	2.808	XM_049197	2.374	NM_003364	2.079
XM_030470	4.043	NM_014294	2.806	BC012396	2.372	NM_002218	2.079
AF058954	4.038	NM_022900	2.802	NM_000188	2.372	NM_003930	2.078
Z17227	4.037	NM_002223	2.8	NM_006195	2.371	XM_056616	2.077
BC014469	4.032	NM_004838	2.799	NM_003347	2.37	AC017101	2.076
NM_002714	4.022	NM_018992	2.798	NM_006354	2.37	NM_001412	2.076
NM_017834	3.98	NM_000988	2.798	NM_022356	2.368	NM_014760	2.075

续表

GenBank	ratio	GenBank	ratio	GenBank	ratio	GenBank	ratio
AW963634	3.969	NM_002118	2.789	U68494	2.366	NM_001706	2.075
AF464873	3.96	NM_002359	2.788	AL080135	2.364	NM_031311	2.074
XM_085151	3.957	BC005395	2.784	NM_001981	2.364	AF052138	2.073
NM_005023	3.94	NM_031946	2.783	BG033766	2.364	L39061	2.073
BC002642	3.928	AF085277	2.783	NM_003199	2.363	XM_010876	2.072
NM_001423	3.924	NM_016219	2.782	NM_002071	2.363	U65406	2.071
NM_000099	3.924	NM_002072	2.78	XM_085295	2.36	NM_002394	2.071
BC017458	3.902	NM_014008	2.778	NM_054016	2.358	NM_007182	2.071
NM_003937	3.902	NM_002074	2.773	NM_018352	2.355	NM_024519	2.07
NM_001277	3.886	NM_000405	2.773	AL050217	2.354	NM_000366	2.069
AV704002	3.884	BF240558	2.771	AK023468	2.353	NM_001412	2.069
AB020689	3.882	NM_002135	2.771	NM_012433	2.35	AF119417	2.068
AA476916	3.875	AK023161	2.77	AF130078	2.348	NM_006432	2.065
AK024677	3.861	NM_002086	2.767	XM_050469	2.348	NM_002359	2.064
NM_003157	3.856	BC008439	2.765	AC007678	2.348	BF528906	2.064
XM_046411	3.848	AB016092	2.764	AK021965	2.347	NM_005758	2.063
NM_000387	3.845	NM_032638	2.762	BC002814	2.347	NM_024094	2.063
XM_046054	3.842	BC000862	2.759	XM_027341	2.345	AL110194	2.063
NM_012338	3.836	AL136866	2.757	NM_006697	2.341	NM_006074	2.062
NM_000690	3.836	NM_003757	2.757	U09848	2.341	NM_004863	2.062
NM_003851	3.83	NM_002970	2.756	NM_015032	2.341	NM_000484	2.061
AK057046	3.801	NM_032012	2.755	NM_016396	2.341	AL050218	2.06
NM_020121	3.783	AB007969	2.747	NM_006408	2.341	XM_038288	2.059
NM_005530	3.775	NM_024573	2.745	AL122075	2.339	BC014916	2.059
NM_015907	3.774	NM_002861	2.741	BE781956	2.338	AL137297	2.058
X02665	3.772	NM_003680	2.74	AK024453	2.338	BC009187	2.057
NM_002306	3.762	NM_002408	2.739	BC015532	2.337	AF052094	2.057
BG484711	3.761	AF275945	2.735	NM_002720	2.337	NM_007065	2.057
BF241309	3.756	BG682124	2.731	AK023168	2.336	BC000478	2.057
NM_022371	3.752	NM_004873	2.73	NM_006979	2.333	NM_002582	2.056
NM_000034	3.751	BC009431	2.73	AJ252060	2.332	NM_000086	2.055
NM_003937	3.747	AW769037	2.73	BC010565	2.332	NM_005054	2.055
NM_032048	3.745	NM_005745	2.727	NM_006780	2.331	AK026847	2.055
AW665739	3.725	NM_000175	2.724	AK000174	2.329	NM_000082	2.054
NM_005813	3.71	NM_016625	2.723	U79273	2.328	XM_003977	2.053
NM_006855	3.693	NM_018145	2.721	NM_002966	2.327	NM_005504	2.053
NM_016004	3.689	XM_002790	2.717	AV743904	2.327	NM_014962	2.053

续表

GenBank	ratio	GenBank	ratio	GenBank	ratio	GenBank	ratio
NM_022173	3.688	AK022894	2.717	XM_049979	2.327	BC008737	2.053
NM_007268	3.686	NM_014779	2.716	AL136759	2.326	U76542	2.053
NM_001909	3.686	NM_002406	2.716	NM_003755	2.325	BC003049	2.051
AF090093	3.679	AK026583	2.715	NM_016262	2.324	AL079310	2.051
AW445144	3.679	NM_016195	2.714	NM_000034	2.324	AC004893	2.05
NM_005234	3.677	XM_042963	2.714	NM_004586	2.324	Z97989	2.05
NM_005072	3.676	NM_004817	2.71	NM_003078	2.324	NM_024010	2.05
AB018337	3.672	BC005179	2.709	AF055270	2.323	AL049383	2.047
BC012948	3.669	NM_002115	2.707	NM_003365	2.322	AL580988	2.046
NM_002305	3.668	BC000950	2.705	AK002186	2.32	BC014130	2.046
NM_015423	3.667	NM_000404	2.703	NM_001223	2.32	AK025425	2.045
NM_005518	3.664	AF255650	2.703	NM_004447	2.318	AV745388	2.043
NM_004559	3.663	BC013128	2.703	AK022074	2.317	NM_014251	2.043
AF037448	3.662	AK026334	2.702	NM_001746	2.317	AF161365	2.043
AJ227863	3.661	NM_004651	2.702	NM_018677	2.316	NM_025264	2.042
NM_002937	3.65	NM_000235	2.7	NM_003760	2.316	NM_024334	2.041
AK001553	3.638	AP002026	2.699	AB067502	2.312	NM_001091	2.041
NM_005572	3.63	AB040903	2.699	NM_004486	2.312	AJ006835	2.041
NM_002626	3.629	AF051151	2.695	NM_014292	2.312	AK001627	2.04
NM_020995	3.628	NM_002355	2.694	AV656221	2.312	NM_000397	2.04
NM_002957	3.627	BC020728	2.693	AV734080	2.311	BI770522	2.04
BC004245	3.62	AA805694	2.693	AA935578	2.31	L41887	2.039
NM_014745	3.619	AL035297	2.693	NM_002438	2.308	NM_016824	2.039
NM_004757	3.616	AL390148	2.692	NM_002291	2.307	NM_016011	2.037
NM_004735	3.611	NM_012231	2.69	NM_004716	2.307	NM_014797	2.037
NM_006371	3.608	NM_004719	2.69	NM_014704	2.307	NM_005585	2.037
NM_017458	3.607	BC000039	2.689	D17098	2.307	NM_002858	2.036
NM_004137	3.605	NM_002812	2.688	AF212241	2.306	NM_003569	2.036
NM_004126	3.588	AK001036	2.687	NM_001682	2.305	BC002867	2.036
AL122046	3.581	BG105240	2.686	NM_005346	2.304	AB020980	2.036
NM_006847	3.576	D83485	2.683	AK023554	2.303	NM_001300	2.036
NM_005621	3.576	NM_004987	2.683	NM_000308	2.302	NM_005908	2.036
AF104913	3.575	AK000168	2.682	NM_030666	2.301	NM_016930	2.035
AF074331	3.567	NM_014721	2.679	AF134803	2.299	NM_002085	2.034
AV704912	3.566	NM_001450	2.679	H92821	2.299	NM_005570	2.034
NM_005070	3.56	NM_138773	2.672	NM_005337	2.298	AK001453	2.034
NM_003272	3.558	AL117599	2.672	AB033043	2.294	NM_003437	2.033

续表

GenBank	ratio	GenBank	ratio	GenBank	ratio	GenBank	ratio
AL513547	3.554	NM_020685	2.672	NM_001786	2.293	AL354956	2.033
NM_006810	3.55	NM_016144	2.67	NM_015535	2.293	AF052181	2.032
NM_000764	3.541	AK026415	2.664	NM_018105	2.292	AI970078	2.031
NM_014112	3.527	AK026929	2.66	X71490	2.292	NM_014954	2.031
NM_002124	3.523	NM_004536	2.658	AL079314	2.289	AF017257	2.031
NM_022802	3.522	BC017057	2.657	NM_022349	2.289	XM_086614	2.026
NM_007342	3.518	AK025766	2.653	AL049975	2.288	NM_006428	2.026
BG542493	3.518	AV661337	2.652	BC013128	2.284	BE732548	2.026
NM_019604	3.512	NM_004735	2.648	NM_000050	2.283	AK021477	2.026
T90703	3.509	BG433539	2.647	NM_001127	2.281	NM_007042	2.025
NM_000688	3.507	NM_005628	2.646	NM_018268	2.278	AB033099	2.025
NM_006281	3.503	AK026253	2.645	NM_015997	2.277	NM_016100	2.025
D50926	3.5	BC019676	2.645	AV726409	2.277	NM_005234	2.024
NM_006246	3.499	NM_000403	2.641	NM_019040	2.277	AK022835	2.024
NM_002210	3.499	BC002991	2.64	BC012142	2.276	NM_005731	2.023
NM_014811	3.498	AK026908	2.638	AF020307	2.276	NM_004691	2.023
NM_000099	3.497	NM_001066	2.638	NM_006815	2.276	NM_002912	2.023
NM_017925	3.495	NM_021993	2.638	NM_024937	2.274	NM_004330	2.022
AF334406	3.491	NM_005918	2.638	NM_015974	2.274	NM_014643	2.022
AK025495	3.489	XM_003192	2.637	BC002538	2.272	XM_086061	2.022
NM_004390	3.468	NM_000108	2.636	NM_006901	2.271	NM_004641	2.021
NM_024631	3.468	NM_004870	2.635	NM_021027	2.266	NM_024529	2.021
BC003176	3.468	AF151025	2.635	NM_005767	2.265	NM_003144	2.02
NM_015874	3.465	NM_003091	2.634	AV749627	2.265	NM_024754	2.019
AB037817	3.46	NM_000063	2.633	NM_003986	2.264	NM_006322	2.018
NM_001945	3.459	AB028944	2.632	NM_024091	2.263	AL049437	2.017
AV740406	3.458	AB018566	2.632	BF343842	2.262	NM_005758	2.016
NM_018117	3.456	NM_001087	2.631	NM_024591	2.261	NM_006965	2.016
AF085233	3.451	AF131763	2.63	NM_002250	2.261	NM_018046	2.016
NM_006743	3.449	NM_018339	2.629	NM_001757	2.259	AL390172	2.016
NM_000591	3.445	XM_290271	2.627	NM_003100	2.258	AF133211	2.016
AW300408	3.431	NM_002197	2.627	NM_013943	2.257	NM_002838	2.015
AL109795	3.428	BC004114	2.626	M11147	2.255	AV661513	2.015
AF183421	3.427	AL133064	2.625	NM_002669	2.255	AV734654	2.015
AF070546	3.416	M17851	2.621	NM_003870	2.254	AK025773	2.014
NM_006697	3.412	AJ131244	2.617	AB020699	2.254	XM_017142	2.013

续表

GenBank	ratio	GenBank	ratio	GenBank	ratio	GenBank	ratio
AV704578	3.407	X91348	2.616	NM_001642	2.25	AI015947	2.013
NM_000930	3.405	AW968107	2.615	AK024174	2.249	NM_016089	2.013
AK022156	3.403	NM_007263	2.613	NM_024906	2.248	AL136179	2.013
NM_006306	3.399	AB018274	2.613	NM_004718	2.248	NM_016034	2.013
NM_012291	3.399	NM_015839	2.61	AK022273	2.247	NM_002112	2.011
NM_004335	3.393	NM_000174	2.609	NM_020350	2.247	NM_018301	2.011
NM_006636	3.391	NM_002591	2.609	NM_021102	2.246	AK027009	2.008
NM_014388	3.389	NM_014748	2.603	BC005311	2.245	NM_002919	2.008
AL161952	3.385	NM_004237	2.602	XM_033327	2.245	NM_021626	2.008
NM_004336	3.385	U28387	2.602	NM_001948	2.245	NM_006925	2.008
NM_054016	3.381	NM_000127	2.602	AF186382	2.242	NM_003819	2.008
AK001364	3.378	NM_005781	2.6	NM_004515	2.241	NM_002541	2.007
NM_024701	3.372	NM_013402	2.599	NM_003831	2.24	AL049969	2.007
NM_016224	3.366	NM_000690	2.598	NM_007282	2.239	AC006101	2.006
AB020664	3.359	BC000771	2.598	NM_000086	2.239	NM_021075	2.006
NM_016604	3.355	X05608	2.598	L05367	2.238	AL133010	2.005
BC010049	3.347	NM_005121	2.596	AI743260	2.238	NM_001892	2.005
AW612122	3.336	AL161659	2.595	AB037851	2.236	NM_021128	2.005
NM_005587	3.333	NM_004722	2.594	NM_000958	2.234	AK024978	2.004
AC019171	3.331	NM_002708	2.594	BC003131	2.233	AK074114	2.002
NM_003757	3.328	NM_000110	2.592	NM_002815	2.231	AI831849	2.002
AL356379	3.325	NM_002575	2.59	NM_001648	2.231	AL389934	2.002
NM_000882	3.319	AK000757	2.587	NM_004328	2.231		

表 6-23　18464 芯片下调基因

GenBank	ratio	GenBank	ratio	GenBank	ratio	GenBank	ratio
NM_012417	0.499	NM_002570	0.447	AV645699	0.381	NM_007071	0.292
NM_002114	0.498	NM_003793	0.447	NM_006988	0.381	BC012610	0.292
NM_001951	0.498	AV705605	0.447	AF338192	0.381	BC013297	0.291
NM_017885	0.498	XM_028217	0.447	AL359585	0.381	NM_000558	0.29
AV649096	0.498	NM_002561	0.446	XM_028190	0.381	AK023512	0.29
NM_006674	0.498	NM_000963	0.446	NM_002199	0.38	NM_000045	0.29
NM_004877	0.498	BC002569	0.446	NM_016489	0.38	NM_033331	0.29
AL137760	0.498	BF431467	0.446	AK025621	0.379	AF293366	0.29
AV736301	0.498	NM_006696	0.446	BC011545	0.379	AV719279	0.29
AI733360	0.498	NM_001910	0.446	NM_030655	0.379	NM_003105	0.289

续表

GenBank	ratio	GenBank	ratio	GenBank	ratio	GenBank	ratio
NM_023009	0.498	AL049339	0.445	NM_003514	0.378	NM_003518	0.289
NM_014837	0.497	AL135932	0.445	AL136939	0.378	X79067	0.288
AF085867	0.497	NM_022551.2	0.445	AB011171	0.378	XM_059969	0.288
AL512745	0.497	NM_002854	0.445	NM_024822	0.378	NM_005429	0.288
AW138736	0.497	NM_014767	0.445	NM_001046	0.378	AV742338	0.288
NM_014901	0.497	AK024327	0.444	NM_016830	0.377	AI332476	0.286
NM_018476	0.497	U50529	0.444	AV750384	0.377	NM_001609	0.286
AL365454	0.497	NM_012329	0.444	NM_021999	0.377	NM_005134	0.286
NM_004426	0.496	XM_010840	0.444	AV735376	0.377	AV714462	0.285
NM_032162	0.496	AL122048	0.444	AK026741	0.377	AK023180	0.285
AE000659	0.496	AB023210	0.444	NM_004291	0.377	BE965554	0.285
BG387557	0.496	NM_019059	0.444	NM_001704	0.377	NM_006229	0.285
NM_021724	0.496	NM_003259	0.444	AF282250	0.377	NM_080593	0.284
NM_016361	0.496	D49958	0.444	NM_004451	0.376	NM_014274	0.284
AV760715	0.496	NM_002923	0.444	AF274957	0.376	NM_003010	0.283
AF255649	0.496	NM_002015	0.443	NM_002880	0.376	AK025644	0.283
NM_003565	0.496	BC009357	0.443	NM_000043	0.376	NM_024607	0.283
BC007415	0.496	AB011088	0.443	AL117477	0.375	NM_005332	0.282
NM_032548	0.496	AB007902	0.443	NM_004762	0.375	NM_001183	0.281
BC002435	0.495	NM_022838	0.442	NM_001164	0.375	NM_002981	0.281
NM_004313	0.495	AF240698	0.442	NM_014857	0.375	AF150244	0.281
AK026394	0.495	AI890899	0.441	NM_002122	0.375	NM_018651	0.28
BF791598	0.495	NM_001935	0.44	D43770	0.375	BC015687	0.28
NM_005648	0.495	NM_001531	0.44	NM_003429	0.375	NM_005178	0.28
AL133094	0.495	AF150363	0.44	BI833594	0.375	NM_006159	0.28
BE910294	0.495	NM_004000	0.44	BC011194	0.375	AK055628	0.279
NM_002830	0.494	X58467	0.44	AL157495	0.375	AL049450	0.279
U82670	0.494	BF435755	0.44	AK021491	0.374	NM_003118	0.278
AK001428	0.494	NM_005145	0.44	NM_022771	0.373	NM_000206	0.278
BI762720	0.494	AI570255	0.44	XM_031401	0.373	AL136552	0.277
NM_005659	0.494	NM_003628	0.439	AB002365	0.373	BC006401	0.277
BG697578	0.494	AF061022	0.439	NM_012230	0.373	AF075019	0.276
R01428	0.493	AK022496	0.439	NM_014717	0.373	AB002379	0.276
NM_014210	0.493	AW512134	0.439	NM_001319	0.373	NM_015364	0.275
AV648790	0.493	NM_002339	0.439	BC015760	0.373	AI510829	0.275
AF113008	0.493	NM_004655	0.439	AV742740	0.372	AL157425	0.275
NM_015696	0.493	AF332558	0.439	NM_003590	0.372	AK026528	0.275

续表

GenBank	ratio	GenBank	ratio	GenBank	ratio	GenBank	ratio
NM_017860	0.492	X54489	0.439	NM_003213	0.372	NM_133502	0.275
AL137681	0.492	NM_018171	0.439	AB033107	0.372	AK026634	0.275
AI361497	0.492	NM_002131	0.439	XM_005949	0.372	NM_000595	0.274
NM_003334	0.492	AK000155	0.439	NM_015247	0.372	NM_004541	0.274
AF267863	0.492	NM_002341	0.438	NM_003611	0.371	AB032974	0.273
AF276953	0.492	NM_003429	0.438	NM_000996	0.371	AY028897	0.273
NM_005642	0.491	AL110216	0.438	AB023224	0.371	AF086924	0.273
AB023154	0.491	AL137506	0.437	AL137698	0.371	AA905821	0.273
BC007308	0.491	BC013204	0.437	AV742867	0.371	AF212239	0.272
AA937404	0.491	AC092641	0.437	AF150229	0.37	NM_018110	0.272
AC025593	0.491	NM_054027	0.437	XM_049491	0.37	BC012900	0.272
BF954716	0.491	AV700851	0.437	AF106069	0.37	NM_020418	0.271
NM_001844	0.491	NM_020673	0.436	AF070618	0.369	AB044749	0.27
AK026469	0.491	NM_002090	0.436	AF150180	0.369	L19546	0.27
NM_014165	0.491	NM_004368	0.436	BC010607	0.369	AI188653	0.27
NM_003482	0.49	BG709079	0.436	AI287295	0.369	BG573436	0.269
NM_000971	0.49	BI862095	0.436	BC014135	0.369	NM_004737	0.267
NM_017640	0.49	NM_001893	0.436	AK025702	0.369	NM_002258	0.267
NM_020678	0.49	NM_016323	0.435	M26919	0.369	NM_004126	0.266
NM_006009	0.489	AB037813	0.435	NM_000993	0.368	NM_005622	0.266
AC004184	0.489	NM_002260	0.435	BC005127	0.368	AI335447	0.266
NM_001512	0.489	AC012378	0.435	AV735100	0.368	AY005696	0.264
NM_024608	0.489	NM_006929	0.435	NM_001082	0.366	AB051436	0.264
NM_006223	0.489	NM_004443	0.434	NM_003026	0.366	U79458	0.264
NM_002113	0.489	AL080112	0.434	BC000316	0.366	AL049229	0.263
NM_021104	0.489	AL137639	0.434	NM_007072	0.366	AF382011	0.263
AK025898	0.489	NM_000300	0.434	M34064	0.365	XM_085270	0.262
NM_006122	0.489	AV758631	0.434	NM_006339	0.365	BC010054	0.262
AK023536	0.488	NM_001873	0.434	AV740594	0.364	U28055	0.262
BC002398	0.488	NM_023944	0.434	NM_003295	0.364	W80455	0.262
NM_014783	0.488	AF478567.1	0.434	AL049964	0.364	AV736937	0.261
AJ011713	0.488	NM_025231	0.433	NM_022040	0.363	U80017	0.261
AV739018	0.488	BE548749	0.433	D31887	0.363	NM_005447	0.261
AF070648	0.488	AV762224	0.432	NM_003438	0.363	NM_018053	0.26
NM_013323	0.487	NM_022761	0.432	NM_001462	0.362	AB032947	0.26
AV691356	0.487	NM_002557	0.432	NM_022117	0.362	NM_004177	0.259
NM_001548	0.487	NM_013379	0.432	AA131267	0.362	NM_000900	0.258

续表

GenBank	ratio	GenBank	ratio	GenBank	ratio	GenBank	ratio
NM_015527	0.486	AL359616	0.431	NM_031465	0.362	NM_002134	0.257
M33189	0.486	NM_005883	0.431	L10374	0.362	AF324888	0.257
NM_012381	0.486	NM_006286	0.431	AV705309	0.362	AV737445	0.256
XM_038636	0.486	BC016615	0.431	BC001023	0.361	AK026464	0.256
NM_020321	0.486	NM_003887	0.431	AI675818	0.361	NM_003467	0.254
AV699801	0.486	AY007117	0.431	NM_007256	0.36	NM_002843	0.254
AA664452	0.485	L38969	0.43	NM_002747	0.36	NM_003059	0.253
AV645425	0.485	NM_021924	0.43	NM_013448	0.36	AB002295	0.252
NM_001350	0.485	BG490871	0.43	AB008681	0.36	AF284750	0.252
NM_018253	0.485	NM_000353	0.43	AF151067	0.359	NM_021999	0.252
NM_013308	0.485	AV659577	0.43	AF247167	0.359	BC011969	0.251
NM_016422	0.485	NM_024811	0.43	AF378753	0.359	AF403014	0.251
NM_002690	0.485	U60269	0.43	AL391822	0.359	AF174605	0.251
AF195514	0.484	NM_002051	0.43	AL080144	0.358	AV739047	0.25
AL137162	0.484	NM_002761	0.43	NM_005962	0.358	BC015139	0.249
AL162070	0.484	AA397923	0.429	NM_001217	0.358	NM_001978	0.249
NM_032761	0.484	AF092132	0.429	NM_001109	0.357	BC006223	0.248
NM_024569	0.484	XM_098891	0.429	NM_005600	0.357	AV726956	0.247
NM_017852	0.484	AL359940	0.429	AA454185	0.357	AL136891	0.246
AK000998	0.484	NM_004061	0.429	NM_012230	0.357	R44730	0.246
NM_006152	0.484	AK025472	0.429	AB036737	0.357	M12140	0.245
AL545781	0.483	NM_001839	0.428	U79301	0.357	XM_031184	0.245
NM_004287	0.483	AK026094	0.428	NM_000576	0.356	NM_004444	0.243
NM_004444	0.483	NM_032756	0.428	AL589765	0.355	NM_012328	0.242
NM_003980	0.483	NM_018692	0.428	AF131776	0.355	AV651796	0.241
BG939675	0.483	NM_005291	0.428	BG035179	0.354	NM_001713	0.241
NM_024619	0.483	BC004489	0.428	NM_000733	0.354	NM_002847	0.24
AF060510	0.483	BC002748	0.428	NM_013259	0.354	NM_003121	0.24
AL136640	0.482	NM_002728	0.427	NM_002983	0.353	BC005254	0.24
AK025515	0.482	NM_000418	0.427	NM_001975	0.353	NM_005127	0.24
NM_002954	0.482	NM_001007	0.427	AK022333	0.353	AF070562	0.239
NM_001920	0.482	BC006176	0.426	BC000443	0.353	NM_005764	0.239
AV752185	0.482	AK025284	0.426	BI850984	0.353	NM_018349	0.238
BC005985	0.481	BC010690	0.426	BI599339	0.352	AF155117	0.237
AI375309	0.481	AV649278	0.426	NM_014029	0.352	NM_005339	0.237
NM_002754	0.481	NM_017617	0.425	NM_006122	0.352	BF694564	0.236
NM_000878	0.481	NM_000697	0.425	NM_032966	0.352	BF241124	0.236

续表

GenBank	ratio	GenBank	ratio	GenBank	ratio	GenBank	ratio
AK026720	0.481	AK000009	0.424	NM_012197	0.352	NM_006333	0.235
NM_004415	0.481	BE896122	0.424	AV734081	0.352	NM_005493	0.234
NM_006807	0.481	AF086040	0.423	NM_001959	0.35	Y14443	0.234
AF417842	0.481	L81802	0.423	NM_012447	0.35	NM_006877	0.234
U13613	0.481	NM_012204	0.422	NM_014247	0.35	NM_021122	0.233
NM_053056	0.48	AK022997	0.422	NM_000997	0.35	NM_003739	0.233
NM_014216	0.48	AF150335	0.421	BF526647	0.349	AL137345	0.232
NM_004929	0.48	NM_020247	0.421	AL137162	0.349	X83301	0.232
NM_020374	0.48	NM_004356	0.421	NM_012395	0.349	AA768316	0.232
NM_012253	0.48	D86985	0.421	NM_021200	0.349	NM_016061	0.232
AL359575	0.479	NM_000898	0.421	NM_006061	0.349	AB028974	0.231
NM_014504	0.479	NM_014702	0.421	AB020677	0.349	XM_015645	0.231
NM_001007	0.479	BG676316	0.42	M64983	0.348	NM_012302	0.231
NM_017909	0.479	AI949419	0.42	BE671663	0.348	NM_006290	0.23
AF308287	0.479	BC004331	0.42	AB014511	0.348	M95585	0.229
AW131211	0.478	AK022958	0.42	NM_017627	0.347	NM_003105	0.229
NM_001767	0.478	BC001699	0.42	BG252366	0.347	NM_002664	0.226
HUXP1064H04	0.478	NM_018144	0.419	NM_004411	0.346	AV714588	0.226
BC000667	0.478	BC014370	0.419	NM_018215	0.346	AV728105	0.226
NM_000954	0.478	NM_001896	0.419	NM_001032	0.346	AV727040	0.225
NM_020547	0.478	AK022080	0.419	NM_014059	0.345	M90464	0.225
NM_003311	0.477	H22553	0.419	AF026941	0.345	NM_004920	0.224
NM_003011	0.477	AL136562	0.419	AF323540	0.345	NM_021063	0.224
BE380130	0.477	NM_016126	0.419	NM_024900	0.345	BE261319	0.223
NM_000594	0.477	AK024263	0.418	NM_012295	0.344	BC009220	0.223
AL045683	0.477	AF147391	0.418	NM_001538	0.344	U49187	0.223
NM_003075	0.477	NM_004380	0.418	AB025432	0.343	XM_050966	0.222
BC016615	0.476	NM_004300	0.418	NM_032762	0.342	AV721595	0.222
NM_000937	0.476	NM_001406	0.418	NM_024542	0.342	AK000309	0.222
NM_004483	0.476	AI218581	0.418	NM_014857	0.342	AJ277151	0.222
AK023434	0.476	NM_016453	0.418	AK026984	0.342	NM_000896	0.221
NM_022490	0.476	AI333659	0.417	D50918	0.341	BC015582	0.22
BC026288	0.475	NM_006614	0.417	AF251053	0.341	AI493835	0.22
NM_000939	0.475	AL137729	0.417	AV734054	0.341	AL133622	0.22
NM_006006	0.475	NM_014699	0.417	NM_002071	0.341	BC001980	0.219
NM_001852	0.475	NM_005056	0.416	AK027519	0.34	AK023665	0.219
AL117482	0.475	AK021841	0.416	AB040965	0.34	NM_021966	0.218

续表

GenBank	ratio	GenBank	ratio	GenBank	ratio	GenBank	ratio
NM_002015	0.474	AV724810	0.416	NM_014052	0.34	NM_005319	0.217
BC013292	0.474	NM_003634	0.416	NM_013355	0.34	AB002376	0.217
BC017503	0.474	NM_001257	0.415	NM_000587	0.34	AV695166	0.216
NM_005833	0.474	NM_006228	0.415	NM_004619	0.34	NM_017803	0.216
BC008952	0.474	NM_005766	0.415	BG036875	0.339	NM_014151	0.215
NM_004082	0.474	NM_003790	0.415	AF218029	0.339	BC005940	0.214
NM_000377	0.474	AC002558	0.415	AB002368	0.339	NM_002380	0.214
NM_005484	0.474	NM_003256	0.414	AJ245877	0.338	NM_012200	0.214
AK026930	0.474	NM_000937	0.414	NM_000328	0.338	AL359941	0.214
NM_014821	0.473	NM_021738	0.414	AV660356	0.338	NM_005103	0.213
NM_002525	0.473	NM_001017	0.414	NM_001783	0.338	NM_020128	0.212
NM_016546	0.473	AV738959	0.414	NM_012326	0.338	NM_006474	0.212
NM_005648	0.473	AB033080	0.414	NM_000170	0.338	NM_032105	0.211
AK026498	0.473	AB037838	0.414	XM_044155	0.338	NM_003064	0.211
NM_024805	0.473	NM_004698	0.413	NM_032366	0.338	NM_001629	0.211
AL445677	0.472	NM_003803	0.413	AF186780	0.337	AB042237	0.21
NM_001993	0.472	AB002301	0.413	BF700312	0.336	AL121747	0.209
AW976721	0.472	NM_014959	0.413	NM_002300	0.336	AK025583	0.208
NM_001560	0.472	BG499294	0.412	NM_000989	0.336	NM_000907	0.207
BE964716	0.472	BI830817	0.412	NM_002201	0.336	NM_004768	0.207
NM_002147	0.471	AV699153	0.412	AK022146	0.336	BC013707	0.206
NM_014569	0.471	AV735995	0.412	NM_004049	0.335	NM_002315	0.204
AV726561	0.471	BC001447	0.411	NM_005808	0.335	AK023533	0.204
NM_001025	0.471	AV730824	0.411	NM_014792	0.335	NM_018985	0.204
AF035737	0.471	NM_032999	0.411	AK074464	0.335	AV699316	0.203
AF070674	0.471	NM_014549	0.411	AF267855	0.335	AL117348	0.203
AK024506	0.471	NM_021642	0.411	AF334711	0.334	AK022497	0.203
NM_016592	0.471	BC001971	0.411	XM_010336	0.334	NM_020424	0.203
NM_005013	0.471	NM_001647	0.41	AJ133822	0.334	NM_019101	0.202
AL031428	0.471	AK027071	0.41	BG480804	0.334	NM_003516	0.202
NM_016542	0.471	NM_004603	0.41	BC003149	0.333	NM_012071	0.202
AB020707	0.47	NM_006984	0.409	AL110141	0.332	NM_004862	0.202
BC007256	0.47	AV743143	0.409	NM_006907	0.332	NM_016006	0.201
AV733735	0.47	NM_000699	0.409	NM_002619	0.332	NM_020980	0.201
NM_003975	0.47	AB006627	0.408	AK021715	0.331	X60152	0.2
AF318354	0.47	NM_016614	0.408	NM_014142	0.33	NM_017882	0.2
NM_018368	0.47	NM_012210	0.408	AW954078	0.33	NM_007213	0.199

续表

GenBank	ratio	GenBank	ratio	GenBank	ratio	GenBank	ratio
NM_003890	0.469	NM_015515	0.408	NM_006788	0.33	AI810143	0.199
AF220217	0.469	AF052131	0.408	BE504582	0.33	NM_000067	0.197
NM_001975	0.469	AL137430	0.408	NM_004167	0.33	AB028984	0.197
L19267	0.468	NM_003784	0.408	NM_018464	0.329	NM_014150	0.196
NM_006149	0.468	AV737290	0.408	U72514	0.329	NM_003240	0.196
AF271776	0.468	NM_021874	0.408	NM_004875	0.329	XM_055509	0.195
AV745676	0.467	NM_003137	0.408	AL049998	0.329	NM_003512	0.195
AI367020	0.467	XM_092729	0.407	NM_003377	0.329	L38951	0.195
NM_001004	0.467	AF382004	0.407	NM_012420	0.328	AI636090	0.195
AL137764	0.467	NM_024714	0.407	XM_048474	0.328	NM_024713	0.195
AK026557	0.467	NM_014148	0.407	AK026530	0.327	BI752332	0.195
AB028968	0.467	NM_005384	0.407	M90746	0.327	NM_003122	0.194
NM_000729	0.467	AJ223321	0.407	XM_044632	0.327	AK026981	0.194
AK026740	0.466	AJ001306	0.407	NM_000361	0.326	NM_004360	0.192
AB051501	0.466	NM_000734	0.406	XM_004456	0.325	BC004536	0.192
BC011369	0.466	AK025329	0.406	L29296	0.325	BG201596	0.191
NM_000374	0.465	NM_014930	0.406	AK000624	0.325	NM_002258	0.19
AF075096	0.465	AK000005	0.406	NM_004416	0.324	M90746	0.19
NM_005521	0.465	AV654688	0.406	AF382012	0.324	AV752710	0.189
NM_004902	0.465	NM_003056	0.405	NM_021823	0.324	AB014555	0.189
AK026966	0.465	AK024681	0.405	NM_000430	0.324	BE220053	0.188
BG775949	0.465	NM_018458	0.405	AL049246	0.323	AC022497	0.187
NM_018997	0.465	AF038196	0.405	NM_005077	0.322	AK000336	0.187
BC013645	0.464	AL136846	0.405	D87665	0.322	AB033001	0.186
AL080235	0.464	NM_007029	0.405	NM_004918	0.322	AK026903	0.185
AE006466	0.464	AL031846	0.405	NM_003028	0.322	NM_005596	0.184
AF135159	0.463	AV700794	0.404	AK000478	0.322	AV706329	0.184
AC098805	0.463	AK025296	0.404	BI824558	0.322	AV690772	0.183
NM_014750	0.463	AB018285	0.403	NM_006441	0.321	AB012643	0.182
NM_012134	0.463	NM_001345	0.403	NM_003105	0.321	BC001912	0.182
BG546999	0.462	NM_001678	0.403	AV741729	0.321	AK024277	0.182
AV734470	0.462	AB067474	0.403	BE262306	0.321	AK025626	0.18
L19183	0.462	AL522477	0.403	NM_006691	0.321	M30629	0.179
AK025419	0.462	X91148	0.403	BI524785	0.321	NM_021784	0.177
XM_004357	0.462	NM_006506	0.403	NM_004926	0.32	NM_015965	0.176
AA779230	0.462	AL353937	0.403	NM_003329	0.32	AV686464	0.176
AI872028	0.462	NM_003564	0.403	NM_000826	0.32	BF036234	0.175

续表

GenBank	ratio	GenBank	ratio	GenBank	ratio	GenBank	ratio
NM_002029	0.462	NM_014646	0.403	NM_022550	0.32	L38951	0.175
NM_017701	0.461	AV754972	0.403	NM_004120	0.319	NM_016085	0.174
NM_002108	0.461	AL050201	0.402	AF195657	0.319	AL161973	0.173
AF070674	0.461	NM_012230	0.402	NM_006313	0.318	AF254085	0.173
NM_015524	0.461	AB037811	0.402	NM_004855	0.318	BC009849	0.172
X65550	0.461	AV755975	0.401	NM_018433	0.318	BM510486	0.172
BC009950	0.461	NM_016936	0.4	BC019046	0.317	J04621	0.171
NM_003414	0.46	AL359650	0.4	AV760573	0.317	AK026170	0.17
NM_002514	0.46	AK000989	0.399	NM_032412	0.316	AF382006	0.17
AJ408433	0.46	NM_003657	0.399	NM_006163	0.316	AK024393	0.17
NM_002690	0.46	NM_000984	0.399	NM_003319	0.316	K02016	0.17
BG572643	0.46	NM_021968	0.398	NM_002273	0.316	NM_016255	0.17
NM_014330	0.459	BC002943	0.398	NM_014399	0.315	AF382008	0.169
NM_013247	0.459	BI518409	0.398	AI806718	0.315	AY029066	0.167
NM_001877	0.459	XM_053012	0.398	AF237905	0.314	NM_013367	0.167
AI631809	0.459	NM_001550	0.398	NM_003711	0.314	BG217842	0.164
BG715197	0.459	XM_098229	0.398	NM_001867	0.313	NM_002983	0.164
X58529	0.459	NM_002032	0.397	BI850998	0.313	BG617119	0.163
BC021982	0.459	NM_015071	0.397	AK023269	0.312	D26069	0.163
AA456830	0.458	NM_002162	0.397	NM_004277	0.312	NM_004494	0.162
AV698803	0.458	NM_006058	0.397	NM_015852	0.312	NM_000963	0.161
AF147354	0.457	AL049957	0.396	XM_037830	0.312	AF116645	0.161
NM_000986	0.457	NM_000552	0.396	NM_000428	0.312	NM_006456	0.16
NM_014338	0.456	NM_014380	0.396	NM_006818	0.312	XM_010501	0.159
NM_012443	0.456	NM_001106	0.396	BC015805	0.311	NM_002002	0.159
AV710529	0.456	W22152	0.396	NM_016605	0.311	NM_002089	0.159
AL136944	0.456	NM_004219	0.396	BG687289	0.311	AF130057	0.157
AB021124	0.456	NM_000196	0.396	NM_012433	0.311	NM_000760	0.157
XM_045759	0.456	NM_005503	0.396	NM_003641	0.31	AB040884	0.157
NM_024564	0.455	BC010011	0.394	NM_021114	0.31	AY007128	0.156
NM_017998	0.455	NM_006696	0.394	NM_033266	0.31	NM_016283	0.154
AC098805	0.455	NM_014316	0.393	AF018081	0.309	NM_017895	0.154
NM_001452	0.455	BG167517	0.393	BC006003	0.309	AF062338	0.153
NM_004760	0.455	X16323	0.392	NM_002343	0.309	AB042297	0.152
NM_002339	0.455	NM_006813	0.392	NM_016270	0.308	BI601461	0.152
AK023819	0.454	AB023217	0.392	NM_014045	0.307	AL136624	0.151
AV659198	0.454	AK000348	0.392	NM_080593	0.307	NM_000032	0.151

续表

GenBank	ratio	GenBank	ratio	GenBank	ratio	GenBank	ratio
NM_002108	0.454	XM_001667	0.39	L08048	0.307	BC009849	0.151
NM_024645	0.454	AV741183	0.39	AB051506	0.307	XM_085127	0.15
AW975805	0.454	D31763	0.39	NM_002343	0.307	AL031670	0.147
AF038199	0.453	AV733953	0.39	AV740276	0.306	AY027525	0.146
U86453	0.453	AL136942	0.39	AF039555	0.306	NM_017451	0.144
BE868143	0.453	U00917	0.39	XM_036960	0.306	NM_004345	0.143
AB040896	0.453	AI581732	0.39	BC011194	0.306	AV705446	0.143
AB040971	0.453	NM_013391	0.389	NM_000847	0.306	XM_096258	0.143
AB007929	0.453	AL136611	0.389	BF966744	0.305	BC000845	0.143
AL117584	0.453	AV695840	0.389	BC012307	0.305	NM_006346	0.142
M25753	0.452	NM_003206	0.389	NM_024298	0.304	AK027095	0.142
AK025306	0.452	AI184710	0.389	U13369	0.304	BF183507	0.142
AL137573	0.452	NM_005877	0.389	NM_002818	0.304	AV727260	0.14
AF327722	0.452	U80768	0.389	AV701924	0.303	AK025909	0.14
D28588	0.452	AL137759	0.388	NM_006850	0.303	NM_031304	0.14
M28696	0.452	D26607	0.388	AW294812	0.303	AF334406	0.14
NM_015559	0.452	NM_003202	0.388	NM_003305	0.301	AK057617	0.14
BC000599.1	0.452	AF338195	0.388	NM_001736	0.301	NM_002243	0.137
NM_013446	0.452	NM_007066	0.388	NM_004994	0.301	AF053712	0.137
AV738625	0.451	NM_012296	0.387	NM_007104	0.301	NM_018318	0.132
AV739962	0.451	AV725325	0.387	AB007915	0.3	AI342106	0.132
AJ223812	0.451	AK022667	0.386	NM_006230	0.299	S94541	0.123
BF446281	0.451	BI462141	0.386	NM_005746	0.299	NM_138720	0.122
AI934613	0.451	NM_022978	0.385	NM_001000	0.299	BE348843	0.121
NM_016951	0.451	AK023419	0.385	NM_001195	0.299	BM452700	0.118
AK027168	0.45	BG745862	0.385	XM_042267	0.298	NM_007289	0.113
AF063020	0.45	NM_000032	0.385	NM_001102	0.298	NM_002514	0.111
AB032261	0.45	AL049650	0.385	AV737403	0.298	NM_000184	0.108
NM_024954	0.45	AK001020	0.384	NM_005539	0.297	M90657	0.103
NM_003025	0.45	AV712324	0.384	AF211174	0.297	NM_003064	0.103
NM_003263	0.449	AK025510	0.384	NM_005667	0.297	AV649053	0.0945
NM_004820	0.449	NM_002704	0.384	AK001433	0.296	NM_006317	0.0882
NM_004252	0.449	NM_016194	0.384	NM_001462	0.296	NM_003734	0.0791
AK024077	0.449	AI628525	0.384	NM_021964	0.296	NM_003841	0.0783
NM_000905	0.449	NM_001449	0.383	AV744404	0.295	U13369	0.0746
NM_014679	0.449	NM_000998	0.383	NM_000106	0.295	NM_003734	0.0578
NM_005850	0.449	BG212087	0.383	NM_002727	0.295	BG035356	0.0556

续表

GenBank	ratio	GenBank	ratio	GenBank	ratio	GenBank	ratio
AB014550	0.448	NM_000132	0.383	AV741674	0.294	AK023341	0.0486
AK002009	0.448	AK023512	0.383	NM_033411	0.294	NM_004633	0.0485
NM_001349	0.448	NM_024165	0.383	AV655317	0.294	AC018889	0.0469
NM_018025	0.448	NM_014882	0.383	NM_021122	0.294	AC005005	0.0393
BG427236	0.448	NM_005980	0.382	BE618907	0.294	NM_003970	0.0351
NM_006667	0.448	AK022046	0.382	NM_006435	0.293	NM_006018	0.0205
NM_001242	0.447	BC012293	0.381	NM_022914	0.292	NM_002638	0.0137
AF130048	0.447	NM_003323	0.381	N54942	0.292		

表6-24　18465芯片上调基因

GenBank	ratio	GenBank	ratio	GenBank	ratio	GenBank	ratio
NM_004653	23.36	AF070546	3.215	AV706583	2.538	XM_010682	2.228
NM_002609	15.33	AV741130	3.208	AB040903	2.536	BC000862	2.228
NM_001008	14.72	NM_000491	3.198	AC002550	2.534	AK023313	2.225
NM_006445	10.67	AC007678	3.194	D17098	2.534	NM_005370	2.223
AF051782	10.4	NM_013451	3.171	AV684223	2.527	XM_086136	2.222
NM_004681	9.345	BC002867	3.169	AV707250	2.52	NM_014052	2.219
NM_001008	8.857	AA182847	3.158	AW977085	2.515	XM_003957	2.218
BC000562	8.571	NM_005781	3.154	NM_007342	2.512	BC003176	2.212
M10942	7.674	NM_007026	3.144	NM_012325	2.511	NM_021978	2.21
NM_002778	7.353	NM_024631	3.14	NM_002197	2.508	NM_014767	2.207
NM_002985	6.937	NM_002168	3.124	AL022328	2.506	NM_021128	2.206
NM_005956	6.79	AV706296	3.11	NM_014173	2.502	NM_002394	2.205
NM_002626	6.477	NM_006643	3.029	NM_003680	2.498	NM_001992	2.2
NM_005159	6.471	AB033058	3.021	NM_003902	2.496	AF085351	2.198
NM_024830	6.426	XM_059749	3.02	NM_001916	2.495	NM_018117	2.195
BM469640	6.371	NM_015535	3.012	AL137345	2.492	NM_017458	2.187
AC018889	6.294	AK023161	3.011	NM_002222	2.479	NM_005054	2.18
NM_002731	6.199	BG433539	3.009	R89610	2.478	NM_014294	2.18
NM_003929	6.199	NM_005813	3	AF464873	2.478	NM_015907	2.173
NM_000558	6.173	XM_030470	2.995	NM_016022	2.474	NM_000099	2.171
NM_003084	6.103	AB018274	2.977	AL592064	2.473	NM_000713	2.17
NM_004681	5.999	NM_007182	2.974	NM_000852	2.472	BF669927	2.17
NM_000184	5.766	NM_018404	2.943	NM_016262	2.469	NM_004900	2.167
AC006449	5.763	XM_004300	2.933	NM_001087	2.469	NM_019040	2.167
L04731	5.603	NM_000159	2.929	NM_000918	2.465	AK026847	2.167
NM_005550	5.541	AC008906	2.927	AC004893	2.465	AL109795	2.162
XM_052690	5.338	NM_012406	2.902	NM_005049	2.461	NM_006244	2.162

续表

GenBank	ratio	GenBank	ratio	GenBank	ratio	GenBank	ratio
NM_004651	5.203	NM_014292	2.894	BG484711	2.461	NM_004172	2.162
NM_003832	5.137	NM_007065	2.873	NM_014008	2.457	NM_005918	2.161
AC011747	5.132	NM_006636	2.869	NM_014639	2.447	AF131748	2.159
NM_014788	5.072	NM_003633	2.865	NM_006344	2.445	AB046847	2.156
NM_005301	5.05	AK024453	2.853	NM_014109	2.445	X02665	2.156
NM_002861	4.958	NM_024959	2.85	NM_013291	2.445	AK056132	2.156
NM_004335	4.92	NM_014745	2.844	L39061	2.445	NM_000294	2.152
L05367	4.866	NM_004774	2.834	AV736430	2.441	XM_048825	2.15
NM_005332	4.821	NM_017847	2.831	NM_014774	2.441	AF020307	2.148
NM_004716	4.742	BC011046	2.821	NM_005334	2.439	BC006135	2.145
N90109	4.625	XM_038288	2.818	NM_019111	2.426	NM_006743	2.145
AB033099	4.445	BC012564	2.818	NM_005054	2.419	NM_054016	2.139
NM_016816	4.321	NM_000032	2.817	XM_056616	2.412	NM_005671	2.134
BF241309	4.297	AK002183	2.81	NM_003347	2.406	Z97989	2.133
AW665739	4.26	NM_000263	2.806	AJ007557	2.406	AK001453	2.133
BC014644	4.245	NM_005646	2.805	NM_004447	2.399	AF151025	2.132
NM_006417	4.234	NM_001615	2.803	NM_000086	2.397	NM_002071	2.12
NM_002461	4.217	NM_014905	2.802	NM_005070	2.395	NM_006371	2.116
NM_004335	4.196	NM_019604	2.801	BC008509	2.388	NM_033261	2.115
NM_001219	4.138	NM_012291	2.798	NM_005704	2.379	NM_019848	2.113
NM_000032	4.111	AV740406	2.785	NM_002124	2.379	NM_016638	2.108
BC001356	4.109	X03100	2.775	AB021124	2.378	NM_002582	2.105
NM_005104	4.01	BC012334	2.765	NM_006534	2.376	AF305083	2.103
BC015760	4.001	AC019171	2.764	NM_000294	2.371	AF296765	2.1
NM_003975	3.984	NM_006074	2.763	AL137519	2.367	NM_138288	2.1
NM_032038	3.968	NM_052932	2.759	BG020418	2.362	AW445144	2.1
NM_015629	3.966	NM_005503	2.757	NM_016824	2.353	NM_016089	2.099
NM_004911	3.963	AK024034	2.756	AL122075	2.352	NM_002661	2.097
U79273	3.952	NM_015629	2.755	AF161472	2.349	AV659177	2.092
NM_032012	3.942	NM_018470	2.753	NM_000367	2.345	BC015532	2.089
BC007716	3.91	XM_039447	2.747	NM_017793	2.344	NM_001766	2.089
AK074114	3.901	H02158	2.743	AK024478	2.343	NM_018217	2.086
NM_005536	3.872	BC019676	2.741	NM_003705	2.342	BC012396	2.079
NM_014388	3.863	AL580988	2.74	NM_002218	2.337	NM_006918	2.079
NM_003070	3.859	BC012948	2.74	NM_000734	2.332	BC010124	2.078
M63871	3.842	NM_000175	2.74	BC002644	2.329	NM_024754	2.072
NM_017834	3.836	NM_017701	2.737	NM_000235	2.322	NM_024010	2.069

续表

GenBank	ratio	GenBank	ratio	GenBank	ratio	GenBank	ratio
NM_016234	3.816	NM_012145	2.733	NM_005900	2.32	AB046815	2.069
NM_002260	3.799	NM_006595	2.73	NM_020188	2.317	AB000277	2.066
NM_022173	3.736	NM_004953	2.728	BC002538	2.302	AK001993	2.065
AL031602	3.696	NM_001428	2.718	NM_015136	2.302	NM_016488	2.065
NM_005044	3.69	NM_001648	2.718	NM_018231	2.297	NM_004559	2.064
NM_000878	3.663	AL035297	2.706	AK001553	2.297	NM_014369	2.061
NM_004486	3.662	NM_006482	2.704	NM_015684	2.289	W80637	2.058
NM_031937	3.596	AF058954	2.688	NM_004338	2.286	NM_005745	2.058
NM_001388	3.572	BC004503	2.688	AB037817	2.286	AK057046	2.058
NM_003091	3.555	AF104913	2.675	NM_018112	2.284	AL513547	2.057
NM_006855	3.552	XM_086061	2.665	AF052181	2.282	AK025902	2.052
NM_002886	3.536	AK022156	2.651	NM_022173	2.281	NM_002096	2.051
BM562406	3.532	NM_018463	2.643	NM_024908	2.279	NM_014674	2.046
NM_134264	3.513	NM_007342	2.622	NM_007263	2.277	AV661337	2.044
NM_020367	3.504	BC014916	2.621	NM_001565	2.277	NM_016011	2.04
AK021742	3.483	NM_004559	2.62	AK026908	2.276	NM_005628	2.04
NM_006743	3.482	BI833594	2.616	XM_002790	2.274	D87449	2.039
X58529	3.444	AL139349	2.613	AL442093	2.272	AK024088	2.039
NM_002759	3.422	NM_001905	2.612	BC014000	2.268	NM_016219	2.037
BC014130	3.421	NM_006354	2.607	NM_012433	2.264	NM_022802	2.03
NM_007245	3.416	AB046774	2.603	AB033043	2.26	NM_005072	2.029
NM_016034	3.387	BC010049	2.602	NM_004780	2.259	AF037448	2.027
NM_000954	3.385	AL390127	2.601	NM_014711	2.257	AL136109	2.026
NM_004935	3.374	AK023412	2.6	NM_002305	2.256	BC006282	2.024
NM_002127	3.367	NM_003325	2.597	NM_006556	2.256	NM_032807	2.022
AW296023	3.363	AK023468	2.578	NM_005216	2.252	AB020664	2.022
NM_006810	3.357	AK021477	2.576	NM_014686	2.251	NM_004338	2.021
NM_002113	3.345	AJ227863	2.571	NM_006281	2.251	NM_002967	2.021
NM_001195	3.341	NM_002812	2.565	NM_003981	2.25	NM_004135	2.02
NM_000050	3.337	NM_003755	2.563	BC005311	2.248	NM_002438	2.009
NM_018444	3.329	AL080080	2.554	NM_004493	2.248	AL117482	2.009
NM_002708	3.328	NM_004328	2.55	NM_018992	2.245	NM_002720	2.004
NM_006408	3.326	AI362611	2.548	D50926	2.244	AB023204	2.001
NM_005610	3.295	AL049999	2.548	AK000478	2.242		
AK001364	3.294	BG618114	2.546	NM_003504	2.239		
NM_017925	3.239	U76542	2.546	NM_003757	2.229		

表 6-25 18465 芯片下调基因

GenBank	ratio	GenBank	ratio	GenBank	ratio	GenBank	ratio
AK000757	0.5	BG939675	0.411	AF174605	0.306	XM_096258	0.193
BC011545	0.5	NM_032162	0.41	AB044749	0.305	AB042237	0.192
AF105036	0.499	U50529	0.41	L29296	0.305	AV695166	0.192
BC010011	0.499	U28387	0.408	AF218029	0.303	NM_004862	0.192
NM_015527	0.498	NM_018110	0.408	AL049339	0.302	NM_006667	0.192
AF035737	0.498	AV719279	0.408	NM_014216	0.302	AB020677	0.192
AF070648	0.498	D31763	0.407	BC013292	0.302	AI810143	0.191
AV762224	0.497	AK022080	0.407	NM_004380	0.302	AK025583	0.189
AL359585	0.497	XM_028190	0.407	NM_024569	0.301	NM_005384	0.189
L08048	0.497	BC021982	0.407	NM_006122	0.301	NM_001713	0.187
NM_006229	0.497	NM_017627	0.406	Y14443	0.299	BC006223	0.187
NM_024564	0.496	U28055	0.406	AB007915	0.297	BC004536	0.186
NM_024954	0.496	NM_000729	0.404	AB011088	0.297	NM_021999	0.183
AW138736	0.496	AV760573	0.403	NM_012433	0.297	NM_000552	0.183
NM_001867	0.495	AF382008	0.402	NM_006435	0.294	AL136944	0.183
XM_044632	0.495	NM_016546	0.401	NM_001189	0.293	AV686464	0.183
BC007308	0.494	NM_000971	0.401	NM_016614	0.293	AI636090	0.183
NM_003105	0.494	AC012378	0.399	AV741674	0.292	L38951	0.182
AL137002	0.493	U00917	0.398	NM_023944	0.292	NM_019101	0.181
NM_001091	0.493	AW131211	0.396	M90746	0.292	AK023512	0.181
NM_000690	0.493	BC015687	0.395	NM_003256	0.29	BC004331	0.181
AF150180	0.49	NM_004494	0.395	AL157425	0.29	AF150335	0.178
NM_004235	0.49	AV733735	0.394	BI752332	0.29	BC009357	0.178
BC005985	0.488	U86453	0.394	NM_002619	0.29	NM_012329	0.177
NM_002557	0.488	BG687289	0.394	NM_005429	0.288	AF254085	0.177
BE380130	0.488	BC010607	0.392	BF694564	0.287	NM_005134	0.176
NM_006807	0.487	AK026528	0.391	AL080144	0.287	NM_002380	0.175
NM_002690	0.486	NM_002690	0.39	XM_044155	0.287	NM_002704	0.174
BG715197	0.485	AY007117	0.39	AW512134	0.285	NM_003240	0.171
NM_032999	0.484	AV740594	0.389	AB040965	0.282	AK024393	0.171
BC002569	0.483	AV651796	0.389	NM_002032	0.282	AK000336	0.17
NM_002134	0.482	NM_014857	0.389	U13369	0.282	AB012643	0.168
AK022667	0.482	AK000009	0.388	NM_014210	0.28	AF284750	0.168
NM_004902	0.482	NM_001609	0.385	AA905821	0.278	XM_015645	0.165
NM_001629	0.482	U72514	0.384	NM_016422	0.278	NM_002727	0.165
BC001971	0.482	AF195514	0.384	M90746	0.278	NM_016061	0.165
NM_000104	0.481	AK027168	0.383	NM_005493	0.277	AF106069	0.164

续表

GenBank	ratio	GenBank	ratio	GenBank	ratio	GenBank	ratio
NM_000587	0.481	NM_020673	0.383	AB028974	0.277	AJ011713	0.163
NM_018368	0.481	NM_005622	0.383	AB051506	0.276	AK023533	0.163
NM_013355	0.48	AL049450	0.383	NM_021738	0.275	AK025626	0.161
NM_004737	0.48	AL136891	0.381	AI570255	0.273	NM_016283	0.161
BI762720	0.48	XM_048474	0.38	AK026634	0.273	NM_002089	0.161
NM_002847	0.478	X79067	0.379	NM_002112	0.271	AF240698	0.161
NM_003803	0.478	AF131776	0.378	BC013707	0.271	NM_005667	0.16
NM_001647	0.478	NM_006230	0.378	NM_001082	0.271	NM_003564	0.158
NM_012296	0.477	AK074464	0.378	NM_021784	0.269	NM_014150	0.157
NM_000989	0.477	NM_033411	0.377	AL049435	0.269	AF038196	0.157
AK023180	0.476	AK025284	0.377	AK026981	0.269	AK027095	0.157
NM_002273	0.476	NM_024714	0.377	NM_003105	0.267	NM_022040	0.156
R01428	0.475	NM_014646	0.377	BE965554	0.267	NM_006474	0.156
AW976721	0.474	BE868143	0.377	NM_022838	0.267	J04621	0.156
AK023536	0.473	AK022046	0.375	AV700794	0.265	AI342106	0.155
NM_014702	0.473	W22152	0.375	NM_000043	0.265	NM_024298	0.154
AK025515	0.472	NM_006818	0.375	BC001023	0.264	NM_021063	0.154
AK025621	0.471	NM_080593	0.374	AV760715	0.264	AI493835	0.154
NM_002854	0.471	BC007256	0.374	NM_022550	0.264	NM_012328	0.153
NM_014821	0.47	NM_004855	0.373	XM_042267	0.263	AA131267	0.153
AL049229	0.47	BI462141	0.373	NM_080593	0.261	NM_003263	0.15
BE504582	0.47	NM_015976	0.373	W80455	0.26	AB042297	0.15
AK022497	0.47	NM_001946	0.373	AV737445	0.258	AK027071	0.15
T90703	0.469	AL137764	0.372	NM_005621	0.258	AF334711	0.149
AB037813	0.468	AV750384	0.371	AF324888	0.256	NM_006346	0.148
BC000316	0.468	NM_002300	0.371	NM_015852	0.256	AV690772	0.148
L81802	0.467	AF151067	0.371	NM_003518	0.256	NM_016085	0.147
AC105091	0.467	NM_003305	0.37	AF195657	0.254	AB028984	0.145
NM_002664	0.466	AV701924	0.37	AJ223321	0.254	XM_085270	0.144
AK000998	0.466	NM_003565	0.369	BC000443	0.253	AY029066	0.143
AL359616	0.465	NM_021114	0.368	NM_006441	0.252	NM_020128	0.142
NM_001993	0.463	NM_000986	0.367	NM_014338	0.25	NM_003059	0.142
NM_005807	0.463	NM_006009	0.366	AF130048	0.25	NM_017895	0.141
AV743143	0.462	NM_014330	0.366	NM_005319	0.249	AK022496	0.14
BF693142	0.462	AF052131	0.366	AI806718	0.249	NM_004049	0.136
XM_004357	0.461	NM_003590	0.365	AK024277	0.249	D26069	0.134
AB002365	0.461	AF092132	0.365	NM_005178	0.249	XM_010501	0.133

续表

GenBank	ratio	GenBank	ratio	GenBank	ratio	GenBank	ratio
XM_005949	0.459	AB040896	0.365	AK021715	0.248	AY027525	0.133
NM_006696	0.459	AL137162	0.364	M12140	0.248	AK001433	0.131
BF431467	0.457	AV712645	0.364	NM_032412	0.248	NM_003516	0.131
NM_001893	0.457	NM_006691	0.363	NM_005808	0.248	X83301	0.131
NM_004895	0.456	AI510829	0.362	NM_022771	0.247	NM_003064	0.129
AI949419	0.455	NM_001183	0.361	AI188653	0.246	M28696	0.129
NM_016936	0.455	AC025593	0.36	BF966744	0.245	NM_012071	0.129
NM_014142	0.454	AF186780	0.36	NM_003056	0.244	BE220053	0.129
AV695840	0.454	AL049957	0.359	NM_002843	0.243	NM_138720	0.128
AV735100	0.454	BC000667	0.359	AF018081	0.243	BG217842	0.126
AK026469	0.454	BF446281	0.357	AB032974	0.242	AF116645	0.126
AK000348	0.454	NM_001550	0.356	AK026464	0.242	BG212087	0.124
NM_001257	0.453	NM_004926	0.355	BC005940	0.241	AF334406	0.124
AV733953	0.453	NM_004313	0.355	NM_032638	0.241	AL161973	0.124
NM_014045	0.452	M95585	0.355	NM_002981	0.239	NM_000067	0.123
NM_005648	0.452	NM_000963	0.355	AL133622	0.239	AV706329	0.123
AB014550	0.451	NM_005539	0.355	AB002295	0.239	NM_012200	0.121
AF183421	0.451	AY028897	0.355	L38951	0.239	AV705446	0.121
BC005395	0.449	M30629	0.354	NM_003514	0.238	NM_015364	0.12
AB011171	0.449	NM_014399	0.354	AJ245877	0.237	AF039555	0.12
AL136942	0.449	U79458	0.354	AF061022	0.235	NM_000963	0.119
NM_025231	0.449	AL136611	0.353	NM_003295	0.235	AK025909	0.117
AL122048	0.449	NM_014380	0.352	BI850984	0.235	AF382006	0.116
BC002398	0.448	NM_014052	0.35	NM_004768	0.235	NM_003970	0.116
BC012307	0.448	NM_006813	0.35	BC005254	0.233	AB023210	0.116
AL137162	0.447	AF267855	0.35	AI890899	0.233	BI601461	0.116
NM_033331	0.447	AL445677	0.349	AY005696	0.232	NM_006313	0.114
AB002379	0.447	AV728105	0.348	NM_000328	0.232	BC001912	0.114
NM_000697	0.447	NM_006152	0.348	AL137506	0.23	BE348843	0.111
NM_006929	0.446	BC015139	0.346	NM_003064	0.229	NM_018318	0.109
AB002368	0.445	NM_003930	0.346	AV727040	0.229	AF053712	0.108
NM_005766	0.445	NM_018215	0.346	AB025432	0.228	NM_002514	0.107
NM_001025	0.444	AF382012	0.344	AB023217	0.227	NM_000361	0.107
AY007128	0.444	AL117348	0.344	NM_002570	0.225	AV727260	0.106
NM_006696	0.443	AK026984	0.342	NM_032105	0.224	AF130057	0.106
NM_012326	0.443	NM_004444	0.341	NM_003010	0.224	BM510486	0.105
BC002943	0.442	NM_000132	0.341	AF062338	0.223	AL136624	0.103

续表

GenBank	ratio	GenBank	ratio	GenBank	ratio	GenBank	ratio
BI824558	0.442	AF183421	0.339	BF526647	0.222	NM_004126	0.0982
BG036875	0.44	NM_018651	0.339	BC005127	0.222	AV649053	0.098
AF147354	0.44	NM_016255	0.339	NM_000430	0.221	BC000845	0.097
BF241124	0.439	NM_001449	0.336	NM_004541	0.22	NM_006163	0.0955
NM_016489	0.439	NM_003025	0.334	NM_001678	0.218	AL031670	0.0945
NM_012395	0.438	NM_003329	0.333	NM_005291	0.217	NM_031304	0.0896
NM_006058	0.437	AV741183	0.333	NM_005127	0.217	NM_000760	0.0877
NM_000905	0.435	NM_004875	0.333	NM_001560	0.217	S94541	0.0868
BF183507	0.435	NM_004277	0.332	AL121747	0.216	NM_021642	0.082
NM_013323	0.434	NM_001319	0.332	AF293366	0.215	NM_017451	0.0819
NM_014882	0.434	NM_000826	0.331	XM_010336	0.214	NM_006456	0.0817
AK024327	0.433	AB033080	0.331	AC022497	0.212	NM_016006	0.0804
NM_032762	0.433	BG201596	0.33	K02016	0.212	NM_021122	0.0804
AA454185	0.432	NM_003429	0.33	AL136640	0.211	NM_006506	0.0796
NM_024822	0.432	AV655317	0.329	AV714462	0.211	BC001980	0.0786
NM_014783	0.431	AV699316	0.327	NM_004820	0.21	NM_003734	0.0785
AW975805	0.431	AI361497	0.327	NM_005980	0.21	NM_004920	0.0774
AB014511	0.431	NM_018349	0.326	NM_021823	0.21	NM_004177	0.0755
AL137573	0.43	AL137430	0.325	AK023512	0.209	BC009849	0.0738
NM_013367	0.429	NM_002880	0.325	X54489	0.209	AK022997	0.0727
BG676316	0.428	NM_003105	0.324	AV752710	0.208	NM_001462	0.0721
AV691356	0.428	NM_014857	0.324	AL045683	0.207	NM_001736	0.0715
NM_005648	0.428	NM_016605	0.323	NM_000576	0.206	NM_003118	0.0707
NM_003323	0.426	AV730824	0.321	BC015805	0.205	NM_005746	0.0702
NM_003206	0.426	U13369	0.321	NM_005339	0.204	NM_021122	0.0697
BC015582	0.425	AL080235	0.319	AB040884	0.204	NM_007289	0.0686
AV660356	0.424	NM_000896	0.319	NM_014247	0.202	XM_004456	0.0678
NM_014867	0.423	AF327722	0.317	AF212239	0.201	BC009849	0.0678
NM_003011	0.422	NM_003414	0.317	AL136939	0.201	NM_006317	0.0658
AF150229	0.421	NM_006788	0.316	NM_015071	0.201	NM_003512	0.0655
BC013645	0.419	NM_021964	0.316	NM_021999	0.2	NM_004633	0.0628
AF150244	0.419	NM_133502	0.316	AK025296	0.2	NM_003734	0.0615
NM_006159	0.419	NM_006122	0.315	BG617119	0.199	XM_055509	0.0585
AV734916	0.417	AV736937	0.312	XM_049491	0.199	N54942	0.0567
NM_000699	0.415	NM_021924	0.312	AV700851	0.199	NM_002029	0.0536
NM_002199	0.415	NM_005056	0.311	NM_020424	0.199	NM_002108	0.0524
NM_002525	0.415	NM_015965	0.308	NM_000900	0.198	NM_001462	0.0473

续表

GenBank	ratio	GenBank	ratio	GenBank	ratio	GenBank	ratio
U28387	0.415	AB051501	0.308	AF070562	0.198	AA768316	0.0444
NM_002514	0.414	AL049246	0.308	AB032947	0.197	NM_003841	0.0433
AB051436	0.413	NM_003711	0.308	NM_024713	0.196	AC005005	0.0417
NM_004994	0.413	NM_018053	0.308	X60152	0.195	NM_002243	0.0366
AF135159	0.413	AB023154	0.307	U80017	0.195	NM_002923	0.0307
NM_003611	0.412	AK022333	0.307	NM_002108	0.194	AK023341	0.0255
NM_014148	0.412	NM_002818	0.307	NM_004360	0.194	NM_020980	0.0237
NM_002071	0.412	NM_004345	0.306	NM_004120	0.193	BG035356	0.0216
AL049964	0.412	NM_024542	0.306	NM_024607	0.193	BM452700	0.0206

表 6-26　18466 芯片上调基因

GenBank	ratio	GenBank	ratio	GenBank	ratio	GenBank	ratio
NM_000491	19.57	BC007675	3.506	AB002313	2.748	AF248640	2.275
NM_006855	18.97	NM_005159	3.501	AJ011713	2.739	AK057046	2.271
NM_004653	17.87	AF322067	3.497	XM_046054	2.734	NM_015907	2.27
NM_000250	16.75	NM_003808	3.478	NM_016144	2.731	XM_030470	2.269
NM_004681	16.52	NM_001747	3.47	AK027009	2.73	AL035297	2.265
NM_002343	14.98	NM_012268	3.454	NM_000032	2.726	XM_043094	2.265
NM_007268	14.75	BC014644	3.448	NM_000484	2.721	BG109253	2.259
NM_001008	14.2	NM_001945	3.427	NM_001386	2.72	NM_003851	2.254
NM_002343	13.97	NM_004955	3.415	BC003060	2.72	AK001364	2.253
NM_002934	9.064	NM_001565	3.415	NM_002124	2.715	NM_003937	2.252
NM_013451	8.988	NM_002575	3.414	NM_017625	2.714	NM_004515	2.25
AC025169	8.89	NM_002003	3.411	BC003131	2.687	AK026929	2.247
NM_001008	8.61	XM_085179	3.388	NM_001127	2.683	NM_015684	2.246
NM_001898	8.534	NM_020995	3.361	AL080235	2.676	BF213096	2.244
NM_015136	8.322	NM_000235	3.346	BC010565	2.665	NM_003757	2.244
NM_002564	8.258	NM_004135	3.339	AK000757	2.658	AF161417	2.24
NM_002626	8.097	AF305083	3.297	AK001993	2.653	NM_006780	2.239
NM_002332	7.665	NM_002886	3.294	NM_020188	2.651	NM_001948	2.239
AF052138	7.554	X07263	3.285	BC014469	2.635	NM_006214	2.237
NM_000099	7.518	NM_006332	3.281	AK002186	2.634	NM_004870	2.237
NM_000142	7.377	AB020689	3.278	NM_003504	2.633	NM_001154	2.234
NM_000507	7.33	AL049417	3.268	NM_005980	2.629	AL122075	2.232
NM_005900	7.286	NM_024717	3.253	NM_005518	2.628	AB000277	2.231
NM_021978	7.275	NM_014369	3.232	NM_018339	2.622	NM_014867	2.222
NM_017834	7.131	NM_004172	3.214	NM_000688	2.618	NM_002291	2.218
NM_000099	7.083	AF464873	3.208	NM_002609	2.61	AW445144	2.217

续表

GenBank	ratio	GenBank	ratio	GenBank	ratio	GenBank	ratio
NM_004681	7.006	BC004114	3.199	BF698420	2.606	BC000039	2.201
NM_001912	6.94	NM_003981	3.189	AK023168	2.604	BC002494	2.199
AB023204	6.656	AK001742	3.18	NM_014742	2.599	NM_000249	2.193
NM_004126	6.45	AV736430	3.179	NM_001870	2.594	BE965985	2.192
NM_003656	6.29	AV704912	3.178	AK025766	2.591	NM_001490	2.192
NM_005461	6.108	NM_002640	3.168	NM_001087	2.588	BC004245	2.191
NM_006061	6.077	U02632	3.157	AL356379	2.57	NM_003347	2.189
NM_004935	6.068	NM_014008	3.152	NM_002591	2.569	NM_022101	2.188
M10942	5.88	AB018274	3.147	XM_039447	2.568	NM_004564	2.187
NM_004137	5.875	AC007678	3.144	NM_001978	2.565	U97105	2.183
NM_002854	5.733	NM_004390	3.143	NM_005610	2.562	NM_014811	2.179
NM_000072	5.729	NM_004184	3.137	NM_003748	2.558	NM_002970	2.177
XM_003192	5.672	NM_014686	3.131	U79273	2.557	M11147	2.176
NM_006270	5.621	NM_000367	3.123	NM_018117	2.553	NM_002484	2.168
NM_000852	5.572	NM_024908	3.12	BM562406	2.55	AC017101	2.153
BC000562	5.563	NM_000248	3.117	NM_000591	2.544	BC001356	2.152
NM_000713	5.557	NM_001430	3.117	NM_014292	2.543	AC006449	2.152
NM_002778	5.38	T70031	3.115	NM_002085	2.542	NM_002359	2.144
AC012363	5.346	NM_004335	3.091	NM_033261	2.54	AL031602	2.142
AF260333	5.264	NM_006895	3.078	AC092055	2.53	NM_005530	2.141
BF346100	5.148	AL080066	3.063	NM_002072	2.515	NM_000110	2.131
NM_018404	5.126	NM_003078	3.06	NM_003929	2.513	NM_002966	2.127
AV712645	4.993	AK024677	3.058	NM_006371	2.511	NM_000174	2.126
AL109795	4.932	AK026415	3.05	NM_000045	2.494	NM_005767	2.125
AB023147	4.746	NM_000690	3.042	AC008906	2.49	NM_005615	2.122
NM_138288	4.743	AB046818	3.038	BC008737	2.486	NM_005621	2.121
NM_003651	4.732	NM_005211	3.03	XM_086136	2.484	NM_000558	2.118
NM_004345	4.7	NM_006332	3.028	NM_003091	2.481	NM_001277	2.118
AL157442	4.697	NM_019111	3.028	NM_022349	2.478	AF085233	2.114
BC005311	4.647	NM_000147	3.027	NM_014730	2.476	NM_002966	2.11
NM_006697	4.561	AL033527	3.014	NM_006395	2.473	NM_004651	2.109
NM_004447	4.547	NM_000882	3.011	NM_015915	2.47	NM_000918	2.106
NM_006445	4.514	XM_056616	3	NM_007263	2.463	AK026095	2.106
NM_002087	4.505	NM_006354	2.997	NM_005890	2.462	NM_015974	2.102
AF051782	4.48	NM_001615	2.996	AF121858	2.458	NM_005234	2.102
NM_002937	4.416	AF151025	2.983	NM_000367	2.454	NM_000188	2.101
NM_020300	4.388	NM_024906	2.978	NM_000690	2.453	NM_002168	2.1

续表

GenBank	ratio	GenBank	ratio	GenBank	ratio	GenBank	ratio
NM_001999	4.336	NM_014109	2.972	BC001123	2.441	BG741835	2.1
NM_018112	4.326	NM_000127	2.971	NM_003287	2.44	NM_014760	2.097
NM_006697	4.292	NM_013287	2.964	AL122046	2.438	AK022273	2.096
U89336	4.269	NM_006412	2.96	AF134803	2.434	NM_001916	2.096
NM_003832	4.227	AL540279	2.945	NM_003851	2.433	AL354956	2.094
NM_012436	4.218	NM_005628	2.943	AV660696	2.431	NM_002708	2.093
NM_001219	4.211	NM_007332	2.937	NM_032048	2.428	NM_001829	2.093
NM_003816	4.186	AL390148	2.928	BC014130	2.427	NM_020685	2.092
AV688087	4.132	NM_001331	2.921	NM_003084	2.423	NM_021626	2.09
NM_021128	4.049	NM_003768	2.921	NM_015032	2.411	BC019676	2.087
NM_000954	4.025	NM_002306	2.919	NM_003656	2.403	BC002867	2.079
NM_003254	4.009	NM_004390	2.916	NM_001756	2.398	NM_004338	2.076
NM_001909	4.008	NM_000895	2.915	BM469640	2.398	NM_020216	2.072
NM_006697	4.006	NM_005301	2.914	NM_004817	2.398	AV661513	2.07
NM_002305	3.996	NM_000161	2.902	NM_002541	2.394	NM_000239	2.067
NM_002704	3.977	AF281938	2.884	NM_000581	2.392	NM_004559	2.066
NM_002937	3.973	NM_000714	2.884	NM_004757	2.379	NM_019040	2.065
NM_003633	3.908	NM_001908	2.881	NM_003482	2.374	NM_020121	2.064
NM_001766	3.903	NM_000159	2.879	BC020728	2.373	U50748	2.064
NM_016816	3.895	NM_000239	2.872	NM_015535	2.369	BF382808	2.056
NM_001513	3.874	M19720	2.869	NM_017925	2.367	NM_004338	2.053
XM_046411	3.86	NM_007245	2.869	AB033038	2.358	BG546261	2.052
NM_001974	3.851	U68494	2.864	NM_005704	2.353	NM_000300	2.05
NM_014569	3.847	NM_006371	2.864	NM_004493	2.35	NM_000697	2.045
NM_005596	3.801	BC011046	2.862	NM_020367	2.347	NM_001764	2.044
NM_032038	3.779	NM_002619	2.854	NM_003272	2.345	BC012396	2.044
NM_002438	3.769	NM_014468	2.845	AK025889	2.343	NM_001642	2.042
NM_014954	3.751	NM_005504	2.844	NM_000404	2.343	NM_021075	2.041
BG218575	3.739	NM_001428	2.84	M17851	2.341	X16323	2.039
NM_014788	3.732	NM_012338	2.836	BC014000	2.335	NM_024701	2.039
NM_004271	3.724	BF240558	2.823	NM_003986	2.334	NM_002731	2.031
NM_003937	3.722	NM_006344	2.82	NM_002812	2.322	NM_000397	2.029
NM_006889	3.718	NM_002985	2.815	NM_024094	2.321	NM_005639	2.026
NM_001671	3.712	XM_028190	2.812	U68494	2.321	NM_033551	2.025
AA476916	3.694	NM_005655	2.811	X03100	2.312	NM_001750	2.024
AK026908	3.669	NM_004335	2.808	NM_000366	2.309	NM_001047	2.018
BC002538	3.669	NM_005370	2.801	NM_004710	2.305	BC009431	2.018

续表

GenBank	ratio	GenBank	ratio	GenBank	ratio	GenBank	ratio
NM_001764	3.664	NM_003600	2.783	AL136179	2.304	NM_003870	2.015
XM_045950	3.66	AL110209	2.776	AK002183	2.297	BG433539	2.011
NM_014742	3.613	NM_005896	2.772	NM_021027	2.29	XM_048825	2.006
NM_000175	3.597	AL080080	2.768	NM_006595	2.287	NM_015629	2.006
NM_003307	3.593	AW665739	2.767	AP002026	2.285	BC012334	2.004
BG285868	3.581	NM_000104	2.76	NM_005332	2.28	NM_005070	2.002
NM_004911	3.575	NM_014186	2.755	AK026583	2.278	NM_018231	2.001
AL136562	3.55	NM_002046	2.754	AB040903	2.278	BC006135	2.001
NM_006636	3.514	NM_005550	2.749	AF284095	2.276		

表 6-27 18466 芯片下调基因

GenBank	ratio	GenBank	ratio	GenBank	ratio	GenBank	ratio
NM_002830	0.5	NM_001512	0.43	AK025472	0.365	AK024327	0.266
AB040965	0.5	AJ408433	0.43	XM_010501	0.364	AB014550	0.266
AF150335	0.499	AK026981	0.43	NM_017617	0.364	NM_002029	0.266
AV730824	0.499	AC004184	0.429	NM_000106	0.364	NM_016255	0.266
BI824558	0.499	NM_006788	0.429	NM_002727	0.364	NM_001109	0.263
BC011194	0.499	AK027071	0.429	AK022497	0.364	NM_003516	0.263
BC007308	0.498	AK023269	0.428	NM_004541	0.363	R44730	0.263
L19267	0.498	NM_002525	0.428	AK024077	0.362	NM_133502	0.259
AL049339	0.498	NM_003438	0.428	AV740947	0.362	AK000989	0.255
AK026720	0.498	AV754972	0.428	AJ223321	0.361	XM_053012	0.255
NM_019101	0.497	AF218029	0.427	AF338195	0.361	NM_000760	0.254
BC005940	0.496	AK055628	0.427	BC000845	0.361	BG775949	0.253
AB002365	0.496	AI810143	0.427	NM_015071	0.36	NM_000576	0.253
NM_003305	0.495	L19183	0.426	R01428	0.359	NM_005807	0.251
BC000667	0.494	NM_003105	0.425	N30205	0.359	NM_001538	0.251
BC011194	0.493	AV744404	0.425	AK001020	0.358	AA905821	0.251
NM_001839	0.492	NM_016830	0.424	AB023154	0.358	BC004331	0.249
AL589765	0.491	NM_006346	0.424	NM_000963	0.358	AV734054	0.246
AK024088	0.491	AK026528	0.423	NM_001192	0.358	AL031670	0.243
AB037811	0.491	AK000336	0.423	AB007915	0.357	NM_006333	0.243
NM_013446	0.49	NM_002557	0.422	AW512134	0.356	NM_002300	0.242
AF063020	0.489	BC002569	0.421	AL135932	0.356	AK022997	0.241
AL161952	0.489	XM_036960	0.421	XM_010336	0.356	NM_006159	0.241
AW769037	0.489	NM_003329	0.42	U60269	0.356	XM_085127	0.24
AL365454	0.489	NM_003790	0.42	AF161424	0.355	NM_003213	0.24
NM_006009	0.488	NM_024900	0.42	NM_018110	0.354	NM_005134	0.24

续表

GenBank	ratio	GenBank	ratio	GenBank	ratio	GenBank	ratio
NM_018368	0.487	NM_003618	0.419	AV649278	0.354	NM_001462	0.239
AK074464	0.484	XM_098229	0.419	AF052131	0.352	AL137729	0.238
XM_031401	0.482	AB018285	0.418	NM_002514	0.352	NM_003259	0.237
BG697578	0.482	AK025909	0.418	NM_002690	0.352	NM_021122	0.237
AV686464	0.481	AV690772	0.418	AL137698	0.35	AV743808	0.233
AK026966	0.48	BE348843	0.417	AL049957	0.349	AF018081	0.233
U49187	0.48	NM_002843	0.415	BF966744	0.348	NM_004926	0.229
BC004536	0.479	AV699801	0.415	AB028984	0.346	NM_014399	0.229
NM_018458	0.478	AL512745	0.414	XM_085270	0.344	NM_021122	0.229
AB011088	0.478	BM510486	0.414	AL121747	0.344	NM_024607	0.229
BE243081	0.477	XM_049491	0.413	NM_003010	0.343	L38951	0.227
AB011171	0.477	AL137162	0.412	AL137430	0.343	XM_055509	0.226
NM_001406	0.477	NM_006474	0.412	AL136866	0.342	NM_003263	0.225
AF212239	0.475	AV726409	0.412	BC002398	0.342	NM_016614	0.224
NM_001082	0.475	NM_018349	0.411	NM_006813	0.342	X54489	0.221
NM_006163	0.475	NM_025231	0.411	NM_001877	0.342	NM_018144	0.22
AI806718	0.475	NM_002015	0.41	X58529	0.342	L38951	0.219
AF090099	0.475	M28696	0.408	AL445677	0.341	AB023217	0.218
AF338192	0.475	NM_016936	0.406	AF070674	0.34	AB020677	0.215
NM_006441	0.474	BC006223	0.406	NM_006122	0.34	NM_003059	0.215
AV737445	0.474	AV655317	0.404	NM_000699	0.339	NM_014882	0.214
NM_016283	0.473	AF254085	0.404	NM_033411	0.338	AV651796	0.212
XM_044632	0.473	NM_012420	0.403	AY027525	0.336	NM_003512	0.211
NM_021063	0.472	AB040884	0.403	BC008952	0.336	NM_005746	0.209
U79458	0.472	NM_004855	0.402	AK023434	0.336	AL045683	0.209
NM_001007	0.472	NM_003414	0.401	NM_003105	0.335	NM_000043	0.208
X60152	0.47	NM_006152	0.401	AK021491	0.335	NM_003137	0.208
AK027095	0.47	NM_002089	0.4	AL031846	0.335	J04621	0.207
NM_002380	0.469	AF195514	0.399	BC000316	0.334	BC005254	0.206
BI524785	0.469	NM_000067	0.399	X79067	0.333	NM_000963	0.204
NM_003056	0.468	NM_014857	0.399	AL080144	0.331	BC009849	0.204
AL137639	0.468	AK022496	0.398	AK025306	0.33	AI636090	0.202
AA779230	0.467	AK024393	0.398	NM_021999	0.329	W80455	0.202
NM_005642	0.466	AL137760	0.398	AF038196	0.329	AB002368	0.201
AV714462	0.466	NM_002690	0.397	AV734916	0.329	AL136939	0.2
NM_014783	0.466	NM_003565	0.397	AK021477	0.329	AY007128	0.198
NM_005883	0.465	NM_024564	0.396	NM_014247	0.327	BC009849	0.197

续表

GenBank	ratio	GenBank	ratio	GenBank	ratio	GenBank	ratio
AC025593	0.465	AF062338	0.396	BE868143	0.327	N54942	0.197
AF150345	0.465	NM_016085	0.395	XM_044155	0.327	BC009357	0.196
NM_000986	0.464	NM_000428	0.395	NM_003105	0.326	NM_017451	0.195
BC006401	0.464	NM_016546	0.394	NM_018053	0.326	K02016	0.195
AV659577	0.462	BC010124	0.394	AW954078	0.325	NM_005127	0.195
NM_024713	0.461	BG217842	0.393	NM_003319	0.324	AF106069	0.195
AF382006	0.46	NM_001560	0.393	BC015582	0.323	NM_003564	0.193
U72514	0.46	BG617119	0.392	BC013292	0.321	NM_003429	0.192
NM_016489	0.46	AF116645	0.392	NM_006696	0.32	NM_004920	0.189
NM_012381	0.459	BI601461	0.392	NM_014857	0.32	AK024277	0.188
NM_001183	0.458	NM_005850	0.392	NM_005056	0.318	M90746	0.186
NM_007256	0.457	NM_016061	0.391	U86453	0.318	AV721595	0.185
NM_031465	0.456	BG252366	0.39	AL359941	0.318	NM_016006	0.183
BC012293	0.454	AF293366	0.39	NM_004619	0.316	NM_012433	0.183
AK023536	0.454	NM_000997	0.39	NM_004380	0.316	AF334711	0.182
BE380130	0.454	NM_004411	0.389	NM_000328	0.312	NM_015364	0.179
NM_001007	0.454	AL133622	0.389	AI184710	0.312	NM_017852	0.177
AK026634	0.454	AB002301	0.389	NM_016951	0.312	NM_020424	0.177
NM_004443	0.453	AF378753	0.389	AK027519	0.31	NM_006313	0.175
AI367020	0.453	NM_005384	0.388	NM_003094	0.31	NM_002108	0.175
NM_024569	0.452	BE671663	0.387	AL136640	0.309	XM_031184	0.174
NM_004875	0.452	AV700851	0.387	NM_021999	0.309	AV734081	0.17
AJ006835	0.452	NM_002880	0.387	AF332558	0.308	NM_004177	0.166
NM_006435	0.451	NM_007188	0.385	AA454185	0.306	AK025583	0.166
AF150244	0.451	AL080112	0.385	NM_006696	0.306	U13369	0.165
AF070674	0.45	AB042297	0.385	NM_032756	0.305	NM_002514	0.163
AI872028	0.45	XM_015645	0.385	AL049450	0.303	AF039555	0.161
L38969	0.449	NM_018215	0.385	XM_004456	0.302	NM_031304	0.156
AV733735	0.449	AB033080	0.385	NM_021642	0.302	BC015805	0.156
NM_003122	0.449	AF060510	0.384	NM_004655	0.301	NM_005667	0.152
AK026847	0.449	AL110216	0.384	XM_004357	0.301	M90746	0.151
NM_005493	0.448	AV727260	0.383	AI890899	0.301	BE220053	0.147
AK022046	0.448	NM_018433	0.383	NM_003611	0.299	NM_003970	0.146
NM_012071	0.448	NM_002108	0.382	AI361497	0.298	Y14443	0.144
AK022080	0.448	X83301	0.382	NM_005319	0.297	W22152	0.144
AF284750	0.448	AV700794	0.381	XM_050966	0.296	AB012643	0.142
NM_003518	0.448	AL136944	0.381	AK024263	0.292	NM_032105	0.138

续表

GenBank	ratio	GenBank	ratio	GenBank	ratio	GenBank	ratio
AK057617	0.448	NM_021874	0.381	NM_014829	0.292	NM_004862	0.135
M12140	0.447	NM_014045	0.378	AV737403	0.291	AK027168	0.132
NM_004049	0.447	NM_014338	0.378	BE896122	0.291	NM_015965	0.131
BC011545	0.447	AV742740	0.378	AI510829	0.288	NM_020980	0.129
BI462814	0.447	NM_004444	0.378	NM_001550	0.288	NM_021966	0.128
AK024506	0.446	NM_014151	0.378	BC015760	0.287	BC001980	0.127
AL136552	0.446	NM_004820	0.377	AF324888	0.286	AV735100	0.127
AL050141	0.445	AF151067	0.377	AK025626	0.285	AI342106	0.126
AV738625	0.444	AV645699	0.377	NM_013367	0.282	NM_006317	0.124
NM_001629	0.444	NM_018318	0.377	NM_017998	0.28	AF150229	0.123
AF174605	0.443	NM_000418	0.376	BI462141	0.28	U80017	0.116
NM_003590	0.442	AV739047	0.376	BC001912	0.28	AF187554	0.112
NM_021738	0.441	AL353937	0.375	AI188653	0.28	NM_003734	0.109
AV742338	0.441	NM_017895	0.375	NM_001935	0.279	NM_004633	0.106
AL049229	0.44	AK024681	0.374	AK023512	0.278	T90703	0.104
AL133094	0.44	AF130057	0.374	NM_022550	0.278	NM_000896	0.103
NM_004902	0.439	AY029066	0.374	AV738959	0.278	AA768316	0.0977
AK026464	0.439	AV691356	0.373	NM_004120	0.277	S94541	0.0932
BE910294	0.439	NM_000430	0.373	AK026984	0.277	NM_006456	0.0922
AF070562	0.438	AL136624	0.372	AJ001306	0.277	NM_007289	0.0918
NM_003256	0.437	NM_020374	0.372	D31763	0.275	AV649053	0.0831
NM_014052	0.436	AL161973	0.372	AB025432	0.274	AV714588	0.0762
BE965554	0.436	AF334406	0.37	NM_002341	0.273	AC005005	0.0591
NM_016605	0.436	NM_001548	0.37	NM_000900	0.272	NM_003841	0.0587
BC002435	0.434	NM_003467	0.369	BC001023	0.272	NM_002923	0.0539
AV705446	0.434	D26069	0.368	NM_014646	0.272	NM_002243	0.0514
NM_006122	0.433	U50529	0.367	AF240698	0.272	BM452700	0.0443
NM_003240	0.433	NM_021823	0.367	AK023512	0.271	NM_003734	0.0429
AF053712	0.433	NM_004768	0.367	NM_024298	0.27	BG035356	0.0328
NM_020128	0.432	BC012307	0.366	BG212087	0.27	AK023341	0.0149
NM_012329	0.432	BC001971	0.366	NM_005447	0.27	NM_002638	0.012
AL117477	0.431	NM_002847	0.365	NM_001462	0.269		
AF382012	0.43	M33189	0.365	NM_023944	0.269		

表 6-28 18467 芯片上调基因

GenBank	ratio	GenBank	ratio	GenBank	ratio	GenBank	ratio
NM_000558	55.3	NM_001195	3.515	NM_013308	2.697	NM_002127	2.28
NM_000184	54.99	AV659577	3.476	BI830817	2.683	AJ001306	2.272

续表

GenBank	ratio	GenBank	ratio	GenBank	ratio	GenBank	ratio
AC018889	44.74	AL137760	3.426	NM_003755	2.68	NM_002461	2.268
NM_005332	17.28	NM_001164	3.363	L19546	2.679	AK000309	2.265
BC015760	13.78	NM_012253	3.355	NM_004252	2.664	NM_001877	2.265
NM_000032	10.68	NM_005077	3.327	NM_004356	2.658	AB002301	2.262
NM_002609	9.867	U79301	3.327	NM_000907	2.649	AL513547	2.26
X58529	9.058	AK055628	3.32	NM_012230	2.648	NM_002754	2.254
NM_000032	7.862	NM_006850	3.305	NM_004716	2.644	NM_012145	2.248
AV740276	7.216	NM_002985	3.302	AF134803	2.629	NM_001951	2.241
NM_002260	7.005	AA456830	3.283	NM_005764	2.624	NM_000050	2.225
BI833594	6.543	NM_001910	3.255	AF251053	2.607	NM_004603	2.225
NM_003975	6.123	NM_032966	3.253	NM_002002	2.6	XM_053012	2.223
NM_002258	5.871	BG745862	3.246	AE000659	2.578	BC015582	2.208
NM_000954	5.758	NM_002830	3.245	NM_001767	2.578	NM_006445	2.204
NM_002343	5.737	NM_004000	3.244	NM_006417	2.572	XM_038288	2.183
NM_000734	5.65	NM_030655	3.241	NM_017852	2.57	NM_003504	2.179
AB021124	5.646	NM_001192	3.237	U13369	2.57	NM_000206	2.167
NM_002258	5.339	NM_006061	3.234	NM_004760	2.559	AV739047	2.162
NM_002343	5.238	AJ408433	3.224	NM_014151	2.556	NM_012417	2.158
NM_005503	5.119	NM_003641	3.203	NM_003739	2.539	NM_006228	2.152
NM_002983	5.044	NM_001242	3.181	NM_003793	2.506	BC006401	2.149
AL137345	4.95	AF147391	3.168	NM_001783	2.505	NM_021874	2.149
NM_000595	4.872	NM_002861	3.129	NM_001350	2.493	NM_002122	2.146
NM_003790	4.868	NM_022117	3.101	NM_004619	2.492	NM_016262	2.143
NM_002113	4.728	NM_014059	3.063	NM_005550	2.489	AB033099	2.142
NM_017701	4.691	NM_003259	3.062	AV714588	2.459	L10374	2.14
NM_021966	4.683	NM_002051	3.051	NM_014569	2.451	NM_003287	2.131
NM_016194	4.641	NM_004443	3.043	NM_001548	2.446	NM_000733	2.11
BC012293	4.607	AL589765	3.031	BC010011	2.436	AF085277	2.101
AK074114	4.586	BC001699	3.023	NM_001388	2.434	NM_013291	2.097
NM_002561	4.478	AK000478	3.018	NM_005103	2.422	NM_021968	2.093
AK057617	4.306	NM_012230	2.959	NM_003213	2.421	NM_003377	2.086
NM_000878	4.227	AB037817	2.939	NM_054027	2.412	AL136552	2.082
BC013297	4.132	NM_006855	2.934	AI675818	2.411	NM_006482	2.07
AY007128	4.12	AB007902	2.927	NM_020418	2.409	BE964716	2.058
NM_002201	4.013	X91148	2.918	NM_012338	2.398	NM_031937	2.057
AB033058	3.998	NM_007026	2.871	BC014130	2.395	AK024263	2.05
NM_003970	3.891	NM_021200	2.851	NM_021724	2.368	NM_004737	2.037

续表

GenBank	ratio	GenBank	ratio	GenBank	ratio	GenBank	ratio
NM_001217	3.883	NM_024165	2.809	BE671663	2.361	D26607	2.035
BC019046	3.723	NM_000045	2.807	XM_031401	2.347	NM_015629	2.031
AB014555	3.695	BG490871	2.793	NM_015559	2.325	NM_005319	2.028
NM_003319	3.679	BC009220	2.768	NM_002983	2.324	AV726956	2.02
NM_006286	3.623	NM_001345	2.718	NM_012230	2.32	AL522477	2.018
NM_015696	3.606	NM_002090	2.711	NM_006988	2.315	BI524785	2.014
NM_014767	3.599	NM_016361	2.711	BC002867	2.304	NM_001004	2.008
NM_004651	3.541	AJ277151	2.705	AI218581	2.3	NM_002315	2.005

表 6-29　18467 芯片下调基因

GenBank	ratio	GenBank	ratio	GenBank	ratio	GenBank	ratio
S94541	0.5	AC017101	0.42	NM_030666	0.345	NM_001682	0.255
BF541307	0.5	BF346100	0.419	BC003060	0.344	NM_015874	0.255
NM_138773	0.5	NM_016061	0.419	AL049969	0.344	AL389934	0.251
NM_014294	0.5	BF343842	0.419	NM_000248	0.343	NM_005504	0.249
NM_033266	0.5	NM_004817	0.419	BG542493	0.343	NM_004895	0.248
X71490	0.499	NM_006667	0.418	AV733781	0.342	NM_005234	0.247
NM_003514	0.497	NM_031304	0.417	XM_010336	0.34	AB023204	0.244
AB037813	0.497	NM_004390	0.415	AK027071	0.335	AL390172	0.244
NM_003100	0.497	NM_006847	0.415	NM_003118	0.334	NM_005890	0.244
NM_000161	0.496	NM_006432	0.414	AB051501	0.333	AF255650	0.244
AI636090	0.496	NM_003329	0.413	NM_012072	0.333	NM_000507	0.243
NM_021738	0.495	NM_005896	0.413	NM_021102	0.333	BG212087	0.243
NM_001898	0.495	AK025902	0.413	NM_002306	0.332	BC001980	0.242
U65406	0.494	NM_000099	0.413	AK026415	0.332	NM_001736	0.242
BC002538	0.493	NM_003254	0.412	BC020728	0.331	XM_027341	0.239
AF085233	0.49	NM_019111	0.412	NM_018444	0.331	NM_000690	0.238
AV700794	0.489	NM_032412	0.409	H61223	0.331	NM_003157	0.238
AB042237	0.488	NM_018475	0.408	AL110179	0.331	NM_024906	0.238
L21934	0.488	AK022894	0.408	NM_003059	0.331	NM_014867	0.237
AL136939	0.487	NM_018677	0.407	NM_001908	0.329	NM_002778	0.236
NM_002970	0.487	NM_004177	0.407	NM_005722	0.329	NM_007188	0.236
AV749135	0.486	AK023042	0.406	NM_001560	0.328	NM_003930	0.235
NM_005572	0.486	AJ223321	0.406	AB033080	0.328	NM_012329	0.235
NM_002709	0.486	NM_002858	0.405	NM_014330	0.327	NM_000714	0.234
NM_003768	0.485	AL117348	0.405	AF052094	0.327	NM_021642	0.234
NM_000142	0.484	AF150335	0.404	NM_001642	0.325	AB067490	0.233
NM_006313	0.481	BC019349	0.404	NM_003618	0.323	NM_017526	0.233

续表

GenBank	ratio	GenBank	ratio	GenBank	ratio	GenBank	ratio
J04621	0.479	AY005696	0.403	AW300408	0.322	AC025169	0.232
NM_024311	0.478	NM_006344	0.401	U02632	0.32	AL080066	0.231
NM_005908	0.478	NM_003161	0.401	AF052146	0.32	NM_004955	0.23
BC002654	0.477	NM_004049	0.4	AV688087	0.319	NM_014962	0.23
U79299	0.476	AL031670	0.399	AB023147	0.318	NM_003816	0.227
NM_004710	0.475	NM_000361	0.399	AV661513	0.318	NM_003937	0.227
AW976721	0.475	AL045683	0.399	NM_007332	0.318	U03851	0.226
M11968	0.475	NM_005900	0.398	NM_016006	0.317	NM_013943	0.226
NM_004126	0.474	NM_007145	0.397	U68494	0.317	AL136179	0.225
AL137506	0.473	NM_004039	0.397	NM_001154	0.317	NM_001331	0.224
AL512760	0.473	NM_000581	0.397	AK001742	0.316	NM_001423	0.224
AA203375	0.473	NM_006343	0.396	AF275945	0.315	AK000757	0.218
N30205	0.473	NM_022763	0.395	NM_001903	0.314	BF213096	0.218
BE220053	0.473	BC009187	0.394	NM_017740	0.314	AK025296	0.215
NM_003056	0.472	NM_005667	0.394	NM_134264	0.314	NM_004838	0.214
NM_031946	0.472	NM_002086	0.394	AF051151	0.313	AB033038	0.213
NM_006495	0.471	NM_006317	0.393	NM_000405	0.312	BC007675	0.213
NM_005615	0.471	AF161417	0.392	AF322067	0.311	NM_003851	0.212
AI287295	0.47	NM_000366	0.392	AK001478	0.31	U28387	0.209
NM_020121	0.47	NM_000565	0.392	AV659200	0.307	NM_001912	0.208
NM_016951	0.47	NM_000760	0.391	AF007142	0.307	X07263	0.208
NM_014210	0.469	NM_014247	0.39	NM_005655	0.305	NM_006018	0.206
AF305083	0.469	NM_022908	0.39	NM_014052	0.304	AF260335	0.206
NM_004390	0.468	NM_002704	0.39	NM_015071	0.303	NM_002937	0.206
NM_002032	0.468	NM_000308	0.389	NM_001776	0.303	N54942	0.204
NM_004691	0.468	X54489	0.389	NM_013229	0.302	M19720	0.202
NM_021027	0.467	NM_006915	0.388	NM_000484	0.301	AV660696	0.202
NM_001999	0.467	NM_002087	0.388	NM_006456	0.301	XM_055509	0.201
NM_014251	0.467	AL122046	0.387	XM_045950	0.299	NM_002133	0.201
NM_014829	0.466	AC012363	0.387	NM_001189	0.298	NM_003937	0.201
NM_002123	0.466	AI890899	0.387	NM_015364	0.298	AV704002	0.2
NM_014338	0.465	AJ011713	0.387	AL353933	0.298	X91348	0.197
BG501464	0.465	XM_046411	0.386	NM_020995	0.298	AL080235	0.197
NM_024298	0.463	M28696	0.386	NM_004235	0.297	NM_004920	0.197
NM_021999	0.463	AW612122	0.386	BF382808	0.297	NM_005746	0.196
NM_003748	0.462	NM_022735	0.385	AL161952	0.297	AL033527	0.195
NM_000552	0.46	BE243081	0.384	NM_000698	0.296	BC008439	0.194

续表

GenBank	ratio	GenBank	ratio	GenBank	ratio	GenBank	ratio
AB067801	0.459	NM_033331	0.383	NM_015839	0.293	XM_012304	0.194
NM_002966	0.457	AF334406	0.382	NM_012200	0.291	NM_002638	0.193
XM_003920	0.456	AK026415	0.381	NM_002640	0.291	NM_000895	0.192
AV700851	0.455	NM_002438	0.381	NM_004237	0.29	NM_005461	0.191
NM_004504	0.454	NM_022040	0.38	NM_001693	0.29	BF240558	0.19
NM_003144	0.453	NM_014751	0.378	NM_000239	0.29	AB020689	0.189
NM_016081	0.452	AF074331	0.378	NM_001154	0.289	AV712645	0.188
NM_000249	0.452	AL133033	0.377	AI493835	0.287	BM452700	0.186
NM_003656	0.452	NM_002966	0.376	NM_021122	0.287	NM_006163	0.185
BC012564	0.452	AL049417	0.375	NM_000239	0.287	NM_002957	0.185
NM_002438	0.45	AC006101	0.375	NM_001529	0.286	BG035356	0.181
NM_006636	0.449	NM_002906	0.375	NM_006506	0.285	AB007969	0.181
AA131267	0.448	NM_001909	0.374	NM_021122	0.284	NM_002937	0.18
NM_021626	0.446	NM_004126	0.371	NM_003808	0.283	AB046818	0.178
NM_003564	0.446	NM_004987	0.371	NM_001764	0.282	U28387	0.177
NM_003078	0.446	NM_006371	0.371	BG291308	0.281	BF037361	0.177
NM_000250	0.445	AB014540	0.37	BC009357	0.281	AB023210	0.174
NM_020216	0.444	NM_002575	0.369	AB051506	0.281	AF008915	0.173
BF698420	0.444	NM_005980	0.367	NM_002003	0.281	NM_002115	0.172
AF240698	0.444	NM_000591	0.367	NM_006889	0.279	AF183421	0.171
AA476916	0.443	XM_049197	0.367	NM_032048	0.277	NM_001462	0.168
NM_005291	0.443	AL157442	0.365	NM_000248	0.277	NM_001946	0.168
NM_004863	0.443	NM_004137	0.365	NM_024717	0.277	NM_002108	0.167
AK000174	0.44	NM_033261	0.365	BG546261	0.276	AC105091	0.164
BC000195	0.44	AK002186	0.363	NM_138288	0.276	NM_000690	0.163
NM_002894	0.44	AV656221	0.362	NM_004271	0.275	AF105036	0.16
NM_005720	0.44	NM_014811	0.361	NM_003316	0.275	NM_002029	0.16
BC005179	0.438	AF017257	0.361	BC002642	0.274	AF183421	0.159
AF130048	0.438	NM_018404	0.36	NM_014468	0.273	NM_014954	0.158
AJ290445	0.437	NM_002359	0.36	AK026929	0.272	NM_002923	0.156
NM_000147	0.437	NM_002243	0.359	NM_015136	0.272	NM_006697	0.155
NM_015474	0.436	NM_021999	0.358	AL136944	0.272	AK022997	0.152
AL080080	0.436	X16323	0.357	BG285868	0.271	NM_006697	0.145
BG741835	0.436	AK026253	0.356	BG109253	0.271	NM_002934	0.145
NM_022101	0.435	U68494	0.356	NM_005211	0.271	AL540279	0.144
M20431	0.435	NM_007282	0.355	NM_001642	0.267	NM_012252	0.144
NM_004442	0.434	AK023341	0.354	XM_003192	0.266	NM_001462	0.141

续表

GenBank	ratio	GenBank	ratio	GenBank	ratio	GenBank	ratio
AK024677	0.434	NM_004330	0.353	NM_003851	0.265	XM_046054	0.141
NM_002619	0.434	AJ245877	0.353	NM_014112	0.265	NM_001386	0.138
NM_006311	0.431	NM_000110	0.353	NM_013451	0.264	U97105	0.137
NM_001747	0.431	AB046797	0.353	AK025732	0.261	NM_006697	0.134
NM_002108	0.429	NM_001974	0.353	BC009849	0.261	XM_004456	0.133
NM_018472	0.429	NM_000882	0.353	BF693142	0.259	NM_001870	0.133
NM_000099	0.429	NM_031311	0.352	NM_015976	0.259	NM_000072	0.132
NM_001772	0.429	NM_001678	0.352	NM_017451	0.259	NM_020980	0.122
NM_000235	0.429	NM_003512	0.352	NM_002332	0.259	NM_032638	0.115
NM_001671	0.429	NM_002727	0.352	NM_002564	0.258	AF260333	0.115
NM_014643	0.428	NM_001766	0.351	NM_004443	0.257	AL049435	0.113
NM_004541	0.428	NM_006332	0.35	NM_004536	0.257	NM_006895	0.108
AB028944	0.426	NM_024701	0.35	NM_016422	0.257	NM_020300	0.107
AF150345	0.426	AF038196	0.35	NM_002135	0.257	AA768316	0.0895
NM_005808	0.424	NM_018663	0.349	AK027009	0.256	NM_000104	0.0869
AB007925	0.422	NM_001776	0.348	NM_001764	0.256	NM_002112	0.0838
NM_001277	0.421	BC009849	0.346	BG571281	0.255	NM_005621	0.07

表6-30 18468芯片上调基因

GenBank	ratio	GenBank	ratio	GenBank	ratio	GenBank	ratio
AF187554	13.94	AJ006835	3.14	U79273	2.495	NM_003157	2.186
NM_134264	10.14	NM_024830	3.133	NM_138773	2.488	AB046849	2.185
N30205	9.7	NM_014052	3.131	NM_001905	2.478	BF343842	2.179
BC010124	8.74	AV745388	3.128	NM_002074	2.47	NM_018470	2.177
AV743808	8.498	NM_001693	3.124	AV704002	2.468	AV743904	2.177
NM_002778	8.324	AK002183	3.114	U25029	2.465	U79273	2.176
AV749135	8.286	NM_014388	3.106	AB033038	2.46	NM_006495	2.175
AV740947	7.512	XM_059749	3.087	NM_002514	2.458	AL110179	2.174
AL050141	6.951	NM_017526	3.068	AV704912	2.458	NM_006332	2.171
AJ227863	6.337	AV661337	3.064	NM_003316	2.453	NM_000410	2.169
NM_003094	6.334	NM_001300	3.056	BE890098	2.45	NM_000082	2.161
NM_000988	6.32	NM_006344	3.047	AF260335	2.418	AB018301	2.161
AW963634	6.176	NM_014704	3.042	AV699801	2.418	NM_006743	2.16
NM_006534	6.164	XM_002790	3.039	AF227899	2.417	AW769037	2.158
NM_018444	6.036	AA203375	3.037	AF052181	2.409	NM_005054	2.157
NM_000698	5.798	NM_002210	3.029	NM_014788	2.408	AB033058	2.155
AF150345	5.515	AF007142	3.025	NM_005621	2.407	AK022835	2.154
AV706296	5.462	AV735100	3.008	AK027168	2.404	AK000168	2.144

续表

GenBank	ratio	GenBank	ratio	GenBank	ratio	GenBank	ratio
BM469640	5.4	NM_004443	3.007	NM_002086	2.403	U96876	2.144
AV661055	5.371	NM_024334	2.976	AF037448	2.402	AK000989	2.141
M20431	5.196	XM_052690	2.972	NM_003023	2.396	NM_005722	2.141
T90703	5.159	AF150229	2.972	XM_050469	2.389	AL049435	2.141
BE243081	5.107	NM_005121	2.968	NM_005765	2.385	AV749627	2.14
AL050166	4.877	AB028944	2.958	NM_014751	2.385	NM_003262	2.131
AV706583	4.844	NM_001642	2.956	NM_005234	2.384	AL133064	2.122
NM_002438	4.793	NM_006925	2.946	NM_003150	2.383	NM_018844	2.12
NM_018404	4.701	NM_002123	2.94	NM_004586	2.377	BC000039	2.12
NM_032638	4.654	AF161472	2.936	AV684223	2.377	NM_006295	2.117
AB000277	4.645	NM_005159	2.93	NM_016396	2.367	NM_024717	2.117
NM_000050	4.645	AA768316	2.925	BC002363	2.362	NM_001189	2.116
NM_014829	4.584	NM_002250	2.9	L04731	2.359	NM_014294	2.116
AL161952	4.503	BC018990	2.861	BC004245	2.356	U79301	2.112
AL139349	4.459	AK057046	2.856	NM_000072	2.353	AB067801	2.11
AV740406	4.439	BG571281	2.83	NM_001386	2.352	AB014540	2.106
AL442093	4.401	NM_003851	2.829	NM_003070	2.35	NM_003564	2.105
U91324	4.376	AV734773	2.822	BI462814	2.346	BC007675	2.102
AF090099	4.359	J04621	2.82	AB046847	2.344	NM_003651	2.102
AL133033	4.351	BC014110	2.812	NM_006445	2.342	NM_017740	2.101
NM_017847	4.285	AK026908	2.809	NM_024959	2.341	NM_021993	2.101
BG484711	4.256	NM_016195	2.809	AC002550	2.334	NM_002355	2.1
NM_002759	4.251	NM_001450	2.809	NM_006895	2.333	AV707250	2.098
AK024088	4.221	NM_006915	2.801	BE781956	2.323	NM_004953	2.098
NM_014294	4.155	NM_007245	2.795	AK021742	2.321	NM_018475	2.095
AW300408	4.148	NM_016219	2.771	AL354956	2.32	BF693017	2.093
NM_018373	4.046	NM_014606	2.741	NM_032162	2.317	BC021967	2.092
AC006449	3.991	NM_016004	2.719	BG682124	2.317	NM_014468	2.091
AF020307	3.989	BC009357	2.698	NM_000944	2.316	AK022074	2.085
AL512760	3.938	AV704578	2.691	AF058954	2.315	AJ290445	2.075
NM_002714	3.908	BG105240	2.689	NM_014112	2.31	NM_016224	2.073
NM_000565	3.861	AF104913	2.688	NM_004774	2.309	NM_001764	2.072
AK025902	3.85	NM_018463	2.685	NM_000104	2.308	NM_005768	2.071
NM_022173	3.823	AF183421	2.678	NM_006306	2.308	Z17227	2.069
AF161424	3.805	NM_015839	2.676	D50926	2.306	NM_005956	2.067
XM_027341	3.781	AL356379	2.672	NM_006815	2.3	NM_001412	2.064
AW977085	3.748	AL513547	2.67	BG033766	2.297	NM_002123	2.063

续表

GenBank	ratio	GenBank	ratio	GenBank	ratio	GenBank	ratio
H02158	3.741	BC012334	2.669	NM_005637	2.295	NM_002108	2.056
AJ007557	3.716	NM_001615	2.665	NM_022735	2.289	NM_032852	2.053
AB037817	3.641	U03851	2.643	AK001478	2.286	AF131748	2.051
NM_001066	3.64	NM_018231	2.63	NM_005585	2.282	AL117599	2.045
NM_007282	3.585	NM_002731	2.624	L39061	2.279	U69127	2.044
NM_002957	3.579	BC019349	2.624	AK001553	2.275	NM_012406	2.043
AK021477	3.561	NM_004486	2.622	NM_003618	2.274	AK025495	2.04
NM_000930	3.547	AC092055	2.612	NM_005587	2.274	BF241309	2.039
AK026847	3.542	AB046813	2.612	AL357374	2.273	NM_005890	2.039
NM_004768	3.527	NM_015976	2.611	BG618114	2.271	NM_000412	2.036
AC005154	3.512	AV734916	2.605	NM_018301	2.265	AF255650	2.031
NM_001682	3.508	NM_004873	2.601	AK023468	2.265	NM_014882	2.03
NM_002112	3.482	U09848	2.6	NM_007182	2.264	BC010049	2.026
NM_004536	3.472	NM_005072	2.597	NM_006246	2.254	NM_002018	2.025
NM_004735	3.455	AF296765	2.589	NM_002461	2.254	AA935578	2.024
AF051782	3.439	AF090093	2.582	NM_022802	2.252	NM_024631	2.023
AF133211	3.403	AF085351	2.573	AL080080	2.246	NM_002243	2.022
NM_022173	3.361	BE262306	2.569	NM_014797	2.246	NM_005928	2.022
AK022156	3.358	NM_004987	2.569	NM_002133	2.243	BC002642	2.019
X91348	3.354	L21934	2.563	AK024978	2.228	BM562406	2.018
W22152	3.338	NM_006800	2.532	AB067490	2.221	NM_006743	2.017
NM_006226	3.322	AL031781	2.526	NM_001946	2.211	AB046815	2.015
AV714588	3.307	NM_001870	2.52	BE896122	2.202	NM_002408	2.012
AB037764	3.304	NM_001423	2.517	AB032251	2.201	NM_000294	2.011
AK056132	3.274	NM_012291	2.514	NM_014905	2.2	NM_006332	2.007
NM_054016	3.264	XM_049197	2.512	XM_045950	2.199	AC011747	2.006
NM_006141	3.234	AA196517	2.506	NM_006281	2.194	AC105091	2.006
NM_003325	3.227	AF334406	2.503	NM_016625	2.193	NM_006456	2.004
NM_015874	3.201	BC005395	2.502	AI015947	2.192	NM_000895	2.002
AW296023	3.173	XM_094488	2.499	NM_004653	2.191	NM_002223	2.001
NM_020367	3.142	NM_052932	2.495	NM_032012	2.187	AB046797	2.001

表 6-31 18468 芯片下调基因

GenBank	ratio	GenBank	ratio	GenBank	ratio	GenBank	ratio
AA397923	0.5	NM_013379	0.462	AF061022	0.413	BE965554	0.318
D31887	0.499	AK000624	0.462	NM_000996	0.412	NM_080593	0.317
NM_018253	0.499	AC025593	0.461	NM_004360	0.411	AV740276	0.317
NM_002315	0.498	BC012900	0.461	AF053712	0.411	M30629	0.314

续表

GenBank	ratio	GenBank	ratio	GenBank	ratio	GenBank	ratio
AV760573	0.498	AV727260	0.46	BF694564	0.407	AF382008	0.313
AF086924	0.498	NM_000300	0.46	NM_002847	0.405	NM_000898	0.311
AV752185	0.498	NM_000594	0.46	NM_014059	0.405	NM_002983	0.308
AL110141	0.498	AV686464	0.46	NM_001867	0.405	NM_018476	0.305
AV728105	0.497	BE964716	0.46	M95585	0.405	L10374	0.301
NM_003377	0.496	NM_002199	0.459	NM_021063	0.404	NM_020321	0.298
AV645425	0.495	AI810143	0.459	AB028974	0.402	NM_007072	0.297
XM_037830	0.494	AF382006	0.458	BI830817	0.402	AK000309	0.296
NM_014717	0.494	AC098805	0.458	NM_005521	0.402	NM_002258	0.292
NM_000196	0.494	NM_000878	0.457	NM_018318	0.402	NM_005077	0.292
AY007128	0.493	BC004536	0.457	NM_002626	0.401	NM_005808	0.285
AV690772	0.493	AI335447	0.457	NM_014151	0.4	NM_005667	0.285
AK001433	0.492	NM_012302	0.457	AL136944	0.4	NM_001449	0.284
NM_001183	0.492	AB044749	0.456	AB033001	0.398	AB014555	0.281
AV727040	0.492	NM_019101	0.456	NM_080593	0.398	AL080235	0.279
NM_004277	0.492	NM_016085	0.456	NM_003482	0.398	NM_014274	0.278
NM_002122	0.492	AL589765	0.456	AF276953	0.397	NM_017882	0.277
NM_006877	0.492	X60152	0.455	BG201596	0.396	AL137345	0.272
M26919	0.492	AF254085	0.455	NM_020128	0.394	NM_016194	0.272
BG745862	0.491	BC007415	0.454	AK025909	0.394	NM_000697	0.271
NM_007104	0.491	AC022497	0.453	NM_005447	0.394	NM_002843	0.262
NM_016283	0.49	BC026288	0.452	NM_000387	0.391	NM_015852	0.258
AF075019	0.489	NM_003975	0.452	NM_002728	0.39	BC012610	0.255
AK023533	0.489	AB028984	0.452	AV725325	0.389	NM_003118	0.252
AE006466	0.489	M64983	0.448	AV752710	0.388	BC011969	0.247
NM_003711	0.488	NM_013391	0.447	NM_031304	0.388	NM_003784	0.247
NM_000377	0.488	AV737445	0.447	AK026903	0.388	NM_018985	0.241
NM_017895	0.487	U13369	0.447	AV712645	0.387	NM_002570	0.24
NM_015515	0.484	NM_001000	0.447	D50918	0.384	AF026941	0.239
AF237905	0.484	AF130057	0.446	NM_018464	0.382	NM_001106	0.239
U28055	0.484	AC025169	0.444	NM_006506	0.38	AL049964	0.238
AB032947	0.484	XM_042267	0.444	NM_004737	0.38	X91148	0.236
XM_015645	0.483	BG617119	0.444	NM_002380	0.379	NM_000954	0.236
BG217842	0.481	NM_001713	0.443	NM_002134	0.375	AF052138	0.232
NM_002514	0.48	AV735995	0.443	AV741729	0.375	NM_138720	0.225
AK023180	0.479	BC015139	0.441	AL136552	0.375	AL136942	0.225
NM_006691	0.479	NM_004291	0.441	BC005940	0.374	NM_000250	0.223

续表

GenBank	ratio	GenBank	ratio	GenBank	ratio	GenBank	ratio
NM_004994	0.477	AV736937	0.44	NM_021784	0.373	NM_002981	0.216
AK026557	0.477	AB002379	0.44	AK027095	0.371	NM_002002	0.215
BG676316	0.476	AF062338	0.44	AL137506	0.369	NM_003064	0.213
NM_054027	0.476	NM_004918	0.439	NM_000361	0.369	NM_001978	0.208
AV724810	0.476	AB042237	0.438	AF195657	0.366	BC009220	0.205
NM_003028	0.475	NM_030655	0.437	NM_003739	0.366	XM_028190	0.205
NM_004219	0.475	AV742867	0.436	NM_005103	0.363	NM_000032	0.202
NM_053056	0.474	NM_001017	0.436	AV735376	0.362	NM_000032	0.197
X65550	0.474	BC005127	0.435	NM_000587	0.361	NM_004126	0.19
AK026981	0.474	AV705446	0.433	NM_021114	0.36	NM_000552	0.189
BE261319	0.473	AL133622	0.431	NM_007268	0.357	NM_000491	0.185
NM_002147	0.471	AF403014	0.431	AV726956	0.357	NM_000045	0.182
AV695166	0.471	XM_045759	0.43	AJ011713	0.357	AL117348	0.18
AF116645	0.471	XM_096258	0.429	NM_004494	0.357	NM_005764	0.178
AI636090	0.471	HUXP1064H04	0.428	NM_000733	0.355	NM_003970	0.173
NM_004416	0.47	NM_033411	0.425	NM_015696	0.352	NM_014569	0.17
BF036234	0.47	AI287295	0.425	NM_003657	0.351	NM_000184	0.154
AB042297	0.47	NM_012071	0.424	AK026741	0.35	NM_002983	0.145
NM_006988	0.47	BF700312	0.423	BC014370	0.346	NM_005980	0.142
BF183507	0.47	XM_010501	0.423	BI850998	0.341	NM_002619	0.141
BG546999	0.468	AF334406	0.422	BE348843	0.34	NM_005596	0.133
NM_001999	0.468	BG167517	0.421	BG573436	0.34	NM_003064	0.125
NM_001349	0.468	AV706329	0.421	NM_002258	0.339	NM_005332	0.119
BC013707	0.468	AB051436	0.42	XM_001667	0.334	NM_006061	0.117
AV705309	0.468	NM_000206	0.42	AK026394	0.334	AL136562	0.114
AC098805	0.467	BI752332	0.42	NM_006346	0.333	NM_002704	0.108
AK057617	0.466	NM_001896	0.419	AB036737	0.33	NM_002854	0.102
NM_005493	0.464	NM_014150	0.418	NM_004633	0.327	NM_000558	0.0573
AF086040	0.464	AF150363	0.417	NM_012200	0.324	AC018889	0.0442
XM_031184	0.463	NM_005429	0.416	AK026170	0.32	NM_004345	0.0318
AF174605	0.463	AL049998	0.415	NM_024645	0.32	NM_002343	0.0308
AI493835	0.462	NM_000734	0.414	BI518409	0.319	NM_002343	0.0239

（四）结果分析

中医强调辨证论治，具有个体化治疗的先进理念，但临床上辨证论治主要根据患者的自觉症状和医生观察到的"显性证候"，但对于一些没有明显自觉症状的"隐性证候"却陷入"无证可辨"的尴尬境地，难以有效地实施辨证论治。近些年兴起的"微观辨证"为解决"隐性证候"的临床难题提供了有价值的研究方向，其中证候形成的基因背景的发现，将使辨证时能够结合特定个体的基因表型作为依据，提出分子辨证的标准，可大大提高对慢性乙型肝炎辨证的准确度和可信度,为精准性个体化诊疗奠定基础。本实验研究采用基因芯片和生物信息学技术,同步研究 HBV 基因突变和慢性乙型肝炎病程进展过程中基因表达谱的变化规律与中医证型发生发展的相关机制,揭示中医证型转换的分子学基础和与病(慢性乙型肝炎)证(湿热中阻证、肝郁脾虚证、脾肾阳虚证、肝肾阴虚证、瘀血阻络证)相关的理论基础,从基因表达谱的差异性比较分析,研究慢性乙型肝炎中医证候发生发展及转换的基因表达及调控规律,探索证候表现的基因特征、基因表达调控的变化及其规律,总结其证候发生发展及转换的基因组学特征。

本实验结果初步揭示出慢性乙型肝炎患者湿热中阻证、肝肾阴虚证、瘀血阻络证等病证的基因表达谱与正常人比较有显著不同,不同证候之间的基因表达谱亦有显著差异,初步发现了一些基因表达谱的变化规律,基因差异表达的总趋势表现为实证(湿热中阻证)上调和下调的基因均较多,其中上调的基因多于下调的基因;虚证(肝肾阴虚证)和虚中夹实证(瘀血阻络证)上调和下调的基因均较少,其中下调的基因多于上调的基因。同时发现了一批与上述证候相关的高表达基因和未知功能的基因,值得进一步深入研究。本实验结果为"慢性乙型肝炎分子证候辨证理论"提供了一定的初步实验资料,并为进一步研究奠定了坚实的实验基础。

八、慢加急性(亚急性)肝衰竭患者黄疸证候的演变规律

黄疸证候,古已有之。早在《内经》就有:溺黄赤,安卧者,黄疸;目黄者,曰黄疸;身痛而色微黄,齿垢黄,爪甲上黄,黄疸也。从《伤寒论》以后,历代医家皆有黄疸的辨证论治。但黄疸涉及的病证广泛,不同疾病的黄疸证候演变规律不尽相同。在我国以 HBV 为主所致的慢加急性(亚急性)肝衰竭患者几乎均出现黄疸,且黄疸的病情、进展与病情的严重程度和预后密切相关,有其自身的演变规律。

(一)黄疸证候的阴阳演变规律

明确的阴黄、阳黄之说,始见于元代罗天益的《卫生宝鉴》,其将阳黄描述如下:身热,不大便,发黄者。将阴黄描述如下:皮肤凉又烦热,欲卧水中,喘呕,脉沉细迟无力而发黄者。张景岳提出阴黄、阳黄的辨证要点如下:凡病黄疸,而绝无阳证阳脉者,便是阴黄。提示临床上只要能排除阳黄,便能诊断为阴黄。换言之,临床上,按阳黄论治的黄疸未见减轻或向愈,就应该考虑阴黄的可能。叶天士认为:黄疸,目黄,溺黄之谓。病从湿得之,有阴有阳,在脏在腑。阳黄之谓,湿从火化,瘀热在里,胆热液泄,与胃之浊气共并,上不得越,下不得泄,熏蒸遏郁,浸于肝则身目俱黄,热流膀胱,溺色为之变赤,黄如橘子色,阳主明,治在胃;阴黄之作,湿从寒化,脾阳不能化热,胆液为浊所阻,渍于脾,浸淫肌肉,溢于皮肤,色如熏黄,阴主晦,治在脾(《临证指南医案》)。近现代医家认为阳黄向阴黄转化主要由于治疗失当(寒凉泻下太过)或因正气渐衰所致。仲润生认为:阴黄的病因固由于外感、内伤、误治等所致寒湿引起,但其本乃由于脾肾阳虚。因为只有脾肾阳气不足,才会因阳虚生内寒,阳虚湿不化,使寒湿交阻,久羁不化。

在长期中西医结合救治慢加急性(亚急性)肝衰竭的医疗实践和研究中,广大学者与临床工作者基本达成以下共识:慢加急性(亚急性)肝衰竭患者黄疸证候基本符合阳黄、阴黄和虚实转化的演变规律,即本质为阳黄多实,具有邪气逐渐增加而正气不衰的病机特点。阴黄多虚,多由邪气(湿、热、瘀、毒)逐渐耗伤正气,或素体正气不足,湿邪外侵内困,"湿从阴化"所致,病机特点是本虚标实。阳黄渐退,正胜邪衰,病情减轻向愈。在多种因素的共同影响下,阳黄与阴黄可相互转化,阳黄向阴黄转化(因实致虚),病情常加重恶化。阴黄向阳黄转化,若正气渐复、邪气渐退,病情有减轻向愈的趋势。阳黄有湿、热、瘀、毒等不同,阴黄有阴虚、阳虚之差异。湿、热、瘀、毒既是肝损伤坏死的结果,又是导致进一步肝损伤坏死的原因。因此,清除湿、热、瘀、毒是治疗慢加急性(亚急性)肝衰竭的关键环节之一。阴黄之虚证本质的生物学基础之一是肝再生的机制障碍或紊乱,最终致肝再生不足(肝组织结构破坏,功能受损)。阴黄发病之初,多有脾气受困,向脾阳不足发展的趋势。病情进一步进展,由于肝肾同源,肝病日久入肾。在阳黄、阴黄相

互转化的中间阶段,正邪相争,虚实夹杂,此时阳黄与阴黄难以截然划分,增加了辨证论治的难度,由于阴阳难辨,真假难分,会导致假阳黄、假阴黄的辨证误差。临床上更为多见的是本虚标实的阴阳间黄证,本虚以脾肾阳虚、肝肾精虚为主,标实以寒湿、湿热、瘀毒多见。寒湿困脾,伤及脾肾之阳,当以甘露消毒丹加减治之;脾肾阳虚,湿热内蕴,当以茵陈术附汤加减治之;肝肾精虚,湿热瘀结,非补肾化瘀退黄不可。

(二)阴黄演变规律的新认识

慢加急性(亚急性)肝衰竭阴黄的辨证要点:面目皮肤晦暗苍黄,尿黄色暗,神疲形衰,舌质瘀暗。黑之较浅为晦暗,黑之较深则面如烟熏。黑为肾色,五脏之精皆藏而不露,肾又主藏,故"肾之黑色"不外露为正常。只有当肝肾之精血亏损至一定程度,失去封藏功能则"肾之黑色"和"肝之苍色"外露于面及肌肤而现"晦暗苍黄"之色(慢性肝病面容的典型表现之一),故面及肌肤晦暗苍黄是慢加急性(亚急性)肝衰竭阴黄的辨证要点之一。

肾虚有肾精亏虚与肾阳虚衰之分,故阴黄有阳虚黄疸与精虚黄疸之别,阴黄之阳虚黄疸以虚浮的晦暗发黄为特点,典型的重证为黑如烟熏;阴黄之精虚黄疸以精虚的苍黑发黄为特点,典型的重证为黑如"死肝"。由于精虚与阳虚相互联系,相互转化,临床上精虚阳亏的阴黄亦常多见。张景岳认为精虚的辨证要点是"形质毁坏"。慢加急性(亚急性)肝衰竭的肝脏有严重的损伤坏死,当属"形质毁坏",故"肝肾精血亏虚"是慢加急性(亚急性)肝衰竭的关键病机之一。总结长期的临床经验,笔者认识到肝病除"日久入肾"外,肝病"重亦入肾",皆因慢加急性(亚急性)肝衰竭病情严重,进展较迅速,"形质毁坏"很快形成所致。又由于慢加急性(亚急性)肝衰竭常在慢性肝病的基础上发展而来,病情早有肾精亏虚的基础,故阴黄以肾虚黄疸多见。过去学术界认为慢加急性(亚急性)肝衰竭患者黄疸的阳黄远多于阴黄,这主要是由学术界对阴黄之精虚与湿热瘀结发黄的病机特点认识不足所致。

(三)阴黄演变的生物学基础

既然肝损伤致肝脏"形质毁坏"(肝肾精血亏虚)是慢加急性(亚急性)肝衰竭的关键病机,而肝再生是肝损伤的修复机制,故慢加急性(亚急性)肝衰竭患者黄疸虚证(多见于阴黄或阴阳间黄)本质的生物学基础之一是肝再生障碍或紊乱致肝再生不足(肝脏组织结构或功能不足)。有研究表明,暴发性肝衰竭患者的不良预后不是肝细胞增殖不足,而是肝细胞过度且无用的增殖反应破坏了肝脏维持其一定水平特异性基因表达的能力,妨碍了残存的肝细胞发挥其功能。对暴发性肝衰竭的动物及人类的肝脏标本进行评估后发现,由于 c-Met(HGF 受体)表达降低,HGF 的敏感性降低。结合有大量有丝分裂原及增殖活跃肝细胞的存在,提示暴发性肝衰竭患者死亡的原因是肝功能不全,而非肝细胞增殖不足。因此,对于暴发性肝衰竭的治疗应着眼于保存尚存的肝脏特异性功能,在防止过度无用的肝细胞增殖的同时,保持适当的肝再生数量和速度,直到产生足够量的肝组织团块,而不是片面强调促进肝细胞再生。笔者在采用"补肾生髓成肝"治疗急、慢性肝病的研究中发现,"补肾生髓成肝"至少可通过影响下丘脑-垂体-肝轴、神经-内分泌-免疫网络、骨髓干细胞转化肝细胞等多种途径和机制调控肝再生,有利于慢加急性(亚急性)肝衰竭患者肝损伤的修复,可在一定程度上提高中医药治疗的临床疗效。补肾影响MSG-大鼠-肝再生模型再生肝基因表达谱的分析结果表明,实验动物再生肝组织差异表达基因有 292 条,其中上调基因 20 条,下调基因多达 272 条。该结果表明补肾调控肝再生治疗慢性肝病的作用机制除了促进肝再生的作用外,更重要的是抑制过亢表达的肝再生调控因子,使紊乱的肝再生过程恢复正常。笔者采用移植雄性骨髓的雌性小鼠模型,研究左归丸对移植雄性骨髓的雌性小鼠肝再生相关基因信号通路的影响,结果发现,在所检测的基因中,补肾组相对于对照组小鼠的差异表达基因有 1147 条,已知功能基因有 533 条,其中上调基因 264 条、下调基因 269 条。其中 209 条基因涉及 70 种生物化学信号通路,如神经活性配体受体反应、MAPK 信号通路、Wnt信号通路、细胞因子-细胞因子受体反应、嘌呤代谢、JAK/STAT信号通路、Cadherin介导的细胞黏附、酪氨酸代谢、细胞凋亡信号通路、TLR信号通路、氧化磷酸化过程、甘油酯代谢、TGF-β信号通路等。在差异表达基因涉及的代谢信号通路中与肝再生相关的信号通路主要有Wnt信号通路、MAPK信号通路、TGF-β信号通路、JAK/STAT信号通路、细胞凋亡信号通路、TLR信号通路等，这些信号通路中Wnt1、EGF、FGF2、FGF16、MAPKK1、E2F、CSF3、Myd88、sFRP1、sFRP5、CSF2受体、CNTF受体、caspase 12等基因表达上调，MAPK9、Rac1、GSK3、Wnt10a、IL-12a、蛋白激酶Cγ、Akt2、Activin A受体等基因表达下调。上述结果提示补肾调控肝再生的作用机制可能在于调节肝再生相关信号通路中的基因表达。

在上述主要通过实验研究"髓生肝"的生理机制、"髓失生肝"的病理机制、"补肾生髓成肝"的治疗法则的基础上，近些年来，笔者及其团队将工作重心逐渐转移到临床应用基础研究上，主要开展两方面的工作：一是采用循证医学的理论和方法，系统评价补肾治疗慢加急性（亚急性）肝衰竭的临床疗效，探讨黄疸证候的演变与治疗规律，寻找最佳证据，指导临床运用和进一步的研究。二是将"髓生肝""髓失生肝""补肾生髓成肝"与阴黄的研究紧密结合于临床，采用的是临床观察与实验相结合，人体与动物实验相结合，体内（人或动物）与体外（细胞培养、细胞分析）相结合，证候本质与方药疗效相结合等新的证候本质（生物学基础）研究方法。实验观察的基本对象是慢加急性（亚急性）肝衰竭患者，不仅细胞诱导培养的基础材料来自人体（诱导骨髓干细胞转化成肝细胞的血清取自慢加急性（亚急性）肝衰竭患者），而且药物血清亦来自人体（经补肾化瘀退黄方治疗的慢加急性（亚急性）肝衰竭患者的血清），而以往进行的血清药理学实验，其血清基本上取自动物，这样做很难与中医的证候联系起来，与临床实际相差较远。笔者及其团队采用的研究方法既源于人体，又不限于人体；既不脱离证候研究的临床实际，又克服了简单临床观察的笼统和不确定性；既符合病证结合的要求，又突出了方证结合的特点；既注重机制的探讨，又强调临床疗效的提高。实验结果表明，补肾化瘀退黄方在改善阴黄（精虚瘀黄证）的同时，对骨髓干细胞的增殖和转化产生了调控作用。

综上所述，慢加急性（亚急性）肝衰竭患者的黄疸证候在符合阳黄、阴黄的演变规律的同时，亦遵循虚实转化的演变规律。湿、热、瘀、毒是其实邪，脾肾阳虚或肝肾精亏（肝肾阴虚）是其本虚。阳黄多实，阴黄多虚或阴阳间黄多虚实夹杂。其演变规律可为实邪伤正，由实转虚或实中夹虚，亦可因虚致实或虚中夹实。阴黄的治疗除要认识脾肾阳虚的病机外，更应注重肝肾精虚（肝肾阴虚）的病机，方能进一步提高临床疗效。

九、慢性乙型肝炎肝肾精虚诸证的生物学基础

慢性乙型肝炎是HBV导致的慢性肝脏炎症性疾病，在其漫长的病程进展中，肝肾精虚是肝病病程进展中的基础证候，常见的肝肾阴虚、脾肾阳虚、肾虚邪实、肝肾精虚兼夹等均在肝肾精虚的基础上发展而来，上述诸证可概称肝肾精虚诸证。肝肾精虚诸证的发生发展必有其生物学基础。一方面，没有HBV就没有慢性乙型肝炎，故HBV作为致病因素不仅是慢性乙型肝炎发生发展的始动因素，亦是其肝肾精虚诸证发生发展的重要病因。另一方面，仅有HBV亦不能完全决定慢性乙型肝炎及其肝肾精虚诸证的发生发展，故研究慢性乙型肝炎肝肾精虚诸证的生物学基础必须同时注重病毒因素和宿主因素。

（一）病毒因素

中医学认为，疾病的发生发展过程就是正邪斗争的过程，在慢性乙型肝炎病程进展中，邪气以HBV为主，HBV的基因突变有可能影响中医证候的转换，因致病因素发生改变（HBV基因突变），机体的反应性亦随之发生变化，正邪之间相互作用状态影响着中医证候的转换。笔者及其团队通过研究发现，HBV基因突变是慢性乙型肝炎肝肾精虚诸证的重要生物学基础。为了探讨慢性乙型肝炎病程进展中证候转换与HBV基因突变的关系，笔者及其团队采用基因芯片

技术检测 HBV 前 C 区基因突变与慢性乙型肝炎中医证候的相关性。研究发现相同位点的突变率在不同证候之间不同：1762、1764 位点的突变率，瘀血阻络证较高（92.5%，90%）；1862、1896 位点的突变率，肝肾精虚诸证最高（8.82%，67.65%）；1896、1899 位点的突变率，肝郁脾虚证较高（16.78%，50%），统计分析有显著性差异，$P<0.001$。相同位点突变株信号强度在不同证候之间不同，不同证候之间在突变位点和信号强度上存在显著性差异，如肝肾精虚诸证与瘀血阻络证，在 1896、1899 位点的突变株信号强度存在显著性差异，$P<0.01$。肝肾精虚诸证与肝郁脾虚证，在 1762、1862、1896、1899 等位点的突变株信号强度存在显著性差异，$P<0.01$。瘀血阻络证与肝郁脾虚证，在 1762、1764、1896、1899 等位点的突变株信号强度存在显著性差异，$P<0.01$。为进一步研究慢性乙型肝炎肝肾精虚诸证 HBV 基因突变点的分布规律，笔者及其团队采用基因芯片检测 102 例慢性乙型肝炎肝肾精虚诸证患者的 HBV 前 C 区基因突变，结果发现，慢性乙型肝炎肝肾精虚诸证患者的 HBV 前 C 区突变可见于多个位点，1896 位点的突变率为 31.37%，1764 位点的突变率为 25.49%，1762 位点的突变率为 24.51%，1899 位点的突变率为 12.75%，1862 位点的突变率为 5.88%。1762、1764、1896 和 1899 位点的突变株信号强度高于野生株信号强度；1862 位点野生株信号强度高于突变株信号强度，统计分析有显著性差异，$P<0.01$。

目前临床上，HBeAg 阴性的慢性乙型肝炎患者已达到全部慢性乙型肝炎患者的半数以上，且近些年来呈迅速增加的趋势。这部分患者中超过 70% 的患者会出现 HBV DNA 阳性，多数存在 HBV 基因突变，与此同时，其肝肾精虚诸证发生率显著增高，采用补肾生髓成肝治疗此类患者，在临床病情缓解的同时，HBV 突变株复制得到一定程度的抑制，提示 HBV 基因突变是慢性乙型肝炎肝肾精虚诸证发生发展的病毒学方面的重要生物学基础。

此外，笔者及其团队应用 2215 细胞株作为体外抗 HBV 的实验模型，研究左归丸提取液对 HBeAg、HBsAg 的抑制作用。通过细胞毒性实验以确定对细胞无毒性作用的最高药物浓度，然后直接加药物到细胞培养液中，分别采取第 4 天、第 8 天的细胞培养上清，用固相放射免疫方法测定其 HBsAg、HBeAg 含量。结果发现，左归丸提取液（25 mg/mL、12.5 mg/mL、6.25 mg/mL、3.125 mg/mL）有明显抑制 HBsAg、HBeAg 的作用，各浓度间存在量效关系，其中对 HBeAg 的作用优于对 HBsAg 的作用。提示左归丸对 HBV 复制有显著的抑制作用。

（二）宿主因素

笔者认为，HBV 是导致慢性乙型肝炎的外因，人作为 HBV 侵犯的宿主，是决定慢性乙型肝炎发生发展的内因，外因通过内因发挥作用而出现不同的中医证候（如肝肾精虚诸证的发生发展），故研究慢性乙型肝炎肝肾精虚诸证的生物学基础除病毒因素外，必须重视研究宿主因素。笔者及其团队通过一系列研究，至少获得如下应用基础研究成果。

1."久病入肾"的生物学基础

笔者从全国不同层次、不同地区 88 所中医医院大样本流行病学资料中可以看出慢性肝病肝肾精虚诸证的分布规律，在中医肝（系）病前 10 位证候中列第 3 位，且为虚证的第一证候（10.62%）。在西医肝病中，肝肾精虚诸证多见于病毒性肝炎、其他慢性肝病、肝硬化、肝脓肿和慢性肝病后遗症、肝和肝内胆管的恶性肿瘤等。较典型的肝肾精虚诸证主要见于慢性乙型肝炎的中晚期，符合中医学"久病入肾"的认识。其生物学基础是慢性乙型肝炎在其病程进展中肝损伤与肝再生平衡失调致肝组织结构和功能缺失或紊乱，从而出现"形质毁坏"的肝肾精虚诸证。

2."重病入肾"的生物学基础

在阴黄脾肾阳虚病机认识的基础上，发现阴黄肝肾阴虚（肝肾精）是其新的病机转化规律，阴黄虚证存在肝再生障碍或紊乱的生物学基础。慢加急性（亚急性）肝衰竭患者黄疸证候具有阳黄、阴黄（脾肾阳虚或肝肾阴虚）、阴阳间黄和虚实转化的演变规律，肝再生障碍或紊乱致肝再生不足可能是阴黄虚证的生物学基础。笔者及其团队认识到肝病除"日久入肾"外，肝病"重亦入肾",皆因慢加急性(亚急性)肝衰竭病情严重,进展较迅速,"形质毁坏"很快形成所致。又由于慢加急性(亚急性)肝衰竭常在慢性肝病的基础上发展而来,病情早有"肾精亏虚"的基础,故"阴黄"以"肾虚黄疸"多见。过去学术界认为慢加急性(亚急性)肝衰竭黄疸的阳黄远多于阴黄,这主要是学术界对"阴黄"之"精虚与湿热瘀结发黄"的病机特点认识不足所致。笔者从生机学说的新视角认识到虚证(包括肝肾阴虚诸证)本质的生物学基础之一是病理损伤与再生修复失衡,故认为慢加急性(亚急性)肝衰竭等"重病入肾"的生物学基础之一是肝损伤与肝再生失衡导致的形质毁坏。

3. 慢性乙型肝炎肝肾阴虚患者的基因背景

慢性乙型肝炎中医证型的转换不仅与HBV的突变类型相关,更重要的是取决于机体内在的基因表型,揭示HBV与机体相互作用而导致中医证型转换的分子机制是病(慢性乙型肝炎)证(肝肾精虚诸证)相关的理论基础。笔者及其团队采用人类基因表达谱芯片检测慢性乙型肝炎肝肾阴虚等病证患者与正常人之间的白细胞基因差异表达,以及肝肾精虚诸证与湿热中阻证、湿热中阻证与瘀血阻络证患者之间的白细胞基因差异表达。这些差异表达的基因主要涉及细胞分化、细胞信号转导、细胞结构、细胞成分、基因和蛋白质表达、代谢和免疫等。肝肾阴虚证与正常组比较,基因表达谱发生显著变化(上调的基因397条,下调的基因共628条,明显多于上调的基因),上调与下调的基因与湿热中阻证比较均显著减少。肝肾精虚诸证与湿热中阻证比较,基因表达谱的变化规律表现为下调的基因多于上调的基因,上调的基因188条,下调的基因472条。慢性乙型肝炎肝肾阴虚证患者上调和下调的基因均较少,其中下调的基因多于上调的基因。肝肾阴虚证与正常组比较,高表达且功能部分清楚的基因,如NM_004653,ratio=23.36。高表达但功能不清的基因,如NM_006445,ratio=10.67;NM_002609,ratio=15.33;NM_007268,ratio=14.75;NM_000491,ratio=19.57;NM_001008,ratio=14.2。肝肾阴虚证与湿热中阻证比较,高表达但功能不清的基因,如NM_000558,ratio=55.3;AC018889,ratio=44.74;NM_005332,ratio=17.28;NM_000032,ratio=10.68;NM_000184,ratio=54.99;BC015760,ratio=13.78。

4. 肝肾精虚诸证研究进展

近些年来,笔者及其团队采用临床观察与实验相结合,人体与动物实验相结合,体内(人或动物)与体外(细胞培养、细胞分析)相结合,证候本质与方药疗效相结合等新的证候本质(生物学基础)研究方法,将肝肾精虚诸证的研究紧密结合于肝脏病证防治的临床实际。实验观察的基本对象是慢性乙型肝炎、肝硬化及肝癌患者,不仅细胞诱导培养的基础材料来自人体(骨髓干细胞取自人源性骨髓,诱导骨髓干细胞转化肝细胞的血清取自相关患者),而且药物血清亦来自人体(经"补肾生髓成肝"治疗的患者血清),而以往进行的血清药理学实验,其药物血清基本上取自动物,这样做很难与中医的证候联系起来,不符合辨证论治的临床实际。本课题采用的研究方法既源于人体,又不限于人体;既不脱离证候研究的临床实际,又克服了简单临床观察的笼统和不确定性,使揭示的髓失生肝病因病机和补肾生髓成肝防治肝硬化及肝癌发生发展作用及机制的认识更符合临床实际。在发现慢性肝病肝肾精虚诸证患者血清影响骨髓干细胞转化成肝细胞实验结果的基础上,采用Bruker AV400双通道全数字化傅立叶超导核磁共振波谱仪对其培养上清进行代谢组学研究,结果发现慢性肝病患者黄疸血清影响骨髓干细胞转化成肝细胞的代谢变化规律,提示肝干细胞及其组织微环境是慢性肝病肝肾精虚诸证的重要生物学基础。

十、慢性肝病肝肾精虚的客观量化标准

病证结合是提高临床疗效的中西医结合模式,辨证论治准确是提高疗效的关键,证候的客观量化有助于准确的辨证论治。慢性肝病的证候演化复杂多变,在众多显性证候之外,更多的是隐性证候,这不利于准确进行辨证论治。为提高中医药防治慢性肝病的诊疗水平、临床疗效

和服务能力,开展慢性肝病的证候客观量化研究是学术发展的重要途径和趋势。

(一)肝肾精虚是慢性肝病的基础证候

肝肾精虚是慢性肝病病程进展中的基础证候,常见的肝肾阴虚、脾肾阳虚、肾虚邪实诸证均在肝肾精虚的基础上发展而来。现行的几种中医肝病证候行业标准均包括肝肾阴虚、脾肾阳虚之证。肝肾精虚是"髓失生肝"病因病机的基础证候,贯穿于慢性肝病病程进展的始终,常表现为"隐性证候",进一步发展可出现肝肾阴虚、脾肾阳虚等"显性证候"。早期干预肝肾精虚的"隐性证候",病情较轻较早,有一定可逆性,疗效较佳。若出现肝肾阴虚、脾肾阳虚等"显性证候",则病情较重较晚,可逆性较差,治疗更加困难。故根据《内经》"谨守病机"的治疗思想,在慢性肝病的不同病程阶段均可在辨证的基础上兼补养肝肾之精以提高临床疗效,具有重要临床意义。

(二)肝肾精虚客观量化的必要性与可行性

肝肾精虚客观量化的必要性是基于提高中医药防治慢性肝病服务能力和水平的迫切需要。中医证候有"显性证候"与"隐性证候"之分,"显性证候"可根据患者的自觉症状和医生观察到疾病体征而把握,通过专门中医药训练的一般水平的医生即可做到,但"隐性证候"没有明确的自觉症状和疾病体征,要求医生辨证论治的能力和水平较高,必须具有较高的理论知识和丰富的临床经验,有时还得靠一点医生的"直觉"或"悟性"。慢性肝病病程进展中出现的肝肾阴虚、脾肾阳虚、肝郁脾虚、瘀血阻络等"显性证候"可依据中医行业标准进行辨证论治。但慢性肝病患者在长达数年甚至数十年的病程进展中可无明显临床症状,即使出现症状也非肝病的特异性症状,始终存在肝肾精虚等"隐性证候",故未能得到及时、准确、有效的治疗。为提高中医药防治慢性肝病的能力和水平,建立以中医理论为指导,以现代生物学为基础的慢性肝病肝肾精虚的客观量化指标和诊疗标准,对肝肾精虚等"隐性证候"进行有效的辨证论治,具有必要性和可行性。

肝肾精虚客观量化的可行性建立在对虚证本质的全新认识。虚证本质是50多年来的研究热点和重点,但至今远未揭示虚证的本质。有关虚证本质的研究至少存在两大哲学误区:一是将"现象"(孤立的现代生物学指标)直接当成"本质",即"现象"等于"本质"。二是认为虚证无本质,失去进一步研究的信心和方向。笔者通过诠释"生机学说"的科学内涵,提出组织损伤与再生修复失衡是"虚证本质"生物学基础之一的全新认识。"形质毁坏"是诊断虚证的"金标准",再生机制不足以修复损伤的组织,导致功能受损是虚证的本质特征之一,减少组织损伤与促进再生修复是防治虚证的基本方法之一。慢性肝病肝肾精虚证本质的生物学基础是肝损伤与肝再生失衡(肝失生发、髓失生肝),即反复或持续的肝损伤和异常的肝再生过程不足以修复肝脏组织,以致肝脏"形质毁坏"(组织受损,功能受伤)、"形质衰败"(组织异构,功能衰竭),甚或"形体衰败"(肝衰竭渐进,累及全身),这是其重要的生物学基础之一。中医药广泛用于慢性肝病的治疗,其作用机制之一可能是多途径、多层次、多系统、多靶点、多时限地调控肝再生过程,维持肝损伤与肝再生的平衡协调,使结构和功能恢复正常。采用补肾生髓成肝治疗慢性肝病肝肾精虚证以维持或恢复肝脏正常组织结构和功能为追求的"结局目标"和考核的"金标准",避免或减少"形质毁损",维持或促进"再生修复"是防治肝病的基本法则,故组方用药体现开源节流、补泻兼施的配伍规律。开源即直接补肾养肝和脏间协调同补,截流即通过祛邪泻实以减少肝肾精血毁损而间接补肾养肝。直接补肾有补肾精(含血肉有情滋补、草木厚味填补)、补肾阴(涵养之补)、补肾阳(温养之补)、平补肝肾等多种基本补法,可供临床选用。脏间协调同补包括肝肾同补、脾肾同补、心肾同补、肺肾同补、多脏同补等。祛邪泻实包括解毒、清热、利湿、化湿、化痰、疏肝、调肝、化瘀、通络、软坚、散结等。在上述原则的基础上制订若干基本方法或变法。

(三)肝肾精虚客观量化的研究进展

鉴于肝肾精虚多为隐性证候,早期无法根据一般症状和体征进行准确的辨证论治。当无证可辨时,根据肝损伤与肝再生失衡是对慢性肝病肝肾精虚的本质的认识,将能准确测量的反映肝损伤与肝再生变化(肝功能减退、肝脏组织学损伤、再生障碍或紊乱等)的生物学指标作为肝肾精虚的客观量化指标(有机组合的指标体系),并据此制订诊疗标准。其中根据肝脏组织学的炎症活动度(G)、纤维化程度分期(S)、肝再生程度(R)制订了肝肾精虚的客观量化标准作为"形质毁坏"临床运用的金标准。以肝脏储备功能客观量化标准作为"形质毁坏"临床运用的参考标准,以因肝病所致的相关脏器功能损伤、减退或衰竭的客观量化标准作为"形体毁坏"临床运用的参考标准。当有证可辨时,采用"形体衰败、形质衰败或形质毁坏,面色晦暗无华或苍黑、苍黄,舌暗红、绛红,或舌红少津"等为主症,以"右胁隐痛,腰膝酸软,四肢拘急,筋惕肉瞤,头晕目眩,耳鸣如蝉,两目干涩,口燥咽干,失眠多梦,潮热或五心烦热,男子遗精,女子经少经闭,舌体瘦,有裂纹,花剥苔或少苔,或光红无苔,脉细数无力,或弦,或弦细"等为次症。具备主症中的任何两项及次症中的任何一项者,或具备主症中的任何一项及次症中的任何两项者,或具备次症中的任何四项者均可辨证为肝肾精虚证。当肝肾精虚进展到肝肾阴虚、脾肾阳虚、肾虚邪实等显性证候时,则可根据现行的中医药行业标准进行辨证论治。

在此基础上,笔者及其团队综合集成了中医药学、现代医学、循证医学、数理统计学和计算机技术与方法,构建了中医药防治慢性肝病循证医学工作平台。利用该平台具有的临床监测功能,对慢性肝病肝肾精虚的演变规律进行动态监测,为临床预后判断和辨证论治提供参考。

此外,笔者及其团队采用数字化望诊技术对慢性乙型肝炎患者的面舌变化进行客观量化分析,其客观量化指标可反映肝肾精虚诸证的演变规律,考察临床疗效,对于提高辨证论治水平和临床疗效,具有重要价值。

参考文献

[1] Golub T R, Slonim D K, Tamayo P, et al. Molecular classification of cancer: class discovery and class prediction by gene expression monitoring[J]. Science, 1999, 286(5439): 531-537.

[2] Wyrick J J, Young R A. Deciphering gene expression regulatory networks[J]. Curr Opin Genet Dev, 2002, 12(2): 130-136.

[3] Zhang M Q. Promoter analysis of co-regulated genes in the yeast genome[J]. Comput Chem, 1999, 23(3-4): 233-250.

[4] Shackel N A, McGuinness P H, Abbott C A, et al. Identification of novel molecules and pathogenic pathways in primary biliary cirrhosis: cDNA array analysis of intrahepatic differential gene expression[J]. Gut, 2001, 49(4): 565-576.

[5] Honda M, Kaneko S, Kawai H, et al. Differential gene expression between chronic hepatitis B and C hepatic lesion[J]. Gastroenterology, 2001, 120(4): 955-966.

[6] 李瀚旻,盛国光,冉瑞琼,等.PCR-SSCP银染技术筛检HBV基因突变实验方法的建立[J].临床肝胆病杂志,1999,15(2):109-110.

[7] 李瀚旻,张振鄂,张金发,等.HBV前C区基因变异与血清肝纤维化标志物的相关性研究[J].临床肝胆病杂志,2003,19(1):29-30.

[8] 杨玲,盛国光,李瀚旻,等.慢性乙型肝炎HBV前C区基因突变与中医虚实证的关系[J].中西医结合肝病杂志,1998,8(3):131-133.

[9] 李瀚旻,张六通,梅家俊,等.左旋谷氨酸单钠-肝再生-大鼠模型的建立[J].世界华人消化杂志,2000,8(7):824-826.

[10] 李瀚旻,张六通,邱幸凡."肝肾同源于脑"与肝肾本质研究[J].中医杂志,2000,41(2):69-71.

[11] 李瀚旻,杨木兰,梅家俊,等.MSG-大鼠-肝再生模型下丘脑神经细胞凋亡及相关基因TGF-β_1的表达[J].中国应用生理学杂志,2003,19(1):46-47,93.

[12] 杨木兰,李瀚旻,梅家俊,等.Dig标记探针原位杂交检测MSG-大鼠-肝再生模型下丘脑弓状核TGF-β_1 mRNA[J].中国组织化学与细胞化学杂志,2002,11(2):202-204.

[13] 李瀚旻.慢性乙型肝炎分子证候辨证的研究思路与方法简析[J].中医药学刊,2003,21(12):2008-2010.

[14] 李瀚旻,厉晶萍,毛树松,等.肝病肝肾阴虚证型临床分布规律的研究——1994年全国88所中医医院出院患者病案资料分析[J].中西医结合肝病杂志,2004,14(5):287-289.

[15] 林静华,李瀚旻,厉晶萍,等.肝病患者肝肾阴虚证型临床相关特征的观察与研究——2001年湖北省中医院肝病科出院患者病案资料分析[J].中西医结合肝病杂志,2006,16(4):239-241.

[16] 邓永东,李文凡,陈青峰,等.慢性乙型肝炎病毒基因型与BCP区变异的临床研究[J].临床肝胆病杂志,2004,20(2):73-74.

[17] 丁红芳,田德英,杨道锋,等.HBV基因型及A1762T/G1764A双位点变异在肝癌患者中的临床意义[J].中西医结合肝病杂志,2006,16(4):206-209.

[18] Buckwold V E,Xu Z,Chen M,et al. Effects of a naturally occurring mutation in the hepatitis B virus basal core promoter on precore gene expression and viral replication[J]. J Virol,1996,70(9):5845-5851.

[19] Kuang S Y,Jackson P E,Wang J B,et al. Specific mutations of hepatitis B virus in plasma predict liver cancer development[J]. Proc Natl Acad Sci U S A,2004,101(10):3575-3580.

[20] 向光明,钟森.乙肝病毒基因组变异与肝细胞癌的关系研究进展[J].国外医学:病毒学分册,2005,12(3):65-67.

[21] Dumpis U,Mendy M,Hill A,et al. Prevalence of HBV core promoter/precore/core mutations in Gambian chronic carriers[J]. J Med Virol,2001,65(4):664-670.

[22] Poussin K,Dienes H,Sirma H,et al. Expression of mutated hepatitis B virus X genes in human hepatocellular carcinomas[J]. Int J Cancer,1999,80(4):497-505.

[23] 郭亚兵,卢桥生,骆抗先,等.重型乙型肝炎患者中乙型肝炎病毒C基因启动子变异的研究[J].中华实验和临床病毒学杂志,1999,13(3):251-254.

[24] Sato S,Suzuki K,Akahane Y,et al. Hepatitis B virus strains with mutations in the core promoter in patients with fulminant hepatitis[J]. Ann Intern Med,1995,122(4):241-248.

[25] 骆抗先.乙型肝炎基础和临床[M].北京:人民卫生出版社,1997.

[26] 侯金林,闵佳,王站会,等.HBV X基因/C基因启动子变异在重型肝炎患者的发生率[J].中华肝脏病杂志,1997,5(4):204-206.

[27] 骆抗先,杨洁,梁炽森,等.乙型肝炎病毒前C/C变异与病变进展[J].中华内科杂志,1994,33(11):763-766.

[28] 李瀚旻,赵映前,向楠,等.HBV前C区基因变异与中医证候的相关性研究[J].临床肝胆病杂志,2006,22(2):84-85.

[29] 胡传芳,李瀚旻,肖玲,等.慢性乙型肝炎肝肾阴虚证HBV基因突变点的分布规律[J].中西医结合肝病杂志,2007,17(2):79-81.

[30] Yotsumoto S,Kojima M,Shoji I,et al. Fulminant hepatitis related to transmission of hepatitis B variants with precore mutations between spouses[J]. Hepatology,1992,16

(1):31-35.

[31] 陈子平,闻玉梅,顾健人,等.肝癌组织内乙型肝炎病毒基因组前C区终止密码的发现[J].上海医科大学学报,1991,18(2):95-99.

[32] Omata M,Ehata T,Yokosuka O,et al. Mutations in the precore region of hepatitis B virus DNA in patients with fulminant and severe hepatitis[J]. N Engl J Med,1991,324(24):1699-1704.

[33] Tur-Kaspa R,Klein A,Aharonson S. Hepatitis B virus precore mutants are identical in carriers from various ethnic origins and are associated with a range of liver disease severity[J]. Hepatology,1992,16(6):1338-1342.

[34] Yotsuyanagi H,Hino K,Tomita E,et al. Precore and core promoter mutations, hepatitis B virus DNA levels and progressive liver injury in chronic hepatitis B[J]. J Hepatol,2002,37(3):355-363.

[35] Fang Z L,Yang J,Ge X,et al. Core promoter mutations (A(1762)T and G(1764)A) and viral genotype in chronic hepatitis B and hepatocellular carcinoma in Guangxi, China[J]. J Med Virol,2002,68(1):33-40.

[36] 李瀚旻."藏象本质"与"白马非马"[J].医学与哲学(人文社会医学版),2010,31(9):62-64.

[37] 李瀚旻.中医再生医学概论[J].中华中医药学刊,2008,26(11):2309-2312.

[38] 林立生,陈佩玲,李瀚旻,等.运用"补肾生髓成肝"理论治疗慢性乙型肝炎[J].湖北中医杂志,2012,34(8):58-59.

[39] 李瀚旻.论"补肾生髓成肝"治疗法则[J].中华中医药学刊,2012,30(5):937-940.

[40] 汤佳良,周建康.拉米夫定耐药慢性乙型肝炎患者HBV P区基因突变模式与基因型的关系[J].中华实验和临床病毒学杂志,2011,25(5):342-344.

[41] 肖琳,李瀚旻,高翔,等.清热利湿法对慢性乙型肝炎HBV基因突变株复制的影响[J].中西医结合肝病杂志,2007,17(5):261-263.

[42] 仲润生.阴黄的病因病机及其辨治探讨[J].山西中医,2002,18(6):1-2.

[43] 李瀚旻.全面系统深入地研究中医药调控肝再生[J].中西医结合肝病杂志,2007,17(3):129-132.

[44] 李瀚旻,张六通,邱幸凡,等.左归丸改善MSG-大鼠-肝再生模型肝肾精血亏虚证的作用机制研究[J].湖北中医学院学报,2001,3(4):30-33.

[45] 兰少波,李瀚旻,罗建君,等.滋水涵木法治疗慢性乙型病毒性肝炎的临床研究[J].湖北中医杂志,2006,28(8):3-6.

[46] Mizuguchi T,Kamohara Y,Hui T,et al. Regulation of c-Met expression in rats with acute hepatic failure[J]. J Surg Res,2001,99(2):385-396.

[47] Ljubimova J Y,Petrovic L M,Arkadopoulos N,et al. Lack of hepatocyte growth factor receptor (c-Met) gene expression in fulminant hepatic failure livers before transplantation[J]. Dig Dis Sci,1997,42(8):1675-1680.

[48] 李瀚旻,高翔."肾生骨髓,髓生肝"的科学内涵[J].中医杂志,2006,47(1):6-8.

[49] Li H M,Gao X,Yang M L,et al. Effects of Zuogui Wan on neurocyte apoptosis and down-regulation of TGF-beta1 expression in nuclei of arcuate hypothalamus of monosodium glutamate -liver regeneration rats[J]. World J Gastroenterol,2004,10(19):2823-2826.

[50] 李瀚旻,高翔,晏雪生,等.左归丸促进骨髓形成肝细胞的研究[J].世界华人消化杂志,

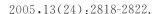

2005,13(24):2818-2822.
- [51] 李瀚旻,张六通,梅家俊,等.左旋谷氨酸单钠-肝再生-大鼠模型的建立[J].世界华人消化杂志,2000,8(7):824-826.
- [52] 李瀚旻,杨木兰,梅家俊,等.左归丸对大鼠转化生长因子-α、β及其受体表达的影响[J].中华肝脏病杂志,2004,12(5):307-308.
- [53] 李瀚旻,晏雪生,罗建君,等.左归丸药物血清对骨髓间质细胞转化为肝细胞的作用[J].中国组织工程研究与临床康复,2007,11(28):5465-5468.
- [54] 李瀚旻,高翔,晏雪生,等.左归丸促进骨髓形成肝细胞的分子机制研究[J].中医杂志,2006,47(10):778-780.
- [55] 李瀚旻,高翔,周密思.左归丸对MSG-大鼠-肝再生模型再生肝组织基因表达谱的影响[J].中华中医药杂志,2006,21(2):104-106.
- [56] 李瀚旻,桂文甲,李晶津,等.左归丸对同种异性骨髓移植小鼠肝再生相关基因信号通路的影响[J].中国组织工程研究与临床康复,2008,12(31):6069-6073.
- [57] 李瀚旻.慢性乙型肝炎证候系统生物学的研究思路与方法[J].中华中医药学刊,2009,27(6):1130-1134.
- [58] 李瀚旻,毛树松.中医证候信息学概论[J].中华中医药学刊,2008,26(7):1374-1377.
- [59] 李瀚旻. 上皮-间质转型/间质-上皮转型失衡与髓失生肝[J].中西医结合肝病杂志,2012,22(1):1-4.
- [60] 李瀚旻.肝藏象肝脏中心说[J].世界中医药,2011,6(1):11-15.
- [61] 李翠娟,巩振东.中医证本质研究存在问题的思考[J].陕西中医学院学报,2006,29(2):1-4.
- [62] 李瀚旻.虚证本质与生机学说[J].中华中医药学刊,2011,29(10):2157-2160.
- [63] 邱鸿钟.中医证本质的现象学分析[J].中医研究,2010,23(7):1-3.
- [64] 闫川慧,张俊龙,李东明,等.藏象理论对证候标准制订的意义[J].时珍国医国药,2010,21(1):192-193.

第三节 循证医学评价

循证医学的核心思想是在医疗决策中将临床证据、个人经验与患者的实际状况和意愿三者相结合,疗效考核除参照中间指标外,更注重与疾病预后相关的终点指标(治愈率、致死率、致残率、后遗症、生存质量等)。循证医学证据的级别通常根据临床研究设计的严密程度和执行质量来划分,并参照这些数据的临床"导向性"。尽管不同证据分级系统之间有差异,但其目的均是使临床研究信息的应用者明确哪些研究更有可能和最有效。

一、中医药治疗慢性乙型肝炎的循证医学评价

慢性乙型肝炎是目前医学界难治性疾病之一,它是HBV感染引起的具有慢性肝炎组织学改变特征的病理过程,这一病理过程或病理阶段处在急性肝炎之后和肝硬化之前,是病程超过6个月而持续存在的肝细胞坏死和炎症。全世界已有20多亿人受HBV感染,约3亿5千万人成为慢性HBV感染者。我国的HBV总感染率高达57.6%,其中HBsAg携带者1.3亿人,年自然转阴率仅2%以下,约25%发展成慢性乙型肝炎,甚至肝硬化,部分患者演变为原发性HCC。每年因肝病死亡约30万人,每年的治疗费用高达300亿～500亿元。目前治疗慢性乙

型肝炎的西药主要有 IFN 和核苷类似物，清除方法主要是拟通过长期的抗 HBV 药物治疗，抑制新的 HBV 合成，使细胞内的闭合共价环状 DNA(cccDNA)库得不到新的补充而逐渐衰竭。但抗病毒药物并不能完全清除 cccDNA，而 cccDNA 是 HBV 复制的原始模板，一旦停止治疗，cccDNA 可重新复制，病情常反复或持续进展，故目前的抗病毒治疗尚未完全解决 HBV 复制、炎症坏死和肝纤维化进展等临床问题，特别是远期临床疗效欠佳、无限期疗程、毒副反应等。鉴于此，有必要研究更加有效的治疗方案。

中医药治疗慢性肝病有数千年的历史。大量临床实验报告了中医药治疗慢性乙型肝炎的疗效，临床试验结果表明，中医药治疗慢性乙型肝炎确有疗效和潜在的优势。但是，长期以来由于中医学和西医学理论体系的巨大差异，证候与疾病的对应关系不明，中医药疗效评价体系尚未建立，以及中医药作用机制不清等因素的影响，中医药治疗慢性肝病缺乏大样本多中心随机对照盲法的临床试验资料，未得到现代医学的公认，难以广泛推广应用。

循证医学是指遵循证据的医学，提倡在个人经验、患者的需求和已存在的客观科学依据基础上作出医疗决策(即循证临床决策模式)。循证医学可以通过收集全世界范围内某一病种各种疗法的不同样本的单个临床研究结果，进行统计分析和系统评价，尽可能地将真实的科学结论及时提供给社会，促进推广真正有效的治疗手段，摒除尚无证据表明治疗有效甚至有害的疗法。RCT 是目前国际上公认的评价干预措施效果的金标准方案。它是指用随机方法将患者分到干预组(或称治疗组、试验组、观察组)和对照组，并对治疗结果进行观察和比较，差别的大小显示干预措施效果的大小。它是目前医学界公认的、对干预措施有效性评价提供最有力支持的研究方法，将其应用于中医药的临床疗效评价具有重要的临床意义。我国的《新药审批办法》也规定了 2、3 期临床试验采用随机的方法。近年来，广大中医药临床工作者在中医药治疗慢性乙型肝炎的临床研究中应用 RCT 的方法观察、研究和比较了中医药治疗慢性乙型肝炎或中西医结合治疗慢性乙型肝炎的临床效果，发表了大量的 RCT 的治疗性医学文献，促进了该领域中医药临床研究的规范化、科学化，提高了研究质量。笔者及其团队检索了 1995—2006 年国内公开发表的中医药治疗或中西医结合治疗慢性乙型肝炎的临床文献，并对其中采用 RCT 的文献进行了循证医学的质量研究，以期客观地评价中医药治疗慢性乙型肝炎的临床疗效，促进中医药治疗慢性乙型肝炎的临床研究和应用。

（一）研究方法

1. 资料来源

资料来源于计算机检索，采用国内较权威的、由中国医学科学院医学信息研究所开发研制的中国生物医学文献光盘数据库(CBMdisc)(1995—2006)。主要检索词包括慢性乙型肝炎/中医药疗法、中西医结合治疗、中药疗法、中医疗法。题录、全文来源于清华同方中文科技期刊全文数据库(医药卫生分册)(1995—2006)、重庆维普资讯有限公司中文科技期刊全文数据库(医药卫生分册)(1995—2006)，以及湖北中医药大学图书馆、首都医科大学图书馆、北京协和医学院图书馆馆藏的期刊合订本。

按检索词从中国生物医学文献光盘数据库检索出题录，从题录中挑出带有"随机分组"字样的治疗性文献并检索全文。检索全文采用电子检索和手工检索两种形式，先在重庆维普资讯有限公司中文科技期刊全文数据库中检索全文，未检索到的再从清华同方中文科技期刊全文数据库中检索全文。然后手工检索，即通过电子检索还未查到的再通过馆藏的期刊合订本手工检索全文。

2. 文献纳入标准

①符合慢性乙型肝炎的诊断标准：血中 HBsAg 持续 6 个月或以上；伴有血清 ALT 和(或)AST 的升高；有或无临床症状和体征，肝穿刺活检病理组织学改变符合慢性肝炎的表现。急性感染和其他类型肝炎病毒共同感染的患者排除在外。②RCT 或半 RCT，无论是否采用盲法。

③试验纳入干预组和对照组,干预组采用中医药或中西医联合治疗。

3．文献排除标准

凡非临床试验、综述、个案报道、理论短文、重复文献、慢性乙型肝炎的非中医药和非中西医结合治疗性文章均排除在外。

4．评价方法

两名评价员依照既定的纳入标准,各自独立地进行临床试验的鉴定和选择。任何分歧将通过讨论或第三者仲裁来解决。纳入临床试验的方法学质量将根据Cochrane手册的要求进行评估,包括随机分配方案、随机方案隐藏、盲法、退出或失访病例数及原因、意向性治疗分析几个方面。

两名评价员独立地依照自行设计的数据提取表格进行数据提取。应用Microsoft Excel进行数据的采集和处理。从每一个纳入的临床资料中提取以下资料和数据:作者、作者单位级别、发表年限、文章题目、发表杂志名称、中医辨证或辨证分型标准、西医诊断标准、纳入标准、排除标准、疗效判定标准、观察指标、随机化情况(包括随机分配方案的产生和随机方案的隐藏)、对照设立情况、干预组及对照组各自的样本量及观察的总样本量、是否描述了样本含量、是否进行了样本含量的估算、干预组及对照组的治疗措施和疗程、组间均衡性比较情况、盲法、不良反应、结局测量(包括终点事件和(或)重大事件,如病死率、肝硬化发生率、肝癌发生率等)、是否进行生活质量评估、随访、退出和失访情况、统计学方法及检验情况。

对所有纳入研究的资料进行循证医学定性分析。对符合定量分析的资料进行Meta分析。计数资料将以比值比(odds ratio,OR)表示,连续变量则用权重均差(weighted mean difference,WMD)表示,二者都将给出95%可信区间(confidence interval,CI),进行意向性治疗分析。对计数资料而言,没有完成治疗或是失访病例将被纳入敏感性分析中,并被当作是治疗失败,以便于揭示失访对于结论的可能影响(最差假定(worst-case scenario))。如果有足够数量的临床随机试验,亚组分析将围绕以下因素进行:性别、年龄、是否随访、是否合并肝硬化。敏感性分析依照以下几点进行:排除不恰当的随机隐藏临床试验;排除方法学质量较低的临床试验。潜在的偏倚可进行漏斗图分析。

（二）资料分析

1．文献检出情况

从上述检索源中共检出题录1912条(含重复题录),其中治疗性文献1126篇,占58.9%;1126篇文献中中医及中西医结合治疗慢性乙型肝炎的文献有635篇,占治疗性文献56.4%;在635篇文献中题录中出现"随机分组"字样的有306篇,在重庆维普资讯有限公司中文科技期刊全文数据库和清华同方中文科技期刊全文数据库中检索到全文共276篇,276篇全文经过筛选,其中RCT文献(按Cochrane手册中的标准,凡文章中写到"随机分组"字样的皆视为RCT文献)269篇。该269篇文献为本次研究的对象。

2．文献发表情况

检索到的RCT文献269篇,分别登载在131种医学杂志上,其中登载文献数不少于4篇的杂志共有13种(表6-32)。

表6-32 登载文献数不少于4篇的杂志

登载数量	杂志名称
4	《吉林中医药》《华夏医学》《中华腹部疾病杂志》《浙江中西医结合杂志》《时珍国医国药》《中西医结合肝病杂志》《中国中西医结合杂志》
5	《中华医学写作杂志》《陕西中医学院学报》
6	《世界感染杂志》

续表

登载数量	杂志名称
7	《现代中西医结合杂志》《实用肝脏病杂志》
9	《中国药房》

文献逐年分布的情况见图6-3。

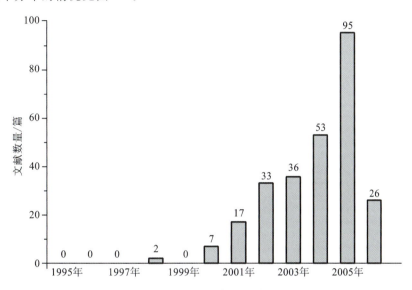

图6-3 历年发表文献统计

3. 研究文献的质量评价

纳入研究的方法学质量参照国际Cochrane中心推荐的Jadad量表和随机分配方案隐藏的分级。RCT文献分为1～5分(1～2分为低质量研究,3～5分为高质量研究)。非盲法的交替分配半随机试验未报告退出病例及退出原因者计为0分。269篇文献中有2篇随机对照双盲多中心临床试验报告,此为高质量研究(得分为5分)。

4. 研究文献的临床证据等级

参照英国牛津大学循证医学中心的证据等级(表6-33)。

表6-33 英国牛津大学循证医学中心的证据等级

等	级	证 据
1	1a	RCT的系统综述
	1b	单个RCT
	1c	全或无病例系列
2	2a	队列研究的系统综述
	2b	单个队列研究、低质量RCT
	2c	结局/疗效研究
3	3a	病例对照研究的系统综述
	3b	单个病例对照研究
4		病例系列、质量不高的队列研究和病例对照研究
5		未经批判性评估的专家意见

笔者及其团队仅发现1篇中医药治疗慢性乙型肝炎的系统评价,即1a级证据1篇;2篇随机对照双盲多中心临床试验报告,即1b级证据2篇;其余文献均为低质量的RCT,即为2b级。

5. 中医辨证分型情况

5.6%(15/269)的文献有中医分型或明确的中医分型标准(表 6-34)。

表 6-34 中医辨证分型情况

文献数	中医辨证分型情况
4	1991 年《病毒性肝炎中医辨证标准(试行)》
3	1993 年《中药新药临床研究指导原则》
2	1990 年《病毒性肝炎防治方案(试行)》
1	2002 年《中药新药临床研究指导原则(试行)》
2	给出某一证型的辨证标准
3	有中医辨证分型,没指明采用的标准

6. 病例入组标准

有明确诊断标准者 262 篇,占 97.4%。其中 173 篇(64.3%)采用了 2000 年第八次全国传染病与寄生虫病学术会议制订的《慢性乙型肝炎诊断标准》;74 篇(27.5%)采用了 1995 年第五次全国传染病与寄生虫病学术会议制订的《病毒性肝炎防治方案(试行)》的诊断标准;5 篇文献采用了 1990 年第六届全国病毒性肝炎会议制订的《病毒性肝炎防治方案(试行)》;3 篇文献采用了第九次全国传染病与寄生虫病学术会议所修订的诊断标准;2 篇文献采用了 2002 年全国病毒性肝炎及肝病学术会议修订的《病毒性肝炎防治方案》的诊断标准;2 篇文献采用了第十次全国传染病与寄生虫病学术会议所修订的诊断标准;1 篇文献采用了 1999 年第六次全国病毒性肝炎会议修订的诊断标准;1 篇文献采用了一本专著的诊断标准;1 篇文献采用了 2002 年《中药新药临床研究指导原则(试行)》;7 篇(2.6%)文献未指明诊断标准(图6-4)。269 篇文献中有 76 篇文献描述了纳入标准,占 28.3%;有 56 篇文献描述了排除标准,占 20.8%。

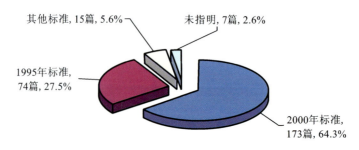

图 6-4 采用诊断标准情况

7. 疗效判定标准

103 篇文献有明确的疗效判定标准,占总数的 38.3%(103/269)。但疗效判断标准不一,参考文献不一,亦有自拟标准。其中 58 篇文献采用了 1995 年第五次全国传染病与寄生虫病学术会议制订的《病毒性肝炎防治方案(试行)》中的疗效判定标准(显效、有效和无效);7 篇文献采用了 1991 年中华中医药学会内科分会肝胆病学术委员会天津会议制订的《病毒性肝炎中医疗效判定标准(试行)》中的疗效判定标准(临床治愈、显效、有效和无效);5 篇文献采用了 1990 年第六届全国病毒性肝炎会议制订的标准(临床基本治愈、显效、有效和无效);9 篇文献采用了《中药新药治疗病毒性肝炎的临床研究指导原则》(简称为《临床研究指导原则》)中的疗效判定标准(基本治愈、有效和无效);3 篇文献采用了 2001 年《拉米夫定临床应用专家共识》中的疗效判定标准(完全应答、部分应答和无应答)。其余文献采用了其他会议和自拟的共 15 种疗效判定标准(图 6-5)。

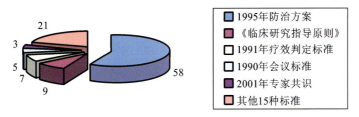

图 6-5　疗效判定标准采用情况

8．观察指标

269 篇文献全部有观察指标。其中 88 篇观察指标包括症状改善，占 32.7%；131 篇文献观察了 HBV 血清学标志物和(或)HBV DNA，占 48.7%；以病理变化为指标者 8 篇，占 3.0%；61 篇文献观察了肝功能和肝纤维化指标，占 22.7%；12 篇文献观察了免疫学指标，占 4.5%；6 篇文献观察了肝脏 B 超情况；没有文献以观察重大事件发生，如肝硬化、肝癌为指标，也没有文献以观察生存质量或以生存时间为指标。

9．随机化的应用

纳入的 269 篇文献都称"随机分组"。253 篇文献随机质量可疑(占文献总数的 94.1%)：7 篇文献只是在摘要中提及"随机分组"，正文中并未提及；246 篇简单地提到"随机"，未指明具体的随机方法。仅 9 篇文献采用了正确的随机化分配方案产生方法(占文献总数的 3.3%)：6 篇文献采用随机数字表法；2 篇文献采用 SAS 软件由计算机随机分组，随机选取实验组和对照组，并按就诊顺序分配盲号；1 篇文献采用抽签法。7 篇文献为半随机化(占文献总数的 2.6%)：1 篇文献描述"随机选择 45 例门诊患者作为治疗组，同期接诊的另 45 名患者作为对照组"；1 篇文献按就诊单双日分组；4 篇文献按就诊顺序随机分组；1 篇文献按住院日期分组(图 6-6)。

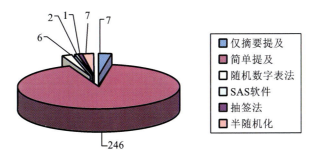

图 6-6　269 篇文献随机情况

10．对照设立

中西医结合治疗与西医治疗对照者 103 篇，中医药治疗与中医药治疗对照者 55 篇，中西医结合治疗与中西医结合治疗对照者 42 篇，中医药治疗与西医治疗对照者 41 篇，中西医结合治疗与中医药治疗对照者 28 篇(图 6-7)。

11．对照组治疗方法的选择

136 篇文献采用西医治疗，占 50.6%(136/269)，包括 IFN、拉米夫定、胸腺肽、还原型谷胱甘肽、肝泰乐、维生素、肌苷片等；61 篇文献采用中医药治疗，占 22.7%，多为不同治法间的比较；52 篇文献采用中西医结合治疗，占 19.3%；20 篇文献的对照组分别采用了中医药和西医治疗(图 6-8)。

12．干预组用药

269 篇文献观察了成方加减、自拟方、中成药单独应用或联合西药治疗慢性乙型肝炎的临床效果。其中常用观察药物情况如下：苦参素 43 篇文献，苦参碱 18 篇，甘利欣 17 篇，氧化苦参碱 10 篇，复方甘草甜素 6 篇，甘草酸二铵 4 篇(表 6-35)。

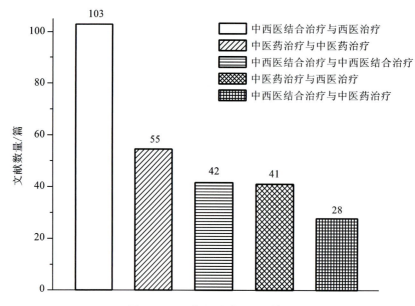

图 6-7 269 篇文献对照设立情况

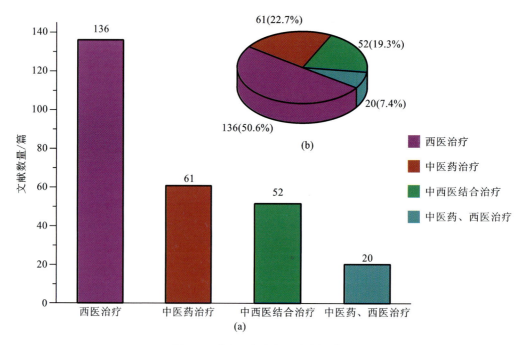

图 6-8 对照组治疗方法的选择情况

注：(a)为采用不同治疗方法的文献数量比较；(b)为不同治疗方法的文献在总文献中所占比例情况。

表 6-35 干预组用药情况一览表

干预组用药情况	文献篇数
苦参素	43
苦参碱	18
甘利欣	17
氧化苦参碱	10
复方甘草甜素	6
甘草酸二铵	4
其他	171

13. 样本含量

50 例以下 24 篇(8.9%),50～100 例 161 篇(59.9%),101～150 例 44 篇(16.4%),151～200 例 21 篇(7.8%),201～300 例 15 篇(5.6%),301～500 例 3 篇(1.1%),500 例以上 1 篇(0.4%)。所有文献都对样本进行了描述,包括例数、年龄、性别等,描述总例数为 27762 例,平均每篇约 103 例。无 1 篇文献提及样本含量的估算(图 6-9)。

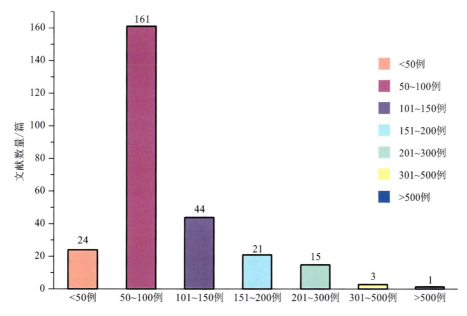

图 6-9 文献样本含量统计情况

14. 组间均衡性比较的应用

共有 218 篇文献描述了组间均衡性,占 81.0%;其中有 99 篇进行了统计学处理($P<0.05$ 或 $P<0.01$),119 篇只是简单地描述为"两组间无统计学差异、两组间具有可比性、两组间差异无显著性"等,但无统计方法及数据。51 篇文献未说明组间均衡性。

15. 盲法的应用

3 篇文献描述采用了"双盲对照",占 1.1%,其中 2 篇详细描述了双盲法的实施,另有 1 篇文献述及采用盲法,但并未描述盲法的类型和实施方法。其余文献未提及盲法。

16. 不良反应的描述

108 篇文献提及不良反应或毒副作用,占文献总数的 40.1%,其中:44 篇文献提及不良反应但无不良反应发生;46 篇文献描述了中成药的副作用或不良反应,这些中成药包括甘利欣、苦参碱注射液、苦参素注射液、美能、强力宁、丹参注射液、大黄口服液、虎茵胶囊、扶正化瘀胶囊、五灵丸、安络化纤丸等;1 篇文献描述了自拟方柴胡甘露饮的不良反应;1 篇文献描述了针灸的不良反应;16 篇文献提及不良反应或副作用,但仅描述为副作用少、无明显副作用等。

17. 随访、失访和退出病例的记录与分析

34 篇文献明确提出了随访,占 12.6%;33 篇文献的随访时间为 1 个月～1 年;仅 1 篇文献的随访时间为 3 年。3 篇文献描述了失访情况。5 篇文献简单地描述了有关病例的退出情况,其中 1 篇给出了退出病例百分率。

18. 发表性偏倚

本研究纳入的 269 篇文献全部为阳性结果,存在严重的发表性偏倚。

19. 统计学方法的应用

全部文献均提及进行了统计学处理,其中 251 篇有明确的统计学方法,采用 χ^2 检验 148 篇,t 检验 111 篇,u 检验 5 篇,Radit 分析 10 篇,秩和检验 2 篇,2 篇文献采用了 q 检验,9 篇文献采用方差分析。统计方法正确者221篇,占82.2%。其中给出确切检验值者216篇(χ^2值和t值),占80.3%,有99篇文献给出了P的具体值($P<0.05$或$P<0.01$)。

(三)苦参素治疗慢性乙型肝炎的主要结果分析

笔者及其团队进一步对上述结果(表6-35)中纳入数量最多(43篇)的文献,即苦参素治疗慢性乙型肝炎的RCT进行了定量分析。43篇文献中35篇文献因无疗效判定标准而被排除,不做Meta分析;8篇文献入选进行定量的Meta分析。8篇文献均为低质量的研究。仅1篇文献按就诊顺序随机分组,属于半随机方式;其余7篇文献均简单描述为"随机分组"。8篇文献均描述了组间均衡性,没有文献应用盲法。4篇文献有随访,随访时间为30~360天,但没有报告各组退出与失访病例的原因和例数。疗程30~180天,用药剂量0.1~0.9 g/d,均有合并用药,5篇文献观察了不良反应。具体见表6-36、表6-37。

表6-36 纳入研究文献的临床研究概况

文献编号	发表年份	随机质量	组间均衡性	盲法应用	疗程/d	剂量/(g/d)	合并用药	不良反应	随访观察
[21]	2006	半随机	可	无	180	0.4	有	无	有
[22]	2004	可疑	可	无	70	0.1	有	无	无
[23]	2003	可疑	可	无	30	0.4	有	有	有
[24]	2005	可疑	可	无	120	0.6	有	有	无
[25]	2005	可疑	可	无	180	0.6	有	无	有
[26]	2005	可疑	可	无	90	0.4	有	有	有
[27]	2005	可疑	可	无	180	0.6	有	有	有
[28]	2005	可疑	可	无	90	0.9	有	有	无

表6-37 苦参素治疗慢性乙型肝炎RCT的设计

文献编号	研究者	病例数	Jadad评分	试验干预	对照干预	治疗天数	随访天数	主要结局
[21]	刘氏	112	1	苦参素 维生素E	齐墩果酸 益肝灵	90	180	ALT,A/G,HBsAg,HBsAb,HBeAg,HBeAb,HBcAb,HBV DNA,HA,ColⅣ,LN
[22]	魏氏	85	1	苦参素 核糖核酸	苦参素	70	无	ALT,ALB,HBeAg,HBV DNA
[23]	谢氏	152	1	苦参素 Ara-Amp	Ara-Amp	30	180 360	ALT,HBeAg,HBeAb,HBV DNA及不良反应
[24]	李氏	84	1	苦参素 胸腺肽	IFN 胸腺肽	120	无	ALT,HBsAg,HBeAg,HBV DNA及不良反应
[25]	黄氏	120	1	苦参素 胸腺肽	胸腺肽	180	90	ALT,HBeAg,HBV DNA,HA,LN,IVC,TGF-β
[26]	周氏	53	1	苦参素 常规治疗	常规治疗	90	90	肝功能,HBsAg,HBeAg,HBV DNA及不良反应
[27]	朱氏	86	1	苦参素 拉米夫定	IFN	365 120		肝功能,HBeAg,HBV DNA及不良反应
[28]	涂氏	146	1	苦参素 拉米夫定	拉米夫定	365	无	症状,体征,HBsAg,HBeAg,HBV DNA及不良反应

1. 苦参素治疗慢性乙型肝炎的抗病毒效应比较

刘氏发表苦参素和维生素 E 联合治疗慢性乙型肝炎的临床观察。苦参素、维生素 E 和齐墩果酸、益肝灵比较，苦参素、维生素 E 具有显著的清除血清 HBeAg(OR 为 3.00,95%CI 为 2.11~7.54)的效果，清除 HBV DNA(OR 为 4.2,95%CI 为 1.91~9.21)的效果也明显优于对照组，差异显著。魏氏将苦参素、核糖核酸和苦参素进行比较，苦参素、核糖核酸具有显著的清除血清 HBeAg(OR 为 1.77,95%CI 为 0.76~3.65)的效果，清除 HBV DNA(OR 为 1.54,95%CI 为 1.21~2.99)的效果也明显优于对照组，差异显著。具体见表 6-38。

表 6-38 苦参素治疗慢性乙型肝炎的抗病毒效应

文献编号	用药	清除血清 HBeAg				清除血清 HBV DNA			
		试验组 (n/N)	对照组 (n/N)	OR (95%CI)	P 值	试验组 (n/N)	对照组 (n/N)	OR (95%CI)	P 值
[21]	苦参素,维生素 E 齐墩果酸,益肝灵	24/56	8/56	3.00 (2.11~7.54)	<0.05	21/56	5/56	4.2 (1.91~9.21)	<0.05
[22]	苦参素,核糖核酸 苦参素	35/47	16/38	1.77 (0.76~3.65)	<0.05	38/47	20/38	1.54 (1.21~2.99)	<0.05
[23]	苦参素,Ara-Amp Ara-Amp	17/43	12/52	1.71 (1.05~2.11)	<0.05	24/43	14/52	2.07 (1.18~2.48)	<0.05
[24]	苦参素,胸腺肽 IFN,胸腺肽	14/42	16/42	0.875 (0.25~3.08)	<0.05	19/42	20/42	0.95 (0.6~1.51)	<0.05
[25]	苦参素,胸腺肽 胸腺肽	19/60	9/60	2.11 (1.07~4.16)	<0.05	20/60	10/60	2.00 (1.05~3.81)	<0.05
[26]	苦参素,常规治疗 常规治疗	11/27	3/26	2.53 (1.27~10.55)	<0.05	12/27	3/26	3.85 (1.44~11.11)	<0.05
[27]	苦参素,拉米夫定 IFN	26/45	16/41	1.48 (0.94~2.81)	<0.05	40/45	21/41	1.74 (1.37~2.65)	<0.05
[28]	苦参素,拉米夫定 拉米夫定	52/73	37/73	1.40 (1.08~1.83)	<0.05	63/73	45/73	1.40 (1.15~1.70)	<0.05

注：N 为临床观察中各组的总病例数，n 为清除血清 HBeAg 或清除血清 HBV DNA 的病例数。

2. 苦参素治疗慢性乙型肝炎疗效分析

和对照组相比，试验组苦参素治疗慢性乙型肝炎有确切的疗效，显效、有效率在试验组和对照组分别为 312/392(79.6%)、232/394(58.9%)，$\chi^2=39.54$，$\chi^2_{0.005,7}=20.28$，$P<0.005$，显效、有效率明显高于对照组，试验组疗效明显高于对照组，两者的差异具有高度统计学意义，OR 为 1.52,95% CI 为 0.38~1.20。具体见表 6-39。

表 6-39 苦参素治疗慢性乙型肝炎的疗效分析

项目	显效、有效	无效	合计	显效、有效率
试验组	312	80	392	79.6%
对照组	232	162	394	58.9%
合计	544	242	786	69.2%

注：$\chi^2=39.54$，$\chi^2_{0.005,7}=20.28$，$P<0.005$。

3. 漏斗图分析

设横坐标 OR 值为试验组的有效人数/对照组的有效人数,纵坐标 N 为各研究的样本例数。散点越靠右其研究结果越提示有效的结果,而越靠左的越提示无效的结果(图 6-10)。该图形为不对称图形,考虑存在发表性偏倚,可能与无统计学意义效果的研究(阴性结果)未能发表有关,此外也可能与方法学质量不高等因素有关。

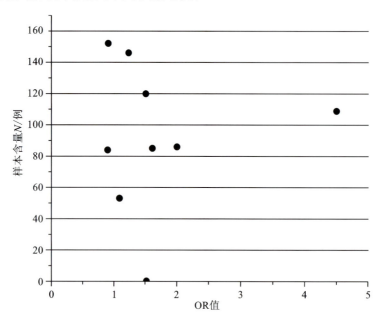

图 6-10 苦参素治疗慢性乙型肝炎 Meta 分析漏斗图

(四)讨 论

采用循证医学的技术与方法对中医药治疗慢性乙型肝炎的现状进行评价,有助于临床推广应用和进一步完善规范中医药治疗的临床研究,提高中医药的防治水平和能力。

1. 循证医学概念

循证医学的思想起源于 20 世纪 80 年代,1979 年英国著名的流行病学家 Archie Cochrane 首先提出各专业应将所有的 RCT 结果收集起来进行系统评价,并随着新试验的出现而随时更新,为临床治疗提供依据。这一观点得到世界医学界的强烈响应,世界范围内临床试验研究活跃,发表的研究文献越来越多。同时,互联网蓬勃发展极大地推动了社会信息化和网络化,临床流行病学、现代信息学和临床医学得以相互交叉。医学模式也由单纯的生物医学模式向生物-心理-社会医学模式转变,从医的行为也由过去的医学理论(或假说)结合个人经验为指导转变为基于大规模随机对照的系统综述的科学依据结合个体化治疗为指导。为了科学、客观、严谨地评价这些研究文献并寻找最佳证据以指导临床实践,1992 年加拿大著名流行病学专家 David Sackett 和 Gordon Guyatt 首先提出循证医学的概念,并在随后出版的首部循证医学专著中作出如下定义:循证医学(evidence-based medicine,EBM)是指慎重、准确和明智地应用当前所能获得的最好的研究证据来确定对患者的治疗措施。随着循证医学的发展,它的理念和方法不仅仅限于临床医学领域,还扩大应用到医学的其他领域,如预防医学、药学、社会医学、心理学、医学教育学、医疗卫生决策、医疗保险等。

2. 辨证论治思想和循证医学理念的区别与联系

辨证论治是中医学核心思想之一,循证医学是现代医学发展的重要理念之一,分属不同的学科,其概念的区别显而易见。循证医学对临床研究证据有一套严格的分级和评价体系,即系统评价(systematic review,SR)＞RCT＞临床对照试验(clinical controlled trial,CCT)＞无对照的系列病例观察>专家意见,强调进行大样本、多中心、长周期的后效评价,追求群体疗效和经济效益的统一,采用数理统计分析对所获得的证据进行定性定量的分析,克服了专家个人经验、时间和地域的局限性,并且不断更新证据,以期获得当前的最佳证据,评价涉及有效性、安全性、卫生经济学和伦理学评价,涉及病因、诊断、治疗、预防和健康教育等领域,发展方向为高质量、前瞻性临床研究。而中医学证据来源多为古典医籍和老中医的临床经验,临床报道则多为个案报道,侧重个体化治疗,为长期零散的人体试验的经验总结,样本数量有限,评价多为有效性评价,也没有进行定量定性的评价。但循证医学与辨证论治均与临床治疗和疗效判断有关,其思想或理念有诸多相通之处,部分内容有一定联系。

(1) 重视整体观念和生活质量:整体观是辨证论治的指导思想之一。它认为人体各脏腑组织器官之间在生理、病理上相互联系和影响制约,重视从局部病变与整体机能的有机联系上分析病情的变化,在治疗上重视整体调节。辨证论治不仅强调人的自然属性,更重视人的社会属性,将天和人的自然性、社会性有机融合在一起,从总体的高度把握生命和健康。循证医学也具有整体观念,评价一种疗法是否有效,重视与患者密切相关的临床指标如病死率、致残率、生活自理能力和生命质量等,而不仅是实验室或影像学等中间指标的改变。两者都认为评价卫生决策的金标准应是患者的自觉感受,以提高生命质量、证候疗效与生存质量为相同的理念和内容。

(2) 倡导个体化诊疗:循证医学强调任何医疗决策都应基于客观的临床科学依据,按照可靠的证据作出正确的诊断和治疗决策,但它又突破了以往以疾病为中心的模式,倡导临床措施和医疗决策都要以患者为中心,将医生的个人经验、所获得的最佳证据和患者的具体情况有机地结合起来,并最终通过综合分析为患者提供安全、有效、经济、个体化的医疗服务。而中医临床诊疗工作以个体化治疗为特长,在辨病论治和辨证论治的基础上,强调因人、因时、因地制宜,虽然缺乏大样本随机对照双盲试验的统一标准,多以经验医学为主,临床报道以个案报道为多,但具体到某一个患者的治疗方案却犹如"量身定做",其强调个体化诊疗的先进理念与循证医学相同。

3. 应用循证医学方法构建中医临床疗效评价体系

长期以来,由于中医和西医的医学理论体系的巨大差异,证候与疾病的对应关系不明,中医临床疗效评价体系不规范,以及中医药的作用机制不清等因素的影响,尽管中医药疗效显著,却尚未得到现代医学的公认,难以走向世界。循证医学的兴起给中医药学临床研究带来了机遇和挑战,要实现中医药现代化、国际化,就必须借鉴循证医学的方法尽快建立中医临床疗效评价体系,主要包括如下几点:①建立完善的证候诊断的评定标准:以基本证候为突破口,通过设计问卷、专家咨询、统计分析等,评价其效度、信度等,构建证候量表。建立公认的疾病疗效评价标准,注重标准应用的国际化、系统化和规范化。②建立生存质量的评定量表,这既适应了现代医学模式和健康观念的转变,又有利于显示中医药临床疗效的优势,进而客观地评价中医药的临床疗效。③培养专业化研究队伍并构建循证中医药信息网络平台:对中医临床研究评价的知识体系进行研究,应是多学科、多层次的交叉渗透,具备相关的基础知识和专业知识。这其中包括组建全国临床研究评价中心和专科疾病临床研究评价分中心,编写培训教材,培养专业研究队伍,加强国内外交流等。并依据国家科技部5个规范的临床试验设计(good clinical practice,GCP)中心为主体,围绕GCP相关法规和操作规程,组织相关学科,借助信息网络技术,构建资源共享的循证中医药信息网络平台。

4. 中医药治疗慢性乙型肝炎的循证医学评价

从多年研究结果来看,中医药治疗慢性乙型肝炎的RCT文献的数量从2000年开始呈明显递增趋势,发表文献的方法学质量也已经较以往有了很大的提高,作为一级设计方案的RCT已经被广大中医药临床研究人员所接受,并逐渐推广应用。但由于中医药临床研究水平不高和中医药理论本身的特殊性,使得研究结果的质量与临床实践的需要还有相当大的差距。

(1) 辨证、诊断和疗效判定标准不规范:269篇文献中,7篇文献未指明诊断标准,262篇文献采用了9种诊断标准,使研究质量的基础受到严重影响。仅15篇(5.6%)文献有中医辨证或中医辨证分型,10篇有明确辨证分型标准的文献采用了4种标准。应尽快制订合理的、规范化的中医证候诊疗标准,同时建立证型诊断量表并尽量做到细化以利于临床应用。仅76篇(28.3%)文献有纳入标准,56篇(20.8%)文献有排除标准,无法估计依据结果的代表性和可重复性,降低了临床应用的价值。103篇文献有疗效判定标准,但共采用了20种标准。

(2) 样本含量估算不规范:样本含量估算是任何一个前瞻性临床试验所必需的步骤,尤其是RCT。理论上,需要确定统计学显著性要求的最适样本大小。RCT的样本量估算分为优劣性和等效性临床试验的样本量估算。本次研究纳入的269篇临床试验都是优劣性临床试验,没有文献按照优劣性临床试验样本量计算方法估计样本量。69.1%的文献样本量在100例以下。而小样本的临床试验,不能排除假阳性和假阴性错误,轻率地下肯定或否定的结论推荐给临床医生,临床参考价值有限。绝大多数文献试验组和对照组的样本含量相差不大,但仍有个别文献样本含量相差很大,如试验组301例而对照组86例、试验组124例而对照组60例。从统计学角度来看,在一定范围内的组间差异(两组的试验)是许可的,如果该试验没有特别注明是非均衡性的随机,那么参照1990年Pocock中的样本例数和可能出现的差异比例,就可以在一定程度上判断随机化的可靠性。

(3) 随机化的质量和真实性难以确定:临床试验中的随机化有两层含义,一是通过某种方法获得随机分配的序列,即随机方案的产生;另一是对该随机分配序列在实施分配期间进行隐藏。随机分配法是采用随机的方法使每个受试对象都有同等机会进入试验组或对照组的一种方法,它可使处于试验组和对照组中的某些主要的已知和未知因素,能被测量的和不能被测量的因素达到基本相等,同时避免主观干扰。随机隐藏是指将随机分配方案对实施分配者在分组期间进行隐藏的手段。而在笔者及其团队的研究结果中7篇文献只是在摘要中提及随机,正文中并未出现,严格地讲不是真正的RCT文献;246篇(91.4%)文献只是简单地提到随机,未指明具体的随机方案产生方法,因此对其方法的真实性产生了怀疑;7篇文献分别采用按就诊顺序、按就诊单双日、按住院日期等进行随机分组,都不是真正的随机,实际为半随机或假随机。只有9篇文献采用了恰当的随机分配序列产生方法:1篇采用了文献抽签法、6篇采用了随机数字表法、2篇采用了计算机软件生成的随机数字。而这9篇文献仅占总数的3.3%。只有2篇文献报告了采用随机隐藏的具体方法,其余文献未提及随机隐藏。只对患者用随机的方法进行分组是不完整的随机化,只有同时实施了分配方案隐藏才称得上是完整的随机化。发现采用完全随机化的文献非常少,仅有2篇,还不到文献总数的1%。随机化的方法学研究表明,没有进行恰当的随机隐藏的试验将可能夸大疗效30%~50%。笔者及其团队的研究结果表明,中医药治疗慢性乙型肝炎的RCT中随机化的概念有待提高和加强。

(4) 对照组设置不规范:269篇文献虽然全部应用了对照的方法。但对照组治疗方法种类繁多,51%的文献采用了西药做对照,但是对照药物的选择标准不一,例如,西药选用拉米夫定、胸腺肽、IFN、还原型谷胱甘肽、维生素、肌苷片等,同样是比较苦参素的治疗效果,对照组选用的药物不同,难以作出比较后的结论。

(5) 盲法实施不够:盲法(blindness)是指为避免产生偏向(患者的心理、经济、社会影响,研究人员自觉或不自觉的偏见等),而以不同方法使受试者和(或)测量者事先不知道受试者接受何种处理,得出不受干扰的自然效果。选用盲法,尤其是双盲试验能使试验的可信度增加。3篇(1.1%)文献采用双盲法,1篇文献采用盲法。很显然,中医药治疗慢性乙型肝炎的临床试验中盲法的应用还远远不够。

(6) 安慰剂的使用不规范:269篇文献仅1篇文献应用了安慰剂,在文献中仅描述其外观、包装、标签与试验组药物相同,在该篇文献中并未述及盲法的应用,而原则上安慰剂对照试验都应当是双盲试验。由此可见,中医药临床试验很少使用安慰剂,分析起来原因主要如下:①研究者认为使用安慰剂是不道德的。按照相关规定只有在没有有效治疗方法的条件下,方可采用安慰剂做对照。②使用安慰剂对照增加了临床试验的费用与难度,因为任何安慰剂对照临床试验都应当采用双盲法,这就要求被试验的中药与安慰剂在外观、颜色、气味、口味、包装、用法与用量方面保持完全一致,显然,做到这一点很不容易,通常需要药剂师、食品调味师和中药生产企业科研人员一起研制试验用的安慰剂,并且需品尝达到预期效果才视为合格。③国家食品药品监督管理总局主张中药新药的临床试验采用阳性药物对照。而美国食品药品监督管理局(FDA)要求所有新药的临床试验都必须有与安慰剂比较的试验。欧洲药品评价局(EMEA)同样要求提供新药疗效的科学证据时必须有安慰剂对照试验。这也是大多数中医药临床试验结果不被国际上承认的原因之一。

(7) 缺少退出和失访病例的记录和分析:87.4%(235/269)的文献未报道有关病例的退出、失访和剔除,即使报道了,在结论推导时也未分析退出、失访和剔除病例对研究结论的影响,导致结论的真实度和可信度受到质疑。这方面应借鉴国外临床医学研究的方法,后者对研究全过程都有比较详尽、客观的记录和备案(如许多知名学术刊物都要求作者提供具体到每一步骤的受试者例数的流程图),由此产生的结论才会有更高的可信度,可重复性也较强。

(8) 不良反应或副作用重视不够:40.1%(108/269)文献提及不良反应或毒副作用,其中46篇文献描述了中成药的副作用或不良反应,4篇文献仅描述为副作用少、无明显副作用等。而按照GCP要求,一定要对药物的不良反应进行观察和报道,无论有无不良反应。笔者及其团队的研究结果表明,大多数研究者对不良反应的观察较少,对药物不良反应重视不够,无法确保用药的安全性。

(9) 随访明显不足:尽管有12.6%(34/269)文献提出了随访,但33篇文献的随访时间为1个月~1年;仅1篇文献的随访时间为3年。没有更长时间的随访记录,也没有文献以观察重大事件发生如肝硬化、肝癌为指标,也没有文献以生存质量或生存时间为随访观察指标。

5. 苦参素治疗慢性乙型肝炎的Meta分析

笔者及其团队的研究结果发现,苦参素治疗慢性乙型肝炎无论在总体显效和有效率方面还是在抗病毒效应方面,均明显优于对照组。但本Meta分析纳入的试验大多质量低下,Jadad评分没有一篇超过3分,故都属于低质量的研究。这些随机试验极少描述研究设计、随机化方法及随机分配方案的隐藏。7篇文献仅述及采用随机分组,且部分文献组间基线状态的描述不够详细,从而无法判断组间基线状态是否均衡,文献中未给予足够的信息以判断该试验是否适当地进行。基于以上原因,作出肯定的结论尚需谨慎。

(1) 关于纳入文献和发表性偏倚:研究结论效果越好的(阳性结论)文章越容易发表,效果一般或阴性结论的文章不易发表,成为发表性偏倚。证实发表性偏倚存在最常用的方法是作漏斗图。以样本数为纵坐标,以OR值为横坐标是其中一种做法。其基本原理:假设几个独立研究的样本均是从总体中随机抽取,则研究结果与真值的误差可以全部由随机误差解释,而决定随机误差的便是样本量,故样本量越大结果越接近真值。研究所示"倒漏斗"图形呈不对称图形,这种不对称有两种可能,一是确实存在发表性偏倚,尽力收集文献(包括未发表的文献)可减少这种可能性。本次研究因人力有限,检索的数据库单一,并且未联系有关作者以进一步收集未发表的文献,而且手工检索范围较窄,有可能影响研究结果的可靠性。二是在选择真值时有一定的偏差,此时可做敏感度分析。本研究因纳入的研究文献数量过少,所以未做进一步的敏感度分析。

(2) 关于药物的不良反应:本Meta分析纳入的8篇文献有5篇观察了不良反应,其中3篇报告未发现苦参素的不良反应。1篇文献提示苦参素注射局部有疼痛甚至硬结,1篇文献提示有7.1%的患者出现上消化道症状、皮疹、口苦等。由于样本例数较少,仍需进一步扩大病例范围和延长观察时间以进一步了解苦参素的不良反应。

(3) 疗效指标的选择：疗效指标的选择是最近医学研究的热点。本次纳入的8篇文献观察了症状、体征、肝功能、HBV-M、HBV DNA、肝纤维化指标。目前国内采用的疗效指标一直是两个医学会制订的标准，但标准不统一，更换较快，不利于临床疗效的评判。应该指出，对于慢性乙型肝炎的临床疗效观察指标，多局限于症状、体征和生化病毒学指标上，缺乏重大事件发生率或终点结局（如发生重型肝炎、肝硬化、肝癌及死亡率）及生命质量的评价指标。

(4) 敏感度分析和亚组分析：固定效应模型，当多个独立研究的异质性不显著时，可认为其组间的变异均来自抽样误差，各研究的权重也仅由抽样误差解释。随机效应模型，当多个独立研究的异质性较好时，认为其组间变异除来自抽样误差外，还有其他的变异来源，其权重也由上两部分（抽样误差和其他变异）解释。由于此次纳入的研究文献数量过少，所以未进行敏感度分析和亚组分析。

总之，循证医学的兴起和发展给中医学带来了机遇和挑战，要加快中医学的发展，促进中医学的现代化和国际化，必须运用循证医学先进的科学的方法结合中医学的特点建立中医药临床疗效评价体系。慢性乙型肝炎是严重危害我国人民身体健康的重大疾病之一，中医药治疗慢性乙型肝炎存在现实和潜在的优势，客观公正地评价中医药治疗慢性乙型肝炎的临床疗效，必须借助循证医学的方法进行深入的方法学研究。笔者及其团队的研究结果表明中医药治疗慢性乙型肝炎RCT文献的数量逐年增长，研究质量逐渐提高，按照牛津大学循证医学中心的证据等级标准，经系统评价，已发现1a级证据1篇，1b级证据2篇。但总体方法学质量较低，证据等级在2b级以下，科研设计方案亟待改进。苦参素治疗慢性乙型肝炎的Meta分析表明，苦参素治疗慢性乙型肝炎无论在抗病毒疗效上还是总体显效和有效率方面均明显优于对照组。由于本次研究检索数据库单一、未纳入未发表的文献（超过300种治疗慢性乙型肝炎的中药新药的临床观察资料未见发表）、手工检索范围狭窄，均影响了纳入研究文献的质量和范围。故本次研究结果只针对已收集到的资料而言，不一定全面准确反映了目前中医药治疗慢性乙型肝炎的真实水平。

二、中医药干预HBeAg阴性慢性乙型肝炎疗效评价的Meta分析

目前，HBeAg阴性的慢性乙型肝炎已成为新的临床治疗难题。根据最新版《慢性乙型肝炎防治指南》，HBeAg阴性慢性乙型肝炎的诊断标准为血清HBsAg和HBV DNA阳性，HBeAg阴性，抗-HBe阳性或阴性，ALT持续或反复异常，肝组织病理学检查有肝炎病变。近年来，HBeAg阴性慢性乙型肝炎患者占全部慢性乙型肝炎患者的比例存在着持续升高的趋势。有资料表明，我国这一比例已达40%~50%，与HBeAg阳性慢性乙型肝炎相比，HBeAg阴性患者对抗病毒治疗的持续应答率较低，病程相对较长，停药复发率较高，且发生HCC的风险更高。因此，单纯采用西药抗病毒的方案疗效有限，中医药联合西药抗病毒治疗HBeAg阴性慢性乙型肝炎，已越来越受到临床研究者的关注，但目前临床研究结果中较少有大样本、多中心、随机双盲对照的临床研究报道，缺乏高级别的符合国际循证医学系统评价标准的疗效评价证据，不利于临床推广应用。

(一) 研究方法

运用循证医学系统评价的原理和方法，全面检索中医药干预HBeAg阴性慢性乙型肝炎的临床观察文献，客观评价符合纳入标准的研究文献的方法学质量，对中医药或中西医结合干预措施的疗效性作出科学、真实的系统评价，并为以后HBeAg阴性慢性乙型肝炎的临床治疗决策提供参考依据。

1. 纳入标准

符合西医HBeAg阴性慢性乙型肝炎诊断标准，采用中医或中西医结合治疗方案。

（1）研究对象为 HBeAg 阴性慢性乙型肝炎患者，诊断符合中华医学会肝病学分会、中华医学会感染病学分会联合修订的《慢性乙型肝炎防治指南》，或参照 1995 年第五次全国传染病与寄生虫病学术会议制订的诊断标准，血清 HBV-M、HBsAg 及 HBcAb 阳性，HBeAg 阴性，同时 HBV DNA 载量 $\geqslant 10^3$ copies/mL。

（2）干预措施为中医药治疗，包括中医、中药、中成药、针灸、针刺及中西医结合治疗。

2. 排除标准

尽量排除影响分析结果的资料。

（1）重叠其他肝炎病毒感染，以及重型肝炎、肝硬化、肝癌等研究对象。

（2）无中医药或中西医结合治疗措施的研究。

（3）无对照或试验组和对照组之间疗程不一致的研究。

（4）无法获取全文，仅有摘要的研究。

（5）非临床类、综述类研究。

（6）重复发表的相关文献。

3. 检索策略

计算机检索为主，配合手工检索和追踪检索。

（1）计算机检索：设定本次文献检索年限在 2000 年 1 月至 2010 年 7 月，检索采用主题词和自由词相结合的方式进行，主题词包括"慢性乙型肝炎""乙型肝炎""HBeAg 阴性""中医药""中药""中药疗法"等，检索中国期刊全文数据库、中文科技期刊数据库、中国生物医学文献数据库、中国优秀博硕士学位论文全文数据库、中国学术会议文献数据库五大中文文献数据库，语种限于中文。

（2）手工检索：人工逐篇查阅 2000 年 1 月至 2011 年 7 月之间发表于《中国中西医结合杂志》《中华流行病学杂志》《肝脏》《新中医》《中西医结合肝病杂志》《中国中医基础医学杂志》《中医研究》《中国医药学报》《时珍国医国药》《中草药》《中国中药杂志》《中华内科杂志》《世界华人消化杂志》《中华消化杂志》《中医杂志》等国内有关肝脏疾病和中医药研究的主要杂志上的 HBeAg 阴性慢性乙型肝炎临床观察文献。

（3）追踪检索：查阅检索已获得文献或相关系统评价提供的参考文献，选择与治疗 HBeAg 阴性慢性乙型肝炎相关的临床观察文献。

4. 文献的方法学质量评价

依据修改后的 Jadad 评分细则，由两名经过培训的评价者对纳入文献独立评分，总分为 1～3 分视为低质量，4～7 分视为高质量，具体评分内容如下。

（1）随机序列的产生积分：计算机产生的随机数字或类似的方法，使用恰当，积 2 分；属于随机试验但未描述随机分配的方法，积 1 分；采用交替分配的方法如单双号，积 0 分。

（2）随机化隐藏积分：中心或药房控制分配方案、用序列编号一致的容器、现成计算机控制、用密封不透光的信封，或其他使临床医生和受试者无法预知分配序列的方法恰当，积 2 分；只表明使用随机数字表或其他随机分配方案，但具体方法不清楚，积 1 分；交替分配、病例号、开放式随机号码表、系列编码以及其他任何不能防止分组的可预测的措施，或未使用随机化，均积 0 分。

（3）盲法使用积分：采用了完全一致的安慰剂片或类似方法，积 2 分；试验陈述为盲法，但未描述具体方法，积 1 分；未采用双盲或单盲的方法不恰当，如片剂和注射器比较，积 0 分。

（4）撤出与退出积分：描述了撤出或退出的数目和理由，积 1 分；未描述撤出或退出的数目或理由，积 0 分。

5. 信息提取

按以下条目对最终纳入评价的文献逐一提取。

(1) 一般信息包括题目、作者、发表时间、发表刊物等。
(2) 研究对象特征包括对象来源、纳入标准、排除标准、诊断标准、样本量等。
(3) Jadad 评分。
(4) 分组情况及干预药物、对照药物、疗程。
(5) 主要观察指标,如血清病毒性指标、生化指标等。
(6) 效应指标数值,如分类资料用相对危险度(RR),计量资料用加权均数差值(WMD)等。

6. Meta 分析

Meta 分析采用软件 RevMan。绘制森林图纳入研究文献效应量,观察指标为分类变量时,采用相对危险度(RR)、比值比(OR)等效应量;观察指标为数值变量时,采用加权均数差值(WMD)、标准化差值(SMD)等效应量。通过异质性检验选择固定效应模型或随机效应模型,对 Meta 分析结果进行敏感性分析,绘制漏斗图分析发表性偏倚。选取检验水准 $\alpha=0.05$。

(二) 研究结果

1. 文献检索结果

最初检索出 HBeAg 阴性慢性乙型肝炎相关文献 872 篇,二次检索出中医或中药类 109 篇。其中 104 篇来自电子检索,0 篇来自手工检索,5 篇来自追踪检索。阅读标题、摘要后,排除明显不相关文献及 44 篇重复文献后,共纳入 57 篇浏览全文。两名评价员详细阅读全文后,按照文献纳入、排除标准,筛选掉文献 33 篇,最后纳入本次系统评价的文献共 24 篇。

2. 纳入文献基本情况及 Jadad 评分结果

对最终纳入评价的 24 篇文献进行文献分组和 Jadad 评分,具体结果如表 6-40 所示。

结果显示,Jadad 评分为 3 分的有 2 篇,其中 1 篇文献有随机分配方法得 2 分,提及有随机隐藏方案得 1 分;另 1 篇文献为有随机分配方法得 2 分,描述失访与退出数目和理由得 1 分。得 2 分的仅有 1 篇文献,随机试验得 1 分,描述失访与退出数目和理由得 1 分。20 篇文献得分为 1 分,均为随机试验得 1 分。无 1 篇文献使用盲法,无 1 篇文献详细说明随机隐藏方案。另有 1 篇文献的 Jadad 评分为 0 分,故不参与 Meta 分析。

表 6-40 纳入评价的 24 篇文献基本情况及 Jadad 评分

编号	文献题目	发表年份	治疗组	对照组	Jadad 评分
1	苦参素治疗 HBeAg 阴性慢性乙型肝炎	2001	苦参素加肝炎灵	肝炎灵	1
2	苦参素联合甘利欣治疗 HBeAg 阴性慢性乙型肝炎临床观察	2003	苦参素联合甘利欣	常规护肝	1
3	复方甘草酸苷联合拉米夫定治疗 HBeAg 阴性慢性乙型肝炎	2004	复方甘草酸苷加拉米夫定	苦参素加甘利欣	1
4	加味逍遥丸联合拉米夫定治疗 HBeAg 阴性慢性乙型肝炎 99 例	2004	逍遥丸加拉米夫定	拉米夫定	1
5	苦参素注射液治疗 HBeAg 阴性慢性乙型肝炎的疗效	2006	苦参素加甘利欣	甘利欣	1
6	疏肝理脾方治疗 HBeAg 阴性慢性乙型肝炎的临床研究	2006	疏肝理脾方	双虎清肝颗粒加西洋参	1
7	阿德福韦酯与中药制剂治疗 HBeAg 阴性慢性乙型肝炎	2007	单用"慢肝一号"	阿德福韦酯	1
8	中药强肝合剂联合拉米夫定治疗 HBeAg 阴性慢性乙型肝炎临床研究	2008	中药强肝合剂联合拉米夫定	中药强肝合剂加拉米夫定	0

续表

编号	文献题目	发表年份	治疗组	对照组	Jadad评分
9	加味真武汤联合IFN治疗HBeAg阴性慢性乙型肝炎临床观察	2007	加味真武汤加IFN	IFN	1
10	清热养阴化湿方治疗HBeAg阴性慢性乙型肝炎30例	2007	中药复方	双虎清肝颗粒	1
11	温阳活血解毒法治疗HBeAg阴性慢性乙型肝炎的临床研究	2007	中药复方	常规护肝	1
12	银杏叶片治疗HBeAg阴性慢性乙型肝炎的随机对照临床研究	2007	银杏叶片加IFN	IFN	1
13	柴胡达原饮加味联合IFN治疗HBeAg阴性慢性乙肝100例	2008	中药复方加IFN	IFN	1
14	中西医结合治疗HBeAg阴性慢性乙型肝炎的临床研究	2008	中药复方加IFN	IFN	3
15	阿德福韦酯联合中药治疗HBeAg阴性慢性乙型肝炎28例	2009	蛇草汤加阿德福韦酯	阿德福韦酯	1
16	健脾活血法治疗e抗原阴性慢性乙肝的疗效研究	2009	阿德福韦联合健脾活血方	阿德福韦组健脾活血方	3
17	中西医结合治疗HBeAg阴性慢性乙型肝炎102例	2009	疏肝扶合剂加IFN	IFN	1
18	中西医结合治疗HBeAg阴性慢性乙型肝炎64例	2009	中药复方加常规护肝	常规护肝	1
19	中药强肝联合拉米夫定治疗HBeAg阴性慢性乙型肝炎临床研究	2008	中药强肝汤联合拉米夫定	中药强肝汤拉米夫定	1
20	疏肝理脾合剂治疗HBeAg阴性慢性乙型肝炎临床研究	2010	疏肝理脾合剂	复方鳖甲软肝片	1
21	替比夫定联合双虎清肝颗粒治疗HBeAg阴性的慢性乙型肝炎疗效观察	2010	双虎清肝颗粒加替比夫定	替比夫定	2
22	子午流注序贯穴位埋线联合阿德福韦酯治疗HBeAg阴性慢性乙型肝炎	2010	穴位埋线疗法加阿德福韦酯	阿德福韦酯	1
23	六君解毒汤治疗HBeAg阴性乙肝携带者40例	2011	中药复方加阿德福韦酯	阿德福韦酯	1
24	六味五灵片联合阿德福韦酯治疗HBeAg阴性慢性乙型肝炎	2011	六味五灵片加阿德福韦酯	阿德福韦酯	1

3. Meta 分析结果

1）进行了中西医结合治疗组和西药对照组的比较；纳入评价的文献中，因6篇文献的观察指标完全不一致，无法合并计算效应量大小，2篇文献为重复文献，最终纳入Meta分析的文献有7篇，文献基本特征见表6-41。

表 6-41　纳入 Meta 分析的文献基本特征

研究者（编号）	样本量 治疗组/例	样本量 对照组/例	疗程	干预措施 治疗组	干预措施 对照组	主要观察指标
王成刚(4)	99	33	12 个月	逍遥丸加拉米夫定	拉米夫定	1,2,3,4,5
杨东升(9)	49	33	6 个月	加味真武汤加 IFN	IFN	1,2,3,4
陈炎(12)	46	46	12 个月	银杏叶片加 IFN	IFN	4
谷灿立(14)	102	34	6 个月	中药复方加 IFN	IFN	1,2,3,4,5
姚宇鹏(15)	28	28	12 个月	蛇草汤加阿德福韦酯	阿德福韦酯	1,2,3,4
佘会元(21)	35	32	12 周	双虎清肝颗粒加替比夫定	替比夫定	1,2,3,4
高淑俊(24)	40	35	12 个月	六味五灵片加阿德福韦酯	阿德福韦酯	1,2,3,4

注：1 为 ALT，2 为 AST，3 为 TBil，4 为 HBV DNA 转阴率，5 为 HBsAg 转阴率。

(1) ALT 比较结果：有 6 篇文献报告了肝功能指标 ALT 治疗前后的变化，各研究存在明显异质性（$\chi^2=23.12, I^2=78.4\%$），排除 1 篇疗程为 12 周的文献，按疗程（6 个月和 12 个月）进行亚组分析。疗程为 6 个月的 2 篇文献无异质性，合并效应量 WMD＝－14.29,95％ CI（－18.61，－9.96），经 Z 检验，两组差异有统计学意义（$Z=6.47, P<0.00001$）。疗程为 12 个月的 3 个研究仍存在明显异质性（$\chi^2=22.69, I^2=91.2\%$），采用随机效应模型合并研究，合并效应量 WMD＝－21.29,95％ CI（－33.99，－8.59），两组差异仍有统计学意义（$Z=3.29, P=0.001$）（图 6-11）。

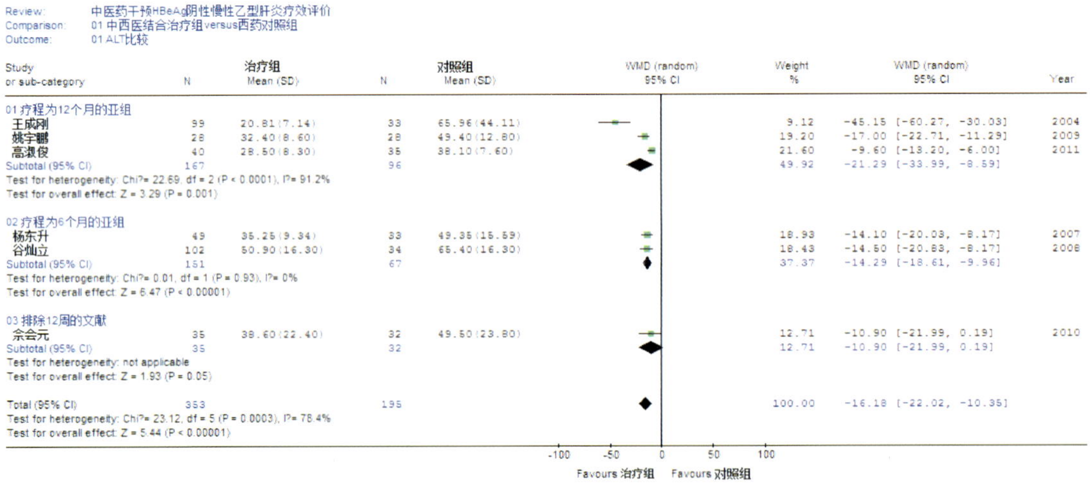

图 6-11　治疗组和对照组 ALT 比较 1

对以上 6 篇文献进行异质性检验后，排除 1 篇西药对照药物为拉米夫定的文献后，5 篇文献无异质性（$\chi^2=5.62, I^2=28.8\%$），选用固定效应模型，合并效应量 WMD＝－12.94,95％ CI（－16.01，－9.87），经 Z 检验，两组差异有统计学意义（$Z=8.26, P<0.00001$）。排除疗程为 12 周的 1 篇文献后，经亚组分析，疗程为 6 个月的 2 个研究间仍无明显异质性，合并效应量 WMD＝－14.29,95％ CI（－18.61，－9.96），经 Z 检验，两组差异有统计学意义（$Z=6.47, P<0.00001$）。疗程为 12 个月的 2 篇文献存在明显异质性（$\chi^2=4.62, I^2=78.3\%$），采用随机效应模型合并研究，合并效应量 WMD＝－12.96,95％ CI（－20.17，－5.73），经 Z 检验，两组差异有统计学意义（$Z=3.52, P=0.0004$）（图 6-12）。

(2) AST 比较结果：有 6 篇文献报告了肝功能指标 AST 治疗前后的变化，各篇文献存在明

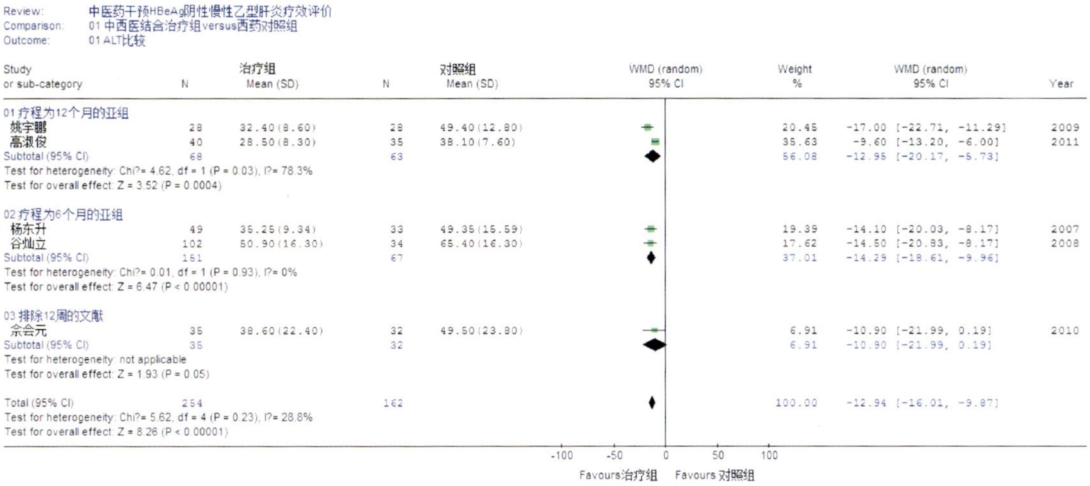

图 6-12 治疗组和对照组 ALT 比较 2

显异质性($\chi^2=60.15, I^2=91.7\%$),排除 1 篇疗程为 12 周的文献,按疗程(6 个月和 12 个月)进行亚组分析。疗程为 6 个月的 2 篇文献仍存在明显异质性($I^2=92.3\%$),采用随机效应模型合并研究,合并效应量 WMD$=-11.38, 95\%$ CI($-24.43, 1.67$),两组差异无统计学意义($Z=1.71, P=0.09$)。疗程为 12 个月的 3 篇文献也仍存在明显异质性($I^2=91.2\%$),采用随机效应模型合并研究,合并效应量 WMD$=-26.70, 95\%$ CI($-39.11, -14.29$),两组差异有统计学意义($Z=4.22, P<0.0001$)(图 6-13)。

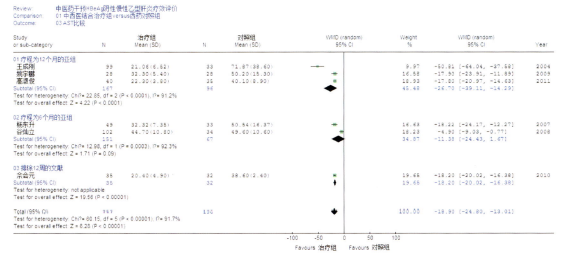

图 6-13 治疗组和对照组 AST 比较 1

对以上 6 篇文献进行异质性检验后,排除 1 篇西药对照药物为拉米夫定的文献后,5 篇文献仍存在明显异质性($\chi^2=34.74, I^2=88.5\%$)。排除疗程为 12 周的 1 篇文献后,经亚组分析,疗程为 6 个月的 2 篇文献间仍存在明显异质性($\chi^2=12.98, I^2=92.3\%$),疗程为 12 个月的 2 篇文献无异质性($\chi^2=0.00, I^2=0\%$),采用固定效应模型合并研究,合并效应量 WMD$=-17.82, 95\%$CI($-20.63, -15.01$),经 Z 检验,两组差异有极显著性意义($Z=12.44, P<0.00001$)(图 6-14)。

(3) TBil 比较结果:有 6 篇文献报告了肝功能指标 TBil 治疗前后的变化,各篇文献存在异质性($\chi^2=12.72, I^2=60.7\%$),排除 1 篇疗程为 12 周的文献,按疗程(6 个月和 12 个月)进行亚组分析。疗程为 6 个月的 2 篇文献无异质性($\chi^2=1.04, I^2=4.0\%$),合并效应量 WMD$=$

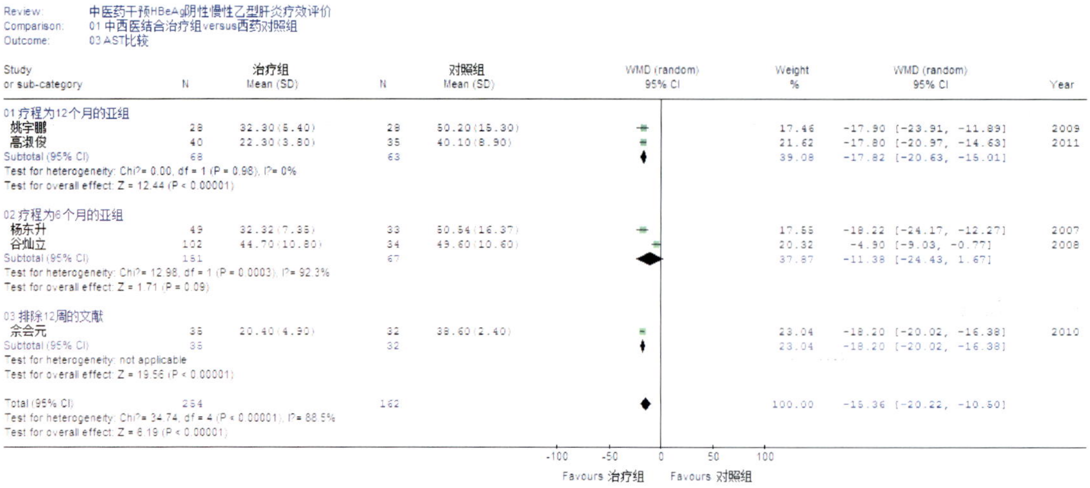

图 6-14　治疗组和对照组 AST 比较 2

$-3.66,95\%$ CI$(-5.85,-1.48)$,两组差异有统计学意义$(Z=3.29,P=0.0010)$。疗程为 12 个月的 3 篇文献仍存在明显异质性$(\chi^2=7.36,I^2=72.8\%)$,采用随机效应模型合并研究,合并效应量 WMD$=-7.48,95\%$ CI$(-12.68,-2.29)$,两组差异有统计学意义$(Z=2.82,P=0.005)$(图6-15)。

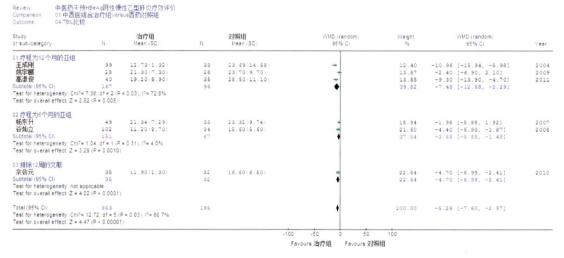

图 6-15　治疗组和对照组 TBil 比较 1

对以上 6 篇文献进行异质性检验后,排除 1 篇西药对照药物为拉米夫定的文献后,5 篇文献无明显异质性$(\chi^2=6.66,I^2=40.0\%)$。排除疗程为 12 周的 1 篇文献后,经亚组分析,疗程为 6 个月的 2 篇文献间无明显异质性$(\chi^2=1.04,I^2=4.0\%)$,采用固定效应模型合并研究,合并效应量 WMD$=-3.66,95\%$ CI$(-5.85,-1.48)$,经 Z 检验,两组差异有显著性意义$(Z=3.29,P=0.0010)$,疗程为 12 个月的 2 篇文献存在明显异质性$(\chi^2=4.42,I^2=77.4\%)$,采用随机效应模型合并研究,合并效应量 WMD$=-5.83,95\%$CI$(-12.59,0.93)$,经 Z 检验,两组差异无统计学意义$(Z=1.69,P=0.09)$(图 6-16)。

(4) HBV DNA 转阴率比较结果:有 7 篇文献报道了 HBV DNA 转阴率,各篇文献间无异质性$(\chi^2=6.63,I^2=9.5\%)$,故采用固定效应模型合并分析,合并效应量 RR$=1.24,95\%$ CI$(1.10,1.41)$,两组差异有统计学意义$(Z=3.49,P=0.0005)$(图6-17)。按疗程进行亚组分析,疗程为 6 个月的 2 篇文献间仍无异质性$(\chi^2=0.31,I^2=0\%)$,合并效应量 RR$=1.27,95\%$ CI$(0.98,1.65)$,两组差异无统计学意义$(Z=1.79,P=0.07)$。疗程为 12 个月的 4 篇文献间仍无

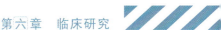

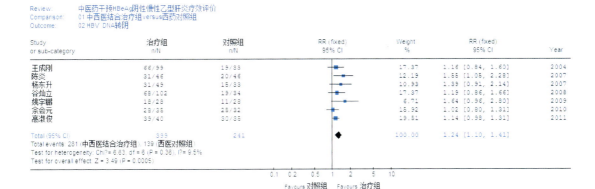

图 6-16　治疗组和对照组 TBil 比较 2

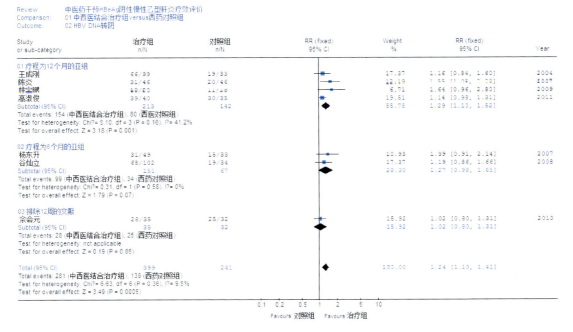

图 6-17　治疗组和对照组 HBV DNA 转阴率比较 1

异质性($\chi^2=5.10, I^2=41.2\%$)，合并效应量 RR=1.29，95% CI(1.10,1.52)，两组差异有统计学意义($Z=3.18, P=0.001$)(图 6-18)。绘制漏斗图(图 6-19)进行敏感性分析，提示可能存在

图 6-18　治疗组和对照组 HBV DNA 转阴率比较 2

潜在的发表性偏倚。

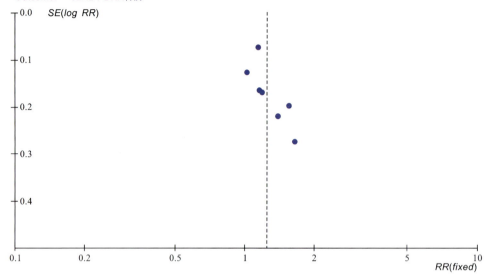

图 6-19 HBV DNA 转阴率漏斗图

（5）HBsAg 转阴率比较结果：2 篇文献报道了 HBsAg 转阴率，研究间无异质性（$\chi^2=0.00$，$I^2=0\%$），采用固定效应模型合并研究，合并效应量 $RR=2.67$，95% CI（0.63，11.30），结果显示两组间差异无统计学意义（$Z=1.33$，$P=0.18$）（表 6-42，图 6-20）。

表 6-42 2 篇文献的 HBsAg 转阴结果

研究编号	组别	例数	观察时间	HBsAg 转阴例数
4	治疗组	99	治疗 12 个月	8
			停药后 6 个月	9
	对照组	33	治疗 12 个月	1
			停药后 6 个月	1
14	治疗组	102	治疗 6 个月	8
			停药后 6 个月	9
	对照组	34	治疗 6 个月	1
			停药后 6 个月	1

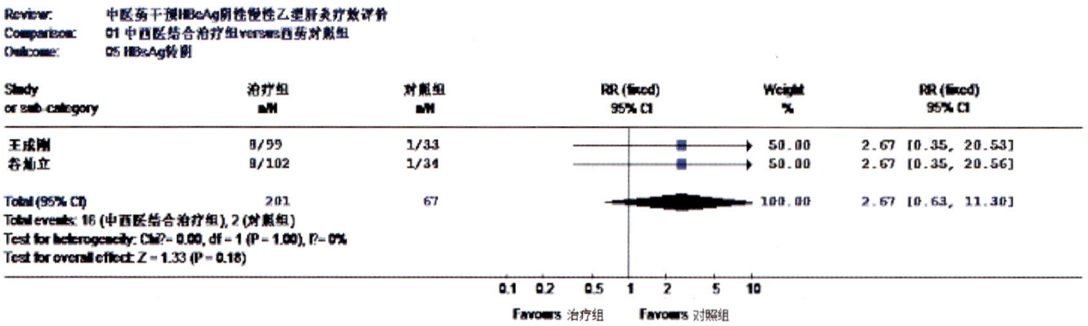

图 6-20 治疗组和对照组 HBsAg 比较

2) 进行了中西医结合治疗组与中药对照组的比较:纳入评价的文献中,因排除 Jadad 评分为 0 分的 1 篇文献,最终纳入评价的文献有 3 篇,文献基本特征见表 6-43。

表 6-43 纳入 Meta 分析文献的基本特征

研究者	样本量		疗程	干预措施		主要观察指标
(编号)	治疗组	对照组		治疗组	对照组	
卫芳征(3)	110	102	12 个月	复方甘草酸苷联合拉米夫定	甘利欣加苦参素	ALT、TBil 复常率,HBV DNA 转阴率
刘军城(16)	21	20	6 个月	健脾活血方联合阿德福韦酯	健脾活血方	ALT、AST 变化,HBV DNA 转阴率
张钦忠(19)	30	30	4 个月	中药强肝汤联合拉米夫定	中药强肝汤	ALT 复常率,HBV DNA 转阴率,YMDD 出现率

(1) HBV DNA 转阴率比较结果:有 3 篇文献报告了 HBV DNA 转阴率,各篇文献存在异质性($\chi^2=8.45, I^2=76.3\%$),采用随机效应模型,合并效应量 $RR=1.89,95\%\ CI(1.01,3.52)$,两组差异有统计学意义($Z=1.99, P=0.05$)(图 6-21)。经敏感性分析,排除治疗组西药为阿德福韦酯的 1 篇文献后,2 篇文献间仍存在异质性($\chi^2=2.66, I^2=62.4\%$),由于 $I^2>50\%$,仍采用随机效应模型,合并效应量 $RR=1.55,95\%\ CI(1.05,2.27)$,两组差异仍有统计学意义($Z=2.23, P=0.03$)(图 6-22)。

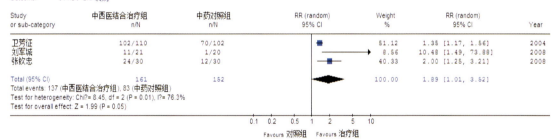

图 6-21 中西医结合治疗组和中药对照组 HBV DNA 比较 1

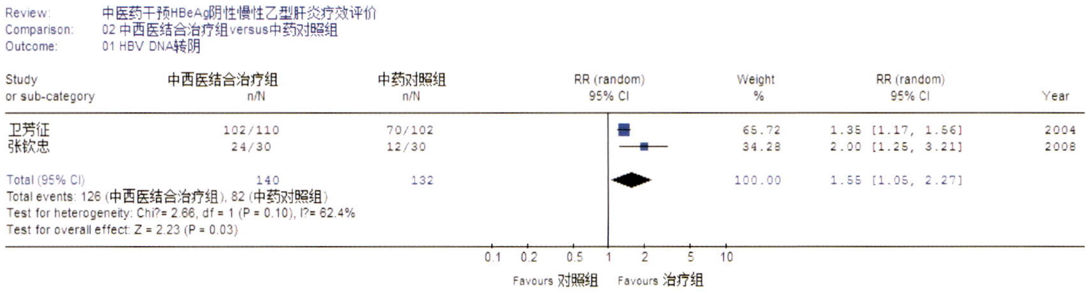

图 6-22 中西医结合治疗组和中药对照组 HBV DNA 比较 2

(2) ALT 复常率比较结果:有 2 篇文献报告了 ALT 复常率,研究间存在异质性($\chi^2=2.26, I^2=55.8\%$),由于 $I^2>50\%$,仍采用随机效应模型,合并效应量 $RR=1.33,95\%\ CI(1.04,1.71)$,两组差异有统计学意义($Z=2.29, P=0.02$)(图 6-23)。

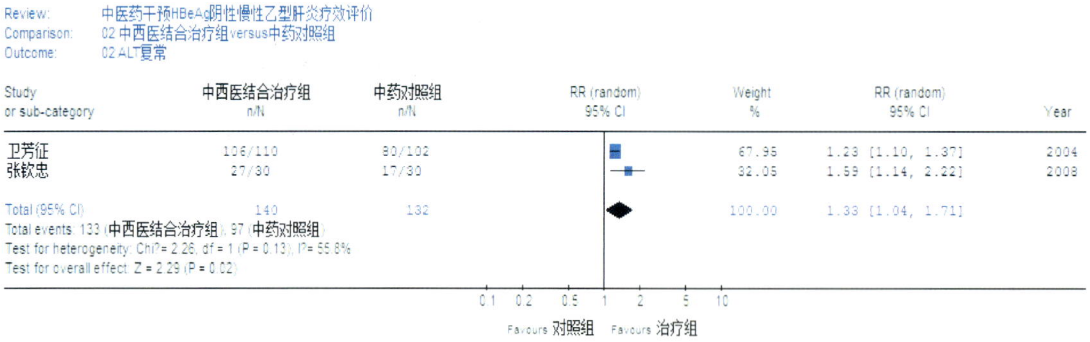

图 6-23 中西医结合治疗组和中药对照组 ALT 复常率比较

(三) 结果分析

慢性乙型肝炎的防治一直是全球范围内亟待解决的公共卫生问题,据 WHO 报告,全球前 10 位疾病死因中乙型肝炎占第 7 位,严重威胁着人民健康。在 HBV 的感染指标中,HBeAg 与病毒复制水平密切相关,人们普遍认为,当 HBeAg 呈阳性时,病毒复制越活跃,病毒载量水平就越高(HBV DNA≥10^5 copies/mL),病情也越严重。随着慢性乙型肝炎临床治疗水平的不断提高及大规模的流行病学调查,研究发现患者的病毒血清学表现为 HBsAg 阳性,而 HBeAg 阴性,伴或不伴有 HBeAb 阳性,检测患者的血清 HBV DNA 载量仍大于 10^5 copies/mL,表明病毒复制仍活跃,经肝脏穿刺检查,肝脏有明显的炎症活动。2009 年亚太肝脏研究学会年会明确指出:ALT>2×ULN、HBV DNA>2×10 U/mL、HBeAg 阳性的慢性乙型肝炎患者,或者 ALT>2×ULN、HBV DNA>2×10 U/mL、HBeAg 阴性的慢性乙型肝炎患者均应进行抗病毒治疗,但 HBeAg 阴性的慢性乙型肝炎患者抗病毒治疗效果欠佳。因此,如何提高 HBeAg 阴性慢性乙型肝炎的治疗效果正日益受到临床医生和研究者的重视,有关 HBeAg 阴性慢性乙型肝炎疗效评价文献也日益增多,其中包括中医或中西医结合的治疗方案。根据本次文献的初次查询结果,关于中医药干预 HBeAg 阴性慢性乙型肝炎的相关文献达 109 篇,占全部文献的 12.5%。本次系统评价旨在全面了解中医药干预 HBeAg 阴性慢性乙型肝炎的现状和发展趋势,科学评价中医药在 HBeAg 阴性慢性乙型肝炎防治中的作用和优势,也为后续临床治疗和研究提供有价值的参考依据。

1. 中西医结合治疗组与西药对照组的疗效比较分析

根据文献检索结果,纳入评价的文献中,最终有 7 篇文献纳入了 Meta 分析。7 篇文献的治疗组观察例数是 399 例,对照组是 241 例。对照组使用的西药抗病毒药物不一,包含 IFN 及拉米夫定、阿德福韦酯、替比夫定等核苷类药物,治疗组使用的中药有中成药、汤剂及单味中药,药物的差异性可能会影响研究间的均衡性,增大异质性。

(1) ALT 比较分析:有 6 篇文献报告了肝功能指标 ALT 治疗前后的变化,计算反映异质性严重程度的指数 I^2>50%,认为存在明显异质性。经敏感性分析,排除 1 个西药对照药物为拉米夫定的研究后,重新进行异质性检验,I^2=28.8%,可认为 5 个研究间无明显异质性,可进行 Meta 分析。根据 Meta 分析结果,合并效应量 WMD=-12.94,95%CI(-16.01,-9.87),中西医结合治疗组和西药对照组比较,两组对降低 ALT 水平有显著性差异,说明中西医结合治疗的疗效可能优于单纯西药治疗。

(2) AST 比较分析:有 6 篇文献报告了肝功能指标 AST 治疗前后的变化,计算 I^2>50%,各研究存在明显异质性。经敏感性分析,排除 1 个结果明显异常的研究后,5 个研究仍存在明显异质性;排除 1 个疗程为 12 周的研究后,按疗程进行亚组分析。疗程为 6 个月的 2 个研究仍存在明显异质性(I^2=92.3%),疗程为 12 个月的 3 个研究也仍存在明显异质性(I^2=91.2%),故最终放弃 Meta 分析,虽然以上单个研究都表明中西医结合治疗降低 AST 的疗效优于单纯西药治疗,但无法提供系统评价证据,有待后续研究。

(3) TBil比较分析:有6篇文献报告了肝功能指标TBil治疗前后的变化,计算$I^2>50\%$,各研究存在明显异质性,经敏感性分析,排除1个结果明显异常的研究后,5个研究无明显异质性,可进行Meta分析。中西医结合治疗组和西药对照组比较,两组对降低TBil水平有显著性差异,说明中西医结合治疗的疗效可能优于单纯西药治疗。

(4) HBV DNA转阴率比较分析:有7篇文献报告了HBV DNA转阴率,各研究间无异质性($\chi^2=6.63, I^2=9.5\%$),可进行Meta分析。合并后的中西医结合治疗组观察399例,转阴281例,转阴率70.43%;西药对照组观察241例,转阴139例,转阴率57.68%。根据Meta分析结果,合并效应量RR=1.24,95%CI(1.10,1.41),表明中西医结合治疗后的HBV DNA转阴率高于单用西药治疗的HBV DNA转阴率,前者疗效可能优于后者。通过漏斗图进行敏感性分析,因漏斗图两边不对称,提示可能存在潜在的发表性偏倚,需要后续扩大研究范围进一步证实两组疗效的差异性。

(5) HBsAg转阴率比较分析:仅有2篇文献报道了HBsAg转阴率,共纳入中西医结合治疗组201例,西药对照组67例。通过异质性检验,2个研究间几乎无异质性($\chi^2=0.00, I^2=0\%$),根据Meta分析结果,两组的HBsAg转阴率无显著性差异,说明无证据表明中西医结合治疗后对提高HBsAg转阴率是优于单纯西药治疗的。由于本次纳入合并研究数量太少,Meta分析的结果仍需谨慎运用。

2. 中西医结合治疗组与中药对照组的疗效比较分析

根据文献检索结果,纳入评价的文献中,最终有3篇研究纳入了Meta分析。3篇研究的治疗组观察例数是161例,对照组是152例。治疗组使用的西药抗病毒药物有拉米夫定、阿德福韦酯,联合使用中药复方剂或单味中药,对照组有中药汤剂或甘利欣、单味中药,药物的差异性可能会影响研究间的均衡性,增大异质性。

(1) HBV DNA转阴率比较分析:3篇文献均报告了HBV DNA转阴率,治疗组治疗后转阴137例,转阴率85.09%,对照组治疗后转阴83例,转阴率54.61%。计算$I^2>50\%$,研究间存在明显异质性,经敏感性分析,排除1个数据明显异常的研究后,2个研究仍存在异质性,放弃Meta分析,本研究仅作描述性评价。分析异质性产生原因,可能与低质量文献、缺乏相同试验设计方案(如药物、疗程等)有关,有待后续研究。

(2) ALT复常率比较分析:2篇文献报告了ALT复常率,治疗组共观察140例,治疗后ALT复常133例,复常率为95.0%,对照组共观察132例,治疗后ALT复常97例,复常率为73.48%。经异质性检验,研究间的异质性无统计学意义,但计算$I^2>50\%$,需谨慎使用Meta分析,本研究仅作描述性评价。分析异质性产生原因,可能与低质量文献、缺乏相同试验设计方案(如药物、疗程等)有关,有待后续研究。

本次最终纳入的文献中,除上述两种分组结果外,还包括单纯中药治疗组和西药对照组,以及中药治疗组与中药对照组,由于文献质量普遍偏低,药物间存在较大差异性,没有统一的观察指标,本次研究放弃Meta分析,有待后续研究。

运用中医药治疗慢性肝病具有长期丰富的经验,其中中医药防治慢性乙型肝炎在国内外应用十分广泛,据统计约有80%的慢性乙型肝炎患者使用中药,其中对HBeAg阴性慢性乙型肝炎也积累了丰富的临床治疗经验,具有一定的潜在优势。但目前相关的临床研究仍存在不少问题,比较突出的是试验设计方案不够规范,达不到国际循证医学评价标准,文献质量偏低,缺乏真正的随机对照双盲试验,对照组的设置缺乏临床价值。虽然各研究都表明中医药治疗本病都有明显疗效,但各研究间缺乏可比性,导致无法进行大规模的系统评价,无法提供高级别的系统评价证据,不利于研究成果的推广。

根据本次研究的文献检索结果,最初检索到有关中医或中医药治疗HBeAg阴性慢性乙型肝炎文献有109篇,根据文献评价标准,最终纳入系统评价的文献24篇,仅占22.02%,说明用于二次评价的文献利用价值偏低。纳入评价的24篇文献拟根据分组结果进行Meta分析和系统评价,由于纳入文献质量较低,低质量的试验设计方案导致研究间结果缺乏可比性,因疗程不一、药物间的差异性等原因导致研究间存在明显异质性,使部分研究不能进行Meta分析,而纳入文献均报告为阳性结果,存在潜在的发表性偏倚,均影响了最终系统评价结果的可靠性和真实性。

本次研究的局限性还表现在评价指标过于单一,无远期疗效观察指标,全面、有效的疗效评价指标体系尚未形成。根据Meta分析结果,慢性乙型肝炎患者的疗效观察指标主要局限在ALT、AST、TBil和HBV DNA,反映肝纤维化或肝脏炎症的组织学指标鲜有报道。而对于HBeAg阴性慢性乙型肝炎患者来说,治疗终点为HBsAg的清除。本次纳入评价的24篇文献中,仅有2篇文献报告了HBsAg转阴率。另外,观察时点均为治疗后的短效观察,无停药后半年或更长的长效观察时点。

三、中医药调控肝再生的循证医学评价

肝再生是指机体在肝损伤后对受损组织的修复与代偿性增生反应,表现为肝实质细胞、间质细胞及ECM的增生。

正常的肝再生过程中,为了恢复组织的完整性,需要平衡肝脏重建的几种细胞群,如肝细胞、胆管上皮细胞、内皮细胞、HSC、淋巴细胞、巨噬细胞及支持上述细胞的ECM。异常肝再生常见再生不足、再生过度和再生紊乱(时序次第错乱、空间分布失衡)等3种情况。如:肝癌发生的可能因素是慢性炎症导致肝细胞不断的破坏和再生(肝细胞增殖失控);肝纤维化则是HSC被激活后导致的大量ECM的过度增殖(肝细胞与ECM再生比例失调、空间分布失衡);有研究表明,暴发性肝炎患者并非缺乏肝再生,相反其肝细胞增殖指数是急剧增高的,其死亡是肝功能不全的结果,而非肝细胞本身增殖不足,预后不良的原因是过度且无用的肝细胞的增殖反应破坏了肝脏维持其一定水平特异性基因表达的能力;酒精性肝病的实验研究表明一次性给予醉酒量的酒精或者慢性酒精消耗可以抑制PH后诱导的肝细胞增殖反应,而且在住院的酒精性肝炎患者中,肝细胞增殖能力的下降与其病死率上升之间有相关性。如何调控肝再生(促进肝脏正常再生和抑制肝脏异常再生)是临床上治疗肝病的关键环节。

中医药成分复杂、组方变化多样,中医药治疗肝病主要是调节人体全身的机能,利用肝脏的自然愈合能力使肝损伤得以修复,重建肝脏的功能,具有顺其自然、因势利导、逆转病势、双向调节、安全性高和有效性肯定的特点。目前研究已发现许多中医药复杂的成分能多途径、多层次、多系统、多靶点、多时限地调控肝再生过程。许多实验研究均表明中医药能通过多种途径调节某些细胞因子以调控肝脏的再生过程,从而治疗急性和慢性肝病。如对于正常肝再生必需的HGF及其受体c-Met、EGF,引发增殖信号级联反应的促炎症因子TNF-α,抑制肝细胞生长、刺激Ⅰ型胶原产生的TGF-β,诱导重型肝炎肝细胞坏死的ET、TNF-α、IL等。中医药调控肝再生治疗急慢性肝病的作用及机制研究正在成为"热点"。用循证医学来评价中医药调控肝再生的临床实验有助于总结、评价研究现状,推进研究。近年来,中医药调控肝再生治疗急慢性肝病的研究方兴未艾,广大中医药临床工作者正在某些方面对其进行一定程度的研究,已经发表了若干实验研究的论文,有关该方面的临床研究亦有进行,促进了该领域中医药临床研究的规范化、科学化,提高了研究质量,但目前尚未见有关此类治疗性文献系统评价的报道。为较全面准确地掌握该领域研究的现状,继承有价值的理论认识和临床经验,为临床决策或未来研究决策提供依据,笔者及其团队检索了1998—2009年国内公开发表的与肝再生相关的文献,对其中采用RCT设计的文献进行了循证医学的质量研究,以期客观地评价中医药调控肝再生治疗急慢性肝病的临床疗效,推进中医药调控肝再生治疗急慢性肝病的研究。

（一）资料与方法

主要通过计算机检索与中医药调控肝再生相关的研究文献，采用循证医学的技术与方法进行分析评估。

1. 资料来源

资料主要来源于计算机检索，采用国内较权威的、由中国医学科学院医学信息研究所开发研制的中国生物医学文献光盘数据库（CBMdisc）（1998—2009）。全文来源如下：清华同方中文科技期刊全文数据库（医药卫生分册）（1998—2009）和重庆维普资讯有限公司中文科技期刊全文数据库（医药卫生分册）（1998—2009）；湖北中医药大学图书馆、华中科技大学同济医学院图书馆、武汉大学图书馆馆藏的期刊合订本。检索词主要有暴发性肝炎、酒精性肝病、亚急性重型肝炎、慢加急性肝衰竭、肝纤维化、肝癌、中医药疗法、中西医结合治疗、中药疗法、中医疗法。

按检索词从中国生物医学文献光盘数据库检索出题录，从题录中挑出带有"随机分组"字样的治疗性文献并检索全文。检索全文采用电子检索和手工检索两种形式，先在重庆维普资讯有限公司中文科技期刊全文数据库中检索全文，未检索到的再从清华同方中文科技期刊全文数据库中检索全文。然后手工检索，即通过电子检索还未查到的再通过馆藏的期刊合订本手工检索全文。最后在以上电子检索的结果中再次检索或阅读全文筛选出以"肝细胞生长因子（HGF）""表皮生长因子（EGF）""肿瘤坏死因子（TNF-α）""转化生长因子（TGF-β）""白细胞介素（IL）"等与肝损伤或再生相关的细胞因子作为观测指标的文献。

手工检索了以下10种杂志：《中国中西医结合肝病杂志》《世界华人消化杂志》《中华传染病杂志》《中华肝病杂志》《中华腹部疾病杂志》《浙江中西医结合杂志》《世界感染杂志》《实用肝脏病杂志》《吉林中医药》《临床肝胆病杂志》。此外还检索了中文会议论文汇编对鉴定的RCT所附的参考文献和综述性文章进行附加检索。

2. 文献纳入标准

①有关中医药治疗暴发性肝炎、亚急性重型肝炎、慢加急性肝衰竭、肝纤维化、肝癌、酒精性肝病的临床研究报道。②观察指标中是否有关于肝损伤或再生的细胞因子。③RCT或半RCT（不论是否采用盲法）。④试验纳入试验组和对照组，试验组采用中医药或中西医结合治疗。

3. 文献排除标准

凡综述、个案报道、理论短文、重复文献、上述肝脏疾病的非中医药参与治疗的文献均排除在外。

4. 评价方法

选择纳入的临床试验由两个评价员依照既定的纳入标准，各自独立地选择试验、提取资料。任何分歧将通过讨论或第三者仲裁来解决。纳入临床试验的方法学质量将根据Cochrane手册的要求进行评估，包括随机分配方法、随机方案隐藏、盲法、退出或失访病例数及原因、意向性治疗分析几个方面。

资料及数据的提取由两名评价员独立地依照自行设计的数据提取表格进行数据提取。应用Microsoft Excel进行数据的采集和处理。从每一个纳入的临床资料中提取以下资料和数据：作者、作者单位级别、发表年限、文章题目、发表杂志名称、西医诊断标准、纳入标准、排除标准、疗效判定标准、观察指标、随机化情况（包括随机分配方案的产生和随机隐藏）、对照设立情况、试验组及对照组各自的样本量及观察的总样本量、是否描述了样本含量、是否进行了样本含量的估算、试验组及对照组的治疗措施和疗程、组间均衡性比较情况、盲法、不良反应、随访、退出和失访情况、统计学方法及检验情况。

5. 评价内容

对所有纳入研究的资料进行循证医学定性分析。对符合定量分析的资料进行Meta分析。

统计软件采用Cochrane协作网提供的RevMan 4.2软件,采用意向性治疗分析的方法处理数据。首先对纳入的研究进行临床异质性和方法学异质性分析,并对各研究进行亚组分析,然后分析亚组内的统计学异质性。采用卡方检验分析统计学异质性,显著性水平$\alpha=0.10$。I^2也可评价纳入试验的异质性,低于25%认为是低度异质性,25%～50%为中度异质性,高于50%认为存在高度异质性。无统计学异质性的研究结果之间的合并分析采用固定效应模型。疗效效应量同时采用区间估计和假设检验,计数资料采用OR表示,计量资料则用WMD表示,二者都将给出95% CI。假设检验采用u检验,用P值表示,$\alpha=0.05$。采用漏斗图分析可能的发表性偏倚。亚组中存在低质量研究时进行敏感性分析。

(二) 研究结果

1. 文献检出结果

从上述检索源共检出题录3612条(含重复题录),其中实验研究性文献1564篇,占43.3%,治疗性文献2048篇,占56.7%;2048篇文献中中医及中西医结合治疗的文献有1055篇,占治疗性文献51.5%;在1055篇文献中题录中出现"随机分组"字样的有563篇,563篇文献中以肝细胞生长因子(HGF)、表皮生长因子(EGF)、肿瘤坏死因子(TNF-α)、转化生长因子(TGF-β)、白细胞介素(IL)等细胞因子作为观测指标的有89篇,89篇文献通过电子检索和手工查阅出全文的有67篇,67篇全文经过筛选其中有RCT(按Cochrane手册的标准,凡文章中写到"随机分组"字样的皆视为RCT文献)的共42篇。该42篇文献为本次研究的对象。

2. 研究文献的质量评价

纳入研究的方法学质量参照Jadad评分和随机分配方案隐藏的分级。RCT分为1～5分(1～2分为低质量研究,3～5分为高质量研究)。非盲法的交替分配半RCT未报告退出病例及退出原因者计为0分。42篇文献中仅1篇称随机对照多中心临床试验研究但未详细报道具体的操作方法。

3. 研究文献的临床证据等级

参照英国牛津大学循证医学中心的证据等级(表6-33)。

笔者及其团队未发现一篇系统评价及随机对照双盲多中心临床试验报告,42篇文献均为低质量的RCT,即为2b级。

4. 文献纳入

纳入文献的类型及数量见表6-44。

表6-44 文献纳入情况

中医辨证分型情况	文献数
中医药治疗暴发性肝炎	1
中医药治疗亚急性重型肝炎	0
中医药治疗慢性重型肝炎	19
中医药治疗酒精性肝病	6
中医药抗肝纤维化	10
中医药治疗肝癌	6

5. 中医辨证分型

笔者及其团队仅发现3篇(7.1%)文献有中医辨证分型,但没有1篇文献有明确的中医分型标准。

6. 诊断标准、纳入标准和排除标准

有明确诊断标准者41篇,占97.6%。其中23篇(54.8%)采用了2000年第八次全国传染病与寄生虫病学术会议制订的《慢性乙型肝炎诊断标准》,6篇(14.3%)采用了1995年第五次全国传染病与寄生虫病学术会议制订的《病毒性肝炎防治方案(试行)》的诊断标准,1篇文献采用了2004年第九次全国传染病与寄生虫病学术会议所修订的病毒性肝炎诊断标准,1篇采用《中国常见恶性肿瘤诊治规范》中原发性肝癌诊断标准,2篇采用《新编常见恶性肿瘤诊治规范》中原发性肝癌诊断标准,1篇采用《新药(中药)治疗原发性肝癌临床研究指导原则》中原发性肝癌诊断标准,1篇采用1977年全国肝癌防治研究协作会议制订标准,1篇文献经病理证实或临床诊断,3篇采用2002年中华医学会肝病学分会脂肪肝和酒精性肝病学组会议制订的诊断标准,1篇文献采用一次日本国际会议制订的脂肪肝和酒精性肝病的诊断标准,1篇采用自拟标准。1篇文献未指明诊断标准。有18篇文献描述了纳入标准,占42.9%;有12篇文献描述了排除标准,占28.6%。

7. 疗效判定标准

15篇文献有明确的疗效判定标准,占总数的35.7%。但疗效判定标准不一,参考文献不一,亦有自拟标准。其中3篇采用了相关机构颁布的《中药新药治疗病毒性肝炎的临床研究指导原则》中的疗效标准:基本治愈、有效和无效。3篇文献采用1995年第五次全国传染病与寄生虫病学术会议制订的《病毒性肝炎防治方案(试行)》中的疗效判定标准:显效、有效和无效。1篇文献参照美国危重病医学会1991年提出的毒血症标准:显效、有效和无效。1篇文献引用了1本杂志的疗效标准。其余7篇文献采用了其他会议和自拟的疗效判定标准(图6-24)。

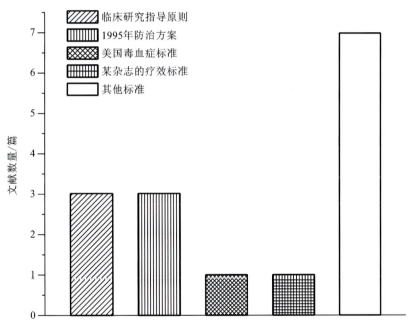

图6-24 疗效判定标准采用情况

8. 有关肝再生的观察指标

42篇文献全部有有关肝再生的观察指标。其中有关暴发性肝炎的1篇RCT文献以TNF-α、HGF及其受体c-Met为观察指标;19篇有关重型肝炎的文献中,19篇以TNF-α为观察指标,11篇以ET为观察指标,9篇以IL-6为观察指标,3篇以IL-2为观察指标;6篇有关酒精性肝病的文献中3篇以TNF-α为观察指标,4篇以TGF-β为观察指标,2篇以EGF为观察指标;10篇有关肝纤维化的文献中,9篇以TGF-β为观察指标,7篇以TNF-α为观察指标,2篇以IL-6为观察指标,1篇以PAF及其细胞间黏附分子(Sicam-1)为观察指标,1篇以ET-1为观察指标;6篇有关肝癌的文献中,5篇以TNF-α为观察指标,4篇以IL-2为观察指标,4篇以TGF-β为观察指标,1篇以IL-12为观察指标,1篇以IL-8为观察指标,1篇以CD3、CD4、CD8、NK细胞为观察指标(表6-45)。

表6-45 各类文献应用观察指标一览表

项　　目	暴发性肝炎	重型肝炎	肝纤维化	酒精性肝病	肝癌
TNF-α	1	19	7	3	5
HGF	1				
ET		11			
IL-6		9	2		
TGF-β			9	4	4
IL-2		3			4
EGF				2	
PAF			1		
ET-1			1		
IL-8					1
IL-12					1
NK细胞					1

9. 随机化的应用

纳入的42篇文献都在文中表述为"随机分组"。40篇文献随机质量可疑(占文献总数的95.2%):7篇文献只是在摘要中提及"随机分组",正文中并未提及;33篇文献简单地提到"随机",但未指明具体的随机方法。仅2篇文献采用了正确的随机化分配方案产生方法(占文献总数的4.8%):1篇文献采用随机数字表法;1篇文献采用信封法(图6-25)。无文献提及随机分配隐匿性的具体操作方法。

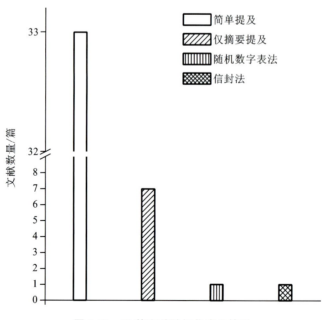

图6-25　42篇文献随机化应用情况

10. 对照设立

37篇文献采用了分2组的方法,分别为对照组、治疗组。4篇文献采用了分3组的方法,分别为对照组1、对照组2、联合组(或称治疗组、试验、观察组)。1篇文献采用了分4组的方法,分别为基础治疗组、观察组1、观察组2、联合组。中西医结合治疗与西医治疗对照者22篇,占52.4%;中西医结合治疗与中西医结合治疗对照者16篇,占38.1%;中医药治疗与西医治疗对照者4篇,占9.5%(图6-26)。

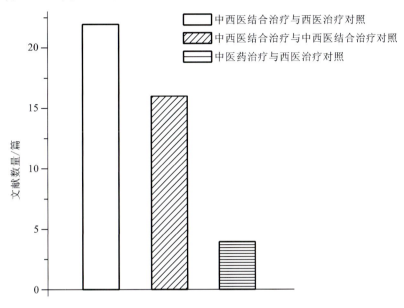

图6-26　42篇文献对照设立情况

11. 对照组治疗方法的选择

23篇文献采用西医治疗,占54.8%,其中用到的药物包括拉米夫定、促肝细胞生长素、门冬氨酸钾镁、还原型谷胱甘肽、维生素、肌苷片等,用到的西医治疗方法包括人工肝、腹水超滤、化疗、放疗、介入治疗等;9篇文献采用中医药治疗,占21.4%,多为不同治法间的比较;9篇文献采用中西医结合治疗,占21.4%;1篇文献的对照组分别采用了中医药和西医治疗(图6-27)。

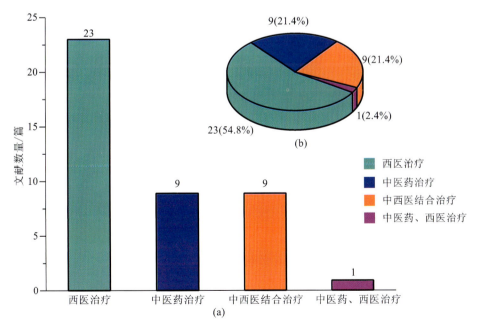

图6-27　对照组治疗方法选择

12. 治疗组用药

42篇文献观察了成方加减、自拟方、中成药单独应用或联合西药治疗以上肝病的临床效果。其中观察药物较多的是赤芍承气汤8篇、复方甘草酸苷7篇、苦参素7篇、大黄3篇(表6-46)。

表 6-46　治疗组用药情况一览表

治疗组用药情况	文献篇数
赤芍承气汤	8
复方甘草酸苷	7
苦参素	7
大黄	3
其他	17

13. 样本含量描述

所有文献都对样本进行了描述，包括例数、年龄、性别等，描述总例数为 3108 例，平均每篇 74 例。50 例以下 3 篇，50～100 例 34 篇，101～150 例 5 篇。无 1 篇文献提及样本含量的估算。

14. 组间均衡性比较的应用

共有 37 篇文献描述了组间均衡性，占 88.1%，其中有 24 篇进行了统计学处理（$P<0.05$ 或 $P<0.1$），13 篇只是简单地描述为"两组间无统计学差异、两组间具有可比性、两组间差异无显著性"等，但无统计方法及数据。5 篇文献未说明组间均衡性。

15. 盲法、安慰剂的应用及不良反应描述

所有入选文献无盲法应用，对照组没有应用安慰剂。17 篇文献提及不良反应或毒副作用，占文献总数的 40.5%，其中有 11 篇文献提及不良反应但无不良反应发生，6 篇文献描述了中成药的副作用或不良反应，如头晕、发热、恶心、呕吐、皮肤瘙痒、荨麻疹、转氨酶升高、白细胞降低等。1 篇文献描述了不良反应在治疗组和对照组中所占的比例。5 篇文献提及不良反应或副作用，但仅描述为副作用少、无明显副作用等。

16. 随访、失访和退出病例的记录与分析情况

仅 1 篇文献明确提出了随访。3 篇文献简单地描述了有关病例的退出情况。无文献描述失访情况。

17. 统计学方法的应用

全部文献均提及进行了统计学处理，其中 40 篇有明确的统计学方法，占 95.2%，其中采用 χ^2 检验 21 篇，t 检验 23 篇，u 检验 1 篇，秩和检验 1 篇，2 篇文献采用方差分析。统计方法正确者 34 篇，占 81.0%。其中给出确切检验值者 32 篇（χ^2 值和 t 值），占 76.2%，有 29 篇文献给出了 P 值（$P<0.05$ 或 $P<0.01$）。

18. 发表性偏倚

本研究纳入的 42 篇文献全部为阳性结果，存在严重的发表性偏倚，这与文献报道一致。

19. 结论推导部分

有 6 篇研究的主要结论部分以疗效判定指标及标准的统计推断结果为依据；只有 2 篇文献的主要结论完全以疗效判定指标及标准的统计推断结果为依据，占 4.8%。有 14 篇文献未进行结果外推性的探讨，占 33.3%；只有 1 篇文献结果的外推性结合了样本的代表性进行讨论，占 2.4%；剩下的 27 篇文献结果的外推性未结合样本的代表性进行讨论。

（三）结果分析

1. 中医药调控肝再生的科学意义

肝再生是急慢性肝病病程进展中重要而关键的病理生理学基础，维持正常的肝再生是修复肝损伤的必然机制，肝再生失调与重型肝炎、肝硬化和肝癌的发生发展密不可分。肝再生是重型肝炎患者存活的生机所在，若在有效的时间内，坏死的肝细胞得以正常再生，则患者存活；若不能及时获得足够的肝再生,则患者必至肝衰竭而亡。尽管肝硬化的病因多样,其发病机制各不相同,但都涉及肝细胞坏死、结节性再生和结缔组织增生这三个相互联系的病理过程。尽管HCC的发病机制目前尚不明确,但目前公认为病毒性肝炎的慢性炎症导致肝细胞不断的破坏和再生是HCC发生的重要因素。

肝再生的机制极其复杂,目前已认识到至少有肝细胞(HC)、肝内干细胞和肝外循环干细胞参与成体肝脏的更新与修复,后两者均与骨髓干细胞密切相关。尽管肝再生的机制研究进展较快,但尚缺乏调控肝再生的具体手段与方法。通过研究中医药调控肝再生防治肝脏疾病的作用及机制,提供有效的调控肝再生的具体手段与方法,防治肝衰竭、肝硬化、肝癌的发生发展,提高中医药防治肝脏疾病的能力和水平,具有重要的科学意义和临床运用价值。

2. 采用循证医学方法构建中医临床疗效评价体系的方法及其意义

循证医学是近年来国际上临床医学领域迅速发展起来的新学科,已成为当前国际上医学研究中的热点之一。循证医学从文字的表述上可以认为指的是"以证据为基础的医学",它强调从系统研究中获取依据,以使研究结论建立在具有说服力的、充足的证据基础上,从而使诊疗手段、方法更具有效性和安全性。系统研究包括基础医学科学研究,但更主要的是指临床上有关诊断、治疗、康复、预后和预防措施等方面的研究。同时,循证医学也重视临床实践中个人经验与从系统研究中获得的科学证据、结论相结合,以提高临床医师的诊疗水平,并认真、确切、合理地应用于临床决策中,改善患者的诊疗结果。其核心思想之一是"在个人临床经验的基础上,任何医疗决策的确定都应以客观的临床科学研究为依据"。自循证医学概念的提出到席卷全球的迅猛发展,其研究成果正作为许多发达国家卫生决策的依据,影响着这些国家的医疗实践、卫生决策、医疗保险、医学教育、医疗科研和新药开发,在临床医学的发展中正发挥着越来越大的作用。

(1) 循证医学方法学给中医药学临床研究带来机遇和挑战:长期以来,由于中、西医学理论体系的巨大差异,证候与疾病的对应关系不明,中医药疗效评价体系不规范,以及中医药的作用机制不清等因素的影响,尽管中医药疗效显著,却尚未得到现代医学的公认,难以走向世界。EBM方法学的兴起给中医药学临床研究带来了机遇和挑战,要实现中医药现代化、国际化,就必须借鉴EBM方法学尽快建立中医临床评价疗效体系。

(2) 循证医学与中医药学临床研究评价的必要性:中医学以个人经验为主,是医师个人在原有的知识经验基础上的运用和验证的过程,医生根据自己的实践经验、高年资医师的指导,教科书和文献古籍的报告为依据来处理患者,然后作出处理决策,判定治疗方案,实施治疗计划,观察病情的变化来判断治疗效果等。其直接后果是一些真正有效的疗法因不为公众所了解而长期未被临床采用;而另一些实际无效甚至有害的疗法,因从理论上推断可能有效而长期推广使用。它使患者过多迷信个别专家的所谓经验,而忽略了医学知识的更新。而循证医学旨在把过去以个人经验为主要依据的临床实践提高到一个以严谨的科学研究证据为基础的标准之上。它的核心就是任何有关疾病防治的整体策略和具体措施的制订都应基于现有最严谨的关于其临床疗效的科学证据之上。循证医学实践既重视个人临床经验又强调采用现有的、最好的临床研究证据,两者缺一不可。由于多种原因,既往中医药研究对科学的方法学重视程度不够,基本上都是单个研究,缺乏或未曾进行过系统性评述的研究,以致有不少中药的确切临床疗效未能得到充分的、科学的证实,影响中医药在防病治病中发挥作用。许多研究的事实证明,相对于单个的研究,系统性评述的研究有着其不可替代的独特的价值。因此循证医学方法学可以促进中医药学发展和中医临床医疗决策科学化;促进中医药临床医生业务素质的提高,紧跟科学发展水平;解决中医药临床难题,促进中医药临床研究和临床流行病学研究;促进中医药临床教学培训水平的提高,培养素质良好的中医药人才;提供可靠的中医药科学信息,有利于中医药卫生政策的科学化;有利于患者本身的信息检索、监督医疗、保障自身权益等。所以,采用循证医学的方法对中医药临床疗效作出客观、科学、系统的评价是十分必要的。

(3) 中医药临床研究评价是对中医药理论体系的检验：中医学就是古人不断寻找有关揭示疾病与健康的规律证据和发现防病、治病的有效方法而逐渐建立起来的一门哲学理论体系。进行中医药临床研究评价，同时也是对其理论体系的检验。"评价"即根据"证据"来评价。中医学在其发展中就是从望、闻、问、切四诊中获取临床证据，并运用中医药理论进行思辨。中医学还十分重视医学文献的收集与整理，并强调历代医著在理论、实践上的指导意义，这和循证医学强调从医学研究文献所获取的系统信息指导临床决策有相同之处。循证医学着重从人体对于干预措施的整体反应去选择临床试验的结局指标，和中医学关于人体生命活动的整体观的思辨方式几乎是一致的。中医药学的发展、循证医学的兴起，其目的同样在于提高诊疗水平，改善人群的健康状况。中医药理论是一个独立的、完整的体系，但和西医一样，它的功用是指导防治疾病和促进健康的医学实践。其理论正确与否取决于其能否正确地指导医学实践活动。因此，进行中医药临床研究评价同时也是对其理论体系的检验。中医药临床疗效的证实便是对理论正确性的有力支持。相反，对中医药临床疗效的否定，便是对其正确性的质疑。就整体而言，肯定的治疗方案临床疗效比例越多，否定的比例就越少，修正和改进中医药理论中的局部错误，必将促进中医药理论的进一步发展和完善。

3. 中医药调控肝再生的循证医学评价

从本次研究结果来看，尚无文献把中医药调控肝再生作为临床研究的方案，大部分以肝功能、胆红素、肝纤维化、病毒载量等指标的改善及患者自觉症状的好转来判定中医药的疗效，其可能的原因与中医药调控肝再生的理论尚未完善、研究尚未取得突破性进展有关。因为肝再生机制极其复杂多变，而中医药对肝再生的调控又具有多途径、多层次、多方位、多系统、多成分、多靶点、多时限系统作用的特点，故而会给研究带来难以克服的困难。但笔者及其团队研究发现，不自觉地以中医药调控肝再生为临床研究的方案仍有进行（42篇文献观察了中医药对肝病患者体内多种与肝再生和损伤相关的调控因子的作用，从而不自觉地证明了中医药能够通过某些途径来调控肝病患者肝脏的再生情况），其RCT文献的数量与方法学质量亦逐年增多和提高。有关中医药调控肝再生的动物实验研究性文献从2003年起开始呈明显递增趋势，其发表在核心期刊上的数量也逐年大幅提升。作为近年来研究的热点，虽然其实验研究正在广泛开展，临床研究也逐步提高，但由于中医药临床研究水平不高和中医药理论本身的特殊性，使得研究结果的质量与临床实践的需要还有相当差距。

(1) 随机方法的错误理解：在随机方法的设计上，虽然42篇文献都有述及"随机"，但是所有文献除此之外未再做任何描述（如说明采用什么随机方法、治疗组与对照组的比例等），仅有2篇文献出现了"按随机数字的方法进行分配""采用信封法随机分组"等叙述，但亦未见更进一步的具体描述。且未见有任何一篇文献提及随机分配隐匿性的具体操作方法。由此可以看出，随机化设计的思想虽已广被研究者所重视，并开始在研究中应用，但具体随机化的意义可能还不能为研究者所理解，故一方面试图按照随机化的方法来设计实验，另一方面在具体操作时则较随意，甚至有1篇文献是冠以"随机"之名的假随机，操作时则是根据患者的就诊顺序来进行分配的，失去了随机的意义。随机化的意义在于使被抽取的观察对象能尽可能地代表其所来源的总体人群，并使患者在分组中避免选择性偏倚，从而使各比较组间具有最大限度的可比性。如果在研究中随机化设计不合理，则直接影响了结果的可信度，使读者难以判断文献结果的可靠性。所以随机化的设计仍需要研究者在实验中高度重视，严格设计。

(2) 疗效判定标准不规范及缺乏中医辨证：仅有15篇（35.7%）文献描述了疗效判定标准，但疗效判定标准不一，参考文献不一，亦有自拟标准。另外，这些文献都是关于中医药治疗方法的研究，却没有1篇文献制订中医辨病辨证的标准，这些必然使研究的严谨性、所纳入样本的代表性大打折扣。所以在今后的研究中，应当注意有关纳入标准及排除标准的制订，并尽量运用公认的诊断标准及中医辨病辨证标准。

(3) 盲法实施不够:临床试验中盲法运用的主要目的是为了克服可能来自研究者或受试者的主观因素所导致的偏倚,得出不受干扰的自然效果,选用盲法,尤其是双盲试验能使试验的可信度增加。本次纳入的文献无1篇文献采用盲法。一方面,这与文献纳入的数量不多有直接关系;但另一方面,也可能是因为中医药本身的特点,使临床研究时盲法的运用有一定的难度,如两组干预措施剂型、方法明显不同。所以解决盲法问题可以采用让不知受试者分组情况的第三者来判定疗效的操作方法。

(4) 样本含量不合理:①缺乏样本含量的估算:样本含量的估算是在保证研究结论具有一定准确性、可靠性的条件下确定最少的例数。正确估算样本含量是临床医学科研设计中的一个重要内容,样本含量过少,样本没有代表性,检验效能过低,结论缺乏充分依据;样本含量过大,就会增加临床研究的困难,造成人力、物力和财力不必要的浪费。本次研究显示研究人员对此认识严重不足,入选的文献中没有一篇文献提到事前的样本含量的估算,这将直接影响研究结论的准确性和可靠性。因此,今后做临床试验设计时,必须根据实验统计推断的严格程度及Ⅰ、Ⅱ型错误的容许水平估算出样本含量,在保证研究结论准确可靠的前提下节省不必要的开支。②样本含量普遍偏小:58.6%的文献样本量在100例以下。而小样本的临床试验,不能排除假阳性和假阴性错误,轻率地下肯定或否定的结论推荐给临床医生,临床参考价值有限。

(5) 缺少退出与失访病例的记录与分析:在前瞻性研究中,由于观察、随访时间较长,观察对象可能因各种原因而使随访中断,或退出研究。尤其在慢性病的研究中,主动退出研究者,多与药物的疗效不理想或毒副作用难以忍受有关。如果资料的处理、结论的推断未包含失访的研究对象,将产生失访性偏倚。一般认为,如果无应答率和失访率超过10%,产生偏倚的可能性大。本次纳入的42篇文献中仅1篇文献明确提出了随访。3篇文献简单地描述了有关病例的退出情况,无文献描述失访情况。研究结果显示临床研究者对失访性偏倚的产生重视不够,从而使研究的真实性和可靠性大打折扣。

(6) 组间均衡性的比较不足:合理均衡的对照可使治疗组和对照组的非试验措施处于相等的状态,使组间的基线特征具有可比性,从而使实验误差得到减少或消除。没有对照,难以比较、鉴别;有了对照,但不均衡,就失去了对照的意义,所以说均衡是十分重要的。本研究显示仍有研究者对组间均衡性重视不够,虽有37篇的文献作者认为组间均衡性全部平衡,但仍有12%的作者没有分析组间的均衡性,影响了研究结论的真实性和可靠性。

(7) 不良反应或副作用重视不够:59.5%的文献未提及不良反应或毒副作用。而按照规范的GCP要求,一定要对药物的不良反应进行观察和报道,无论有无不良反应。研究结果表明,大多数研究者对不良反应的观察较少,对药物不良反应重视不够,无法确保用药的安全性。

(8) 结论推导不严谨:仅有2篇(4.8%)文献能完全以疗效指标的统计结果为依据推断结论,而34篇(81.0%)文献都是大篇幅地罗列出立法选方的依据及功用,引用了许多其他文献的研究结论,却不能围绕本身治疗方法及过程、结局指标的选择意义及所得出结果的意义等方面进行详细的讨论。仅1篇(2.4%)文献结合了样本的代表性进行了推广性讨论,27篇(64.3%)文献只是简单地叙述"可在临床上推广运用",而14篇(33.3%)文献甚至没有推广性讨论。所以在以后的研究中,应当注意结论推导的重要性,尽量围绕着本身研究的结果进行统计学及临床意义方面的讨论,提高结论的可靠性,并注意结合样本的代表性进行推广性讨论,尽量提高文章的质量。

(9) 未进行成本效益分析:对于肝病的治疗,由于其病情的危重性和病程的长期性,不仅要考虑患者生存还要考虑患者家庭与社会的经济负担,即成本效益的问题。关于慢性乙型肝炎的成本效益分析,国外虽已有个别研究,但本系统纳入的研究中没有一个研究为患者的治疗进行成本效益的分析,在今后的研究中应该把成本效益分析作为评估的一项重要内容。

参考文献

[1] 李瀚旻.中医再生医学概论[J].中华中医药学刊,2008,26(11):2309-2312.

[2] Purcell R H. The discovery of the hepatitis viruses[J]. Gastroenterology,1993,104(4):955-963.

[3] 赖世隆.中西医结合临床科研方法学[M].北京:科学出版社,2003.

[4] 潘钰卿.慢性乙型肝炎治疗进展[J].世界临床药物,2004,25(11):668-673.

[5] 王永炎,刘保延,谢雁鸣.应用循证医学方法构建中医临床评价体系[J].中国中医基础医学杂志,2003,9(3):17-23.

[6] 张鸣明,李幼平.将科研结果用于实践:临床研究证据在临床决策中的作用[J].华西医学,1998,13(4):390-391.

[7] 刘建平.循证中医药临床研究方法学[M].北京:人民卫生出版社,2006.

[8] Schulz K F,Chalmers I,Hayes R J,et al. Empirical evidence of bias. Dimensions of methodological quality associated with estimates of treatment effects in controlled trials[J]. JAMA,1995,273(5):408-412.

[9] 黄庆松,王朝,孙成山,等.苦参素对慢性乙型肝炎患者血清肝纤维化指标及细胞因子的影响[J].山西医药杂志,2007,36(11):984-985.

[10] 饶日春,郑瑞丹,林福地,等.生大黄对慢性重型肝炎患者内毒素及肿瘤坏死因子的影响[J].中国中西医结合杂志,2001,21(12):887-887.

[11] Moher D,Pham B,Jones A,et al. Does quality of reports of randomised trials affect estimates of intervention efficacy reported in meta-analyses?[J]. Lancet,1998,352(9128):609-613.

[12] 郭建文,刘明洁.活血化瘀中药及复方治疗急性脑出血的 Meta 分析[J].中日友好医院学报,2001,15(5):283-286.

[13] Kjaergard L L,Villumsen J,Gluud C. Reported methodologic quality and discrepancies between large and small randomized trials in meta-analyses[J]. Ann Intern Med,2001,135(11):982-989.

[14] 刘平,胡义杨,刘成,等.扶正化瘀胶囊干预慢性乙型肝炎肝纤维化作用的多中心临床研究[J].中西医结合学报,2003,1(2):89-98.

[15] 唐雪春,罗翌,赖世隆,等.对双黄连粉针剂治疗急性呼吸道感染研究文献的质量评价[J].广州中医药大学学报,2002,19(2):149-153.

[16] Phillips B. GRADE:levels of evidence and grades of recommendation[J]. Arch Dis Child,2004,89(5):489-489.

[17] 刘建平,秦献魁,Heather McIntosh.中草药治疗慢性乙型肝炎随机对照试验的系统评价[J].中国中西医结合杂志,2002,22(1):58-62.

[18] Vickers A,Goyal N,Harland R,et al. Do certain countries produce only positive results? A systematic review of controlled trials[J]. Control Clin Trials,1998,19(2):159-166.

[19] Tang J L,Zhan S Y,Ernst E. Review of randomised controlled trials of traditional Chinese medicine[J]. BMJ,1999,319(7203):160-161.

[20] 刘露蔓.苦参素和维生素 E 联合治疗慢性乙型肝炎临床观察[J].现代医药卫生,2006,22(11):1641-1643.

[21] 魏春山,贺宪,陈孝银,等.苦参素联合核糖核酸注射液抗 HBV 作用临床研究[J].上海

中医药杂志,2004,38(10):9-10.
[22] 谢碧红.苦参素联合单磷酸阿糖腺苷治疗慢性乙型肝炎的临床研究[J].天津中医药,2003,20(4):36-37.
[23] 李安碧,金生,刘维高.苦参素与干扰素联合胸腺肽治疗慢性乙型肝炎的疗效比较[J].泸州医学院学报,2005,28(4):332-333.
[24] 黄以群,林珍辉,许正锯,等.苦参素治疗60例慢性乙型肝炎临床疗效观察[J].江西医学院学报,2005,45(1):76-77.
[25] 周东河.苦参素治疗慢性乙型肝炎53例疗效观察[J].赣南医学院学报,2005,25(1):94-95.
[26] 朱华勇,刘勇,叶小艳.拉米夫定联合苦参素治疗慢性乙型肝炎45例[J].赣南医学院学报,2005,25(3):341-342.
[27] 涂燕云.拉米夫定联合苦参素治疗慢性乙型肝炎的疗效观察[J].广西医科大学学报,2005,22(4):516-518.
[28] 张书河,陈战海.循证医学在中医药学中的应用[J].中医药学刊,2002,20(3):357.
[29] 陈家旭,王利敏,唐已婷.循证医学对中医临床医学的启示[J].北京中医药大学学报,2001,24(1):7-10.
[30] 申杰.循证医学与中医临床医学的发展[J].河南中医,2002,22(3):3-4.
[31] 李建生.应用循证医学方法促进中医临床研究质量[J].河南中医药学刊,2002,17(2):1-3.
[32] 邓欣,杨大国,吴其恺,等.赤芍承气汤治疗慢性重型肝炎近期疗效观察[J].中西医结合肝病杂志,2004,14(2):67-69.
[33] Liu J,Kjaergard L L,Gluud C. Misuse of randomization:a review of Chinese randomized trials of herbal medicines for chronic hepatitis B[J]. Am J Chin Me,2002,30(1):173-176.
[34] 吴光前,吴滨,柳茜,等.《中国肛肠病杂志》疾病防治性研究随机对照试验文章质量的分析与评价[J].华西医学,2000,15(3):273-275.
[35] 贺石林,王键,王净净.中医科研设计与统计学[M].长沙:湖南科学技术出版社,2001.
[36] 李瀚旻.全面系统深入地研究中医药调控肝再生[J].中西医结合肝病杂志,2007,17(3):129-132.
[37] Riordan S M,Williams R. Fulminant hepatic failure[J]. Clin Liver Dis,2000,4(1):25-45.
[38] Wands J R,Carter E A,Bucher N L,et al. Inhibition of hepatic regeneration in rats by acute and chronic ethanol intoxication[J]. Gastroenterology,1979,77(3):528-531.
[39] Fang J W,Bird G L,Nakamura T,et al. Hepatocyte proliferation as an indicator of outcome in acute alcoholic hepatitis[J]. Lancet,1994,343(8091):820-823.
[40] 于仲青,杨宝山,王岩,等.复方甘草酸苷对暴发性肝衰竭患者的保护作用[J].世界华人消化杂志,2006,14(13):1318-1322.
[41] 宋新文,王宏伟,申保生,等.复方甘草酸苷对慢性乙型肝炎患者肝纤维化指标及细胞因子的影响[J].中国药房,2006,17(2):128-129.
[42] 孙永年,黄长形,黄祝青.苦参素对慢性乙型肝炎患者血清$TGF-\beta_1$、$TNF-\alpha$及肝纤维化指标的影响[J].武警医学,2003,14(9):531-534.
[43] 谢宜奎,唐小鹤,马新.前列腺素E_1与中草药联合治疗酒精性肝病[J].中国中西医结合消化杂志,2006,14(5):330-332.

[44] 梁斌,张春清,任万华,等.银杏叶提取物EGb761对慢性乙型肝炎患者肝纤维化的影响[J].世界华人消化杂志,2007,15(6):585-590.
[45] 黄以群,林珍辉,纪树梅,等.大黄与促肝细胞生长素联合治疗重型肝炎[J].世界华人消化杂志,2004,12(2):485-487.
[46] 马利,李瀚旻,高翔,等.中医药治疗慢性乙型肝炎临床观察文献分析[J].中西医结合肝病杂志,2011,21(5):309-310.

第四节 肝病预后监测

慢性乙型肝炎是世界上主要的公共健康问题之一,全世界有三亿多患者,我国患者约占其中的40%。据流行病学调查表明,全世界每年约有5千万新增乙型肝炎病例,我国每年约有200万新发肝炎患者,从1990年到2003年乙型肝炎构成比从18.6%上升到77.8%。从1992年开始,我国实行对新生儿乙型肝炎疫苗计划免疫管理和乙型肝炎健康教育,HBV感染率明显下降。2006年乙型肝炎血清流行病学数据表明,一般人群HBsAg携带率已由1992年的9.75%降至2006年的7.18%。据2005年中国肝炎的流行现状及其相关问题分析报告,我国慢性乙型肝炎现症患者有3000万例,慢性感染最重要的远期后果是肝硬化、肝衰竭和肝癌,全国每年有28万人死于HBV感染引起的疾病,是目前我国最主要的慢性肝病,故临床动态监测慢性乙型肝炎病情发展趋势,判断预后,提出相应的防治策略与方法具有重要意义。

自1928年Reed和Forst共同提出Reed-Forst模型,1929年Soper用差分方程提出一种麻疹流行的确定模型以来,很多学者关心人群疾病的预测研究。每一种疾病不论发生、发展及转归,都有各自的演变规律,如果能很好地了解和掌握这些规律,不仅对各种疾病的预防起到干预和调控作用,而且能影响疾病的发展和转归向好的方向转化。近年来很多学者运用数学模型对特定人群的死亡率、发病率等进行了预测,慢性乙型肝炎导致肝硬化、肝衰竭及肝癌等严重结局的发生、发展规律的研究也成了现阶段临床研究的重点和热点。有研究表明,在慢性乙型肝炎长期的病程中,由于持续的HBV感染,肝脏反复的炎症坏死引起再生修复,HSC活化,ECM异常沉积产生肝纤维化,若得不到有效控制,可导致肝硬化、肝癌、肝衰竭等严重临床结局。因此,如何延缓病程进展,在严重结局出现之前做到早预警、早诊断、早干预,筛选出可导致慢性乙型肝炎严重临床结局的危险因素,针对慢性乙型肝炎患者预后进行长期、有效的临床评估,逐步建立系统、完善的临床预后监测体系显得尤为重要。

目前,对慢性乙型肝炎的多级预防和定期监测虽已在我国得到逐步推广,但监测目标人群的确立尚无公认标准,如何对庞大的目标人群进行进一步集中,建立科学、高效的分层监测体系,提高防治水平,节约有限的医疗资源,是肝病研究者正在探索,并亟待解决的问题之一。本次研究通过对慢性乙型肝炎患者进行长期追踪随访,筛选慢性乙型肝炎发展为肝硬化、乙型重型肝炎及肝癌的相关危险因素,构建慢性乙型肝炎预后评估指标体系,建立慢性乙型肝炎发展为肝硬化、乙型重型肝炎及肝癌的危险评估模型,对慢性乙型肝炎患者进行定期检测和综合评价,实现对慢性乙型肝炎群体发生严重结局的分层预测(低危、中危、高危),最终实现临床预后监测体系的构建。慢性乙型肝炎预后监测体系的建立,有利于降低肝硬化、乙型重型肝炎及肝癌的发生率或发生发展的风险程度,延缓病程进展,改善生活质量,有效降低医疗成本,节约医疗资源,具有重大的科学意义和临床价值。

在现有的慢性肝病病程进展研究中,关注热点主要集中在慢性丙型肝炎发生纤维化或失代偿期肝硬化,或肝炎肝硬化发生HCC的危险因素研究。联合指标无创诊断慢性乙型肝炎发生肝硬化是常采用的方法,常见的联合指标包括 HA、LN 和 IV-7S、PGA 指数、Forns 指数、APRI 指数和 FibroTest 等。近年来国外无创诊断肝纤维化研究已有显著进步,并有多个模型进行临床研究及应用。无创诊断模型的主要作用在于肝活检应用受到限制的情况下能动态了解大多数患者病程进展状况。目前大多数研究仍局限于丙型肝炎和其他肝病,且大多数模型是基于诊断 CHC 或酒精性肝病肝纤维化而提出,较少涉及慢性乙型肝炎应用。本研究旨在构建慢性乙型肝炎临床预后评估模型,并利用研究者所在单位收集的大量慢性乙型肝炎病例资料,对慢性乙型肝炎患者的相关评估指标实行定期动态监测,对慢性乙型肝炎患者发生严重临床结局的危险性进行评估,有助于病情变化的及时发现和及时治疗,延缓其病程进展。

一、慢性乙型肝炎发生严重临床结局影响因素分析

在慢性 HBV 感染的长期病程中,反复的炎症发作引起肝纤维化,进而产生肝硬化甚至 HCC,这已成为目前世界范围内肝硬化和 HCC 的主要原因之一。慢性乙型肝炎病变表现活动、静止反复无常,有的持续进展,但多数患者发展为肝硬化及肝癌的病程较长,需要 5~10 年的观察时间。有资料表明,从慢性肝炎到肝硬化,从肝功能代偿到失代偿和 HCC,估计其 5 年发生率分别为 12%~20%、20%~23% 和 10%~15%。另一项对 HBeAg 阴性慢性乙型肝炎进行平均 9 年(1~18.4 年)随访,进展为肝硬化和 HCC 的发生率分别为 23% 和 4.4%。本研究拟对慢性乙型肝炎及发展为肝硬化、肝癌的患者进行回顾性研究,收集可能影响其发展为肝硬化、肝癌等严重临床结局的流行病学资料及实验室检查结果,最终筛选出有统计学意义的独立影响因素,为评估慢性乙型肝炎发展为肝硬化、肝癌等严重临床结局的危险性提供可靠信息。

(一)研究方法

对慢性乙型肝炎发展为肝硬化、肝癌等终末期肝病的患者进行回顾性分析,重点筛选出慢性乙型肝炎发展为肝衰竭、肝硬化、肝癌等严重临床结局有统计学意义的危险因素。

1. 病例选择

回顾性收集慢性乙型肝炎肝硬化或原发性肝癌患者 518 例,均为 2007 年 1 月至 2011 年 7 月湖北中医药大学附属医院门诊和住院患者。

(1)病例纳入标准:收集病例均为慢性乙型肝炎肝硬化、肝癌患者。慢性乙型肝炎及肝硬化临床诊断标准为中华医学会肝病学分会、中华医学会感染病学分会联合制订的《慢性乙型肝炎防治指南》或中华医学会传染病与寄生虫病学分会、肝病学分会联合修订的《病毒性肝炎防治方案》。慢性乙型肝炎发展为肝癌临床诊断符合第四次全国肝癌学术会议修订并通过的原发性肝癌诊断标准。有乙型肝炎或 HBsAg 阳性史超过 6 个月,入院时 HBsAg 或 HBV DNA 仍为阳性,可诊断为慢性 HBV 感染,分为慢性乙型肝炎、慢性乙型肝炎肝硬化、携带者和隐匿性慢性乙型肝炎,其中慢性乙型肝炎包括 HBeAg 阳性、HBeAg 阴性两种。

(2)病例排除标准:合并甲型肝炎、丙型肝炎、丁型肝炎、戊型肝炎等其他病毒性肝炎,急性病毒性肝炎、自身免疫性肝病、酒精性肝病、药物性肝病、代谢性肝病、遗传性肝病、隐源性肝病、血吸虫性肝病的患者被排除;所有患者均无血液系统疾病,并且近 1 个月内无输血液制品史;入院前曾用 IFN 或核苷类药物如拉米夫定等有效抗病毒治疗的患者排除;病案资料不完整,无法纳入统计分析的患者排除。

2. 资料收集

基本信息包括年龄、性别、出生年月,吸烟和饮酒史,既往乙型肝炎病史及病程(首次发现乙型肝炎标志物阳性至上次就诊的时间),诊断病名及乙型肝炎、肝硬化和肝癌家族史。实验室指标主要包括血常规(HGB、PLT 等)、血生化检查指标(ALB、GELO、A/G、TBil、ALT、AST、ALP、PT、AFP 等)、病毒检测指标(HBV 标志物、HBV DNA 载量等)。

3. 评价指标

主要根据家族史、生活恶习和肝病严重结局指标进行评价。

(1) 吸烟史：吸烟 10 支/天并超过 5 年的患者认为有吸烟史，其他均视为无。

(2) 饮酒史：饮酒 40 g/d 超过 5 年的患者认为有饮酒史，其他均视为无。

(3) 家族史：父母、子女、配偶、兄弟姐妹等直系亲属患有慢性乙型肝炎、肝硬化、肝癌等疾病视为有家族史，其他均视为无。

(4) 肝硬化：通过肝组织病理学活检，或肝脏影像学诊断（B超或CT检查），或发生肝硬化并发症（包括腹水、SBP、食管胃底静脉曲张破裂出血、肝性脑病、肝肾综合征等）。

(5) 肝癌：依照原发性肝癌的诊断标准，包括 AFP>400 μg/L，能排除活动性肝病、妊娠、生殖系统胚胎源性肿瘤及转移性肝癌，并能触及坚硬及有肿块的肝脏或影像学检查具有肝癌特征性占位性病变者；或 AFP<400 μg/L，有两种影像学检查具有肝癌特征性占位性病变或有两种肝癌标志物阳性及一种影像学检查具有肝癌特征性占位性病变者；或有肝癌的临床表现并有肯定的肝外转移病灶（包括肉眼可见的血性腹水或在其中发现癌细胞）并能排除转移性肝癌者。

(6) 严重临床结局：慢性乙型肝炎患者经临床诊断为肝硬化、肝癌、肝衰竭，视为慢性乙型肝炎发生严重临床结局，否则视为无。

4. 资料录入

所有病案资料经过审核后，由专人录入本次研究构建的慢性乙型肝炎相关信息数据库中，录入完毕后，由双人独立审核资料的逻辑错误和完整性，并与原始资料逐条核对。

5. 统计学方法

数据导出到 Microsoft Excel 后，应用 SPSS 17.0 软件进行统计分析。连续变量采用均值和标准差进行描述，分类变量采用频数和比值进行描述；单因素分析采用 t 检验或卡方检验做组间差异性检验，检验水平 $\alpha=0.05$；多因素分析采用 Logistic 回归和 Cox 比例风险模型筛选影响慢性乙型肝炎发生严重临床结局的危险因素，规定模型纳入变量的 P 值小于 0.05，剔除 P 值大于 0.10 的变量。

（二）研究结果

本研究发现慢性乙型肝炎患者发生肝硬化及肝癌的主要影响因素包括年龄（病程）、性别、HBV DNA、TBil、TBA、GGT 等。

1. 入选病例结果

经病案查询，2007 年 1 月至 2011 年 7 月共查询到 518 名门诊和住院患者，被诊断为慢性乙型肝炎相关肝衰竭、肝硬化、肝癌。排除的患者包括下列情况：合并酒精性肝病 19 例，合并甲肝 43 例，合并戊肝 12 例，合并丁肝 1 例，自身免疫性肝病 5 例，药物性肝病 8 例，病案资料不完整，无法纳入统计分析 93 例。共排除病例 181 例，最终入选病例 337 例。

入选的 337 例患者中，男性 262 例，占 77.7%，女性 75 例，占 22.3%，年龄（45.97±14.49）岁，病程（13.78±8.80）年。其中慢性乙型肝炎 147 例，视为对照组，肝硬化 114 例，肝癌 59 例，肝衰竭 17 例，合并为发生严重临床结局组，共 190 例。

2. 单因素分析结果

采用单因素分析方法，获得如下影响慢性乙型肝炎发生严重结局的具有独立影响力的因素。

(1) 有无发生严重临床结局的基本特征比较结果：发生严重临床结局组与慢性乙型肝炎组比较，前者的年龄更大，男性所占比例更高，病程时间更长，两组之间有显著性差异的有 HGB、PLT、ALB、AST、GGT、ALP、GELO，其中发生严重临床结局组的 HGB、PLT、ALB 更低，而 AST、GGT、ALP、GELO 水平更高，HBV DNA 更高，而吸烟史、饮酒史、家族史、ALT 之间无显著性差异。

(2)严重临床结局发生危险的比较结果:经本次研究可知,肝硬化、肝癌组患者的年龄更大,对年龄按照<50岁、≥50岁分组比较,年龄≥50岁组发生严重临床结局的危险性更高,见图6-28。

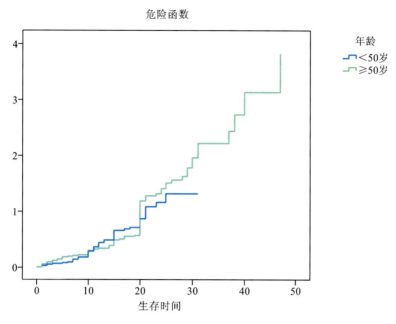

图 6-28 不同年龄分组的严重结局发生危险比较

将 AST、ALP、ALB、TBil 四项肝功能指标按照正常参考值分组,分别进行严重临床结局发生率的比较,可见 AST、TBil 升高可增加发生严重临床结局的危险,而 ALB 降低发生严重临床结局的风险更高,可见图 6-29、图 6-30、图 6-31。对 HBV DNA 按照 $<10^3$ copies/mL、$10^3\sim10^5$ copies/mL、$>10^5$ copies/mL 进行分组,可知不同分组结果发生严重临床结局的危险性有显著差异,HBV DNA 水平越高,发生严重临床结局的危险性越高,详见图 6-32。

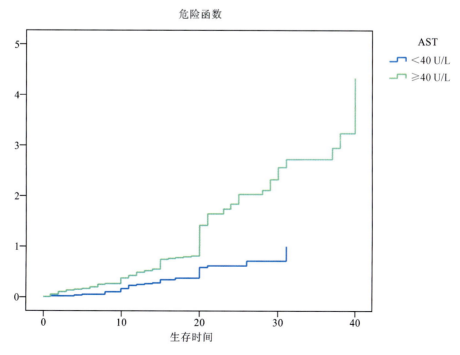

图 6-29 不同 AST 水平的严重结局发生危险比较

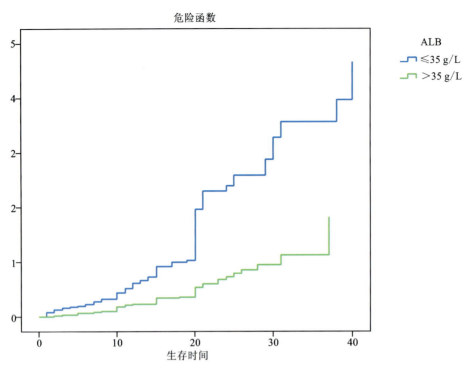

图 6-30　不同 ALB 水平的严重结局发生危险比较

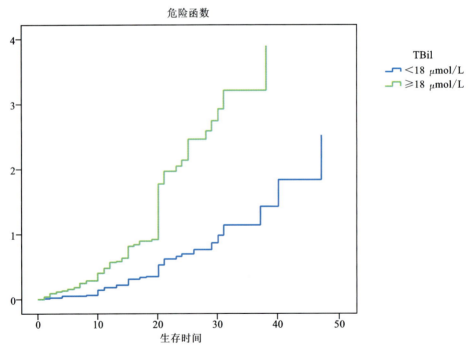

图 6-31　不同 TBil 水平的严重结局发生危险比较

3. 多因素分析结果

采用 Logistic 回归和 Cox 比例风险模型分析影响慢性乙型肝炎发展为肝硬化、肝癌等严重临床结局的独立危险因素。

（1）Logistic 回归分析结果：根据单因素分析结果，将以上有统计学意义的指标全部纳入多因素分析，应用 Logistic 向前逐步回归（似然比），最终筛选出 ALP、GGT、年龄、TBil、

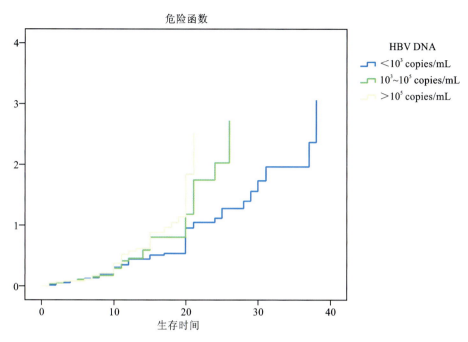

图 6-32 不同 HBV DNA 水平的严重结局发生危险比较

HBV DNA、性别成为影响慢性乙型肝炎发生严重临床结局的因素,风险比分别为 2.021(95% CI 为 1.007~2.036,$P=0.004$)、7.463(95% CI 为 7.976~9.003,$P=0.003$)、3.071(95% CI 为 1.032~5.111,$P=0.000$)、1.997(95% CI 为 1.995~3.999,$P=0.004$)、1.013(95% CI 为 1.010~1.626,$P=0.003$)、3.123(95% CI 为 1.179~8.272,$P=0.002$)。由表 6-47 可知, ALP、GGT、TBil 升高,年龄大,男性是影响慢性乙型肝炎发展为肝硬化、肝癌等严重临床结局的独立危险因素,建立的 Logistic 回归方程为 $Y=-4.678+0.704A+0.013B+1.122C+0.692D+2.010E+1.139F$,其中,A 为 ALP 水平,B 为 HBV DNA 水平,C 为年龄,D 为 TBil 水平,E 为 GGT 水平,F 为性别(性别属于无序二分类变量(所分类别或属性之间无程度和顺序的差别),非男即女,本书中对男、女的赋值分别为 1 和 0,在此不表示数字大小,是作为哑变量)。将出现肝硬化/肝癌的风险大小命名为严重结局风险函数,即风险函数=$eY/1+eY$。

表 6-47 进入 Logistic 回归方程中的变量 1

变量	系数值	标准误	卡方值	自由度	P 值	OR 值(风险比)	OR 值的 95%CI	
							下限	上限
ALP	0.704	0.007	8.417	1	0.004	2.021	1.007	2.036
HBV DNA	0.013	0.007	9.742	1	0.003	1.013	1.010	1.626
年龄	1.122	0.019	13.478	1	0.000	3.071	1.032	5.111
TBil	0.692	0.001	9.534	1	0.004	1.997	1.995	3.999
GGT	2.010	0.007	12.262	1	0.003	7.463	7.976	9.003
性别	1.139	0.497	15.249	1	0.002	3.123	1.179	8.272
常数	-4.678	1.138	16.916	1	0.000	0.009		

(2) Cox 比例风险模型分析结果:应用 Cox 比例风险模型,向前逐步回归最终筛选出年龄、ALB、性别、TBil、HBV DNA 为慢性乙型肝炎发生肝硬化、肝癌等严重临床结局的独立影响因素,年龄、ALB、性别、TBil 的风险比分别为 4.145(95% CI 为 1.963~4.994)、0.922(95% CI

为 $0.893\sim0.952$)、2.239(95% CI 为 $2.963\sim4.364$)、1.402(95% CI 为 $1.356\sim2.646$),见表 6-48。其中 TBil 水平升高、年龄大、男性是影响慢性乙型肝炎发展为肝硬化、肝癌等严重临床结局的独立危险因素,HBV DNA(1) 的 OR 值为 1.510,表明 HBV DNA 在 1×10^3 copies/mL $\sim1\times10^5$ copies/mL 时,是 DNA 水平在 1×10^3 copies/mL 以下发生严重临床结局风险的 1.51 倍,HBV DNA(2) 的 OR 值为 2.971,说明 DNA 水平超过 1×10^5 copies/mL 时,发生严重临床结局的风险是在 1×10^3 copies/mL 以下的 2.971 倍,HBV DNA 升高成为预测慢性乙型肝炎发生严重临床结局的重要危险因素。

表 6-48　进入 Logistic 回归方程中的变量 2

变量	系数值	标准误	卡方值	自由度	P 值	OR 值（风险比）	OR 值的 95%CI 下限	OR 值的 95%CI 上限
年龄	1.422	0.008	7.384	1	0.007	4.145	1.963	4.994
ALB	−0.081	0.016	24.187	1	0.000	0.922	0.893	0.952
性别	0.806	0.103	8.058	1	0.005	2.239	2.963	4.364
TBil	0.340	0.026	9.392	1	0.004	1.402	1.356	2.646
HBV DNA								
HBV DNA(1)	0.412	0.025	8.478	1	0.005	1.510	1.362	3.274
HBV DNA(2)	1.089	0.038	12.150	1	0.000	2.971	1.531	3.642

(三) 结果分析

既往研究已表明,在慢性乙型肝炎长期的病程中,由于病毒感染持续,肝脏反复的炎症坏死与再生修复失调,HSC 活化,ECM 异常沉积产生肝纤维化,可导致肝硬化,甚至发生 HCC。限于目前治疗方案并不能完全清除 HBV,致使病程迁延难愈,对其疗效很难用治愈率或生存率来评价,如何有效控制病情,延缓或阻止慢性乙型肝炎病情进一步发展为肝硬化、肝癌等终末期肝病,就成为目前肝病研究的主要方向。已有多项研究表明,宿主因素及环境因素都会影响慢性乙型肝炎向肝硬化、肝癌的发生发展,其临床特点、年龄、饮酒及肝脂肪变性等临床因素与肝硬化、肝癌的发生发展密切相关,这些因素可独立或共同促使病毒性肝炎后肝硬化的发生,了解肝硬化、肝癌发生发展的危险因素对临床实践有重要的指导意义。本研究纳入 190 例已发生肝硬化或肝癌和 147 例未发生肝硬化或肝癌的慢性乙型肝炎患者,通过回顾性病例对照研究,在单因素分析基础上,运用 Logistic 回归和 Cox 比例风险两种模型,筛选慢性乙型肝炎发展为肝硬化、肝癌的主要危险因素,由于样本量偏小、算法上存在差异等原因,两种模型的最终结果存在一定差异,最终全部入选的因素包括年龄、性别、HBV DNA 及 TBil 四个指标。

1. 年龄、性别因素

有学者经过长期追踪研究表明,年龄较大、男性是慢性乙型肝炎发生肝硬化、肝癌的危险因素,本研究纳入的两个多因素分析模型中,年龄大、男性都是危险因素,性别在 Logistic 回归模型中进入方程,与女性对比,男性发生肝硬化、肝癌的危险是女性的 3.123 倍,与以往研究结果一致。有研究表明,慢性乙型肝炎发生肝硬化、肝癌的平均年龄为 $40\sim55$ 岁,发生肝炎到诊断肝硬化、肝癌的平均时间为 14.5 年,本研究中发生肝硬化、肝癌时的平均年龄为 51.2 岁,发生肝炎到诊断肝硬化、肝癌的平均时间为 15.4 年,与既往研究相近。由于我国大多数 HBV 感染者通过母婴垂直传播获得,年龄较大往往代表病程较长,肝硬化、肝癌等终末期肝病更易发生,单因素分析时病程的影响有统计学意义,多因素分析模型中病程没有进入,估计受到年龄高度相关的影响。虽然已有流行病学调查显示,男性患肝硬化、肝癌的风险更高,但目前性别影响肝硬化、肝癌的发生机制并不确定,有研究认为可能与雌激素有关。

2. TBil 因素

TBil 大部分来自衰老红细胞裂解而释放出的血红蛋白。在胆红素的代谢过程中,肝细胞承担着重要任务。首先是衰老红细胞分解形成的间接胆红素随血液循环运到肝细胞表面时,间接胆红素与葡萄糖醛酸结合成直接胆红素,在内质网、高尔基体、溶酶体等参与下直接胆红素排泄到毛细胆管中去,可见肝细胞具有摄取、结合、排泄胆红素的功能。TBil 能准确反映黄疸的程度,如果 TBil 升高,提示肝脏可能发生炎症,或肝细胞坏死。本研究的两种多因素分析模型中,TBil 均为慢性乙型肝炎发展为肝硬化、肝癌的影响因素,其风险比均大于 1,提示 TBil 升高会增加发生肝硬化、肝癌的危险。

3. HBV 复制因素

HBV DNA 是目前评价 HBV 复制的主要指标,国内外关于血清 HBV DNA 水平与慢性乙型肝炎预后的关系有很多研究,并证实 HBV DNA 水平与肝硬化和肝癌的发生密切相关。例如,Brunetto 等的研究表明,监测 HBV DNA 持续呈阳性(至少 7 次/年)是肝硬化发生的独立危险因素。在一项病例对照研究中,选入了 79 例发生肝硬化和 158 例未发生肝硬化的慢性乙型肝炎患者,两组比较发现肝硬化组的 HBV DNA 水平明显高于无肝硬化组。在某地进行的另一项基于人群的大规模前瞻性研究中,通过对 3582 例慢性 HBV 感染者长达 11 年的随访,证实了随着基线 HBV DNA 的升高,肝硬化和 HCC 的发生率逐渐升高,且其相关的死亡率也逐渐增加。本研究在 Logistic 回归分析模型中,对 HBV DNA 实测值进行对数转换,其 OR 值为 1.013;在 Cox 比例风险模型中,将 HBV DNA 看成分类变量,发生肝硬化或肝癌的 OR 值依次为 1.510 和 2.971,与相关研究结果一致,HBV DNA 升高可以成为慢性乙型肝炎发生严重临床结局的危险因素。

4. 血清白蛋白因素

90% 以上的血清总蛋白和全部的 ALB 是由肝脏合成的,ALB 是反映肝功能的重要指标,其变化情况能很好地反映肝脏的合成功能。肝脏是合成 ALB 的唯一器官,从病理角度看,各种肝病患者都会发生肝细胞变性坏死或纤维化,变性坏死越重,肝细胞炎症越重,合成 ALB 越少。随着肝组织纤维化程度的加重,正常肝细胞数量减少,肝供血不足,肝细胞功能受损,影响 ALB 合成,导致 ALB 下降,因此 ALB 是反映慢性肝病肝脏储备功能的可靠指标之一。本研究中,单因素统计分析显示两组的 ALB 水平有显著性差异,ALB 最终入选 Logistic 回归分析模型中,成为影响慢性乙型肝炎发展为严重临床结局的重要因素,其 OR 值小于 1,说明发生严重结局的慢性乙型肝炎患者可能存在不同程度的 ALB 水平下降,有一定临床借鉴意义。

5. GGT 因素

GGT 存在于血清及除肌肉以外的所有细胞中,肾脏中含量最为丰富,但血清中 GGT 主要来自肝胆系统,在肝脏中广泛分布于肝细胞的毛细胆管一侧和整个胆管系统,当肝内合成亢进或胆汁排出受阻时,血清中 GGT 增高。在国内多数学者对慢性乙型肝炎肝纤维化(包括早期肝硬化)的研究中,包含 GGT 的 PGA 指数很早就被用于预测肝纤维化,张文胜等建立的慢性乙型肝炎肝纤维化预测模型 Fibro-Index 中,GGT 均是重要的预测因子之一,Imbert-Bismut 等基于慢性丙型肝炎建立的包含 GGT 的肝纤维化预测模型 Fibro-test,对慢性乙型肝炎的肝纤维化和肝硬化预测也有比较好的准确性。GGT 是提高慢性乙型肝炎临床与病理诊断符合率的一个十分有价值的参考指标,在慢性肝炎和肝硬化患者中,若 GGT 呈持续高值,为病情不稳定或有恶化趋势。肝癌时,肝内阻塞致使胆汁瘀滞,诱使肝脏产生大量 GGT,癌细胞也产生 GGT,因而 GGT 明显升高。大量研究证实,在肝炎病毒感染的过程中,GGT 水平的升高与炎症的程度及纤维化的程度有独立相关性,GGT-mRNA 亚型转化与肝癌发生有密切关系,其在肝癌中特异性强,它们的活化是肝癌发生常见的早期事件,其检测结果对鉴别和监测肝细胞癌变有重要意义。但有研究表明,未经治疗的肝癌GGT水平与经介入或手术治疗后的肝癌GGT水平之间有显著性差异,其平均值在正常值60 U/L以上,但前者的GGT平均水平在较高值,为195.67 U/L,后者的GGT平均水平在较低值,为79.67 U/L。本研究的单因素分析结果表明,未发生严重临床结局的慢性乙型肝炎组和严重临床结局组之间的血清GGT水平有显著性差异,GGT最终进入了Logistic回归方程中,但没有同时纳入Cox比例风险模型中,一是可能与两种统计分析模型的算法不同有关,二是本次研究纳入的肝癌病例均为经介入或手术治疗后选择中医药治疗方案的患者,可能影响了GGT纳入Cox比例风险模型中。

6. 其他影响因素

单因素分析结果显示,发生严重临床结局组的HGB、PLT显著低于慢性乙型肝炎组,ALP、AST、GELO均显著高于慢性乙型肝炎组,但均未进入多因素分析模型中。既往有研究表明,在从慢性肝病到肝硬化和肝癌的发展过程中,ALP是依次递增的,血小板低于150×10^9/L是肝纤维化和肝硬化的相关因素。其他如HGB、GELO等指标对慢性乙型肝炎发展为肝硬化、肝癌的影响也鲜见相关报道。也有相关研究探讨ALT、AST、GGT联合检测在各类肝脏疾病诊断中的临床价值,结果指出ALT、AST、GGT联合检测对肝脏疾病的诊断、鉴别诊断和判断肝病演变方向以及预后都具有一定的临床价值,对评估肝功能状况可以起到辅助作用。本次研究的ALT在慢性乙型肝炎和发生肝硬化、肝癌之间没有显著性差异,多因素分析显示AST没有进入最终分析模型中,可能与ALT、AST的动态变化或检测时点有关,具体原因可做进一步深入探讨。

由于本研究是一项回顾性病例对照研究,收集资料有一定局限性,样本量较少,缺失数据较多,其真实性无法考证,对结果的准确性有一定影响,不排除还有其他指标成为危险因素的可能性。由于入选病例大多为肝穿刺的慢性乙型肝炎患者,与一般的慢性乙型肝炎人群在构成上有一定差异,存在一定的选择性偏倚。更重要的是影响慢性乙型肝炎发生肝硬化、肝癌的原因极其复杂,可能的危险因素之间存在相互作用,某些实验室指标检测存在一定误差,这些都会对最终研究结果造成一定影响,需要在后续研究中,增加观察例数,采取前瞻性研究和回顾性研究相结合的观察方法,长期、动态地观察慢性乙型肝炎病情发展趋势。

二、慢性乙型肝炎临床预后评估数学模型

我国慢性肝炎的病因以肝炎病毒占绝大多数,其中又以HBV为主。近年来的流行病学调查资料显示,HBV感染者仍高达9000多万,随着HBV感染者的病程进展,慢性乙型肝炎的发病率仍呈上升趋势,与之相应的肝硬化和肝癌发病率亦呈上升趋势。在慢性乙型肝炎发展的自然史中,肝脏是免疫细胞与病毒对抗的主战场,可能因此造成一些不可逆转的损害,病程长,易复发,难以完全康复。目前抗病毒为主的治疗尚无法"根治"慢性乙型肝炎,很大部分患者的病情呈进行性发展,如何做到早发现、早预警及如何延缓或阻止慢性乙型肝炎病情进一步发展为肝硬化或肝癌等终末期肝病,是肝病研究者一直关心的临床热点和难点。肝硬化或肝癌早期大多无特异性表现,临床诊断为肝硬化或肝癌时多已发展为晚期,而常用的肝活检等诊断手段为创伤性检查,且有一定风险,临床推广有一定难度。对慢性乙型肝炎的多级预防和定期监测虽已在我国得到逐步推广,但监测费用昂贵,耗费人力、物力,很难为所有慢性乙型肝炎患者提供服务。要解决上述问题,一种方法是开发评估慢性乙型肝炎病程进展的无创性指标或模型,能应用于日常临床实践,简单易操作,有利于提高临床疗效和节约医疗资源。

(一)研究方法

对有多年HBV感染史的慢性乙型肝炎患者及肝硬化、肝癌患者进行回顾性分析,选择影响慢性乙型肝炎发展为肝硬化、肝癌等严重临床结局的危险因素,构造慢性乙型肝炎临床预后评估模型,为慢性乙型肝炎临床监测体系的建立提供方法学研究方案。

1. 病例选择

回顾性收集慢性乙型肝炎及肝硬化、肝癌患者518例,均为2007年1月至2011年7月湖北中医药大学附属医院门诊和住院患者。

(1) 病例纳入标准:收集病例均为慢性乙型肝炎或肝硬化、肝癌患者。慢性乙型肝炎及肝硬化临床诊断标准为中华医学会肝病学分会与感染病学分会联合制订的《慢性乙型肝炎防治指南》或中华医学会传染病与寄生虫病学分会、肝病学分会联合修订的《病毒性肝炎防治方案》。肝癌临床诊断符合第四次全国肝癌学术会议修订并通过的原发性肝癌诊断标准。有乙型肝炎或HBsAg阳性史超过6个月,入院时HBsAg或HBV DNA仍为阳性,可诊断为慢性HBV感染,分为慢性乙型肝炎、乙型肝炎相关性肝硬化或肝癌,其中慢性乙型肝炎包括HBeAg阳性、HBeAg阴性两种。

(2) 病例排除标准:合并甲型肝炎、丙型肝炎、丁型肝炎、戊型肝炎等其他病毒性肝炎,自身免疫性肝病、酒精性肝病、药物性肝病、代谢性肝病、遗传性肝病、隐源性肝病、血吸虫性肝病的患者被排除;所有患者均无血液系统疾病,并且近1个月内无输血液制品史;病案资料不完整,无法纳入统计分析的患者被排除。

2. 资料收集

根据Logistic回归和Cox比例风险模型分析结果,收集影响慢性乙型肝炎发展为严重临床结局的所有危险因素,包括年龄、性别、饮酒史等流行病学特征,以及ALP、ALB、GGT、TBil、PLT、HBV DNA等实验室检查指标。

3. 建模方法

根据前期研究筛选出的慢性乙型肝炎发生肝硬化及肝癌的相关危险因素,采用数理方法构建慢性乙型肝炎临床预后评估模型。

(1) 判别分析:先建立预测慢性乙型肝炎发生严重临床结局的判别函数,根据个体判别得分判断发生严重临床结局的危险性大小,通过回代评价选择评分变量的准确度。

(2) 线性趋势检验:根据各变量在线性趋势检验中的χ^2整数分值,赋予各变量权重,采用线性趋势卡方检验,确定最佳的危险分层界值,构建评估慢性乙型肝炎发生严重临床结局危险性大小的评分模型。

(二) 研究结果

构建危险判别函数,制订"高危""中危""低危"判别标准,并进行应用验证。

1. 危险判别函数

应用Fisher判别分析,选择年龄、性别、TBil、GGT、HBV DNA等5个因素构建危险判别函数,对应5个变量的赋值,见表6-49。

表6-49 危险判别函数的变量赋值

因素	变量名	赋值
年龄/岁	X_1	实测值
性别	X_2	女性为0
		男性为1
TBil/(μmol/L)	X_3	实测值
HBV DNA/(copies/mL)	X_4	$<10^3$为0
		$10^3 \sim 10^5$为1
		$\geq 10^5$为2
GGT(U/L)	X_5	实测值

运用SPSS统计软件包,构造标准化的典型判别函数 $Z=0.900X_1+0.422X_2+0.429X_3+0.172X_4+0.219X_5$,非标准化的典型判别函数为 $Z=0.071X_1+1.037X_2+0.005X_3+0.203X_4+0.009X_5-4.254$。由表6-50可知,判别界值 $Z_c=(0.396-0.870)/2=-0.237$,判别规则如下:若 $Z>Z_c$,则认为发生严重临床结局的危险性高;若 $Z<Z_c$,则认为发生严重临床结局的危险性低。

表6-51 组质心处的函数

严重结局	函数
	1
无	-0.870
有	0.396

根据以上构建的非标准化的典型判别式函数进行验证,计算未发生和发生严重临床结局两组慢性乙型肝炎患者的判别分类结果,得出该危险判别函数的准确度为72.8%。

2. 预后评估模型

根据前期研究的影响慢性乙型肝炎发展为肝硬化、肝癌等严重临床结局的危险因素,采用数理方法构建慢性乙型肝炎临床预后评估模型。

(1) 变量赋分:根据判别分析结果,选择影响慢性乙型肝炎发生严重临床结局的危险因素,包括年龄(病程)、性别、TBil、GGT、HBV DNA 5个观察指标。根据观察指标的标准化回归系数大小比较权重,对以上变量实行定量赋分,具体结果见表6-51。以上五个变量的总分为用于预测危险性高低的分值,评分范围为0～41分,分值越高,说明其发生严重临床结局的危险性越高。

表6-51 观察指标评分结果

观察指标	数值	评分
年龄/岁	≤50	0
	>50	+4
性别	女性	0
	男性	+3
GGT/(U/L)	<55	0
	≥55	+17
TBil/(μmol/L)	<18	0
	≥18	+12
HBV DNA/(copies/mL)	$<10^3$	0
	$10^3 \sim 10^5$	+2
	$\geq 10^5$	+5

(2) 最佳分界点选择:根据年龄、性别、TBil、GGT、HBV DNA 5个观察指标的分值,计算纳入分析的慢性乙型肝炎、肝硬化或肝癌患者的最终得分(score),其中慢性乙型肝炎患者的平均得分为10.41(95%CI为8.92～11.90),中位数分值为7分,肝硬化或肝癌患者的平均得分为24.51(95%CI为22.9～26.11),中位数分值为29分,两组得分有显著性差异($P<0.05$)。

根据两组得分的分布特征,最终选择(7,19)分与(7,20)分两组分界点,比较两组分界点线性趋势χ^2检验结果,(7,19)分的线性χ^2值为110.80,(7,20)分的线性χ^2值为75.41,选择(7,19)分为预测评分模型的最佳分界点,即"≤7为低危,7~19为中危,>19为高危"。

(3) 模型验证:计算每例患者的得分分值,根据危险性高低分为"低危""中危""高危"三类,比较三类患者的肝硬化或肝癌发生的危险性大小,见图6-33。

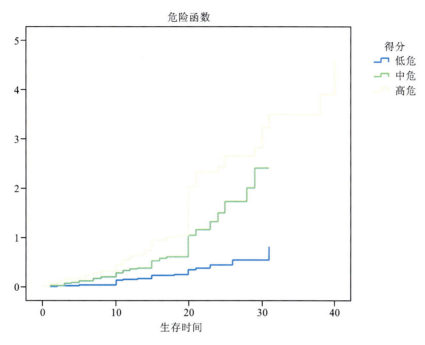

图6-33 三类患者的严重临床结局发生危险性大小

由表6-52可知,337例患者中有16例因数据缺失退出,根据321例患者评价模型预测的灵敏度和特异度大小,视"低危"为发生肝硬化或肝癌的可能性较小,其灵敏度为59.71%(83/139),特异度为85.71%(156/182),阴性预测值为76.15%(83/109);视"高危"为发生肝硬化或肝癌的可能性较大,其灵敏度为64.29%(117/182),特异度为92.09%(128/139),阳性预测值为91.41%(117/128)。

表6-52 评分模型的分组结果

组 别	得分			合计
	低危	中危	高危	
慢性乙型肝炎组	83	45	11	139
肝硬化或肝癌组	26	39	117	182
合计	109	84	128	321

(三) 结果分析

近些年来,有学者对慢性乙型肝炎预后结局做了大量研究,但大多为描述性统计分析,多因素分析仅限于预后影响因素的筛选,并没有将这一研究结果直接应用于临床预后评价。有香港学者做了一项针对慢性乙型肝炎长时间随访研究,研究和发展更为精确评估肝功能的定量方法,提高临床模型预测准确性,使其能对个体患者的生存可能性、死亡危险性作出准确预测,这是进一步研究的目标。临床诊断为慢性乙型肝炎的患者,在行肝穿刺活组织病理学检查时,有一部分患者肝脏已经存在早期肝硬化、活动性肝硬化的病理改变。肝癌的发生发展更为隐匿,故肝硬化、肝癌的早发现、早诊断非常重要。目前肝组织病理学检查仍是评价慢性乙型肝炎病情进展的重要方法,但由于存在操作不方便、有创伤性及穿刺术本身的并发症等原因,且肝脏病变在肝内分布不均匀造成的诊断误差,限制了病理学检查在临床的广泛应用。本研究试图寻找无创性检测指标评估慢性乙型肝炎可能发生的严重临床结局,构建评估慢性乙型肝炎病程进展的无创性模型,并可用于临床实践,体现出一定的临床应用价值。

笔者及其团队将慢性乙型肝炎发生严重临床结局的模式归纳为3型,即反复活动型、隐匿型、逐步衰竭型。从本次研究资料看,隐匿型发生严重结局的人数最多,占55.79%,大部分可能因临床表现不突出而不被重视,没有及时监测病情变化,在不知不觉中导致了病情的向前发展,最后发展为肝硬化、肝癌等严重结局。因此,构建简易无创的慢性乙型肝炎临床预后评估模型,及时观察患者的病情发展,对高危患者实施有效的提前干预,对慢性乙型肝炎患者,尤其是隐匿型患者,尽早阻止其肝病严重临床结局的发生,有积极的临床应用价值。

原发性肝癌是最常见的10种恶性肿瘤之一,其发生是一个多阶段、多因素的累积作用。在我国,每年有12万人死于肝癌,占全世界肝癌死亡总人数的40%以上。大量的流行病学调查和实验室研究结果表明,我国肝癌患者中约95%有HBV感染的血清学证据,HBV是肝癌发生的最重要病因之一。流行病学和病理学专家的研究结果指出,慢性肝炎和肝硬化是肝癌发生的前过程与病理背景。据一项队列研究表明,从发生肝炎到诊断肝癌的时间自3～37年不等,其中97.44%在5年以上,10年以上占38.46%,平均病程为14.5年,中位病程为13年。从肝硬化到肝癌发生的时间为1～20年,平均病程为6.38年,中位病程为5.5年。在中国,HBV感染与肝癌的发生密切相关,感染HBV后发生肝癌的危险度为非感染者的16.93倍,与国内外的有关文献报道相一致。有一项关于中国人群HBV感染与原发性肝癌关系病例对照研究的Meta分析指出,HBV感染发生导致原发性肝癌的OR值为11.34,提示HBV感染是肝癌发生的重要危险因素。

流行病学调查显示,80%～90%的肝癌是在肝硬化基础上发展而来,肝硬化后由于肝脏储备能力下降,使得有毒代谢产物积累增加,肿瘤监视功能下降,出现异常肝再生微环境等,这些都是肝硬化发展为肝癌的可能因素。因此,本次研究将慢性乙型肝炎后肝硬化、肝癌等终末期肝病的病例归类到一组,定义为慢性乙型肝炎病情导致的严重临床结局。目前,国内外关于慢性乙型肝炎发生肝硬化或肝癌的危险因素研究已有不少成果,如年龄越大或病程越长、性别为男性、肝癌家族史等流行病学因素均为独立危险因素,也有不同学者提出HBeAg阴性、HBV DNA水平、ALT、AST、GGT等实验室检测指标,成为影响慢性乙型肝炎发生肝硬化或肝癌的独立危险因子。本次研究认为年龄越大(反映病程长)、男性、HBV DNA水平及GGT升高均为慢性乙型肝炎发生肝硬化、肝癌等严重临床结局的独立危险因子,与相关研究结果一致。本次研究首次把TBil作为评估慢性乙型肝炎发生严重临床结局的一个独立影响因素,相关研究鲜有报道,可做进一步验证研究。

判别分析是根据判别对象若干个指标的观测结果判定其应属于哪种分类的统计学方法,曾有学者应用判别分析评价血清纤维化标志物预测肝脏病理分级分期的价值。作为预测肝脏纤维化程度的无创性检查,血清纤维化标志物是近年来肝病临床研究领域中的热门课题。根据多因素分析结果,年龄、性别、TBil、HBV DNA同时进入Logistic回归方程和Cox回归方程,考虑将以上4个变量纳入预后评估模型。其他如ALP、GGT、ALB也分别进入了Logistic回归方程和Cox回归方程中,成为影响慢性乙型肝炎发展为严重临床结局的独立危险因素,考虑到变量增多可能造成的相关性和冗余性,本研究用以上4个变量分别结合ALP、GGT、ALB建立危险判别函数,结果纳入GGT的危险判别函数的准确度最高,达到72.8%,最终纳入临床预后评估模型的变量为年龄、性别、TBil、GGT、HBV DNA。

本研究回顾性调查了190例发生严重临床结局和147例未发生严重临床结局的慢性乙型肝炎患者,筛选出有统计学意义和一定临床应用价值的影响因素后,建立了一个数学模型对慢性乙型肝炎患者的病程进展进行预测,评估慢性乙型肝炎可能进展为肝硬化或肝癌等严重临床结局的危险性高低,构建可应用于临床的慢性乙型肝炎预后评估模型。根据判别分析结果,并结合临床应用的实用性和可行性,该模型采用了年龄、性别、TBil、GGT、HBV DNA 5个变量作为参数,应用变量评分方式构建评估模型。根据预后评估模型研究结果,年龄在50岁以上,肝功能指标 GGT$\geqslant$55 U/L,TBil$\geqslant$18 μmol/L,血清病毒学标志物 HBV DNA 病毒载量$\geqslant$10^5 copies/mL 的慢性乙型肝炎男性患者为发生肝硬化或肝癌等严重临床结局的高危人群,应对他们定期随访和监测,使肝硬化或肝癌等终末期肝病患者早发现、早治疗,提高临床治疗效率和患者的生存质量。通过验证,危险评分模型的阳性预测值为91.41%,阴性预测值为76.15%,评估为"高危"的灵敏度为64.29%,特异度为92.09%。说明以上选择的5个变量可客观反映出慢性乙型肝炎病程进展,对慢性乙型肝炎患者发生严重临床结局的可能性大小直接评估,有一定临床应用价值。应用本模型对随诊者的病情发展进行评估时,按照以上5个变量的赋值方法评分,若评分结果为低危,说明慢性乙型肝炎患者病情较稳定,预后较好,每1~3年重新评分。对中危人群应每6个月监测病情发展。对高危人群应重点监测,每3个月观察病情动态进展。

需要提出的是,本次研究构建的慢性乙型肝炎预后评估模型还有些问题值得进一步探讨:①模型中纳入的 GGT、TBil、HBV DNA 3个血清学指标还不足以完全反映慢性乙型肝炎患者的病情发展,在后续研究中考虑增加本模型没有统计学意义但有临床应用价值的其他观察指标。例如,ALT、AST 一直是临床上最常用的酶,是反映肝细胞损害出现最早、最敏感的指标,但多因素分析结果显示无统计学意义,需分析其被排除的原因,在后续研究中增大样本量,重点观察这两个指标的变化。另有 Massimo 等的研究指出,肝炎后肝硬化血清前白蛋白水平显著低于慢性肝炎,血清前白蛋白的下降程度不但与近期而且与长期累积肝脏损害程度有关,提示血清前白蛋白可作为判断肝脏储备功能和估计预后的重要指标。②根据2007年美国《慢性乙型肝炎实践指南》,HBV 相关肝病进展的因素包括年龄较大(HBV 感染时间较长),基因型 C 感染,HBV DNA 高载量,经常过度饮酒,合并 HCV、HDV、HIV,摄入黄曲霉素等致癌物质以及吸烟等。另有多项研究表明,HBV、HCV 双重感染者,与仅感染其中一种病毒者相比,进展为肝硬化和 HCC 的概率更高,本次研究排除了合并其他病毒性肝炎,可在以后研究中纳入合并感染病例,观察发生肝硬化、肝癌的风险性高低有无差异。另外可根据吸烟、饮酒与否等因素分层处理,对年龄分值考虑进一步细化,进一步提高模型预测的灵敏度和准确度。③由于慢性 HBV 感染过程中病毒复制不稳定,单次 HBV DNA 高载量对准确预测某个 HBV 感染者的预后价值可能有限,关于 HBV DNA 水平的动态变化和预后影响的研究资料比较缺乏,高水平的 HBV DNA 持续的时间比任意时间点的 HBV DNA 水平升高对预测严重临床结局发生的危险性更有价值,随着抗病毒药物的广泛应用,如何在抗病毒治疗的患者中定期随访监测 HBV DNA 水平,研究其动态变化对肝硬化、肝癌发生的作用,是后续研究中值得深入探讨的。④本模型关于低、中、高危人群的分值确定还需要大样本支持验证。在后续研究中,前瞻性收集慢性乙型肝炎患者的相关资料,长期追踪随访观察3~5年,考虑每3~6个月定期评分,评估患者发生肝硬化、肝癌等严重临床结局的危险性变化趋势,为模型验证和逐步修订提供可靠性依据。为增加验证结果的真实性,可考虑按照 HBeAg 阴性和阳性两组实行分组评估,比较两组危险构成的差异。

参考文献

[1] 黄海,朱畴文,于晓峰,等. 慢性乙型肝炎并发肝硬化的转归研究[J]. 肝脏,2007,12(6):437-440.

[2] Lok A S,McMahon B J. Chronic hepatitis B[J]. Hepatology,2007,45(2):507-539.

[3] Tai D I,Lin S M,Sheen I S,et al. Long-term outcome of hepatitis B eantigen-negative

hepatitis B surface antigen carriers in relation to changes of alanine aminotransferase levels over time[J]. Hepatology,2009,49(6):1859-1867.

[4] 赵景民,周光德,孙艳玲,等. 25946例行肝穿刺检查肝病病例的临床病理、流行病学及转归的研究[J].解放军医学杂志,2008,33(10):1183-1187.

[5] Merican I,Guan R,Amarapuka D,et al. Chronic hepatitis B virus infection in Asian countries[J]. J Gastroenterol Hepatol,2000,15(12):1356-1361.

[6] 郭震,王一平,靳淑黎,等.我国慢性乙型肝炎治疗性文章的现状分析[J].中国循证医学,2002,2(2):101-103.

[7] 赵一鸣.如何做好临床研究中信息的收集和处理[J].中华医学杂志,2001,81(22):1404-1405.

[8] 肖光明,贾卫东,何凯茵,等.应用Cox比例风险模型分析抗病毒治疗对慢性乙型重型肝炎预后的影响[J].实用肝脏病杂志,2009,12(3):190-194.

[9] Chien R N,Lin C H,Liaw Y F. The effect of lamivudine therapy in hepatic decompensation during acute exacerbation of chronic hepatitis B[J]. J Hepatol,2003,38(3):322-327.

[10] Wong V W,Chan S L,Mo F,et al. Clinical scoring system to predict hepatocellular carcinoma in chronic hepatitis B carriers[J]. J Clin Oncol,2010,28(10):1660-1665.

[11] Zhang L,Wang G,Hou W,et al. Contemporary clinical research of traditional Chinese medicines for chronic hepatitis B in China:an analytical review[J]. Hepatology,2010,51(2):690-698.

[12] Wong G L,Wong V W,Tan G M,et al. Surveillance programme for hepatocellular carcinoma improves the survival of patients with chronic viral hepatitis[J]. Liver Int,2008,28(1):79-87.

[13] Nouso K,Tanaka H,Uematsu S,et al. Cost-effectiveness of the surveillance program of hepatocellular carcinoma depends on the medical circumstances[J]. J Gastroenterol Hepatol,2008,23(3):437-444.

[14] Li Q,Yuan G Y,Tang K C,et al. Prognostic factors for chronic severe hepatitis and construction of a prognostic model[J]. Hepatobiliary Pancreat Dis Int,2008,7(1):40-44.

[15] 张普洪,柳慧.慢性肝病转归数学模型的建立和初步应用[J].中华流行病学杂志,2000,21(2):137-139.

[16] 巫贵成,周卫平,赵有蓉,等.慢性乙型肝炎自然史的研究[J].中华肝脏病杂志,2002,10(1):46-48.

[17] 涂相林,肖影群,陈芳,等.慢性乙型肝炎组织学肝硬化的预测及预测模型的建立[J].中华肝脏病杂志,2009,17(1):28-32.

[18] 陈煜,王宝恩,贾继东,等.慢性乙型肝炎肝纤维化程度的无创性评估[J].中华肝脏病杂志,2003,11(6):354-357.

[19] 李雪芬,陈瑜.慢性乙型肝炎疗效监测标志物的应用进展[J].中华检验医学杂志,2015,(9):646-648.

[20] 揭育胜,林国莉,吴元凯,等.慢性乙型肝炎随访门诊的建立与管理[J].中华医院管理杂志,2010,26(8):588-589.

[21] 金光寰,李伟明.病案信息化管理在医院建立与运用探讨[J].中华现代医学管理杂志,2005,3(1):72-73.

第五节 循证医学证据

一、名老中医经验总结

按照循证医学证据级别分类标准,个人经验属可供参考的循证医学证据。名老中医经验的参考价值相对较大,故将张大钊教授治疗慢性肝病的临床经验总结出来,供临床工作者参考运用。

(一) 张大钊教授治疗慢性肝病的临床疗效分析

张大钊,教授,主任医师,20世纪50年代初期考入北京大学,后转学上海;1956年毕业于上海第一医学院医疗系内科,1962年又于湖北中医学院西医学习中医研究班毕业,并获原卫生部颁发的奖状。他长期从事中西医结合防治急性病、中医教学和临床工作,在湖北省中医院工作多年,曾任暨南大学医学院副院长和广州华侨医院院长及广东省政协委员。1989年退休回香港定居,从事中医临床和教学工作,并任香港中医药管理委员会中医组主席,香港大学、香港中文大学和香港浸会大学中医药学院顾问,中国中西医结合学会常务理事,《中国中西医结合杂志》编委等职。1997年成为中医学界首位获颁MBE勋衔者,以表彰其在中医发展方面的贡献。主要著作有《中西医结合防治流行性脑脊髓膜炎》《中西医结合防治流行性乙型脑炎》《实用中医内科学》《传统老年医学文献精华》《控制中医学》《中医美容学》《The Basic Knowledge of Traditional Chinese Medicine》《Diagnosis and Treatment of Common Diseases in Traditional Chinese Medicine》《中医文化对谈录》等。

常见的慢性肝病包括慢性病毒性肝炎(其中绝大多数为慢性乙型肝炎)、肝炎后肝硬化、肝癌等,均为临床常见多发病。我国是HBV感染大国,而HBV感染是我国肝癌高发病率的重要原因。

慢性肝病的治疗仍是一个未解决的临床难题,进入晚期肝硬化很难逆转,并发肝癌更难治疗。张大钊教授中医药治疗慢性肝病的配伍规律如下:用药简洁集中,补泻结合,动静配合,养阴与化瘀相配,疏肝与健脾同用,活血与止血并施,抗病毒不强调清热解毒,消癥积不主张猛药攻伐。在基本方(旱莲草、女贞子、丹参、赤芍、白芍、郁金、枳壳、茯苓、白术、仙鹤草、玫瑰花、甘草等)的基础上,根据不同病情进行辨证论治,加减用药,获得较好疗效。现根据较完整的病案资料分析其临床疗效。

1. 一般临床资料分析

张大钊教授在香港中医门诊病案记录:1991—2003年,总病例数460人,其中男性331例,占71.96%,女性129例,占28.04%。年龄段分布情况:未成年人(18岁及以下)3例,占0.65%;成年人(19~44岁)83例,占18.04%;中年人(45~64岁)278例,占60.43%;老年人(65~79岁)91例,占19.78%;高寿者(80岁及以上)5例,占1.09%。总诊治次数,2050人次。所有观察的临床病例均经西医确诊,采用中医中药治疗时,基本不用西药。其中资料比较完整的慢性乙型肝炎65例,肝炎后肝硬化60例,肝癌61例(原发性肝癌53例,继发性肝癌8例),共计186例。

2. 慢性乙型肝炎临床疗效分析

慢性乙型肝炎是临床常见多发病,我国现有慢性乙型肝炎患者超过3000万,每年因肝病死亡人数约30万,对人民健康和国家经济危害严重。慢性乙型肝炎病情复杂,病程迁延难愈,并呈肝炎→肝硬化→肝癌的病理发展趋势。慢性乙型肝炎的发病机制主要是免疫损伤,受染机体内 HBV 复制和免疫的平衡被破坏。感染 HBV 的结局取决于机体免疫反应调节、病毒变异和病毒复制,因此慢性乙型肝炎的抗病毒治疗和免疫调节治疗是两个中心环节。HBV 欲在受感染机体内长期持续存在,必须首先逃避免疫系统的监视。HBV 可采取两种方式逃脱机体免疫系统的作用,即主动干扰或抑制病毒特异性免疫应答,和通过产生变异被动逃避免疫清除。目前对慢性乙型肝炎患者体内特异性免疫应答低下的原因,比较普遍的看法是产生免疫耐受,即 HBV 抗原特异性克隆无反应性(anergy)。但乙型肝炎慢性化机制,包括"肝外库"假说、"免疫抑制"假说、"变异-免疫逃避"假说等,几乎无一能回答克隆无反应性的原因。但不管其中的原因多么复杂,有一点是肯定的,即对于慢性乙型肝炎患者来说,既然"免疫耐受""免疫抑制""免疫逃避"的病理机制在慢性乙型肝炎患者体内客观存在,且目前尚无有效方法加以改善,再加上肝脏又为免疫特权器官,易于逃避免疫应答,HBV 以"免疫优势部位"(包括肠系膜淋巴结、脾、肾、胰、脑和某些内分泌组织如睾丸、卵巢、肾上腺等)为发源地,不断复制并逃脱机体免疫清除,释放出的病毒颗粒随血流不断感染肝细胞,若激发机体免疫记忆功能,则造成肝损伤,因而,单靠机体的免疫功能完全彻底地清除慢性乙型肝炎患者体内的 HBV 目前尚不现实。依靠外源的抑制 HBV 复制的药物以帮助机体清除体内的 HBV,有利于慢性乙型肝炎患者免疫功能的恢复,但遗憾的是,目前抑制 HBV 复制的疗效肯定的药物非常有限,长期以来治疗主要采用 IFN,30%左右的病例 HBV DNA 转阴,长期应用会产生"耐药"现象,停药后 HBV 复制大多复发,甚或加重。近年来核酸类似物抗 HBV 药物迅速发展,如拉米夫定等,用药后肝内及血清内病毒复制水平迅速下降,但也有一个较长时期的 HBV 复制的持续隐袭相,长期应用亦会产生"耐药"现象,停药后病毒复制迅即反跳,部分患者病情加重("停药后肝炎")。近年来还发现,乙型肝炎自然康复或抗病毒治疗后康复,均可较长期在体内有低水平 HBV DNA 复制,不一定伴基因变异,病情不断进展,可以发展成为肝硬化或肝癌,称之为 HBV 低复制状态。

中医学在辨证论治慢性乙型肝炎方面具有一定经验和优势,临床报道很多,但由于辨证无严格的标准,用药繁杂无一定规范,很多医师采用中西医结合治疗,多种中西药夹杂运用,无法客观评价中医药的疗效,造成了临床治疗效果可重复性差,难以得到广泛的认同、推广和普及。张大钊教授身处香港行医,因中医不能采用西医西药治疗,客观上要求只能采用"纯中医"治疗。更重要的是,张大钊教授根据自己多年的临床经验,得到如下体会:HBV 的清除最根本的是要靠机体自身免疫功能的健全,目前所有的抗病毒西药均不能直接、完全和长久地从机体清除 HBV,而采用中医药治疗则可从多层面、多方位、多途径、多靶点发挥综合治疗效应,通过激发和调节免疫功能,直接和间接地抑制或清除 HBV,改善病理损害(抗肝损伤、抗炎、抗肝纤维化等),延缓病程进展,促进机体康复。因此,张大钊教授坚持用中医中药治疗慢性乙型肝炎,取得了良好的疗效。张教授的临床疗效分析标准根据 1991 年的《病毒性肝炎中医疗效判定标准(试行)》而制订:①临床基本治愈:该证候的主次证消失;肝脾大稳定无变化或回缩,肝区无压痛及叩痛;肝功能检查恢复正常;乙型肝炎患者则要求病毒复制指标转阴而 HBsAg 仍可呈阳性;以上各项保持稳定 6~12 个月者。②显效:该证候的主次证消失占半数以上或好转占三分之二以上;肝脾大稳定无变化或回缩,肝区无压痛及叩痛;肝功能检查恢复正常或轻微异常;乙型肝炎患者则要求病毒复制指标有一项转阴而 HBsAg 仍可呈阳性。③好转:该证候的主次证消失占三分之一,或好转占半数以上;肝脾大稳定无变化或回缩,肝区无压痛及叩痛;肝功能检查较原检查值下降一半以上;乙型肝炎患者则要求病毒复制指标有所下降而 HBsAg 仍可呈阳性。④无效:未达到上述指标。

65 例病案疗效分析结果显示:好转 21 例,占 32.31%;显效 23 例,占 35.38%;临床基本治愈 16 例,占 24.62%;无效 5 例,占 7.69%。总有效率为 92.31%。

3. 肝炎后肝硬化临床疗效分析

本病属中医学"臌胀""单腹胀"等病范畴,尽管属"难治"或"不治",但古代医家也提出了不少治法与经验。例如,金元以前多主张用攻法,金元以后多主张用健脾益气、脾肾两补等补法或攻补兼施法。在 20 世纪 50 年代后期至 20 世纪 60 年代,天津、北京、上海等地试用攻法,用甘遂、大戟、巴豆等逐水药以消退腹水,约有 50% 的患者有效。但逐水药不良反应较大,常有纳差、恶心、呕吐、腹痛等,甚至诱发电解质紊乱、上消化道出血、肝昏迷等,不易被患者接受,亦难推广,现较少应用。自 20 世纪 60 年代中期至今,各地多采用中医辨证论治加西药利尿剂等中西医结合治疗方法,提高了疗效,腹水消退率达 80% 左右。有报道,单用西医对症支持治疗,总有效率达 56.10%;中西医结合治疗总有效率达 87.60%。但近期疗效尚可,远期疗效仍不理想。从临床上看,本病非仅为脾虚湿盛、脾肾阳虚两证,且肝肾阴虚、气阴两虚、阴阳两虚等证亦很常见。早期腹水病程较短的偏实证者,如气滞水湿证、湿热蕴结证,用理气渗利法、清利湿热法虽可使腹水暂时消退,但久用不但疗效逐渐降低,而且可伤精耗阴,此终成阴虚之本,加上绝大多数病例均可见不同程度的面色晦暗、舌边瘀点、瘀线或瘀斑、舌下脉络粗大曲张,或见肝掌、蜘蛛痣、脾大等瘀血表现,此为血瘀之标实。

肝硬化的病理特征主要为肝实质变性、坏死,再生肝结节与广泛肝纤维化,假小叶形成,致使肝脏结构破坏,肝内血液循环障碍,肝功能低下。出现腹水是肝硬化失代偿期的发展结果,在 ALB 低下,门静脉高压,肝淋巴液漏出增多,醛固酮分泌增多,肾血流量改变等多种因素参与下,致使水钠潴留而出现腹水或兼胸水与下肢水肿。

资料比较完整的病例符合全国统一施行的诊断标准:①初起脘腹作胀,腹膨大,食后尤甚,叩之呈鼓音或移动性浊音阳性。②继则腹部胀满高于胸部,重者腹壁青筋暴露,脐孔突出。③伴见乏力、纳呆、尿少、水肿、出血倾向等。④ALB 降低,球蛋白增高,ALB 与球蛋白比值降低或倒置。⑤腹部 B 超或 CT 检查,可见腹腔内有数量不等的积液,肝脏缩小,脾脏增大,门静脉增宽。X 线食管钡餐及胃镜检查示食管、胃底静脉曲张。腹水检查符合漏出液标准。⑥排除腹腔内肿瘤、缩窄性心包炎及结核性腹膜炎等。疗效标准参照 1993 年《肝硬化的中医疗效标准》。显效:腹水及水肿完全消退,主要症状基本消除,食欲及一般状况好,平脐腹围缩小 8 cm 以上,移动性浊音阴性,B 超检查显示无液性暗区,脾脏缩小。好转:腹水及水肿大部分消退,主要症状减轻,食欲及一般状况改善,平脐腹围缩小 3 cm 以上,闻及轻度移动性浊音,B 超检查提示少量腹水,脾脏缩小或不变;包括病情好转到一定程度未再改善,但未反复者。无效:腹水不减或增多,症状加重,病情逐渐恶化。死亡:治疗无效,出现各种并发症而死亡。

60 例病例分析结果显示:显效 14 例,好转 32 例,无效 14 例,无死亡病例。总有效率为 76.67%。

4. 肝癌临床疗效分析

肝癌高发于非洲东南部和东南亚各国,我国的发病率为欧洲、美洲的 5~10 倍,每年约有 14 万人死于此病,是迄今全部肿瘤中治疗效果较差的,预后不佳,中位生存期为 3~6 个月,20 世纪 60 年代以前的 5 年生存率近乎为零,至 20 世纪 80 年代以后提高到 5% 左右。近百年来,西医学对于肝癌的治疗着重于减瘤或追求无瘤的状态,以手术切除为主,而肝癌根治性切除的 5 年复发率高达 61.5%,这与肝癌的生物学特征呈恶性度高、侵袭性高、多中心发生有关,肝癌减瘤或灭瘤后的复发、转移已成为研究的重点。

我国是 HBV 感染大国,而 HBV 感染是我国肝癌高发病率的重要原因。WHO 肝癌预防会议指出:HBV 与肝癌有密切的、特定的因果关系,两者相关率高达 80%,因此认为 HBV 是仅次于烟草的第二种已知的人类致癌物。就全球而言,HBV 可能是 75%~90% 肝癌的病因。所有 HBsAg 携带者,如果生存时间足够长,不是因其他原因死亡的话,最终将发生 HCC。WHO 病毒性肝炎技术咨询组第三次会议指出:40% 以上的持续感染者成年后因乙型肝炎的后果(肝硬化或 HCC)而死亡。现有资料表明,肝癌的主要病因可能是肝炎病毒,HCV 是发达国家的主要病因,HBV 是发展中国家的主要病因。据估计,全世界 HBV 携带者约 3 亿人。我国通过 70

万人抽样调查,HBV 感染率为 45%～60%,携带者为 7%～12%。Popper 汇总资料表明,男性 HBsAg 携带者中 75%死于肝硬化或 HCC,而非携带者仅 10%死于上述肝病。陆建华等对启东市某乡 16 岁以上自然人群 14694 名进行了 HBsAg 携带状态与肝癌发生关系的 10 年前瞻性随访,其中 HBsAg 携带者 2560 人,共观察 23826.8 人年,肝癌发生率为 247.62/10 万,而非携带者 12314 名,共观察 114251.8 人年,肝癌发生率为 21.01/10 万,前者发生 HCC 的相对危险性为后者的 11.79 倍。

肝癌早期临床症状不明显,病灶又较为隐蔽,每每延误诊治,在开展 AFP 普查之前,很难发现亚临床肝癌,至确诊时多属中晚期患者,平均生存时间为 4～6 个月。迄今为止,对肝癌治疗手段的选择较窄,原发性肝癌绝大多数为 HCC,全身化疗和放疗欠敏感,不适当的疗法又常伴有无法接受的病死率,决定了肝癌首选手术治疗。但即使是最早期完全手术切除肿瘤的患者,在亚洲的报告中术后 3 年复发率仍在 70%～100%。

肝脏特有的解剖生理功能和肿瘤生物学特征增加了治疗的难度,影响疗效的提高。肝脏有肝动脉、肝静脉、门静脉三套血液供应系统,癌灶一旦形成则由于周围丰富的血液循环而迅速增大和扩散,HCC DNA 中异倍体常见而二倍体较少,二倍体肝癌见于小肝癌,异倍体肝癌则容易突破包膜致癌旁浸润,出现癌栓或肺转移等。

影响肝癌疗效的另一重要原因是肝病背景下发生肿瘤后肝脏正常生理功能的损害。现代医学治疗肝癌的方法,包括手术、放疗、化疗和介入性治疗等,皆是在一定程度上损害肝功能才取得癌组织减少的疗效。肝脏为人体能量代谢和生化活动的中心,肝衰竭是肝癌致死的主要原因,消除癌瘤和保护肝功能成为一对相互制约的矛盾,癌瘤发展加重肝功能损害,肝功能不全又影响各种抗癌措施的实施。

客观、公正地评价治疗肝癌各种方法的临床效果,有利于开展科学研究,进一步提高疗效。长期以来,中西医对原发性肝癌的疗效评定一直沿用 WHO 实体瘤(可测量病变)的疗效评定标准,具体如下:完全缓解(CR),为可见肿瘤完全消失维持 4 周以上;部分缓解(PR),肿瘤垂直径及横径乘积缩小 50%以上并维持 4 周以上;进展(PD),肿瘤两径乘积增大 25%以上或出现新病灶。以上标准对于 Ⅰ 期肝癌或少部分肝功能无明显损害的 Ⅱ 期肝癌,可以客观反映癌体变化情况,而对于占全部肝癌 90%的中晚期(Ⅱ、Ⅲ 期)肝癌(多数为接受中医药治疗者),则难以客观反映临床疗效。某些治疗措施可迅速缩小肿瘤达到 CR 或 PR,但其严重毒副作用或肝功能损害可能危及患者生命。中医药治疗肝癌除了介入技术灌注中药和少数临床报道能缩小或消除癌块,大部分消瘤效果欠佳而难以达到 CR 或 PR,但多数能缓解症状,改善生活质量,稳定瘤体,获得较长的生存时间。

重视患者治疗后的生活质量是近年来的十分重要的发展趋向,也是观察疗效的一个重要指标。人们不再满足于仅将瘤体切除或缩小瘤体或减少癌细胞。医生的任务不仅是将患者治好,消除肿瘤,延长生存期,而且要使患者活得愉快,提高生存质量。中医在这方面积累了许多丰富经验,治疗患者强调整体和辨证论治,以减轻患者的症状,虽然瘤体还存在,或瘤细胞百分数还未下降至正常,但患者病情稳定或无发展,带瘤生存多年,生存质量有时比生活数量(即生存期或缓解期)更重要。目前,世界上尚无统一的有关生活质量的标准,中国医学科学院肿瘤医院参考国内外的有关资料,提出了 12 项评价生活质量的指标:精神,食欲,睡眠,疲乏,疼痛,家庭的理解与配合,同事的理解与配合,对癌症的认识,对治疗的态度,日常生活情况,治疗的副作用及面部表情等。

在实际工作中,肿瘤病理类型、临床期别完全相同的患者,有时用同一种治疗方法,但疗效却大不相同。造成这种状况的主要原因是患者的个体差异、健康状况及心理素质不同,说明临床上仅以肿瘤的大小为唯一的标准仍不足以客观有效地评价各种治疗方案的疗效。为了充分重视患者的健康状况,判断患者的生存质量,卡诺斯基于 1948 年首先提出了一套专门用于评价患者一般情况的标准,即卡氏行为状态评分法(肿瘤患者生存质量评分标准(KPS))。依据患者的临床症状、体征、生活自理程度等,把患者的健康状况视为总分100分,10分为一个等级,得分越高,健康状况越好,反之则越差。其评分法如下。

100分——正常,无症状及体征。

90分——能进行正常活动,有轻微症状及体征。

80分——勉强可进行正常活动,有一些症状及体征。

70分——生活可自理,但不能维持正常生活或工作。

60分——有时需人扶助,但大多数时间可自理。

50分——常需人照料。

40分——生活不能自理,需特别照顾。

30分——生活严重不能自理。

20分——病重,需积极支持治疗。

10分——病危,临近死亡。

0分——死亡。

61例肝癌患者的生存期主要根据病历记载,没有进行长期随访,故其生存期为"至少生存期",其主要统计结果如下:所有肝癌患者至少生存6个月的32例,占52.46%;至少生存12个月的10例,占16.39%;至少生存24个月的6例,占9.84%。其中53例原发性肝癌至少生存6个月的28例,占52.83%;至少生存12个月的9例,占16.98%;至少生存24个月的6例,占11.32%。其中8例继发性肝癌至少生存6个月的4例,占50.00%。61例肝癌患者生存质量分析:86～90分者10例,占16.39%;81～85分者4例,占6.56%;76～80分者14例,占22.95%;71～75分者2例,占3.28%;66～70分者16例,占26.23%;61～65分者5例,占8.20%;56～60分者5例,占8.20%;50～55分者5例,占8.20%。综上,66分及以上者46例,占75.41%,表明大多数经治疗的肝癌患者的生存质量得到显著提高。

(二)张大钊教授治疗慢性肝病的中医辨证规律分析

慢性乙型肝炎病程进展呈慢性肝炎→肝纤维化→肝硬化→肝癌的发展趋势,会出现多种证型转换。查阅近十年公开发表的涉及慢性乙型肝炎证型的论文及书籍,慢性肝病的中医辨证比较混乱,没有统一的规范。为了规范慢性肝炎的中医辨证论治,各专业会议先后制订了证候辨证标准,目前,认识比较一致的行业标准是将慢性肝病的中医辨证分为湿热中阻(肝胆湿热)、肝郁脾虚、肝肾阴虚、脾肾阳虚、瘀血阻络等证型(各型之间可间夹)。这种慢性肝病的中医辨证规范把握了其主要辨证规律,有效指导了临床实践,但慢性肝病的病程长,影响因素多,其临床表现纷繁复杂,证型转换多端,上述证型规范未能完全揭示所有病理阶段的关键病机,其疗效也有待进一步提高。张大钊教授从临床实际出发,以中医理论为指导,融合现代研究成果,以提高临床疗效为目标,创造性地总结出阴虚血瘀是慢性肝炎、肝炎后肝硬化和肝癌的共同基本病机,治疗采用养阴活血并举,不但在中医辨证理论上有所创新,而且显著地提高了临床疗效,更难能可贵的是在基本不用西药的情况下所取得的中医药疗效,足以显示他中医理论修养和辨证精确的功底。

1. 慢性肝病的中医辨证规律

1) 肝癌的中医辨证规律

184例肝癌患者被辨证为:阴虚血瘀证163例,占88.6%;痰瘀滞络证106例,占57.6%;肝郁脾虚证91例,占49.5%;肝郁气滞证72例,占39.1%;湿热内蕴证31例,占16.8%;脾虚湿盛证13例,占7.1%;肝郁血瘀证9例,占4.9%;痰结毒滞证6例,占3.3%;其他辨证为气滞血瘀、脾虚痰阻、脾虚气弱、湿痰蕴结、水湿内停、湿毒蕴结、脾虚水停、阴虚津亏、气阴两虚、阴虚血燥、酒食停滞、肝阳上亢、肝郁阴虚、脾虚食积诸证。

2) 肝炎后肝硬化中医辨证规律

74例肝炎后肝硬化患者被辨证为：阴虚血瘀证67例，占90.5%；肝郁脾虚证49例，占66.2%；肝郁气滞证22例，占29.7%；湿热内蕴证20例，占27.0%；痰瘀滞络证8例，占10.8%；水湿内停证4例，占5.4%；其他辨证为气滞血瘀、痰湿内阻、脾虚湿盛、脾虚气弱、湿痰蕴结、水湿内蕴、肝郁血瘀、酒食停滞、痰结毒滞、肝阴亏虚、脾虚湿困、脾虚水停诸证。

3) 慢性病毒性肝炎的中医辨证规律

164例慢性病毒性肝炎患者被辨证为：阴虚血瘀证148例，占90.2%；肝郁脾虚证96例，占58.5%；肝郁气滞证55例，占33.5%；湿热内蕴证43例，占26.2%；痰瘀滞络证10例，占6.1%；其他辨证为肝郁血瘀、气滞血瘀、湿热毒聚、痰湿内阻、脾虚湿盛、脾虚气弱、湿痰蕴结、水湿内蕴、脾虚食积、痰结毒滞、阴虚肺燥、肝火上炎、脾虚湿困、脾虚水停、血虚生风诸证。

4) 其他慢性肝病的中医辨证规律

38例其他慢性肝病患者被辨证为：阴虚血瘀证31例，占81.6%；肝郁脾虚证20例，占52.6%；肝郁气滞证11例，占28.9%；湿热内蕴证5例，占13.2%；其他辨证为肝郁血瘀、气滞血瘀、热毒内蕴、肝阴亏虚、痰湿内阻、脾虚湿盛、脾虚气弱、湿痰蕴结、水湿内蕴、痰食互结、痰结毒滞、阴虚肺燥、心神不宁、脾虚湿困诸证。

以上辨证规律不仅见于初次诊治，而且贯穿于整个病程进展的辨证论治，所有肝癌患者在881次诊治中被辨证为：阴虚血瘀证710例次，占80.59%；痰瘀滞络证440例次，占49.94%；肝郁脾虚证409例次，占46.42%；肝郁气滞证347例次，占39.39%；湿热内蕴证122例次，占13.85%；肝郁血瘀证110例次，占12.49%；脾虚湿盛证84例次，占9.53%。所有肝炎后肝硬化患者在316次诊治中被辨证为：阴虚血瘀证249例次，占78.80%；肝郁脾虚证175例次，占55.38%；肝郁气滞证126例次，占39.87%；湿热内蕴证83例次，占26.27%；肝郁血瘀证29例次，占9.18%；痰瘀滞络证23例次，占7.28%。所有慢性病毒性肝炎患者在658次诊治中被辨证为：阴虚血瘀证596例次，占90.58%；肝郁脾虚证362例次，占55.02%；肝郁气滞证248例次，占37.69%；湿热内蕴证197例次，占29.94%；肝郁血瘀证44例次，占6.69%；脾虚气弱证43例次，占6.53%；痰瘀滞络证40例次，占6.08%。所有其他慢性肝病患者在195次诊治中被辨证为：阴虚血瘀证168例次，占86.15%；肝郁脾虚证119例次，占61.03%；肝郁气滞证56例次，占28.72%。

综上，阴虚血瘀、肝郁脾虚、痰瘀滞络、湿痰内停是慢性肝炎、肝炎后肝硬化、肝癌等慢性肝病的共同基本病机，其中阴虚血瘀是其辨证的独到之处。以此基本辨证规律论治慢性肝病可谓：提纲挈领、要而不繁、常中有变、玄机活法。

2. 慢性肝病的辨证规律分析

张大钊教授认定阴虚血瘀是慢性肝炎、肝炎后肝硬化和肝癌的共同基本病机的根据有三：一是受张景岳尊水重阴学术思想的影响；二是吸收中西医结合的现代研究成果；三是临床经验的总结。

(1) 尊崇张景岳尊水重阴学术思想：张景岳14岁开始研读经史百家，尤膺服于《老子》尊水重阴贵柔主静之说，故早年特别推崇朱丹溪养阴观点，至50岁退归故里，细研《易经》，尊阳卑阴崇刚尚生的传统观念始融入其医学思想之中。因此，在张景岳医学体系之中，尊水重阴的观念不仅最早占据其思维，也一直是其思想的主流。张大钊教授细细研读张景岳的《大宝论》和《真阴论》两篇名论，从张景岳上善若水、水生万物、天一生水、水大于日等观点推论出"阴居先和""以水为主"的学术思想，以此指导慢性肝病的辨证论治。

自《老子》提出"上善若水，水善利万物"之后，诸子百家多宗其说。水为万物之源，土为万物之母。《管子》曰：水者，何也？万物之本源也，诸生之宗室也。《淮南子·原道训》亦谓：水上天则为雨露，下地则为润泽，万物弗得生，百事弗得不成。有余不足，与地取与，授万物而无所前后，是故无所私而无所公，摩滥振荡，与地鸿洞，无所左而无所右，是谓至德。《珠玉集》将此义引申：水是三才之祖，精为元气之根。张景岳在解释《易数》中的"天一生水，地六成之"时谓：如草木未实，胎卵未生，莫不先于水而后成形，是水为万物之先，故水数一。又曰：水旺于子，子者阳生之初，一者阳起之数，故水曰一。数之一为阴阳化生万物的始生基数。《灵枢·本神》曰：五脏主藏精者也，不可伤，伤则失守而阴虚，阴虚则无气，无气则死矣。又《素问·太阴阳明论》认为：阴道虚，阴气难成而易亏，精血易损而难复。"精为真阴""形为真阴"，故只患其不足，不患其有余。《真阴论》指出：阴气本无余，阴病惟皆不足。故真阴之病皆为虚证。虽然真阴不足包括阴中之水亏和阴中之火衰两个方面，但在病理本质上，两者都不同程度地存在真阴之伤、精血之损。临床上，张景岳发现：今人之病阴虚者十常八九，所以治病亦多以填补真阴，滋养精血，治疗形质为先务。故张景岳非常重视"真阴"在疾病过程中的作用，认为：无论阴阳，凡病至极，皆所必至，总由真阴之败耳，然真阴所居，惟肾为主。余故曰：虚邪之至，害必归阴，五脏之伤，穷必及肾。认为真阴是人体一切功能活动的物质基础，而病邪外侵，耗伤正气，必损及作为根本的真阴，若正不胜邪，必是真阴已是不足了。《内经》认为：冬不藏精，春必病温。冬不养藏真阴之精，至春肝木多易发病，与临床慢性肝病容易复发或活动的事实相符。张景岳治病视其病情而注重调补真阴。纵观能集中体现他补肾思想的《新方八阵》中，有方29首，用药55种，唯熟地黄用量较大，使用最频。药量之大可达二三两；使用之频，29方中22方有之（若算加减则25方有之），他之所以在补肾中用熟地黄之多之频，就是在于大补中真阴，也正因为善用熟地黄以补真阴，故被称为"张熟地"。

（2）吸收现代中西医结合研究成果：张大钊教授属西医学习中医的大家，在继承中医理论精髓的同时，十分注重吸收现代中西医结合研究成果用于慢性肝病的治疗，至少包括如下几个方面的经验。①养阴补肾治疗慢性肝病的临床研究：养阴补肾治疗慢性肝病（包括慢性肝炎→肝硬化→肝癌），可针对其病程进展中的病理变化发挥治疗作用。现代中西医结合的研究证明，乙型肝炎的组织损伤，并不是肝炎病毒在肝细胞内繁殖复制的直接结果，而是通过一系列免疫反应而产生的，养阴补肾法对于调整慢性乙型肝炎患者的免疫功能，抑制HBV复制，改善肝功能均有一定作用。实验研究证实，何首乌、生地黄、枸杞子、女贞子等可增强单核细胞的吞噬功能，桑寄生、淫羊藿等可促进淋巴母细胞转化，枸杞子、五味子、女贞子、何首乌等有促进人淋巴细胞数增多的作用。在各期肝脏病理变化中，坏死是最常见的晚期反应。无论哪种病因引起肝脏病变均有一个导致肝细胞坏死的非特异性反应阶段，所以肝损伤的治疗，主要目标之一就是减轻肝细胞坏死和促进受损肝细胞的修复。目前国内外治疗慢性乙型肝炎，除了针对病因应用抗病毒药物和免疫调节外，亦十分重视抗肝细胞坏死的药物研究。②养阴治疗慢性肝病的分子生物学认识：有学者通过对人类基因组草图研究数据、核苷酸所含能量及功用等资料的分析结果，发现可将AGCT按照阴阳理论进行阴阳分类。嘌呤（AG）属阴，嘧啶（CT）属阳；二者又可再分阴阳，即A为阴中之阴，G为阴中之阳，C为阳中之阳，T为阳中之阴。这种分类结果与基因表达后表现出的功能（表型）阴阳属性一致：癌基因功能属阳，其基因序列GC含量高于人体所有基因的平均水平；抑癌基因属阴，其基因序列GC含量则相应较低；药性寒凉中药（属阴）的基因/基因组具有低于人类基因/基因组的GC含量，药性温热中药（属阳）的基因/基因组具有高于人类基因/基因组的GC含量。癌基因产生的蛋白质直接或最终导致细胞分裂能力增强甚至失控，而分化能力正常的细胞程序化死亡能力丧失，最终使细胞停留在幼稚阶段，进行着旺盛的生命活动（新陈代谢旺盛）。癌细胞的这种特征为阳性特征，导致这一表型的癌基因产物就属于阳性功能物质。而导致细胞向成熟和死亡转化的抑癌基因产物则属于阴性功能物质。养阴药属阴，虽不足以改变基因的结构，但至少可影响癌基因的异常表达。随着新技术的开发和新概念的提出，肝癌病因不断变化。目前已知HCC是多因素、多步骤、多基因、多突变的结果。多种癌基因的促发、抑癌基因的突变缺失、癌基因的异常扩增与表达、多基因的协同作用、基因本身的多效性以及机体免疫因素最终促进了肿瘤恶性表型的表达。③血瘀证研究成果对慢性肝病治疗的指导意义：中医学把滞血、蓄血、留血、离经之血、旧血、污秽之血、内溢之血等所造成的血液停滞、血脉不通、壅塞或瘀结不散而形成的病证称为血瘀证。按现代医学认识，各种致病因子所造成的全身或局部组织器官的缺血、缺氧、血瘀、血循环障碍、血液流变性及黏滞性异常而导致的各组织器官水肿、炎症渗出、血栓形成、组织变性、结缔组织增生等一系列病理变化都概括在血瘀证的病机实质之中。有关血瘀证的实质研究，目前研究较多较深入的有炎症反应以及由此而来的器官纤维化改变、微循环障碍、高黏滞血症、血管内皮细胞变化、神经-内分泌-免疫功能的改变。血清肝纤维化标志物指标长期处于高水平，提示有肝硬化的趋势。近年来的研究发现，HBV由于自身的生物学特征，在人体内受自然压力、人体免疫力和药物治疗的影响，常出现基因变异。与野生株相比，HBV突变株由于病毒复制水平增强从而具有更强的致病性，HBV基因变异是HBV反复或持续复制的重要原因。有研究结果表明，103例HBeAg阴性而HBV DNA阳性的患者70.87%发生了HBV前C区变异，其中包括突变株与野生株混合感染的病例，而这些病例中的血清肝纤维化标志物（HA、PCⅢ）水平显著高于单纯野生株感染者，$P<0.01$，HBV前C区基因变异检出率与血清肝纤维化标志物水平呈正相关，提示HBV前C区基因变异逃避宿主免疫的清除，HBV持续复制并诱导肝脏炎症活动和肝损害，从而使肝纤维化程度呈加重趋势。另有研究认为，肝脏纤维组织生成是慢性肝炎肝纤维化患者血瘀的病理学基础，临床上血瘀表现的轻重，一定程度上反映了肝纤维化的程度。

（3）总结自身临床经验：张大钊教授临床上采用养阴补肾法治疗慢性肝病的中医理论依据来源于生理上，肝以血为体，以体为阴，体阴而用阳。肝肾同属下焦，肝藏血，肾藏精，肝血必须依赖于肾精滋养，肝的功能才能正常。反之，只有肝血充盛，使血化为精，肾精才能充盈，精血互生，肝肾相互滋养，维持动态平衡，倘若肝病日久，必然伤肾耗阴，导致肝肾阴虚。病理特点上，肝之疏泄失常，动态多端，首见肝气郁结，肝郁则气郁，气郁则湿郁，湿郁则热郁，热郁则化火，化火必耗阴。临床上，多数医家根据"知肝之病，当先实脾"的理论，往往首先采用疏肝理气、健脾化湿之药。然理气药和化湿药多属辛香温燥之品，最易耗气伤阴，久之，势必耗气伤阴，导致肝肾阴虚。结合多年临床经验，张大钊教授发现养阴有利活血、化瘀有助阴生，故其以养阴活血作为治疗慢性肝病的基本法则。用药上，虽尊崇张景岳"尊水重阴"学术思想，但不拘只用熟地黄养阴补肾，因熟地黄"中满痰盛者慎用"。气郁之人，能窒碍胸膈，用宜斟酌，且熟地黄用于多种虚损病证，得到了长期的临床检验和现代医学研究的证实，但熟地黄用于治疗慢性肝病并无更多的实验依据。慢性肝病多属"邪恋不退，正气已伤"的本虚标实，治疗必须整体兼顾，扶正而不恋邪，祛邪而不伤正，故张大钊教授精选甘草、旱莲草、女贞子、麦冬、玄参等温和养阴之品，配以丹参、郁金、赤芍、白芍等，重在滋肝肾而不动火，补阴血而不滋腻，生津液而不寒凉，行气血而不耗阴，用之于临床疗效颇佳。

二、消脂保肝胶囊治疗慢性乙型肝炎肝纤维化的临床疗效观察

肝纤维化是慢性肝炎向肝硬化、肝癌发展的重要病理阶段，慢性乙型肝炎患者大多存在不同程度的肝纤维化。有效地防治慢性肝炎肝纤维化具有重要的科学意义和临床价值。消脂保肝胶囊是笔者及其团队自主开发的中药新药制剂，具有降脂抗炎保肝的药理作用。近些年来，笔者及其团队对消脂保肝胶囊治疗慢性乙型肝炎肝纤维化的临床疗效进行了随机对照临床观察，现将收集到的较完整的临床资料总结如下。

（一）研究方法

采用临床对照试验方法观察消脂保肝胶囊治疗慢性乙型肝炎肝纤维化的临床疗效。

1. 研究对象

144例患者的诊断符合1995年第5次全国传染病与寄生虫病学术会议制订的《病毒性肝

炎防治方案（试行）》，其中治疗组 78 例，对照组 66 例。治疗组男性 52 例（占 66.67%），女性 26 例（占 33.33%）；对照组男性 45 例（占 68.18%），女性 21 例（占 31.82%）。治疗组平均病程为 10.4 年，对照组平均病程为 9.8 年，两组相比，统计学上无显著性差异，$P>0.05$。

2. 治疗方法

治疗组患者均口服由湖北中医药大学附属医院肝病研究所监制的消脂保肝胶囊（由姜黄、赤芍等组成），每次服 2 粒，每日 3 次，温开水送服，疗程为 3 个月。对照组用已上市的治疗慢性乙型肝炎的中成药（乙肝灵、利加隆）为主要阳性对照药。

3. 观察指标及检测方法

临床症状及体征采用常规辨证标准，部分体征结合现代诊疗技术和方法（如肝脾肿大主要参照 B 超检测结果，黄疸主要参照血清胆红素检测结果等）。常规肝功能指标：TBil、ALT、AST、TB、ALB 等，采用自动生化分析仪检测。HBV 标志物：HBsAg、HBsAb、HBeAg、HBeAb、HBcAb，采用 ELISA 法。HBV DNA：采用斑点杂交法。血清肝纤维化指标：HA、PCⅢ，采用放射免疫法。至少于治疗前后各检查 1 次。

4. 综合疗效判定标准

参照中国中医药学会内科肝病专业委员会 1991 年天津会议制订的《病毒性肝炎中医疗效判定标准（试行）》和原卫生部修订的《中药治疗病毒性肝炎的临床研究指导原则》中药新药疗效评定标准进行评价。观察病例经随访观察 1 年以上，按以下疗效标准判定：①临床治愈：主要症状消失，肝脾肿大消失或回缩，肝区无明显叩痛，肝功能恢复正常；HBeAg、HBV DNA 转阴 1 年以上，血清肝纤维化指标恢复正常。②显效：主要症状基本消失，肝脾回缩且无明显压痛，肝功能基本恢复正常，血清肝纤维化指标下降 2/3 以上，但 HBV 标志物无明显变化。③有效：主要症状改善或消失，肝脾肿大回缩，肝功能 ALT、AST 下降 1/2，血清肝纤维化指标下降 1/2，但 HBV 标志物无明显变化。④无效：各项指标无改变或恶化，临床症状无改变或加重。

5. 统计学方法

计量资料采用 t 检验，计数资料采用 χ^2 检验及 Ridit 分析。

（二）研究结果

观察结果表明，消脂保肝胶囊能改善慢性乙型肝炎患者的临床证候，改善肝功能，抑制 HBV 复制，降低血清肝纤维化标志物 PCⅢ、HA 的水平。

1. 治疗后 ALT、AST 变动情况

治疗前全部病例 ALT 均有不同程度的异常，治疗后，治疗组 48 例复常，复常率为 61.54%，正常参考值 <40 U/L；对照组 21 例复常，复常率为 31.82%。两组相比，$\chi^2=4.57$，$P<0.05$，有显著性差异。治疗前全部病例 AST 均有不同程度的异常，治疗后治疗组 42 例复常，复常率为 53.85%，正常参考值 <40 U/L；对照组 18 例复常，复常率为 27.27%。两组相比，$\chi^2=4.38$，$P<0.05$，有显著性差异，见表 6-53。

表 6-53　ALT、AST 治疗前后变动情况

组　别	治疗前异常例数		治疗后复常例数		复常率/(%)	
	ALT	AST	ALT	AST	ALT	AST
治疗组	78	78	48	42	61.54	53.85
对照组	66	66	21	18	31.82	27.27

2. HBV 标志物治疗前后变动情况

两组 HBsAg 转阴率无显著性差异。治疗组 78 例 HBeAg 阳性者转阴 21 例，转阴率为 26.92%；78 例 HBV DNA 阳性者转阴 20 例，转阴率为 25.64%，与对照组（10.61%、9.09%）比较，有显著性差异，$P<0.05$，见表 6-54。

表 6-54 HBV 标志物治疗前后变动情况

组别	HBsAg 转阴例数/(%)	HBeAg 转阴例数/(%)	HBV DNA 转阴例数/(%)
治疗组	6/78(7.70)	21/78(26.92)	20/78(25.64)
对照组	4/66(6.10)	7/66(10.61)	6/66(9.09)
χ^2 值	0.13	4.17	4.67
P 值	>0.05	<0.05	<0.05

3. 血清肝纤维化标志物治疗前后变动情况

PCⅢ正常参考值<120 ng/L，HA 正常参考值<110 ng/L。治疗前，比较治疗组和对照组血清肝纤维化标志物 PCⅢ、HA 的水平，$P>0.05$；治疗后，治疗组的 PCⅢ、HA 的水平均显著低于对照组，$P<0.01$，见表 6-55。

表 6-55 血清 PCⅢ、HA 治疗前后变动情况(ng/L, $\bar{X}\pm S$)

组别	PCⅢ		HA	
	治疗前(n)	治疗后(n)	治疗前(n)	治疗后(n)
治疗组	152.73±26.15(34)	115.29±21.24(21)*	317.63±161.97(19)	60.77±31.55(22)*
对照组	159.96±27.03(23)	136.41±27.46(22)	308.26±174.39(23)	164.46±116.14(23)

注：与对照组比较，*$P<0.01$。

4. 治疗前后证候改善情况

从表 6-56 可以看出，经治疗后，治疗组和对照组的临床证候均有显著改善，但治疗组各证候的消退率和减轻率均显著高于对照组，经统计学处理，差异显著，$P<0.05$。

表 6-56 治疗前后证候改善情况

主要证候	治疗前出现例数/(%)		治疗后消退例数/(%)		治疗后减轻例数/(%)	
	治疗组	对照组	治疗组	对照组	治疗组	对照组
面色晦暗	53/78(68.0)	43/66(65.2)	38/53(71.7)*	15/43(34.9)	11/53(20.8)*	13/43(30.2)
胁痛	38/78(48.7)	30/66(45.5)	29/38(76.3)*	8/30(26.7)	6/38(15.8)*	9/30(30.0)
尿黄、黄疸	23/78(29.5)	18/66(27.3)	18/23(78.3)*	6/18(33.3)	3/23(13.0)*	2/18(11.1)
肝掌、蜘蛛痣	56/78(71.8)	46/66(69.7)	10/56(17.9)*	6/46(13.0)	33/56(58.9)*	9/46(19.6)
肝脾肿大	41/78(52.6)	29/66(43.9)	12/41(29.3)*	5/29(17.2)	22/41(53.7)*	6/29(20.7)
舌暗红、瘀斑点	65/78(83.3)	49/66(74.2)	21/82(25.6)*	8/49(16.3)	28/82(34.2)*	12/49(24.5)

注：各证候改善情况，与对照组比较，*$P<0.05$。

5. 综合疗效判定

根据上述综合疗效判定标准，治疗组临床治愈 17 例(21.8%)，显效 28 例(35.9%)，好转 27 例(34.6%)，无效 6 例(7.7%)，总有效率为 92.3%；对照组临床治愈 4 例(6.1%)，显效 12 例(18.2%)，好转 23 例(34.8%)，无效 27 例(40.9%)，总有效率为 59.1%；治疗组疗效优于对照组，经统计学处理，差异显著，$P<0.05$。

（三）结果分析

肝纤维化是一切慢性肝病的共同病理学基础，减缓、阻止和逆转这一病理过程的发生与发展，可防治肝硬化和肝癌。从本质上讲，慢性肝病的治疗就是肝纤维化的治疗。国际上久负盛名的肝病权威专家 Hans Popper 曾说过：谁能阻止肝纤维化，谁就能治疗大多数慢性肝病。近年来，国内外肝病研究人员与临床工作者已达成共识，认为过去保肝疗法的中西药物多达百余种，经长期研究观察，多数未能证实其疗效，还可能有促进肝纤维化的作用，即使作为辅助药亦需重新评价,多数不必用或尽量少用。中药抗肝纤维化有潜在优势,但其疗效亦有待实验和临床证实。许多药物的实验结果与临床疗效的差距甚大,其主要原因:首先是临床上慢性肝病以病毒性肝纤维化为主(占绝大部分),其中又以慢性乙型肝炎肝纤维化为主,而以往的实验缺乏病毒性肝纤维化动物模型,因而不能对这类抗肝纤维化药物作出合理、客观和科学的评价。其次是缺乏高效低毒的抗病毒药物。第三是抗病毒与抗肝纤维化未能有机结合。故研制出具有既抗 HBV 又抗肝纤维化协同药理作用的高效安全的新药,满足临床用药的迫切需要,已成为近年来国内外研究的热点。为了客观评价和证实消脂保肝胶囊的既抗病毒又抗肝纤维化的协同药理作用,笔者及其团队首次建立了 DHBV 肝纤维化模型和相应的一套观察既抗病毒又抗肝纤维化的协同药理作用的实验方法和疗效评价指标。该模型肝纤维化的形成与发展,主要与 DHBV 的持续和反复感染有关,与临床慢性乙型肝炎患者 HBV 在体内持续或(和)反复复制导致的肝炎→肝纤维化→肝硬化或(和)肝癌的病程进展颇为接近,符合中医"邪毒久蕴,脉络瘀阻,久而成坚"的病机,为客观科学地评价抗慢性乙型肝炎肝纤维化的药物奠定了可靠的实验基础。笔者及其团队运用该模型前瞻性地研究了消脂保肝胶囊既抗病毒又抗肝纤维化的协同药理作用,结果表明,消脂保肝胶囊在抑制 DHBV 复制的同时,阻止了肝纤维化的发生与发展。血清 DHBV 检测和肝脏病理组织学检查结果均表明,治疗组与对照组比较有显著性差异,$P<0.01$。

肝纤维化实质上是慢性肝损伤的修复反应,近些年来对肝纤维化的形成机制有了进一步的认识。有研究表明,肝慢性炎症激活的 HSC 是 ECM 的主要来源,可分泌Ⅰ、Ⅲ、Ⅳ型胶原、LN,纤维连接蛋白、HA 等多种 ECM 成分。PCⅢ升高与Ⅲ型胶原合成增加相关,其血清水平与组织学纤维化程度呈正相关。HA 的代谢主要在肝内皮细胞,在慢性肝炎轻度患者中数值最低,急性肝炎、慢性肝炎中度、慢性肝炎重度、肝炎后肝硬化患者的数值,依次有一个梯度上升的变化,说明 HA 能较好反映肝纤维化程度。PCⅢ平均值最小的是慢性肝炎轻度患者,其次是肝炎后肝硬化患者,再依次是急性肝炎患者、慢性肝炎中度患者、慢性肝炎重度患者。血清肝纤维化标志物指标长期处于高水平,提示有肝硬化的趋势。本临床观察结果表明,消脂保肝胶囊在改善临床症候、恢复肝功能、抑制 HBV 复制的同时,对血清肝纤维化标志物指标亦有显著改善作用,与对照组比较,统计学上有显著性差异,$P<0.05$,提示消脂保肝胶囊具有既抗病毒又抗肝纤维化的协同疗效。

三、抗毒软坚胶囊治疗慢性乙型肝炎的临床研究

肝纤维化是慢性肝炎向肝硬化、肝癌发展的重要病理阶段,慢性乙型肝炎患者大多存在不同程度的肝纤维化,这种异常的肝再生微环境是肝癌发生发展的基础条件,对有效地防治慢性肝炎肝纤维化具有重要的科学意义和临床价值。抗毒软坚胶囊是笔者及其团队自主开发的中药新药制剂,具有通过抗肝纤维化改善肝再生微环境防治肝癌的作用。近些年来,笔者及其团队对抗毒软坚胶囊治疗慢性乙型肝炎肝肾阴虚证的临床疗效进行了随机对照观察,现将收集到的较完整的临床资料总结如下。

(一)研究方法

采用 RCT 方法,观察抗毒软坚胶囊治疗慢性乙型肝炎肝肾阴虚证的临床疗效,并对其安全性进行评价。

1. 病例选择

选择湖北省中医院慢性乙型肝炎肝肾阴虚证的患者 122 例。随机分为治疗组 61 例,对照组 61 例。两组病例的年龄、病程无显著性差异($P>0.05$),临床观察研究具有可比性,见表6-57。

表 6-57　两组患者一般临床人口学资料（$\overline{X}\pm S$）

组别	总数(n)	男	女	年龄/岁	病程/年
治疗组	61	41	20	39.3±6.1▲	7.4±4.1▲
对照组	61	43	18	39.5±5.8	8.1±3.7

注：与对照组比较，▲$P>0.05$。

2. 诊断标准

西医诊断标准参见 2000 年中华医学会传染病与寄生虫病分会、肝病分会联合修订的《病毒性肝炎诊断标准》；中医诊断标准参考国家原卫生部《中药新药治疗病毒性肝炎的临床研究指导原则》，中国中医药学会内科肝病专业委员会 1991 年天津会议通过的《病毒性肝炎中医辨证标准（试行）》。

（1）慢性乙型肝炎西医诊断标准：既往有乙型肝炎或者 HBsAg 阳性史，病程超过半年，目前仍有肝炎的症状、体征及肝功能异常，HBV 标志物阳性者，HBV DNA 大于或等于 10^4 copies/mL，有病理组织学改变者，均可诊断为慢性乙型肝炎。有的发病时间不明确，但影像学、病理学检查或肝功能损害符合慢性乙型肝炎改变者亦可作为诊断依据。

为全面反映肝损害程度，慢性乙型肝炎的诊断标准临床上可分为：①轻度（病程较短，症状不明显，或虽有症状、体征，但生化指标仅 1 项或 2 项轻度异常）；②中度（症状、体征、实验室检查居于轻度与重度之间）；③重度（有明显或持续的肝炎症状，如乏力、纳差、腹胀、稀便等，可伴有肝病面容、肝掌、蜘蛛痣或肝脾肿大而排除其他原因且无门静脉高压者。实验室检查 ALT 反复或持续升高，ALB 减低或 ALB/球蛋白值倒置）。

（2）肝肾阴虚证中医诊断标准：临床表现为右胁隐痛，腰膝酸软，四肢拘急，筋惕肉瞤，头晕目眩，两目干涩，咽干口燥，失眠多梦，潮热或五心烦热，形体消瘦，面色黧黑，毛发不荣，牙龈出血，男子遗精，女子经少经闭，舌体瘦，舌质红，有裂纹，花剥苔、少苔或尖红无苔，脉细数无力。

主证：①头晕目眩；②腰膝酸软；③舌红少津。

次证：①口燥咽干；②五心烦热；③毛发不荣；④脉细数。

辨证要求：a. 具有主证①者，即属本证；b. 具有主证 3 项中任何 2 项及次证 4 项中任何 2 项者，即属本证；c. 具有主证 3 项中任何 1 项及次证 4 项中任何 3 项者，即属本证；d. 具有次证①、②、③、④者，即属本证。

3. 中医证候量化积分方法

采用证候量化积分方法定量观察抗毒软坚胶囊对中医临床证候的改善程度。中医证候量化积分方法见表 6-58。

表 6-58　中医证候量化积分表

症状及体征	Ⅲ级（3分）	Ⅱ级（2分）	Ⅰ级（1分）	0级（0分）
胁肋疼痛	疼痛较剧，辗转不安	疼痛部位局限，能忍受，小于 2 h	偶有隐痛，0.5 h 可缓解	无
腰膝酸软	腰酸腿软严重，终日不愿活动	腰膝酸软明显，神疲乏力	肢体稍倦，可坚持活动、工作	无
失眠多梦	彻夜难眠，难以坚持正常工作	睡眠不足 4 h，但尚能坚持工作	睡觉时常觉醒，或睡而不稳，晨醒过早，但不影响工作	无
头晕耳鸣	头晕频作，不敢多动，影响日常工作、生活；耳鸣严重，影响听力	头晕耳鸣时轻时重，不影响日常工作	头晕耳鸣偶于劳倦后发作，休息后自行缓解	无

续表

症状及体征	Ⅲ级(3分)	Ⅱ级(2分)	Ⅰ级(1分)	0级(0分)
手足心热或低热	手足心灼热,欲掀衣被,体温可升高(≥37.5℃)	手足心潮热,但体温正常	手足心偶感发热,多见于午后	无
咽干口燥	口干舌燥,频频饮冷	口燥咽干,欲饮冷	稍有口干,但不欲饮水	无
TBil(μmol/L)	51.3＜TBil≤85.5	34.2＜TBil≤51.3	17.1＜TBil≤34.2	TBil≤17.1
舌象	舌红裂纹,无苔	舌红,苔花剥	尖红少苔	淡红
脉象	细数	弦数	弦细	弦缓

4. 纳入与排除标准

采用纳入与排除标准入选合格病例。

(1) 纳入标准:①自愿作为受试对象,并能接受观察药物,保证完成疗程;②入选时年龄为18~65岁;③临床试验诊断符合慢性乙型肝炎肝纤维化临床诊断标准;④中医辨证符合"肝肾阴虚证"辨证标准;⑤观察前2周停服以上述病证为主要适应证的中西药物及停止采用针对上述病证的其他治疗方法。

(2) 排除标准:①年龄18岁以下,或65岁以上;②重叠感染其他肝炎病毒(如HAV、HCV、HDV、HEV等);③合并心血管、肺、肾等重要脏器器质性疾病及造血系统严重原发性疾病、精神病患者;④伴有自发性或结核性腹膜炎、上消化道出血、肝性脑病等并发症者;⑤妊娠、哺乳期妇女及对本药过敏者。

5. 治疗方法

治疗组患者均口服由湖北中医药大学附属医院肝病研究所监制的抗毒软坚胶囊,每次服6粒,每日3次,温开水送服,疗程为3个月。对照组用乙肝灵,每次服4粒,每日3次,温开水送服,疗程为3个月。

6. 观察指标及检测方法

临床症状及体征采用常规辨证标准,部分体征结合现代诊疗技术和方法(如肝脾肿大主要参照B超检测结果,黄疸主要参照血清胆红素检测结果)。常规肝功能指标:TBil、ALT、AST、TB、ALB等,采用自动生化分析仪检测。HBV标志物(HBV-M):HBsAg、HBsAb、HBeAg、HBeAb、HBcAb,采用ELISA法。HBV DNA:采用斑点杂交法。血清肝纤维化指标:HA、PCⅢ,采用放射免疫法。至少于治疗前后各检查1次。

7. 综合疗效判定

参照中国中医药学会内科肝病专业委员会1991年天津会议制订的《病毒性肝炎中医疗效判定标准(试行)》和原卫生部修订的《中药新药治疗病毒性肝炎的临床研究指导原则》中药新药疗效评定标准评价。观察病例经随访观察1年以上,按以下疗效标准判定:①临床治愈(主要症状消失,肝脾肿大消失或回缩,肝区无明显叩痛,肝功能恢复正常;HBeAg、HBV DNA转阴1年以上,血清肝纤维化指标恢复正常)。②显效(主要症状基本消失,肝脾回缩且无明显压痛,肝功能基本恢复正常,血清肝纤维化指标下降2/3以上,但HBV标志物无明显变化)。③有效(主要症状改善或消失,肝脾肿大回缩,肝功能ALT、AST下降1/2,血清肝纤维化指标下降1/2,但HBV标志物无明显变化)。④无效(各项指标无改变或恶化,临床症状无改变或加重)。

8. 安全性及其评价标准

主要观察常规安全性指标和记录不良反应。

(1) 安全性观测指标:一般体检项目,血、尿、大便常规化验,心电图、X线、肝功能(ALT、AST)、肾功能(BUN、Cr)检查。

(2) 不良反应评价与判断标准：不良反应出现的时间与用药时间吻合，不良反应与该药的已知不良反应有关，不良反应不能用其他原因解释，不良反应在停药后消失，不良反应在给药后再次出现。不良事件和研究药物以及合并药之间可能存在的关联参照以下5组分类标准作出评估：①肯定有关：反应出现符合用药后合理的时间顺序，反应符合所疑药物已知的反应类型；停药后改善，重复给药后再出现反应。②可能有关：反应出现符合用药后合理的时间顺序，反应符合所疑药物已知的反应类型；患者的临床状态或其他治疗方式也有可能产生该反应。③可能无关：反应出现不太符合用药后合理的时间顺序，反应不太符合所疑药物已知的反应类型；患者的临床状态或其他治疗方式有可能产生该反应。④无关：反应出现不符合用药后合理的时间顺序，反应有符合非实验药物已知的反应类型；患者的临床状态或其他治疗方式有可能产生该反应，疾病状态改善或停止其他治疗方式反应消除，重复使用其他治疗方法反应出现。⑤无法评价：反应出现与用药时间无明确关系，与该药物已知的反应类型相似；同时使用的其他药物也可能产生相同的反应。

(3) 严重不良事件：符合下面一条或以上标准时归为严重不良事件（SAE）。①死亡；②有生命危险；③导致住院治疗或住院时间延长；④永久或严重致残；⑤先天畸形缺陷。临床试验过程中的任何严重不良事件，必须立即报告本单位和主要研究单位、临床研究基地伦理委员会，同时，研究者必须填写严重不良表，记录严重不良事件发生时间、严重程度、持续时间、采取的措施和转归。

(4) 安全性评价标准：①1级：安全，无任何不良反应，即观察过程中没有发现不良反应，各项安全性指标用药前后检测正常。②2级：比较安全，即有轻度不良反应，但无须处理，能继续给药；各项安全性指标用药前后检测正常。③3级：有安全性问题，即有中等程度的不良反应，经处理可继续给药；或（及）安全性指标有一项轻度异常，但停药后可恢复。④4级：安全性差，即有中、重度不良反应，患者不能耐受，自行停药；或（及）安全性指标有一项或多项异常。

(5) 病例脱落：所有填写了知情同意书并筛选合格进入试验的患者，均有权随时退出临床试验，无论何时何因退出，只要没有完成临床试验全程观察，均为脱落病例。常见脱落原因包括不良事件、缺乏疗效、违背试验方案（包括依从性差）、失访（包括患者自行退出）和其他原因。

9. 统计学方法

计量资料采用 t 检验，计数资料采用 χ^2 检验及 Ridit 分析。

(二) 结果

1. 血清肝纤维化标志物治疗前后变动情况

PCⅢ正常参考值<120 ng/L，HA 正常参考值<110 ng/L。治疗前，治疗组和对照组血清肝纤维化标志物 PCⅢ、HA 的水平无显著性差异，$P>0.05$；治疗后，治疗组的 PCⅢ、HA 的水平均显著低于对照组，$P<0.01$，见表 6-59。

表 6-59 血清 PCⅢ、HA 治疗前后变动情况（$\bar{X} \pm S$）

组别		PCⅢ/(ng/L)	HA/(ng/L)
对照组	治疗前	155.91±25.23	311.46±170.19
	治疗后	134.61±25.36	158.56±112.84
治疗组	治疗前	153.73±25.35	316.66±165.05
	治疗后	111.22±24.34△	64.71±32.50△

注：与对照组比较，△$P<0.01$。

2. 治疗后肝功能 ALT、AST 改变

治疗前两组全部病例 ALT 均有不同程度的异常，治疗后，治疗组复常率为62.3%，对照组复常率为33.33%。两组相比，$P<0.05$，有显著性差异。

治疗前两组全部病例 AST 均有不同程度的异常,治疗后治疗组复常率为 54.10%。对照组复常率为 26.67%。两组相比,$P<0.05$,有显著性差异,见表 6-60。

表 6-60 两组患者治疗前后 ALT、AST 复常率比较

组　别	ALT	AST
对照组	32.97%(20/61)	26.23%(16/61)
治疗组	62.30%(38/61)△	54.10%(33/61)△

注:与对照组比较,△$P<0.05$。

3. HBV 标志物治疗前后变动情况

治疗组 HBeAg 转阴率为 26.23%,HBV DNA 转阴率为 24.59%,对照组分别为 13.33%、11.67%,两组比较,有显著性差异,$P<0.05$,见表 6-61。

表 6-61 两组患者治疗前后 HBV 标志物转阴率比较

组　别	HBsAg	HBeAg	HBV DNA
对照组	6.56%(4/61)	13.11%(8/61)	11.48%(7/61)
治疗组	8.20%(5/61)	26.23%(16/61)△	24.59%(15/61)△

注:与对照组比较,△$P<0.05$。

4. 治疗前后证候改善情况

3 个月治疗后,治疗组患者胁肋疼痛、腰膝酸软、失眠多梦、头晕耳鸣、手足心热或低热、咽干口燥较对照组有明显改善($P<0.05$);舌象、脉象改善较对照组有显著性差异($P<0.05$);黄疸消退,较对照组有显著性差异($P<0.05$),见表 6-62。

表 6-62 两组中医证候量化积分变化情况

症状及体征	对照组	治疗组	P 值
胁肋疼痛	1.52±0.61	0.97±0.45	<0.05
腰膝酸软	1.57±0.63	0.94±0.11	<0.05
失眠多梦	1.39±0.67	0.61±0.25	<0.05
头晕耳鸣	1.21±0.59	0.81±0.45	<0.05
手足心热或低热	1.12±0.50	0.24±0.10	<0.05
咽干口燥	1.62±0.71	0.49±0.05	<0.05
黄疸	0.92±0.31	0.44±0.12	<0.05
舌象	1.12±0.70	0.71±0.12	<0.05
脉象	1.11±0.63	0.81±0.24	<0.05

5. 综合疗效判定

根据上述综合疗效判定标准,治疗组临床治愈 13 例(21.3%),显效 22 例(36.1%),有效 21 例(34.4%),无效 5 例(8.2%),总有效率为 91.8%;对照组临床治愈 4 例(6.6%),显效 11 例(18.0%),有效 21 例(34.4%),无效 25 例(41.0%),总有效率为 59.0%;治疗组疗效优于对照组,经统计学处理,差异显著,$P<0.05$,见表 6-63。

表 6-63 两组患者综合疗效比较(%)

组　别	治愈	显效	有效	无效	总有效
对照组	6.6	18.0	34.4	41.0	59.0
治疗组	21.3	36.1	34.4	8.2	91.8△

注:与对照组比较,△$P<0.05$。

6. 两组安全性比较

通过对用药前后两组病例的血常规、尿常规、大便常规、肝肾功能、心电图的分析,认为各项指标均未发生与药物有关的异常临床变化,提示试验药与对照药安全性均较好。

(三)讨论

肝癌在我国已上升为恶性肿瘤的第2位,每年13万人死于肝癌,占全球肝癌死亡总数的42%。肝癌由于其发病隐匿、高发病率、高死亡率、高年增率、高复发率、高转移率而被公认为重大疑难疾病。由于对其确切发病机制还不十分清楚,目前缺乏可靠的防治措施。以前防治肝癌的努力主要着眼于肝癌细胞本身,但当近些年来认识到肝癌微环境在肝癌发生发展过程中的重要作用后,防治肝癌的理念正在发生重大转变。在深入了解整个微环境对肝癌发生发展、转移的各种影响方式后,着手于切断肝癌微环境与肝癌细胞之间的联系是新的防治策略。肝癌细胞是环境序贯作用下由一群正常细胞转化来的遗传不均一的细胞群。尽管HCC的发病机制目前并不十分明确,但目前认为病毒性肝炎的慢性炎症导致肝细胞不断破坏和再生所形成的恶化肝再生微环境是肝癌发生发展及转移的必要因素。笔者及其团队在连续承担多项国家级项目研究的过程中认识到,肝再生微环境的变化几乎均涉及肝癌微环境中的细胞微环境和非细胞微环境。其中,神经-内分泌-免疫-肝再生调控网络影响肝再生微环境,与肝癌的发生发展及转移密切相关。从再生医学角度来看,任何导致肝脏损伤的因素都会导致组织再生修复的发生,肝脏损伤的结局取决于肝组织再生修复的有效性。慢性肝病在其病程进展中的肝再生过程往往受到多种因素的干扰而不能完全再生修复,形成异常肝再生(炎症诱导纤维化、细胞因子紊乱等)微环境,这种恶化的肝再生微环境为肝癌的发生发展和转移提供了必要条件。

本临床观察结果表明,抗毒软坚胶囊对血清肝纤维化标志物指标有显著改善作用,在改善临床症状、恢复肝功能、抑制HBV复制方面也有良好作用,提示抗毒软坚胶囊具有抗肝纤维化、改善肝再生微环境、防治肝癌发生发展的作用。

四、补肾生髓成肝法治疗慢性乙型肝炎肝肾阴虚证的临床观察

对于慢性乙型肝炎的治疗,中医多以"湿热""湿邪"或"疫毒"等为病因,病机大多以"湿热蕴于肝胆""肝郁血瘀"立论。在其漫长的诊疗过程中,或过用疏理之品,或肝郁日久化热,或邪毒伤阴,必然造成阴津亏耗,出现肝阴不足,穷则及肾,"子令母虚",必然伤肾耗阴,在肝肾精虚的基础上形成肝肾阴虚之证,临床采用"补肾生髓成肝"的治疗法则有一定临床疗效,但尚缺乏较高级别的循证医学证据。

(一)研究方法

本研究采用临床对照方法观察补肾生髓成肝法治疗慢性乙型肝炎肝肾阴虚证患者的临床疗效。

1. 病例入选

选择湖北省中医院的慢性乙型肝炎肝肾阴虚证患者87例,分为治疗组30例、对照组57例。两组病例的年龄、病程无显著性差异($P>0.05$)(表6-64)。

表6-64 两组患者一般临床资料比较($\bar{X}\pm S$)

组别	总数(n)	男/女	年龄/岁	病程/年
治疗组	30	21/9	$38\pm7.1^{\triangle}$	$8\pm4.2^{\triangle}$
对照组	57	37/20	39 ± 6.8	8 ± 3.3

注:与对照组比较,$^{\triangle}P>0.05$。

2. 诊断标准

西医诊断标准参见2000年中华医学会传染病与寄生虫病学分会、肝病分会联合修订的《病

毒性肝炎诊断标准》；中医诊断标准参考《中药新药临床研究指导原则（试行）》及中国中医药学会内科肝病专业委员会 1991 年天津会议通过的《病毒性肝炎中医辨证标准（试行）》。

(1) 慢性乙型肝炎西医诊断标准：既往有乙型肝炎或者 HBsAg 阳性史，病程超过半年，目前仍有肝炎的症状、体征及肝功能异常，HBV 标志物阳性者，HBV DNA 大于或等于 10^4 copies/mL，有病理组织学改变者，均可诊断为慢性乙型肝炎。有的发病时间不明确，但影像学、病理学检查或肝功能损害符合慢性肝炎改变者亦可作为诊断依据。

为全面反映肝损害程度，慢性乙型肝炎的诊断标准临床上可分为：轻度，病程较短，症状不明显，或虽有症状、体征，但生化指标仅 1 项或 2 项轻度异常；中度，症状、体征、实验室检查居于轻度与重度之间；重度，有明显或持续的肝炎症状，如乏力、纳差、腹胀、稀便等，可伴有肝病面容、肝掌、蜘蛛痣或肝脾肿大而排除其他原因且无门静脉高压者。实验室检查 ALT 反复或持续升高，ALB 减低或 ALB 与球蛋白比值倒置。

(2) 肝肾阴虚证辨证标准：临床表现为右胁隐痛，腰膝酸软，四肢拘急，筋惕肉瞤，头晕目眩，两目干涩，咽干口燥，失眠多梦，潮热或五心烦热，形体消瘦，面色黧黑，毛发不荣，牙龈出血，男子遗精，女子经少经闭，舌体瘦，舌质红，有裂纹，花剥苔、少苔或舌尖红无苔，脉细数无力。

主证：①头晕目眩；②腰膝酸软；③舌红少津。

次证：①口燥咽干；②五心烦热；③毛发不荣；④脉细数。

辨证要求：a. 具有主证①者，即属本证；b. 具有主证 3 项中任何 2 项及次证 4 项中任何 2 项者，即属本证；c. 具有主证 3 项中任何 1 项及次证 4 项中任何 3 项者，即属本证；d. 具有次证①、②、③、④者，即属本证。

(3) 中医证候量化积分方法：采用量化积分方法评价中医证候变化，具体标准前文已介绍。

3. 纳入与排除标准

采用纳入与排除标准入选观察病例。

(1) 纳入标准：①自愿作为受试对象，并能接受观察药物，保证完成疗程；②入选时年龄为 18～65 岁；③临床试验诊断符合慢性乙型肝炎轻、中度临床诊断标准；④中医辨证符合"肝肾阴虚证"辨证标准；⑤观察前 2 周停服以上述病证为主要适应证的中西药物及停止采用针对上述病证的其他治疗方法。

(2) 排除标准：①年龄 18 岁以下，或 65 岁以上；②重叠感染其他肝炎病毒（如 HAV、HCV、HDV、HEV 等）；③合并心血管、肺、肾等重要脏器器质性疾病及造血系统严重的原发性疾病、精神病等；④伴有自发性或结核性腹膜炎、上消化道出血、肝性脑病等并发症；⑤妊娠、哺乳期妇女及对本药过敏者。

4. 治疗方法

治疗组予以补肾生髓成肝方（熟地黄、山茱萸、山药、丹参、茵陈、茯苓、制首乌、鳖甲、旱莲草、女贞子、姜黄、五味子、白芍、甘草）为主方进行加减化裁，若真阴不足，虚火上炎，加麦门冬以养阴清热；若大便燥结，加肉苁蓉以润肠通便；若汗出多者，加黄芪、浮小麦以益气固表。根据病情需要，部分患者采用保肝降酶、抗病毒、抗感染、改善微循环、提高免疫力、对症支持治疗。对照组根据病情需要，采用保肝降酶、抗病毒、抗感染、改善微循环、提高免疫力、对症支持治疗，但不用"补肾生髓成肝"相关的方药。

5. 观察指标

观察治疗前、后中医证候的变化以及检测 TBil、ALT、AST、ALB 等肝功能指标，HA、PCⅢ、层黏蛋白（LN）、Ⅳ型胶原（Ⅳ-C）等肝纤维化指标，HBV 标志物指标，计算临床治疗总有效率。

6. 疗效标准

临床综合疗效判定标准根据《中药新药临床研究指导原则》制订，分为临床基本治愈、显效、有效、无效。

(1) 临床基本治愈：自觉症状消失，肝脾肿大稳定不变或缩小，肝区无压痛及叩痛；肝功能检查正常；以上各项指标稳定1年以上。随访1年。

(2) 显效：次症消失，主症明显改善。皮肤、目黄染明显减退，肝大明显回缩且无压痛，叩痛，ALT下降70%以上。随访1年。

(3) 有效：主要症状消失或基本消失，肝脾肿大稳定不变，肝区无压痛及叩痛；肝功能正常或原值下降50%以上，并持续3个月。随访1年。

(4) 无效：疗程结束后，自觉症状改善不明显，肝功能指标下降达不到有效标准者。随访1年。

7. 统计学处理

运用SPSS 17.0软件进行统计学处理，计量资料以($\bar{X}\pm S$)表示，采用t检验，计数资料采用χ^2检验。

(二) 观察结果

本临床观察结果表明，采用补肾生髓成肝治疗法则治疗慢性乙型肝炎肝肾阴虚证患者在改善临床证候的同时，具有改善肝功能、抑制HBV复制、抗肝纤维化等作用。

1. 两组患者证候改善比较

治疗前，治疗组和对照组比较，差异不显著（$P>0.05$）。治疗后，治疗组与对照组比较，腰膝酸软、五心烦热、失眠多梦、头晕耳鸣、咽干口燥、舌象、脉象有显著性差异，其中腰膝酸软、五心烦热、失眠多梦证候差异尤为显著（$P<0.05$）（表6-65）。

表6-65 两组患者证候改善积分比较（$\bar{X}\pm S$）

症状及体征	治疗组（$n=30$）		对照组（$n=57$）	
	治疗前	治疗后	治疗前	治疗后
胁肋疼痛	1.52±0.42▲	1.25±0.28	1.48±0.19	1.27±0.27
腰膝酸软	1.28±0.13▲	0.45±0.11△	1.32±0.38	1.28±0.17
失眠多梦	1.37±0.21▲	0.58±0.14△	1.40±0.31	1.36±0.10
头晕耳鸣	1.21±0.32▲	0.65±0.35△	1.25±0.29	1.22±0.16
五心烦热	1.21±0.33▲	0.43±0.15△	1.23±0.11	1.18±0.32
咽干口燥	1.28±0.22▲	0.70±0.18△	1.35±0.31	1.30±0.11
舌象	1.32±0.18▲	0.66±0.19△	1.33±0.22	1.08±0.15
脉象	1.20±0.19▲	0.52±0.27△	1.21±0.17	1.01±0.22

注：治疗前组间比较，▲$P>0.05$；治疗后组间比较，△$P<0.05$。

2. 两组患者肝功能及肝纤维化指标改善比较

治疗前，治疗组和对照组比较，肝功能及肝纤维化指标无显著性差异（$P>0.05$）。治疗后，治疗组肝功能和肝纤维化指标改善比对照组的明显，经统计学处理，差异显著（$P<0.05$）（表6-66、表6-67）。

表6-66 两组治疗前后肝功能指标比较（$\bar{X}\pm S$）

组	别	肝功能指标			
		TBil/(μmol/L)	ALT/(U/L)	AST/(U/L)	ALB/(g/L)
治疗组	治疗前	80.2±11.2▲	138.1±15.6▲	131.5±5.2▲	30.8±4.5▲
（$n=30$）	治疗后	35.1±9.2△	60.0±11.8△	65.2±5.6△	34.8±2.8△

续表

组别		肝功能指标			
		TBil/(μmol/L)	ALT/(U/L)	AST/(U/L)	ALB/(g/L)
对照组	治疗前	81.1±12.1	136.2±18.0	132.0±14.8	31.1±6.0
(n=57)	治疗后	49.5±10.3	80.0±11.4	85.2±9.7	33.5±4.8

注：与对照组治疗前比较，▲$P>0.05$；与对照组治疗后比较，△$P<0.05$。

表 6-67 两组治疗前后肝纤维化指标比较(ng/mL,$\bar{X}±S$)

组别		肝纤维化指标			
		HA	PCⅢ	LN	Ⅳ-C
治疗组	治疗前	330.4±15.6▲	193.5±9.7▲	162.4±11.2▲	203.6±14.8▲
(n=30)	治疗后	256.3±14.2△	151.3±4.8△	130.9±13.2△	145.5±12.3△
对照组	治疗前	335.8±20.4	189.7±15.2	160.2±13.8	205.3±17.6
(n=57)	治疗后	323.4±18.6	175.4±13.5	153.0±12.1	196.5±16.1

注：与对照组治疗前比较，▲$P>0.05$；与对照组治疗后比较，△$P<0.05$。

3. HBV 标志物影响

经统计学处理，两组 HBeAg 转阴率、HBeAb 转阳率、HBV DNA 转阴率无显著性差异（$P>0.05$）（表 6-68）。

表 6-68 补肾生髓成肝法对 HBV 标志物影响的对比观察

组别	n	HBV 标志物		
		HBeAg 转阴率	HBeAb 转阳率	HBV DNA 转阴率
治疗组	30	20.0% (6/30)	23.3% (7/30)	16.7% (5/30)
对照组	57	19.3% (11/57)	14.0% (8/57)	14.0% (8/57)

4. 两组总体疗效比较

两组总有效率比较差异显著（$P<0.05$）（表 6-69）。

表 6-69 两组总体疗效比较

组别	n	无效率	有效率	显效率	基本治愈率	总有效率
治疗组	30	16.67% (5/30)	53.33% (16/30)	26.67% (8/30)	3.33% (1/30)	83.33%△ (25/30)
对照组	57	38.60% (22/57)	36.84% (21/57)	21.05% (12/57)	3.50% (2/57)	61.40% (35/57)

注：与对照组比较，△$P<0.05$。

（三）讨论

美国学者一项前瞻性研究结果显示，369 例 HBsAg 阳性患者接受 84 个月随访后，有 30 例发展为 HCC，37 例死于非 HCC 性肝脏相关并发症。目前西药抗病毒治疗慢性乙型肝炎虽取得很大进展，但存在诸多尚未解决的临床治疗问题，其疗效远不理想。中医药配合西药治疗慢性乙型肝炎可在一定程度上提高临床疗效，以降低肝硬化、HCC 和肝衰竭的发生率和病死率。

采用补肾生髓成肝治疗法则治疗慢性乙型肝炎肝肾阴虚证,是通过改善肝再生微环境防治肝癌发生发展的一种新的临床策略。

1. 慢性乙型肝炎肝肾阴虚证的临床分布

肝藏血,肾藏精,精血互化而同源,故又称肝肾同源。肝阴与肾阴互相滋生充养,盛则同盛,衰则同衰。在病理情况下,肾阴不足常可导致肝阴亏损,肝阴不足也会使肾阴亏损,阴虚则虚热内生。肝肾阴虚又称肝肾亏损,是指肝阴和肾阴俱虚的病变,以阴液(精、血)亏损,阴虚内热,虚火内扰为其病变特点,是慢性乙型肝炎病程进展中的主要证候之一。1984 年南宁全国肝炎会议制订出肝郁气滞、湿热未尽、肝郁脾虚、肝肾阴虚、肝郁血瘀 5 型辨证标准。1990 年上海第六次全国病毒性肝炎会议制订出肝胆湿热、肝郁脾虚、肝肾阴虚、脾肾阳虚、瘀血阻络 5 型。1991 年中国中医药学会内科肝病专业委员会制订为湿热中阻、肝郁脾虚、肝肾阴虚、脾肾阳虚、瘀血阻络 5 型。1993 年中国中西医结合学会消化系统疾病专业委员会制订为肝气郁结证(含肝胃不和、肝脾不调)、脾虚湿盛证、湿热内蕴证、肝肾阴虚证、脾肾阳虚证及血瘀证,且各证可以相兼。从以上辨证标准可以看出,肝肾阴虚证均为病毒性肝炎(慢性乙型肝炎占绝大部分)的主要证候,据临床调研结果,在住院患者中肝肾阴虚证占 11.3%~69.9%,在门诊和住院患者中肝肾阴虚证占 9%~17%,可见,肝肾阴虚证是慢性乙型肝炎的常见证型之一。

2. 慢性乙型肝炎肝肾阴虚证的演变规律

刘绍能、陶夏平等的研究表明,慢性乙型肝炎随病情发展有以下证候变化特点:肝胆湿热证、脾虚证、瘀血阻络证、肝肾阴虚证、脾肾阳虚证随着慢性乙型肝炎向早期肝硬化、肝硬化腹水的方向发展,其发生率增加;脾虚湿困证、肝气虚证随着慢性乙型肝炎向早期肝硬化、肝硬化腹水的方向发展,其发生率下降;肝郁脾虚证、肝胃不和证、气阴两虚证、肝血虚证、肝阴虚证、气血两虚证、肾阴虚证、肾阳虚证在病情进展过程中无明显变化。历代医家认为,肝肾阴虚证的病因病机为久病失调,阴液亏虚,房事不节,肾阴耗损,情志内伤,阳亢耗阴,阴不制阳,虚热内扰日久,劫伤真阴,往往与气滞、血瘀、湿热、脾虚等证候同时并见。其发病与肝肾两脏的生理病理特点密切相关,有"乙癸同源""肾肝同治"之说。"肝肾同源"是指肝、肾的结构和功能虽有差异,但其起源相同,密切相关。《素问·阴阳应象大论》说:肾生骨、髓,髓生肝。在生理功能上,肝主藏血而肾主藏精,肝主疏泄而肾主封藏,肝为水之子而肾为水之母,故肝肾之间的关系,主要表现在精血同源、藏泻互用以及阴阳互滋互用。《张氏医通》说:气不耗,归精于肾而为精;精不泄,归精于肝而化清血。即说肾精化为肝血。而肾受五脏六腑之精而藏之,封藏于肾之精,也需依赖于肝血的滋养而维持充足。肝气疏泄可促使肾气开合有度,肾气闭藏可防肝气疏泄太过。肝血与肾精之间存在着同源互化的关系,而且肝肾阴阳之间也存在着相互滋养和相互制约的联系。肾阴与肾阳为五脏阴阳之本,肾阴滋养肝阴,共同制约肝阳,则肝阳不偏亢;肾阳资助肝阳,共同温煦肝脉,可防肝脉寒滞。肝肾阴阳之间互制互用维持肝肾之间的协调平衡。在病理上肝血不足与肾精亏损多可相互影响,以致出现头昏目眩、耳鸣耳聋、腰膝酸软等肝肾精血两亏之证。若肝肾藏血失调,女子可见月经周期失常,经量过多或闭经,以及排卵障碍,男子可见阳痿、遗精、滑泄或阳强不泄等症。此外,肾阴不足可累及肝阴;肝肾阴虚,阴不制阳,水不涵木,又易致肝阳上亢,可见眩晕、中风等。肾阳虚衰可累及肝阳;肝肾阳虚,阳不制阴,阴寒内盛,可见下焦虚寒,肝脉寒滞,少腹冷痛,阳痿精冷,宫寒不孕等。

肝肾两脏起源相同,密切相关,一荣俱荣,一损俱损。中医有"久病入肾""久病必虚"之说,慢性乙型肝炎,多因湿热之邪熏蒸肝胆而妨碍疏泄,阻遏脾胃而影响运化,其邪氤氲,难以骤除,以致病程迁延,在其漫长的病理过程中,或过用疏理之品,或肝郁日久化热,或邪毒伤阴,必然造成阴津亏耗,出现肝阴不足,穷则及肾,所谓"子令母虚",必然伤肾耗阴,形成肝肾阴虚之证。

3. 补肾生髓成肝的疗效机制

"补肾生髓成肝"是笔者在继承生机学说,创新"肝主生发"理论认识的基础上,针对"髓失生肝"病因病机提出的新的治疗法则。肝再生修复机制是"肝主生发"的主要生物学基础,"补肾生髓成肝"是通过补肾生精髓、骨髓和脑髓而调控转化生成肝,以维持正常肝再生。通过一系列深入研究初步发现,补肾至少可通过三个途径或机制调控肝再生:①补肾通过影响神经-内分泌-免疫网络而调控肝再生(补肾养脑髓生肝);②补肾通过影响骨髓干细胞转化为肝细胞而调控肝再生(补肾养骨髓生肝);③补肾通过影响肝内环境(包括调控肝再生的细胞因子、肝内干/祖细胞等)而调控肝再生(补肾养精髓生肝)。通过研究"补肾生髓成肝"调控肝再生的作用和机制,可以为"肝再生"这一重大的基础科学问题提供更全面和更丰富的实验与临床资料,推进骨髓干细胞转化为肝细胞的机制研究和临床运用,阐明慢性肝病"髓失生肝"新的病因病机认识,为提高补肾维持正常肝再生以防治肝损伤、肝硬化和肝癌的临床疗效,提供科学的实验依据和基础理论支持,使"补肾生髓成肝"的科学假说成为临床切实可行的新治则治法。

4. 补肾生髓成肝方配伍规律及现代药理研究

补肾生髓成肝方由熟地黄、山茱萸、山药、丹参、茵陈、茯苓、制首乌、鳖甲、旱莲草、女贞子、五味子、姜黄、白芍、甘草组成。组方以熟地黄、山茱萸、制首乌、山药补肾养肝,为君药;鳖甲、旱莲草、女贞子、五味子养阴生津以增强补肾养肝之效,为臣药;茵陈与茯苓合用清热祛湿、健脾化湿,姜黄、丹参、白芍活血化瘀,柔肝通络,共为佐药;甘草调和诸药为使药。其中熟地黄滋阴补肾,填精益髓;山茱萸养肝滋肾,涩精敛汗;山药补脾益阴,滋肾固精;丹参活血化瘀,消痈止痛;茵陈利湿退黄;茯苓利水消肿,健脾渗湿;制首乌补肝肾、益精血;鳖甲滋阴潜阳;旱莲草滋肝补肾,凉血止血;女贞子滋肝补肾;五味子固精止汗,益气生精;姜黄活血化瘀,行气止痛;白芍养血敛阴,柔肝止痛;甘草清热解毒,补脾益气。全方以补肾养肝为主,兼顾祛邪(湿、热、瘀、毒)和后天之脾,体现了"补肾生髓成肝"治疗法则的肝肾与他脏整体协调同治的防治思想。现代药理研究表明:地黄煎剂对 CCl_4 中毒性肝炎的肝脏有保护作用,能防止肝糖原减少。关于地黄对家兔、大鼠血糖的影响有3种报道:无变化、降低和升高。地黄具有刺激骨髓,增加红细胞、血红蛋白、血小板的作用;山茱萸能抑制血小板凝聚,抑制血小板血栓及纤维蛋白血栓形成,用 CCl_4 造成肝损害,给予从山茱萸乙醚提取物中所得的齐墩果酸,结果能显著降低 ALT、AST,减轻肝脏的病理损害。山药对小鼠细胞免疫功能有较强的促进作用;丹参能扩张冠状动脉,增加冠状动脉血流量,具有改善肾功能的作用,丹参酮ⅡA可抑制人肝癌细胞 SMMC-7721 的细胞增殖,促进其凋亡,此作用可能与细胞内 EGF 及 EGFR(上皮生长因子受体)表达下调有关。茵陈有显著利胆作用,并有解热、保肝、抗肿瘤和降压作用,茵陈蒿汤醇提物能通过调节巨噬细胞释放 TNF 的功能达到保肝作用。茯苓多糖有增强免疫功能的作用,茯苓具有护肝作用,复方茯苓甘草汤可有效降低肺动脉压,改善肺血管重构,其机理可能与抑制肺动脉 $TGF-\beta_1$ 的表达有关。何首乌的主要成分为大黄酚和大黄素,何首乌水煎液给老年小鼠和青年小鼠喂服,能显著增加脑和肝中蛋白质含量,何首乌配伍大剂量茯苓能够增加大鼠肝微粒体 CYP450 含量;鳖甲能降低实验性甲亢动物血浆 cAMP 含量,能提高淋巴母细胞转化率,延长抗体存在时间,增强免疫功能,促进造血功能,提高血红蛋白含量,鳖甲煎丸有改善肝内血液循环、减少肝纤维化程度的功效。旱莲草能够提高机体非特异性免疫功能,消除氧自由基以抑制5-脂氧酶,保护染色体,促进肝细胞的再生,增加冠状动脉流量;女贞子可增强非特异性免疫功能,能明显降低高龄鼠脑、肝中 MDA 含量,提高 SOD 活性,具有一定抗衰老作用;五味子能利胆,降低血清转氨酶,对肝细胞有保护作用。姜黄素具有通过 NF-κB 信号通路来抑制肝脏炎症等方面的作用。白芍提取物对大鼠蛋清性急性炎性水肿有明显抑制作用,对棉球肉芽肿有抑制增生作用。甘草有类似肾上腺皮质激素样作用,能抗炎保肝。

本临床观察结果表明,"补肾生髓成肝法"能显著改善慢性乙型肝炎肝肾阴虚证患者的中医证候、肝功能和肝纤维化指标,提高临床疗效,改善慢性乙型肝炎患者的生存质量,促进康复。

五、补肾生髓成肝联合派罗欣治疗慢性乙型肝炎的临床观察

派罗欣(聚乙二醇 IFNα-2a 注射液)是聚乙二醇(PEG)与重组 IFNα-2a 结合形成的长效 IFN。IFN 可与细胞表面的特异性 α 受体结合,触发细胞内复杂的信号传递途径并激活基因转录,调节多种生物效应,包括抑制感染细胞内的病毒复制,抑制细胞增殖,并具有免疫调节作用,临床常用于治疗成人慢性乙型肝炎。但由于派罗欣与其他 IFN 一样具有较严重的毒副反应(主要包括发热、骨髓抑制、影响神经内分泌及免疫功能等),极大地限制了其临床应用。一系列实验与临床研究证实,补肾生髓成肝具有通过影响神经-内分泌-免疫-肝再生调控网络治疗肝脏病证的作用及机制。为获得补肾生髓成肝联合派罗欣治疗慢性乙型肝炎提高临床疗效的循证医学证据,按 RCT 原则进行临床观察。

(一)研究方法

采用 RCT 方法,观察补肾生髓成肝联合派罗欣治疗慢性乙型肝炎"减毒增效"的临床疗效。

1. 一般资料

将绍兴市第六人民医院 2010 年 1 月至 2011 年 12 月 80 例 HBeAg 阳性慢性乙型肝炎患者随机分为补肾生髓成肝联合派罗欣治疗组(简称治疗组)、派罗欣对照组(简称对照组),每组 40 例。所有病例均符合《慢性乙型肝炎防治指南》诊断标准,并排除合并甲型、丙型、戊型等其他肝炎病毒感染,排除自身免疫性肝炎、药物性肝炎、酒精性肝病等。本临床观察前所有病例未进行抗 HBV 治疗。治疗组与对照组病例的性别、年龄及病程,经统计学检验,差异无显著性,$P>0.05$,具有可比性(表 6-70)。

表 6-70 患者一般资料

组别	n	男/女	年龄/岁	病程/年
治疗组	40	35/5	32.9±12.1	14.5±7.3
对照组	40	34/6	34.6±10.08	12.7±6.5

2. 治疗方法

治疗组采用在补肾生髓成肝指导下拟定的补肾健脾方(熟地黄、山药、枸杞子、杜仲、茯苓、灵芝、泽泻等,水煎服,每日 1 剂,分早、晚各 1 次服用),联合派罗欣 135 μg,皮下注射,每周 1 次。对照组单用派罗欣,用法用量同治疗组。治疗组和对照组疗程均为 12 个月,治疗结束,随访 6 个月。

3. 检测方法

ELISA 法检测 HBV-M(试剂由美国雅培公司提供),PCR 荧光法检测 HBV DNA 载量(<500 U/mL)。血常规检测采用贝克曼库尔特 GENS 血细胞分析仪及原装试剂检测。肝功能检测采用贝克曼 CX9 PRO 全自动生化分析仪及 ALT 逆流监测法、TBil 重氮法。凝血酶原活动度指标采用贝克曼 ACL-200 全自动血凝分析仪及原装试剂盒凝固终点法检测。

4. 统计学方法

SPSS 软件分析,χ^2、t 检验。

(二)观察结果

1. 对外周血白细胞计数的影响

治疗过程中第 4 周,对照组 1 例患者因血小板低于 $30×10^9/L$,终止抗病毒治疗,退出观察。治疗后 1 周、4 周两组患者外周血白细胞计数均有所下降,治疗组数据高于对照组,但经统计学处理,无显著差异,$P>0.05$。治疗组外周血白细胞计数,治疗后 8 周、12 周、24 周分别显著高于对照组,经统计学处理,差异显著,$P<0.05$(表 6-71)。

表 6-71　补肾生髓成肝对外周血白细胞计数(10^9/L)的影响

项目	n	1周	4周	8周	12周	24周
治疗组	40	4.81±0.82	3.71±0.75	3.74±0.49	4.06±0.17	4.20±0.63
对照组	39	4.63±0.72	3.67±0.51	3.49±0.58	3.02±0.49	2.29±0.28
t值		1.4575	0.2778	2.0715	12.5393	17.4849
P值		>0.05	>0.05	<0.05	<0.05	<0.05

2. 对 ALT、TBil 的影响

治疗后,治疗组 ALT 1周、4周数据与对照组 ALT 1周、4周数据比较,经统计学处理,差异不显著,$P>0.05$。治疗后,治疗组 ALT 8周、12周、24周数据分别显著低于对照组的数据,经统计学处理,差异显著(表 6-72)。

表 6-72　补肾生髓成肝对 ALT(U/L)的影响

项目	n	1周	4周	8周	12周	24周
治疗组	40	143.5±18.80	173.70±5.75	259.70±9.49	125.0±9.10	92.0±10.60
对照组	39	142.6±19.70	169.60±8.51	312.40±10.58	335.0±8.50	232.0±9.00
t值		0.2078	1.5206	22.8232	105.4781	63.2050
P值		>0.05	>0.05	<0.001	<0.001	<0.05

治疗组与对照组治疗后 1周、4周、8周 TBil 比较无显著性差异。治疗组 12周、24周 TBil 数据分别显著低于对照组的数据,经统计学处理,差异显著,$P<0.05$(表 6-73)。

表 6-73　补肾生髓成肝对 TBil(μmol/L)的影响

项目	n	1周	4周	8周	12周	24周
治疗组	40	17.5±2.10	14.70±5.70	19.70±8.90	14.0±4.00	9.20±3.60
对照组	39	16.6±2.70	16.60±8.50	17.50±9.60	28.2±9.60	32.0±9.50
t值		1.6562	1.1639	1.0567	8.5426	14.0375
P值		>0.05	>0.05	>0.05	<0.05	<0.05

3. 对病毒学应答的影响

治疗组 HBV DNA 转阴率、HBeAg/HBeAb 转换率,治疗后 24周(52.5%、25%)、48周(62.5%、45%)与对照组治疗后 24周(38.5%、20.5%)、48周(48.7%、33.3%)比较有提高趋势,但经统计学处理,差异不显著,$P>0.05$。治疗后 72周治疗组 HBV DNA 转阴率(75%)、HBeAg/HBeAb 转换率(50%)显著高于对照组(51.3%、38.5%),经统计学处理,差异显著,$P<0.05$(表 6-74)。

表 6-74　补肾生髓成肝对 HBV DNA 转阴率和 HBeAg/HBeAb 转换率的影响

项目	n	HBV DNA 转阴率			HBeAg/HBeAb 转换率		
		24周	48周	72周	24周	48周	72周
治疗组	40	21(52.5%)	25(62.5%)	30(75%)	10(25%)	18(45%)	20(50%)
对照组	39	15(38.5%)	19(48.7%)	20(51.3%)	8(20.5%)	13(33.3%)	15(38.5%)
χ^2值		1.56	1.52	4.28	0.23	1.13	4.59
P值		>0.05	>0.05	<0.05	>0.05	>0.05	<0.05

治疗24周后,治疗组与对照组HBsAg滴度均有下降,HBsAg<1000 U/mL的患者,治疗组14例,对照组10例,组间比较,经统计学处理,差异不显著,$P>0.05$。治疗48周后,HBsAg<1000 U/mL的患者,治疗组26例,对照组15例,组间比较,经统计学处理,差异显著,$P<0.05$(表6-75)。

表6-75 补肾生髓成肝对HBsAg滴度(U/mL)的影响

组别	n	24周	48周
治疗组	40	14例	26例
对照组	39	10例	15例
χ^2值		0.82	5.57
P值		>0.05	<0.05

(三)讨论

IFN具有抑制细胞分裂、调节免疫、抗病毒、抗肿瘤等多种作用,是最早批准用于治疗慢性乙型肝炎的抗病毒药物。派罗欣的药效学特点与天然的或普通的人α-IFN相似,但药代动力学差别较大。目前认为,相对于核苷类似药物,IFN在抗病毒作用的基础上,还有抗纤维化及抗肿瘤的作用。IFN治疗慢性乙型肝炎属有限治疗(疗程一般在2年以内),部分患者停药后在持续有效应答、耐药后病毒反弹等方面优于核苷类似药物。但IFN的毒副反应明显,主要包括流感样症状(发热、头痛、肌肉及关节酸痛和全身不适等)、骨髓抑制症状(白细胞下降明显、部分患者血小板下降)、精神神经系统症状(包括疲劳、无力、嗜睡、缺乏主动性、情感淡漠、抑郁欲自杀等)、甲状腺功能障碍症状(可出现T_3、T_4、TSH等改变,甚至出现甲状腺自身免疫抗体,以及甲状腺功能障碍、损伤性甲状腺炎、甲状腺毒症、甲亢、甲减等)及其他脏器损伤。除此之外,IFN治疗慢性乙型肝炎仍然存在耐药和停药后复发的情况,其疗效亦有待进一步提高。

没有HBV就没有慢性乙型肝炎,但仅有HBV亦不能完全决定慢性乙型肝炎的发生发展,临床治疗必须同时注重病毒因素和宿主因素,这是目前趋于达成共识的防治策略。中医药对HBV的直接作用不及IFN,但中医药通过改善某些宿主因素(如改善免疫、减轻肝损伤、调控肝再生等)阻止或延缓病程进展、促进康复,是其优势所在。补肾生髓成肝治疗法则是指通过补肾生精髓、骨髓和脑髓而调控转化生成肝,以维持或促进正常的肝脏发生发育和再生修复、防止肝再生紊乱,从而防治肝脏病证的发生发展。前期RCT临床研究结果表明,体现补肾生髓成肝治疗法则的地五养肝胶囊联合抗病毒药物治疗HBeAg阴性慢性乙型肝炎的疗效,其病毒学应答和生化学应答与单独抗病毒或单独使用地五养肝胶囊治疗等效,但其组织学应答率(71.43%)优于单独抗病毒治疗(22.22%),$P<0.05$。实验研究证实补肾生髓成肝的疗效机制涉及下丘脑-垂体-肝轴、神经-内分泌-免疫网络、骨髓干细胞转化为肝细胞、肝内微环境等多个途径与环节。本临床观察结果表明,体现补肾生髓成肝治疗法则的补肾健脾方联合派罗欣治疗慢性乙型肝炎患者外周血白细胞计数,治疗后8周、12周、24周分别显著高于对照组的数据。治疗组ALT 8周、12周、24周分别显著低于对照组的数据。治疗组TBil 12周、24周分别显著低于对照组的数据。治疗组72周HBV DNA转阴率(75%)、HBeAg/HBeAb转换率(50%)显著高于对照组(51.3%、38.5%)。治疗第48周后,HBsAg<1000 U/mL的患者,治疗组26例,对照组15例。以上结果经统计学处理,差异显著,$P<0.05$。此外,补肾生髓成肝还能减轻派罗欣引起的乏力、肢酸等症状,提示采用体现补肾生髓成肝治疗法则的补肾健脾方联合派罗欣治疗慢性乙型肝炎,可以获得减毒(减少骨髓抑制,降低肝损伤)、增效(提高病毒学应答)的生物学效应,增加患者的受益。

六、地五养肝胶囊治疗 HBeAg 阴性慢性乙型肝炎的临床研究

目前,学术界已将慢性乙型肝炎分为 HBeAg 阳性和 HBeAg 阴性慢性乙型肝炎两种类型。一般认为,HBeAg 与 HBeAb 的血清转换标志着病毒复制的降低,肝内炎症活动趋于缓解、静止。当 HBV 慢性自然感染中发生 HBeAg 血清学的自然转换后,可处于 ALT 正常和 HBV DNA 阴性的肝脏炎症的非活动状态,而且可持续较长的一段时间。但有部分患者在血清学转换后,会出现高血清病毒载量、HBV 基因变异、ALT 异常、组织学炎症活动,病情呈进展趋势。HBeAg 阴性慢性乙型肝炎患者病程较长,抗病毒疗效较差(特别是组织学改善欠佳),随着病程逐渐延长和其他不良因素,发生肝硬化或肝癌的风险呈增加趋势。在我国有研究者研究了 743 例慢性乙型肝炎患者,其中 267 例(35.9%)为 HBeAg 阴性,其 HBV DNA 载量显著低于 HBeAg 阳性患者,但 HBeAg 阴性患者肝脏严重炎症(HAI 炎症评分≥9)和纤维化(HAI 纤维化评分≥3)的比例均显著高于 HBeAg 阳性患者(58.1% vs 46.0%,45.3% vs 27.9%)。以上数据表明,HBeAg 阴性慢性乙型肝炎患者的组织炎症可能比 HBeAg 阳性患者更重,应当更加重视。

有关 HBeAg 阴性慢性乙型肝炎的临床诊断,目前主要依据以下几点:①HBsAg 阳性>6 个月,HBeAg 阴性≥6 个月;②HBV DNA 阳性或 HBV DNA 载量>1×10^4 copies/mL;③有肝损伤的证据,至少有 1 次 ALT>$2\times$ULN,或者间隔 2 个月或以上至少有 2 次 ALT>$1.5\times$ULN,肝组织学检查有与乙型肝炎相关的中度或者重度炎症坏死;④排除合并有其他疾病,如嗜肝病毒感染、嗜酒、使用肝毒性药物、自身免疫性肝病或代谢性肝病等。目前西医抗病毒的药物为核苷类似物,如拉米夫定、阿德福韦酯、恩替卡韦和替比夫定等,但有抗病毒治疗应答不佳、停药后复发率高的特点。新近应用派罗欣治疗 537 例 HBeAg 阴性慢性乙型肝炎的国际多中心随机对照研究显示了较好的疗效,共 12 个月治疗后停药随访 24 周,ALT 复常率为 59%。HBV DNA 载量<1×10^5 copies/mL 者为 43%,低于 400 copies/mL 者为 19%。但其疗效仍然有待进一步提高,加之价格贵和毒副反应严重限制了其临床广泛推广应用,故 HBeAg 阴性慢性乙型肝炎已成为新的临床治疗难题。

慢性乙型肝炎出现的病证多归属于中医"肝着""胁痛""黄疸""郁证""积聚""臌胀"等范畴。有关慢性乙型肝炎的病因病机认识,各家说法不一,治疗方法多种多样,疗效参差不齐。笔者根据《素问·阴阳应象大论》中"肾生骨、髓,髓生肝"的精辟论断认识到,"髓失生肝"是肝病过程中导致肝再生过程紊乱的病理机制,因此"补肾生髓成肝"具有调控肝再生防治肝脏病证的作用。地五养肝胶囊是体现补肾生髓成肝治疗法则的代表方之一,前期研究表明其具有抗炎保肝降酶、提高机体免疫、抑制 HBV 复制的作用。初步发现相较于 HBeAg 阳性慢性乙型肝炎,地五养肝胶囊治疗 HBeAg 阴性慢性乙型肝炎疗效更优。本课题研究以地五养肝胶囊治疗 HBeAg 阴性慢性乙型肝炎,并与核苷类似物等抗病毒药物对照,观察地五养肝胶囊治疗 HBeAg 阴性慢性乙型肝炎的临床疗效及安全性。

(一)研究方法

采用 RCT 方法对比观察地五养肝胶囊单用或联合抗病毒药物治疗 HBeAg 阴性慢性乙型肝炎的疗效及其安全性。

1. 一般资料

本研究观察病例来自于 2011 年 1 月至 2016 年 7 月在湖北省中医院肝病门诊就诊的慢性乙型肝炎患者,将符合入选标准的 130 例 HBeAg 阴性慢性乙型肝炎患者随机分为三组,即地五养肝胶囊治疗组(简称:DWYG 组)、恩替卡韦对照组(简称:ETV 组)、地五养肝胶囊联合恩替卡韦组(简称:DWYG+ETV 组),按照研究方案给予不同治疗并定期观测相关检测指标。130 例患者入组时一般资料见表 6-76。

表 6-76　患者一般资料

组　　别	n	男/女	年龄/岁	病程/年
DWYG 组	44	28/16	40.09±12.98	17.75±7.41
ETV 组	43	32/11	37.53±11.22	20.42±8.93
DWYG+ETV 组	43	33/10	40.84±9.68	19.72±7.76

注：组间比较，$P>0.05$。

2．纳入标准

①符合 2010 年《中国慢性乙型肝炎防治指南》提出的慢性乙型肝炎西医诊断标准，既往有乙型肝炎病史或 HBsAg 阳性超过 6 个月，现 HBsAg 和（或）HBV DNA 仍为阳性者。②HBeAg 阴性、HBV DNA 阳性和 ALT 轻度异常者；或 HBeAg 阴性、HBV DNA 阴性且 ALT 正常或轻度升高的患者，肝组织活检证实有显著炎症坏死（G_2 以上），或显著肝纤维化（S_2 以上）者。③年龄：18～65 岁。④受试者知情同意，并签署相关文件。

3．排除标准

①年龄 18 岁以下或 65 岁以上。②排除同时或重叠感染其他类型病毒性肝炎。③经检查诊断有药物中毒、酒精中毒等因素所致的肝炎或自身免疫性肝炎。④已经诊断为肝衰竭、肝硬化、肝癌，以及有严重的循环系统、内分泌系统和造血系统原发性疾病、精神病患者。⑤妊娠或准备妊娠的妇女、哺乳期妇女。⑥过敏体质或对多种药物过敏者。

4．剔除标准

①筛选病例时未严格按照纳入标准，将不符合纳入标准的患者纳入试验的。②受试者在试验进行中，合并服用了本方案禁止使用的其他中药或西药，以致不能正确判定疗效和安全性。③纳入病例因各种原因未按要求服用试验药物者。④临床资料不全，以致无法正确判定疗效和安全性。

5．中止试验标准

①受试者不愿继续进行临床试验而中途退出者。②试验期间因患者出现不良事件，如过敏反应等，研究者认为有必要终止本研究者。③试验期间因患者的病情持续恶化，有可能发生危险事件，应该停止试验者。④已诊断重度、重型肝炎，肝硬化和肝癌者。

6．病例的脱落

病例的脱落是指所有填写了知情同意书并筛选合格进入试验的患者，退出临床试验。常见的原因包括：①不良事件；②缺乏疗效；③违背试验方案（包括依从性差）；④失访（包括患者自行退出）；⑤患者撤回知情同意书；⑥其他原因所致的脱落。

脱落病例的统计原则：①发生不良反应而脱落，应列入不良反应统计；②因无效而自行脱落者，应列入疗效统计；③未满 1 个疗程即痊愈者，不列为脱落病例；④对于治疗过程中有效，但未能完成整个疗程，且未能完成随访的患者，不列入疗效统计。对脱落的病例，应做意向性分析。

7．分组治疗

采用区组随机化方法，利用湖北省中医院肝病研究所课题组自制随机分组程序进行随机化分配，将符合纳入标准的受试对象随机分为 DWYG 组、ETV 组、DWYG+ETV 组。若分配至 DWYG 组，给予地五养肝胶囊治疗（一日 3 次，一次 3 粒）。对于分配至 ETV 组者，主要给予恩替卡韦口服治疗。对于分配至 DWYG+ETV 组者，给予地五养肝胶囊联合恩替卡韦治疗。

地五养肝胶囊组成：熟地黄、五味子、茵陈、姜黄、甘草。

地五养肝胶囊治疗疗程为 48 周，随访 228 周，抗病毒治疗在本实验观察期连续治疗。按不同时间点动态检测各组治疗前及治疗后的观察指标。试验中因多种原因脱落 24 例，纳入统计分析有 106 例。操作流程图如图 6-34 所示。

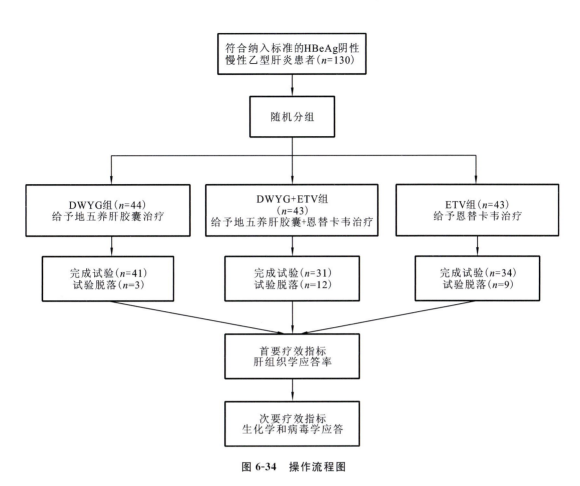

图 6-34 操作流程图

8. 病例随访

记录所有符合纳入标准的病例的详细资料,观察结束后仍定期随访。

9. 有效性与安全性的评价

分别观察疗效性指标和安全性指标,并进行相应评价。

(1) 疗效性指标:HBV 病毒学(HBV-M、HBV DNA 载量检测)、肝功能(ALT、AST、GGT、TBil、DBil、IBil、TP、ALB、GELO 等)、免疫功能、B 超、肝组织活检病理学检测等;临床症状、体征、生活能力状态等。

疗效评价标准参照 2010 年《中国慢性乙型肝炎防治指南》:①病毒学应答:血清 HBV DNA 转为阴性或载量低于 1×10^3 copies/mL。②血清学应答:血清 HBsAg 转阴。③生化学应答:血清 ALT 和 AST 恢复正常。④组织学应答:参照 Ishak 等 16 位来自 10 个国家的病理学专家联合提出的修改后 HAI 方案(表 6-77)。⑤组织学应答标准:相对于治疗前,HAI 纤维化评分减轻 1 个级别或以上的同时,炎症积分不增加或减轻。

表 6-77 慢性肝炎病理改变:炎症活动度分级(G)和纤维化程度分期(S)

修改后 HAI 方案	积分范围	炎症活动度分级(G)			纤维化程度分期(S)	
		分级	汇管区及周围	小叶	分期	肝纤维化程度
①汇管区 PN	0~4	G_0	无炎症	无炎症	S_0	无纤维化
②融合性坏死(BN)	0~6	G_1	炎症(1~3 分)	变性及少数点状坏死灶	S_1	P 纤维化扩大
③小叶点状坏死和炎症	0~4	G_2	轻度 PN(4~8 分)	变性及点灶状坏死或嗜酸小体	S_2	P 周围纤维化扩大,纤维间隔形成

续表

修改后 HAI 方案	积分范围	炎症活动度分级(G)			纤维化程度分期(S)	
		分级	汇管区及周围	小叶	分期	肝纤维化程度
④汇管区炎症	0～4	G_3	中度 PN(9～12 分)	变性融合性或见 BN	S_3	纤维间隔形成,伴小叶结构紊乱
⑤纤维化	0～6	G_4	重度(13～18 分)	BN 范围广及累及多个小叶	S_4	早期肝硬化

(2) 安全性指标:①一般体检项目:心率、心律、血压、体重。②血、尿常规化验(治疗前后必检项目)。③心电图、肝功能、肾功能(Cr、BUN)检查(治疗前后必检项目)。

10. 不良事件的观察

观察、记录和随访不良事件。

(1) 药物不良反应与药物因果关系判断:因果判断的有关指征(是为"+",否为"-",可能为"±",不能判定为"?")如下。①开始用药时间与可疑不良反应出现时间有无合理的先后关系。②可疑的不良反应是否符合该药品已知的不良反应类型。③是否可以用患者的病理状况、合并用药、并用疗法来解释所怀疑的不良反应。④可疑不良反应能否因为停药或降低药物用量而减轻与消失。⑤再次接触同样药物后是否再次出现同样反应。依据上述 5 个指征,分析因果关系为肯定、很可能、可能、可疑和不可能 5 级(表 6-78)。

表 6-78 药物不良反应因果判断

判断结果	判 断 指 标				
	1	2	3	4	5
肯定	+	+	-	+	+
很可能	+	+	-	+	?
可能	+	+	±	±	?
可疑	+	-	±	±	?
不可能	-	-	+	-	-

说明:(1) 肯定、很可能两级可诊断为不良反应。
(2) 下列为实验室指标异常:①肾功能异常(Cr 大于正常值)。②ALT 超过正常值上限一倍以上。

(2) 不良事件的记录:发现不良事件,医师可根据病情决定是否中止观察。对因不良事件而停药的病例应进行追踪调查,并详细记录其结果。若治疗过程中和(或)治疗后出现安全性检测指标异常,应及时填写不良事件表,并进行复查,与受试者发病、治疗等情况进行综合分析,以确定异常是否与试验药物有关。

(3) 随访未缓解的不良事件:所有不良事件都应当追踪,直到得到妥善解决或病情稳定。

11. 统计分析

利用 Microsoft Excel 软件和 SPSS 19.0 软件进行数据管理和统计学分析,计量资料组间比较采用方差分析,治疗前后比较采用配对 t 检验,计数资料的比较采用 χ^2 检验或 Fisher 精确检验。

(二) 观察结果

1. 地五养肝胶囊对 HBV DNA 的影响

入组时,DWYG 组、ETV 组、DWYG+ETV 组 HBV DNA 阳性患者病毒载量比较,经统计学处理,差异不显著,$P>0.05$。治疗 48 周后,ETV 组 HBV DNA 病毒载量有所降低,但三组分别与治疗前比较,经统计学处理,差异不显著,$P>0.05$。治疗后三组组间 HBV DNA 病毒载量比较,经统计学处理,差异不显著,$P>0.05$(表6-79)。

表 6-79　各组治疗 48 周前后 HBV DNA 阳性患者病毒载量的改变

组　别	HBV DNA/($\lg_{10}$ IU/mL)			
	n	治疗前	n	治疗后
DWYG 组	44	3.38±0.91	27	3.01±0.49
ETV 组	43	3.49±1.23	18	2.90±0.53
DWYG+ETV 组	43	3.46±1.12	24	2.78±0.13

注:各组治疗前后及组间比较,经统计学处理,差异不显著,$P>0.05$。

2. 地五养肝胶囊对肝功能的影响

地五养肝胶囊对酶学和血清胆红素检测指标影响较明显,组间比较有显著差异。对 TP、ALB、G、血清蛋白电泳比值检测指标影响不明显,组间比较无显著性差异。

(1) 酶学指标检测结果:入组时,DWYG 组 ALT、AST、GGT、ALP 检测结果分别为(33.78±15.27) U/L、(27.53±8.17) U/L、(21.66±14.05) U/L、(64.20±18.63) U/L,ETV 组为(40.19±19.81) U/L、(33.21±12.69) U/L、(28.05±21.96) U/L、(74.57±22.78) U/L,DWYG+ETV 组为(38.56±18.92) U/L、(42.02±64.48) U/L、(31.97±25.85) U/L、(71.62±20.14) U/L,三组组间比较,经统计学处理,差异不显著,$P>0.05$。

治疗 48 周后,ALT、AST、GGT、ALP 检测结果如表 6-80 所示,各组分别与治疗前相比较,经统计学处理,差异不显著,$P>0.05$。三组组间比较,经统计学处理,差异不显著,$P>0.05$。

表 6-80　各组治疗 48 周前后酶学指标的变化

组　别	n	治疗前后	ALT/(U/L)	AST/(U/L)	GGT/(U/L)	ALP/(U/L)
DWYG 组	44	治疗前	33.78±15.27	27.53±8.17	21.66±14.05	64.20±18.63
	35	治疗后	30.78±23.47	27.00±12.14	25.43±20.22	67.34±20.80
ETV 组	43	治疗前	40.19±19.81	33.21±12.69	28.05±21.96	74.57±22.78($n=42$)
	25	治疗后	27.36±12.68	24.40±6.34	25.96±13.82	75.28±21.89
DWYG+ETV 组	43	治疗前	38.56±18.92	42.02±64.48	31.97±25.85	71.62±20.14
	29	治疗后	26.52±16.71	23.03±6.10	25.52±15.46	77.97±24.54

(2) 血清胆红素检测结果:入组时,TBil、DBil、IBil 检测结果如表 6-81 所示,三组组间比较,经统计学处理,差异不显著,$P>0.05$。

治疗 48 周后,TBil、DBil、IBil 检测结果如表 6-81 所示,各组分别与治疗前相比较,经统计学处理,差异不显著,$P>0.05$。三组组间比较,经统计学处理,差异不显著,$P>0.05$。

表 6-81　各组治疗 48 周前后血清胆红素的变化

组　别	n	治疗前后	TBiL/(μmol/L)	DBiL/(μmol/L)	IBiL/(μmol/L)
DWYG 组	44	治疗前	13.59±5.58	3.29±1.75	10.30±4.39
	35	治疗后	12.11±6.79	3.94±2.37	8.17±4.62
ETV 组	43	治疗前	13.75±4.85	3.50±1.53	10.25±3.82
	25	治疗后	13.78±5.95	4.20±1.75	9.58±4.49
DWYG+ETV 组	43	治疗前	14.12±10.38	3.58±2.94	10.54±7.79
	28	治疗后	12.04±6.76	3.86±1.35	8.19±5.93

（3）TP、ALB、GELO、A/G 检测结果：入组时，TP、ALB、GELO 检测结果如表 6-82 所示，三组组间比较，经统计学处理，差异不显著，$P>0.05$。

治疗 48 周后，TP、ALB、GELO 检测结果如表 6-82 所示，各组分别与治疗前相比较，经统计学处理，差异不显著，$P>0.05$。三组组间比较，经统计学处理，差异不显著，$P>0.05$。

表 6-82　各组治疗 48 周前后 TP、ALB、GELO 的变化

组　别	n	治疗前后	TP/(g/L)	ALB/(g/L)	GELO/(g/L)
DWYG 组	44	治疗前	72.22±4.60	43.61±3.08	28.61±3.48
	35	治疗后	75.49±3.76	45.92±2.94	29.57±3.33
ETV 组	42	治疗前	73.68±5.60	45.00±3.47	28.71±4.23
	25	治疗后	75.87±5.80	46.82±3.01	29.05±4.15
DWYG+ETV 组	43	治疗前	73.76±3.90	43.88±3.00	29.85±3.42
	29	治疗后	76.29±3.77	47.27±2.46	29.02±3.23

3. 地五养肝胶囊对肝组织学应答的影响

DWYG 组和 DWYG+ETV 组治疗 HBeAg 阴性慢性乙型肝炎患者的肝组织学应答优于 ETV 组。通过肝穿刺活组织病理学检查（HE 染色和 Masson 染色）观察各组治疗前后肝组织学病理改变（图 6-35，图 6-36）。治疗 48 周后，DWYG 组的肝组织学应答率为 50.00%，ETV 组的肝组织学应答率为 22.22%，经统计学处理，差异不显著，$P>0.05$。DWYG+ETV 组的肝组织学应答率为 71.43%，与 ETV 组比较，有统计学意义，$P<0.05$，但与 DWYG 组比较，差异不显著，$P>0.05$（表 6-83，表 6-84）。肝组织学病理观察结果显示：ETV 组治疗 48 周时，仍然多见肝细胞浊肿、炎性细胞浸润、脂肪变性和点状坏死、小灶状坏死、碎屑样坏死及汇管区纤维组织显著增生。DWYG 组和 DWYG+ETV 组上述病理变化显著减轻。生存曲线分析结果亦显示：DWYG+ETV 组的肝组织学改善时间较早，其次为 DWYG 组，最后为 ETV 组；DWYG+ETV 组的肝组织学改善优于 ETV 组，差异有统计学意义，$P<0.05$（图 6-37）。

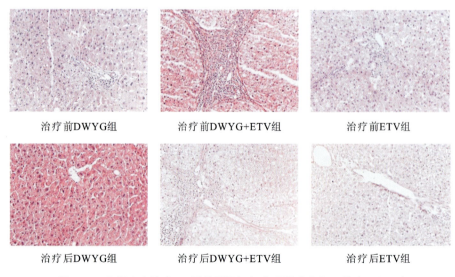

图 6-35　各组患者治疗 48 周前后肝组织病理学改变（HE 染色，×100）

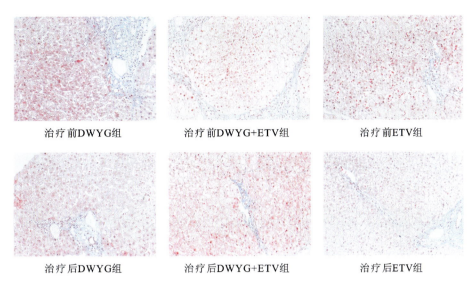

图 6-36　各组患者治疗 48 周前后肝组织病理学改变（Masson 染色，×100）

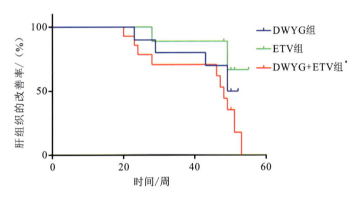

图 6-37　治疗期生存曲线图

注：与 ETV 组比较，* $P<0.05$。

表 6-83　各组治疗 48 周后肝组织学应答率比较

组　　别	n	应答率/(%)
DWYG 组	10	50.00
ETV 组	9	22.22
DWYG＋ETV 组	14	71.43△

注：DWYG＋ETV 组与 ETV 组比较，△$P<0.05$。

表 6-84　治疗 48 周前后肝组织炎症活动及肝纤维化程度比较

DWYG 组			ETV 组			DWYG＋ETV 组		
病例序号	纤维化增/减级别	炎症增/减积分	病例序号	纤维化增/减级别	炎症增/减积分	病例序号	纤维化增/减级别	炎症增/减积分
1	－1	0	1	＋1	0	1	－1	0
2	＋1	0	2	0	0	2	0	0
3	－1	0	3	＋1	0	3	0	0
4	－1	0	4	－1	0	4	－1	0
5	－1	0	5	0	0	5	－1	0

续表

DWYG 组			ETV 组			DWYG+ETV 组		
病例序号	纤维化增/减级别	炎症增/减积分	病例序号	纤维化增/减级别	炎症增/减积分	病例序号	纤维化增/减级别	炎症增/减积分
6	0	0	6	−1	+5	6	−2	−8
7	−1	0	7	−1	0	7	−1	0
8	0	0	8	0	0	8	−1	0
9	0	0	9	0	+5	9	−1	0
10	0	0				10	0	0
						11	−1	0
						12	0	0
						13	−1	0
						14	−1	0

注:"0"表示稳定无变化,"−"表示减轻,"+"表示加重。

4. 随访

随访至 228 周,对比观察地五养肝胶囊对 HBeAg 阴性慢性乙型肝炎患者肝组织学应答、病毒学应答、生化学应答的影响。以出现显著的桥接坏死和结节(假小叶)作为患者进入肝硬化的病理诊断标准,并将降低肝硬化发生率作为随访的疗效标准。其结果显示:随访至 228 周,三组 HBeAg 阴性慢性乙型肝炎患者之间的肝硬化发生率有差异,组间比较具有统计学意义($P<0.05$)。其中,DWYG 组 HBeAg 阴性慢性乙型肝炎患者的肝硬化发生率(0.00%)明显低于 ETV 组(60.00%),差异有统计学意义($P<0.05$,表 6-85)。随访 228 周,肝组织学病理观察结果显示 ETV 组 60.00% 的患者除可见肝细胞浊肿、炎性细胞浸润、脂肪变性和点状坏死、小灶状坏死、碎屑样坏死及汇管区纤维组织显著增生等病理变化外,还可见门管区增宽、广泛桥接坏死、形成假小叶或肝硬化结节。DWYG 组没有假小叶或肝硬化结节形成的病理变化。DWYG 组肝脏病理进展程度较 ETV 组缓慢,差异有统计学意义($P<0.01$)。Log-rank(Mantel-Cox)分析结果显示 DWYG 组的肝硬化发生率明显低于 ETV 组,差异有统计学意义,$P<0.01$(图 6-38)。

表 6-85 随访至 228 周时各组肝硬化发生率比较

组别	n	肝硬化发生率/(%)
DWYG 组	9	0.00
ETV 组	5	60.00
DWYG+ETV 组	2	50.00

注:DWYG 组与 ETV 组比较,$P<0.05$。

5. 地五养肝胶囊治疗的安全性评价

地五养肝胶囊单独或联合抗病毒治疗 HBeAg 阴性慢性乙型肝炎 48 周时间内,8 例患者自述开始服用时会出现腹胀、纳差等反应,不影响治疗,继续服用自行减轻或消失。其主要的安全性评价指标均未发现与治疗相关的异常反应,没有发生明显不良事件。

(三) 讨论

1. HBeAg 阴性慢性乙型肝炎的研究进展

慢性乙型肝炎病程进展与转归,由于受病毒因素(入侵 HBV 量的多少、HBV 复制能力的高低、是否为免疫逃逸株等)、宿主因素(受感染时的年龄、易感或拮抗基因多肽型、对 HBV 免疫力等)、环境因素(酗酒、合并 HCV 或 HIV 感染等)影响,临床表现有多种类型,结局亦有显

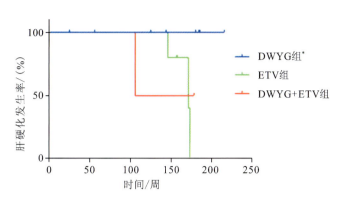

图 6-38 随访期生存曲线图

注：与 ETV 组比较，* $P<0.01$。

著不同，少数患者可痊愈。部分患者病情长期稳定，不会出现该病的严重结局（肝硬化、肝癌、肝衰竭）而结束生命。部分患者持续进展，部分患者反复发作，最终出现肝硬化、肝癌、肝衰竭等严重结局。对于慢性乙型肝炎的治疗和研究，一直主要关注 HBeAg 转阴和 HBeAb 转阳（"血清转换"），作为疗效判断和课题验收的主要考核指标。但这种发生"血清转换"的慢性乙型肝炎患者实际上变成了 HBeAg 阴性慢性乙型肝炎患者，其疾病并未痊愈。不少患者发生 HBV 基因突变，由于突变株的复制导致病情复发或隐匿发展，加上病程进展中其他不良因素的影响，发生肝硬化、肝癌、肝衰竭的风险不断增加。

随着大量的临床观察和研究的深入，目前临床上已将慢性乙型肝炎分为 HBeAg 阳性慢性乙型肝炎与 HBeAg 阴性慢性乙型肝炎两类，即由野生株 HBV 感染引起的慢性乙型肝炎，其自然史分为 HBeAg 阳性期和 HBeAg 阴性期。HBeAg 阳性期体内 HBV 复制活跃，血清含有高水平的 HBV DNA。当发生 HBeAg 向 HBeAb 转换时，血清 ALT 升高或肝组织学检查有肝炎病变。在机体免疫清除功能的作用下，病程进入 HBeAg 阴性期。此期内 HBV 复制减弱或停止，血清 HBV DNA 转阴。部分患者的 HBV DNA 序列会整合入肝细胞基因组，肝脏活动性炎症减轻，检查肝功能恢复正常。但若因 HIV、HCV、HDV 重叠感染或其他诱发因素（免疫力低下、肝再生紊乱、酒精及药物性肝损伤等）而促使 HBV 复制活跃，肝脏炎症再活动，病情将会反复或持续进展。

HBeAg 阴性慢性乙型肝炎多与 HBV 基因突变密切相关，目前研究较多的是前 C 区突变株 HBV 复制与病情复发和进展的相关机制。临床主要表现为患者血清中无 HBeAg，多数患者 HBeAb 呈阳性，HBV 突变株复制，多数可检测到 HBV DNA 阳性，肝功能生化指标（ALT、AST、GGT 等）反复波动或持续性异常，肝组织学检查有炎性、纤维化病变，无自动缓解趋向。

近些年来，HBeAg 阴性慢性乙型肝炎患者有增多趋势。意大利 1975—1985 年 538 例慢性乙型肝炎患者中，HBeAg 阴性者占 42%。但 1997 年 718 例慢性乙型肝炎患者中，HBeAg 阴性者的比例上升至 89%。分析我国 1979—1980 年 1080 例慢性乙型肝炎患者，其中 HBeAg 阴性者占 18.7%，但 2004 年 119 例慢性乙型肝炎患者中，HBeAg 阴性者的比例升至 53.7%。欧洲、中东及东南亚各国 HBeAg 阴性慢性乙型肝炎的比例也呈上升趋势，为 50%～90%。HBeAg 阴性慢性乙型肝炎比例增加的主要原因如下：①HBV 长期持续感染导致 HBeAg 血清自动转化（即 HBeAg 转阴，抗-HBe 转阳）；②持续免疫力导致 HBV 变异株的选择（主要为前 C 区和 C 启动子变异）；③由于普遍接种乙型肝炎疫苗，急性 HBV 感染比例下降（因急性 HBV 感染者多为 HBeAg 阳性）；④检测试剂盒的质量提高。HBeAg 阴性慢性乙型肝炎表现为血清 HBsAg 和 HBV DNA 阳性，HBeAg 持续阴性，抗-HBe 阳性或阴性，血清 ALT 持续或反复异常，或肝组织学检查有肝炎病变。HBeAg 阳性和 HBeAg 阴性慢性乙型肝炎病原学、流行病学和临床特点、预后及治疗策略等不完全相同。由于 HBeAg 阴性慢性乙型肝炎迅速增加，肝硬化、肝衰竭和肝癌发生发展的风险增高,有效的治疗手段有限是目前慢性乙型肝炎防治亟待解决的临床难题,故将慢性乙型肝炎分为 HBeAg 阳性和 HBeAg 阴性,这对制订治疗策略具有重要意义(表 6-86)。

表 6-86　HBeAg 阴性与 HBeAg 阳性慢性乙型肝炎比较

项　　目	HBeAg 阳性	HBeAg 阴性
性别	男性占比较大	男性占比更大
年龄	较年轻	年龄相对较大
病程	较短	较长
基因变异	少见	前 C 区或 C 启动子变异较多
血清 HBV DNA	多在 $1\times10^6 \sim 1\times10^8$ copies/mL,野生株占优势	常波动,多在 $1\times10^4 \sim 1\times10^6$ copies/mL,变异毒株占优势
病情自发减轻	可有	较少见
肝组织学改变	较轻	较重
抗病毒药物治疗效果	较好	相对较差,停药后易复发

郭芳等观察了 93 例 HBeAg 阴性慢性乙型肝炎患者(9.4±6.9)年,23.66% 发展为肝硬化,6.45% 发生了原发性肝癌,4.30% 死亡。Brunetto 研究了意大利地区 164 例 HBeAg 阴性慢性乙型肝炎患者并随访 2~12 年,发现约 45% 的患者在随访 6 年时即进展为肝硬化,25% 的患者处于肝硬化失代偿期。杨创国等对 1686 例慢性乙型肝炎患者进行回顾性调查,分析 HBeAg 阴性慢性乙型肝炎和 HBeAg 阳性慢性乙型肝炎患者 ALT、HBV DNA 载量、肝组织病理(炎症及纤维化)等指标的组内和组间差异,发现 HBeAg 阴性慢性乙型肝炎患者的肝组织炎症和纤维化程度总体上均重于 HBeAg 阳性慢性乙型肝炎患者。丁向春等对 1021 例慢性乙型肝炎患者进行回顾性分析,也发现 HBeAg 阴性慢性乙型肝炎组重症、肝硬化和肝癌构成以及肝脏功能损害和肝纤维化指标总体上均高于 HBeAg 阳性患者。从上述研究可看出,HBeAg 阴性慢性乙型肝炎患者肝硬化、肝癌发生率较高,虽然 HBV DNA 病毒复制水平低于 HBeAg 阳性慢性乙型肝炎,但其肝组织炎症及纤维化程度反而较重。我国目前推荐选用 IFN 类或阿德福韦酯、恩替卡韦等耐药率低的核苷类似物进行治疗。但运用抗病毒药物治疗效应短暂且持久效应率低,停药后常易复发。有 RCT 表明,IFN-α 治疗 HBeAg 阴性慢性乙型肝炎患者,治疗结束时应答率为 38%~90%,但持久应答率仅为 10%~47%(平均为 24%)。有研究表明,HBeAg 阳性慢性乙型肝炎患者恩替卡韦治疗 1 年达到 HBV DNA 转阴且 HBeAg 消失后停药 24 周时,HBeAg 血清转换率降至 77%,ALT 复常率降至 79%,HBV DNA 转阴率降至 37%。而在 HBeAg 阴性慢性乙型肝炎患者队列中,对于恩替卡韦治疗 2 年并达到病毒学应答后停药的患者随访 24 周,ALT 复常率降至 49%,HBV DNA 转阴率降至 3%。其他核苷类似物存在同样的问题。HBeAg 阴性慢性乙型肝炎已成为新的临床治疗难题。

2. 中医药治疗 HBeAg 阴性慢性乙型肝炎的研究进展

中医药治疗 HBeAg 阴性慢性乙型肝炎的临床研究已有少量报道,但多为小样本的单中心研究,缺乏多中心、大样本、随机对照双盲研究,循证医学证据级别不高,临床推广应用意义有限。朱传伟等报道,以清热解毒、健脾化湿、活血消瘀三法组成中药制剂乙肝解毒丸,治疗慢性乙型肝炎,并与云芝肝泰治疗组作对照。研究结果表明,乙肝解毒丸治疗慢性乙型肝炎 6 个月,除临床症状、体征、肝功能以及蛋白质代谢等得以明显改善外,对 HBeAg 有较好的转阴作用,近期治愈率为 62.09%,疗效高于对照组。认为乙肝解毒丸能从祛除毒邪、活血消瘀、扶正补虚诸方面改变机体内环境及肝内微环境,使 HBeAg 转阴。罗宏伟等认为湿毒互结是慢性乙型肝炎的主要病理因素,采用乙肝合剂(白花蛇舌草、苦参、半枝莲、半边莲、生大黄等)治疗慢性乙型肝炎患者150例,结果显示总有效率为72.2%,高于拉米夫定对照组。都德圣等自拟黄芪愈肝汤随证加减治疗慢性乙型肝炎100例,HBeAg、HBV DNA转阴率分别为83.9%和74.7%,停药半年后复发率为19.0%,提示黄芪愈肝汤能提高慢性乙型肝炎患者的机体免疫力,从而抑制HBV的复制,使肝脏功能恢复正常。

在现有慢性乙型肝炎的治疗研究中,大多注重病毒因素,如病毒载量、病毒基因型、病毒变异及耐药等与预后的关系。对于宿主因素(如遗传、性别、受感时的年龄、易感或拮抗基因多肽型、对HBV免疫力、肝再生状态、行为习惯、心理因素、工作情况、饮食生活、药源性肝损伤等)的研究却相对较少。乙型肝炎由于受病毒因素(入侵HBV量的多少、HBV复制能力的高低、是否为免疫逃逸株等)、宿主因素(受感时的年龄、易感或拮抗基因多肽型、对HBV免疫力等)、环境因素(酗酒、合并HCV或HIV感染等)影响,故研究慢性乙型肝炎的发生发展,必须注重病毒因素(邪毒)和宿主因素(正气)。西医抗病毒药物通过抑制HBV DNA合成,发挥抗乙型肝炎的疗效,中医药虽然对病毒因素的作用不如西药,但可通过影响宿主因素来达到阻止疾病进展、促进康复的目的。

已有前期临床应用基础研究表明,地五养肝胶囊具有调控肝再生与抗病毒、抗肝损伤、抗肝纤维化、抗肝癌、调节免疫等协同作用机制。地五养肝胶囊以"补肾生髓成肝"治疗法则为指导,针对肝病"肝失生发""髓失生肝"病因病机,通过补肾生精髓、骨髓和脑髓而调控转化生成肝细胞,以维持或促进正常的肝脏发生发育和再生修复,防止肝再生紊乱,在祛邪的同时,强调通过"补肾生髓成肝"影响宿主因素而"固本祛邪",通过"补肾生髓成肝"治疗慢性乙型肝炎,以改善肝再生微环境防治肝硬化及肝癌的发生发展,是提高临床疗效的新的防治策略和方法。

3. 地五养肝胶囊治疗慢性肝炎的理论依据

地五养肝胶囊是笔者经过多年的临床实践和系列深入研究,在继承"生机学说",创新"肝主生发"的中医基础理论的基础上所取得的"物化成果"之一。

针对HBeAg阴性慢性乙型肝炎病程较长,病情缠绵难愈,病证变化多端,患者发生肝硬化及肝癌的风险较高的临床特点,通过长期深入的研究,在实现中医理论突破与创新的基础上,提出慢性肝病存在"髓失生肝"病因病机的新认识,极大地提高了中医药防治肝病的能力和临床疗效。中医"生机学说"认为,维持人体健康和促进疾病康复必须依赖人体"生机"。"生机"主要包括人体自身存在的发生发育和再生修复机制,对于维持人体的健康和促进疾病康复最为关键。维护"生机"是中医药学防治疾病的根本理念,即中医药学承认、尊重、基于和利用人体的"生机"而防治疾病。"肝主生发"新的中医理论认识是"生机学说"的继承与创新,其内容是"生机学说"的重要体现和诠释。肝藏是以肝脏为中心联系相关结构和功能的网络系统(主体在肝脏而不限于肝脏)。"肝主生发"是指肝藏具有独特的发生发育和再生修复能力,其发生发育和再生修复能力在直接或间接受全身脏腑组织调控的同时,又直接或间接影响全身脏腑组织的发生发育和再生修复。肝再生在所有重要生命器官再生中最为奇特、惊人、复杂和精细,是"肝主生发"功能的重要生物学基础。在肝病发生发展中,肝再生是重要而关键的病理生理学基础,维持正常的肝再生是修复肝损伤的必然机制,肝再生失调与肝衰竭、肝硬化和肝癌的发生发展密不可分。

根据"肝主生发"的肝藏象理论指导HCC的防治,笔者及其团队认识到慢性肝病患者HCC发生发展过程中存在"髓生肝与髓失生肝动态失衡"的病理生理机制。"髓生肝"是肝再生修复(肝主生发)的生理机制。"髓失生肝"是肝再生异常(肝失生发)的病理机制。在慢性肝病病程进展中,当"髓失生肝"的"肝失生发"机制占主导地位时,肝硬化及HCC发生风险增加,或肝硬化及HCC进展加速。当"髓生肝"的"肝主生发"机制占主导地位时,肝硬化及HCC发生风险降低,或肝硬化及HCC进展延缓,甚至逆转。"补肾生髓成肝"的治疗法则正是通过维持或促进"髓生肝"的"肝主生发"生理机制,改善或逆转"髓失生肝"的"肝失生发"(包括促进肝硬化及HCC发生发展的恶化环境)病理机制而防治慢性肝病患者肝硬化及HCC的发生发展。尽管肝硬化的病因多样,其发病机制各不相同,但都涉及肝细胞坏死、结节性再生和结缔组织增生这三个相互联系的病理过程。尽管 HCC 的发病机制目前并不明确,但主流学者认为慢性肝病患者的慢性炎症导致肝细胞不断的损伤与再生是 HCC 发生的重要因素。在慢性肝病患者病程进展中,炎症与纤维化、损伤与再生失调的肝脏微环境恶化是肝癌干细胞产生进而导致 HCC 发生发展的必要条件和关键因素,"补肾生髓成肝"可针对慢性肝病患者病程进展中"髓失生肝"的不同证候进行动态、个体化治疗,具有多靶点、多途径、多层次、多时限地改善已恶化的炎症与纤维化、损伤与再生失调的肝脏微环境和体内大环境以防治肝硬化及 HCC 发生发展的作用。

4. 地五养肝胶囊药物组成的相关药理研究

"补肾生髓成肝"治疗法则针对"髓失生肝"的病因病机和肝肾精虚的基础病证,采用"补肾生髓成肝"治疗慢性肝病"肝肾精虚",以维持或恢复肝脏正常组织结构和功能为追求的"结局目标"和考核的"金标准",避免或减少"形质毁损",维持或促进"再生修复"是防治肝病的基本法则,故地五养肝胶囊组方用药体现"开源节流""补泻兼施"的配伍规律。"开源"即"直接补肾养肝"和"脏间协调同补","节流"即通过祛邪泻实以减少肝肾精血毁损而间接补肾养肝。方中熟地黄入肝经、肾经,补血养阴,填精益髓,充分体现"补肾生髓成肝"新治则中的"见肝之病,知肝入肾,当先强肾"。五味子入肾经,甘温而润,能补肾涩精。肾精能修复衰败形体。精虚是人体发生发育或再生修复能力不足的根本之所在,"形体衰败"是精虚的外在表现,补虚的根本在于恢复、促进、维持人体发生发育或再生修复能力,若机体正气充足,可抵抗外邪,即"正气存内,邪不可干"。姜黄入肝经,既入血分又入气分,可行气活血止痛。茵陈归肝胆经,利湿退黄,善清脾胃肝胆湿热。甘草可调和诸药。

方中熟地黄为君,质润入肾,善滋补肾阴,填精益髓,是补肾阴之要药。《药品化义》曰:熟地黄,滋补真阴,封填骨髓,为圣药也。乙癸同源,不仅肝血与肾精之间存在着同源互化的关系,肝肾阴阳也存在相互滋养和相互制约的关系。因肾精所气化之肾气含有肾阴、肾阳两部分,肾阴、肾阳为五脏阴阳之根本,肾阴滋养肝阴,肾阳资助肝阳,共同温煦肝脉。熟地黄补肝肾,益精髓,滋水涵木,补肾阴以养肝阴,主治肝肾精虚诸症。五味子甘温而涩,入肾经,能补肾涩精止遗,为治肾虚精关不固之遗精、滑精的常用药。茵陈入肝经,善清脾胃肝胆湿热,使湿热从小便而出。其气清香,善宣热达表。姜黄辛苦温,归肝经,既入血分又入气分,活血行气止痛,作用温和持久。茵陈使湿热外越,姜黄走血分、搜血络使湿热下达,二者兼顾血分、气分,可协同去黄。姜黄还可理气活血。乙型肝炎为 HBV 致病,中医可理解为外邪侵袭机体,邪毒郁结,使肝失疏泄,气机郁滞,导致脾失健运,出现食欲不振、纳呆腹胀等症。肝气横逆犯胃,使胃失和降,致恶心呕吐。久病伤肾,肾精、肾气是正气的主要内涵,慢性乙型肝炎的现代医学发病机制主要是机体免疫功能低下导致 HBV 持续感染,中医认为免疫功能低下属于机体正气不足。甘草能缓急舒挛而止痛,可治四肢拘急之疼痛。本方虚实兼顾,根据临床实际情况,慢性乙型肝炎患者多携带病毒日久,肾精暗耗,正气虚而邪不去,补肝肾之虚而兼祛邪毒之瘀。

现代药理研究证实,地五养肝胶囊药物组成具有调控肝再生与调节免疫、抗肝损伤、抗病毒、抗肝纤维化及抗肝癌的协同药理作用。

熟地黄为玄参科植物地黄的块根,经加工蒸晒而成,味甘、性温,归肝、肾经。《本草纲目》曰:填精髓,长肌肉,生精血。补五脏内伤不足,通血脉,利耳目,黑须发,男子五劳七伤,女子伤中胞漏,经候不调,胎产百病。《本草从新》曰:滋肾水,封填骨髓,利血脉,补益真阴,聪耳明目,黑发乌须。治劳伤风痹,阴亏发热,干咳痰嗽,气短喘促,胃中空虚觉馁,痘证心虚无脓,病后胫股酸痛,产后脐腹急疼,感证阴亏,无汗便秘,诸种动血,一切肝肾阴亏,虚损百病,为壮水之主药。《主治秘要》云:其用有五,益肾水真阴一也,和产后气血二也,去脐腹急痛三也,养阴退阳四也,壮水之源五也。熟地黄功能为补血滋阴,益精填髓,主治血虚,面色发黄,头晕,心跳紊乱,月经不调,崩漏,肝肾阴血亏虚,潮热、盗汗,遗精阳痿,不能生育,腰膝酸软,耳鸣耳聋,天旋地转,头发早白,消渴,便秘,因为肾虚不纳,可引起喘促。熟地黄滋阴,尤以补肝肾之阴见长。

现代药理学研究表明熟地黄对机体的免疫功能有明显的影响。有研究采用水提醇沉法提取熟地黄多糖,分别用绵羊红细胞(SRBC)和卵清蛋白作为抗原给小鼠注射后,将熟地黄多糖分为3个剂量,分别为50 mg/(kg·d)、100 mg/(kg·d)、200 mg/(kg·d),灌服小鼠7天,加强免疫后,检测到中剂量实验组SRBC抗体水平和卵清蛋白抗体水平显著高于对照组($P<0.05$),血清中IL-2激发水平显著高于对照组($P<0.05$),表明熟地黄多糖对正常小鼠机体免疫有增强作用。熟地黄多糖促进小鼠免疫功能的主要机制是促进了T细胞功能,从而增强了机体免疫功能。熟地黄水提液有抗肿瘤的作用。有研究选用BALB/C小鼠为受试对象,通过L929生物法,熟地黄水提液能明显刺激BALB/C小鼠单核分泌细胞因子TNF-α,TNF-α具有对肿瘤细胞的杀伤活性和抗肿瘤活性,提示熟地黄具有抗肿瘤活性。熟地黄水提液有促进内皮细胞增殖的作用。祝慧凤等用熟地黄水提物给SD大鼠灌胃1周,取血清制备含药血清,加入血管内皮细胞培养液。采用MTT法观察血清对人脐静脉血管内皮细胞株(HUVECs-1)增殖的影响,采用免疫细胞化学染色和Western Blot检测血清对HUVECs-1表达红细胞生成素(EPO)的影响,结果表明,6 g/kg熟地黄20%、10%、5%含药血清组有显著的促内皮细胞增殖效应。形态学结果显示,熟地黄含药血清促进EPO在内皮细胞的表达,Western Blot定量分析显示:10%、20%含药血清组EPO表达比相应浓度生理盐水血清组增加3倍以上,提示熟地黄含药血清可能通过EPO途径调控内皮细胞增殖和迁移。

茵陈,味微苦、微辛,性微寒,归肝、胆、脾、胃、膀胱经。张洁古认为:苦、甘。阴中微阳。入足太阳经。《神农本草经》云:主风湿寒热、邪气、热结黄疸。久服轻身,益气耐老。《本草拾遗》云:通关节,去滞热,伤寒用之。《本草再新》云:泻火,平肝,化痰,止咳,发汗,利湿消肿,疗疮火诸毒。茵陈功能为清热利湿,利胆退黄,主治黄疸尿少、湿疮瘙痒等症。

现代药理学研究表明,茵陈具有保肝作用,可使肝细胞膜保持良好的通透性和完整性,及时修复和再生损伤的肝细胞。郑红花等利用茵陈煎剂治疗肝损伤的大鼠,能降低血浆中的MDA含量及山梨醇脱氢酶活性,具有增加SOD活性、减轻肝损伤的作用。熊玉兰等对茵陈中分离的四种化学成分(3c-甲氧基蓟黄素、蓟黄素、茵陈黄酮、结晶12)进行了保肝实验,结果表明茵陈中的这四种有效成分都能使CCl_4损伤的肝细胞活力明显提高,培养液中ALT含量显著降低,验证了茵陈的保肝作用。茵陈中有丰富的Zn与Mn等机体所必需的微量元素及氯化钾等,可参与机体代谢,促进肝细胞再生,保持肝细胞膜的完整。其机制可能与抑制体内的过氧化反应有关。茵陈有抗肿瘤的作用。杨太成等利用分子筛分析技术对茵陈的水提取物进行分离纯化后,再利用BEL-7402人肝癌细胞株对茵陈各成分进行肿瘤细胞生长抑制实验,结果证实6种茵陈成分对BEL-7402人肝癌细胞株有抑制作用。

五味子,味酸,性温,归肺、心、肾经。《汤液本草》云:气温,味酸,微苦,味厚气轻,阴中微阳。入手太阴经,入足少阴经。《神农本草经》云:主益气,咳逆上气,劳伤羸瘦,益不足,强阴,益男子精。《本草通玄》云:固精,敛汗。五味子功能为收敛固涩,益气生津,宁心安神,主治久咳虚喘,梦遗滑精,尿频遗尿,久泻不止,自汗盗汗,津伤口渴,心悸失眠。

现代药理学研究表明,五味子有保肝降酶的作用。包天桐采用CCl_4、硫代乙酰胺和乙炔雌二醇环戊醚引起的小鼠肝损伤为模型,发现五味子醇提物和从五味子中分离出的相关物质均有不同程度的降低因化学物质引起的血清转氨酶升高作用。Nagai N等的研究表明,五味子中的一种成分Gomisin A(TJN-101)对CCl_4、半乳糖胺和乳清酸所致的小鼠肝损伤模型有保护作用,并发现其对抗碱性肝蛋白(BCP)抗体、抗肝特性蛋白(LSP)和短小棒状杆菌苗及脂多糖(LPS)诱发的3种新的免疫肝损伤,在明显降低小鼠血清ALT和AST活性的同时,抑制肝损伤的病理变化。五味子粗多糖可使CCl_4肝损伤小鼠升高的SGPT显著下降,肝糖原含量显著升高,并增加CCl_4中毒小鼠戊巴比妥钠睡眠时间,提示其对CCl_4肝损伤有良好的保护作用。五味子有抗脂质过氧化、促进肝蛋白质和肝糖原的合成作用,黄玲等从其对氧自由基的消除及抗脂质过氧化作用方面探讨了五味子多糖的功效,揭示了五味子多糖灌喂的荷瘤小鼠机体抗氧化作用增强,说明五味子多糖能提高荷瘤小鼠 SOD 的活力,抑制自由基的产生,具有一定的抗脂质过氧化作用。此外,五味子还有抗肿瘤的作用,五味子对黄曲霉素 B_1 诱发的大鼠肝癌癌前病变 γ-谷氨酰转肽酶阳性肝细胞增长灶有较明显抑制作用。

姜黄为姜科植物姜黄的根茎,味苦、辛,性温。《现代实用中药》云:为芳香健脾药,有利胆道及肝脏之消毒作用;用于胃及十二指肠卡他性炎症,黄疸,胸满痞闷疼痛;又为止血剂,治吐血、衄血、尿血,并治痔疾。姜黄功能为破血行气,通经止痛,主治血瘀气滞诸证,如胸腹胁痛,妇女痛经、闭经、产后瘀滞腹痛,癥瘕积聚等。姜黄辛散苦泄温通,入血分能活血化瘀,入气分能行散滞气。

现代药理研究表明,姜黄具有抗肝损伤作用。有实验研究从姜黄的丙酮提取物中分离得到的倍半萜类化合物,通过抑制氨基半乳糖诱导的细胞活性、脂多糖诱导的 NO 产生和氨基半乳糖、肿瘤神经因子诱导的肝损伤,表现出对氨基半乳糖和脂多糖引起的急性小鼠肝损伤有保护作用。姜黄主要活性药理成分姜黄素有明显抑制 HSC 增殖和诱导 HSC 凋亡的作用,因此可抑制肝纤维化的发生。H C Kang 等发现姜黄素能够在体内外抑制胶原合成和 HSC 的活性。实验动物给予姜黄素后,肝脏胶原沉积及 A-SMA 阳性区域减少,Ⅰ胶原 mRNA 水平降低。将姜黄素(5 mg/mL)作用于体外培养的 HSC 能够减少 DNA 合成,下调 A-SMA、Ⅰ胶原及 A(Ⅰ)胶原 mRNA 的表达。Kaul 等发现维生素 A 缺乏能够使大鼠肝脏脂质过氧化升高 32%,给予 0.1% 姜黄素和姜黄(粉)治疗后,肝脏脂质过氧化分别降低 12.5% 和 22.6%。

甘草,味甘、性平,归、脾、胃、心、肺经。《神农本草经》云:主治五脏六腑寒热邪气,坚筋骨,长肌肉,倍力,金疮肿,解毒。《药性论》云:主腹中冷痛,治惊痫,除腹胀满;补益五脏;制诸药毒。养肾气内伤,令人阴(不)痿,主妇人血沥腰痛,虚而多热,加而用之。《医学启源》云:能补三焦元气,调和诸药相协,共为力而不争,性缓,善解诸急。《主治秘要》云:其用有五,和中一也,补阳气二也,调诸药三也,能解其太过四也,去寒邪五也。《药性集要》云:缓正气,和肝,止痛,生肌肉,养阴血,悸安。甘草功能为益气补中,缓急止痛,泻火解毒,调和诸药,主治倦怠食少、肌瘦面黄、心悸气短、腹痛便溏、四肢挛急疼痛、脏躁等。甘草可用于脾虚诸证,入脾胃以补中气。

现代药理学研究表明,甘草的主要有效成分有抗肝损伤、抗病毒作用。甘草甜素通过减少微循环的变化和阻止内皮素发挥作用,能缓解肝脏微循环缺血再灌注(I/R)诱导的肝损伤和减少肝细胞凋亡,而发挥其保肝作用。甘草酸可通过诱导血红素氧化酶-1 和下调促炎因子(如 TNF-α、iNOS、COX-2 等)的表达缓解 CCl_4 导致的肝损伤。有研究表明甘草酸可使 HBV 感染细胞 HBsAg 分泌受到抑制,同时抑制肝细胞的破坏,可认为甘草酸有直接的抗 HBV 作用以及对肝功能障碍的改善作用。甘草与五味子均有抗肝损伤的作用,研究表明二者配伍使用可使肝细胞色素 P450 酶活性增加,由于肝药酶活性增加有加快代谢有毒物质的作用,因此可能与二者肝保护作用相关。甘草的主要成分甘草酸属于天然表面活性剂,对于一些难溶性药物可产生增溶作用,因此甘草与姜黄配伍时,对促进姜黄素的溶出有影响,可能有增强抗肝纤维化的作用。

5. 地五养肝胶囊治疗 HBeAg 阴性慢性乙型肝炎的临床疗效分析

目前,判断治疗慢性乙型肝炎的疗效标准主要有肝组织学应答、病毒学应答和生化学应答三种,其中肝组织学应答为"金标准"。对于慢性乙型肝炎的治疗和研究,一直主要关注 HBeAg 转阴和 HBeAb 转阳("血清转换"),将其作为疗效判断主要考核指标。但这种发生"血清转换"的慢性乙型肝炎患者实际上是 HBeAg 阳性的慢性乙型肝炎患者变成了 HBeAg 阴性的慢性乙型肝炎患者,而这类患者由于 HBV 突变株的复制导致病情复发或隐匿发展,加上病程进展中其他不良因素的影响,难有自行缓解趋势。其表现主要是肝组织病理学改变较重,抗病毒治疗的组织学改善欠佳,未能有效地改善或阻止其病程进展,发生肝硬化、肝癌、肝衰竭的风险不断增加,已成为新的临床治疗难题。在本临床实验中发现,绝大多数(91.67%)HBeAg 阴性慢性乙型肝炎患者无论其 HBV DNA 是否阳性,ALT、AST 是否正常,其肝组织学的炎症积分或纤维化积分均达到Ⅱ级或以上的级别。采用目前认为抗 HBV 作用强、耐药率低、中国临床应用最广泛的 ETV 作为阳性对照药,发现 ETV 组治疗 48 周后肝组织学应答率只有 22.22%,继续治疗,随访至 228 周,随机随访观察的患者发生肝硬化的概率高达 60.00%。慢性乙型肝炎的病程进展取决于 HBV 与宿主的相互作用的结果,没有 HBV 就没有慢性乙型肝炎,但仅有 HBV 不能完全决定慢性乙型肝炎的病程进展,其中人体的宿主因素发挥了非常重要的作用。上述结果提示 ETV 组 HBeAg 阴性慢性乙型肝炎患者的肝组织学应答率不高,未能完全阻止其病程进展,可能原因是 HBeAg 阴性慢性乙型肝炎患者的 HBV 复制并非病情进展的主要矛盾方面,宿主因素(包括肝再生修复机制、免疫功能、基因背景等)的紊乱成为促进其病情进展的主要矛盾方面,而抗病毒药对宿主因素影响较小。

在现有慢性乙型肝炎的治疗和研究中,大多注重病毒因素,如病毒载量、病毒基因型、病毒变异及耐药等与预后的关系。对于宿主因素的研究却相对较少。HBeAg 阴性慢性乙型肝炎患者的 HBV DNA 复制程度一般并不高,抗病毒治疗虽能有效抑制 HBV DNA 复制,但肝组织学应答率不高,阻止其病程进展的作用有限。笔者及其团队的前期研究发现,肝再生修复机制是否正常是决定 HBeAg 阴性慢性乙型肝炎患者病程进展的重要宿主因素,正常的肝再生修复机制促进 HBeAg 阴性慢性乙型肝炎患者的病情稳定,或趋向康复,若肝再生修复机制异常则促进 HBeAg 阴性慢性乙型肝炎患者病情反复,或趋向恶化。

前期的临床及实验研究表明,地五养肝胶囊除具有一定抑制 HBV 复制、抗肝损伤、调节免疫的作用外,更重要的是具有调控肝再生的作用及机制,可通过促进正常的肝再生机制修复肝组织损伤,抑制异常肝再生机制发挥抗肝纤维化和抗肝癌前病变的作用。本临床研究发现,DWYG 组与 ETV 组比较,其生化学和病毒学应答达到"等效"评价标准。为考察地五养肝胶囊通过影响宿主因素(包括调控肝再生、抗肝损伤、调节免疫等)提高肝组织学应答率的作用,制订治疗期的肝组织学应答标准:相对于治疗前,纤维化评分减轻 1 个级别或以上的同时,炎症积分不增加或减轻。随访期将降低肝硬化发生率作为主要疗效判断指标。结果显示,无论是 DWYG 组还是 DWYG+ETV 组治疗 HBeAg 阴性慢性乙型肝炎患者,在治疗后 48 周,DWYG+ETV 组 HBeAg 阴性慢性乙型肝炎患者的组织学应答优于 ETV 组,其肝组织病理变化显著减轻,差异有统计学意义($P<0.05$)。依据肝组织学指标绘制的治疗期生存曲线显示,DWYG+ETV 组的肝组织学改善优于 ETV 组,差异有统计学意义($P<0.05$)。DWYG 组 HBeAg 阴性慢性乙型肝炎患者的肝硬化发生率(0.00%)明显低于 ETV 组(60.00%),差异有统计学意义($P<0.05$)。DWYG 组和 DWYG+ETV 组较 ETV 组的肝组织学改善时间较早,进展为肝硬化的速度显著变缓。

以往有关中医药治疗 HBeAg 阴性慢性乙型肝炎患者的临床研究,主要是在抗病毒药的基础上加用不同中药,观察到的是中西医结合的协同作用。本临床研究结果提示,单用中药复方地五养肝胶囊亦能提高治疗 HBeAg 阴性慢性乙型肝炎患者的肝组织学应答率,特别是远期疗效较稳定,显著降低其肝硬化发生率。除采用抗病毒治疗 HBeAg 阴性慢性乙型肝炎患者外,采用地五养肝胶囊影响宿主因素是提高治疗 HBeAg 阴性慢性乙型肝炎患者临床疗效的重要途径与方法,可供进一步研究和临床应用参考。

本临床研究结果提示,地五养肝胶囊单独用于治疗 HBeAg 阴性慢性乙型肝炎的疗效,其病毒学应答、生化学应答、组织学应答与抗病毒治疗等效。地五养肝胶囊联合抗病毒药物治疗 HBeAg 阴性慢性乙型肝炎的疗效,其病毒学应答和生化学应答与单独抗病毒或单独地五养肝胶囊治疗等效,但其组织学应答优于单独抗病毒治疗,经统计学处理,差异显著,$P<0.05$。地五养肝胶囊远期疗效稳定,可显著降低肝硬化发生率,延缓病情发展。DWYG 组的组织学应答

有优于 ETV 组的作用,有必要进一步扩大样本进行研究。

慢性乙型肝炎的发生发展受到宿主因素和病毒因素两方面的影响。西医抗病毒药物通过影响病毒因素,直接抑制 HBV 的作用较强,而对于宿主因素影响较小,因此其对于治疗后的生化学与组织学改善有限。中医药主要影响宿主因素,虽然其直接抗 HBV 的作用不及西医抗病毒药物,但可通过抗肝损伤、调控肝再生、抗肝纤维化、调节免疫的作用影响宿主因素,达到防治慢性乙型肝炎的目的。HBeAg 阴性慢性乙型肝炎同样受到宿主因素和病毒因素两方面的影响,由于其 HBV DNA 病毒载量相对较低,因此在一定程度上,宿主因素占主导地位。中医药在通过影响宿主因素治疗慢性乙型肝炎的方面有其独特的优势。前期临床应用基础研究表明,地五养肝胶囊具有调控肝再生与抗病毒、抗肝损伤、抗肝纤维化、抗肝癌、调节免疫等协同作用机制。地五养肝胶囊可通过调控肝再生与抗肝损伤、抗肝纤维化、调节免疫协同作用影响宿主因素,获得较好的生化学和组织学应答。地五养肝胶囊联合抗病毒药物治疗 HBeAg 阴性慢性乙型肝炎,结合中医药主要通过宿主因素防治疾病的优势,联合具有较强抑制 HBV 作用的恩替卡韦等抗病毒药物,双管齐下,从宿主因素和病毒因素两方面综合治疗 HBeAg 阴性慢性乙型肝炎,取得了较好的病毒学、生化学及组织学应答,是值得进一步研究和期待的防治策略。

七、采用肝癌预测模型研究地五养肝胶囊降低慢性乙型肝炎患者肝癌发生风险

HBeAg 阳性慢性乙型肝炎与 HBeAg 阴性慢性乙型肝炎的分类有利于提出新的有效防治策略和方案。随着研究的深入,临床和科技工作者发现部分 HBeAg 阴性慢性乙型肝炎患者仍存在病毒复制,伴有转氨酶升高及肝组织炎症活动,病情反复,抗病毒治疗效果较差,随病程进展,肝硬化及肝癌的发生风险呈增强趋势。

HBeAg 阴性慢性乙型肝炎多出现在免疫清除期,此期 HBV 感染的肝细胞遭受免疫攻击,血清中 HBV DNA 病毒载量降低,转氨酶升高,HBV 逐渐被清除,HBeAg 可发生血清学转换。但此时在免疫选择的压力下,可发生野生株的变异,前 C 区或者 BCP 区发生突变,使 HBeAg 前体不能被信号酶裂解,致使 HBeAg 在翻译后水平出现加工和分泌障碍,而 HBeAg 前体在肝细胞内聚集。血清中 HBeAg 阴性或低水平,使得调节宿主的免疫应答能力下降,宿主的 T 细胞毒性增强,而 HBV 继续活动复制,因此 T 细胞可能集中攻击过度表达 HBeAg 前体和 HBcAg 的肝细胞,受病毒侵袭的肝细胞遭受增强的 T 细胞的细胞毒作用,导致肝脏出现炎性反应,造成肝损害,进入该期后很难出现自发性的 HBsAg 和 HBV DNA 清除。在长期的炎症刺激下,这部分患者可进展至肝纤维化、肝硬化、失代偿期肝硬化,甚至进展为肝癌。

近年来,有学者研究发现较 HBeAg 阳性患者,HBeAg 阴性患者的肝组织学损害程度更为严重,合并肝硬化更为常见,预后更差。HBeAg 阴性慢性乙型肝炎进展至肝硬化和肝癌平均时间均较 HBeAg 阳性患者短,表明 HBeAg 阴性慢性乙型肝炎更易进展为肝硬化及肝癌。而且如果 HBeAg 阴性患者并发 HCC,早期漏诊率高于阳性者。也有研究发现在原发性肝癌患者中,HBeAg 阴性患者发生率明显高于 HBeAg 阳性患者,考虑是 HBeAg 阴性患者大多感染时间较长,正是在这种慢性迁延感染的情况下,由免疫耐受转为免疫激活,从而诱发和加速了肝脏炎症导致发生组织损害,最终诱发原发性肝癌的发生,提示 HBeAg 阴性慢性乙型肝炎是慢性乙型肝炎更为严重的进展阶段。

笔者根据《素问·阴阳应象大论》"肾生骨、髓,髓生肝"的精辟论断认识到,"髓失生肝"是肝病过程中导致肝再生过程紊乱的病理机制,因此"补肾生髓成肝"是治疗慢性肝病的法则。前期实验与临床研究结果表明,地五养肝胶囊具有双向调节肝再生的特点,可改善肝再生微环境,通过调控肝再生防治肝癌,可维持或促进正常的肝脏发生发育和再生修复(维持或促进"肝主生发""髓生肝")、防止肝再生紊乱(预防、延缓、阻断、逆转"肝失生发""髓失生肝"),从而防治肝病

的发生发展。本研究运用肝癌预测模型研究地五养肝胶囊单用或联合抗病毒药物治疗,以降低 HBeAg 阴性慢性乙型肝炎患者肝癌发生风险的作用和影响因素,为降低慢性乙型肝炎患者肝癌发生风险提供防治策略和方案。

(一)研究方法

根据采用临床对照方法进行的地五养肝胶囊治疗 HBeAg 阴性慢性乙型肝炎的临床研究资料,将符合纳入标准的受试对象随机分为 DWYG 组、NA 组、DWYG＋NA 组。进一步采用肝癌预测模型(REACH-B、LI-MA)研究地五养肝胶囊单用或联合抗病毒药物治疗,以降低 HBeAg 阴性慢性乙型肝炎患者肝癌发生风险的作用和影响因素。

1. 一般资料

将湖北省中医院的 HBeAg 阴性慢性乙型肝炎患者,分为 3 组,即 DWYG 组、NA 组、DWYG＋NA 组,纳入统计的共 146 例,其中男性 106 例,女性 40 例。入组时患者的基本资料见表 6-87。

表 6-87 入选病例基本情况比较

组 别	n	男/女	年龄/岁	病程/年
DWYG 组	59	40/19#	40.24±12.80#	17.52±7.30#
NA 组	42	32/10#	39.74±9.70#	18.00±6.52#
DWYG＋NA 治疗组	45	34/11#	39.16±11.42#	18.00±7.42#

注:组间比较,# $P>0.05$。

2. 纳入标准

符合 2010 年《中国慢性乙型肝炎防治指南》提出的慢性乙型肝炎诊断标准。

3. 排除标准

有以下情况之一者,为排除研究对象。

(1)年龄不足 18 岁或超过 65 岁。

(2)排除同时或重叠感染其他类型病毒性肝炎。

(3)经检查诊断有药物中毒、酒精中毒等因素所致的肝炎及自身免疫性肝炎。

(4)已诊断为中度或重度肝炎、重型肝炎/肝衰竭、肝硬化、肝癌,严重的心脑血管、肺、肾、内分泌和造血系统原发性疾病及精神病患者。

(5)妊娠或准备妊娠的妇女、哺乳期妇女。

(6)过敏体质或对多种药物过敏者。

(7)因为各种因素而影响资料收集者。

(8)不能合作和(或)不愿意合作者。

4. 剔除标准

研究资料属下列情况之一者,从研究资料中剔除。

(1)筛选病例时不严格,将不符合纳入标准的患者纳入试验的。

(2)受试者合并服用了本方案禁止使用的其他药物,以致无法正确判定疗效和安全性。

(3)纳入病例因各种原因未按要求服用试验药物者。

(4)临床资料不全,以致无法正确判定疗效和安全性。

5. 脱落标准

脱落是指所有填写了知情同意书并筛选合格进入试验的患者,退出临床试验。常见的原因包括:发现不良事件,缺乏疗效,违背试验方案(包括依从性差),失访(包括患者自行退出),患者撤回知情同意书,其他原因所致的脱落。当患者脱落后,研究者必须在病例报告表中填写脱落的原因,并尽可能地与患者联系,完成所能完成的评估项目和有关检查,包括患者最后一次用药的时间与疗效等项目。对因不良反应而脱落者,经随访若与试验药物有关者,必须记录在病例报告表中,并通知申办者。

6. 中止标准

若出现下列中止条件者,不作为研究分析资料。

(1) 不能坚持治疗者。

(2) 出现严重不良事件或严重不良反应者。

(3) 临床试验过程中出现严重的其他并发疾病者。

(4) 病情恶化必须采取紧急处理措施者。

(5) 临床医生认为有其他情况而应该中止者。

7. 合并用药

全部治疗过程中,尽可能不加用方案以外的药物,如出现下列情况之一者,可考虑合并用药。

(1) 治疗过程中,肝功能明显恶化(总胆红素≥2×ULN、ALT升高超过5×ULN),且两周复查未下降者,可加用甘利欣或肝炎灵等并如实记录。

(2) 患者出现明显临床症状,方案中的中药加减不足以缓解者,可加用其他药物并记录。

(3) 其他必须加用药物,应该将应用的原因详细记录,从而来判定还是否适合作为研究的观察对象。

研究期间允许使用的治疗包括受试者可因任何基础疾病接受其标准治疗,或研究者认为不会干扰本项研究,允许使用如维生素、矿物质补充剂等。研究期间所有的合并用药(即其他的治疗药物/治疗措施)均应详细记录,包括药物名称、每日总剂量、使用原因、开始日期、中止日期或末次就诊时仍在使用等。试验开始前已存在的合并疾病或症状(指本病以外的症状)亦应详细记录。试验开始后出现的任何合并疾病或前述症状的加重,应被视为不良事件而记录在"不良事件"表中。

8. 治疗方案

DWYG组:地五养肝胶囊,服法为一日3次,每次3粒。

NA组:核苷类似物(根据患者病情给予恩替卡韦、阿德福韦酯、拉米夫定、替比夫定)、IFN等治疗,服法及用量按其说明书执行。

DWYG+NA组:地五养肝胶囊,服法为一日3次,每次3粒。同时根据患者病情主要给予恩替卡韦、阿德福韦酯、拉米夫定、替比夫定等核苷类似物口服,服法及用量按其说明书执行。

以上三组共治疗12个月,监测各组治疗前及治疗6、12个月的实验室指标,观察其变化。NA组及DWYG+NA组的抗病毒药物用药分布情况见表6-88。

表6-88 NA组及DWYG+NA组抗病毒药物用药分布

分组	恩替卡韦	阿德福韦酯	替比夫定	拉米夫定+阿德福韦酯	IFN
NA组	35	5	1	1	1
DWYG+NA组	36	7	1	1	0

注:NA组有1人同时使用核苷类似物和IFN。

9. 标本采集与检测

采用标准4 mL真空抗凝或不抗凝采血管各1管,于患者治疗前、治疗后1、2、3、4、5、6、12个月各抽取全血8 mL。室温下放置30 min,待血液自然凝固后以1000 r/min离心5～10 min后收集血清或血浆。将分离好的血清或血浆分别装至两个标准冻存管中,用记号笔标记。将血清样本送至湖北省中医院检验科进行相关检测,样本备份置于湖北省中医院肝病研究所−80 ℃冰箱内保存。

10. 主要观察指标

HBV 病毒学（HBV DNA、HBV-M 定量检测）、肝功能等。

11. 评分系统

分别采用 REACH-B 肝癌发生风险预测模型和笔者及其团队自己建立的 LI-MA 肝癌发生风险预测模型。

(1) REACH-B 肝癌发生风险预测模型：REACH-B 肝癌发生风险预测模型参数基于患者的性别、年龄、ALT 水平、HBeAg 阳性与否及 HBV DNA 水平 5 个观察指标。根据观察指标的标准化回归系数大小比较权重，对以上变量实行定量赋分。将年龄 34 岁及以下记做 0 分，35～39 岁、40～44 岁、45～49 岁、50～54 岁、55～59 岁、60～65 岁分别记做 1、2、3、4、5、6 分。女性记为 0 分，男性记为 2 分。根据 ALT 水平划分为 <15 U/L、15～44 U/L、>44 U/L 三个等级，分别记做 0、1、2 分。根据 HBV DNA 载量，<300 copies/mL 及 300～9999 copies/mL 记做 0 分，10000～99999 copies/mL 记做 3 分，100000～999999 copies/mL 记做 5 分，≥1000000 copies/mL 记做 4 分。总 REACH-B 得分范围为 0～17 分，总分为用于预测危险性高低的分值，分值越高，说明其发生肝癌的可能性越大，具体评分见表6-89。

表 6-89 REACH-B 肝癌发生风险预测模型评分标准

观察指标	数值	评分
年龄/岁	≤34	0
	35～39	1
	40～44	2
	45～49	3
	50～54	4
	55～59	5
	60～65	6
性别	女性	0
	男性	2
ALT/(U/L)	<15	0
	15～44	1
	>44	2
HBV DNA 载量/(copies/mL)	<300	0
	300～9999	0
	10000～99999	3
	100000～999999	5
	≥1000000	4
HBeAg	阴性	0
	阳性	2

(2) LI-MA 肝癌发生风险预测模型：选择影响慢性乙型肝炎发生肝癌的危险因素，包括年龄、性别、TBil、GGT、HBV DNA 载量 5 个观察指标。根据观察指标的标准化回归系数大小比较权重，对以上变量实行定量赋分。将年龄≤50 岁记做 0 分，>50 岁记做 4 分。女性记为 0 分，男性记为 3 分。根据 GGT 水平划分为 <55 U/L 和≥55 U/L 两个等级，分别记做 0、17 分。根据 TBil 水平划分为 <18 μmol/L 和≥18 μmol/L 两个等级，分别记做 0、12 分。根据 HBV DNA 载量，<1000 copies/mL、1000～99999 copies/mL 记做 0、2 分，≥100000 copies/mL 记做

5 分。总得分范围为 0～41 分,以上 5 个变量的总分为用于预测危险性高低的分值,分值越高,说明其发生严重临床结局的危险性越高,7、19 分为预测模型的最佳分界点,即<7 分为低危,7～19 分为中危,>19 分为高危,具体评分见表 6-90。

表 6-90 LI-MA 肝癌发生风险预测模型评分标准

观察指标	数值	评分
年龄/岁	≤50	0
	>50	4
性别	女性	0
	男性	3
GGT/(U/L)	<55	0
	≥55	17
TBil/(μmol/L)	<18	0
	≥18	12
HBV DNA 载量/(copies/mL)	<1000	0
	1000～99999	2
	≥100000	5

12. 统计分析

利用 Microsoft Excel 软件和 SPSS 19.0 软件进行数据管理和统计学分析,计量资料组间比较采用方差分析,治疗前后比较采用独立样本 t 检验,计数资料的比较采用 χ^2 检验或秩和检验。

(二)研究结果

分别采用 REACH-B 和 LI-MA 肝癌发生风险预测模型分析地五养肝胶囊降低 HBeAg 阴性慢性乙型肝炎患者肝癌发生风险的作用,结果发现地五养肝胶囊单用和联合抗病毒治疗均具有一定降低肝癌发生风险的作用。

1. REACH-B 模型评估地五养肝胶囊降低肝癌发生风险

入组时依据 REACH-B 肝癌发生风险预测模型对各组患者年龄、性别、ALT 水平、HBV DNA 载量、HBeAg 阴性与否进行分析,结果发现,DWYG 组、NA 组、DWYG+NA 组患者的年龄见表 6-91,组间比较,经统计学比较处理,差异不显著,$P>0.05$。各组女性与男性人数分别为 19 和 40、10 和 32、11 和 34,组间男女比例经统计学比较处理,差异不显著,$P>0.05$。各组患者入组时的 ALT 见表 6-91,组间比较,经统计学处理,无明显差异,$P>0.05$。各组 HBV DNA 阳性患者病毒载量进行组间比较,经统计学处理,差异不显著,$P>0.05$(表 6-91)。

表 6-91 各组基线时年龄、性别、ALT 水平、HBV DNA 载量比较

特性	REACH-B 得分	DWYG 组 ($n=59$)	NA 组 ($n=42$)	DWYG+NA 组 ($n=45$)
年龄(岁,$\overline{X}\pm S$)		40.24±12.80	39.74±9.70	39.16±11.42
30～34 岁(n)	0	21	12	15
35～39 岁(n)	1	11	8	9
40～44 岁(n)	2	3	7	9
45～49 岁(n)	3	5	10	3
50～54 岁(n)	4	10	3	3

续表

特 性	REACH-B 得分	DWYG 组 (n=59)	NA 组 (n=42)	DWYG+NA 组 (n=45)
55~59 岁(n)	5	4	1	4
60~65 岁(n)	6	5	1	2
性别				
女性(n)	0	19	10	11
男性(n)	2	40	32	34
ALT 水平(U/L,$\bar{X}\pm S$)		35.55±17.61	41.15±20.26	41.69±25.07
<15(n)	0	3	2	2
15~44(n)	1	16	7	11
≥45(n)	2	40	33	32
HBV DNA 载量 (copies/mL,$\bar{X}\pm S$)		$3.48\times10^5 \pm 1.53\times10^6$	$4.78\times10^6 \pm 1.73\times10^7$	$4.84\times10^6 \pm 1.73\times10^7$
<300(n)	0	22	14	16
300~9999(n)	0	12	10	7
10000~99999(n)	3	11	9	4
100000~999999(n)	5	6	6	8
≥1000000(n)	4	8	3	10
HBeAg				
阴性(n)	0	59	42	45
阳性(n)	2	0	0	0

入组时将各组每个人进行REACH-B评分,基线时DWYG组、NA组和DWYG+NA组的REACH-B评分进行组间比较,经统计学处理,差异不显著,$P>0.05$。治疗6、12个月后,与治疗前比较,各组REACH-B得分均较治疗前有明显的下降,经统计学处理,差异显著,$P<0.05$,三组组间比较,经统计学处理,差异不显著,$P>0.05$(表6-92)。

表6-92 各组治疗前后REACH-B得分情况(分,$\bar{X}\pm S$)

组 别	0个月	6个月	12个月
DWYG组(n)	5.36±2.98(59)	4.81±2.61(59)#	5.00±2.82(35)#
NA组(n)	6.40±3.28(42)	4.62±2.15(42)#	4.62±2.36(26)#
DWYG+NA组(n)	6.62±3.49(45)	4.56±2.23(45)#	4.38±2.22(35)#

注:与同组0个月比较,# $P<0.05$。

2. LI-MA模型评估地五养肝胶囊降低肝癌发生风险

入组时依据LI-MA肝癌发生风险预测模型对DWYG组、NA组、DWYG+NA组各组患者年龄、性别、GGT水平、TBil水平、HBV DNA载量进行分析:各组小于或等于50岁与大于50岁的人数分别为46和13、37和5、37和8,组间比较,年龄以50岁为界人数比例经统计学处理,差异不显著,$P>0.05$。各组女性与男性人数分别为19和40、10和32、11和34,男女比例组间比较,经统计学处理,差异不显著,$P>0.05$。各组患者GGT水平进行组间比较,经统计学处理,无明显差异,$P>0.05$。GGT水平以55 U/L水平为界限,各组小于55 U/L、大于或等于

55 U/L 人数分别为 50 和 9、38 和 4、35 和 10,组间比较无明显统计学差异,$P>0.05$。各组患者 TBil 水平进行组间比较,经统计学处理,差异不显著,$P>0.05$。TBil 水平以 18 U/L 水平为界限,各组小于 18 U/L、大于或等于 18 U/L 人数分别为 40 和 19、30 和 12、24 和 21,组间比较经统计学处理,差异不显著,$P>0.05$。各组患者 HBV DNA 载量详见表 6-93,组间比较,经统计学处理,差异不显著,$P>0.05$(表 6-93)。

表 6-93 基线时依据 LI-MA 模型得分结果

特 性	得分	DWYG 组 ($n=59$)	NA 组 ($n=42$)	DWYG+NA 组 ($n=45$)
年龄(岁,$\bar{X}\pm S$)		40.24±12.80	39.74±9.70	39.16±11.42
≤50 岁(n)	0	46	37	37
>50 岁(n)	4	13	5	8
性别				
女性	0	19	10	11
男性	3	40	32	34
GGT 水平(U/L,$\bar{X}\pm S$)		23.65±15.33	27.25±17.10	29.83±20.51
<55 U/L(n)	0	50	38	35
≥55 U/L(n)	17	9	4	10
TBil 水平(μmol/L,$\bar{X}\pm S$)		13.38±5.40	14.40±6.70	14.68±9.26
<18 U/L(n)	0	40	30	24
≥18 U/L(n)	12	19	12	21
HBV DNA 载量 ($\times10^5$ copies/mL,$\bar{X}\pm S$)		3.48±15.3 ($n=37$)	47.8±173 ($n=29$)	48.4±173 ($n=29$)
<1000(n)	0	22	14	16
1000~99999(n)	2	23	19	11
≥100000(n)	5	14	9	18

基线时 DWYG 组、NA 组和 DWYG+NA 组的 LI-MA 评分进行组间比较,经统计学处理,差异不显著,$P>0.05$。治疗 6、12 个月后,与治疗前相比,各组评分均较治疗前有明显下降,经统计学处理,差异显著,$P<0.05$。治疗 6 个月时,DWYG+NA 组评分与 DWYG 组及 NA 组比较,经统计学处理,差异显著,$P<0.05$(表 6-94)。

表 6-94 治疗前后三组 LI-MA 评分(分,$\bar{X}\pm S$)

组 别	0 个月	6 个月	12 个月
DWYG 组(n)	7.97±6.62(59)	6.59±6.27(59)#	6.63±8.18(35)#
NA 组(n)	9.79±9.10(42)	6.90±6.56(42)#	6.21±5.85(26)#
DWYG+NA 组(n)	10.80±10.46(45)	3.00±7.61(45)#*	6.00±6.64(35)#

注:与同组 0 个月比较,# $P<0.05$;组间比较,* $P<0.05$。

根据 LI-MA 评分制订的高危(评分>19 分)、中危(评分为 7~19 分)、低危(评分<7 分)标准,入组时"高/中/低"构成比 DWYG 组为 39/15/5、NA 组为 22/14/6、DWYG+NA 组为 22/10/13,其各危险等级构成人数组间比较,经统计学比较,差异不显著,$P>0.05$。治疗 6 个月后各组各危险等级人数构成比为(41/14/4,29/10/3,38/5/2),治疗 12 个月后各组各危险等级人数构成比为(26/7/2,18/7/1,32/2/1)。治疗 6、12 个月后,DWYG+NA 组与治疗前相比,高危、中危人数较前减少,低危人数较前增多,经统计学比较,差异显著,$P<0.05$。治疗 12 个月

后,DWYG+NA 组与 DWYG 组、NA 组组间比较,经统计学处理,有明显差异,$P<0.05$(表6-95)。

表6-95 三组 0、6、12 个月的严重临床结局发生危险性大小

组 别	时间点	评 分		
		低危(≤7分)	中危(7~19分)	高危(>19分)
DWYG 组	0 个月($n=59$)	39	15	5
	6 个月($n=59$)	41	14	4
	12 个月($n=35$)	26	7	2
NA 组	0 个月($n=42$)	22	14	6
	6 个月($n=42$)	29	10	3
	12 个月($n=26$)	18	7	1
DWYG+NA 组	0 个月($n=45$)	22	10	13
	6 个月($n=45$)	38	5#	2#
	12 个月($n=35$)	32	2#	1#*

注:与同组 0 个月比较,# $P<0.05$;组间比较,* $P<0.05$。

(三)讨论

1. HBeAg 阴性慢性乙型肝炎肝癌发生风险的研究

HBeAg 阴性慢性乙型肝炎表现为血清 HBsAg 阳性,HBeAg 持续阴性,抗-HBe 阳性或者阴性,持续或间断 HBV DNA 载量 $>1\times10^4$ copies/mL,ALT 持续或者反复异常,具有活动性肝病(组织学、实验室检查、B 超检查等有慢性肝炎表现)或肝硬化的临床证据。过去人们认为在 HBV 感染中,HBeAg 与 HBeAb 的血清学转换意味着病毒复制的降低,肝内炎症活动缓解或者停止。随着研究的深入,发现 HBeAg 阴性慢性乙型肝炎患者血清中仍表现出持续的病毒高复制,伴有转氨酶升高及肝组织炎症活动,其病程长,病情反复,药物疗效差,病死率及肝癌的发生率较高。

于红樱等对 421 例(244 例 HBeAg 阴性,177 例 HBeAg 阳性)慢性乙型肝炎患者进行回顾性调查,对其流行病学、病例构成、肝功能、HBV DNA 病毒载量等指标进行观察。发现 HBeAg 阴性组发病率较阳性组高,HBeAg 阴性组患者年龄大于 HBeAg 阳性组患者年龄,病程亦较长,HBV DNA 病毒载量阳性率低于 HBeAg 阳性组,但在进行 HBV DNA 检测的 167 例 HBeAg 阴性患者中,仍有 116 例 HBV DNA 阳性,分析肝功能损害指标,重型肝炎、肝硬化及肝癌的构成高于 HBsAg 阳性组的。

杨创国等对 1686 例慢性乙型肝炎患者的大样本横断面回顾性调查中,发现 HBeAg 阳性组 ALT、HBV DNA 载量总体上高于 HBeAg 阴性组,但 HBeAg 阴性组的肝组织炎症及纤维化程度总体要高于 HBeAg 阳性组,考虑血清 ALT 反映的是短期内肝炎的活动情况,HBV 复制活跃时 ALT 升高,正提示 HBV 复制可以在短期引起肝炎活动加剧。但肝组织学炎症既反映短期内炎症活动的结果,也反映长期炎症活动的累积,因而血清 ALT 水平与肝组织炎症程度未必平行;HBeAg 阴性的慢性乙型肝炎患者病程总体上长于 HBeAg 阳性慢性乙型肝炎患者,提示其肝组织炎症损害的累积程度可能也较严重。

马俊骥等人对 158 例 HBeAg 阳性和 HBeAg 阴性慢性乙型肝炎患者肝组织病理结果进行了分析,HBeAg 阳性组与 HBeAg 阴性组在肝脏纤维化分期构成比上存在统计学差异,HBeAg 阴性组 S_4 所占比例明显高于 HBeAg 阳性组,而 HBeAg 阴性组 S_1 所占比例明显低于 HBeAg 阳性组。HBeAg 阳性组与 HBeAg 阴性组在肝脏病理炎症分级构成比上差异无统计学意义,

但是 HBeAg 阴性组 G_2 所占比例明显少于 HBeAg 阳性组，HBeAg 阴性组中 HBV DNA 病毒载量与肝纤维化分期有密切的关系，且 ALT 与炎症分级积分成正相关，ALT 与纤维化分期积分无相关性，研究中还发现 HBeAg 阴性组肝硬化患者所占比例偏高。

涂燕云等对 173 例原发性肝癌患者血清 HBV 标志物的检测结果分析后显示在原发性肝癌患者中，HBeAg 阴性明显高于 HBeAg 阳性患者，其在所有原发性肝癌患者中所占的比例竟高达 40.5%。考虑 HBeAg 阴性患者大多感染时间较长，正是在这种慢性迁延感染的情况下，由免疫耐受转为免疫激活，从而诱发和加速肝脏 HBV DNA 基因整合现象，最终诱发原发性肝癌的发生。

杨志勇等对 220 例合并 HBV 感染的原发性肝癌患者进行研究后发现，HBeAg 阳性患者的原发性肝癌发生率高于阴性者，但同时也指出与 HBeAg 阳性原发性肝癌患者相比，HBeAg 阴性原发性肝癌患者肝组织学损害程度较重，合并肝硬化更为常见，预后更差，而且如果 HBeAg 阴性患者并发原发性肝癌，早期漏诊率高于 HBeAg 阳性者。

杨建功等人对 HBeAg 阴性慢性乙型肝炎预后的临床分析显示慢性乙型肝炎组 HBeAg 阴性病例所占比例＜50%，肝硬化组 HBeAg 阴性病例所占比例为 54%，肝癌组为 72.6%，随着慢性乙型肝炎向肝硬化、肝癌进展，患者年龄逐渐增大，HBeAg 阴性病例所占比例逐渐提高，提示 HBeAg 阴性慢性乙型肝炎是慢性乙型肝炎更为严重的进展阶段。另外，研究显示 HBeAg 阴性慢性乙型肝炎进展至肝硬化约需 8 年时间，而 HBeAg 阳性慢性乙型肝炎进展至肝硬化需 11～14 年；HBeAg 阳性肝硬化进展至肝癌平均约需 6.32 年，而 HBeAg 阴性肝硬化进展至肝癌平均仅需 3.8 年，表明 HBeAg 阴性慢性乙型肝炎更易进展为肝硬化及肝癌。

2. 中医与西医治疗降低慢性乙型肝炎肝癌发生风险的研究

西医治疗慢性乙型肝炎最基本、最关键的便是抗病毒治疗，目前抗病毒治疗药物主要为 IFN 及核苷类似物，无论是 IFN 还是核苷类似物，其持续抑制或清除 HBV 能延缓疾病进展，可降低肝硬化及肝癌的发生率。IFN 主要通过产生抗病毒蛋白、调节机体免疫功能等途径实现病毒复制的抑制，核苷类似物主要是抑制 HBV DNA 多聚酶的活性，短期内可迅速降低血清病毒载量。

周志莲探讨了长期口服拉米夫定对慢性乙型肝炎患者进展为原发性肝癌的影响，在 620 例慢性乙型肝炎患者中，124 例接受了正规核苷类似物（拉米夫定）治疗，496 例未接受任何抗病毒药物治疗，比较两组原发性肝癌的发生。结果 3 年中治疗组新发现原发性肝癌患者 4 例，占 3.2%，未治疗组新发现原发性肝癌患者 42 例，占 8.5%，两者有显著差异，$P<0.05$。提示慢性乙型肝炎患者长期应用拉米夫定可降低发展为原发性肝癌的危险性。

陈勇等人对核苷类似物长期治疗的慢性乙型肝炎患者肝癌发生与 HBeAg 表达的关系进行了分析，系统性总结了试验组（系统行核苷类似物抗病毒治疗）及对照组（未行抗病毒治疗）各 56 例的临床资料，结果显示试验组肝癌发生率为 7.14%（4/56），对照组肝癌发生率为 19.64%（11/56），两组比较差异有统计学意义（$P<0.05$）。

罗显克等人在对慢性乙型肝炎抗病毒治疗 138 例的临床分析中发现，在接受标准抗病毒治疗的患者中 HBeAg 和 HBV DNA 转阴率分别为 35.8% 和 36.7%，表明其抗病毒治疗效果较好，而且在转阴的患者中无病例发展为肝癌，提示抗病毒治疗可能减少了肝癌的发生率，但同时发现出现耐药共 24 例，发生肝癌 26 例，耐药患者中发生癌变的患者有 20 例，26 例肝癌患者中 HBeAg 阴性患者人数占总人数的 73.1%，考虑慢性乙型肝炎抗病毒治疗后出现耐药可能导致了肝癌的发生。

张泽波等人在对 751 例应用核苷类似物抗病毒治疗的慢性乙型肝炎患者进行了为期 6 年的观察，其肝癌发生率为 5.19%，发现长期进行核苷类似物抗病毒治疗可降低但不能消除肝癌发生的危险，HBV DNA 低水平复制、ALT 反复波动等危险因素可影响肝癌的发生，进行常规筛查、早发现、早诊断及早治疗可提高肝癌诊断率及延长患者的生存期。

中医在整体观念与辨证论治的理论指导下治疗慢性乙型肝炎，注重病毒因素（邪毒）和宿主因素（正气）的关系，可达到对机体的多层次、多水平、多靶点的整体调节。在现有慢性乙型肝炎的中医治疗研究中，中医药虽然对病毒因素的作用不如西药，但可通过调节宿主因素来达到阻止疾病进展、促进康复的目的。

中医多认为慢性乙型肝炎是在湿热疫毒之邪内侵，人体正气不足无力抗邪时导致本病。病机特点是湿热疫毒隐伏血分，时常可以引发"湿热蕴结证"；因"肝主疏泄"喜条达，如若情志不畅即可引发"肝郁气滞证"；因"肝病传脾"，或湿疫伤脾，即可导致"肝郁脾虚证"。因"肝肾同源"，或热毒伤阴，或郁久化火伤阴皆可导致"肝肾阴虚证"。因"肝体阴用阳"，久病"阴损及阳"而克脾伤肾即可导致"脾肾阳虚证"；因气血失调，久病致瘀，入络即可导致"瘀血阻络证"。共分为"湿热蕴结证""肝郁气滞证""肝郁脾虚证""肝肾阴虚证""脾肾阳虚证""瘀血阻络证"六大证型。由于本病病位主要在肝，常多涉及脾、肾两脏及胆、胃、三焦等腑。病性属本虚标实，虚实夹杂，由于本病的病因、病机、病位、病性复杂多变，病情交错难愈，故应辨明"湿、热、瘀、毒之邪实与肝、脾、肾之正虚"两者之间的关系。慢性乙型肝炎可以迁延数年甚或数十年，治疗时应注意以人为本，扶正祛邪，调整阴阳、气血、脏腑功能，以益气养阴、清热解毒、健脾补肾、活血通络为基本治法。

屠红等人探讨了中药对乙型肝炎相关性肝癌的干预作用，筛选慢性乙型肝炎患者中肝癌高危患者30例，中药组17例根据审因论治的原则，以中药制剂对其进行肝癌干预治疗，对照组13例以西药进行常规保肝治疗。结果发现，中药组肿瘤标志物AFP、AFP异质体和γ-谷氨酰转肽酶同工酶Ⅱ的转阴率分别为86%(6/7)、83%(5/6)和82%(9/11)，对照组中所有病例肿瘤标志物持续呈阳性，无1例转阴。中药组累计肝癌发生率为12%(2/17)，对照组为85%(11/13)，两者比较差异具有极显著性，$P<0.0001$，显示在中医辨证论治下能有效降低肝癌高危患者肿瘤标志物水平，并能延缓或阻止肝癌的发生。

杨昌琨在对病程长于10年的220例慢性乙型肝炎患者进行研究后发现，中药组65例乙型肝炎患者中有4例(6.2%)发展成为乙型肝炎后肝硬化或肝癌，其中乙型肝炎后肝硬化4例(6.2%)，肝癌0例(0%)；对照组155例乙型肝炎患者中有79例(51.0%)发展成为乙型肝炎后肝硬化或肝癌，其中乙型肝炎后肝硬化71例(45.8%)，肝癌8例(5.2%)，中药组临床结局明显优于对照组，两组生存率曲线差异有统计学意义。中药组共4例(6.2%)、对照组共79例(51.0%)发展成为乙型肝炎后肝硬化或肝癌，提示长期中医药的治疗在防治乙型肝炎后肝硬化、肝癌的发生发展方面具有相当重要的干预作用。

3. 常用慢性乙型肝炎肝癌发生风险预测模型评价

治疗慢性乙型肝炎的主要目的是预防疾病发展为重型肝炎、肝硬化、肝癌甚至死亡。基于对HBV与HCC密切关系的深入认识，近年来，全球学者提出了多种慢性乙型肝炎患者罹患肝癌的风险模型，风险模型的开发运用，可以及时发现高风险的患者，做到早期预防，指导临床治疗方案的正确实施。主要的预测模型有Yuen等人开发的GAG-HCC公式，将患者的性别、年龄、HBV DNA载量、C区启动子是否变异，及有无肝硬化列为危险参数，其预测5年和10年的肝癌风险灵敏度分别为84.1%和88.0%，特异度分别为76.2%和78.7%，可以很好地预测慢性乙型肝炎患者肝癌发生的可能性，缺点是C区启动子变异非常规实验室检查，难以在临床上做到广泛应用；Yang等研究者将性别、年龄、HCC家族史、饮酒习惯、血清ALT、HBV DNA载量、HBV基因型等危险因素设为危险参数，设计出3种列线图模式模型，其预测肝癌的灵敏度较高，但该方法是列线图模式，且有3种推断模型，临床应用具有较大的局限性。Yang等人在上述研究基础上提出了简化的预测HCC发生的模型，即REACH-B肝癌发生风险预测模型，设立了一个0～17分的积分表，此模型研究人群多为HBeAg阴性及非肝硬化患者，其对肝癌的预测可能存在一定的局限性。Wong等人认为年龄较大、ALB低、高胆红素、高HBV DNA水平、合并肝硬化为发生肝癌的重要危险因素,其设计的单中心积分系统,阴性预测值可达97.8%,但该预测模型为单中心结果,其有效性还待进一步验证,并且多用于病情较重的,可能合并肝硬化的患者。Lin等人基于年龄、性别、ALT、AAR、AFP、GGT、ALB、和α-1球蛋白及HBV DNA标志物设计了两种风险预测模型,其预测肝癌的能力较强,且无论有无肝硬化,都不影响模型的应用。笔者及其团队选择年龄、性别、TBil水平、GGT水平、HBV DNA载量5个观察指标,构建分值在0~41分之间的LI-MA肝癌发生风险预测模型,并将患者划分为低、中、高危三组。这些模型可能存在涵盖的危险因素不完整、取样受限、孤立的单点血清学指标预测等不可避免的不稳定性,其可行性及有效性还待进一步验证,但这些模型可以提供一种方法,有助于临床医师判断患者疾病的情况及进展趋势,帮助发现HCC发生的高危人群,指导临床治疗。

4. 地五养肝胶囊降低HBeAg阴性慢性乙型肝炎肝癌发生风险

前期临床研究表明,用"补肾生髓成肝"治疗法则指导下研制的地五养肝胶囊治疗6个月后,DWYG组和DWYG+NA组生化学应答优于NA组,DWYG+NA组组织学应答率显著提高,与DWYG组或NA组比较,差异显著。治疗12个月DWYG+NA组组织学应答率与NA组比较差异显著,但与DWYG组比较,差异不显著。研究表明地五养肝胶囊通过影响宿主因素(抗肝损伤、抗肝纤维化、调节免疫、调控肝再生),较核苷类似物具有较好的生化学和组织学应答,为同时注重病毒因素和宿主因素而提高临床疗效的防治策略提供了较高级别循证医学证据。

在上述临床研究的基础上,笔者及其团队采用肝癌发生风险预测模型研究地五养肝胶囊降低慢性乙型肝炎患者肝癌发生风险,结果显示,采用REACH-B和LI-MA肝癌发生风险预测模型(积分系统)研究地五养肝胶囊单用或联合抗病毒治疗,以降低HBeAg阴性慢性乙型肝炎患者的肝癌发生风险,其结果基本一致。在1年的观察期内,单独应用地五养肝胶囊降低HBeAg阴性慢性乙型肝炎患者肝癌发生风险的作用与抗病毒、地五养肝胶囊联合抗病毒的作用相当,与治疗前比较,均能降低HBeAg阴性慢性乙型肝炎患者的肝癌发生风险。但由于所采用的主要参数的变化或评价方法的不同,其结果略有不同。采用LI-MA肝癌发生风险预测模型进行危险分级比较,则显示地五养肝胶囊降低HBeAg阴性慢性乙型肝炎患者肝癌发生风险的作用与抗病毒治疗相当,而DWYG+NA的作用优于单独应用地五养肝胶囊或抗病毒治疗。

肝癌包括原发性肝癌和转移性肝癌,其中原发性肝癌主要有HCC(超过80%)、胆管细胞癌(CCA)和混合型肝癌,其病死率居全球恶性肿瘤第3位。在我国已上升为恶性肿瘤的第2位,每年13万人死于肝癌,占全球肝癌死亡总数的42%。2008年全世界估计有748300例新发肝癌病例和695900例癌症死亡病例,据估计这些新发病例和死亡病例有一半发生在中国。肝癌由于其发病隐匿、高发病率、高死亡率、高年增长率、高复发率、高转移率而被公认为重大疑难疾病。由于对其确切发病机制还不十分清楚,目前缺乏可靠的防治措施。以前防治肝癌的努力主要着眼于肝癌细胞本身,但当近些年来认识到肝癌微环境在肝癌发生发展过程中的重要作用后,防治肝癌的理念正在发生重大转变。在深入了解整个微环境对肝癌发生发展、转移的各种影响方式后,切断肝癌微环境与肝癌细胞之间的联系是新的防治策略。揭示微环境如何建立对肝癌有利的条件机制之后,就能设计出破坏这种条件防治肝癌的有效药物。

笔者认为,肝癌的发生发展及转移实质上是肝再生失控的严重结局之一,肝癌的病程进展必然处于异常肝再生的微环境之中。肝癌发生发展及转移过程中存在"正常肝再生修复与异常肝再生紊乱的动态失衡"机制,当其机制趋向于异常肝再生紊乱时,则肝再生微环境恶化,肝癌发生风险增加,或肝癌进展加速,或促进肝癌转移。当其机制趋向于正常肝再生修复机制时,则肝再生微环境改善,肝癌发生风险降低,或肝癌发展和转移进程延缓、阻断甚至逆转。存在于慢性肝病患者体内的异常肝再生的恶化微环境是启动和促进肝癌发生发展及转移的必要条件和关键因素,改善慢性肝病患者体内异常肝再生的恶化微环境是延缓、阻断、逆转肝癌病程进展的有效途径。

肝癌的发病机制及其与之相关的肝再生微环境极其复杂,再好的单靶向作用的治疗手段都不能兼顾到细胞中或细胞间生物大分子的互相影响,以及整个肝癌微环境的信号网络的互相联系。此外,单靶向药物通常有强烈的抑制或激活靶点的效果,该靶点通常承担某些重要的生理功能,长期应用或改换药物极易引起不良反应,故期望通过单靶向的药物或手段获得满意的肝再生调控,进而达到防治肝癌的效果,至今未能实现,今后亦很困难。

笔者继承中医"生机学说",创新"肝主生发"的理论认识,"肝主生发"是指肝藏具有独特的发生发育和再生修复能力,在肝病发生发展中,肝再生是重要而关键的病理生理学基础,维持正常的肝再生是修复肝损伤的必然机制,肝再生失调与肝衰竭、肝硬化和肝癌的发生发展密不可分。"肾生骨、髓,髓生肝"是指"肾"生"骨"和"髓",髓包含精髓、骨髓和脑髓,"髓生肝"的生理机制至少包括"精髓生肝""骨髓生肝""脑髓生肝"等对肝再生过程动态网络式的调控作用,既然"髓生肝"是维持肝再生过程正常的生理机制,那么"髓失生肝"就是导致肝再生过程紊乱的病理机制,即"精髓失调""骨髓失调"和"脑髓失调"均能导致肝再生异常。

肝癌发生发展过程中存在"肝主生发/肝失生发""髓生肝/髓失生肝"的失衡机制,当"髓失生肝""肝失生发"的肝再生微环境机制占主导地位时,则肝癌发生风险增加,或肝癌进展和转移加速,病情趋向恶化。当"髓生肝""肝主生发"的肝再生微环境机制占主导地位时,则肝癌发生风险降低,或肝癌进展和转移延缓、阻断,甚至逆转,病情趋向好转。"补肾生髓成肝"通过调控"肝主生发/肝失生发""髓生肝/髓失生肝"失衡机制,即可维持或促进"髓生肝""肝主生发"(肝再生修复微环境)机制,改善或逆转"髓失生肝""肝失生发"(异常肝再生微环境)机制而防治肝癌的发生发展及转移,提高中医药防治肝癌的临床能力和水平,具有重大的科学意义和临床价值。

"补肾生髓成肝"的治疗法则正是通过维持或促进"髓生肝""肝主生发"生理机制,改善或逆转"髓失生肝""肝失生发"(异常肝再生微环境)病理机制而防治慢性肝病患者肝硬化及肝癌的发生发展。主流学者认为慢性肝病患者的慢性炎症导致肝细胞不断的损伤与再生是肝癌发生的重要因素。在慢性肝病患者病程进展中,炎症与纤维化、损伤与再生失调的肝脏微环境恶化是肝癌干细胞产生进而导致肝癌发生发展的必要条件和关键因素,笔者及其课题组开展的一系列深入的实验与临床研究结果表明,"补肾生髓成肝"具有通过调控肝再生防治肝癌的作用,其作用机制在于多成分、多靶点、多层次、多途径、多时限地改善肝再生微环境而延缓、阻止,甚至逆转肝癌的发生发展和转移。

前期临床应用基础研究表明,在"补肾生髓成肝"的治疗法则指导下研制的地五养肝胶囊具有调控肝再生与抗病毒、抗肝损伤、抗肝纤维化、抗肝癌、调节免疫等协同作用机制。地五养肝胶囊通过调控肝再生与抗肝损伤、抗肝纤维化、抗肝癌、调节免疫等协同作用影响宿主因素,获得了较好的生化学和组织学应答。地五养肝胶囊联合抗病毒药物治疗 HBeAg 阴性慢性乙型肝炎,结合中医药主要通过宿主因素防治疾病的优势,联合具有较强抑制 HBV 作用的恩替卡韦等抗病毒药物,双管齐下,从宿主因素和病毒因素两方面综合治疗 HBeAg 阴性慢性乙型肝炎,取得了较好的病毒学、生化学及组织学应答,是值得进一步研究和期待的防治策略。

总结疗程满 12 个月且资料完整的观察病例,分别采用 REACH-B 或 LI-MA 肝癌发生风险预测模型(积分系统)评估地五养肝胶囊单用,或联合抗病毒治疗以降低 HBeAg 阴性慢性乙型肝炎患者肝癌发生风险的作用,结果发现,上述两种方案均能显著降低 HBeAg 阴性慢性乙型肝炎患者肝癌发生风险。由于 REACH-B 和 LI-MA 肝癌发生风险预测模型均未将肝组织学改善和其他更有意义的指标纳入其影响参数,尚未获得终点指标(肝癌发生率)的验证,故其评估结果有一定局限性,有待进一步研究完善和远期随访验证。

八、补肾生髓成肝治疗慢性乙型肝炎肝衰竭的临床研究

以往在没有有效防治措施的情况下，慢性乙型肝炎肝衰竭病死率可高达70%以上，且存活者复发率高。近年来，随着科技进展和临床实践的进步，发现了若干有效的防治措施和方案，使慢性乙型肝炎肝衰竭病死率大幅度下降，其中采用中西医结合治疗的死亡率已降低至30%左右。肝再生修复机制是决定肝衰竭患者存活与否的关键病理环节，笔者及其团队的前期研究证明"补肾生髓成肝"能通过影响干细胞促进肝再生和修复肝组织损伤，故采用基于"补肾生髓成肝"的中西医结合的防治方案有可能提高临床疗效，有望进一步降低慢性乙型肝炎肝衰竭的病死率。

（一）研究方法

采用RCT方案，对比观察"补肾生髓成肝"治疗慢性乙型肝炎肝衰竭的临床疗效及其安全性。

1. 研究设计

2007年1月至2013年7月期间，对湖北省的6个医疗站点征集的慢性乙型肝炎肝衰竭志愿患者，进行了一项随机对照的临床研究。该研究通过湖北省中医院伦理审查委员会审查，临床科研（伦）审编号2006001，且在研究前所有患者均签署了知情同意书。采用计算机随机数字生成程序将患者随机分为3组，即西医对照组、补气解毒对照组、补肾生髓成肝治疗组，三组比例为1∶2∶1，共入选病例144例，入选后因多种原因脱落12例，纳入统计分析的共132例，其中男112例，女20例。研究流程见图6-39。各组患者基本资料的比较，见表6-96。

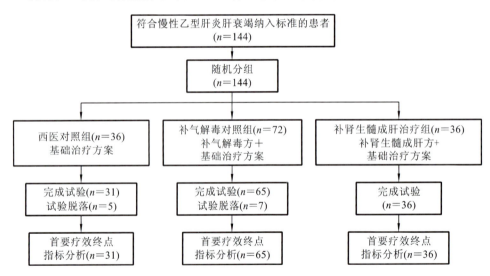

图6-39 研究流程图

表6-96 各组患者基本资料比较

特　　征	西医对照组 ($n=31$)	补气解毒对照组 ($n=65$)	补肾生髓成肝治疗组 ($n=36$)	P值
年龄（$\overline{X}\pm S$）	43.71±9.85岁	44.94±12.64岁	46.69±11.86岁	0.580
男性（n_1）	29(93.55%)	51(78.46%)	32(88.89%)	0.114
病程（$\overline{X}\pm S$）	9.87±10.93年	8.74±8.48年	10.03±9.21年	0.753
慢加急性（亚急性） 肝衰竭（n_2）	16(51.61%)	30(46.15%)	22(61.11%)	0.354
慢性肝衰竭（n_3）	15(48.39%)	35(53.85%)	14(38.89%)	0.354

2. 纳入标准

所有符合纳入标准的慢性乙型肝炎肝衰竭住院治疗的患者,自愿参加本研究并签署知情同意书。

依据 2006 年《肝衰竭诊疗指南》,慢性乙型肝炎肝衰竭纳入诊断标准如下。

(1)慢加急性(亚急性)肝衰竭:在慢性肝病基础上,短期内发生急性肝功能失代偿的主要临床表现。

(2)慢加急性(亚急性)肝衰竭分期:根据病情进展严重程度,分早期、中期及晚期,临床判断标准如下。

早期:①极度乏力,并有明显厌食、呕吐和腹胀等严重消化道症状。②黄疸进行性加深(血清总胆红素≥171 μmol/L 或每日上升≥17.1 μmol/L)。③有出血倾向,30%＜凝血酶原活动度(prothrombin activity,PTA)≤40%。④未出现肝性脑病或明显腹水。

中期:在肝衰竭早期基础上,病情进一步发展,出现以下两条之一者。①出现Ⅱ度以下肝性脑病和(或)明显腹水。②出血倾向明显(出血点或瘀斑),且 20%＜PTA≤30%。

晚期:在肝衰竭中期表现基础上,病情进一步加重,出现以下三条之一者。①有难治性并发症,如肝肾综合征、上消化道大出血、严重感染和难以纠正的电解质紊乱等。②出现Ⅲ度以上肝性脑病。③有严重出血倾向(注射部位瘀斑等),PTA≤20%。

(3)慢性肝衰竭:在肝硬化基础上,肝功能进行性减退和失代偿。诊断要点:①有腹水或其他门静脉高压表现。②可有肝性脑病。③血清总胆红素升高,ALB 明显降低。④有凝血功能障碍,PTA≤40%。

3. 排除标准

有以下情况之一者,为排除研究对象。①急性肝衰竭患者。②妊娠或哺乳期妇女。③原发性肝癌患者。④合并其他严重的全身性疾病和精神病患者以及难以戒除的吸毒者。⑤抗 HIV 阳性者,合并 HAV、HCV、HDV、HEV 或巨细胞病毒、EB 病毒等其他嗜肝病毒感染者。⑥近 3 个月内曾参加其他临床试验者。⑦不愿合作者。⑧依从性差,不能保证按本研究方案完成研究者。⑨入组时即合并重度脑水肿、严重感染、Ⅰ型肝肾综合征、消化道大出血者等。

4. 治疗方案

包括基础治疗、基础治疗＋补气解毒治疗、基础治疗＋补肾生髓成肝治疗 3 种治疗方案,西医对照组只采用基础治疗方案,补气解毒对照组采用基础治疗＋补气解毒治疗方案、补肾生髓成肝治疗组采用基础治疗＋补肾生髓成肝治疗方案。

(1)基础治疗方案:一般基础治疗、对症支持治疗和抗病毒治疗。基础治疗包括复方甘草酸苷类药物(80～160 mg),静脉滴注,1 次/日;注射用还原型谷胱甘肽(1.2 g)或 N-乙酰半胱氨酸(4.0 g),静脉滴注,1 次/日;注射用促肝细胞生长素(100～160 mg),静脉滴注,1 次/日。对症支持治疗包括一般对症治疗积极防治并发症(如肝性脑病、脑水肿、肝肾综合征、感染、消化道出血等)。抗病毒治疗:对 HBV DNA 阳性者,可给予核苷类似物治疗;初次使用者可应用拉米夫定 100 mg,每日 1 次,口服,或者恩替卡韦 0.5 mg,每日 1 次,口服;对拉米夫定耐药者,加阿德福韦酯 10 mg,每日 1 次,口服,或者改为恩替卡韦 1 mg,每日 1 次,口服。各组抗病毒药物使用情况详见表 6-97,三组抗病毒情况无明显差异($P>0.05$)。

表 6-97 各组抗病毒药物使用情况[n(%)]

抗病毒药物	西医对照组 ($n=31$)	补气解毒对照组 ($n=65$)	补肾生髓成肝治疗组 ($n=36$)
使用抗病毒药物	21(67.74)	55(84.62)	27(75.00)
未使用抗病毒药物	10(32.26)	10(15.38)	9(25.00)

续表

抗病毒药物	西医对照组 ($n=31$)	补气解毒对照组 ($n=65$)	补肾生髓成肝治疗组 ($n=36$)
拉米夫定	12（38.71）	30（46.15）	12（33.33）
阿德福韦酯	0（0.00）	5（7.69）	4（11.11）
替比夫定	2（6.45）	6（9.23）	1（2.78）
恩替卡韦	6（19.35）	12（18.46）	5（13.89）
拉米夫定联合阿德福韦酯	1（3.23）	1（1.54）	5（13.89）
恩替卡韦联合阿德福韦酯	0（0.00）	1（1.54）	0（0.00）

注：三组间抗病毒药物使用情况比较，差异无统计学意义，$P>0.05$。

（2）补气解毒治疗方案：在基础治疗方案的基础上，采用补气解毒方（炙黄芪 30 g，虎杖 30～60 g，茯苓 30 g，地耳草 30 克，丹参 30 g，益母草 30 g，猪苓 20 g，炒白术 30 g，茵陈 30～60 g，栀子 12 g，黄芩 6 g，大黄 10 g，甘草 6 g）辨证加减。①高度腹胀者，可加沉香 6 g，莱菔子 30 g；②纳食不佳者，加焦三仙各 10 g 或者鸡内金 20 g；③恶心呕吐者，加姜半夏 15 g，陈皮 15 g 或者竹茹 15 g；④腹泻便溏者，加炒薏苡仁 30 g；⑤皮肤瘙痒者，加丹皮 20 g，秦艽 20 g；⑥鼻衄齿衄或皮肤瘀斑者，加白茅根 15 g，紫草 30 g。每日 1 剂，水煎至约 260 mL，分为 2 次温服。或采用由湖南九芝堂股份有限公司提供的赤丹退黄颗粒（主要由赤芍、丹参、葛根、瓜蒌等组成），每次 10 g，每日 3 次，温开水冲服。

（3）补肾生髓成肝治疗方案：在基础治疗方案的基础上，采用补肾生髓成肝方（地黄 15～30 g，茵陈 30～60 g，姜黄 3～6 g，五味子 10～15 g，甘草 9～12 g，山药 15 g，枸杞子 15 g，山茱萸 15 g、菟丝子 10 g、茯苓 30 g、丹皮 10 g、泽泻 10 g）辨证加减。①腹胀者，加槟榔 10 g，大腹皮 10 g；②纳食不佳者，选加神曲 10 g，党参 15 g，白术 10 g；③恶心呕吐者，加姜半夏 15 g，竹茹 15 g；④腹泻便溏者，加干姜 10 g，黄连 6 g，黄芩 10 g；⑤鼻衄齿衄或者皮肤瘀斑者，加茜草 15 g；⑥舌苔黄厚腻者，去地黄，加大黄 6 g，栀子 10 g。每日 1 剂，水煎至约 260 mL，分为 2 次温服。

分别按上述治疗方案每组均治疗 8 周。随访期为 48 周。

5．标本采集及指标检测

首要的疗效终点指标是死亡率，次要指标是病毒学及生化指标。在治疗前、治疗 8 周后和随访 48 周后观察相关指标，如 HBV DNA 载量、PTA、TBil、ALB、ALT。采用 RT-PCR 定量检测 HBV DNA。PTA 采用德国 AMAX-200 型全自动血凝仪及与之配套的质控血清和试剂检测。TBil、ALB、ALT 采用东芝 120 全自动生化仪及配套试剂检测。

6．细胞因子检测

采用 Bio-plex 悬液芯片系统检测患者血清相关细胞因子的表达，细胞因子 PDGFbb、IL-6、IL-10、IL-13、FGF-basic、GCSF、GMCSF、γ-IFN、TNF-α、IL-18、LIF、MIF、β-NGF、SCF、TRAIL、HGF、TGF-β_1、VEGF、IL-12 检测试剂盒及 Bio-plex 悬液芯片系统均由美国 Bio-Rad 公司提供。

实验方法：①取微珠在振荡器上以 1400 r/min 的速度振荡 30 s，用 Assay Buffer 按说明书要求稀释微珠。②用 500 μL 标准品稀释液重悬标准品，轻轻混匀，放置于冰上 30 min 以保证其充分溶解，用标准品稀释液对标准品进行倍比稀释，稀释完的微珠以 1400 r/min 的速度振荡 30 s，按每孔 50 μL 加入 96 孔板，运行洗板机 MAG×2 程序进行微球洗涤。③按 1：3 稀释患者血清样本，每孔加入 50 μL 稀释好的标准品或待测样品，贴上封口膜，放置在平板摇床上以 1100 r/min 的速度振荡 30 s，然后室温下以 600 r/min 的速度避光孵育 30 min，运行洗板机 MAG×3 程序进行洗涤。④用检测抗体稀释液按说明书要求分别稀释不同的检测抗体，每孔加入25 μL稀释好的生物素标记抗体,贴上封口膜,放置在平板摇床上以1100 r/min的速度振荡30 s,然后室温下以600 r/min避光孵育30 min后,运行洗板机MAG×3程序进行洗涤。⑤用Assay Buffer按0.5 μL原液稀释到50 μL的比例稀释Streptavidin-PE,每孔加入50 μL稀释的Streptavidin-PE,贴上封口膜,放置在平板摇床上以1100 r/min振荡的速度30 s,室温下以600 r/min的速度避光孵育10 min后,运行洗板机MAG×3程序进行洗涤。每孔加入125 μL Assay Buffer重悬微珠,贴上封口膜,室温下以1100 r/min的速度避光振荡1 min,然后将96孔板送入已校正的Bio-plex悬液芯片系统中读取荧光值。⑥根据标准曲线,测定待测样品中细胞因子的含量。

7. 统计分析

采用SPSS 19.0软件包进行统计分析。计量资料用$\overline{X}\pm S$表示,组间比较采用单因素方差分析,计数资料采用χ^2检验。

(二)结果

1. 补肾生髓成肝对慢性乙型肝炎肝衰竭患者死亡率的影响

按上述治疗方案治疗8周,随访48周后统计分析各实验组死亡率,如图6-40显示,西医对照组死亡率为51.61%,补气解毒对照组死亡率为35.38%,补肾生髓成肝治疗组死亡率为16.67%,3组之间比较,差异有统计学意义,$P<0.05$;死亡率在补肾生髓成肝治疗组最低,和西医对照组比较,差异有统计学意义($P=0.002$);补肾生髓成肝治疗组与补气解毒对照组比较,差异明显($P=0.046$)。

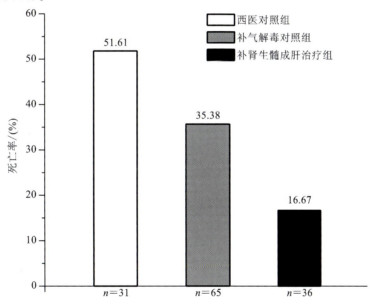

图6-40 治疗后各组死亡率比较

2. 补肾生髓成肝对慢性乙型肝炎肝衰竭患者HBV DNA的影响

治疗8周后,三组HBV DNA转阴或降低2个对数级及以上的比率(简称"转阴及下降率")经统计学处理,差异不显著,$P>0.05$(表6-98)。

表6-98 各组治疗后HBV DNA转阴及下降率比较[n(%)]

组 别	n	未转阴或未降低2个对数级	转阴或降低2个对数级及以上
西医对照组	6	3(50.0)	3(50.0)
补肾生髓成肝治疗组	17	4(23.5)	13(76.5)
补气解毒对照组	6	2(33.3)	4(66.7)

注:HBV DNA(FQ-PCR)正常参考值为<1.0×10^3 copies/mL。

3. 补肾生髓成肝对慢性乙型肝炎肝衰竭患者生化指标的影响

治疗8周后,PTA无显著变化,三组间无明显差异($P>0.05$);补肾生髓成肝治疗组与西医对照组的TBil水平比较,有统计学意义($t=-2.552, P=0.014$);补肾生髓成肝治疗组和补气解毒对照组的ALB水平明显升高,和西医对照组比较有统计学意义(31.30 ± 4.77 g/L vs 28.57 ± 4.56 g/L, $t=-2.389, P=0.019$; 30.72 ± 2.89 g/L vs 28.57 ± 4.56 g/L, $t=-2.378$, $P=0.021$);治疗后三组间ALT水平无明显差异($P>0.05$)(表6-99)。

表6-99 治疗前后各组生化指标比较($\bar{X}\pm S$)

组 别	时间	n	PTA/(%)	n	TBil/(μmol/L)	n	ALB/(g/L)	n	ALT/(U/L)
西医对照组	治疗前	28	26.80±10.91	30	326.29±210.47	28	28.07±4.56	30	202.00±249.20
	治疗后	18	43.14±18.60	21	176.13±185.70	21	28.57±4.56	21	39.90±30.19
补肾生髓成肝治疗组	治疗前	61	32.50±12.15	65	314.04±160.20	65	29.54±4.75	65	254.80±424.32
	治疗后	55	43.59±22.08	63	242.54±229.05	63	31.30±4.77△	63	78.70±161.80
补气解毒对照组	治疗前	36	28.63±11.28	36	369.13±198.06	36	27.82±4.52	36	189.52±241.97
	治疗后	30	32.55±15.58	33	339.40±270.09	33	30.72±2.89△	33	70.12±82.23

注:PTA正常参考范围为80%～120%,TBil为3.4～20.5 μmol/L,ALB为35～55 g/L,ALT为0～46 U/L;与西医对照组比较,△$P<0.05$。

4. 补肾生髓成肝对慢性乙型肝炎肝衰竭患者血清细胞因子的影响

治疗8周后3组患者血清与正常人血清比较,或3组之间比较,有多种细胞因子的表达具有显著性差异。其中,补肾生髓成肝治疗组与正常人血清比较,HGF表达上调,TGF-β_1表达下调。补肾生髓成肝治疗组与西医对照组比较,SCF、HGF、VEGF表达均上调,TGF-β_1表达下调。补肾生髓成肝治疗组与补气解毒对照组比较,γ-IFN表达上调(表6-100)。

表6-100 补肾生髓成肝对慢性乙型肝炎肝衰竭患者血清细胞因子的影响[pg/mL, $\bar{X}\pm S$]

细胞因子	正常组 ($n=10$)	西医对照组 ($n=10$)	补气解毒对照组 ($n=10$)	补肾生髓成肝治疗组 ($n=5$)
HGF	57.16±27.81	413.84±387.89▲	1162.47±1264.03▲	2634.29±3923.86□▲
TGF-β_1	58552.84±38940.57	40650.32±23862.58	21952.78±15136.54△□	9739.96±5811.91▲□
SCF	25.48±6.33	14.93±6.54▲	33.31±13.65■	28.76±13.32■
VEGF	26.14±19.59	6.26±8.86▲	10.79±10.07	14.38±15.44□
γ-IFN	99.88±125.91	70.04±62.80	35.91±58.64	220.51±295.43○
TRAIL	27.24±18.14	18.32±5.27	12.11±16.16△□	11.03±9.19
TNF-α	6.16±5.50	15.08±18.21	29.84±60.76	30.16±39.95
PDGFbb	587.51±687.94	445.66±470.39	212.08±264.77	92.18±39.78
FGF-basic	12.24±8.28	7.75±13.05	6.21±5.68	9.28±12.29
IL-12	192.80±119.08	56.05±96.54	97.70±92.18	22.68±42.88
IL-18	35.04±20.30	22.72±11.01	59.11±35.15	95.51±118.55
IL-6	18.22±26.95	12.84±12.93	106.19±145.82	44.58±44.65
IL-10	3.99±6.27	2.17±2.44	1.99±2.34	11.60±21.38
IL-13	4.89±6.34	6.10±4.67	11.82±16.62	8.89±13.67
GCSF	1.98±1.01	1.53±0.88	3.54±7.35	3.65±2.74
GMCSF	60.65±37.22	36.17±27.62	40.52±30.20	80.02±113.77

续表

细胞因子	正常组 ($n=10$)	西医对照组 ($n=10$)	补气解毒对照组 ($n=10$)	补肾生髓成肝治疗组 ($n=5$)
LIF	106.45±55.45	34.70±44.66	64.08±59.79	64.35±24.43
MIF	1424.54±1775.34	797.51±846.12	1952.77±2115.81	2343.00±2045.04
bNGF	1.26±0.43	1.56±0.45	1.01±0.73	1.20±0.55

注：与正常组比较，△$P<0.05$，▲$P<0.01$；与西医对照组比较，□$P<0.05$，■$P<0.01$；与补气解毒对照组比较，○$P<0.05$。

5. 安全性观察结果

在此研究前以上两个中药方剂曾在临床上多次使用，很少出现不良反应。该研究的结果显示2例患者出现不良反应，补气解毒对照组出现1例与用药有关的胃痛，补肾生髓成肝治疗组出现1例可能与用药相关的恶心呕吐。

（三）讨论

在我国由 HBV 引起的肝衰竭常表现为慢加急性（亚急性）肝衰竭（acute-on-chronic liver failure，ACLF）和慢性肝衰竭（chronic liver failure，CLF）。2006年《肝衰竭诊疗指南》对 ACLF 和 CLF 进行了定义，ACLF 是在慢性肝病基础上出现的急性肝功能失代偿；CLF 是在肝硬化基础上，肝功能进行性减退导致的以腹水或门静脉高压、凝血功能障碍和肝性脑病等为主要表现的慢性肝功能失代偿。组织病理学表现：ACLF 是在慢性肝病的病理损害基础上，出现了新的程度不等的肝细胞变性、坏死；CLF 主要表现为弥漫性肝纤维化同时有异常结节形成，还可以伴随分布不均匀的肝细胞坏死。

1. 慢性乙型肝炎肝衰竭的发病机制

慢性乙型肝炎肝衰竭的发病机制复杂，涉及多种因素相互作用和影响，迄今为止尚未完全阐明。现代医学认为慢性乙型肝炎肝衰竭一方面与病毒因素有关，如病毒基因型别、病毒复制水平以及病毒的变异等，另一方面也与宿主因素相关，比如生物遗传学特征、免疫病理损伤机制以及二者之间的互相作用。在某些条件下 HBV 导致机体发生异常的免疫反应，可能是重型肝炎的主要发病机制，继发的内毒素血症可进一步加重肝损害。在病毒方面，病毒蛋白的直接作用以及病毒变异均与肝衰竭发生相关。前 C 区变异可导致 HBeAg 阴性而 HBV DNA 仍然复制。有关 BCP 变异的报道很多，有 T1753A/C、T1754C/G、A1762T、G1764A 和 C1766T 等，其中最重要的是 1762-1764 双联突变，其能够增强 HBV 的复制能力，也能够减少 HBeAg 的合成。在宿主免疫方面，固有免疫和特异性免疫均参与肝衰竭的发生，多种免疫细胞和免疫分子参与此过程。其中，针对 HBV 各种蛋白抗原的特异性 CTL 在清除病毒的同时造成细胞损伤。另外，由肠道内的革兰阴性细菌崩解释放出来的内毒素在肝衰竭中的作用正引起人们高度重视，内毒素不仅对肝细胞有直接毒性作用，导致肝脏微循环障碍，还可以作用于肝脏 KC 和肝窦内皮细胞引起其过度激活和损伤，进而诱发大量的各种各样的细胞因子通过复杂的相互作用以及级联反应，造成肝细胞的广泛坏死。

2. 中医学对肝衰竭的认识

中医没有与肝衰竭直接对应的病名，然而根据其主要临床表现及其并发症将其归属于急黄、瘟黄、血证、臌胀、肝瘟、肝厥等范畴，多按黄疸论治。《金匮要略》曰：黄家所得，从湿得之。《灵枢》曰：身痛面色微黄，齿垢黄，爪甲上黄，黄疸也。隋代巢元方可能认识到本病进展迅速，病情危重，病死率高等特点，他在《诸病源候论》有以下论述：因为热毒所加故卒然发黄，心满气喘，命在顷刻，故云急黄也。沈金鳌在《沈氏尊生书》记载：天行疫病以致发黄者，俗谓之瘟黄，杀人最急。首次记载瘟黄与疫疠的关系，指出了该病危急，并载有茵陈泻黄汤、济生茵陈汤治之。清代张璐的《张氏医通》载有：诸黄虽多湿热，然经脉久病，不无瘀血阻滞也。认为该病虽以湿热为主,但"瘀血阻滞"也是重要的病机之一。《类证治裁》记载了治疗疫黄的3个方剂,均以茵陈为君药。归纳其病因以实邪为主,如湿热毒瘀,有发病快、病变凶险的特点,治疗上以茵陈为主药。现代中医对病因病机的研究继承了前人关于实邪的描述,如汪承柏主张血热血瘀学说,采用行气破血法治疗。毛德文提出了"毒邪病因"的学说,毒为致病之因,贯穿于疾病的始终,瘀、痰为病变之本,并且毒与瘀、痰又可互为因果,"毒""瘀""痰"胶结为本病基本病机病理,故相对应的基本治疗原则是解毒、化瘀、祛痰。钱英教授认为慢性乙型肝炎肝衰竭的主要病机为肝胆热毒炙盛、湿毒壅积、毒瘀胶结,肝体与肝用俱损,脾肾气阴或者阴阳两伤。笔者在生机学说和肝主生发的理论指导下,根据虚证本质的生物学基础是肝损伤与肝再生失衡,形质毁坏是肝肾精虚/肝肾阴虚的"金标准"的新认识,认为慢性乙型肝炎肝衰竭是"本虚标实"之证,其中湿、热、瘀、毒等实邪属"标实",脾肾阳虚、肝肾精虚/肝肾阴虚等虚证属"本虚",强调治疗在祛邪的同时,注意采用补肾生精养肝之法。

笔者认为,慢性乙型肝炎肝衰竭之"黄疸"符合阴黄阳黄的演变规律,阳黄以实证为主,实邪为湿、热、毒、瘀,阴黄以虚证为主,可见脾肾阳虚或肝肾阴虚/肝肾精虚,阴阳间黄则多见虚实夹杂。其病机演变为邪实伤正,由实转虚或实中夹虚,亦可为因虚致实或虚中夹实。在对阴黄证脾肾阳虚寒湿内盛的病机认识的基础上,笔者发现肝肾精虚/肝肾阴虚是阴黄证的另一病机转化,阴黄之虚证有肝再生障碍或者紊乱的病理机制。慢性乙型肝炎肝衰竭是从慢性肝病发展而来,"肾精亏虚"早已存在,故"阴黄"应多见"肾虚黄疸"。以往常认为"阳黄"多于"阴黄",主要是因为学术界未能充分认识到"阴黄"之"精虚与湿热瘀结发黄"的病机。脾肾阳衰、寒湿内蕴的"阴黄证",当以补肾生髓成肝(温肾健脾退黄)的茵陈术附汤加减治之;而肝肾精虚、湿热瘀结之"阴黄证",则非采用补肾生髓成肝原则指导下的补肾化瘀退黄法不可。慢性乙型肝炎肝衰竭患者以"髓失生肝"为基础病因病机,肝脏形质毁坏的肝肾精虚/肝肾阴虚为基础证候,兼夹湿、热、毒、瘀等实邪,因实致虚,因虚邪留,虚实互为因果,形成恶性循环。治疗采用体现"补肾生髓成肝"治疗原则的"补肾清湿热解毒化瘀"的具体治法,直接"补肾"以填补"肝肾精虚",改善肝肾阴虚,"清湿热解毒化瘀通络"泻实祛邪以减轻肝肾精血的进一步损毁和肝肾阴虚的进一步加重,"补泻兼施"协同作用以减轻肝脏组织损伤和促进肝脏组织结构的重建和功能的恢复或代偿,提高患者的存活率和生存质量。

3. 补肾生髓成肝降低慢性乙型肝炎肝衰竭死亡率的疗效分析

药物和酒精滥用是欧美国家肝衰竭的主要病因,但在中国肝衰竭多由 HBV 所致(慢性乙型肝炎肝衰竭),临床主要表现为 ACLF 和 CLF。慢性乙型肝炎肝衰竭的发病机制复杂,涉及多种因素相互作用,迄今为止尚未完全阐明。目前认为是病毒因素与宿主因素相互作用的结果,病毒因素主要包括病毒基因型别、病毒复制水平以及病毒的变异等;宿主因素主要包括生物遗传学特征、免疫病理损伤的机制、肝再生过程异常的机制等。慢性乙型肝炎肝衰竭病情严重,并发症多,死亡率高,现代医学尚无特效疗法,主要采用对症支持疗法。近些年来,由于采用抗病毒药和中西医结合疗法,其死亡率显著下降,多数报道为30%～50%。本临床试验所有患者采用了相同的西医基础治疗,部分患者使用了抗病毒药,但组间比较,抗病毒药使用率无显著性差异,$P>0.05$。本临床试验的主要考核指标(降低死亡率)表明,采用补肾生髓成肝方参与的中西医结合治疗方案可显著降低慢性乙型肝炎肝衰竭患者的死亡率(16.67%),低于西医对照组及补气解毒对照组($P<0.05$)。此外,补肾生髓成肝治疗组的 ALB 水平显著高于西医对照组($P=0.021$)。

笔者认为,肝衰竭患者存在肝损伤与肝再生失衡机制(损伤过重,再生不足),治疗的关键在于纠正肝损伤与肝再生的失衡(减少或阻止肝损伤,维持正常肝再生,调节异常肝再生)。其中肝再生是肝衰竭患者的生机所在,如果不能及时正常再生,那么患者必定死亡;如果受损的肝脏能在有效的时间内正常再生,恢复其正常的结构及功能,那么患者就可以存活。补肾生髓成肝是笔者及其团队通过系统深入研究后提出的新治疗法则,采用"补肾生髓成肝"治疗慢性乙型肝炎肝衰竭,在减少肝损伤的同时,能通过影响干细胞(肝干细胞、骨髓干细胞、脑髓干细胞等)促进正常再生,纠正异常再生,恢复损伤与再生的平衡,在一定程度上使损伤的肝组织得以重构,功能得以恢复,从而降低死亡率,提高患者的生存质量。

笔者及其团队的前期研究证明补肾生髓成肝能提高骨髓干细胞转化肝细胞的转化率,补肾生髓成肝通过影响肝组织基因表达谱的变化可能是其促进骨髓干细胞转化肝细胞的分子机制。而以"MSG-大鼠-肝再生模型"探索肝再生与高级中枢神经系统、下丘脑-垂体-肝轴与神经-内分泌-免疫网络的相关机制,则揭示了补肾生髓成肝对于肝再生的过程具有双重调节作用,有益于肝损伤有序的修复。

4. "补肾生髓成肝"改善慢性乙型肝炎肝衰竭患者肝再生微环境的疗效机制

HGF能够刺激细胞的DNA合成,是肝再生的启动信息,在肝再生、肝细胞增殖过程中起重要作用,通过与受体c-Met结合,对包括肝实质细胞和肝非实质细胞在内的多种细胞发挥促有丝分裂、细胞运动、形态发生、血管形成及抗凋亡等多种生物学作用。目前的肝衰竭临床治疗中多采用重组人HGF静脉注射作为支持疗法。

VEGF通过与受体相结合引起血管内皮细胞分裂增生并形成新生血管,为组织细胞生长提供营养和氧气,并可减少细胞凋亡。肝脏为体内含血量最为丰富的器官,许多肝脏病变都可改变肝血管系统的结构和功能,影响肝脏的血流供应,造成肝细胞缺血缺氧,进而影响肝脏再生修复,许多研究者均提出VEGF水平反映了肝细胞再生能力的观点。有研究发现,急性重症肝炎患者在短时期内肝细胞大量坏死,导致VEGF急剧下降,肝再生障碍、肝功能迅速恶化。因此,在急性重症肝炎给予保肝治疗的同时,及时应用VEGF可促进肝细胞的再生,对于改善肝组织微环境有积极作用。

干细胞因子(SCF)又称肥大细胞生长因子(MGF)、Kit配体(KL)及Steel因子(SLF)。它是由骨髓微环境中的基质细胞产生的一种酸性糖蛋白,对造血起重要作用;SCF和其他细胞因子一起诱导干细胞和祖细胞增生,延长其存活期及引起干细胞和祖细胞动员。

TGF-β_1属于调节细胞生长和分化的TGF-β超家族,在细胞生长、分化、免疫调节、炎症和损伤修复等方面均有重要作用,也是肝再生终止调控的重要因子之一。

γ-IFN属Ⅱ型IFN,主要由活化T细胞、NK细胞产生,可抗病毒,抗细胞增殖,激活巨噬细胞,促进HLA Ⅰ和Ⅱ类分子表达,促进Th0细胞分化为Th1细胞,抑制Th2细胞增殖;促进CTL成熟及产生杀伤活性,促进B细胞分化、产生抗体及免疫球蛋白类别转换,激活中性粒细胞,促进NK细胞产生杀伤活性,激活血管内皮细胞等。IFN的生物学作用:①抑制病毒作用:诱生抗病毒蛋白,抑制多种病毒在细胞内的复制。②抗肿瘤作用:抑制肿瘤细胞生长,增强肿瘤细胞对放疗和化疗的敏感性。③免疫调节作用:增强T细胞、B细胞、NK细胞及巨噬细胞功能,促进机体对病毒感染细胞和肿瘤细胞的杀伤和清除作用。④抗纤维化作用:抑制胶原蛋白基因mRNA的表达,刺激释放抑制胶原合成、促进胶原降解的细胞因子,抑制储脂细胞的激活,进而改善肝纤维化。

采用补肾生髓成肝治疗原则辨证加减治疗ACLF 8周后,可促使患者体内VEGF表达上调、TGF-β_1表达下调,有助于减少肝细胞凋亡,有利于肝再生修复。"补肾生髓成肝"治疗可通过促进SCF和HGF上调而有利于促进肝再生修复。补肾生髓成肝治疗可能通过促进γ-IFN分泌,发挥免疫调节、抗病毒、抗肝纤维化、抗肝癌变的作用。总之,补肾生髓成肝治疗可通过调控肝再生相关的细胞因子表达,起到调控肝损伤与肝再生失衡,抑制肝损伤,促进肝再生的综合作用。

本临床试验结果表明,补肾生髓成肝原则指导中西医结合疗法治疗慢性乙型肝炎肝衰竭可以显著降低死亡率,在一定程度上使患者的肝脏组织得到重构,功能得到代偿或恢复。补肾生髓成肝改善慢性乙型肝炎肝衰竭患者紊乱的肝再生过程可能是其作用机制,调控肝再生相关细胞因子的表达可能是其改善再生过程的分子机制。与之相关的临床应用基础研究结果亦提示,补肾生髓成肝促进骨髓干细胞转化肝细胞,调控肝再生相关的基因表达、信号通路,改善肝再生微环境可能是其分子作用机制。

由于本临床研究没有采用双盲和不同地区的多中心观察,有可能造成试验结果的偏倚。进一步,有必要采用大样本、多中心、随机对照双盲的临床试验方法,以提高循证医学证据级别。

参考文献

[1] 李瀚旻,陈廷汉,王如跃,等.张大钊治疗慢性肝病的临床疗效分析[J].中医药学刊,2005,23(1):43-46.

[2] 张洪钧,彭莉.中医阴阳理论用于基因组研究的可行性探讨[J].中国中西医结合杂志,2003,23(4):304-306.

[3] 王泰林.王旭高医书六种[M].上海:上海科学技术出版社,1965.

[4] 刘杰文,齐淑玲.血瘀证实质和活血化瘀药物作用机理的研究[J].中医药通报,2003,2(1):2-9.

[5] 李瀚旻,张振鄂,张金发,等.HBV前C区基因变异与血清肝纤维化标志物的相关性研究[J].临床肝胆病杂志,2003,19(1):29-30.

[6] Pinzani M,Marra F,Carloni V. Signal transduction in hepatic stellate cells[J]. Liver,1998,18(1):2-13.

[7] Jeffers L J,Coelho-Little M E,Cheinquer H,et al. Procollagen-Ⅲ peptide and chronic viral C hepatitis[J]. Am J Gastroenterol,1995,90(9):1437-1440.

[8] 张照琪,姚春甫,胡瑞敏,等.病毒性肝炎肝纤维化指标的临床研究[J].中西医结合肝病杂志,2001,11(5):310.

[9] 顾竹影,翁红雷,蔡卫民,等.探讨慢性肝炎患者血清肝纤维化指标的临床价值[J].临床肝胆病杂志,2000,16(3):171-173.

[10] 中国中医药学会内科肝病专业委员会.病毒性肝炎中医辨证标准(试行)[J].中医杂志,1992,(5):39-40.

[11] 屠红,张菁,成伟中,等.中医药对乙型肝炎患者肝癌前期状态的干预研究[J].世界华人消化杂志,2005,13(19):2389-2391.

[12] 刘绍能,陶夏平,王融冰,等.慢性乙型肝炎中医证候演变规律研究[J].中国中医药科技,2008,15(3):161-163.

[13] 孙广仁.中医基础理论[M].北京:中国中医药出版社,2002.

[14] 夏振龙.提高对肝癌术后复发的认识[J].中国实用外科杂志,2000,20(3):131.

[15] 李瀚旻.论"肝主生发"[J].中华中医药学刊,2009,27(10):2021-2025.

[16] 吴志奎,姜葆华,李承军,等.肾生髓理论的现代研究[J].中医杂志,1999,40(10):626-628.

[17] 梁昌宇,覃山羽,姜海行,等.骨髓间充质干细胞对大鼠急性肝损伤修复的影响[J].世界华人消化杂志,2009,17(12):1178-1184.

[18] 李瀚旻,晏雪生,明安萍,等.肝脏细胞条件培养基诱导大鼠骨髓间质细胞分化为肝细胞的作用[J].中西医结合肝病杂志,2005,15(1):28-30.

[19] 刘涛,张世昌,王英杰.干细胞治疗肝病的研究现状[J].胃肠病学和肝病学杂志,2008,17(3):194-196.

[20] 李瀚旻,高翔,晏雪生,等.左归丸促进骨髓形成肝细胞的研究[J].世界华人消化杂志,

2005,13(24):2818-2822.
[21] 李瀚旻,高翔,晏雪生,等.左归丸促进骨髓形成肝细胞的分子机制研究[J].中医杂志,2006,47(10):778-780.
[22] 喻灿,李瀚旻.采用循证医学方法评价中医药调控肝再生的临床试验[J].中西医结合肝病杂志,2010,20(3):186-188.
[23] 李瀚旻,高翔,晏雪生,等.骨髓形成肝细胞的基因表达谱分析[J].中西医结合肝病杂志,2006,16(4):212-214.
[24] 翟学敏,和水祥,任牡丹,等.丹参酮ⅡA对人肝癌SMMC-7721细胞EGF及其受体表达的影响[J].浙江大学学报(医学版),2009,38(2):163-169.
[25] 洪敏,朱荃,孙小玉.茵陈蒿汤保肝作用的机理——对小鼠腹腔巨噬细胞释放TNF的影响[J].中药药理与临床,1999,15(1):3-6.
[26] 王伯章,陈恺,范伟赢.复方茯苓甘草汤对肺动脉高压大鼠肺动脉转化生长因子β_1表达的影响[J].广州中医药大学学报,2009,26(1):50-53.
[27] 胡锡琴,林飞,李娅琳,等.何首乌、制何首乌与茯苓配伍对大鼠肝微粒体细胞色素P450的影响[J].陕西中医,2009,30(2):240-241.
[28] 任周新.鳖甲煎丸对大鼠四氯化碳肝损伤治疗作用的实验研究[J].河南中医药学刊,1995,10(2):17-18.
[29] 贾绍华,张舜尧.姜黄素药理作用研究进展[J].中国现代药物应用,2009,3(22):188-189.
[30] 赵立昌,陈廷秀,王文正.补肾法在肝病中的应用[J].山东中医杂志,1997,16(11):484-485.
[31] 俞瑾,孙月丽,归绥祺,等.补肾化"痰"治疗下丘脑-垂体功能失调性闭经[J].中西医结合杂志,1983,3(4):203-206.
[32] 杨林.益肾法为主治疗慢性乙型肝炎的理论探讨[J].新中医,1991,(9):12-14.
[33] 姚石安.益肾法治疗慢性乙型肝炎研究进展[J].实用中医内科杂志,1990,4(4):15-17.
[34] 张永祥,周金黄,邢善田,等.枸杞多糖的免疫增强作用与单胺递质及肾上腺皮质激素的相互关系[J].军事医学科学院院刊,1991,15(3):210-214.
[35] 周志文,周金黄,邢善田.何首乌浸膏提取物对小鼠T、B淋巴细胞免疫功能的作用[J].中药药理与临床,1989,5(1):24-28.
[36] 邓文龙.何首乌研究进展[J].中草药,1987,18(3):42-44.
[37] 谈恒山.黄精多糖的免疫力激发作用[J].中草药,1989,20(11):36.
[38] 沈映君.中药药理学[M].北京:人民卫生出版社,2000.
[39] 李瀚旻."肝肾同源"现代研究进展、评述与展望[J].中国中医基础医学杂志,2002,8(11):75-76.
[40] 李瀚旻,张六通,梅家俊,等."肝肾精血亏虚"大鼠动物模型的建立[J].中国中医基础医学杂志,2001,7(4):51-53.
[41] 刘明辉,郑瑞英,张斌,等.α干扰素治疗慢性乙型肝炎的不良反应及处理[J].中华国际医学杂志,2004,4(6):368-369.
[42] 游彩云.α干扰素治疗慢性乙型肝炎的药物不良反应分析[J].临床合理用药,2013,6(2):53.
[43] 李瀚旻."补肾生髓成肝"治疗肝脏病的基础及临床应用[J].世界科学技术—中医药现代化,2013,15(6):1425-1428.
[44] 林小田,王昱,戴琳,等.α-干扰素加软坚散结汤抗慢性乙型肝炎肝纤维化及早期肝硬化

的临床研究[J].中西医结合肝病杂志,2003,13(6):327-329.

[45] 黄以群,王崇国,李树清,等.干扰素α抗肝纤维化的实验研究[J].中华肝脏病杂志,2002,10(1):71.

[46] 李瀚旻,杨木兰,梅家俊,等.左归丸对大鼠转化生长因子-α、β及其受体表达的影响[J].中华肝脏病杂志,2004,12(5):307-308.

[47] Li H M,Gao X,Yang M L,et al. Effects of Zuogui Wan on neurocyte apoptosis and down-regulation of TGF-beta1 expression in nuclei of arcuate hypothalamus of monosodium glutamate-liver regeneration rats[J]. World J Gastroenterol,2004,10(19):2823-2826.

[48] 李瀚旻,高翔,周密思.MSG-大鼠-肝再生模型再生肝组织基因表达谱分析[J].世界华人消化杂志,2005,13(4):448-451.

[49] 李瀚旻,高翔,周密思.左归丸针对性调节MSG-大鼠-肝再生模型再生肝组织基因表达[J].中国中医基础医学杂志,2005,11(8):595-598.

[50] 李瀚旻,高翔."肾生骨髓,髓生肝"的科学内涵[J].中医杂志,2006,47(1):6-8.

[51] 李瀚旻,晏雪生,罗建君,等.左归丸药物血清对骨髓间质细胞转化为肝细胞的作用[J].中国组织工程研究与临床康复,2007,11(28):5465-5468.

[52] 李瀚旻,高翔,晏雪生.基于骨髓干细胞与肝细胞共培养体系的左归丸血清药理学研究[J].中国组织工程研究与临床康复,2010,14(19):3527-3532.

[53] 李瀚旻.中医再生医学概论[J].中华中医药学刊,2008,26(11):2309-2312.

[54] 李瀚旻,桂文甲,李晶津,等.左归丸对同种异性骨髓移植小鼠肝再生相关基因信号通路的影响[J].中国组织工程研究与临床康复,2008,12(31):6069-6073.

[55] 高翔,李瀚旻,晏雪生.左归丸对同种异性骨髓移植小鼠肝组织Wnt信号通路的影响[J].中西医结合肝病杂志,2010,20(1):29-31.

[56] 兰少波,李瀚旻,罗建君,等.滋水涵木法治疗慢性乙型病毒性肝炎的临床研究[J].湖北中医杂志,2006,28(8):3-6.

[57] 李瀚旻.虚证本质与生机学说[J].中华中医药学刊,2011,29(10):2157-2160.

[58] 李瀚旻.肝藏象肝脏中心说[J].世界中医药,2011,6(1):11-15.

[59] 李瀚旻.全面系统深入地研究中医药调控肝再生[J].中西医结合肝病杂志,2007,17(3):129-132.

[60] 杨怀壹,李美璇,陈建仁.乙型及丙型肝炎患者发生肝细胞癌的风险预测:REVEAL-HBV/HCV研究的回顾[J].临床肝胆病杂志,2011,27(4):357-362.

[61] 王红阳,刘高米洋.炎症微环境与肝癌转移[J].自然杂志,2013,35(4):235-242.

[62] 李翠娟,巩振东.中医证本质研究存在问题的思考[J].陕西中医学院学报,2006,29(2):1-4.

[63] 李瀚旻."藏象本质"与"白马非马"[J].医学与哲学:人文社会医学版,2010,31(9):62-64.

[64] 李瀚旻.论"补肾生髓成肝"治疗法则[J].中华中医药学刊,2012,30(5):937-940.

[65] 李晶津,李瀚旻,高翔,等.移植雄性骨髓的雌性小鼠肝组织肝再生相关基因的信号通路[J].世界华人消化杂志,2008,16(2):150-155.

[66] Ganem D,Prince A M. Hepatitis B virus infection—natural history and clinical consequences[J]. N Engl J Med,2004,350(11):1118-1129.

[67] 中华医学会肝病学分会,中华医学会感染病学分会.慢性乙型肝炎防治指南(2010版)[J].中华肝脏病杂志,2011,3(1):40-56.

[68] 汤满成,麦镇荣.中西药合用治疗慢性乙型肝炎35例观察[J].实用中医药杂志,2005,21(6):353.

[69] 郭芳,马慧,魏来,等.HBeAg阴性慢性乙型肝炎9年前瞻性研究[J].中华实验和临床病毒学杂志,2006,20(4):370-372.

[70] Brunetto M R,Oliveri F,Coco B,et al. Outcome of anti-HBe positive chronic hepatitis B in alpha-interferon treated and untreated patients:a long term cohort study[J]. J Hepatol,2002,36(2):263-270.

[71] 杨创国,于乐成,陈金军,等.1686例慢性乙型肝炎中HBeAg阴性与阳性患者临床和病毒学特点比较分析[J].中华内科杂志,2005,44(9):648-651.

[72] 丁向春,张栩,刘娅.1012例HBeAg阴性及阳性慢性肝病的临床分析[J].中国医师杂志,2007,9(1):120.

[73] Lampertico P,Del Ninno E,Manzin A,et al. A randomized,controlled trial of a 24-month course of interferon alfa 2b in patients with chronic hepatitis B who had hepatitis B virus DNA without hepatitis B e antigen in serum[J]. Hepatology,1997,26(6):1621-1625.

[74] Fattovich G,Farci P,Rugge M,et al. A randomized controlled trial of lymphoblastoid interferon-alpha in patients with chronic hepatitis B lacking HBeAg[J]. Hepatology,1992,15(4):584-589.

[75] 朱传伟,朱鸿铭.乙肝解毒丸治疗慢性乙型肝炎430例[J].山东中医杂志,1998,17(10):440-441.

[76] 罗宏伟,宋小平.乙肝合剂治疗慢性乙型肝炎(湿毒互结证)150例[J].中医研究,2004,17(5):36.

[77] 郗德圣,李伟勇,王法印,等.黄芪愈肝汤治疗慢性乙型肝炎100例观察[J].实用中医药杂志,1999,15(9):8-9.

[78] 李发胜,徐恒瑰,李明阳,等.熟地多糖提取物对小鼠免疫活性影响[J].中国公共卫生,2008,24(9):1109-1110.

[79] 李玮,王秀丽,王青,等.熟地黄水提液对小鼠单核细胞分泌TNF-α的影响[J].标记免疫分析与临床,2009,16(1):27-28.

[80] 祝慧凤,万东,陈怡,等.熟地黄水提物含药血清HUVECs-1细胞增殖及EPO表达的影响[J].中国中药杂志,2008,33(13):1579-1582.

[81] 郑红花,罗德牛,李映红.茵陈煎剂保肝作用机理的实验研究[J].咸宁学院学报(医学版),2003,17(2):106-108.

[82] 熊玉兰,周钟鸣,王彦礼,等.茵陈有效成分对四氯化碳损伤的原代培养大鼠肝细胞的作用[J].中国实验方剂学杂志,2002,8(1):32-34.

[83] 周建芽.绵茵陈的采收时节与功效探讨[J].江西中医学院学报,1996,8(4):30-31.

[84] 杨太成,赵树进,冼江,等.茵陈提取物的纯化及体外抗肿瘤作用[J].广东医学,2002,23(2):149-150.

[85] Nagai H,Yakuo I,Aoki M. The effect of gomisin A on immunologic liver injury in mice[J]. Planta Med,1989,55(1):13-17.

[86] 睢大员,高普军,吕忠智,等.北五味子粗多糖保肝作用的药理研究[J].吉林中医药,1995,(1):37.

[87] 黄玲,陈华,张捷平.五味子多糖对荷瘤小鼠血液SOD和MDA的影响[J].福建中医学院学报,2005,15(1):28-29.

[88] 赵洪海,王晓蕾,张可兴,等.五味子的现代药理作用研究进展[J].中医药信息,2010,27(4):123-125.

[89] Matsuda H,Ninomiya K,Morikawa T,et al. Inhibitory effect and action mechanism of sesquiterpenes from Zedoariae Rhizoma on D-galactosamine/lipopolysaccharide-induced liver injury[J]. Bioorg Med Chem Lett,1998,8(4):339-344.

[90] 舒建昌,赵景润,杨冬华,等.姜黄素对肝星状细胞增殖与凋亡的影响[J].中华消化杂志,2004,24(5):282-284.

[91] Jemal A,Bray F,Center M M,et al. Global cancer statistics[J]. CA Cancer J Clin,2011,61(2):69-90.

[92] Mabuchi A, Wake K, Marlini M, et al. Protection by glycyrrhizin against warm ischemia-reperfusion-induced cellular injury and derangement of the microcirculatory blood flow in the rat liver[J]. Microcirculation,2009,16(4):364-376.

[93] Lee C H,Park S W,Kim Y S,et al. Protective mechanism of glycyrrhizin on acute liver injury induced by carbon tetrachloride in mice[J]. Biol Pharm Bull,2007,30(10):1898-1904.

[94] 于辉,李春香,宫凌涛,等.甘草的药理作用概述[J].现代生物医学进展,2006,6(4):77-79.

[95] 张锦楠,李亚伟,徐艳霞,等.甘草和五味子对大鼠肝微粒体CY450诱导作用的研究[J].中国药学杂志,2002,37(6):424-426.

[96] 韩刚,韩学成,张卫国.表面活性剂提高姜黄素提取率的研究[J].中成药,2004,26(4):269-271.

[97] 马俊骥,冯丽英,冯志杰,等.HBeAg阳性和阴性慢性乙型肝炎患者肝组织病理结果分析158例[J].世界华人消化杂志,2013,21(18):1766-1771.

[98] 杨凡,李汛,王立坤,等.HBeAg阴性与阳性慢性乙型肝炎患者临床和病毒学特点分析[J].中西医结合肝病杂志,2012,22(1):15-16.

[99] 侯金林,骆抗先,章廉,等.乙型肝炎病毒e抗原阴性重型肝炎患者前C基因信号酶位点变异[J].中华内科杂志,1995,34(11):735-738.

[100] 丁向春,马丽娜,张栩.乙型肝炎病毒E抗原阴性慢性乙型肝炎的基础与临床研究[J].临床荟萃,2006,21(22):1664-1667.

[101] Yang H I,Sherman M,Su J,et al. Nomograms for risk of hepatocellular carcinoma in patients with chronic hepatitis B virus infection[J]. J Clin Oncol,2010,28(14):2437-2444.

[102] Yang H I,Yuen M F,Chan H L,et al. Risk estimation for hepatocellular carcinoma in chronic hepatitis B(REACH-B):development and validation of a predictive score. Lancet Oncol,2011,12(6):568-574.

[103] 中华人民共和国卫生部.原发性肝癌诊疗规范(2011年版)[J].临床肿瘤学杂志,2011,16(10):929-946.

[104] 于红缨,符政远,邓英,等.421例乙肝病毒e抗原阴性及阳性慢性乙型肝炎及相关肝病临床和病毒学特点比较分析[J].临床医药实践,2012,21(9):648-651.

[105] 杨创国,于乐成,陈金军,等.1686例慢性乙型肝炎中HBeAg阴性与阳性患者临床和病毒学特点比较分析[J].中华内科杂志,2005,44(9):648-651.

[106] 杨志勇,杨茜,肖贵宝,等.HBeAg与乙型肝炎相关性肝细胞癌关系的临床观察[J].临床肝胆病杂志,2012,28(4):270-272.

[107] 杨建功,黄兵,钱健帮,等.乙型肝炎病毒e抗原阴性慢性乙型肝炎预后的临床分析[J].医药前沿,2011,1(21):16-17.

[108] 周志莲.拉米夫定对慢性乙型肝炎患者原发性肝癌发生的影响[J].中国实用医药,2009,4(23):129-130.

[109] Yuen M F,Tanaka Y,Fong D Y,et al. Independent risk factors and predictive score for the development of hepatocellular carcinoma in chronic hepatitis B[J]. J Hepatol,2009,50(1):80-88.

[110] 陈勇,孙文静,韩小勇.核苷类似物长期治疗的慢性乙型肝炎患者肝癌发生与乙型肝炎e抗原表达的关系分析[J].中国医师进修杂志,2013,36(34):20-22.

[111] 罗显克,罗铁军,王娟.慢性乙型肝炎抗病毒治疗138例临床分析[J].广西医学,2011,33(6):704-705.

[112] Wong V W,Chan S L,Mo F,et al. Clinical scoring system to predict hepatocellular carcinoma in chronic hepatitis B carriers[J]. J Clin Oncol,2010,28(10):1660-1665.

[113] 张泽波,江应安.核苷类似物抗病毒治疗慢性乙型肝炎患者肝癌发生的因素分析[J].实用肝脏病杂志,2013,16(5):458-460.

[114] 肖琳,李瀚旻,叶之华,等."补肾生髓成肝"对乙型肝炎病毒前C区基因突变的影响[J].中西医结合肝病杂志,2013,23(4):217-218.

[115] 兰少波,王建忠,李瀚旻,等."补肾生髓成肝"法联合聚乙二醇干扰素α-2a治疗慢性乙型肝炎的临床研究[J].中西医结合肝病杂志,2014,24(4):203-206.

[116] Li H M,Ye Z H,Zhang J,et al. Clinical trial with traditional Chinese medicine intervention "tonifying the kidney to promote liver regeneration and repair by affecting stem cells and their microenvironment" for chronic hepatitis B-associated liver failure[J]. World J Gastroenterol,2014,20(48):18458-18465.

[117] 李瀚旻,赵宾宾,高翔,等."补肾生髓成肝"改善肝再生微环境防治肝癌的作用及机制[J].湖北中医药大学学报,2015,17(1):5-8.

[118] 李瀚旻.从调控肝再生探讨肝纤维化的防治[J].临床肝胆病杂志,2015,31(6):992-994.

[119] 李瀚旻.调控肝再生的研究进展及展望[J].世界华人消化杂志,2015,23(21):3337-3343.

[120] 李瀚旻.基于"补肾生髓成肝"的肝癌三级预防方案的构建与应用[J].中西医结合肝病杂志,2015,25(6):369-372.

[121] 王立福,李筠,李丰衣,等.中医辨证联合西药治疗慢加急性(亚急性)肝衰竭多中心随机对照研究[J].中医杂志,2013,54(22):1922-1925.

[122] 李瀚旻.肝硬化"虚积互生"的病机探讨[J].中华中医药学刊,2015,33(12):2825-2827.

致 谢

在科技高度发达和进展迅速的当今世界,个人的成长和成功绝对离不开老师的提携和团队的合作,在我从事医学工作的道路上遇到四位重要的老师。第一位是我的医学启蒙老师——原湖北省利川县人民医院内科主任黄英士大夫,他对我这名当时的"红医工"(城镇"赤脚医生")给予了特别的关照,在送医送药上门的医疗服务中,在内科病房临床实践中,不仅教会了我常见多发病的医学知识及临床诊疗技能,而且培养了我精诚为人民服务和努力奋进的精神。第二位是帮助我系统掌握中医药理论和提升临床技能的老师——中国医学科学院药用植物研究所徐锦堂研究员,他是我从事中医药科学研究的榜样,并为我争取到1985年的北京中医学院中医基础理论学习班(为期1年)的学习机会,使我受到刘渡舟教授、王洪图教授、王绵之教授、印会河教授、焦树德教授、鲁兆麟教授等多位著名中医大师的教诲和指导,受益颇丰。第三位是决定我命运转折的老师——湖北中医药大学附属医院副院长(肾内科主任)章如虹教授,她不仅录取我为硕士研究生,培养我从事医学研究的能力,在她的精心指导下,在读硕士研究生时即取得国际先进水平的科研成果(获湖北省人民政府科技进步二等奖)。更重要的是她克服重重困难,经多方努力让我留校留院,安排我在医教研结合的重点单位——藏象肝病研究所工作,使我从此走上继承创新中医药事业的道路。第四位是我的博士研究生导师——湖北中医学院院长张六通教授,他指导我将学术研究定位于《黄帝内经》的"肾生骨、髓,髓生肝"的相关研究,为我指明了前景广阔的研究方向。知遇之恩,感恩叩谢!

在本书出版之际,我要特别感谢我的研究团队为本书相关内容(临床及实验研究)所付出的辛勤劳动和艰苦努力,主要包括我的合作同事和研究生群体。成书之前,我直接指导培养的博士及硕士研究生主要包括高翔、马利、赵宾宾、叶之华、彭瑜、吴娜、文宠、程思思、靳华、厉晶萍、周密思、兰少波、罗建军、桂文甲、万胜、谭标、许赟、张军、林立生、喻灿、宋红丽、吴雨、张金荣、倪颖等,合作同事主要包括李筠教授、陈科力教授、毛树松教授、沈昕副教授、黄家权主任医师、盛国光主任医师、赵映前教授、张利生教授、冉瑞琼博士、龚元董事长、陈艳明博士、晏雪生副主任技师、万明副主任药师、李晶津博士、王国华博士、李洪梅副研究员、肖琳副主任技师、常明向主任药师、姚欣主治医师、辛建勋副主任医师、詹磊主治医师、郑小英副主任医师,以及早年提供帮助的蒋云汉老中医等。在与他们一起团结协作从事相关研究工作的过程中,大家一起克服科研难题,取得科研成果,收获深厚友谊。此外,高翔博士和叶之华博士对本书图表和文字进行编辑整理,付出了辛勤的劳动和智慧,吴娜博士和文宠博士规范了本书的参考文献。感谢我的研究团队的大力支持与合作!

最后,我还要一并感谢一直关心、支持、鼓励、帮助我的各级领导、专家、家人、亲朋好友、同学、同事及与我密切合作的服务对象——广大患者!

将此书献给我的外婆!